경혈학 상

ACUPUNCTURE
POINTS

전국한의과대학 · 한의학전문대학원
경락경혈학 교재편찬위원회 저

도서출판 정담

경혈학 (상)

발행일	2020년 3월 31일
저자	전국한의과대학 · 한의학전문대학원 경락경혈학 교재편찬위원회
발행처	도서출판 정담
발행인	김정찬
주소	서울특별시 송파구 송이로17길 50-27 (가락동 13-10) 2층
전화	02-443-2791
팩스	02-430-7370
홈페이지	www.jdb.co.kr
등록	제 22-135호

정가	85,000원
ISBN	978-89-8085-863-7 978-89-8085-862-0(set)

교재편찬위원회

(가나다 순)

구 성 태
부산대학교 한의학전문대학원

권 오 상
원광대학교 한의과대학

김 송 이
가천대학교 한의과대학

김 승 남
동국대학교 한의과대학

김 승 태
부산대학교 한의학전문대학원

김 이 화
세명대학교 한의과대학

김 재 효
원광대학교 한의과대학

나 창 수
동신대학교 한의과대학

박 상 균
상지대학교 한의과대학

박 지 연
대전대학교 한의과대학

박 히 준
경희대학교 한의과대학

송 춘 호
동의대학교 한의과대학

안 성 훈
전 원광대학교 한의과대학

여 수 정
상지대학교 한의과대학

윤 대 환
동신대학교 한의과대학

이 봉 효
대구한의대학교 한의과대학

이 상 룡
우석대학교 한의과대학

이 인 선
경희대학교 한의과대학

이 향 숙
경희대학교 한의과대학

이 혜 정
경희대학교 한의과대학

임사비나
경희대학교 한의과대학

채 윤 병
경희대학교 한의과대학

서 문

'寧失其穴 勿失其經'

고대 의가들이 경락과 경혈의 상대적 중요성을 경락 속의 경혈로서 정리했다. 그래서 경락경혈학을 경락학과 경혈학으로 학문 영역을 세분했고, 경락학은 총론적 개념을, 경혈학은 각론적 내용과 임상 응용을 포함하고 있다. 경락학과 경혈학의 기틀은 고전 의서에 기댈 수밖에 없는 태생적 한계를 지니고 있다.

모든 학문의 출발이 그러했듯 경락경혈학도 고대 의가들의 장기간에 걸친 실천적 의료의 집적물이다. 지나치게 고전 의서에 기대고 있다는 학문적 비판도 없지 않지만 미래는 과거의 표절이라는 말처럼 해 아래 새것이 없음에도 과학의 오만한 시선은 지나치게 앞만 향해 있다. 그러나 경락학과 경혈학은 장기간의 의료 실천과 임상 경험 속에서 정립된 인체의 통합적 정보 시스템에 관한 학문임에 틀림없다.

경락 · 경혈의 학문적 기반은 침구의학뿐만 아니라 한의학의 전반적인 영역에 있어서 이론적 근거를 제공해 왔고, 향후 전개될 미래의학에 대한 영감의 보고이기도 하다. 다만, 경락과 경혈의 구조적 실체에 대한 미궁을 경험적 추론으로 밝혀오는 과정에서 경락경혈학의 이론적 기틀을 마련해 준 선배 의가들의 임상적 통찰에 찬탄하면서도 과학의 세대를 넘나드는 현대적 개념으로 재정립해야 한다는 학문적 책무에 막중한 부담감이 없지 않다. 마땅히 변하지 않는 것은 존재하지 않는 것이란 말처럼 경락학설도 학문의 한 영역으로서 변화와 발전을 거듭해야 하며, 전위적인 해석에 주저함이 없어야 한다.

이러한 학문적 진화의 기대감을 갖고 전국 한의과대학과 한의학전문대학원 경락경혈학 담당 교수들은 경락경혈학의 학문적 지평을 넓히고 후학들의 학습 길라잡이의 필요성을 절감하여 본 교재를 출간하게 되었다. 이 교재는 수년간 전국한의과대학 및 한의학전문대학원에서 강의를 담당해온 교수들의 강의 내용을 반영하고자 하였으며, 교육의 내용과 수준도 일관성을 유지시키고자 노력하였다.

특히 경락학 영역에서는 고전 의서를 통한 경락학설의 전통적 이해를, 경혈학에서는 각 경혈의 혈명 의의, 취혈, 주치 및 임상 응용 방안을 모색했고, 학습자들의 이해를 돕고자 비판적일 수 있는 보조 가설들의 채택도 감행했다.

무엇보다도 각각의 경혈에 대한 위치적 정보를 실제적으로 파악할 수 있도록 하기 위하여 가급적 표면 근육층과 골층으로 구분하여 동일하게 표시함으써 쉽게 이해할 수 있게 하였다. 경혈 표시에 가장 적합한 해부학적 그림 선정 및 수정 작업에 심혈을 기울여준 정담출판사 관계자분께 심심한 감사를 드린다. 많은 시간 동안의 노력에도 불구하고 발견될 수 있는 다소 미흡한 부분은 향후 개정판에서 수정 보완하여 보다 충실한 내용으로 채워갈 수 있기를 바라며, 아무쪼록 이 교재가 경락경혈을 배우고자 하는 많은 후학들에게 길잡이 역할을 하기를 바래본다.

이 교재 출간을 위하여 저작물을 교안으로 사용을 흔쾌히 허락해주신 몇분 교수의 헌신에 재삼 감사드리고, 교재 편집에 수고를 아끼지 않으신 전국한의과대학과 한의학전문대학원 경락경혈학 담당 교수들의 노고에 깊은 감사의 뜻을 전한다.

2020년 3월 15일

전국한의과대학 · 한의학전문대학원

경락경혈학 교재편찬위원회

▶ 혈명

• 경혈 영문 기호는 WHO 공식 국제 표준 부호를 사용하였으며, 명칭은 국문, 한자, 영어(한글발음기준)로 나타내었음

ST36 족삼리 (足三里, Joksamni)

▶ 그림

• 부위별 해당 경맥 주변 혈위를 포함하여 나타내었으며, 필요시 주변 다른 경맥의 혈위도 표시하였고, 동신촌법에 의한 수치 바를 표시하여 제시하였고, 해당 혈위는 수치 바에서 굵은 눈금, 혈위 점은 붉은색 원으로 표현하여 인지하는데 도움이 되고자 하였음

• 그림은 체표 윤곽선과 함께 근육, 뼈, 필요시 신경, 혈관 등이 표현된 그림과 체표 윤곽선과 함께 뼈만이 있는 그림을 동시에 나타내어 실제 취혈에 도움이 되고자 하였음

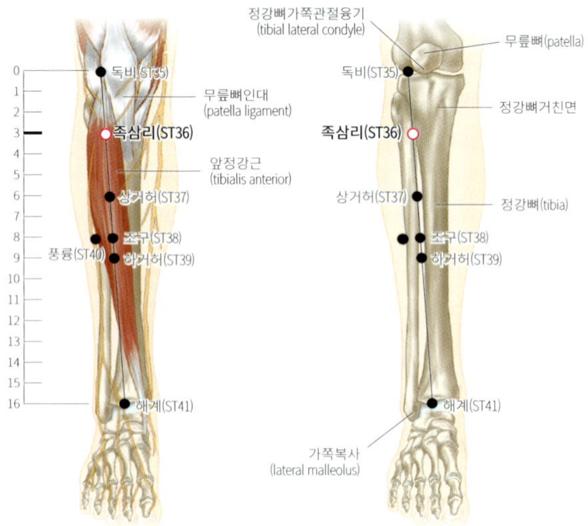

1. 혈명

【의의】足은 足膝部를, 三里는 三寸을 뜻하며, 본 혈이 膝部下 三寸에 위치한다는 의미임

【異名】下陵, 鬼邪, 下三里, 三里

2. 혈위 근거

① 從犢鼻下行骱骨外側, 大筋內宛宛中犢鼻卽膝眼處.『金鑑』

② 膝下三寸, 骱骨外廉, 大筋內宛宛中, 兩筋內分間, 擧足取之, 極重按之, 則跗上動脈止矣.『大成』

▶ 혈명 및 혈위 근거

• 혈명 의의는 혈위의 글자적 의미를 설명하였고, 이명이 있는 경우 포함시켰고, 혈위 근거는 고전 중에서 대표적인 침구대성과 의종금감을 위주로 해당 혈위 부위에 대한 내용을 간략히 언급하였음

부위 및 취혈

- 취혈은 첫 부분에 WHO 국제표준 내용(한글번역본)을 ① 혹은 ②에서 다루었고, 그리고 참고가 될만한 취혈에 관한 추가적인 내용은 ② 혹은 ③에서 다루었으며, 해부학적 표지는 가급적 한글식 용어를 우선적으로 채용함
- 근육, 신경, 혈관 등의 해부학적 구조물을 다루었음(한글식, 한자식, 영어식 표현을 함께 표현함)
- 침법에서는 해당 혈위를 직자했을 경우, 사자 혹은 횡자했을 경우로 표현하여 해당 혈위의 침자 방향 및 깊이에 대한 내용을 파악할 수 있게 하였음
- 뜸법에서는 애주구의 경우 장수(壯數)로, 온구인 경우 시간으로 표시함

3. 부위 및 취혈

① 종아리 앞쪽면, 독비(犢鼻, ST35)와 해계(解谿, ST41)를 연결하는 선위, 독비(犢鼻, ST35)에서 아래쪽으로 3촌

② 앉은 자세에서 발목에 힘을 빼거나, 또는 바로 누워무릎을 굽힌 자세에서, 독비(犢鼻, ST35) 아래쪽 3촌에서 취혈. 정강뼈거친면(tuberosity of tibia), 종아리뼈머리(head of fibula), 족삼리(足三里, ST36)가정 삼각형 모양을 이루도록 취혈. 앞정강근(tibialis anterior) 위에 위치

③ 슬관절을 'ㄱ'자로 굽혀서 경골조면(脛骨粗面)의 상방 골두 융기부분과 비골두(腓骨頭)를 두 꼭짓점으로 하여 삼각형을 만들었을 때, 형성되는 나머지 꼭짓점을 취함

【근육】앞정강근(前脛骨筋, tibialis anterior m.), 긴발가락폄근(長趾伸筋, extensor digitorum longus m.)

【신경】가쪽장딴지피부신경(外側腓腹皮神經, lateral sural cutaneous n.), 얕은종아리신경(淺腓骨神經, superficial peroneal n.), 깊은종아리신경(深腓骨神經, deep peroneal n.)

【혈관】앞정강동·정맥(前脛骨動·靜脈, anterior tibial a. & v.)

【침법】■ 직자 0.5~1.5촌, 침첨을 약간 脛骨 쪽을 向해 자입. 麻電感이 발등 부위로 전도됨

■ 사자 1~2촌, 침첨을 上方 또는 下方으로 向해 자입함. 사자(斜刺)時는 酸脹感이 下部로 足背까지 傳導되거나 상부로는 膝部나 腹部까지 傳導되기도 함

【뜸법】■ 艾炷灸 3~15장

■ 溫灸 5~20분

4. 응용

개요

① 속성 : 合土穴, 四總穴 중 하나, 胃 下合穴, 回陽九鍼穴 중 하나, 中風七處穴 중 하나

② 주치 : 본 혈은 본 경의 合穴로서, 陽經의 合穴은 土에 속하고, 胃 또한 土에 속하므로 본 혈은 土中의 土穴에 해당하며, 또한 胃의 下合穴이 되고, 또한 四總穴 중 하나로서"肚腹三里留"라 하여 모든 胃腸 소화기系統 疾病 및 全身 주요병증을 주치하는 작용이 있어서 足三里에 刺灸하면 消脹化積, 健脾强胃, 化生氣血, 補益强壯하는 효능을 발휘함

i) 모든 腸胃질환의 치료의 要穴 :『四總穴歌』"肚腹三里留"+본 경의 本穴

☞ 본 혈은 消脹, 化積 작용을 가지고 있어서 胃腑病, 胃經病, 氣機失調을 주치하며, 또

응용 : 개요

- 속성에서는 해당 혈위의 특정혈 등에 대한 속성을 표시하였고, 주치에서는 해당 혈위의 치료적인 관점에 대한 개략적인 내용을 함축적으로 표현하였으며, 혈성에서는 해당 혈위의 주치를 이해하는데 도움이 될 수 있는 효능을 표현함으로써 해당 혈위의 전체적인 개념을 파악하는데 도움이 되고자 하였음

▸ 응용 : 임상해설

- 해당 혈위의 임상적 활용 내용을 효능, 특성 등의 관점으로 분류하여 설명하였고, 배혈로서 임상적 활용도 다루고자 하였으며, 해당 혈위가 다양하게 활용될 수 있음을 이해하기 위하여 최근 임상가의 보고 사례를 참조하였으며, 임상활용도가 높은 순으로 내용을 제시함

임상 해설

① 通調經絡, 調和氣血작용이 있어서 上·中·下焦의 모든 病에 要穴로 사용

ⅰ) 養生穴로서 一名 무병장수 혈위임(配 關元, 中脘) : 고혈압, 중풍, 노인병 등 각종 성인병의 예방에 효과

ⅱ) 피로회복, 면역력 증강, 강장작용이 있어 氣血筋骨肉의 질병(灸法) : 암 등 난치성 질환에 응용할 수 있음

② 四總穴 중 하나(肚腹三里), 六腑下合穴 중 하나(胃)로서 제반 소화기계 질환을 치료

ⅰ) 모든 腹痛, 胃腸 질환에 配用 : 腹痛(配 梁丘), 급성胃炎(四關), 胃酸過多(配 中脘 脾兪 胃兪), 胃潰瘍(配 中脘 委中 梁門), 胃寒食滯(配魚 際), 腹部冷氣 除去(配灸 關元 中脘), 특히 食積(胃炎)으로 인한 구토(配 內關), 설사(配 天樞), 신경성위염(先內關 後三里)에 효과

ⅱ) 痰飮의 3가지 주요 혈위(足三里, 豐隆, 中脘) 중 하나로서 痰飮으로 인한 제반 병증에 주요 혈위 : 能升降濁·運消停痰(配 陽陵泉), 痰飮으로 인한 소화불량(配 中脘)에 효과

③ 降火(下氣) 要穴로서 上焦熱 특히 頭面部 제반 熱症의 상용혈임

ⅰ) 曲池(上肢), 三里(下肢)는 降火의 代表穴로서 서로 配穴하여 중풍예방(灸)에 사용

ⅱ) 모든 코 질환에 주요 혈위(循經) : 取肺·大腸經穴 加三里.

ⓐ 축농증, 알러지성 비염, 비후성비염(因陽明經熱), 후각이상(配 上星, 合谷)

주요 질환 응용

① 本經 循行部 병증 [本經 循行部 筋骨 병증에 활용 → 理氣止痛, 祛風遂濕 작용에 의함]

· 膝胻痿痛, 口僻, 四肢滿 → 本經 循行 部分에 應하는 症으로 風邪를 받아서 鬱火가 된 것이므로 본 혈을 瀉하여 經脈病을 치료[51)]

② 脾胃 병증[소화기 병증에 활용 → 消脹化積 작용에 의함]

· 治心腹脹滿, 胃氣不足, 飮食不化, 痃癖氣塊, 吐血, 腹內제반 병증, 五勞七傷, 『神應經』→ 胃의 本病으로 寒에, 혹 熱에 적중되거나, 혹 氣逆, 혹 氣滯, 혹 有餘, 혹 不足한 경우에 해당되며, 모두 본 혈로 치료[52)]

· 소아 소화기능 조정작용 – 소아 소화불량, 腹瀉의 要穴

③ 大小腸 병증[소화기계 병증에 활용 → 消脹化積, 利水消腫 작용에 의함]

· 大便不通, 小腹緊, 小便不利, 小腹脹 → 이는 大小二腸病인데, 어찌하여 胃穴로 치료하는가? 대개 胃와 大小腸은 三腑가 相貫하니 上下에 있어서는 실제로 一體가 貫通하는 것이므로, 胃의 體는 上에 있으니, 胃氣가 和하면 大小腸의 병증은

▸ 응용 : 주요질환 응용

- 해당 혈위의 활용을 질환별로 분류하여 효능과 함께 설명하였으며, 질환의 병증 표현은 고전에 표현된 것과 이를 주석으로 풀이한 설명을 포함시켜 다루었으며, 임상해설편과 함께 활용 내용을 이해하기 위하여 설명을 덧붙였으며, 문맥의 내용의 이해를 돕고자 해석하여 풀이한 내용의 원문은 각주로 처리하여 제시함

응용 : 배혈

- 배혈은 근거와 함께 제시하였는데, 천금방, 침구대성 등의 서적에 제시된 것을 위주로 언급하였고, 침구가부의 내용을 포함하여 언급하였음

배혈

· 配 溫溜, 曲池, 中渚, 豊隆 : 喉痺不能言『千金方』
· 配 章門, 京門, 厲兌, 內庭, 陰谷, 絡却, 崑崙, 商丘, 陰陵泉, 曲泉, 陰谷 : 腹脹滿不得息『千金方』
· 配 行間, 曲泉 : 腹䐜滿『千金方』
· 配 陰市, 陽輔, 蠡溝 : 腰痛不可以顧『千金方』
· 配 陷谷, 俠谿, 飛揚 : 痎瘧少氣『千金方』
· 配 中渚, 大敦 : 不省人事『大成』
· "咳逆無所出者 : 先取三里, 後取太白, 肝兪, 太淵, 魚際, 太谿, 竅陰."『大成』
· 配 三里, 內庭 : 腹脹『大成』
· 配 期門 : 胸滿血膨有積塊, 霍亂腸鳴, 善噫『大成』
· 配 絶骨 : 未中風時, 一兩月前 或三四介月前, 不時足脛上發痠重痲, 良久方解, 此將中風之候也. 便宜急灸三里, 絶骨, 四處各三壯『大成』
· "中風左癱右瘓, 三里, 陽谿, 合谷, 中渚, 陽輔, 崑崙, 行間. . . .不效. 後刺後穴,

기타문헌

- 기타문헌은 해당 혈위의 활용에 관하여 고전에 제시된 대표적인 내용을 언급하여, 혈위에 대한 활용이 이전 의가들에 의하여 제시된 것에 대한 근거를 제시하고자 하였음
- 각종 참고 문헌에 대한 표기는 약식 명칭으로 하였는데,『針灸甲乙經』은『甲乙』로,『黃帝內經』은『內經』,『素問』,『靈樞』로,『千金要方』은『千金』,『千金方』으로『醫學入門』은『入門』,『鍼灸大成』은『大成』『醫宗金鑑』은『金鑑』등으로 표기하였음

※ 기타문헌

"主胃中寒 心腹脹滿 腸鳴 臟氣虛備 眞氣不足 腹痛食不下 大便不通."『大成』
"肚腹三里留."『四總穴』
"三里却五勞之羸瘦 冷痺腎敗 取足陽明之上."『通玄指要賦』
"忽然氣喘胸膈 三里瀉多須用心."『玉龍歌』
"心悸虛煩刺三里."『玉龍賦』
"狂歌妄言 怒恐人與火 罵詈 三里主之."『甲乙經』
"痓 身反折 口噤 喉痺不能言 三里主之."『甲乙經』
"五臟六腑之脹 皆取三里 三里者 股之要穴也."『甲乙經』
"霍亂遺矢 三里主之."『甲乙經』
"胸中瘀血 胸脇支滿 膈痛不能久立 膝痿寒 三里主之."『甲乙經』
"乳癰有熱 三里主之."『甲乙經』

참고

- 임상적으로 다용되는 혈위 위주로 해당 혈위의 특성에 대하여 요약하여 표현하였으며, 해당 혈위 주변에 경외기혈이 있을 경우와, 해당 혈위 주변에 동씨기혈이 있을 경우 각각 혈위명을 기재하였으며, 해당 혈위의 구체적인 내용은 참고도서를 이용하기 바람

※ 참고

① 足陽明胃脈의 合土穴.
② 回陽九鍼穴의 하나 : 啞門, 中脘, 合谷, 勞宮, 環跳, 足三里, 三陰交, 太谿, 湧泉
③ 六腑下合穴의 하나
④ 四總穴의 하나
⑤ 中風七處穴의 하나 : 百會, 曲鬢, 肩井, 曲池, 風市, 足三里, 懸鍾
⑥ 臨床的으로 활용되는 본 혈은 主治範圍가 廣範한데 주로 소화기統질환이 代表的이고, 循環, 呼吸, 비뇨생식기系統病症 등에 良好한 效果를 나타내며, 또한 全身 强壯의 要穴임

· 본 혈은 위치상 경외기혈 가운데 闌尾(足三里穴下二寸稍前之處, 足三里穴與上巨虛穴之間壓痛點, 右側壓痛者較多) 부근에 해당함
· 본 혈은 위치상 童氏奇穴 가운데 四花上(當外膝眼之下方三寸, 在前脛骨肌與長總趾伸肌起始部之間陷中, 卽足三里), 四花中(當四花上穴直下四寸五分, 位於條口穴上五分, 一說卽條口穴), 四花副(當四花中穴直下二寸半處, 卽下巨虛穴下一寸), 四花下(當四花副穴直下二寸五分處, 莊育民 : 在副花穴直下二寸取穴, 卽絶骨穴), 腑腸(當四花下穴直上一寸五分處), 四花裡(在四花中穴向裡橫開一寸二分, 至脛骨之外緣處), 四花外(當四花中穴向外橫開一寸五分處, 卽豊隆穴),

▸ **경외기혈** : 부위별(두부, 복부, 배부, 상지부, 하지부)로 혈위에 대한 그림과 함께 출전, 혈명의의, 취혈, 응용 등에 대하여 다루었음

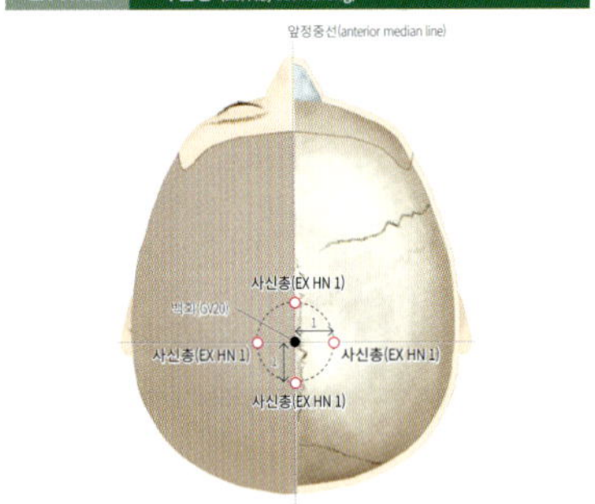

EX-HN1 사신총 (四神聰, Sasinchong)

출전	『銀海精微』 중의 『聖惠方』에서 神聰이라 別稱함
혈명	【의의】 본 혈이 頭頂部 百會穴 주위 前後左右 四方에 위치하고 있으며, 腦는 元神의 府가 되므로 四神聰이라 함
혈위 근거	① 在百會四面, 各相去同身寸1寸. 『聖惠方』 ② 又以百會穴爲中, 四邊各開二寸半, 乃神聰穴也. 『銀海精微』
취혈	① 머리마루, 백회(百會, GV20) 전후좌우 각 1촌에 취혈 【침법】 • 向前 혹 向後 횡자 0.5~0.8촌
응용	· 본 혈은 頭頂部 百會穴 四方에 위치하고 있고, 또한 腦는 元神의 府가 되므로 安神, 聰腦, 寧神하는 효과 · 安神 聰腦
기타문헌	"眼疾 偏正頭痛." 『銀海精微』 "理頭風目眩 狂亂風癎." 『聖惠方』

• 표준 경외기혈(영문 부호 기재, 48개)

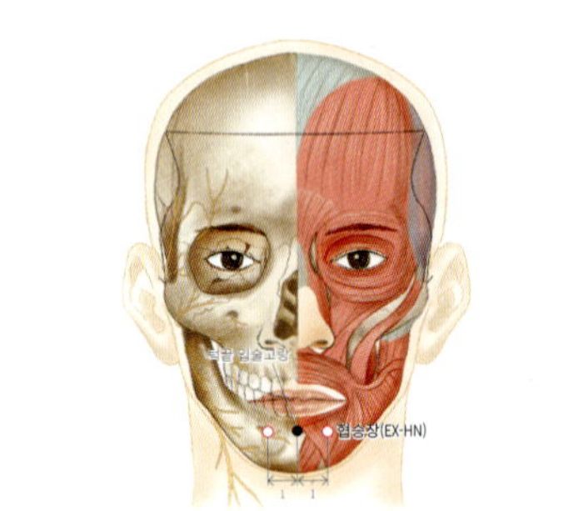

EX-HN 협승장 (夾承漿, Hyeopseungjang)

출전	『千金方』
혈명	【의의】 夾은 旁邊의 의미이며, 본 혈이 承漿의 兩邊 1촌에 위치하고 있기에 夾承漿이라 命名됨
혈위 근거	① 去承漿兩邊各一寸. 『千金方』
취혈	① 얼굴, 턱끝입술고랑(mentolabial sulcus) 가운데의 오목한 곳에서 양방 1촌에 취혈 【침법】 · 직자 0.5~1.0촌 · 사자 0.5~1.0촌
응용	· 본 혈은 承漿 兩側으로 淸熱化濕 작용이 있어 面癱, 삼차신경통 등에 활용됨 · 祛風通絡 淸熱化濕
기타문헌	"馬黃急疫." 『千金方』 "삼차신경통 顔面神經麻痺 顔面筋肉痙攣." 『鍼灸學』

• 기타 경외기혈(기타 상용 기혈, 15개)

▸ **신침요법** : 신침요법 중 이침과 두침 치료 혈위를 포함시켜 부위별 해당 혈위의 취혈 기준과 효능 및 주치를 다루었음

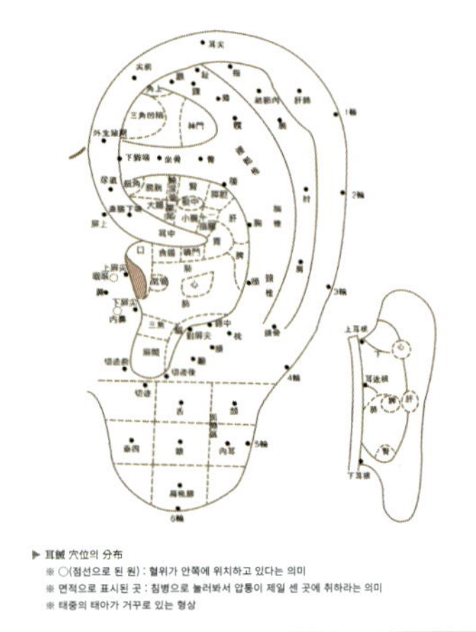

• 이혈의 부위별 분포

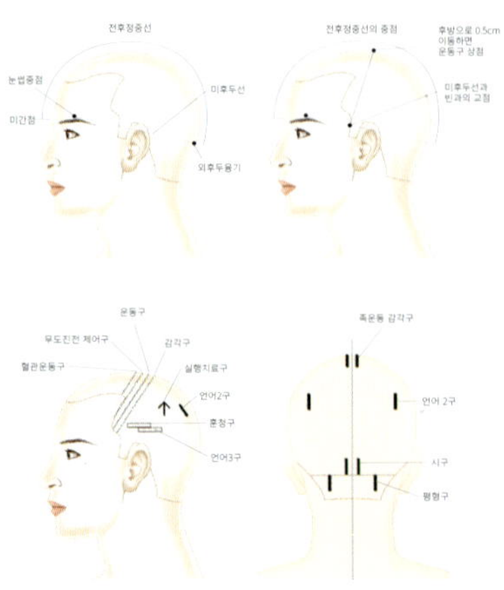

• 초씨두침 위치 기준

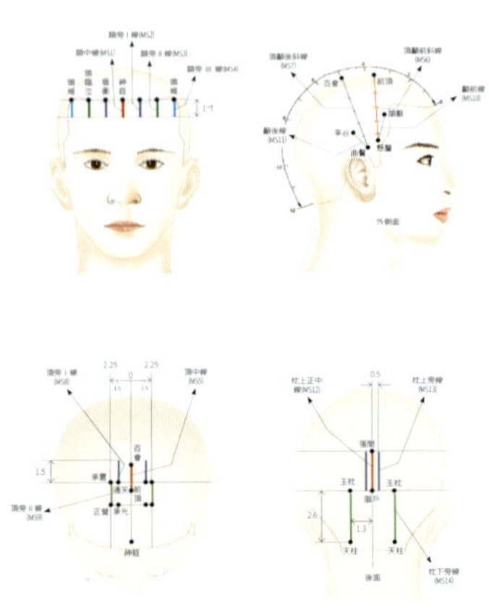

• 표준두침 위치 기준

上卷 목차

4 足太陰脾經

5 手少陰心經

6 手太陽小腸經

7 足太陽膀胱經

下卷 목차

8 足少陰腎經

9 手厥陰心包經

10 手少陽三焦經

11 足少陽膽經

12 足厥陰肝經

13 任 脈

14 督 脈

15 經外奇穴

16 其他 鍼療法 穴位

경혈학

1

手太陰肺經

手太陰肺經 流注

『靈樞 · 經脈』肺手太陰之脈, ① 起於中焦, ② 下絡大腸, ③ 還循胃口, 上膈, ④ 屬肺, ⑤ 從肺系, ⑥ 橫出腋下, ⑦ 下循臑內, 行少陰心主之前, ⑧ 下肘中, ⑨ 循臂內上骨下廉, ⑩ 入寸口, ⑪ 上魚, ⑫ 循魚際, ⑬ 出大指之端. ⑭ 其支者, 從腕後, ⑮ 直出次指內廉, 出其端.

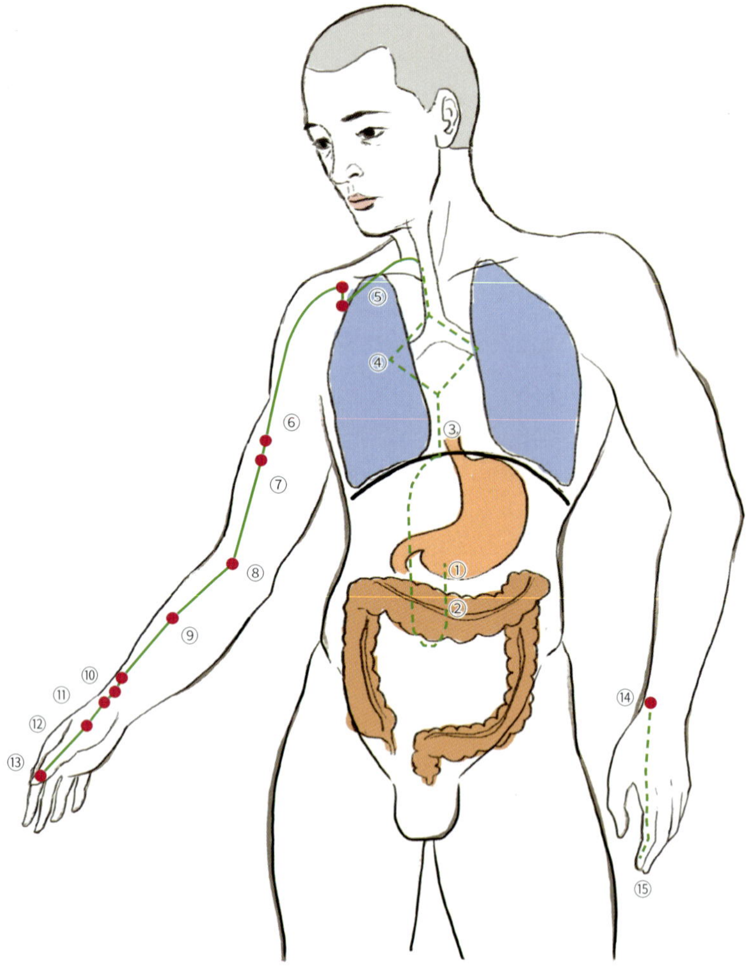

수태음폐경은 ① 중초(中焦)에서 일어나, ② 대장(大腸)으로 내려가 연락하고, ③ 들문(위구, 胃口)으로 되돌아가, 가로막으로 올라가, ④ 폐(肺)에 소속되고, ⑤ 폐계(肺系)에서, ⑥ 겨드랑 아래로 횡으로 나와, ⑦ 위팔 앞쪽을 따라 내려가, 수소음심경과 수궐음심포경의 가쪽을 지나, ⑧ 팔꿈치 속으로 내려가, ⑨ 아래팔앞부위 노뼈자쪽모서리를 따라, ⑩ 촌구(寸口)로 들어가, ⑪ 손바닥쪽 첫째손허리뼈 부위(어부魚部)로 올라가, ⑫ 첫째손허리뼈 노쪽 적백육제(어제, 魚際)를 따라, ⑬ 엄지손가락 끝으로 나온다. ⑭ 그 가지는 노뼈붓돌기 뒤쪽에서, ⑮ 집게손가락 가쪽으로 곧게 나와, 그 끝으로 나온다.

手太陰肺經 病證

『靈樞 · 經脈』是動則病, 肺脹滿膨膨而喘欬, 缺盆中痛, 甚則交兩手而瞀, 此爲臂厥.
是主肺所生病者, 欬, 上氣, 喘喝, 煩心, 胸滿, 臑臂內前廉痛厥, 掌中熱.
氣盛有餘則肩背痛, 風寒汗出中風, 小便數而欠. 氣虛則肩背痛寒, 少氣不足以息, 溺色變. 爲此諸病, 盛則瀉之, 虛則補之, 熱則疾之, 寒則留之, 陷下則灸之, 不盛不虛, 以經取之. 盛者, 寸口大三倍於人迎, 虛者, 則寸口反小於人迎也.

수태음폐경 시동병(是動病)은 폐 부위가 팽팽하게 붓고 숨이 가쁘고 기침을 하며, 큰 빗장위오목 부위가 아프고, 심하면 양팔로 가슴 부위를 감싸안고, 눈동자가 맑지 않다. 이것을 비궐(臂厥)이라 한다.

폐(肺)를 주관하는 수태음폐경의 소생병(所生病)은 기침하고, 얼굴이 벌겋고, 숨이 가쁘면서 걸칠고, 가슴이 답답하고, 가슴에 담음이 차고, 위팔과 아래팔 앞가쪽이 아프고 차고, 손바닥 속에서 열이 난다. 기성유여(氣盛有餘)하면 어깨와 등이 아프고, 바람과 한기가 느껴지고 땀이 나고 마비가 오고, 소변이 자주 마렵고 하품을 한다. 기허(氣虛)하면 어깨와 등이 아프면서 시리고, 기운이 부족하여 숨을 깊게 못 쉬고, 오줌 색이 평소와 달라진다.

이러한 모든 증상의 세력이 왕성하면 사(瀉)하고, 증상의 세력이 약하면 보(補)한다. 증상의 세력이 왕성할 때는 사기(邪氣)와 정기(正氣)가 모두 왕성하므로 사기(邪氣)를 공격하기 위한 강한 자극으로 치료하는 사법(瀉法)을 쓸 수 있고, 증상의 세력이 약할 때는 정기(正氣)가 약하여 사기(邪氣)와 대적하지 못하고 있는 것이므로 환자에게 무리가 가지 않는 정도의 부드러운 자극으로 정기(正氣)를 끌어올리기 위한 보법(補法)을 쓸 수 있다. 몸에 열(熱)이 있으면 침을 놓았다 바로 빼고, 몸이 차면 침을 놓고 유침시킨다. 병소가 함몰돼있으면 뜸을 뜨고, 증상의 세력이 왕성하지도 약하지도 않으면 해당 경맥을 취하여 치료한다. 증상의 세력이 왕성한 환자는 촌구(寸口)가 인영(人迎)보다 3배 이상 크고, 증상의 세력이 약한 환자는 촌구(寸口)가 인영(人迎)에 비해 그 반대로 약하다.

手太陰經別

『靈樞 · 經別』手太陰之正[1], 別入淵腋少陰之前, 入走肺, 散之太陽, 上缺盆, 循喉嚨, 復合陽明, 此六合也.

[1] 手太陰之正: 정경正經인 수태음폐경을 가리킴

수태음폐경 정경에서, 족소양담경 연액淵腋(GB22)과 소음少陰 부위[2] 앞에서 갈라져 들어가, 폐로 들어가서, 태양太陽 부위[3]에 흩어지고, 결분缺盆(ST12)으로 올라가, 후두喉頭를 따라가, 수양명대장경에 다시 합쳐지니 이것이 六合이다.

手太陰絡脈

『靈樞 · 經脈』手太陰之別, 名曰列缺, 起於腕上分間, 並太陰之經, 直入掌中, 散入於魚際. 其病實則手銳掌熱, 虛則欠㰦, 小便遺數, 取刺去腕半寸, 別走陽明也.

수태음폐경에서 갈라지는 곳을 열결(列缺, LU7)이라 한다. 손목부위 힘줄 사이에서 일어나, 수태음폐경과 더불어, 손바닥 속으로 곧게 들어가서, 어제(魚際, LU10)로 흩어져 들어간다. 그 병이 실하면 어제(魚際, LU10) 부위 손바닥이 뜨겁고, 그 병이 허하면 하품을 하고, 소변을 지리거나 자주 본다. 이런 경우 손목에서 1.5촌 떨어진 곳(열결, 列缺, LU7)을 자침한다. 이곳에서 수태음폐경이 수양명대장경으로 갈라져 간다.

手太陰經筋 流注

『靈樞 · 經筋』手太陰之筋, 起於大指之上, 循指, 上行結於魚後, 行寸口外側, 上循臂, 結肘中, 上臑內廉, 入腋下, 出缺盆, 結肩前髃, 上結缺盆, 下結胸裏, 散貫賁, 合賁下, 抵季脇.

수태음경근은 엄지손가락 위에서 일어나, 손가락을 따라, 바닥쪽 첫째손허리뼈 부위(어부, 魚部) 몸쪽으로 올라가 맺고, 촌구(寸口)[4] 노쪽으로 가서, 아래팔을 따라 올라, 팔꿈치 속에 맺고, 아래팔 앞부위로 올라가, 겨드랑 아래로 들어가, 결분(缺盆, ST12)으로 나와, 어깨 앞쪽 어깨뼈봉우리에 맺어, 결분(缺盆, ST12)으로 올라가 맺고, 가슴속으로 내려가 맺고, 흩어져 가로막을 뚫고, 가로막 아래에서 합쳐져, 뜬갈비뼈[5]에 이른다.

---

[2] 소음(少陰) 부위 : 몸통부분에서 몸통공간(body cavity) 뒤부위 [a, b]

[3] 태양(太陽) 부위 : 소음(少陰) 부위, 즉 몸통공간(body cavity) 뒤부위의 위쪽, 수태양소장경과 족태양방광경이 분포하고 있는 부위 [a, b]

a) Korean Journal of Acupuncture. Vol.32, No.4, pp.195-196, 2015 http://dx.doi.org/10.14406/acu.2015.025.

b)『素問 · 陰陽離合論』岐伯曰 聖人南面而立, 前曰廣明, 後曰太衝, 太衝之地, 名曰少陰, 少陰之上, 名曰太陽, 太陽根起於至陰, 結於命門, 名曰陰中之陽. 中身而上, 名曰廣明, 廣明之下, 名曰太陰, 太陰之前, 名曰陽明, 陽明根起於厲兌, 名曰陰中之陽. 厥陰之表, 名曰少陽, 少陽根起於竅陰, 名曰陰中之少陽.

[4] 촌구(寸口) : 손목 노동맥(radial artery) 뛰는 곳

[5] 뜬갈비뼈 : 열한째-열두째뜬갈비뼈(해부학용어집 7판. 대한해부학회. 서울. 아카데미아. 2012)

手太陰經筋 病證

『靈樞 · 經筋』其病當所過者支轉筋, 痛甚成息賁, 脇急吐血. 治在燔鍼刦刺, 以知爲數, 以痛爲輸, 名曰仲冬痺也.

그 병은 수태음경근이 지나가는 부위인 팔 근육에 쥐가 나서 근육이 오그라지고, 통증이 발생하고 심하면 식분증(息賁證)[6]이 되고, 옆구리가 당기면서 피를 토한다. 치료는 화침(火鍼)으로 빨리 삽입했다 빼는 방법을 쓰되, 치유되는 정도를 보아 치료 횟수를 정하고, 아픈 곳을 치료 수혈(腧穴)한다. 이러한 병을 중동비(仲冬痺)라 한다.

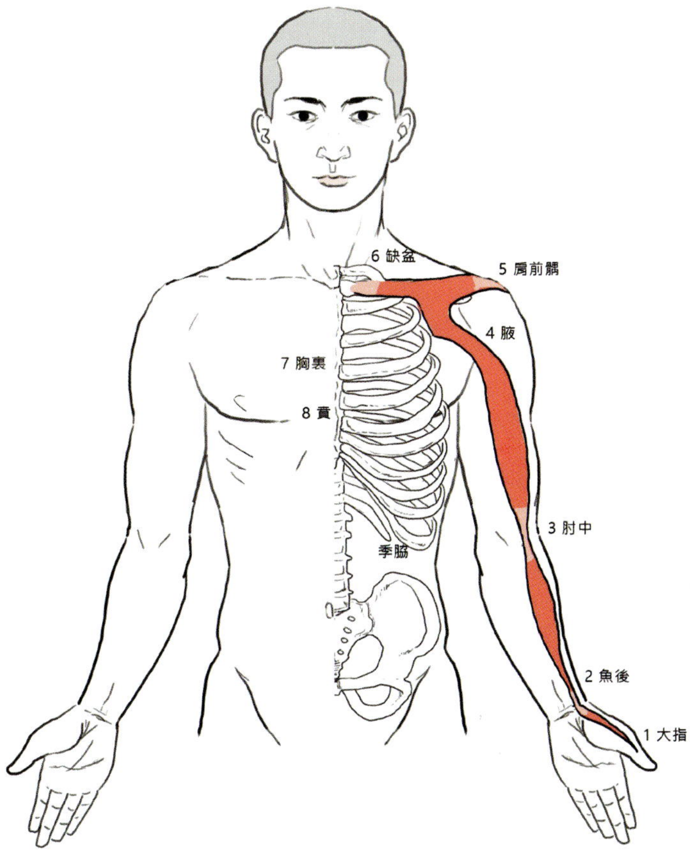

[6] 식분증(息賁證) : 기혈이 쇠약하고 폐기가 막혀 옆구리 밑에 쌓여 술잔을 덮어둔 것 같은 덩어리가 생겨 당기고 가슴, 등까지 아프며 토혈吐血함(한국전통지식포탈)

개요

1. 경맥유주 연관부위

- 起始 : 中焦
- 噴門 通過
- 喉嚨(咽喉)通過 : 肺經, 胃經, 肝經, 腎經, 衝脈, 任脈, 陰蹻脈
- 寸口, 대능형골 通過
- 列缺에서 分支함

2. 장부 특성

1) 肺 生理
- 主氣:호흡 작용에 의해 氣를 주관, 宣發 肅降 수행
- 嬌臟:肺는 바깥에 위치한 臟腑로 外邪의 침입시 먼저 感受함→風寒熱燥邪에 의해 쉽게 손상 받음
- 主皮毛:衛氣에 의해 보호되며, 肺氣에 의해 調節됨[肺氣 不利 : 皮毛 病症 발생]

2) 肺 病理
- 선발, 숙강 기능 실조 : 두통, 身痛, 오한, 재채기, 鼻塞
- 燥邪는 폐를 쉽게 손상 : 乾咳, 咽乾, 皮膚 乾燥
- 濕邪는 풍사와 겸하여 침범 : 선발, 숙강 실조로 인한 병증 발생

3) 肺 辨證
- 虛證 : 肺氣虛, 肺陰虛, 肺燥(燥邪犯肺)
- 實證 : 風寒束肺, 風熱犯肺, 風水犯肺, 濕痰阻肺, 痰熱溫肺, 痰飮阻肺

3. 肺 病侯

- 外經 病候 : 缺盆/肩臂~手臂內側 前緣痛(手背冷痛), 咽喉腫痛
- 內臟 病候 : 咳嗽, 氣喘, 喀血, 痰中帶血, 胸部脹滿, 心煩, 手掌熱

4. 肺經 主治

1) 효능 : 宣肺化痰 止咳平喘, 通經活絡 活血祛瘀, 淸熱鎭痛, 開竅救急

2) 주치범위
- 肺, 大腸, 胸部, 咽喉, 氣管, 鼻部 질환 및 燥濕의 不調

3) 주치병증

- 호흡기질환 : 咳嗽, 氣喘, 短氣, 咳血, 胸部脹滿, 咽喉腫痛 등
- 流注부위 : 鎖骨窩痛, 臂痛, 手臂前緣痛 등
- 燥濕의 不調로 인한 病症:太陰肺는 陰金으로 濕을 담당하고, 陽明大腸은 陽金으로 燥를 담당하므로 燥濕의 상태가 정상 상태를 벗어나 均衡을 잃을 때 (피부질환, 腸질환에 활용)

4) 부위별 주치

- 中府, 雲門 : 胸 · 肺질환 주치함
- 天府~少商 : 喉 · 胸 · 肺病, 發熱病, 臑 · 臂 · 掌의 內廉 국소병증을 주치함

5) 주요혈 주치

- 少商 : 救急治療穴로 사용
- 列缺 : 偏正두통을 주치함
- 孔最 : 痔疾, 小兒頸腫痛을 주치함
- 尺澤 : 咽喉痛, 吐血, 喘息, 衄血을 주치함
- 雲門 : 胸中熱, 喘息을 주치하며 胸部取穴時 기준혈로 사용

5. 폐경의 특정혈

속성		혈명	비고
五輸穴	井木	少商	十三鬼穴(鬼信)
	滎火	魚際	
	輸土	太淵	補母穴, 八會穴(脈會)
	經金	經渠	自性穴
	合水	尺澤	瀉子穴, 四彎穴
原		太淵	補母穴, 八會穴(脈會)
絡		列缺	四總穴(頭項), 八脈交會穴(通於任脈)
郄		孔最	
募		中府	
兪		肺兪	

LU1 중부 (中府, Jungbu)

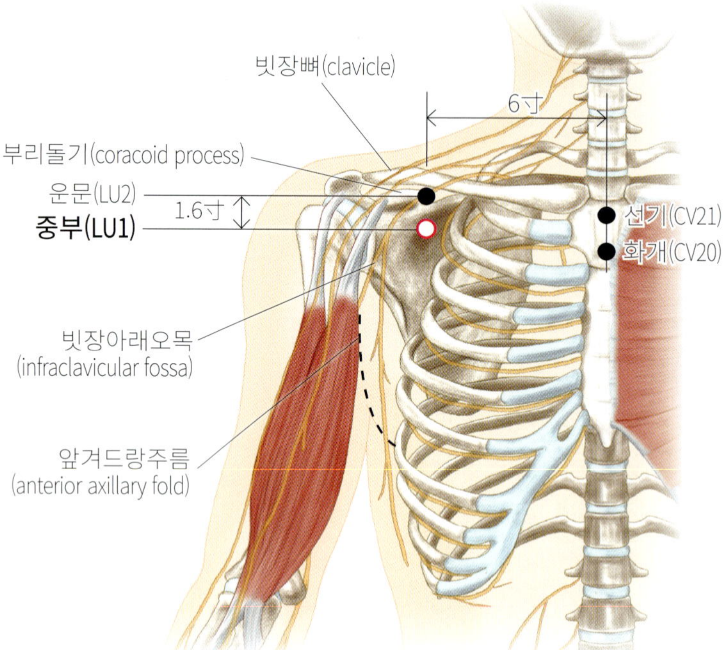

1. 혈명

【의의】中은 가운데를, 府는 貯藏倉庫를 뜻하며, 맥기가 중초에서 기시하여 폐경의 경기 및 邪氣가 이곳에 모이는 곳이라는 의미임

【異名】『靈樞 · 五邪』: 肩中外兪, 『素問 · 水熱穴論』: 膺兪, 『甲乙經』: 膺中兪

2. 혈위 근거

① 雲門下 一寸六分, 乳上三肋間, 動脈應手陷中, 去胸中行各六寸. 『大成』

② 在任脈中行華蓋穴旁, 直開去六寸, 乳上三肋間陷中, 動脈應手, 仰而取之. 『金鑑』

3. 부위 및 취혈

① 앞가슴부위, 첫째 갈비사이 공간(intercostal space)과 같은 높이, 빗장아래오목(infraclavicular fossa)의 가쪽, 앞정중선(화개, 華蓋, CV20)에서 가쪽으로 6촌. 운문(雲門, LU2)을 먼저 정하고, 운문에서 아래1촌에서 취혈. 고방(庫房, ST14), 욱중(彧中, KI26), 화개(華蓋, CV20), 중부(中府, LU1)는 첫째갈비사이 공간을 따라 나란히 위치)

② 쇄골 아래 면에서 쇄골외단 쪽으로 밀었을 때 멈추어지는 함중에서 운문을 정하고, 운문 하방 1.6촌에서 취혈

· 화개(華蓋, CV20) ←2촌→ 욱중(彧中, KI26) ←2촌→ 고방(庫房, ST14) ←2촌→ 중부(中府, LU1)

【근육】 얕은 부분에 큰가슴근(大胸筋, pectoralis major m.), 작은가슴근(小胸筋, pectoralis minor m.), 빗장밑근(鎖骨下筋, subclavius m.), 깊은 부분에 첫째 바깥갈비 사이근(第1外肋間筋, the 1st external intercostal m.), 첫째 속갈비 사이근(第1內肋間筋 , the 1st internal intercostal m.)

【신경】 첫째, 갈비사이신경의 가쪽 피부가지(第1肋間神經의 外側皮枝, lateral cutaneous br. of the 1st. intercostal n.), 중간 빗장위신경(中間鎖骨上神經, intermediate supraclavicular n.)

【혈관】 가슴봉우리동 · 정맥(胸肩峰動 · 靜脈, thoracoacromial a. & v.)

【침법】 ■ 직자 0.3~0.5촌 (胸部에서 背側을 향해 자입)
■ 사자 0.5~1촌 (胸廓의 外上方을 향해 자입, 不宜深刺).
폐를 피하기 위해 약간 바깥쪽으로 자침함

【뜸법】 ■ 艾炷灸 3~5장 ■ 溫灸 5~15분

4. 응용

개요

① 속성 : 肺募 [手 · 足太陰脈의 會穴]

② 주치 : 본 혈은 宣肺理氣하는 효과를 가지고 있어서 肺, 心질환에 常用하는 穴 중 하나로서 邪氣가 肺에 침습하였을 때 활용되며, 이는 본 혈이 肺臟과 가까이 있고 肺의 經氣가 聚集하는 곳이기에 본 혈에 刺灸하면 疏利肺氣 작용을 발휘하고, 또한 본 혈이 脾經과 交會하기에 脾의 '行水, 主四末' 작용을 도와 頭面 및 四肢 浮腫, 納呆, 腹脹의 질환을 치료함

③ 혈성 : 肅降肺氣 和胃利水

임상 해설

① 肺의 募穴로서 肺와 관련된 諸病의 反應點(壓痛) · 治療點임 : 喉頭炎[7], 氣管支炎, 咳嗽喘息, 胸痛, 呼吸困難, 肺結核, 胸中熱에 의한 病症에 사용. 가슴이 답

[7] 喉頭炎 : 咽喉의 질환은 대개 熱이 원인임. 腎主納氣가 안되어 가슴이 답답한 증상을 보이며 사춘기 과도한 자위행위, 밤세워 컴퓨터게임을 하는 경우 등에 자주 일어남. 腎主納氣가 안되면 胸悶胸滿, 腰膝痛, 眼昏과 尺脈이 나타남.

답하거나 喘息 증세가 있을 때 中府 부위를 指壓함으로도 잘 풀림. 본 혈의 물리적 자극은 폐활량을 증대시킴

② 手·足太陰脈 交會穴로서 제반 소화기질환에 응용 : 消化不良, 腹脹滿, 嘔吐, 善噯, 食慾不振 등(肺手太陰之脈 起於中焦 下絡大腸 還循胃口 上膈屬肺)

③ 中府·雲門 부위의 압박으로 손이 저린 경우(患部周圍穴) : 中府, 雲門 지압으로도 유효함

☞ 손에 異常(手痹症)이 오는 경우

- 胸肺에 原因 : 대체로 1·2·3째 손가락이 저리거나 異常이 느껴짐
- 肩背에 原因 : 대체로 4·5째 손가락이 저리거나 異常이 느껴짐

④ 엄지손가락의 彈發指(snapping finger)에 엄지손가락이 폐경에 해당하므로 기시혈로서 효과적인 치료혈로 사용됨

주요 질환 응용

① 肺熱으로 인한 咳嗽, 喘息, 肩背痛에 局所 穴位로서 用 [瀉胸中熱, 瀉身體煩熱]

· 肺系急, 胸中痛, 惡寒胸滿, 悒悒然, 胸中熱, 喘逆氣, 氣相追逐 → 모두 肺氣가 有餘한 것으로 氣가 모이는 穴을 散泄 해서 치료[8].

·《素問·水熱穴論》"大杼, 膺兪(中府), 缺盆, 背兪(肺兪), 此八者, 以瀉胸中之熱也."

② 膽熱로 인한 嘔逆에 활용

· 善嘔膽 → 膽의 熱로 인해 嘔하면, 그 汁은 반드시 苦하니, 金이 木을 克하므로 본 혈을 補하여 膽의 上逆된 氣를 降함[9]. [補其官과 같은 작용]

· 胸部의 上逆된 膽木의 氣運을 調理하는 기능을 肺金이 발휘 → 胸部의 肺經穴이 작용함

③ 脾氣滯로 인한 腹脹, 四肢浮腫 등의 症狀 [行水, 主四末 작용을 도움]

· 腹脹, 四肢腫 → 脾의 氣運이 막혀 복부에 腫이 생기면 먹어도 통하지 않으며, 肺는 전신의 氣를 調節하므로 肺氣가 通하게 되면 脾氣 역시 通하게 됨[10]

[8] 以上數症, 皆肺氣之有餘也. 得其聚氣之穴而泄之, 而諸病愈也.『經穴解』

[9] 膽熱之嘔, 其汁必苦, 金所以克木者, 宜補此穴以降膽上逆之氣.『經穴解』

[10] 脾氣滯則腹爲之腫, 而食不能下. 肺統一身之氣, 肺之氣泄, 而脾氣亦泄矣.『經穴解』

배혈

- 配 意舍 : 胸滿更加噎塞『百證賦』
- 配 大杼 膺兪 缺盆 背兪(風門) : 胸中之熱『素問 · 水熱穴論』
- 配 間使, 合谷 : 面 · 腹腫『千金方』
- 配 陽交 : 喉痹, 胸滿塞, 寒熱『千金方』
- 配 肺兪(兪募配穴) : 補益肺氣, 肺臟機能增强 / 宣肺利氣, 平喘止咳 작용
- 配 太淵(募原配穴) : 咳嗽
- 配 內關, 膻中, 定喘 : 哮喘
- 配 大椎(淸熱解毒작용) : 胸中熱

※ 기타문헌

"奔豚上下腹中與腰相引痛."『千金方』

"腹脹 四肢腫 癭瘤."『大成』

"肺系急 胸中痛 惡寒 胸滿悒悒然 善嘔膽 胸中熱 喘逆氣 氣相追逐 多濁唾 不得息 肩背風 汗出 面腹腫 鬲中食饐 不下食 喉痺 肩息肺脹 皮膚骨痛 寒熱煩滿 中府主之."『甲乙經』

"中府 : 主腹脹 四肢腫 食不下 喘氣胸滿 肩背痛 嘔啘 咳逆上氣 肺系急 肺寒熱 胸悚悚 膽熱嘔逆 咳唾濁涕 風汗出 皮痛面腫 少氣不得臥 傷寒胸中熱 飛屍遁注 癭瘤."『大成』

LU2 운문 (雲門, Unmun)

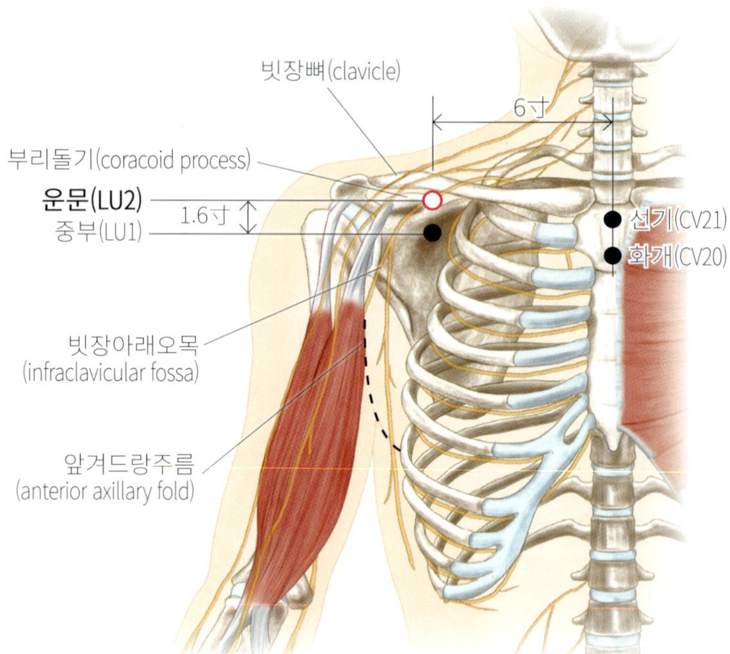

1. 혈명

【의의】 雲은 雲霧(山川氣也, 雲出天氣, 天氣通於肺)를, 門은 門戶를 뜻하며, 즉 手太陰肺經脈의 出入 門戶임을 의미함

【異名】 云門

2. 혈위 근거

① 巨骨下, 俠氣戶傍二寸陷中, 動脈應手, 擧臂取之, 去胸中行各六寸. 『大成』

② 上直行一寸六分, 在手陽明經巨骨之下陷中, 動脈應手, 擧臂取之. 『金鑑』

3. 부위 및 취혈

① 앞가슴부위, 빗장아래 오목의 오목한 곳. 어깨뼈부리돌기(coracoid process) 안쪽, 앞정중선에서 가쪽으로 6촌. 저항을 준 상태에서 팔을 약간 굽히고 벌릴 때 나타나는 어깨세모-가슴근삼각(deltopectoral triangle)중심에서 취혈

② 쇄골 외단 아래쪽에 있는 함몰된 부위의 鳴喙突起(coracoid process) 근처로 任脈 璇璣穴 양방 6촌에서 취함

· 선기(璇璣, CV21) ←2촌→ 수부(兪府, KI27) ←2촌→ 기호(氣戶, ST13) ←2촌→ 운문(雲門, LU2)

【근육】 큰가슴근(大胸筋, pectoralis major m.), 빗장밑근(鎖骨下筋, subclavius m.)

【신경】 둘째 갈비사이신경(第2肋間神經, the 2nd intercostal n.), 가슴신경(胸神經, thoracic n.), 중간빗장위신경(中間鎖骨上神經, intermediate supraclavicular n.)

【혈관】 가슴봉우리동·정맥(胸肩峰動·靜脈, thoracoacromial a. & v.)

【침법】 ■ 직자 0.3~0.5촌 (不宜深刺, 刺太深時 氣逆)
■ 사자 0.5~1촌

【뜸법】 ■ 艾炷灸 3~5장 ■ 溫灸 10~15분

4. 응용

개요

① 주치 : 본 혈은 中府穴 주위에 위치한 穴로, 中府와 갈비뼈 1개 간격이기에 본 경의 氣喘, 咳嗽 질환에 대하여 中府와 같은 작용을 가지고 있으나, 다만 中府에 비하여 募穴의 특성이 없음

② 혈성 : 肅降肺氣

임상 해설

① 침자로 활용시 깊이 자입하지 않도록 주의하며, 금침혈(禁鍼穴)이기도 함 : "刺入七分 灸五壯, 刺太深令人逆息" 『甲乙經』

② 중부(中府)를 찾기 위한 기준점으로 이용

③ 수태음경근(手太陰經筋) 부위의 운동장애시 압통점이면서 치료혈로 사용

주요 질환 응용

① 胸部 제반 병증 [胸部肺氣 조절작용이 있으며, 中府穴이 主穴이고, 본 혈은 輔助로 활용]

· 暴心腹痛, 疝積發上衝心. 咳喘不得坐, 不得臥, 呼吸氣咽不得, 胸中熱, 肩痛不可擧, 引缺盆 → 이상의 모든 病症이 모두 肺에 有餘한 邪氣가 침범했기 때문이며, 그러므로 본 혈을 취하여 有餘한 사기(邪氣)를 瀉함[11].

② 四肢熱 병증 [通經活絡 작용이 있어서 胸部熱을 泄하면서 四肢熱을 함께 瀉함]

[11] 以上諸般 病症, 皆肺有餘邪之所致, 故取此穴以泄其餘邪. 『經穴解』

배혈

· 配 中府, 隱白, 期門, 肺兪, 魂門, 大陵 : 主胸中痛『千金方』
· 配 髃骨(肩髃), 委中, 髓空(橫骨) : 此八穴者, 以瀉四肢之熱也『素問 · 水熱穴論』
· 配 腎兪, 復溜, 大陵 : 治心痛如懸『千金方』

※ 기타문헌

"暴心腹痛 疝積發上衝心 咳喘不得坐 不得臥 呼吸氣咽不得 胸中熱 肩痛不可擧 引缺盆痛."『甲乙經』

"雲門療嘔逆."『資生經』

"傷寒四肢熱不已."『大成』

LU3 천부 (天府, Cheonbu)

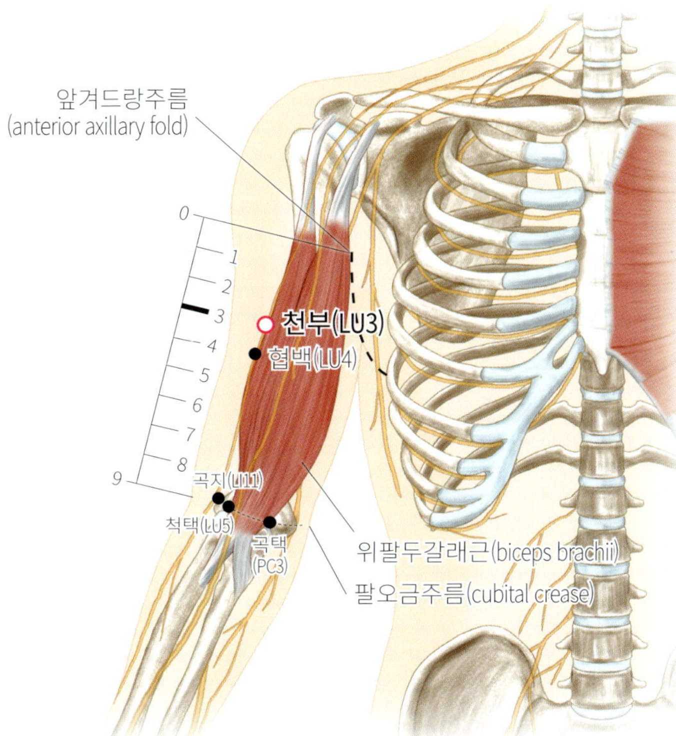

1. 혈명

【의의】 天은 인체의 상부를, 府는 聚結함을 뜻하며, 肺는 "肺爲五臟之華蓋"가 되고, 肺經氣가 상부에 모이게 됨은 것과 肺氣가 본 혈에 모이게 됨을 의미함

【異名】 頭衝

2. 혈위 근거

① 腋下三寸, 肘腕上六寸, 動脈中, 用鼻尖點墨, 到處是穴. 『大成』

② 從雲門穴下循臑內, 腋下三寸動脈陷中, 以鼻尖點墨取之. 『金鑑』

3. 부위 및 취혈

① 위팔앞가쪽면, 위팔두갈래근(biceps brachiimuscle)의 가쪽모서리 바로 가쪽. 앞겨드랑주름(anterior axillary fold)에서 아래로 3촌. 앞겨드랑주름과 척택(尺澤, LU5)을 연결하는 선에서 위쪽으로부터 1/3과 아래쪽으로부터 2/3 가지점에서 취혈

② 상완을 얼굴 부위로 자연스럽게 올렸을 때 비첨(鼻尖)이 닿는 상완이두근 부위에 취하기도 함

【근육】위팔 두갈래근(上腕二頭筋, biceps brachii m.)

【신경】정중신경(正中神經, median n.), 가쪽 아래팔 피부신경(外側前腕皮神經, lateral antebrachial cutaneous n.), 아래 가쪽 위팔 피부신경(下外側上腕皮神經, inferior lateral brachial cutaneous n.)

【혈관】위팔동·정맥(上腕動·靜脈, brachial a. & v.), 노쪽피부정맥(橈側皮靜脈, cephalic v.)

【침법】■ 직자 0.3~0.5촌

■ 사자 1~1.5촌

【뜸법】■ 艾炷灸 3~5장

■ 溫灸 5~15분

· "禁不可灸 灸之令人逆氣. 刺入四分"『甲乙經』, "灸 5壯"『千金翼方』즉 灸刺時 愼重해야 함을 의미함

4. 응용

개요

① 주치 : 본 혈은 雲門 다음의 穴로 通肺氣 작용이 있어서 肺疾인 咳喘, 肩臂痛, 痲를 주치하고, 또한 止血凉血, 調氣散結 작용이 있어서 鼻衄, 癭氣를 주치함

② 혈성 : 宣散肺氣 淸肺凉血

임상 해설

① 淸熱散結, 淸肺凉血작용이 있어 제반 鬱熱性 病症에 사용

· 鼻出血(配 尺澤, 合谷) : 衄血의 원인은 대개 陽明經의 鬱熱滯임

· 癭瘤瘰癧에 사용 : 甲狀腺腫大, 咽喉部腫脹 등에 응용

② 肩胛部神經痛, 風濕性 關節炎 등에 사용

주요 질환 응용

① 鼻出血 [凉血 작용]

· 暴瘅內逆, 肝肺相搏, 血溢鼻口 → 갑작스럽게 內部에 大熱이 있을 때 氣逆하여 肝肺 兩經의 火邪가 서로 搏擊하면 鼻口 出血이 발생하면 본 혈을 취하여 치료하며, 갑자기 瘅이 나타나 먼저 皮毛에 들어가고 아직 裏로 들어가지 않은 상태에는

본 혈을 瀉하여 그 사기(邪氣)를 散함[12]

② 癭氣 – 散結 작용에 의함

배혈

· 配 合谷 : 鼻中衄血宜追『百症賦』

· 配 曲池 列缺 百會 : 主惡風邪氣 泣出喜忘『千金方』

· 配 臑會 氣舍 : 主瘤癭氣 咽腫『千金方』

※ 기타문헌

"風寒出 身腫 喘渴 多唾 恍惚 善忘 嗜臥不覺."『甲乙經』

"悲哭鬼語 癭惡氣 卒中 惡風邪氣 飛屍惡疰 鬼語遁屍."『千金方』

"暴癉內逆 肝肺相搏 血溢鼻口."『靈樞 · 寒熱病』

"胸中彭彭然 甚則交兩手而瞀 暴痺喘逆 刺經渠 及天府 此謂之大兪." "欬 上氣 喘不得息 暴痺內逆 肝肺相傳 鼻口出血 身脹逆息不得臥 天府主之." "風汗出 身腫 喘喝 多睡 恍惚善忘 嗜臥不覺 天府主之 在腋下三寸 臂內動脈之中."『甲乙經』

"天府 : 主暴痺 口鼻衄血 中風邪 泣出 喜忘 飛屍惡疰 鬼語 喘息 寒熱瘧 目眩 遠視䀮䀮 癭氣."『大成』

[12] 暴時大熱而在內, 氣逆乃肝肺兩經火邪相爲搏擊, 以致血出鼻口, 當取天府. 暴癉, 先中皮毛, 當未入裏, 宜泄此穴, 以散其邪, 使勿至手.『經穴解』

LU4 협백 (俠白, Hyeopbaek)

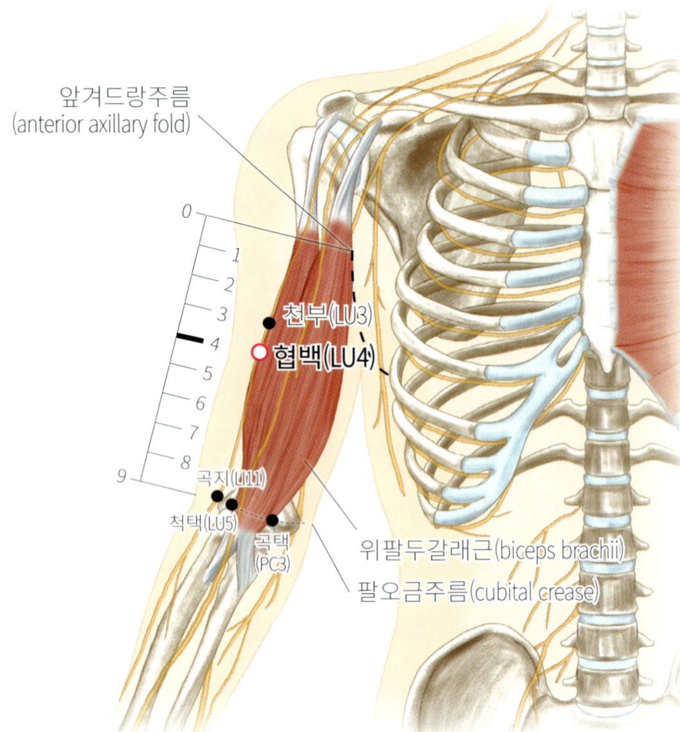

1. 혈명

【의의】 俠은 夾通 旁邊을, 白은 白色, 肺色을 의미하며, 즉 본 혈의 위치가 肺의 양변에 위치함을 나타냄

2. 혈위 근거

① 天府下, 去肘五寸動脈中.『大成』

② 從天府穴下行肘中, 約紋上去五寸動脈中.『金鑑』

3. 부위 및 취혈

③ 위팔앞가쪽면 팔두갈래근의 가쪽모서리 바로 가쪽, 앞겨드랑주름에서 아래로 4촌. 앞겨드랑주름과 척택(尺澤, LU5)을 연결하는 선에서 위쪽으로부터 1/3과 아래쪽으로부터 2/3가 되는 곳에서부터 먼쪽으로 1촌되는 지점

② 척택혈(尺澤穴, LU5) 상방 5촌, 천부혈(天府穴, LU3) 하방 1촌.

【근육】 위팔두갈래근(上腕二頭筋, biceps brachii m.)

【신경】 정중신경(正中神經, median n.), 가쪽아래팔피부신경(外側前腕皮神經, lateral antebrachial cutaneous n.), 아래가쪽위팔피부신경(下外側上腕皮神經, inferior lateral brachial cutaneous n.)

【혈관】 위팔동·정맥(上腕動·靜脈, brachial a. & v.), 노쪽피부정맥(橈側皮靜脈, cephalic v.)

【침법】
- ■ 직자 0.3~0.5촌
- ■ 사자 1~1.5촌

【뜸법】
- ■ 艾炷灸 3~5장
- ■ 溫灸 10~20분

4. 응용

개요

① 주치 : 본 혈은 宣通肺氣의 효능을 가지고 있으며, 또한 上臂內側疼痛, 麻木 등과 같은 질환을 주치하며, 본 혈이 手太陰肺經의 經別과 연계되어 胸中에 布散되는 故로 心痛, 咳, 乾嘔도 활용되고, 또한 出血療法과 灸療法을 병행하여 赤白汗斑을 주치하기도 함(心肺 胸部의 鬱滯된 氣를 布散시킴)

② 혈성 : 宣散肺氣 理氣寬胸

임상 해설

① 氣機鬱滯로 인한 심한 心痛短氣, 胸痛(配 內關, 膈兪 : 血會穴)

② 止咳平喘 작용이 있어서 각종 호흡기 질환에 사용

③ 神經性 心悸亢進에 유효

주요 질환 응용

① 心肺氣 鬱結 病症에 활용

· 心痛 → 火가 金을 克하는 理致가 있는데, 金이 火를 범하면 안되는데, 본 혈로 肺氣를 고르게 함으로써 心을 범하지 못하게 할 수 있음[13]

· 咳, 乾嘔 → 嘔逆으로 나가는 것이 있을 때는 胃를 치료해야 하며, 乾嘔일 때는 오

[13] 火有克金之理, 而金無犯火之事. 故責此穴以舒肺氣, 勿使干心.『經穴解』

로지 肺에 책임이 있는 것이니 본 혈을 瀉하여 上逆된 肺氣를 降하게 해야 함[14)]

② 肋間神經痛에 활용

※ 기타문헌

"心痛 咳乾嘔 煩滿 俠白主之." "咳 乾嘔煩滿 俠白主之." 『甲乙經』

"俠白 : 主心痛 短氣 乾嘔逆 煩滿." 『大成』

※ 참고

· 본 혈은 위치상 童氏奇穴 가운데 分金(當後臂肱骨之轉側 去肘窩橫紋一寸五分處) 부근에 해당함.

14) 嘔逆而有所出, 則宜責胃, 乾嘔逆則獨責肺矣, 故泄此穴, 以散上逆之肺氣, 煩滿亦然. 『經穴解』

LU5 척택 (尺澤, Cheoktaek)

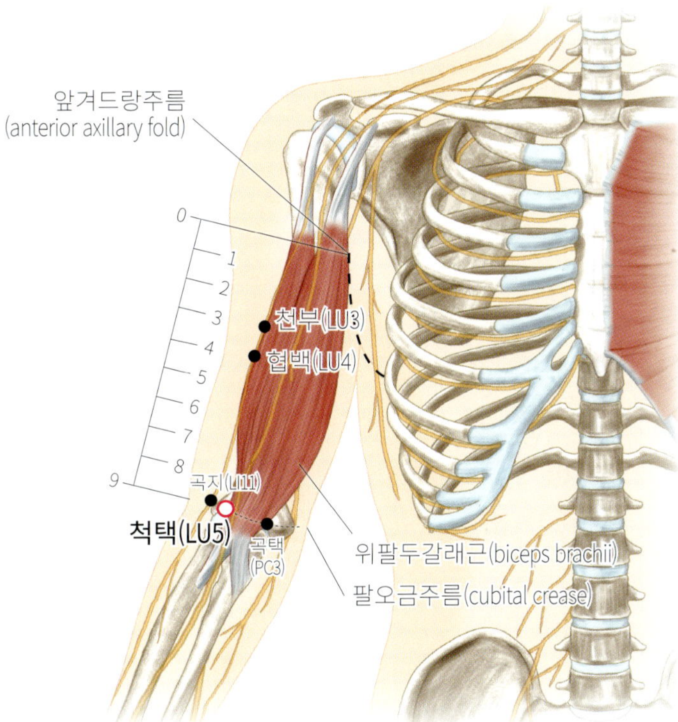

1. 혈명

【의의】尺은 肘關節을, 澤은 水聚處를 의미하며, 水合穴로 부위가 오목하여 자연계의 澤과 유사함을 나타냄

【異名】鬼堂[15], 鬼受

2. 혈위 근거

① 肘中約紋上, 動脈中, 屈肘橫紋, 筋骨罅陷中. 『大成』

② 從俠白穴下行肘中, 約紋上, 屈肘橫紋筋骨罅中, 動脈應手. 『金鑑』

3. 부위 및 취혈

① 팔꿈치앞쪽면, 팔오금주름(cubital crease), 위팔두갈래근힘줄의 가쪽 오목한 곳. 팔꿈치를 굽힌 상태에서, 팔오금주름 위의 곡지(曲池, LI11)와 곡택(曲澤, PC3)사이에서 취혈

② 곡지혈에서 척골측으로 0.5촌처에서 취혈

---

[15] 鬼堂은 十三鬼穴 중에서 上星을 의미하기도 함

【근육】 위팔두갈래근(上腕二頭筋, biceps brachii m.),
위팔노근(上腕橈骨筋, brachioradialis m.)

【신경】 정중신경(正中神經, median n.), 가쪽아래팔피부신경(外側前腕皮神經, lateral antebrachial cutaneous n.), 노신경(橈骨神經, radial n.)

【혈관】 팔오금중간정맥(肘中間皮靜脈, median cubital v.), 노쪽피부정맥(橈側皮靜脈, cephalic v.), 노동 · 정맥(橈骨動 · 靜脈, radial a. & v.), 노쪽되돌이동맥(radial recurrent a.)

【침법】 ▪ 직자 0.3~0.5촌
▪ 사자 0.5~1촌
▪ 淺靜脈을 점자출혈

【뜸법】 ▪ 艾炷灸 3~5장
▪ 溫灸 5~10분
▪ 不宜灸 (『外臺秘要』)

4. 응용

개요

① 속성 : 合水 [自經瀉穴, 四彎穴[16)]]

② 주치 : 『難經』의 "合治逆氣而泄"에 의거하여(逆氣 : 氣機上逆의 병증, 즉 腎不納氣에 의한 上氣喘咳 등을 의미함 / 泄 : 腎氣虛, 眞元虧損으로 인한 大小便失調, 陽萎 등을 의미함) 肺, 腎 병증에 활용되며, 본 혈은 補腎育陰 작용이 있음

· 淸泄肺火하는 瀉 작용과 滋陰潤肺하는 補 작용이 함께 있음

· 본 혈은 肺經 脈氣가 入하는 本經 合水穴이며 "合主逆氣而泄"하므로 淸肺熱, 瀉肺火, 降逆氣, 止咳喘하는 효과를 발휘

③ 혈성 : 淸泄肺火, 降逆氣, 止咳喘, 滋陰潤肺, 淸上焦熱, 舒筋止痛.

임상 해설

① 四彎穴 중 하나로서 上焦의 瘀血 · 出血性 질환, 鬱熱性 질환에 응용(瀉血)

· 吐血(配內關), 衄血(配合谷)에 주요하게 활용

16) 四彎穴 : 네 곳의 굽은 자리에 위치하는 穴. 관절에 위치하는 委中, 尺澤(曲澤)을 일컬음. 瀉血刺法으로써 모든 出血性질환, 熱性(風 · 濕熱) 질환에 응용

· 제반 호흡기질환(氣喘, 上氣, 氣管支炎, 편도선염, 發熱에 의한 胸痛·胸悶)에 사용 : 天突과 더불어 喘息의 주요 穴

cf. ⓢ 曲陵 放血 : 治喘息 인후염. 胸悶氣欲絶者 心臟痲痺 防止

· 약한 刺戟(指壓, 圓鍼)으로 妊娠惡阻에 사용

· 小兒驚風, 고혈압으로 인한 제반 병증(半身不遂, 中風後遺症 等)을 치료 : 中風의 경우 關節이 굽혀져 伸轉을 못하는 자에게 효과 (溫灸) : 본 혈의 자침은 혈압降下작용이 있음

☞肝經流注 : "其支者 復從肝別貫膈 上注肺".

② 自經瀉穴, 合水穴로서 肅降機能 異常으로 인한 제반 병증을 치료

· 實證의 鼻病, 眼病, 두통을 주치(瀉血刺法)

· 上腕外踝痛(Tennis elbow) 치료 주요 穴 : 肺心에 邪氣가 있으면 兩肘(肘關節外側)에 동통이 있고, 또한 上腕外踝 동통이 있는 경우 肺兪, 心兪에 壓痛이 발생할 수 있음

☞四肢와 五臟과의 關係[17] : 五臟에 邪氣가 있으면 四肢에 통증이 나타나고, 四肢에 邪氣가 있으면 背部에 통증이 발생할 수 있음

· 手腕痛, 손을 쥐지 못할 때에 응용(配 合谷)

③ 補腎하는 최적의 穴로서 肺腎虛로 인한 제반 병증(配 腎關, 復溜 : 肺金經爲腎水之母 常與腎經之經金穴 以治腎虛症)

· 肺經絡의 異常(腎虛)으로 오는 肩臂不擧, 肩臂痛(配 腎關)

· 遺尿, 尿失禁 등의 방광괄약근 마비를 치료(臟腑相通)

· 肺腎虛로 인한 乾嘔, 咳喘(配 肺兪, 膏肓)

⑤ 轉胎작용 – 본 혈에 艾灸하게 되면 腹部가 松弛하게 되어 轉胎작용이 발휘됨(金克木 → 筋의 硬直을 방지)

⑦ 五行鍼法에 활용

· 肺經의 水穴로 肺(金)勝格의 瀉穴[瀉其子]

주요 질환 응용

① 肺胸部, 咽喉部의 實熱 병증 [본 혈은 合穴로서 작용과 肺經의 子穴로 "實則瀉其子" 작용에 의함]

---

17) 黃帝問於伯曰 人有八虛, 各何以候? 伯答曰 以候五藏. 黃帝曰 候之奈何? 岐伯曰 肺心有邪 其氣留於兩肘, 肝有邪 其氣留於兩腋, 脾有邪 其氣留於兩髀, 腎有邪 其氣留於兩膕. 凡此八虛者 皆機關之室 眞氣之所過 血絡之所遊, 邪氣惡血 固不得住留, 住留則傷筋絡骨節 機關不得屈伸, 故病拘攣也.『靈樞, 邪客篇』

· 乾嘔 → 肺의 熱로 인해 嘔하는 것이니, 본 혈을 瀉하여 肺熱을 제거함[18)]

· 胸滿 → 肺氣가 막혀서 가득 차 膨脹한 症에는 본 혈을 瀉하여 肺氣를 降하게 함[19)]

· 勞熱喘滿, 肺積息賁 → 이 病症들은 모두 肺의 熱邪때문으로 급히 子穴을 瀉함[20)]

② 肺金의 鬱滯로 발생하는 筋病 [五行관계에서 "肺實則金克木"하므로 肺金이 實하면 肝木이 克함을 받게 되어 筋攣拘急, 肘部拘急, 手臂不擧, 腿腹筋聚가 발생하게 됨 → 본 혈을 瀉하여 舒筋活絡 시킴]

· 筋攣拘急, 臑肘攣, 手臂不擧 → 臑肘攣은 筋病으로 본 혈이 상하를 돌리고 꺾는 위치에 있으니, 본 혈을 瀉하여 風濕을 제거하며, 手臂不擧는 오래된 痿病으로 肺熱로 인한 것이니, 본 혈을 瀉하여 肺熱을 제거함[21)]

③ 中風, 喀血, 霍亂 등의 급성 병증 [본 혈은 肝風內動 등을 조절할 수 있음 → 경맥流注上 肝經의 支線이 膈膜을 통과한 후 肺와 연계됨 / 먼저 十宣穴(開竅醒神, 泄熱鎭痙)을 放血시킨 후, 본 혈과 委中(급성 上部充血, 內臟鬱血을 주치)에 자침하고, 다시 神闕穴에 隔鹽灸]

· 慢驚風 → 脾病으로 脾病은 肝이 旺盛한 것이며, 肝이 旺盛한 것은 肺가 衰한 것으로 肺의 合穴을 補하여 肝木을 和平하게 함[22)]

④ 尿意頻數 [肺合水는 腎水와 五行上 같으며, 따라서 水病에 該當하는 尿意頻數과 같은 증상을 치료하는데 본 혈을 활용할 수 있음]

· 補腎 작용에 활용 – 肺腎虛로 인한 제반 병증에 유효

i) 肺腎虛로 인한 乾嘔, 咳喘(配 肺兪, 膏肓)

ii) 遺尿, 尿失禁에 활용

iii) 肺經의 異常(腎虛性)으로 인한 肩臂痛에 활용 – 上肢, 肩臂不擧에 활용(五十肩 – 陰液 즉 관절액의 고갈로 인함)

· 小便數 → 肺弱於上, 즉 肺氣가 약해지게 되면 肺의 '水之上源' 기능이 약해지게 되어 收腎, 腎으로 水가 치우치게 됨으로 小便을 자주 보며, 肺의 合水穴을 補함[23)]

· 腎母穴인 復溜穴[腎經 金穴로 補母穴, 通調水道 작용]을 配合하면 유효

---

18) 肺熱之嘔也, 宜泄此穴而去其肺熱. 『經穴解』

19) 肺氣滯則滿, 而有膨脹之症, 泄此穴以降肺氣. 『經穴解』

20) 此症, 皆肺有熱邪所致也, 急泄其子穴. 『經穴解』

21) 臑肘攣, 則爲筋病, 此穴在上下轉折之處, 宜泄此穴, 以去其風濕. 手臂不擧, 乃痿病也, 肺熱乃有是症, 宜泄此穴以去肺熱. 『經穴解』

22) 此症, 脾病也. 脾病乃肝之旺也, 肝旺乃肺之衰也, 宜補肺之合穴而平肝木. 『經穴解』

23) 肺弱於上, 不足以收(懷)腎矣, 則小便數, 宜補肺之合水穴. 『經穴解』

⑤ 上焦의 瘀血 · 出血性 病症, 鬱熱性 병증

i) 吐血(配內關), 衄血(配 合谷)

ii) 제반 호흡기 병증(配 天突)

iii) 妊娠惡阻(약한 자극 시행)

iv) 高血壓性 병증

v) 鼻病, 眼病, 두통

배혈

· 配 瀉魚際 (補尺澤) : 唾血『甲乙經』

· 配 尺澤, 然谷 : 癲疾, 手臂不得上頭『千金方』

· 配 委中, 人中 : 挫閃腰脇痛『大成』

· 配 灸心主 : 乾嘔『千金方』

· 配 少澤 : 短氣 脇痛 心煩『千金方』『資生經』

· 配 瀉魚際 (補尺澤) : 凡唾血『千金方』

· 配 庫房 中府 周榮 : 欬逆上氣 呼吸多唾濁沫膿血『千金方』

· 配 曲池 天衝 三里 中渚 陽谷 : 肘痛時寒『千金方』

· 配 膈兪 譩譆 京門 : 肩背寒 痓 肩胛內廉痛『千金方』

· 配 然谷 : 癲疾 手臂不得上頭『千金方』

· 配 太淵 : 五般肘痛[24)]『席弘賦』

※ 기타문헌

"咳逆上氣 舌乾 脇痛 心煩 肩寒 少氣不足以息 腹脹喘 振寒瘛瘲 手不伸 咳嗽 唾濁 氣隔 善嘔 鼓脹 不得汗 心膨膨痛 心痛 卒咳逆 手臂不得上頭 肘痛."『甲乙經』

"五臟一切諸瘧 嘔吐上氣."『千金方』

"咳唾膿血 喉痺 肺積息賁."『金鑒』

"吐血定喘 補尺澤."『靈光賦』

"尺澤能醫 筋拘攣急."『勝玉歌』

"鶴膝腫痛難移步 尺澤能舒筋骨痛."『肘後歌』

"振寒瘈瘲 手不伸 欬嗽唾濁 氣鬲善嘔 鼓頷不得汗 煩滿(千金作煩心身痛) 因爲瘲衄 尺澤主之 左窒刺右 右窒刺左." "痓 反折互引 腹脹腋攣 背中怏怏引脇痛 內引心

[24)] 五般肘痛 : 風 · 寒 · 濕 · 火 · 痰 等이 일으키는 肘部동통을 말함

中膂內 肺兪主之 又刺陽明從項而數背椎 俠脊膂而痛按之應手者 刺之尺澤三痏立已."“唾血 時寒時熱 瀉魚際 補尺澤."“胞中有大疝瘕積聚 與陰相引而痛 苦涌泄上下出 補尺澤太谿 手陽明寸口皆補之."“心膨膨痛(千金云煩悶亂) 少氣不足以息 尺澤主之."“欬逆上氣 舌乾脇痛 心煩肩寒 少氣不足以息 腹脹喘 尺澤主之."“手臂不得上頭 尺澤主之."“肘痛 尺澤主之."『甲乙經』

“鶴膝腫痛難移步 尺澤能舒筋骨痛."『肘後歌』

“尺澤 : 主肩臂痛 汗出中風 小便數 善嚏 悲哭 寒熱風痹 臑肘攣 手臂不擧 喉痺 上氣嘔吐 口乾 咳嗽唾濁 痎瘧 四肢暴[25]腫 心疼臂寒 短氣 肺膨脹 心煩悶 少氣 勞熱喘滿 腰脊强痛 小兒慢驚風."『大成』

※ 참고

· 본 혈은 위치상 童氏奇穴 가운데 曲陵(在肘窩橫紋上, 在大筋之外側以大指按下, 肘伸屈時有一大凹陷處) 부근에 해당함

[25] 暴 : 原作“腹”, 據『銅人』改.

LU6 공최 (孔最, Gongchoe)

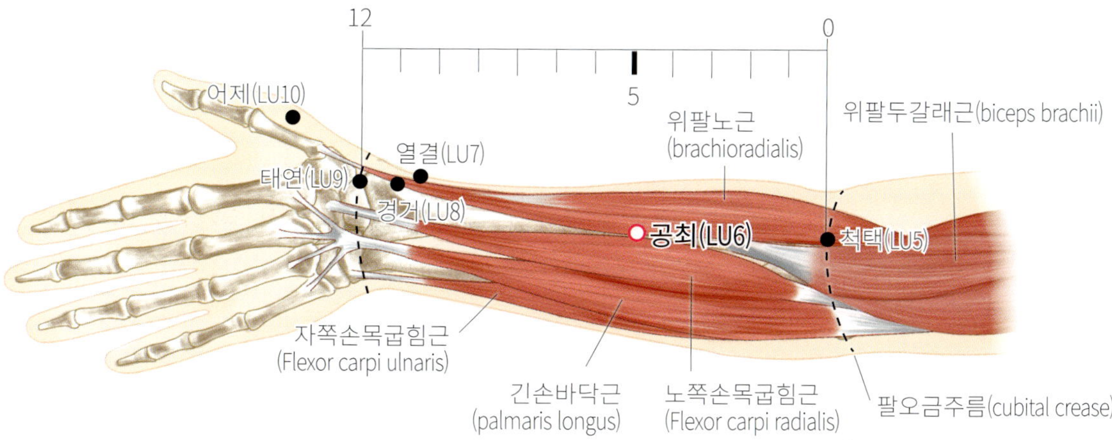

1. 혈명

【의의】孔은 孔隙을, 最는 甚 또는 聚를 뜻하며, 즉 본 혈이 肺經의 郄穴로 經氣가 深聚하는 곳이며, 또한 理氣通竅가 잘 되는 곳임을 나타냄

2. 혈위 근거

① 去腕上七寸, 側取之. 『大成』

② 從尺澤穴下行腕前, 約紋上七寸, 上骨下骨間陷中. 『金鑑』

3. 부위 및 취혈

① 아래팔 앞 가쪽면, 척택(尺澤, LU5)과 태연(太淵, LU9)을 연결하는 선위, 손바닥쪽 손목주름(palmar wrist crease)에서 위로 7촌. 척택(尺澤, LU5) 아래 5촌에 위치하는데, 척택(尺澤, LU5)과 태연(太淵, LU9)을 연결한 선의 중점에서 위쪽으로 1촌에서 취혈

【근육】위팔노근(上腕橈骨筋, brachioradialis m.), 원엎침근(圓回內筋, pronator teres m.), 노쪽손목굽힘근(橈側手根屈筋, Flexor carpi radialis m.), 긴손바닥근(長掌筋, palmaris longus m.) 자쪽손목굽힘근(尺側手根屈筋, Flexor carpi ulnaris m.)

【신경】노신경의 얕은가지(橈骨神經의 淺枝, superficial br. of radial n.), 가쪽아래팔피부신경(外側前腕皮神經, lateral antebrachial cutaneous n.)

【혈관】노동·정맥(橈骨動·靜脈, radial a. & v.), 노쪽피부정맥(橈側皮靜脈, cephalic v.), 덧노쪽피부정맥(副橈側皮靜脈, accessory cephalic v.)

【침법】 ■ 직자 0.5~1촌 (留3呼)

■ 사자 1~1.5촌

【뜸법】 ■ 艾炷灸 3~5장

■ 溫灸 5~15분

4. 응용

개요

① 속성 : 郄穴

② 주치 : 肺經의 郄穴로 氣血이 深集하는 곳이며, 본 혈에 자침하면 淸熱解表, 宣肺平喘, 降氣止血의 효능을 발휘하며, 본 혈이 본 경의 郄穴인 것과 肺와 大腸이 서로 表裏가 되는 것에 근거할 때, 본 혈에 자침하면 痔와 痔瘡出血을 주치함

③ 혈성 : 凉血止血 淸熱潤肺 潤肺降逆 解表理氣

임상 해설

① 肺經의 郄穴로서 제반 급성病(熱症), 血症에 사용

· 痔疾 치료의 주요 穴 : 痔疾의 대표적인 反應點 · 治療點(肺 · 大腸 표리관계).

· 妊娠惡阻(指壓)

· 제반 호흡기 병증(咳嗽氣喘, 咯血, 氣管支炎, 咽喉腫痛, 편도선염)에 응용

· 郄穴과 八會穴을 配合 응용

☞氣管支炎 : 孔最+膻中(氣會穴)

☞위경련 : 梁丘+中脘(腑會穴)

② 手關節痛, 腕部疼痛, 手關節無力 · 屈伸不能, 주먹을 힘껏 쥐지 못하는 경우 등의 국소 치료에 사용.

③ 본 혈의 刺鍼은 폐혈류량을 증대시키는 작용이 있어서 각종 호흡기질환에 응용

주요 질환 응용

① 肺臟 급성병증 [본 혈은 肺經의 郄穴로서 체내 氣血의 深聚處가 되며, 郄穴 작용인 止痛止血 작용을 발휘함]

· 咽喉腫痛, 胸部疼痛 → 咽腫은 肺熱로 인한 것이니, 본 혈을 瀉하여 肺熱을 瀉함[26)]

---

26) 咽腫者, 肺熱也, 泄此穴以泄肺熱.『經穴解』

② 痔痛, 痔出血에 反應點으로 발현되고 治療작용을 발휘함[본 혈이 본 경의 郄穴이고 肺와 大腸은 表裏關係를 이루고 있어서 交經작용이 발휘되어 大腸系統 질환인 痔痛, 痔出血을 본 혈이 주치함]

· 痔瘡(配 長强, 承山)

※ 기타문헌

"厥頭痛."『甲乙經』

"臂厥 熱病 汗不出."『千金方』

"熱病汗不出· · · · · 屈伸難 吐血 失音 頭痛 咽痛."『圖翼』

"熱病汗不出 上髎及孔最主之(千金作臂厥熱病汗不出 皆灸刺之 此穴可以出汗)." "厥頭痛 孔最主之."『甲乙經』

"孔最 : 主熱病汗不出 咳逆 肘臂厥痛屈伸難 手不及頭 指不握 吐血 失音 咽腫頭痛."『大成』

※ 郄穴 작용

- 陽經 - 止痛 爲主
- 陰經 - 止血, 固脫 爲主

※ 참고

· 본 혈은 위치상 董氏奇穴 가운데 地士(掌向上, 去腕橫紋七寸, 卽當前臂橈骨內側 距人士穴後三寸 - 孔最穴), 人士(掌心側向上, 當前臂橈骨內側 從腕部橫紋上行四寸 - 太淵穴上 4寸), 天士(在前臂橈骨之後部內側, 距地士穴三寸 - 尺澤穴下 2寸) 부근에 해당함

· 본 혈은 위치상 경외기혈 가운데 二白(腕橫紋直上 4촌 橈側腕屈肌腱之兩側緣, 兩穴對開. 兩側計 4穴 - 郄門穴兩側各二分)부근에 해당함

LU7 열결 (列缺, Yeolgyeol)

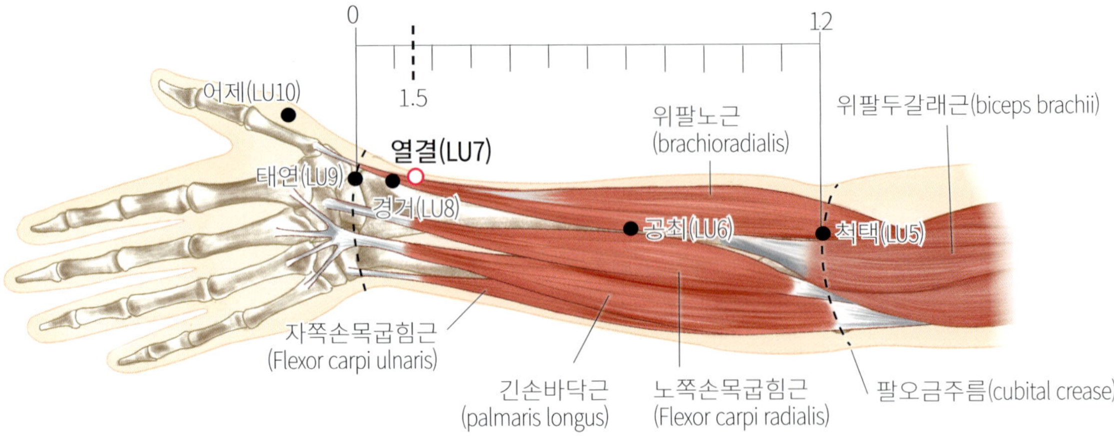

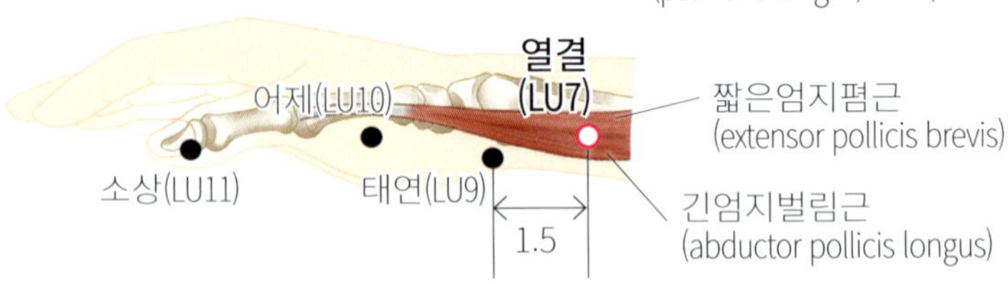

1. 혈명

【의의】 列은 分解를, 缺은 器破를 뜻하며, 본 혈이 肺經의 絡穴로 이곳에서 陽明經과 나누어진다는 의미임

【異名】 童玄, 龍玄, 腕勞

2. 혈위 근거

① 去腕側上一寸五分, 以兩手交叉, 食指盡處, 兩筋骨罅中.『大成』

② 從孔最穴循外側行腕後側上一寸五分以 兩手交叉, 當食指末筋骨罅中.『金鑑』

3. 부위 및 취혈

① 아래팔의 노쪽면, 긴엄지벌림근힘줄(abductor pollicis longus tendon)과 짧은 엄지폄근힘줄(extensor pollicis brevis tendon)의 사이, 긴엄지벌림근힘줄고랑(groove for the abductor pollicis longus tendon)의 오목한 곳, 손바닥쪽 손목주름에서 위로 1.5촌. 영도(靈道, HT4)와 같은 높이에서 취혈

② 요골경상돌기와 장모지외전근(abductor pollicis longus tendon) 및 단모지신근건(extensor pollicis brevis tendon) 사이로 양수를 교차하여 차지단(次指端)이 닿는 부위에 취함

【근육】 긴엄지벌림근(長拇指外轉筋, abductor pollicis longus m.), 짧은엄지폄근(短拇指伸筋, extensor pollicis brevis m.), 위팔노근(上腕橈骨筋, brachioradialis m.)

【신경】 가쪽아래팔피부신경(外側前腕皮神經, lateral antebrachial cutaneous n.), 노신경의 얕은 가지(橈骨神經의 淺枝, superficial br. of radial n.)

【혈관】 노쪽피부정맥(橈側皮靜脈, cephalic v.), 노동 · 정맥(橈骨動 · 靜脈, radial a. & v.)

【침법】 ■ 직자 0.2~0.3촌 ■ 사자 0.5~1촌 (주관절 방향으로 자입)
■ 협착성건초염 치료시에는 침첨을 외방으로 0.5~1촌 자입

【뜸법】 ■ 艾炷灸 3~5장 ■ 溫灸 5~15분

4. 응용

개요

① 속성 : 絡穴, 四總穴중 하나, 八脈交會穴 중 하나 [肺經之絡穴 別走手陽明大腸經, 四總穴[27], 八脈交會穴 通于任脈]

② 주치 :

i) 頭項 질환인 偏正頭痛에 활용되며, 宣肺消風, 通經活絡의 효능을 발휘함 → 『四總穴歌』의 하나로 "頭項尋列缺"이라 함

ii) 肺系, 咽喉, 胸膈部 病症인 喉痛, 咳嗽, 寒痰, 胸部壓痛 등에 대하여 調理任脈하는 효과를 발휘 → 八脈交會穴 중 하나로 通任脈하며, 照海와 짝을 이룸

iii) 前陰 제반 병증, 즉 尿血, 小便熱, 陰莖痛, 婦人氣血不和, 胞衣不下 등의 병증을 주치함 → 列缺은 內部에서 任脈과 通하고 任脈은 胞中에서 起始하는 것에 의함

iv) 頭部와 體幹을 疏通시키는 '上下疏通' 작용이 强함

※ 列缺이 頭項部 질환 主治에 활용되는 이유

· 本經 絡穴에 속하여 表裏 二經과 연계되는데 肺經은 본 혈에서 手陽明大腸經으로 別走하여 從手走頭, 上達頸項口齒하므로 "頭項尋列缺"이라 하였으니 이는 表裏同病의 치료 規律에 의함

· "列缺任脈行肺系"라 하여 肺經이 列缺穴을 통해 任脈과 서로 相通하고, 任脈은 督脈과 서로 頭部에서 相會하는데, 頭項强痛은 흔히 外感으로 인해 발현되고 『傷寒論』에서 "外邪가 사람을 損傷시킴에 있어 먼저 皮毛를 傷하게 함"이고 하였듯 肺主氣하고, 外合皮毛하기 때문임

→ 肺經의 絡穴인 본 혈에 鍼刺하면 宣通肺氣, 疎泄風邪하는 효과를 발현하므로 一切 頭項질환을 주치하게 됨

③ 혈성 : 宣肺散邪 通調任脈

---

[27] 四總穴 : 口面合谷 頭項列缺, 腰背委中 肚腹三里.
六總穴 : 四總穴 加 心胸內關 小腹三陰交. 或 四總穴 加 心胸內關 脇肋支溝.

임상 해설

① 四總穴 중 하나로서 頭項部 제반 熱性 질환에 공통으로 활용

i) 一切의 頭痛, 특히 熱性 두통에 사용.

· 偏頭痛(配 太陽), 偏正頭痛(因風痰熱, 血虛 : 配 後谿)

· 前頭痛(配 上星, 頭維)

ii) 頭項强痛(配 後谿 中渚 翳風 合谷 肩井 完骨 風池 天柱 大杼) : 혈압降下, 膀胱血管收縮 작용

iii) 落枕(配 後谿, 申脈, 中渚, 肩井, 風池, 懸鍾, 大椎, 天柱, 肩中兪)

② 제반 外感性 호흡기질환에 應用하며 특히 咽喉腫痛에 유효

i) 外感으로 인한 咽喉腫痛(配 少商)

ii) 腎虛(陰虛)로 인한 咽喉질환(配 照海 : 通于任脈)

iii) 寒熱諸咳嗽有痰, 氣喘, 惡心嘔吐, 胸膈脹滿(配 豊隆)

– 列缺(肺經之絡穴 別走手陽明大腸經) : 宣肺止咳 위주

– 豊隆(胃經之絡穴 別走足太陰脾經) : 化痰降濁 위주

iv) 外感으로 인한 鼻질환(配 經渠 / 配 合谷, 上星, 迎香 / 配 照海 鼻淵)

③ 八脈交會穴 중 하나(通于任脈)로서 비뇨생식기계[28] 및 부인과 질환에 응용

i) 男子陰中疼痛, 溺血精出, 小便遺數 등에 사용

· "丈夫夢失精 及男子小便濁難 灸腎兪百壯, 男子陰中疼痛 溺血精出 灸列缺五十壯." "列缺主小便熱痛."『千金方』

· "列缺主治咳嗽寒痰 偏正頭疼治自痊 男子五淋陰中痛 尿血精出灸便安."『金鑒·刺灸心法要訣』

ii) 婦人血氣不利로 인한 제반 병증에 사용한

· 乳頭生瘡, 乳癰腫痛, 婦人血塊, 婦人血瀝에 사용

· 産後제반 병증에 사용 : 胎衣不下, 乳汁不通, 産後腰痛, 産後發狂, 産後不語 등에 응용

④ 疏通經絡, 活血祛瘀작용이 있어 疣病, 胸傷瘀痛, 面目癰腫(配 陷谷)에 효과

⑤ 手母指 屈伸不能, 手掌熱(手銳掌熱)에 효과 (患部 周圍穴)

---

[28] 列缺이 遺尿症을 主治에 활용되는 이유

· 肺의 別絡이 大腸에 別走하고, 또한 肺와 任脈은 內連함

· 肺는 主氣하고 水의 上源이 되며, 大腸은 津液의 府와 연계되고, 任脈은 諸陰이 通匯하는 곳임

⇨ 그러므로 肺氣不足으로 인하여 膀胱失職이 유발된 경우에는 본 혈을 자침하면 능히 開肺氣하여 止遺 작용이 발휘됨

⑥ 原絡配穴에 활용 : 大腸經原穴 合谷, 肺經絡穴 列缺
- 外感 風寒, 風熱로 인한 肺衛病證에 合谷을 配穴하여 주치함 : 主客配穴法이라 함
- 手大指次指不用(大腸), 肩臂疼痛(大腸, 肺), 皮膚麻木不仁(肺), 面頰顋腫(大腸), 耳聾(大腸), 耳鳴(大腸)

주요 질환 응용

① 頭項部 병증[본 혈은 四總穴 중 하나로 頭項列缺임 → 頭項部에 鬱滯된 氣를 疏通시키는 작용을 발휘하여 頭項部 병증을 주치]
- 偏正頭痛 → 偏風으로 인한 모든 병증은 모두 몸의 正氣가 막혀서 각 病症이 발생되니, 肺經의 絡穴을 通하게 해서 몸의 氣運이 두루 行함으로써 氣가 이르면 病症들이 낫게 됨[29)]

② 肺系, 咽喉, 胸膈部 병증 [照海와 짝을 이루어 八脈交會穴을 이룸 → 喉痛, 咳嗽, 寒痰, 胸部壓痛 등을 치료]
- 列缺通於任脈, 照海通於陰蹻脈, 主治肺系, 咽喉, 胸膈.

③ 健忘症 [上氣不足으로 인한 健忘症에 대하여 본 혈을 補함으로서 上氣작용을 促進시켜주는 작용을 발휘함]
- 健忘 → 上部의 氣運이 不足한 것이니, 본 혈을 補하여 上氣를 生하게 함[30)]

④ 面目, 四肢腫 [脾는 四末과 運化水濕 작용을 발휘하는데, 脾氣滯하면 面目, 四肢腫이 발생하며 본 혈의 '上下疏通' 작용으로 이를 다스릴 수 있음]
- 面目, 四肢腫 → 脾氣가 막혀서 얼굴과 눈, 四肢에 浮腫이 있는 것이니, 脾의 子인 肺의 絡穴을 瀉하여 脾氣滯를 散함[31)]

배혈

- 配 後谿, 少澤, 前谷 : 主瘧寒熱『千金方』
- 配 衝陽 : 偏風『大成』
- 配 三里, 肺兪, 百勞, 乳根, 風門, 肝兪 : 咳血『大成』
- 配 足三里 : 喘急, 定喘除痰『染病穴法歌』
- 配 太淵 : 氣刺兩乳求太淵[氣 : 氣病, 氣虛, 呼吸不利 / 兩乳 : 兩乳間으로 膻中穴을 의미 (氣會)], 未應之時瀉列缺[太淵+列缺 : 原絡配穴, 氣虛乏力症에 補肺

29) 偏風제반 병증, 皆一身之正氣滯而有各症, 宜通肺之絡穴而行周身之氣, 氣至則諸病瘉矣.『經穴解』

30) 此症, 上氣不足也, 宜補此穴以生上氣.『經穴解』

31) 脾氣滯而有此症, 泄子之絡以散脾氣滯.『經穴解』

益氣 작용], 列缺頭痛及偏正, 重瀉太淵無不應『席弘賦』
· 配 中衝, 勞宮, 少衝, 大泉, 經渠 : 主手掌熱『千金方』
· 配 太淵 : 寒痰咳嗽更兼風『玉龍歌』
· 配 陷谷 : 主面目癰腫『千金方』
· 配 曲池 : 治身濕搖時時寒, 熱病煩心, 心悶, 先手臂身熱, 瘈瘲, 唇口聚, 鼻張, 目下汗出如珠『千金方』

※ 기타문헌

"熱病先手臂瘈瘲 唇口聚 鼻脹 目下汗出如轉珠 兩乳下二寸堅 肋滿悸 寒熱胸背急 喉痹 咳上氣喘 掌中熱 數欠伸 汗出 善忘 四肢厥逆 善笑 溺白."『甲乙經』

"頭項尋列缺."『四總穴歌』

"痔瘧便腫泄瀉 唾紅溺血咳痰 牙疼喉腫小便難 心胸腹疼噎咽 產後發强不語 腰痛血疾臍寒 死胎不下膈中寒 列缺乳癰多散."『八脈八穴治症歌』

"男子陰中疼痛溺血 精出."『千金方』

"熱病先手臂瘈瘲 脣口聚 鼻張 目下汗出如轉珠 兩乳下二寸堅 脇滿 悸 列缺主之."

"虐 熱盛 列缺主之." "寒熱胸背急 喉痺 欬上氣喘 掌中熱 數欠伸 汗出善忘 四肢逆厥 善笑 溺白 列缺主之." "寒熱咳嘔沫 掌中熱 虛則肩臂寒慄 少氣不足以息 寒厥 交兩手而瞀 口沫出. 實則肩背熱痛 汗出 四肢暴腫 身濕(一本作溫)搖 時寒熱 饑則煩 飽則善面色變 口噤不開 惡風泣出 列缺主之." "小兒驚癇 如有見者 列缺主之 幷取陽明絡."『甲乙經』

"列缺 : 主偏風口面喎斜 手腕無力 半身不遂 掌中熱 口噤不開 寒熱瘧 嘔沫 咳嗽 善笑 縱唇口 健忘 溺血精出 陰莖痛 小便熱 癇驚妄見 面目四肢臃腫 肩痺 胸背寒慄 少氣不足以息 屍厥 寒熱 交兩手而瞀 實則胸背熱 汗出 四肢暴腫 虛則胸背寒慄 少氣不足以息." "《素問》曰 實則手銳掌熱 瀉之. 虛則欠㰦 小便遺數 補之. 直行者謂之經 旁出者謂之絡 手太陰之支 從腕後直出次指內廉出其端 是列缺爲太陰之別走陽明之絡. 人有寸關尺三部脈不見 自列缺至陽谿脈見者 俗謂之反關脈. 此經脈虛而絡脈滿《千金翼》謂陽脈逆 反大於寸口三倍 惜叔和尙未之及 而況高陽生哉."『大成』

※ 참고

① 肺經 絡穴, 別走手陽明大腸經.
② 四總穴 중 하나(肚腹三里留, 腰背委中求, 頭項尋列缺, 面口合谷收).
③ 八脈交會穴 중 하나.

LU8 경거 (經渠, Gyeonggeo)

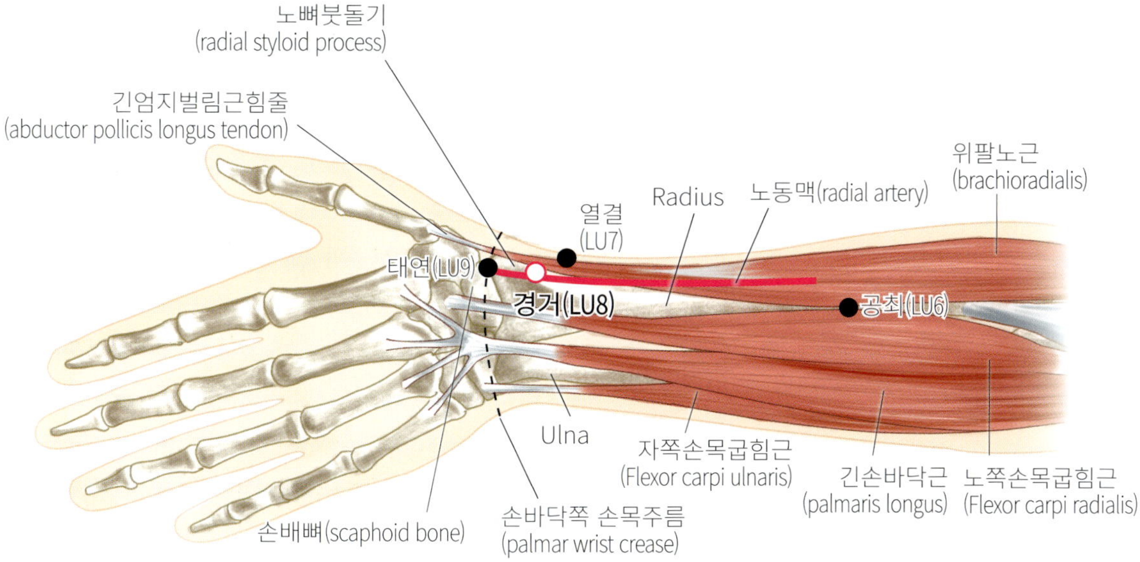

1. 혈명

【의의】 經은 動하여 不居함을, 渠는 溝를 뜻하며, 즉 본 혈은 肺經의 經金穴로 經氣가 쉬지 않고 흐르는 것과 位置上 요함처로서 水流하는 溝渠와 비슷하다는 의미

2. 혈위 근거

① 寸口動脈陷中.『大成』

② 從列缺穴循行寸口陷中.『金鑑』

3. 부위 및 취혈

① 아래팔앞가쪽면, 노뼈붓돌기(radial styloid process)와노동맥(radial artery)의 사이, 손바닥쪽손목주름(palmar wrist crease)에서 위로 1촌. 태연(太淵, LU9)에서 위쪽으로 1촌, 통리(通里, HT5)와 같은 높이에서 취혈

② 촌관척 삼부 맥중의 관부(關部) 요골동맥 박동 응수처(應手處)와 요골경상돌기 사이에 해당됨

【근육】 긴엄지폄근(長拇指伸筋, extensor pollicis longus m.), 짧은엄지폄근(短拇指伸筋, extensor pollicis brevis m.)

【신경】가쪽아래팔피부신경(外側前腕皮神經, lateral antebrachial cutaneous n.), 노신경의 얕은 가지(橈骨神經의 淺枝, superficial br. of radial n.)

【혈관】노동 · 정맥(橈骨動 · 靜脈, radial a. & v.)

【침법】■ 직자 0.2~0.3촌 ■ 사자 0.5~0.7촌

■ 刺鍼時 노동맥(radial artery)을 피하여 자입

【뜸법】■ 溫灸 3~5분 ■ 禁灸

"자입三分 留三呼, 不可灸 灸之傷人神明"『甲乙經』

4. 응용

개요

① 속성 : 經金穴

② 주치 : 본 혈은 호흡기 병증인 咳逆, 喘息, 喉痺, 咽腫 질환에 대하여 宣肺清熱, 恢復肅降, 下氣平喘하는 효과를 발휘함 → 본 혈은 肺經의 經金穴로 "主喘咳寒熱" 작용을 하는 것과 自經補瀉穴(孔穴)로서 肺金 本經 病症인 호흡기 병증을 주치하는 것에 의함

③ 혈성 : 止咳寧嗽 順氣平喘

임상 해설

① 肺金經 經金穴로서 호흡기 · 식도 관련 질환(經主喘咳寒熱)

· 傷風感冒之氣喘咳嗽의 常用穴임 : 吐氣上氣, 胸背拘急喘滿, 咳嗽喘息에 사용하며 특히 小兒 喘息, 小兒 급성氣管支炎, 成人 感冒喘咳에 유효

· 經渠 刺鍼은 폐활량을 높이고 肺의 호흡기능을 강화

· 食道, 幽門 등의 胃管(胃脘)痛에 응용 : 食道痙攣(心痛嘔吐), 呃逆에 효과

② 手腕疼痛, 撓骨神經痛, 掌中熱 등에 사용 (患部周圍穴)

③ 寸口脈診時 關에 해당하는 부위로서 舍岩鍼法(五行鍼法)에 활용

· 肝正格(陰谷曲泉補 經渠中封瀉), 肝勝格(經渠中封補 少府行間瀉), 腎正格(經渠復溜補 太白太谿瀉), 脾勝格(大敦隱白補 經渠商丘瀉) ☞ 肺朝百脈

④ 五行鍼法에 활용

· 肺經의 金穴로 腎(水)正格의 補穴[補其母]

· 肺經의 金穴로 脾(土)勝格의 瀉穴[瀉其子]

· 肺經의 金穴로 肝(木)正格의 瀉穴[抑其官]

· 肺經의 金穴로 肝(木)勝格의 補穴[補其官]

주요 질환 응용

① 外邪로 인한 肺系 病症에 활용

- 瘧寒熱, 胸背拘急, 胸滿膨, 喉痹 → 瘧疾로 인해 寒熱 증상이 나타나는 것은 肺가 더위에 傷한 것이고, 胸背拘急은 肺에 寒邪가 침입된 것이고, 胸滿膨은 氣逆 때문이고, 喉痹는 肺熱 때문이니, 모두 본 혈을 瀉하여 暑邪와 寒邪를 제거하고, 氣를 散함[32)]
- 傷寒, 熱病汗不出 → 본 혈을 補하여 寒邪를 排出함 / "熱病汗不出, 大都[脾經滎火穴 : 本經補母穴]更接於經渠"『百症賦』

배혈

- 配 大都 : 熱病汗不出, 更接於經渠『百症賦』
- 配 丘墟 : 胸背痛, 胸中膨膨然『千金方』
- 配 丘墟, 魚際, 崑崙, 京骨 : 背痛『大成』
- 配 少商 太衝 : 喉中鳴『千金方』
- 配 中衝, 勞宮, 少衝, 太泉[33)], 列缺 : 掌中熱, 肘中痛『千金方』
- 配 行間 : 善咳『千金方』
- 配 太泉 : 臂內廉痛『千金方』
- 配 太泉, 太谿 : 主瘧, 欬逆, 心悶不得臥, 寒熱『千金方』

※ 기타문헌

"胸中膨膨然 甚則交兩手而瞀 暴痹喘逆."『甲乙經』

"瘧寒熱 胸背拘急 胸滿膨 喉痹 掌中熱 咳逆上氣 傷寒 熱病汗不出 暴痹喘促 心痛 嘔吐."『大成』

"胸中彭彭然 甚則交兩手而瞀 暴痺喘逆 刺經渠 及天府. 此謂之大俞."『甲乙經』

"經渠 : 主瘧寒熱 胸背拘急 胸滿膨 喉痺 掌中熱 咳逆上氣 傷寒 熱病汗不出 暴痺喘促 心痛 嘔吐."『大成』

---

32) 瘧寒熱, 肺傷暑也. 胸背拘急, 肺中寒也. 胸滿膨, 氣逆也. 喉痹, 肺熱也. 皆宜泄此穴, 以去其暑, 以去其寒, 以去其熱, 以散其氣.『經穴解』

33) 太泉 卽 "太淵"穴. 爲避唐高祖名諱改"淵"爲"泉".

LU9 태연 (太淵, Taeyeon)

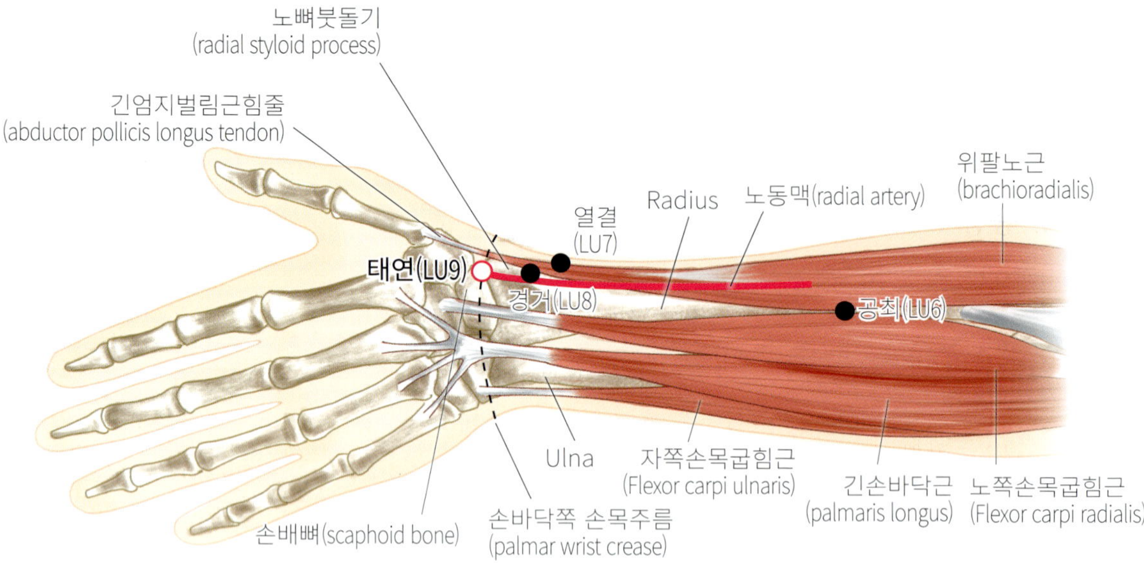

1. 혈명

【의의】太는 大 또는 중요함을, 淵을 深 또는 연못을 뜻하며, 즉 본 혈은 肺經의 原穴, 八會穴 중 脈會로서 脈氣가 크게 모이는 곳임을 나타냄

【異名】太泉, 大泉, 鬼心

2. 혈위 근거

① 掌後內側橫紋頭, 動脈中.『大成』

② 從經渠穴內循手掌後陷中.『金鑑』

3. 부위 및 취혈

① 손목앞가쪽면, 노뼈붓돌기(radial styloid process)와손배뼈(scaphoid bone) 사이, 긴엄지벌림근힘줄(abductor pollicis longus tendon)의 자쪽 오목한 곳. 손바닥쪽손목 주름의 노쪽, 노동맥 위에서 취혈

② 촌관척 삼부 맥중의 촌부(寸部) 요골동맥 박동 응수처(應手處)와 요골경상돌기 사이이며, 완관절 횡문상 0.5촌처에 취함

【근육】긴엄지벌림근(長拇指外轉筋, abductor pollicis longus m.), 노쪽손목굽힘근(橈側手根屈筋, flexor carpi radialis m.), 긴엄지폄근(長拇指伸筋, extensor pollicis longus m.)

【신경】가쪽아래팔피부신경(外側前腕皮神經, lateral antebrachial cutaneous n.), 노신경의 얕은 가지(橈骨神經의 淺枝, superficial br. of radial n.)

【혈관】노동・정맥(橈骨動・靜脈, radial a. & v.), 노쪽피부정맥(橈側皮靜脈, cephalic v.)

【침법】■ 직자 0.2~0.3촌 (손바닥쪽에서 손등쪽을 향해 자입) ■ 사자 0.3~0.5촌

【뜸법】■ 艾炷灸 3~5장 ■ 溫灸 3~5분

4. 응용

개요

① 속성 : 輸土, 原穴, 八會穴 중 脈會

② 주치 :

ⅰ) 一切 肺虛로 인해 발생되는 氣短, 咳喘에 대하여 본 혈은 益氣補虛하는 효과를 발휘함
→ 본 혈은 肺經 輸土穴로 肺金經 母穴에 해당하므로 補할 수 있음

ⅱ) 肺氣의 不利 病症에 대하여 宣通肺氣하는 효과를 발휘함

③ 혈성 : 止咳化痰 扶正祛邪

임상 해설

① 肺經 原穴, 八會穴 중 脈會穴, 自經補穴(補土生金穴)로서 제반 호흡기계질환과 소화기쇠약증에 유효

· 脾胃虧虛를 수반하는 肺氣虛乏 證狀에 유효 : 咳嗽氣喘, 流行性感冒, 肺結核 등에 사용, 氣道의 저항력과 肺의 通氣量을 개선

· 無脈症, 不整脈에 사용

· 결막염(眼赤痛), 角膜炎(目生白翳) 등 눈 질환에 효과

② 肺經 兪土穴로서 傷風感冒로 인한 四肢重痛, 風濕痺痛(神經痛)(兪主體重節痛, 病時間時甚者取之兪)

③ 肺經 原穴로서 제반 피부질환에 응용(㉔ 肺正格)

– 大腸正格 : 濕한 피부 질환, 瘙痒症에 사용

– 肺正格 : 아토피성 피부염과 같이 표면이 딱딱하고 진물이 없는 피부질환에 사용

④ 腕肘無力腫痛, 손목염좌 초기(患部周圍穴)

⑤ 原絡配穴에 활용 – 肺經原穴 太淵, 大腸絡穴 偏歷

· 胸脹(肺), 溏瀉(大腸), 小便頻數(肺), 洒洒惡寒(肺), 翕翕發熱(肺), 咳嗽(肺), 喘促(肺), 短氣(肺), 皮膚・肩背・缺盆麻木疼痛(肺, 大腸)

⑥ 五行鍼法에 활용

· 肺經의 土穴로 肺(金)正格의 補穴[補其母]

주요 질환 응용

① 一切 肺虛증상을 補하는데 사용[본 혈은 肺經의 母穴로 "虛則補其母"에 의해 補하는 작용이 있음]

- 脾胃虛를 수반하는 肺氣虛에 유효함 : 咳嗽氣喘, 流行性 感冒, 肺結核 등
- 肩背痛, 寒喘不得息, 振寒 → 肩背痛과 寒喘不得息은 모두 肺가 風寒邪를 받은 까닭이니, 土穴을 補하여 溫하게 하며, 肺가 받은 寒邪를 떨치기 위해 본 혈을 補하여 溫하게 함[34]
- 胸痺逆氣, 善噦嘔 → 肺가 寒邪를 받으면 痺가 되며, 寒邪가 逆하여 안에서 받아들이지 못하면 嘔噦이 되니 肺의 母穴을 瀉하여 寒邪를 제거함[35]

② 氣機運行 不利 病症[본 혈은 原穴로 肺經은 三焦의 原氣가 강한 곳이어서 喘咳咽痛, 兩乳痛, 痰絡胸中, 心胸脹 등의 氣機運行 不利症을 주치할 수 있음](配 列缺)

- 먼저 太淵을 취하고, 大腸의 絡穴인 偏歷을 취함 (主客原絡刺法 : 經絡互通작용 發揮)

③ 脈搏變動 症狀(순환기 증상) [八會穴 중 脈會임]

- 心痛脈澁, 狂言口僻 → 澁한 것은 肺脈이고, 心 病症의 脈도 澁하므로 肺氣가 心과 이어져 있으니, 脈會인 肺의 土穴을 瀉하며, 狂言은 心火가 盛한 것이고, 口僻은 心火가 上逆하여 위로 나타나는 것이니, 脈會인 肺의 土穴을 散瀉해야 함[36]

배혈

- 配 列缺 : 風痰咳嗽, 偏正頭病『玉龍歌』, 『席弘賦』
- 配 列缺 : 咳嗽風痰, 宜刺『玉龍賦』
- 配 列缺 : 相連, 能祛氣痛刺兩乳『雜病穴法歌』
- 配 列缺 : 氣刺兩乳求太淵, 未應之時瀉列缺, 列缺頭痛及偏正, 重瀉太淵無不應『席弘賦』
- 配 尺澤 : 五般肘痛尋『席弘賦』
- 配 背兪穴 (兪原配穴) 혹 合谷 (表裏原穴 配穴) : 肺機能 失調로 인한 有關病 → 補肺氣 / 淸肺宣肺, 鎭咳平喘 작용
- 配 外關, 內庭, 三里, 商丘 : 僻噤『千金方』
- 配 神門 : 唾血振寒, 嘔吐上氣, 噫氣上逆『千金方』, 『大成』

---

34) 肩背痛, 寒喘不得息, 皆肺受風寒所致也, 補土穴以溫之. 振寒乃肺受寒也, 宜補此穴以溫之.『經穴解』

35) 肺中寒邪受爲痺, 寒邪逆於內不容, 遂爲嘔噦, 泄肺之母穴, 以去寒邪.『經穴解』

36) 澁者肺脈也. 心病而脈澁, 則肺氣之干心也, 宜泄肺之土穴(脈會). 狂言, 心火盛矣, 口亦僻焉, 則心火之上逆, 徵見於上, 肺爲音聲, 宜泄肺之土穴(脈會).『經穴解』

· 配 中衝 勞宮 少衝 太泉 經渠 列缺 : 掌中熱 肘中痛『千金方』
· 配 太泉 經渠 : 臂內廉痛『千金方』
· 配 地倉 : 足踒躄不能行『千金方』
· 配 太泉, 太谿 經渠 : 瘧, 欬逆, 心悶不得臥, 寒熱『千金方』

※ 기타문헌

"病溫身熱 臂厥 肩膺胸滿痛 目中白翳 眼靑 轉筋 掌中熱 乍寒乍熱 缺盆中相引痛 數咳喘不得息 臂內廉痛 上膈飮已煩滿 口辟 咳逆煩滿不得臥 胸中滿 喘不得息 背痛 唾血 振寒 嗌乾 狂言 妬乳."『甲乙經』

"胸痹逆氣 善噦 嘔飮食 咳嗽 煩悶不得眠 肺脹膨 臂內廉痛 目生白翳 眼痛赤 乍寒乍熱 掌中熱 數欠 肩背痛寒 喘不得息 噫氣上逆 心痛 脈澁 咳血 嘔血 振寒 咽乾 狂言 口噼 溺色變 卒遺矢無度."『大成』

"熱病而汗且出 及脈順可汗者 取魚際太淵大都太白 瀉之則熱去 補之則汗出. 汗出太甚 取內踝上橫脈[37)]以止之." "病溫身熱 五日已上 汗不出 刺太淵 留鍼一時取之 若未滿五日 禁不可刺也." "臂厥 肩膺胸滿痛 目中白翳 眼靑 轉筋 掌中熱 乍寒乍熱 缺盆中相引痛 數欬喘不得息 臂內廉痛 上膈飮已煩滿 太淵主之." "肺脹者 肺兪主之 亦取太淵." "厥心痛 臥若徒居 心痛乃間 動行痛益甚 色不變者 肺甚痛也 取魚際太淵." "脾逆氣 寒厥急煩心 善唾 噦噫 胸滿噭呼 胃氣上逆 心痛 太淵主之(千金作肺脹胃逆)." "欬逆煩悶不得臥 胸中滿 喘不得食 背痛 太淵主之." "痹 會陰及太淵 消濼 照海主之." "狂言 太淵主之." "唾血 振寒 嗌乾 太淵主之." "口僻 刺太淵 引而下之." "妬乳 太淵主之."『甲乙經』

"太淵 : 主胸痺逆氣 善噦 嘔飮水 咳嗽 煩悶不得眠 肺脹膨 臂內廉痛 目生白翳 眼痛赤 乍寒乍熱 缺盆中引痛 掌中熱 數欠 肩背痛寒 喘不得息 噫氣上逆 心痛 脈澀 咳血嘔血 振寒 咽乾 狂言口噼 溺色變 卒遺矢無度."『大成』

※ 참고

① 手太陰肺經이 所注하는 輸土穴.
② 肺經 原穴.
③ 八會穴 중 脈會.
④ 自經補穴 (肺經之補穴 : 虛則補其母)

---

37) "內踝上橫脈" 卽指脾經之三陰交穴.

LU10 어제 (魚際, Eoje)

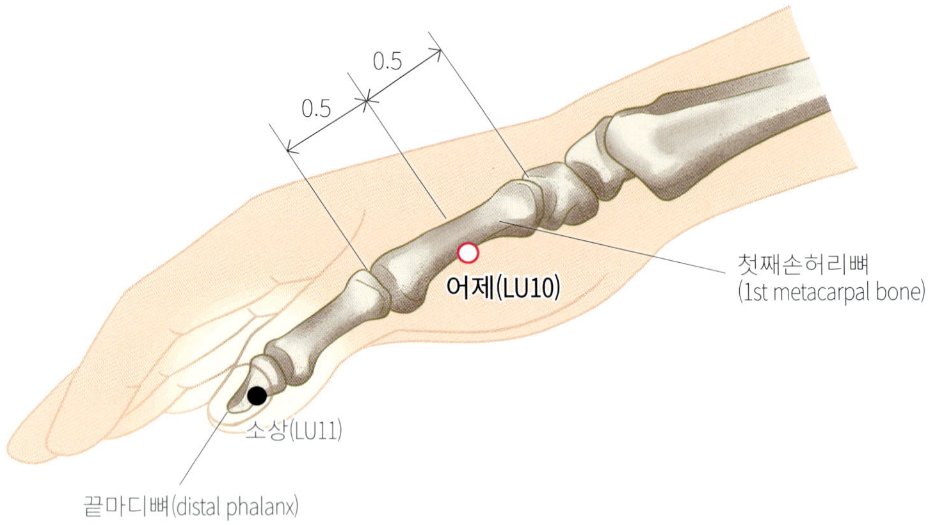

1. 혈명

【의의】魚는 물고기를, 際는 邊際를 뜻하며, 본 혈이 위치한 엄지손가락 아랫부분의 볼록한 부분이 魚腹을 닮았다는 의미

2. 혈위 근거

① 大指本節後, 內側白肉際陷中.『大成』

② 從太淵穴上魚, 手大指本節後, 內側陷中散脈中, 白肉際.『金鑑』

3. 부위 및 취혈

① 손바닥, 첫째손허리뼈(1st metacarpal bone)의 노쪽 중점, 적백육제

② 제1중수골의 중간 어복부의 손바닥쪽(掌面) 요측 적백육제에서 취함

【근육】짧은 엄지벌림근(短拇指外轉筋, abductor pollicis brevis m.), 엄지맞섬근(拇指對立筋, opponens pollicis m.)

【신경】온바닥쪽 손가락신경(總掌側指神經, common palmar digital n.)

【혈관】 노동맥(橈骨動脈, radial a.), 노쪽피부정맥(橈側皮靜脈, cephalic v.)

【침법】 ■ 직자 0.3~0.5촌

■ 사자 0.5~1촌 (침첨을 약간 斜向하여 掌內로 자입)

【뜸법】 ■ 艾炷灸 1~3장

■ 溫灸 1~3분

■ 禁灸 (『醫學入門』)

■ 上焦(頭, 手掌)는 熱하므로 鍼이 효과적이며 下焦는 灸가 보다 효과적임. 一說에 본 혈은 滎火穴로 五行 중 火에 속하므로 灸하면 火氣가 强해져서 火克金하므로 본 혈에는 일반적으로 禁灸함고도 함.

4. 응용

개요

① 속성 : 滎火穴

② 주치 : 肺部 熱性 질환에 활용되며, 宣肺淸熱하는 효과를 발휘함 → 본 혈은 肺經 滎火穴로 『難經 · 六十八難』에 이르기를 "滎主身熱"이라 한 것과 연계됨

③ 혈성 : 淸肺心熱 利咽降逆 疏肺和胃

임상 해설

① 肺經의 滎火穴로서 寒 · 熱의 診斷點 및 치료 穴로 활용(滎主身熱)

· 扁桃病變의 壓通點(手鍼法의 扁桃點) · 治療穴임(配 三商)

· 咽喉腫痛(不論外感內傷 均宜選用)의 주요 穴(配 液門 : 水火同用 相互制約 相互促進, 以淸熱瀉火 消腫止痛)

cf. 기침時 咽喉痛症 : ㊀ 肺正格

☞ – 魚際(肺滎火穴) : 淸熱瀉火 爲主

– 液門(三焦滎水穴) : 滋陰降火 爲主

· 고혈압과 관련된 제반 병증에 사용 : 心悸亢進, 腦充血, 頭痛 등에 유효

· 感冒 · 消化不良으로 인한 小兒發熱, 暑病 · 일사병(霍亂逆氣), 乳腺炎發熱, 外感性 腹痛 등(점자출혈) : 小兒發熱, 太陰寒邪腹痛時 魚際부위에 모세혈관(靑/赤)이 확장되어 드러나면 刺鍼하여 치료. 피로하거나 감기 · 몸살의 경우에도 魚際脈이 쉽게 촉지되며, 이는 病勢가 있다는 의미이므로 刺鍼하여 치료

· "凡診絡脈 脈色淸則寒且痛 赤則有熱. 胃中寒 手魚之絡多靑矣 胃中有熱 魚際絡

赤 其暴黑者 留久痺也"『靈樞 · 經脈』

☞ 體溫計로 測定하여 高熱이라도 靑筋이 나타나지 않으면 熱에 부대끼는 것이 아니므로 그대로 두어도 괜찮음. 반면 平熱일 때라도 靑筋이 드러나면 刺鍼함

② 임상에서 腹直筋과 關聯된 腰痛, 呃逆의 주요 穴 : 外感寒邪로 인한 딸꾹질에 특히 유효

③ 魚際부위의 肌肉不實은 先天之精 또는 氣血不足을 의미하며, 따라서 春困證과 같은 換節期季節病에 사용

④ 手指痛, 手指節痛, 彈撥指(患部周圍穴, 配 中渚, 外關)

⑤ 五行鍼法에 활용

· 肺經의 火穴로 肺(金)正格의 瀉穴[抑其官]

· 經의 火穴로 肺(金)勝格의 補穴[補其官]

주요 질환 응용

① 熱로 인한 여러 질환 [退熱작용]

i) 扁桃病症의 壓痛處이며 치료 穴로 사용됨(配 三商 : 少商, 中商, 老商)

ii) 咽喉腫痛의 치료 穴

· 酒病惡風寒 → 술로 病든 사람은 肺가 먼저 病症이 발생하며, 안에서 熱로 인해 傷하여 밖의 風寒을 싫어하니, 본 혈을 瀉하여 肺熱을 제거해야 함[38)]

· 身熱頭痛, 咳嗽喊 → 肺에 熱이 있는 것이니, 급히 肺의 火穴을 瀉하여 그 熱을 瀉함[39)]

· 傷寒汗不出 → 肺에 火가 있는 것으로 본 혈을 瀉하여 肺火를 없애고 汗自出이 나올 수 있게 함[40)]

· 虛熱舌上黃, 心痺悲恐 → 舌은 心과 통해 있으며, 實熱이 아닌 虛熱이니, 肺의 火穴을 瀉하여 虛熱을 몰아내며, 心痺는 脈이 통하지 않아 답답하게 되면 心下가 鼓하고 갑자기 上氣되어 喘하며, 목구멍이 마르고 트림을 자주하고, 厥逆된 氣가 올라가면 恐하게 되며, 또한 神氣가 부족하면 恐하게 되고, 肺臟이 燥하면 悲하게 되니, 이에 肺의 火穴을 瀉하여야 함[41)]

---

38) 酒之病人, 而肺先受之, 內傷於熱, 而惡外之風寒, 泄此穴以除肺熱.『經穴解』

39) 此症, 肺有熱也, 急泄此肺之火穴, 以泄其熱.『經穴解』

40) 此症, 肺有火也, 泄此穴以除肺火, 而汗自出.『經穴解』

41) 舌通乎心, 虛熱非實熱也, 泄肺之火穴, 所以去其虛熱也. 心痺者, 脈不通, 煩則心下鼓, 暴上氣而喘,

· 嘔血 → 嘔血은 胃에서 온 것으로 氣가 上逆된 것이니, 肺의 火穴로 瀉함으로써 上逆된 氣를 조절함[42)]

· 腹痛 → 배가 아픈 것은 脾病이고, 氣가 逆한 것이 하부에 있으니 肺의 火穴을 취해서 그 氣를 散함[43)]

· 目眩 → 目眩은 肝의 火가 눈으로 上逆된 것이니, 肺의 火穴로 散泄해서 또한 肝의 火를 散하는 것임[44)]

② 腎勞 病症에 활용

· 咳引尻痛, 溺出 → 腎이 疲勞하여 溺出한 것으로 肺의 氣가 거두지 못해서이므로 肺의 火穴을 補하여 下脫된 氣를 거두어야 함[45)]

③ 手指痛, 彈撥指 치료의 患部 주위 穴位로 활용

④ 健康狀態 診斷에 활용

· 魚際 부위 肌肉 不實 → 先天의 精과 氣血의 不足을 의미함

배혈

· 配 太淵 : 肺心痛『千金方』

· 配 靈道 : 肘攣柱滿『千金方』

· 配 支正 合谷 少海 曲池 腕骨 : 狂言 驚恐『千金方』

· 配 陽谷 : 熱病振慄鼓頷 腹滿 陰痿 色不變『千金方』

· 配 液門 : 喉痛兮『百症賦』

· 配 合谷, 間使, 神門, 然谷, 肺兪, 腎兪 : 失音『鍼灸集成』

※ 기타문헌

"熱病進栗鼓頷 腹滿 陰痿 咳引尻 溺出虛也. 膈中虛 食欲嘔 身熱汗不出 數唾血下肩背寒熱 脫色 目泣出 皆虛也. 痓上氣, 胃逆霍亂."『甲乙經』

"霍亂逆氣 魚際及太白主之."『甲乙經』

"寒厥及熱 煩心少氣 不足以息 陰濕痒 腹痛 不可以食飮 肘擧支滿 喉中焦乾渴."

嗌乾善噫, 厥氣上則恐, 此<內經>之言也. 神氣不足則恐, 肺臟燥則悲, 故宜泄肺之火穴.『經穴解』

42) 嘔血者胃來, 而泄肺之火穴, 以氣上逆也, 泄肺之火, 卽所以散上逆之氣也.『經穴解』

43) 腹痛, 脾病也, 氣逆在下, 食不下, 取肺之火穴, 所以散其氣.『經穴解』

44) 目眩者, 肝之火上逆於目也, 泄肺之火穴, 亦所以散肝之火也.『經穴解』

45) 此病, 乃腎勞也, 而溺出焉, 肺氣不收也, 宜補肺之火穴, 以收下脫之氣.『經穴解』

『甲乙經』

“厥心痛 臥若徒居 心痛間 動作痛益甚 色不變 肺心痛也 取之魚際 太淵.”『靈樞·厥病』

“寒厥及熱 煩心 少氣不足以息 陰濕癢 腹痛不可以食飮 肘攣支滿 喉中焦乾渴 魚際主之.”“熱病振慄鼓頷 腹滿陰萎 欬引尻溺出 虛也. 鬲中虛 食欲嘔 身熱汗不出 數唾血下 肩背寒熱 脫色 目泣出 皆虛也. 刺魚際補之.”“痓 上氣 魚際主之.”“唾血 時寒時熱 瀉魚際 補尺澤.”“短氣心痺 悲怒逆氣 怒狂易 魚際主之.”“胃逆霍亂 魚際主之.”“霍亂逆氣 魚際及太白主之.”『甲乙經』

“魚際 : 主酒病 惡風寒 虛熱 舌上黃 身熱頭痛 咳嗽噦 傷寒汗不出 痺走胸背痛不得息 目眩 心煩少氣 腹痛不下食 肘攣肢滿 喉中乾燥 寒慄鼓頷 咳引尻痛 溺出嘔血 心痺悲恐 乳癰. 東垣曰 胃氣下溜 五臟氣皆亂 在於肺者 取之手太陰魚際 足少陰兪.”『大成』

※ 참고

· 본 혈은 위치상 董氏奇穴 가운데 土水(在姆指第一掌骨之內側, 距掌骨小頭一寸處一穴, 後五分一穴, 再後五分一穴, 共三穴.), 重子(手心向上, 在大指掌骨與食指掌骨之間, 虎口下約一寸處. 五指併攏 陰掌食指之中央線(卽圖之 C線)之延長線 與大姆指本節高骨做垂直線之.), 重仙(在大指骨與食指骨夾縫間, 離戶口兩寸, 與手背靈骨穴正對相通. 自重子穴與掌緣平行斜下一寸處.), 五虎(當大指掌骨第一節之外側, 每二分一穴, 共五穴. 手掌側 拇指 第1節 外側線(A線) 赤白肉祭上 5穴.) 부근에 해당함

LU11 소상 (少商, Sosang)

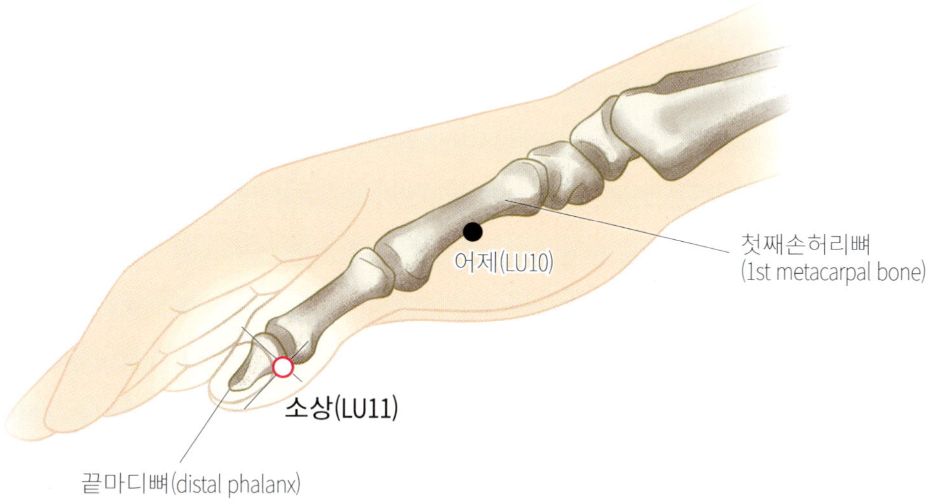

1. 혈명

【의의】 少는 작음을, 商은 五音 중 肺音을 뜻하며, 즉 肺의 脈氣가 본 혈에서 外發하는 모양이 小水流같다는 의미함

【異名】 鬼信, 手鬼哭, 手鬼眼

2. 혈위 근거

① 大指內側, 去爪甲角如韮葉. 『大成』

② 從魚際穴循行手大指內側之端, 去爪甲角如韮葉許白肉際. 『金鑑』

3. 부위 및 취혈

① 엄지손가락, 끝마디뼈(distal phalanx)의 노쪽, 엄지손톱노쪽뿌리각(radial corner of the thumb nail)에서 몸가쪽으로 0.1촌, 엄지손톱의 노쪽모서리를 지나는 수직선과 엄지손톱 뿌리를 지나는 수평선이 만나는 지점

【근육】 짧은엄지벌림근(短拇指外轉筋, abductor pollicis brevis m.), 짧은 엄지굽힘근(短拇指屈筋, flexor pollicis brevis m.)

【신경】 고유바닥쪽 손가락신경(固有掌側指神經, proper palmar digital n.), 등쪽 손가락신경(背側指神經, dorsal digital n.)

【혈관】 고유바닥쪽손가락동맥(固有掌側指動脈, proper palmar digital a.), 바닥쪽손가락정맥(掌側指靜脈, palmar digital v.), 등쪽손가락동맥(背側指動脈, dorsal digital a.)

【침법】 ■ 직자 0.1~0.2촌 ■ 사자 0.1~0.3촌 (침첨을 上方으로 향해 자입)
■ 삼릉침으로 速刺해서 出血시키기도 함

【뜸법】 ■ 艾炷灸 3~7장 (癲狂, 鼻衄의 치료에는 艾炷灸를 3~5장 시술함)
■ 溫灸 1~3분 ■ 不宜灸 (『銅人鍼灸腧穴圖經』)

4. 응용

개요

① 속성 : 井木穴

② 주치 :

i) 본 혈은 井穴로서 中風, 暈厥에 대하여 開竅泄熱, 蘇厥醒神하는 효과를 발휘. 본 혈은 五行의 木에 속하고, 肺는 風邪를 잘 感受하는 기관으로 肺經은 風邪로 인한 병증을 원활히 주치할 수 있으며, 外感風熱로 인하여 발생되는 咽喉腫痛, 咳嗽, 鼻衄, 熱病 등에 대하여 散風淸熱하는 효과를 발휘 (점자출혈)함.

ii) 手太陰脈은 肺系를 行하므로 肺氣를 조절하여 陰虛로 인한 火熱을 淸하게 할 수 있는데, 陰虛火旺으로 인하여 발생되는 咽乾疼痛, 乳蛾喉痺에 대하여 淸咽止痛하는 효과를 발휘(점자출혈)함.

iii) 異常胎位에 대하여 轉胎 작용이 발휘할 수 있는데, 본 혈에 艾灸하게 되면 腹部가 松弛하게 되어 太動이 活躍하게 됨(配 尺澤)

③ 혈성 : 泄熱開竅 回陽救急 利咽鎭痙 通經氣(疏泄十二經氣之火) 蘇厥逆

임상 해설

① 肺金 井木穴로서 氣血鬱滯로 인한 發熱性 諸病症에 활용

i) 手之井穴(十井穴)은 淸肺瀉熱, 使血氣流行 작용이 있어 熱性제반 병증의 구급혈로 사용 : 心下滿, 혈압관련 제반 병증(고혈압, 中風初期, 卒暴昏沈, 痰涎壅盛, 不省人事, 牙關緊急, 藥水不下), 小兒急驚風(熱厥, 配 水溝) 등(井主心下滿)

※ 心下滿, 胃脘痛 모두는 心臟관련질환 혹은 소화기 제반 병증(消化不良)이 원인으로 발생

ii) 小兒鬱熱[46](因食滯, 感氣), 鼻衄(三商[47] 瀉血[48])

---

[46] 小兒鬱熱 ① 少商(또는 三商), 隱白 瀉血 ② 身柱, 陶道, 大椎 瀉血(車鍼) ③ 風關(合谷~商陽) 瀉血(車鍼) ④ 耳尖 瀉血

[47] 三商穴 : 少商, 中商, 老商의 3個穴의 總稱임

[48] 瀉血 : 대부분 熱證인 경우에 해당하며, 井穴이 활용 虛症에는 禁함 얕게 찔러 放血함이 效力이 월등함(成人은 녹두알 정도, 小兒는 좁쌀 반쪽 정도의 量)

iii) 급성外感으로 인한 喘急, 咽喉腫痛, 편도선염(配 合谷)에 사용

iv) 泄臟熱 작용이 있어서 精神分裂症, 甚한 癲狂症 등(病在藏者 取之井) : 鍼은 刺戟이 强하게 灸는 양손의 엄지손가락을 묶어서 아주 뜨겁게 함. 癎疾의 경우에는 風關(商陽)방향으로 점자출혈(配 隱白(商白))

☞ 商白穴(治精神질환) : 少商과 隱白을 합쳐 부르는 것. 一名 鬼哭穴, 鬼眼四穴이라고도 함

② 五臟의 機能失調 특히 肝失疏泄·調達(鬱結)로 인한 胃脘痛, 消化不良(井在臟屬木爲肝) : "黃帝曰 何謂藏主冬 時主夏 音主長夏 味主秋 色主春 願聞其故. 岐伯曰 病在藏者 取之井 病變於色者 取之滎 病時間時甚者 取之輸 病變於音者 取之經 經滿而血者 病在胃 及以飮食不節得病者 取之於合 故命曰味主合 是謂五變也." 『靈樞·順氣一日分爲四時』

주요 질환 응용

① 神志突變으로 인한 症狀, 炎症性질환으로 인한 暴痛, 臟器機能失調로 인한 증상을 救急 → 驚風中風, 熱厥, 喉腫, 狂疾에 유의한 효과 있음

· 小兒驚風少商人中湧泉瀉莫深. 『雜病穴法歌』

② 喉病의 要穴[喉部는 肺系에 속하는 부위로 陰虛火動으로 인한 喉病에 본 혈을 瀉血함으로써 淸咽止痛 효과를 발휘함]

· 咽喉腫痛(편도선염), 小兒慢性乳蛾(白喉), 痄腮(流行性耳下腺炎) → 肺는 喉와 연계되어 있으며, 본 혈은 肺의 井穴로 肺의 熱을 瀉하니 본 혈을 出血시키면 肺熱이 散泄되며, 이에 본 혈은 喉病 치료의 주요혈이 됨[49)]

· 편도선염 – 左腫刺右手, 右腫刺左手

③ 소아의 소화기 병증에 활용

· 小兒食滯吐瀉, 食不下, 膨膨 → 食滯吐瀉는 肺의 氣가 아래에서 막혀서 火가 발생해 肺를 克한 것으로 氣逆하면 食難下하게 되며, 膨膨은 滿하여 脹이 된 것으로 肺經의 井穴을 瀉하여 肺氣를 舒함[50)]

· 配穴 : 本穴 或 商陽 + 四縫穴 [經外奇穴 : 手 第 2, 3, 4, 5指 掌面, 近位指關節 橫紋中央 – 消積 驅蛔]

④ 孕婦 胎位不正에 활용

· 異常胎位 → 艾灸을 少商에 시행하면, 腹部가 松弛하고, 胎動이 活躍하여, 일정

---

49) 肺之系爲喉, 此穴爲肺之井, 從井以泄肺之熱, 此處出血, 肺熱卽泄, 故爲治喉病之要穴. 『經穴解』

50) 肺之氣滯於下而生火, 火克肺則資水以濟, 氣逆則食難下. 膨膨者, 滿而脹也, 泄井以舒肺氣. 『經穴解』

한 정도의 轉胎 작용이 발현됨[51](配 尺澤)

배혈

- 配 太衝, 經渠 : 喉中鳴『千金方』
- 配 勞宮 : 嘔吐『千金方』
- 配 大陵 : 咳逆喘『千金方』
- 配 天突, 合谷 : 咽喉腫痛『大成』
- 配 曲澤 : 血虛口渴同施『百症賦』

※ 기타문헌

"熱病象瘧 振慄鼓頷 腹脹髀聰 喉中鳴 瘧寒厥及熱厥 煩心 善噦 心滿而汗出."『甲乙經』

"咽喉腫塞 穀粒不下."『資生經』

"鬼哭穴 治鬼魅狐惑 恍惚振噤 以患人兩手大指 相幷縛定 用艾炷于兩甲角及甲後內四處騎縫 着火灸之."『入門』

"剛柔二痙最乘張 口禁眼合面紅妝 熱血流入心肺腑 須要金鍼刺少商."『肘後歌』

"熱病象瘧 振慄鼓頷 腹脹髀睨[52] 喉中鳴 少商主之." "虐 寒厥及熱厥 煩心喜噦 心滿而汗出 刺少商出血立已." "寒濯濯 舌煩 手臂不仁 唾沫 唇乾引飮 手腕攣 指肢痛 肺脹上氣 耳中生風 欬喘逆 痺 臂痛 嘔吐 飮食不下 膨膨然 少商主之."『甲乙經』

"少商 : 主頷腫喉閉 煩心善噦 心不滿 汗出而寒 咳逆 痎瘧振寒 腹滿 唾沫 唇乾引飮 食不下 膨脹 手攣指痛 掌熱 寒慄鼓頷 喉中鳴 小兒乳鵝."『大成』

※ 참고

- 肺經의 井穴(治急求).
- 十三鬼穴中 하나 : 鬼信
- 본 혈은 위치상 경외기혈 鬼哭(大拇指爪甲角如韭叶, 兩指幷起 用帛縛之 當兩指歧縫中是穴. 又二穴在足大趾 取穴亦如在手者同), 婦科(當大指背第一節之中央線外開三分, 距前橫紋三分之一處一穴, 距該橫紋三分之二處一穴, 共二穴), 大骨空(手大拇指背側 指骨關節橫紋中點) 부근에 해당함.

---

[51] 艾灸少商, 可使腹部松弛, 胎動活躍, 具有一定的轉胎작용.『經穴解』

[52] 髀睨 : '髀'爲'睥之誤.' '睥睨', 斜視也. *睥 : 흘겨볼비 睨 : 흘겨볼예

경혈학

2

手陽明大腸經

手陽明大腸經 流注

『靈樞 · 經脈』 大腸手陽明之脈, ① 起于大指次指之端, ② 循指上廉, ③ 出合谷兩骨之間, ④ 上入兩筋之中, ⑤ 循臂上廉, ⑥ 入肘外廉, ⑦ 上臑外前廉, ⑧ 上肩, 出髃骨之前廉, ⑨ 上出于柱骨之會上, ⑩ 下入缺盆, ⑪ 絡肺, ⑫下膈, 屬大腸, ⑬ 其支者, 從缺盆, 上頸, ⑭ 貫頰, 入下齒中, 還出挾口, 交人中, ⑮ 左之右, 右之左, ⑯ 上挾鼻孔.

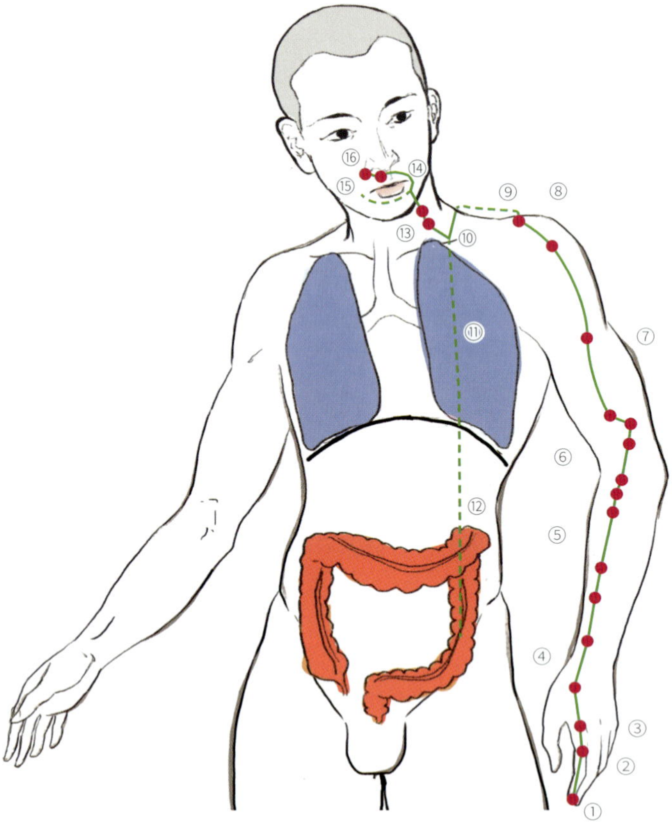

수양명대장경은 ① 검지손가락 노쪽끝에서 일어나 ② 검지손가락의 노쪽모서리를 따라 ③ 엄지와 검지 손허리뼈사이의 합곡(合谷, LI4)으로 나와 ④ 손목 두 힘줄(긴엄지폄근힘줄, extensor pollicislongus tendon)과 짧은엄지폄근힘줄(extensor policisbrevis tendon)) 사이함몰부로 올라 들어가 ⑤ 아래팔 노쪽모서리를 따라 ⑥ 팔꿉 노쪽모서리로 들어가 ⑦ 위팔뒤부위 가쪽모서리를 따라, ⑧ 어깨로 올라가 어깨뼈봉우리(우골, 髃骨) 앞쪽모서리로 나와 ⑨ 쇄골(주골, 柱骨)이 모이는 사이(거골巨骨, LI16)에서 위로 나와 ⑩ 결분(缺盆, ST12) 아래로 들어가 ⑪ 폐(肺)에 연락하고 ⑫ 가로막으로 내려가 대장(大腸)에 소속한다. ⑬ 그 가지는 결분(缺盆, ST12)에서 앞목으로 올라가 ⑭ 볼(협, 頰)을 뚫고, 아랫니 속으로 들어가 입을 끼고 되돌아나와 ⑮ 인중(人中, 수구, 水溝, GV26)에서 같은 경맥 좌우가 만나 왼쪽에서 오른쪽으로, 오른쪽에서 왼쪽으로 가서 ⑯ 콧구멍을 끼고 올라간다.

手陽明大腸經 病證

『靈樞 · 經脈』
是動則病, 齒痛, 頸腫.
是主津液所生病者, 目黃, 口乾, 鼽衄, 喉痺, 肩前臑痛, 大指次指痛不用. 氣有餘則當脈所過者 熱腫, 虛則寒慄不復.
爲此諸病, 盛則瀉之, 虛則補之, 熱則疾之, 寒則留之, 陷下則灸之, 不盛不虛, 以經取之. 盛者, 人迎大三倍於寸口, 虛者, 人迎反小於寸口也.

수양명대장경 시동병(是動病)은 치통이 있고 목 앞쪽이 붓는다.

진액(津液)을 주관하는 수양명대장경 소생병(所生病)은 눈의 흰자위(공막)가 노랗고, 입이 마르고, 코가 막히고 코피가 나고, 목구멍이 붓고 아프며 무언가 막혀 있는 느낌이 들어 답답하고, 어깨 앞쪽과 위팔부위가 아프고, 집게손가락이 아파서 쓸 수 없다. 기력에 여유가 있으면 이 경맥이 지나는 곳에 열이 나고 붓는다. 기력이 부족하면 추워서 떠는데 회복이 안된다.

이러한 모든 증상의 세력이 왕성하면 사(瀉)하고, 증상의 세력이 약하면 보(補)한다. 몸에 열(熱)이 있으면 침을 놓았다 바로 빼고, 몸이 차면 침을 놓고 유침시킨다. 병소가 함몰돼 있으면 뜸을 뜨고, 증상의 세력이 왕성하지도 약하지도 않으면 해당 경맥을 취하여 치료한다. 증상의 세력이 왕성한 환자는 인영(人迎)이 촌구(寸口)보다 3배 이상 크고, 증상의 세력이 약한 환자는 인영(人迎)이 촌구(寸口)에 비해 그 반대로 약하다.

手陽明經別

《靈樞 · 經別》手陽明之正, 從手循膺乳, 別于肩髃, 入柱骨, 下走大腸, 屬于肺, 上循喉嚨, 出缺盆, 合于陽明也.

手陽明大腸經의 正經은 大指 다음 손가락 끝에서 기시하여 合谷 兩骨 사이로 出하여 臂를 순행하여 肘에 입하고 팔꿈치를 돌아 어깨로 올라가 갈라져 어깨뼈 앞면을 순행하여 위로 柱骨에 들어가 아래로 大腸으로 가며 肺에 屬하고 위로는 喉嚨을 타고 올라가 결분에서 出하여 陽明經에 合한다.

手陽明絡脈

《靈樞 · 經脈》手陽明之別, 名曰偏歷. 去腕三寸, 別入太陰; 其別者, 上循臂, 乘肩髃, 上曲頰偏齒; 其別者, 入耳, 合于宗脈. 實則齲聾, 虛則齒寒痺隔. 取之所別也.『靈樞』

手陽明이 갈라지는 곳은 編曆이다. 손목 3촌 위에서 시작하여, 갈라져 太陰으로 흘러간다. 갈라지는 가지는 팔을 따라 올라가 肩髃를 돌아 하악각에 있는 치아에까지 올라간다. 갈라지는 다른 줄기는 귀로 들어가고 宗脈과 합쳐진다. 실하면 치아가 썩으며 귀가 들리지 않고, 허하면 이가 시리고 명치가 막힌다. 이런 경우 경맥이 갈라지는[別] 곳을 취한다.《영추》

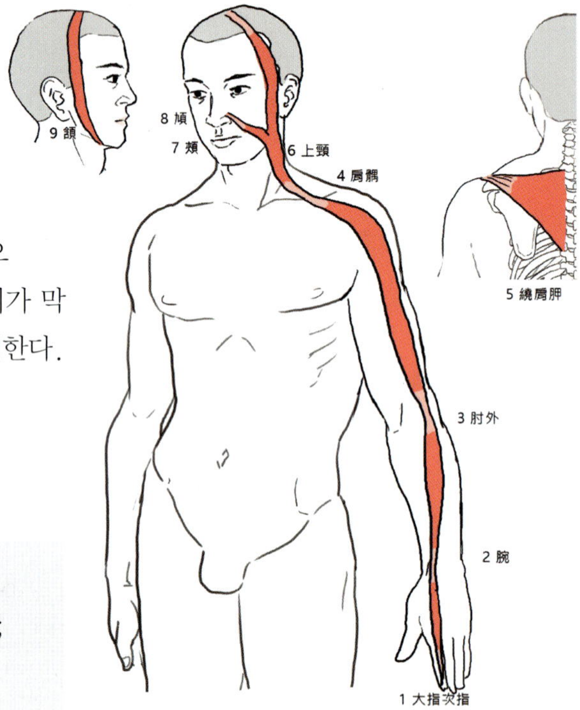

手陽明經筋

《靈樞 · 經筋》手陽明之筋, ①起于大指次指之端, ②結于腕, 上循臂, ③上結于肘外, 上臑, ④結于髃; 其支者, ⑤繞肩胛, 挾脊; 直者, ⑥從肩胛上頸; ⑦其支者, 上頰, 結于頄; ⑧直者, 上出手太陽之前, ⑨上左角, 絡頭, 下右頷.

足陽明經筋은 ①食指 끝에서 시작하여 ②완관절에 結하고 위로 팔뚝을 따라 올라가 ③팔꿈치 바깥쪽에 結하고 上膊으로 올라가 ④어깨 앞(肩髃)에서 結한다. 그 ⑦支筋은 뺨으로 올라가 광대뼈에서 結하고 ⑧직행하는 經筋은 위로 手太陽經 앞으로 나와 ⑨좌측 액각으로 올라가 머리에 絡하고 오른쪽 턱으로 내려온다.

其病當所過者, 支痛及轉筋, 肩不擧, 頸不可左右視. 治在燔鍼劫刺, 以知爲數, 以痛爲輸, 名曰孟夏痺也.

병증으로는 經筋이 지나가는 부위에 轉筋과 통증이 발생하고 어깨를 들지 못하고 목을 좌우로 돌려 보지 못하게 된다. 치료는 火鍼으로 劫刺하되 치유되는 정도를 보아 횟수를 정하고 아픈 곳으로 腧穴을 정하다. 이러한 병을 孟夏痺라고 한다.

개요

1. 경맥유주 연관부위

- 下齒齦 進入
- 左右脈이 人中에서 교차
- 鼻翼傍에서 終止
- 缺盆部에 進入[手足三陽經(膀胱 제외)+陰蹻脈, 肺經別]
- 交會穴：秉風, 大椎, 地倉, 人中

2. 장부 특성

1) 大腸 生理
- 主受納(小腸으로부터), 水液吸收, 糟粕排出

2) 大腸 病理
- 寒邪直中：腹痛, 泄瀉
- 情志：悲 → 肺氣枯渴, 大腸氣滯유발：腹痛, 조각변 혹 泄瀉 교대
- 飮食：過食生冷：裏寒유발 → 泄瀉

  膏粱厚膩, 濕熱飮食：大腸濕熱 유발

3) 大腸 辨證
- 虛證：大腸乾燥(大腸液虧), 大腸虛脫, 大腸寒
- 實證：大腸濕熱, 大腸熱, 大腸熱閉塞, 寒邪犯大腸

3. 大腸經 病侯

- 外經病候：頸, 肩前, 上肢外側前緣痛, 齒痛, 咽喉腫痛, 目赤痛, 鼻衄, 鼻涕
- 內臟病候：腸鳴, 腹痛, 噫氣, 泄瀉, 赤白下痢

4. 大腸經의 主治

1) 효능：發表解熱, 淸泄肺氣, 和胃理腸, 鎭靜安神, 明目聰耳

2) 주치범위
- 腸(소화기)질환, 肺(呼吸系)질환, 頭面, 眼, 耳, 鼻, 口齒 질환, 熱性 질환 및 燥濕의 不調(胃·腸等腹部器官의 疾病, 신경정신질환, 熱性病, 眼·目·口·齒·鼻·咽喉질환, 大腸經이 經過하는 부위의 病症(특히 腹痛, 腸鳴, 泄瀉, 便秘, 痢疾, 咽喉腫痛, 齒痛, 手臂痛 等)

을 주치함)

3) 주치병증

- 本臟腑 및 소화기질환 : 腹痛, 腹鳴, 泄瀉, 便秘, 痔疾 등
- 肺질환 및 호흡기계질환
- 本經 循行部 病證 : 眼, 耳, 鼻, 口齒, 咽喉 질환 및 肩臂痛
- 燥濕의 不調로 인한 病證
- 熱性病 : 多氣多血하므로, 陽明實熱과 陽明腑熱
- 神志질환 : 熱로 인한 神志질환, 痰濁으로 인한 神志질환

4) 부위별 주치

- 商陽~曲池 : 頭 · 面 · 耳 · 鼻 · 齒 · 喉病, 發熱, 臂外前廉의 局所병증을 주치함
- 肘髎~巨骨 : 局所질환을 주치함
- 天鼎~扶突 : 咽喉질환을 주치함
- 禾髎~迎香 : 鼻질환을 주치함
- 主要穴主治
- 商陽 : 구급혈로 사용
- 合谷 : 氣塞을 주치함
- 陽谿 : 精神질환과 頭痛, 耳鳴을 주치함
- 手三里, 曲池 : 頭 · 面 · 肩 · 腕神經痛을 주치함

5. 大腸經 특정혈

속성		혈명	비고
五輸穴	井金	商陽	自性穴
	滎水	二間	瀉子穴
	輸木	三間	
	經火	陽谿	
	合土	曲池	補母穴, 十三鬼穴(鬼腿), 中風七處穴
原		合谷	四關穴(主氣), 陰陽二總穴(主陽), 四總穴(口面), 回陽九鍼穴
絡		偏歷	
郄		溫溜	
募		天樞	三部穴(中部)
兪		大腸兪	

LI1 상양 (商陽, Sangyang)

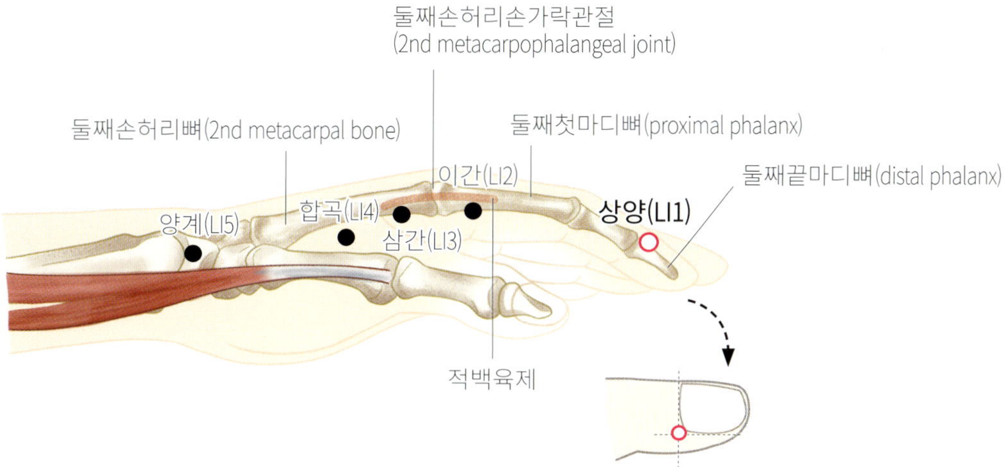

1. 혈명

【의의】 商은 五音 중의 하나로 肺音을, 陽은 手陽明經을 뜻하며, 肺金이 大腸에 合함을 의미함

【異名】 絶陽, 別陽

2. 혈위 근거

① 手次指內側, 去爪甲如韮葉. 『大成』

② 在手食指內側端後, 去爪甲如韮葉許. 『金鑑』

3. 부위 및 취혈

① 집게손가락, 끝마디뼈(distal phalanx의 노쪽, 집게손톱노쪽뿌리각(radial corner of the index fingernail)에서 몸가쪽으로 0.1촌. 집게손톱의 노쪽모서리를 지나는 수직선과 집게손톱뿌리를 지나는 수평선이 만나는 지점

【근육】 집게폄근(示指伸筋, extensor indicis m.)

【신경】 고유바닥쪽손가락신경(固有掌側指神經, proper palmar digital n.), 등쪽손가락신경(背側指神經, dorsal digital n.)

【혈관】 고유바닥쪽손가락동맥(固有掌側指動脈, proper palmar digital a.), 바닥쪽손가락정맥

(掌側指靜脈, palmar digital v.), 등쪽손가락동맥(背側指動脈, dorsal digital a.)

【침법】 ■ 직자 0.1~0.2촌
- ■ 사자 0.1~0.3촌
- ■ 삼릉침으로 점자출혈

【뜸법】 ■ 艾炷灸 1~3장
- ■ 溫灸 3~5분

4. 응용

개요

① 속성 : 井金

② 주치 : 본 혈은 井金에 속하는데, "病在臟者, 取之井"의 原則에 의하여 본 혈에 자침하면 開竅醒神, 解表退熱하는 효과를 발휘하므로 中風, 中暑, 喉痺, 癲狂 및 齒痛, 頷腫, 喘滿 등의 症에 대하여 肺經井穴인 少商과 配穴하여 활용함[1)]

③ 혈성 : 解表退熱 淸肺利咽 泄熱消腫 開竅醒神 通絡止痛 宣肺止咳

임상 해설

① 解表退熱 작용이 있어서 上焦熱로 인한 諸熱症, 특히 급성熱病 初期(病在表)에 구급혈로 사용

i) 혈압관련 제반 병증(고혈압, 中風, 人事不省, 卒中), 小兒驚氣에 구급혈로 사용(點刺放血) : 일시적인 혈압降下 작용이 있어서 혈압亢進 시에 구급혈로 유효(配 十宣穴, 十井穴, 十王穴)

ii) (小兒)發熱이 甚한 경우, 일사병으로 쓰러진 경우(井穴療法)

☞ 일사병으로 쓰러진 경우의 구급혈 : 水溝, 百會, 湧泉, 十井穴, 照海, 申脈, 內關, 足三里, 印堂

iii) 口脣疱疹(熱症)에 응용(配 曲池, 勞宮, ⑤ 上·下唇(瀉血), 龍石散『寶鑑』)

- 口脣疱疹 : 熱이 원인인 경우가 많음

---

1) 大腸井穴과 肺井穴의 配合 : 肺의 井은 少商으로 五行상 木에 속하며, 大腸의 井은 商陽으로 五行상 金에 속하여, 二穴을 配伍하면 상호간에 활용이 되니, 즉 少商은 屬陰性柔이고, 商陽은 屬陽性剛이어서 두 穴의 配穴은 剛柔相濟, 陰陽協調하므로 그 효과는 더욱 증강되며, 또한 大腸은 腑가 되어 表에 속하므로 商陽은 淸 작용이 위주이고, 肺는 臟이 되어 裏에 속하므로 少商은 解 작용이 위주이니, 二穴을 合用하면 一淸一解하여 淸熱退燒, 散邪解表하는 효과力을 增强시켜 表裏雙解하게 됨.

– 口內疱疹, 잇몸 시림 : 寒이 원인인 경우가 있음

cf. 唇病 : 下脣 赤白肉際 약간 안쪽에 橫으로 5點(6等分點)을 瀉血함

iv) 下齒神經痛, 耳聾 · 耳鳴에 유효

② 淸肺利咽 작용이 있어서 호흡기系 질환에 응용

i) 感冒初期, 특히 콧물감기의 초기증세에 효과(商陽補 三里瀉 : 膀胱正格[2] 中 他經取穴, ㊐ 木穴)

ii) 扁桃炎, 腮腺炎에 사용 : 감기 등으로 편도가 자주 붓는 경우(配少商, 扁桃點(魚際), 外踝尖(灸), 大骨孔[3])

iii) 梅核氣, 咽喉腫痛(症屬陰虛火旺, 配 太谿)에 사용

③ 感冒熱 등으로 인한 下痢에 이용 : 大腸經은 單純下痢보다는 腸狀態가 나쁜 경우(腸機能失常)의 下痢에 더욱 유효

④ 혈압을 조절하는 작용을 발휘 (고혈압, 저혈압에 길항적으로 작용)

⑤ 商陽 點刺 放血로 便秘를 치료

⑥ 肩背肢臂腫痛(撓骨神經痛 · 麻痹)에 사용

주요 질환 응용

① 本經 循行部 및 肺部 病症에 활용

· 本經 循行部 病症 – 肩背急, 相引缺盆痛, 齒痛, 頤頷腫, 喉痺

· 肺部 病症(肺, 大腸 表裏關係 : 肺部 熱症에 대하여 治表함, 즉 淸肺熱작용이 있어 外感寒邪로 인한 病症에 활용함) – 熱病汗不出, 胸中氣滿, 喘咳支腫, 寒熱痎瘧

② 中風昏沈, 頭面熱性 病症 [商陽側重于淸, 少商側重于解 : 淸熱退燒, 散邪解表 → 表裏雙解]

· 目疾 → 大腸熱이 있으면 目黃하고, 靑盲이 되는데, 이때 灸法을 본 혈에 시행함[4]

③ 兒科질환에 활용

· 小兒食滯吐瀉(配 四縫, 少商)

④ 五行鍼法에 활용

· 大腸經의 金穴로 膀胱(水)正格의 補穴[補其母]

---

[2] 膀胱正格 : 商陽至陰補 三里委中瀉

[3] 大骨孔 : 經外奇穴로 大空骨이라고도 함. 엄지손가락의 손등쪽 정중선에서 손가락 마디의 橫紋 중간의 맨 도드라진 곳. 눈병(目痛, 內障, 翳膜), 嘔吐, 泄瀉 등에 灸를 7壯 정도씩 함

[4] "內經 · 註有大腸熱, 則目爲之黃, 目靑盲之灸法, 可以責此穴也"『經穴解』

· 大腸經의 金穴로 胃(土)勝格의 瀉穴[瀉其子]
· 大腸經의 金穴로 膽(木)正格의 瀉穴[抑其官]
· 大腸經의 金穴로 膽(木)勝格의 補穴[補其官]

배혈

· 配 合谷, 陽谷, 俠溪, 厲兌, 勞宮, 腕骨 : 熱病汗不出『大成』
· 配 太淵, 足臨泣 : 治缺盆腫『大成』
· 配 陽谷, 液門, 二間, 四瀆 : 治下牙齒痛『千金方』
· 配 陰都, 少海, 三間, 中渚 : 治身熱瘧病『千金方』
· 配 太谿 : 治寒瘧『百症賦』
· 配 四縫, 少商 : 小兒食滯吐瀉

※ 기타문헌

"治胸中氣滿 喘咳支膿 熱病汗不出 耳鳴耳聾 寒熱痎瘧 口乾頤頷腫 齒痛惡寒 肩背急引缺盆痛 目青盲."『銅人』

"熱瘧中乾 商陽主之. 臂瘈 引口中寒 頔腫肩腫引缺盆 商陽主之."『甲乙經』

"商陽 : 主胸中氣滿 喘咳支腫 熱病汗不出 耳鳴聾 寒熱痎瘧 口乾頤頷腫 齒痛 惡寒 肩背急相引 缺盆中痛 目青盲. 灸三壯 左取右 右取左 如食頃立已."『大成』

※ 참고

· 본 혈은 위치상 童氏奇穴 가운데 木穴(當掌面食指之內側, 距中央線二分之直線上, 上穴距第二節橫紋三分三, 下穴距第二節橫紋六分六, 共二穴), 上唇(當膝蓋正下緣 臏骨韌帶上), 下唇(當膝蓋下緣約一寸處) 부근에 해당하며, 경외기혈 가운데 四縫(手食 · 中 · 无名 · 小指掌側, 遠側指節關節(卽中指骨節與遠側指節骨間關節)之中點) 부근에 해당함

LI2 이간 (二間, Igan)

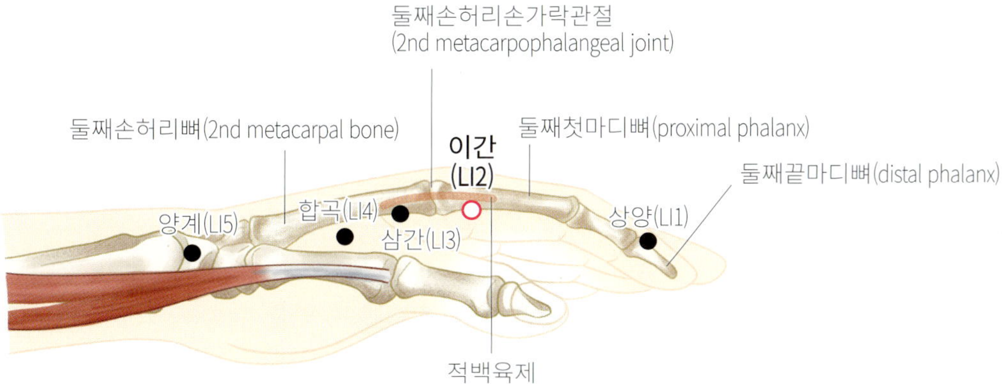

1. 혈명

【의의】 二는 第二節을, 間은 隙을 뜻하며, 즉 본 혈이 手第二掌指間節 前陷處 부위로 本經에서 두번째 穴이라는 의미임

【異名】 間谷, 周谷

2. 혈위 근거

① 食指本節前內側陷中.『大成』

② 從商陽穴循食指上廉, 本節前內側陷中.『金鑑』

3. 부위 및 취혈

① 집게손가락, 둘째 손허리손가락관절(2ndmetacarpophalangeal joint) 노쪽면의 먼쪽(distal) 오목한 곳, 적백육제. 주먹을 가볍게 쥐고 취혈

② 악권시(握拳時) 제2장지관절전(第2掌指關節前) 횡문요측단상(橫紋橈側端上)의 요함처에 해당함. 집게손가락 본절전(本節前) 기절골(基節骨) 저하연(底下緣) 요측에서 취함

【근육】 벌레근(蟲樣筋, lumbrical m.), 집게폄근(示指伸筋, extensor indicis m.)

【신경】 고유바닥쪽손가락신경(固有掌側指神經, proper palmar digital n.), 등쪽손가락신경(背側指神經, dorsal digital n.)

【혈관】 고유바닥쪽손가락동맥(固有掌側指動脈, proper palmar digital a.), 바닥쪽손가락정맥

(掌側指靜脈, palmar digital v.), 등쪽손가락동맥(背側指動脈, dorsal digital a.)

【침법】 ■ 직자 0.2~0.3촌 (침첨을 노쪽에서 자쪽을 향해 자입)

■ 사자 0.2~0.3촌

【뜸법】 ■ 艾炷灸 2~3장 ■ 溫灸 5~10분

4. 응용

개요

① 속성 : 滎水穴 [自經瀉穴]

② 주치 : 本經(大腸屬金)의 子穴로 본 경의 實熱證(喉痹, 頷腫, 肩背痛, 振寒, 鼻鼽衄血, 口乾, 口喎)을 瀉함

· 본 혈은 咽喉腫痛, 牙齒동통을 주치하며, 또한 目疾, 鼻衄 및 肩背疼痛 등에 활용됨

· 본 혈은 能히 目疾을 치료할 수 있음. 目의 能視 작용은 臟腑의 精氣에 의지하는데, 만약 臟腑가 虛損하면 風邪痰熱이 침습하여 肝에 전달되고, 위로 目에 上衝되어 視物盲盲하게 되니, 이에 본 혈은 大腸經 滎水穴로 본 경의 子穴이 되므로 '實則瀉其子'라는 原則에 근거하여 본 혈을 자침하면 目疾에 대하여 散邪熱, 除痰疾하는 효과를 발휘함

③ 혈성 : 清熱散風 消腫止痛 利咽喉 通調腸胃

임상 해설

① 自經瀉穴(金經之滎水穴)로서 清熱消腫작용이 있어서 제반 實熱症 특히 頭面部 熱性 질환에 활용

i) 齒痛(下齒痛)의 활용(配 列缺, 內庭, 太谿) : 手陽明經의 商陽(LI1)~溫溜(LI7) 혈위는 齒痛에 효과

ii) 幼兒 편도선염, 小兒發熱(微熱)에 유효

☞ 虎口三關脈 : 小兒疾病診察法 중 하나로서 手食指內側의 제1節을 風關, 제2節을 氣關, 제3節을 命關이라 함. 體溫變動을 쉽게 알 수 있는 부위임(肺 · 大腸表裏關係). 小兒發熱의 경우 青筋發現(모세혈관擴張)의 위치로 병세의 輕重(病在風關時易治, 氣關時病重, 命關時病深難治)을 파악하고, 紋色으로는 病因 · 病處(紋色紫爲熱 赤爲傷寒 青爲驚風 白爲疳 黑爲惡氣 黃爲脾中有病苦)를 알 수 있음『鍼灸五兪穴應用』

☞ 小兒解熱의 치료

· 少商(또는 三商), 隱白 瀉血 · 身柱, 陶道, 大椎 瀉血(車鍼)

· 風關(合谷~商陽) 瀉血(車鍼) · 耳尖 瀉血

iii) 食道狹窄, 口喎急食不通 등에 사용
iv) 鼻衄血(配 上星, 尺澤, 委中(瀉血), 人堂)
v) 目昏不見에 사용 : "目昏不見 二間宜取." 『通玄指要賦』

② 便秘 등 大腸實症에 사용
③ 頷頸肩背臑痛, 腰痛에 사용
④ 五行鍼法에 활용
· 大腸經의 水穴로 大腸勝格의 瀉穴[瀉其子]

주요 질환 응용

① 目疾 [本穴 : 大腸滎水穴乃子穴 "實則瀉其子" : 散邪熱, 除痰疾 작용 발휘] → 눈에 熱이 날 때, 이를 淸하게 하는 작용
· 目黃 → 大腸經의 熱로 인하여 本病症이 發生되며, 본 혈은 이를 瀉함[5)]
② 牙痛[古訣에 활용 : 『天星秘訣』, 『席弘賦』 / 配太谿, 合谷 效佳]
· 牙疼陣陣苦相煎, 穴在二間要得傳. 『玉龍賦』

배혈

· 配 合谷(灸) : 大寒犯腦, 連及目痛, 或風濕相搏, 有翳『大成』
· 配 三里 : 牙痛, 頭痛兼喉痹『天星秘訣歌』
· 配 陽溪 : 牙齒腌痛幷候痺『席弘賦』
· 配 陽谷, 液門, 商陽, 四瀆 : 治下牙痛『千金方』
· 配 陰郄 : 治寒慄惡寒『百症賦』

※ 기타문헌

"主喉痹 頷腫 肩背痛 振寒 鼻鼽衄血 多驚 齒痛 目黃 口乾 口喎 急食不通 傷寒水結." 『大成』
"多臥善唾 肩髃痛寒 鼻鼽赤多血 浸淫起面 身熱 喉痺如哽 目眦傷 忽振寒 肩痛 二間主之." "齒痛 顴髎及二間主之." 『甲乙經』
"二間 : 主喉痺 頷腫 肩背痛 振寒 鼻鼽衄血 多驚 齒痛 目黃 口乾 口喎 急食不痛 傷寒水結." 『大成』

---

5) 大腸熱則, 目黃. 『經穴解』

LI3 삼간 (三間, Samgan)

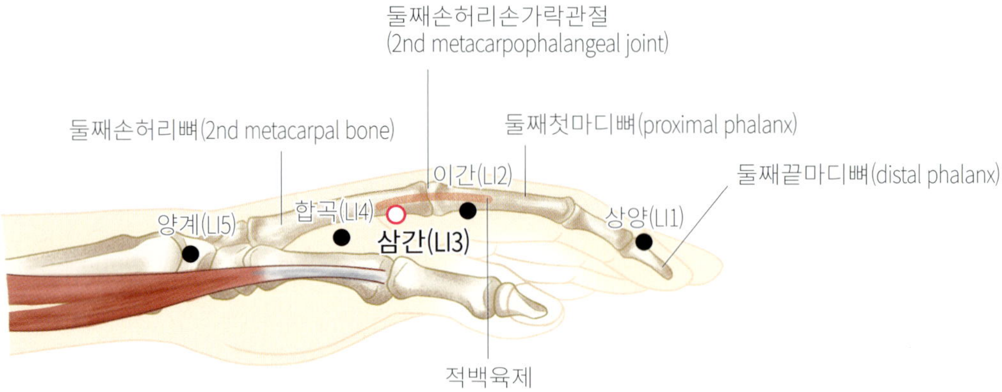

1. 혈명

【의의】 三은 第三節을, 間은 隙을 뜻하며, 즉 본 혈이 둘째손허리손가락관절 後陷處 부위로 본 경에서 세번째 穴이라는 의미임

【異名】 少谷, 小谷

2. 혈위 근거

① 食指本節後內側陷中.『大成』

② 從二間穴循食指本節後, 內側陷中.『金鑑』

3. 부위 및 취혈

① 손등, 둘째손허리손가락관절노쪽ㆍ몸쪽(proximal) 오목한 곳. 주먹을 가볍게 쥐고 취혈

② 식지 본절후 제2중수골 두상연(頭上緣)의 요측에 취함.

③ 악권시(握拳時) 제2장지관절후 (第2掌指關節後) 횡문요측단상(橫紋橈側端上)의 요함처에 취함.

【근육】 벌레근(蟲樣筋, lumbrical m.), 집게폄근(示指伸筋, extensor indicis m.)

【신경】 고유바닥쪽손가락신경(固有掌側指神經, proper palmar digital n.), 등쪽손가락신경(背側指神經, dorsal digital n.)

【혈관】 노쪽집게동맥(示指橈側動脈, radialis indicis a.), 바닥쪽 손허리 정맥(掌側中手靜脈, palmar metacarpal v.), 등쪽 손허리 동맥(背側中手動脈, dorsal -metacarpal a.)

【침법】 ■ 0.2~0.3촌 (침첨을 橈側에서 尺側을 향해 자입)

■ 사자 0.3~0.7촌

【뜸법】 ■ 艾炷灸 3~5장

■ 溫灸 5~10분

4. 응용

개요

① 속성 : 輸木穴

② 주치 : 본 경의 輸木穴로 齒痛, 目赤, 咽痛에 대하여 開鬱疏通하는 효과를 발휘하고, 또한 腹滿腸鳴에 대하여 行水하는 효과를 발휘함

※ 大腸輸木穴과 小腸輸木穴의 配穴하는 효과

☞ 본 혈은 局部 手指拘急, 握拳不開, 手背紅腫에 활용하며, 長鍼으로 後谿와 透刺하면 효과적인데, 이것은 三間과 後谿가 모두 輸木穴이 되어 二穴을 相合하면 輸木穴하는 효과를 더욱 增强시키므로 通腑行氣, 淸瀉大腸 뿐만 아니라 通調督脈, 活絡止痛하는 效를 발휘함 → 손의 拘攣症, 筋系統의 질환을 주치함

③ 혈성 : 淸熱消腫 消滿止泄 利咽喉 調腑氣 通經止痛

임상 해설

① 淸熱消腫작용이 있어서 諸熱症 특히 頭面部 熱性 질환에 활용

i) 小兒氣喘, 解熱, 급성肺炎에 이용(點刺瀉血). 細氣管支 平滑筋痙攣을 緩解시킴

ii) 梅核氣(因神經性, 癔病; 咯不出 嚥不下)(配 間使)

iii) 目急痛, 目赤腫痛(급성결막염), 視物不明(因肝膽火旺)(配 攢竹)

iv) 齒痛에 사용

② 坐骨神經痛, 肩背痛에 응용(配 二間, 靈骨)

주요 질환 응용

① 咽中如哽[開鬱, 疏通 작용]

· 咽中如哽 : 梅核氣로 氣鬱의 대표 症狀(配 間使 : 疏解厥陰少陽之氣)

② 眼 病症[눈은 大腸經이 胃經에 連繫되는 부위이며, 또한 본 혈은 淸熱明目 작용이 있음]

· 目中漠漠(配 攢竹『百症賦』)

③ 手指拘攣에 활용

· 後谿와 配穴하며, 透刺함 – 活絡止痛 작용 증강

④ 腸 病症에 활용

· 疏通腑氣 機能 增强(配 天樞, 足三里)

· 腸鳴洞泄『圖翼』

· 大便不通, 幷傷寒水結, 取三間沿皮向下至合谷, 三補三瀉, 候腹中痛出鍼, 承山七分瀉之『綱目』

배혈

· 配 陽白, 上星, 本神, 大都, 曲泉, 俠谿, 前谷, 攢竹, 玉枕 : 目系急, 目上插『千金方』

· 配 前谷 : 目急痛『千金方』

· 配 中管, 偏歷, 厲兌, 承筋, 京骨, 崑崙, 承山, 飛揚, 陷谷 : 頭熱, 鼻鼽衄『千金方』

· 配 勞宮, 少澤, 太衝 : 口熱, 口乾, 口中爛『千金方』

· 配 厲兌, 衝陽, 偏歷, 小海, 合谷, 內庭, 復溜 : 齲齒『千金方』

· 配 陽谿 : 喉痹, 咽如哽『千金方』

· 配 五里, 三陽絡, 天井, 厲兌 : 嗜臥, 四肢不欲動搖『千金方』

· 配 合谷, 厲兌 : 吐舌戾頸善驚『千金方』

· 配 臂兪 : 肩背浮風勞『席弘賦』

· 配 攢竹 : 目中之漠漠『百症賦』

※ 기타문헌

"寒熱 唇口乾 喘息 目急痛 善驚 三間主之." "多臥善唾 胸滿腸鳴 三間主之." "齒齲痛 惡淸 三間主之." "喉痺咽如梗 三間主之."『甲乙經』

"三間 : 主喉鼻 咽中如梗 下齒齲痛 嗜臥 胸腹滿 腸鳴洞泄 寒熱瘧 唇焦口乾 氣喘目眥急痛 吐舌 戾頸 喜驚多唾 急食不痛 傷寒氣熱 身寒結水. 東垣曰 氣在於臂足[6]取之 先去血脈 後深取手陽明之滎兪二間三間."『大成』

---

[6] 足 : 原無, 據『鍼灸聚英』補.

※ 참고

· 본 혈은 위치상 童氏奇穴 가운데 上白(在手背面, 食指與中指叉骨之間, 距指骨與掌骨接合處下五分), 大白(手背側 第一掌骨與第二掌骨중간之凹處, 當虎口底外開五分處, 即三間穴), 靈骨(在手背姆指與食指叉骨間, 第一掌骨與第二掌骨接合處, 距大白穴一寸二分, 與重仙穴相通, 即澤田合谷) 부근에 해당함

LI4 합곡 (合谷, Hapgok)

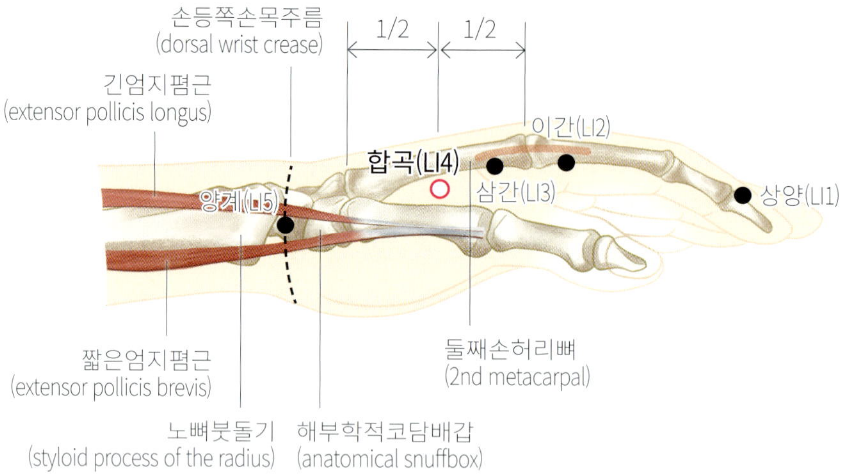

1. 혈명

【의의】第一二掌骨의 합하여진 형태가 山谷處와 비슷함는 의미임

【異名】虎口, 含口, 合骨

2. 혈위 근거

① 手大指次指岐骨間陷中.『大成』

② 從三間穴 循行手大指次指岐骨間 陷中.『金鑑』

3. 부위 및 취혈

① 손등, 둘째손허리뼈(2nd metacarpal bone) 중점의 노쪽에서 취함

② 제1중수골과 제2중수골의 수배부(手背部) 기골간(岐骨間)에 있으며, 약간 제2중수골 측으로 치우쳐서 위치함. 엄지손가락과 집게손가락을 펴고 취함

③ 반대쪽 손 엄지손가락 첫번째 마디 내측을 1~2지 지봉선상(指縫線上)에 대고 눌렀을 때 엄지손가락 끝이 닿는 곳임

④ 엄지손가락과 식지를 붙였을 때 볼록하게 튀어나온 배측골간근(背側骨間筋)의 높은 부위에 취하기도 함

【근육】 첫째 등쪽뼈사이근(第一背側骨間筋, the 1st interossei dorsales m.), 깊은층에 엄지모음근의 가로갈래(拇指內轉筋의 橫枝, transverse head of adductor pollicis m.)

【신경】 등쪽손가락신경(背側指神經, dorsal digital n.)

【혈관】 노쪽집게동맥(示指橈側動脈, radialis indicis a.), 등쪽손허리정맥(背側中手靜脈, dorsal metacarpal v.), 등쪽손허리동맥(背側中手動脈, dorsal metacar -pal a.), 손등정맥그물(背側靜脈網, dorsal venous plexus of hand)

【침법】
- 직자 0.5~1촌
- 사자 1~1.5촌
- 頭部 및 顔面部의 질환에는 中手骨의 骨膜을 따라 1~1.5촌 사자
- 手指의 拘攣이나 근육의 마비에는 勞宮 혹은 後谿를 향해 2~3촌 透刺
- 임신부는 신중히 사용 (습관성유산 경험이 있는 임신부는 禁鍼)

【뜸법】
- 艾炷灸 3~5장
- 溫灸 5~15분
- 임신부는 禁灸

【鍼響】
- 투자시는 수장에 麻脹感이 있으며 손가락 끝으로 전도됨.
- 사자시는 酸脹感이 상부로 전도됨.
- 견부·주부로 전도되기도 하며 때로는 면부로 전도되는 수도 있음.

4. 응용

개요

① 속성 : 原穴, 四總穴, 四關穴, 陰陽二總穴, 回陽九鍼穴

② 주치 : 본 혈은 大腸經 原穴, 四總穴 중 하나로서 升而能散해서 消風淸熱解表 작용이 강하게 발현되며, 또한 行氣開竅, 通降腸腑, 鎭靜安神, 通經活絡 등의 효능을 발휘해 實熱性 질환과 鬱滯병증을 주치

· 본 혈은 臍下 腎間動氣의 源泉으로, 氣化機能에 주요하게 영향을 미치므로 인체의 機氣기능을 增强시키는 强壯의 要穴임

· 合谷이 面口五官 疾病을 주요하게 主治에 활용되는 이유

ⅰ) 大腸經 循行上 연계 : 大腸經의 支脈은 缺盆을 따라 分出하여 위로 頸, 頰을 지나 下齒齦으로 入하고 또 回出하여 口唇을 繞하고 人中處에서 交叉하고 鼻孔의 兩側으로 순행하며, 또한 手陽明經筋은 次指의 端에서 起하고, 腕에 結하고, 前臂을 따라 肘外 및 臑部를 지나고, 위로 頭面에 達하게 되니, 이에 面口部를 주요하게 經過하는 經脈이 大腸經이고, 그 大腸經의 原穴이 合谷이므로 "面口合谷收"라고 함

ii) 주치 효능상 작용 : 大腸經의 原穴로 解表退熱, 通經絡, 調和氣血, 理氣止痛, 清熱散火 등 작용이 있어서 본 경의 是動 및 所生病인 齒痛, 頸腫, 目黃, 口乾, 鼻衄, 喉痺 등의 口面部 제반 병증을 주치하는 것에 연유함.

③ 혈성 : 清熱解表 疏通經絡 調理脾胃 調理衝任脈 活絡止痛 清泄肺氣 通降腸胃 鎭靜鎭痛安神 明目聰耳

임상 해설

① 氣鬱 · 氣滯로 인한 諸病痛의 주요 혈위로서 鎭靜, 鎭痛에 효과

i) 四關穴 중 하나, 主氣 : 太衝과 더블어 氣血循環을 增進시켜 人體의 自然治癒力을 높임

ii) 陰陽二總穴 중 하나, 主陽 :

[氣]	[血]
補合谷穴	瀉三陰交穴 : 通經落胎
瀉合谷穴	補三陰交穴 : 安胎

② 四總穴 중 하나(口面合谷)로서 腦신경계에 대한 작용이 있어서 一切의 口面질환에 응용 : 頭部질환은 營衛氣血을 循行시킬 목적으로 '先取合谷, 後取足陽明胃經'의 방법을 주로 사용. 面部에 무엇인가가 자주 나는 사람은 소화기 문제 확인이 필요

i) 氣塞 · 氣滯, 熱로 因한 頭痛(偏正頭痛)의 主穴임(先刺合谷, 列缺 後刺足三里, 內庭 : 頭面部 熱性 질환은 대개 陽明經의 문제임)

ii) 癲癎, 小兒抽搐, 신경쇠약 등에 유효

iii) 말초성(外感性) 口眼喎斜, 삼차신경통(面痛)의 주요 혈위

iv) 中風, 半身不遂 주요 혈위 중 하나로서 혈압관련 질환에 응용

· 貧血(低혈압)과 관련한 제반 병증(配 行間, 內關, 神門, 素髎)

· 고혈압, 頭痛, 頭暈目眩, 失眠에 사용

· 오래된 半身不遂, 口眼喎斜에 刺合谷, 灸虎口(經外奇穴)하면 효과

v) 오관과 질환에 활용 : 齒 · 眼 · 耳 · 鼻 · 喉의 제반 병증에 사용

· 결막염, 녹내장 등 眼 질환(先取四關, 光明, 太陽 後經絡取穴 : 攢竹, 承泣 · 四白, 絲竹空, 睛明)

· 鼻出血, 비염, 축농증 등 鼻 질환(先取合谷, 迎香 次取胃經(內庭) 後取督脈(上星, 印堂))

· 咽喉痛, 편도선염, 口瘡(配 內庭)(配 少商(瀉血), 魚際, 絲竹空)

· 咳嗽(配三陰交, 天突)에 사용 (肺 · 大腸 表裏, 是動病 中 是主津液)

· 耳聾에 유효

③ 땀 조절작용이 있어 땀 관련질환(汗多, 無汗)에 응용

i) 合谷補 復溜瀉 止汗, 復溜補 合谷瀉 發汗

ii) 感冒로 인한 無汗, 鼻塞의 경우에는 先取合谷(兩側) 加陶道함

iii) 經閉(配 三陰交)

☞ 汗吐下三法 : 合谷(汗), 內關(吐), 三陰交(下)[7)]

④ 一切 腹痛, 消化不良에 응용(四關, 足三里, 內庭, 裏內庭(灸), 中脘)

i) 心下部 腹痛(因急滯) 加內關

ii) 自體 大腸질환(泄瀉) · 下腹痛 加 公孫

iii) 肝氣犯胃 先取合谷 後取太衝, 便秘 · 便結 加天樞

iv) 前頭痛(腸胃內 脹滿) 加陷谷, 內庭

⑤ 癮疹 등 皮膚病에 응용(配 手三里, 肩髃, 血海, 三陰交)

⑥ 腱異常으로 인한 肩臂不擧症(특히 大腸經 異常時)에 효과(配 條口)

⑦ 原絡 配穴에 활용

· 大腸經原穴 合谷, 肺經絡穴 列缺

· 外感 風寒, 風熱로 인한 肺衛病證에 合谷을 配穴하여 주치함 : 主客配穴法이라 함

· 手大指次指不用(大腸), 肩臂疼痛(大腸, 肺), 皮膚麻木不仁(肺), 面頰顋腫(大腸), 耳聾(大腸), 耳鳴(大腸)

주요 질환 응용

① 外感으로 인한 熱性 病症[消風淸熱解表 작용에 의함]

· 口面 一切 病症에 활용 : 『四總穴歌』에서 "面口合谷收"라 하였는데, 즉 본 경의 經脈과 經筋循行路線上에서 下齒齦, 脣, 鼻, 面, 喉 등을 循行하며, 또한 眼, 頭, 耳部에서 胃經과 交會함 → ∴ 本穴 : 耳, 眼, 鼻, 喉 病症에 효과를 발휘]

· 配曲池 : 頭面 諸病患을 치료하는 要穴이 됨(退熱 작용)

┌ 曲池 : 走而不守[疏通작용 중 停止하지 않고 上下로 疏通하는 작용 ┐
└ 合谷 : 升而能散[疏通작용 중 위로 올라가게 하면서 布散하는 작용 ┘ → 淸理上焦

7) "汗吐下法非有他 合谷內關陰交杵(雜病八法歌). 汗鍼合谷入二分 行九九數 搓數十次 男左搓女右搓, 得汗行瀉法, 汗止身溫出鍼, 如汗不止 鍼陰市 補合谷. 吐鍼內關入三分, 先補六次瀉三次 行子午搗臼法三次 提氣上行, 又推戰一次, 病人多呼幾次 卽吐, 如吐不止 補九陽數 調匀呼吸三十六度, 吐止徐徐出鍼 急捫穴, 如吐不止 補足三里. 下鍼三陰交入三分 男左女右 以鍼盤旋右轉 六陰之數畢, 用口鼻閉氣呑鼓腹中, 將瀉插一下 其人卽瀉, 鼻吸手瀉三十六遍 方開口鼻之氣 插鍼卽瀉, 如瀉不止 鍼合谷 升九陽數. 凡汗吐下, 仍分陰陽補瀉 就流注穴行之, 尤妙. 汗吐下法非有他, 合谷內關陰交杵."『大成 · 雜病八法歌』

☞ 頭面部는 '頭爲諸陽之會'이며 '耳目口鼻咽喉爲淸竅'이기에 淸陽의 氣를 품고 있으므로 邪氣가 頭面部에 侵入할 시에 頭面部에 여러 鬱滯 병증이 나타나게 되는데, 이에 대하여 合谷과 曲池는 淸散시키는 效果를 발휘[主治上 본 경의 始動 및 所生病인 齒痛, 頸腫, 目黃, 口乾, 鼻衄, 喉痺 등의 口面部 제반 병증을 주치하는 本穴과 配穴하여 치료]

· 傷寒大渴, 脈浮在表, 發熱惡寒, 頭痛, 脊强, 無汗, 寒熱瘧, 鼻衄不止, 熱病汗不出, 偏風, 風疹, 痂疥, 偏正頭痛. 目視不明, 生白翳, 下齒齲, 耳聾, 喉痹, 面腫, 脣吻不收, 喑不能言, 口噤不開 → 이 病症들은 모두 肺와 大腸의 內外로 相交하는 病症들로(上部의 病症들 爲主), 본 혈을 취하면 肺, 大腸 질환을 치료하는 특별한 효과가 발휘됨[8]

② 氣血凝滯로 인한 병증[調理氣血, 疏通經絡 작용]

· 太衝과 본 혈을 配穴하면 調理氣血 작용을 발휘하는데, 이를 四關(左右合谷2穴 + 左右太衝2穴 = 四關穴)이라 칭하며, 鎭靜, 搜風, 行瘀, 通絡하는 효과를 발휘

· 氣血凝滯를 解消시킴 (氣血凝滯로 인한 제반 질환에 활용)

┌ 合谷 : 陽經 原穴 ┐ 疏通經絡, 調理氣血
└ 太衝 : 陰經 原穴 ┘ → 陰陽相交의 원리 → 작용 발휘

· 『標幽賦』"寒熱痺痛, 開四關而已之" - 風濕性關節病

③ 소화기 병증 [調理脾胃 작용]

· 足三里를 사용할 시에 본 혈을 配穴하면 寬中理氣, 調理脾胃 작용을 강화함

┌ 刺足三里 : 胃 蠕動 增强 ┐
└ 刺合谷 : 胃 蠕動 減弱, 痙攣緩解, 幽門開放 ┘ → 調理脾胃

· 合谷과 足三里의 配穴

☞ 合谷과 足三里 모두 强壯작용을 가지나, 合谷은 足三里에 비해 瀉하는 작용 위주이고, 足三里는 合谷에 비해 補하는 작용 위주임

☞ 合谷은 消風淸熱작용이 强하고, 足三里는 强壯補益 작용 이 强함

☞ 合谷은 외부 발산시켜 불필요한 것을 제거시킴으로서 强壯시킴 : "升而能散" 의미

☞ 足三里는 脾胃에서 生化작용을 촉진하여 强壯시킴

④ 流產 및 難產에 활용함[調理衝任脈 작용에 의함]

· 配三陰交 - 安胎, 停經, 經閉, 月經過多, 墜胎

8) 此症, 皆肺與大腸內外相交之症, 取此穴的有奇效.『經穴解』

[瀉合谷 / 補三陰交] → 安胎　[補合谷 / 瀉三陰交] → 墜胎[難産에 활용]

· 合谷이 氣血虛性 經閉에 활용되는 이유 : 肺大腸이 서로 表裏가 되고, 肺經의 起始부가 中焦 部位 任脈의 中脘이며, 大腸經은 任脈의 承漿에서 交會하므로 大腸經 原穴을 취하면 任脈이 通暢하고, 氣血이 旺盛하게 되어 經閉가 自通하게 된다. 단 孕婦인 경우 合谷은 禁刺하는데 胎氣가 損傷되지 않게 하기 위함이며, 이에 대하여『甲乙經』에 "難産補合谷, 瀉三陰交"이라 함.

⑤ 腰脊痛, 筋骨 병증[活絡止痛 작용에 의함]

· 大腸熱로 인한 腰脊痛을 치료 : 大腸兪를 사용할 시에 配穴하여 활용함

· 腰脊痛에 合谷 大腸兪 配穴의 이유 : 腰脊痛은 腎病이지만 大腸이 滯할 경우 前引臍, 後引腰脊하여 동통이 발생하는데 이는 大腸의 熱이니 이럴 때에는 足太陽膀胱經의 大腸兪와 手陽明大腸經의 合谷을 취해서 치료함[9)]

⑥ 汗病에 활용

– 少汗 : 發汗 : 先補合谷, 後瀉復溜

– 多汗 : 止汗 : 先瀉合谷, 後補復溜

⇨ 合谷 補 : 陽 작용을 강화. 汗孔의 여는 작용 발휘(衛氣작용을 도움)

⇨ 復溜 補 : 陰 작용을 강화. 汗液의 저장을 충족히 해줌(津液貯藏작용을 도움)

배혈

· 配 復溜 : [少汗[發汗] : 先補合谷, 次瀉復溜 / 多汗[止汗] : 先瀉合谷, 次補復溜]

· 配 列缺 : 十二經治症主客原絡圖 : 大腸主肺之客, 陽明大腸俠鼻孔, 面痛疼䪼頰腫, 生疾目黃口亦乾, 鼻流清涕及血湧, 喉痹肩前痛莫當, 大指次指爲一統, 合谷列缺取爲奇, 二穴鍼之居病總『大成』

· 配 列缺 : 治面痛, 齒疼, 䪼頰腫, 目黃, 口乾, 鼻流清涕, 血湧, 喉痹, 肩前痛『大成』

· 配 五處 : 治風頭熱『千金方』

· 配 水溝 : 治脣吻不收, 瘖不能言, 口噤不開『千金方』

· 配 神門, 風池 : 治喉痹『千金方』

· 配 中府, 間使 : 治面腹腫『千金方』

· 配 神庭, 攢竹, 迎香, 風門, 至陰, 通谷 :治鼻鼽, 清涕出『千金方』

---

9) 總似腎病, 然有氣滯大腸, 前引臍, 後引腰脊而作痛者, 乃大腸熱, 在足太陽經, 則宜取大腸兪, 在大腸經, 則宜取合谷.『經穴解』

· 配 厲兌, 三間, 衝陽, 偏歷, 小海, 內庭, 復溜 : 治齲齒『千金方』
· 配 內庭 : 治寒瘧面腫, 腸鳴『天星秘訣歌』
· 配 三間, 厲兌 : 治吐舌, 戾頸, 喜驚『千金方』
· 配 陽池, 俠谿, 京骨 : 治瘧寒熱『千金方』
· 配 三里, 期門 : 胸腹膨脹氣鳴『大成』
· 配 豊隆, 解谿, 風池 : 頭風眩暈『大成』
· 配 少商 : 咽喉腫痛 閉塞 水粒不下『大成』
· 合谷(補), 三陰交(瀉), 太衝 : 難産『大成』
· 配 三陰交 : 冷嗽『席弘賦』

※ 기타문헌

"傷寒大渴 脈浮在表 發熱惡寒 頭痛 脊强 無汗 寒熱瘧 鼻衄不止 熱病汗不出 目視不明 生白翳 下齒齲 耳聾 喉痹 面腫 脣吻不收 喑不能言 口噤不開 偏風 風疹 痂疥 偏正頭痛 腰脊內引痛 小兒單乳鵝."『大成』

"痱痿 臂腕不用 脣吻不收 合谷主之." "瘖不能言 合谷及湧泉 陽交主之." "聾 耳中不通 合谷主之." "齒齲痛 合谷主之. 又云少海主之."『甲乙經』

"合谷 : 主傷寒大渴 脈浮在表 發熱惡寒 頭痛脊强 無汗 寒熱瘧 鼻衄不止 熱病汗不出 目視不明生白翳 下齒齲 耳聾 喉痺 面腫 唇吻不收 瘖不能言 口噤不開 偏風 風疹 痂疥 偏正頭痛 腰脊內引痛 小兒單乳鵝."『大成』

※ 참고

① 大腸經의 原穴
② 四總穴의 하나
③ 본 혈은 鍼刺시에 反應이 비교적 강한데, 捻轉시 酸脹感이 발현되고, 아울러 위아래로 擴散되는 느낌이 발현됨. 鍼을 처음 맞는 경우나 혹은 허약한 사람은 輕鍼淺刺해야 하는데, 酸脹感 발현 후 捻轉을 중지해야 하고, 留鍼도 짧게하여 暈鍼이 발생되지 않도록 함. 또한 實證인 경우나 체격이 健壯한 자에 있어서 瀉法으로 强刺激할 수 있는데, 이때 국소적으로 兩手沈重, 指掌握物無力 및 腫脹疼痛과 같은 느낌이 나타날 수 있으며, 拔鍼 후 해당 부위를 가볍게 문질러주면 宣散되고 氣血이 宣散, 동통이 감소하며, 腫脹이 消除되어 不便함이 해소됨.

LI5 양계 (陽谿, Yanggye)

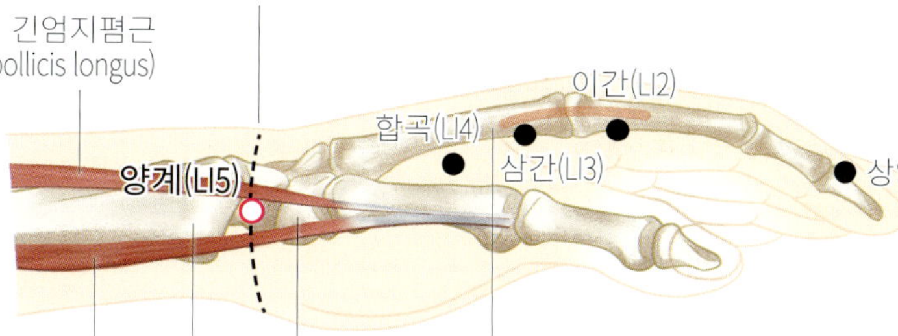

1. 혈명

【의의】陽은 陽分을, 谿는 谷川을 뜻하며, 즉 본 혈이 위치한 부위인 筋骨間 凹陷處가 山谿와 유사한다는 의미임

【異名】河口, 中魁

2. 혈위 근거

① 腕中上側兩筋間陷中.『大成』

② 從合谷穴循行手腕中上側, 兩筋間陷中, 張大指次指取之.『金鑑』

3. 부위 및 취혈

① 손목뒤가쪽면, 손등쪽손목주름(dorsal wrist crease)의 노쪽, 노뼈붓돌기(styloid process of the radius)에서몸쪽, 해부학적코담배갑(anatomical snuffbox)의 오목한 곳. 엄지손가락을 최대한 벌리면서 쭉폈을 때, 긴엄지폄근힘줄(extensor pollicis longus tendon)과 짧은엄지폄근힘줄(extensor policis brevis tendon) 사이에 형성되는 해부학적 코담배갑의 오목한 곳에서 취혈함. 양계(陽谿, LI5), 양지(陽池, TE4)와 같은 높이에서 취혈

② 엄지손가락을 위로 신전시킬 때 장모지신근건(extensor pollicis longus tendon)과 단무지신근건(extensor pollicis bervis tendon)에 의해 생기는 완관절 요함처 중앙에 취함

· [手背橈側] 陽谿(LI5) ↔ 陽池(TE4) ↔ 陽谷(SI5) [手背尺側]

【근육】가쪽손목곁인대(外側手根側部韌帶, radial carpal collateral lig.), 긴엄지폄근(長拇指伸筋, extensor pollicis longus m.), 짧은엄지폄근(短拇指伸筋, extensor pollicis brevis m.)

【신경】노신경의 얕은가지(橈骨神經의 淺枝, superficial br. of radial n.)

【혈관】노쪽피부정맥(橈側皮靜脈, cephalic v.), 노동맥의 등쪽손목가지(橈骨動脈의 背側手根枝, dorsal carpal br. of radial a.)

【침법】■ 직자 0.3~0.5촌 (침첨을 손등의 노쪽에서 자쪽을 향해 자입)

■ 사자 0.3~0.7촌

【뜸법】■ 艾炷灸 3~5장

■ 溫灸 5~15분

4. 응용

개요

① 속성 : 經火穴

② 주치 : 본 경의 經火穴로 頭痛, 目赤, 耳聾, 齒痛, 腕痛 등의 제반 병증에 대하여 본 혈에 자침하면 陽明邪熱을 疏散함.

③ 혈성 : 清熱安神 明目利咽 祛風泄火 疏散陽明邪熱 定驚安神 祛風濕

임상 해설

① 손목 捻挫, 腕關節炎으로 부자연스러운 경우에 응용(健側, 직자)

② 肘臂不擧(因大腸經病變)(配 養老)

③ 腸의 연동운동 조절작용이 있어 消化不良, 腸障害(㊇ 大腸正格)

④ 頭面의 오관과 질환, 고혈압 등과 관련 諸熱症에 응용(經主寒熱) : 目赤, 眼充血 治療(配 陽谷)에 사용

⑤ 五行鍼法에 활용

· 大腸經의 火穴로 大腸正格의 瀉穴[抑其官]

· 大腸經의 火穴로 大腸勝格의 補穴[補其官]

주요 질환 응용

① 肺, 咽喉部 熱性 병증(경맥 유주부위 熱症)에 활용

· 喉痺 → 手足陽明의 熱을 瀉하면 經脈의 氣運이 通暢하고 腸胃가 安寧하니, 熱退

하고 驚止함[10)]

· 胸滿不得息, 寒熱痎疾, 厥逆頭痛 → 胸滿不得息은 肺에 鬱滯가 있는 것이며, 寒熱痎疾, 厥逆頭痛은 肺에 痰이 있는 것이니, 肺와 表裏關系인 大腸經의 본 혈을 취하여 肺部의 熱症을 瀉함[11)]

② 耳目部 熱症에 활용

· 耳鳴, 耳聾, 目風赤爛有翳 → 本經은 비록 目耳의 脈으로 들어가지 않지만, 단지 본 혈이 본 경의 火穴이 되고, 耳目의 病은 모두 火와 관련된 것이니, 본 혈을 취하여 火를 瀉함[12)]

③ 腕部 동통에 활용

· 腕關節 關節 捻挫 등 筋腱 病症에 활용

배혈

· 配 陽谿, 陽谷 : 吐舌戾頸, 妄言『千金方』

· 配 天容 : 胸滿不得息『千金方』

· 配 天井 : 驚瘈『千金方』

· 配 前谷, 後谿 : 臂中痛肘攣『千金方』

· 配 二間 : 牙疼腰痛並喉痺『席弘賦』

· 配 解谿 : 驚悸怔忡『百症賦』

· 配 肩髃 : 隱風之熱極『百症賦』

※ 기타문헌

"鼻鼽衄 熱病汗不出 厥逆頭痛."『甲乙經』

"瞶目 目痛瞑 頭痛 齲齒痛 泣出."『甲乙經』

"鼻鼽衄 熱病寒不出 目眯 目痛瞑 頭痛 齲齒痛 泣出 厥逆頭痛 胸滿不得息 陽谿主之." "虐寒甚(千金下云欲嘔沫) 陽谿主之." "狂言笑見鬼 取之陽谿及手足陽明太陰." "痂疥 陽谿主之." "耳聾鳴 下關及陽谿 關衝 液門 陽谷主之."『甲乙經』

"陽溪(一名中魁) : 主狂言喜笑見鬼 熱病煩心 目風赤爛有翳 厥逆頭痛 胸滿不得息 寒熱痎疾 寒嗽嘔沫 喉痺 耳鳴 耳聾 驚掣肘臂不擧 痂疥."『大成』

---

10) 手足陽明之熱得泄, 經氣通暢, 腸胃安寧, 故熱退驚止.『經穴集成』

11) 胸滿不得息, 肺有鬱也, 寒熱痎疾, 厥逆頭痛, 肺有痰也,.『經穴解』

12) 本經雖未有入目耳之脈, 但本穴爲本經之火穴, 耳目病皆火, 宜責之而, 泄其火.『經穴解』

LI6 편력 (偏歷, Pyeollyeok)

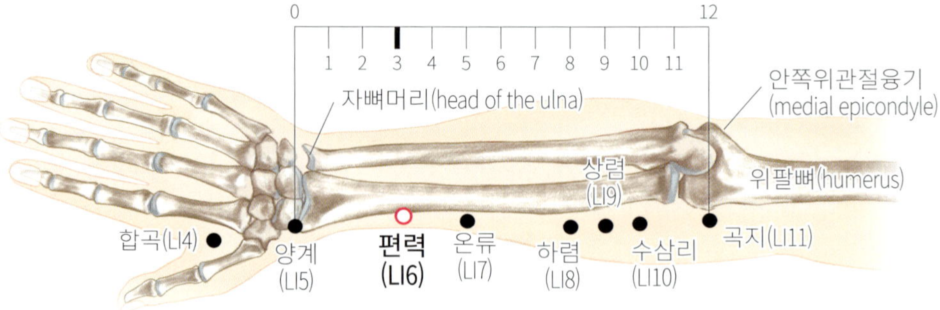

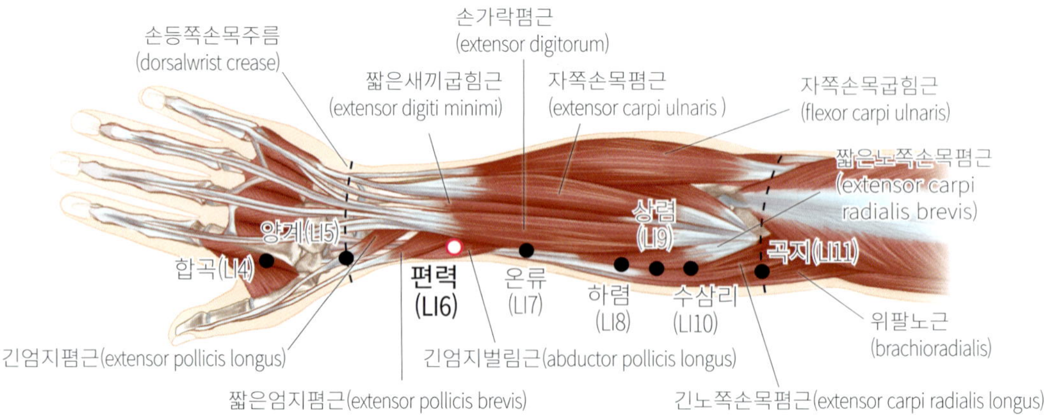

1. 혈명

【의의】偏은 偏斜를, 歷은 經歷, 越歷을 뜻하며, 즉 經氣가 偏側에서 別出하여 本經을 越歷하므로 肺經으로 走向한다는 의미임

2. 혈위 근거

① 腕後三寸.『大成』

② 從陽谿穴上行手腕後, 上側三寸.『金鑑』

3. 부위 및 취혈

① 아래팔뒤가쪽면, 양계(陽谿, LI5)와 곡지(曲池, LI11)를 연결하는 선 위, 손등쪽 손목주름(dorsal wrist crease)에서 위쪽으로 3촌. 양계(陽谿, LI5)와 곡지(曲池, LI11)를 연결하는 선에서 위쪽으로부터 3/4, 아래쪽으로부터1/4이되는 지점에서 취혈

【근육】긴엄지폄근(長拇指伸筋, extensor pollicis longus m.), 긴엄지벌림근(長拇指外轉筋,

abductor pollicis longus m.)

【신경】노신경의 얕은 가지(橈骨神經의 淺枝, superficial br. of radial n.), 가쪽아래팔피부신경(外側前腕皮神經, lateral antebrachial cutaneous n.)

【혈관】노동맥(橈骨動脈, radial a.), 노쪽 피부정맥(橈側皮靜脈, cephalic v.)

【침법】■ 직자 0.3~0.5촌 ■ 사자 0.5~1촌

【뜸법】■ 艾炷灸 3~5장 ■ 溫灸 5~15분

4. 응용

개요

① 속성 : 絡穴

② 주치 :

· 본 혈은 表裏 兩經을 聯系하므로, 故로 兩經에서 발생되는 病變을 주치하며, 臨床에서 原絡 配伍에 활용되는데, 『金鑑』에서 언급하기를 "裏가 되는 肺經의 原穴은 太淵이고, 表가 되는 大腸經의 絡穴은 偏歷이어서 두 穴을 配穴하여 應하는 症은 胸脹溏瀉, 小便頻數, 洒洒惡寒, 翕翕發熱, 咳嗽喘促, 氣短, 皮膚肩背缺盆麻木疼痛 등인데, 모두 肺大腸經病이다"라고 함

· 絡穴로서 別支 循行部 病症에 활용 : 別絡의 循行이 "上循臂, 乘肩髃, 上曲頰, 偏齒, 又入耳, 合于宗脈"하므로 本經 絡穴은 耳聾, 齒痛, 口癖, 目視䀮䀮, 鼻衄衄血 등 본 경의 別支가 循行하는 부분의 제반 병증을 주치하며, 또한 水腫, 鼓脹, 小便不利에 대하여 본 혈은 利尿消腫하는 효과를 발휘하는데, 이는 肺가 水의 上源이 되고, 大腸이 水液 所生病을 주치하기 때문이니, 따라서 본 혈은 宣肺發汗, 宣化水運하는 효과를 발휘함

③ 혈성 : 疏通脈絡 明目聰耳 淸肺利水 淸肺氣 調水道

임상 해설

① 大腸經의 絡穴(別走手太陰肺經)로서 淸肺氣·調水道(利小便) 작용이 있어서 小便不利, 尿閉, 浮腫, 腸鳴水臌 등에 利尿시키는 穴로 사용

② 氣鬱·氣滯로 인한 頭部 제반熱症에 鎭靜·鎭痛 效果

i) 下牙齲痛에 鎭痛 작용 : 齒寒冷感에는 補, 蟲齒에는 瀉함

ii) 耳聾, 耳鳴에 유효 : "手陽明脈中 商陽 合谷 陽谿 偏歷四穴 並主耳聾." 『素問·繆刺論』王冰註

iii) 鼻衄衄, 瞇目䀮䀮에 사용

③ 通脈絡작용이 있어서 주로 上肢痛(肩臂痛), 手不及頭, 肩膊肘腕痠疼 難屈伸(손목을 前後左右로 回轉不能), 母指關節 捻挫時에 활용함 : '四十腕 五十肩'.

④ 原絡配穴에 활용 → 裡가 되는 肺經의 原穴은 太淵이고, 表가 되는 大腸經의 絡穴은 偏歷이니, 胸脹溏瀉, 小便頻數, 洒洒惡寒, 翁翁發熱, 咳嗽喘促, 氣短, 皮膚肩背缺盆麻木疼痛 등의 肺·大腸病에 두 穴을 활용할 수 있음[13)]

주요 질환 응용

① 上部 熱症[絡穴, 肺氣調節 - 熱症을 淸泄시킴] : 耳聾, 齒痛, 口僻, 目時肮肮, 鼻衄衄血

· 肩髆肘腕痠痛, 齒痛, 咽喉乾, 喉痺, 耳鳴 → 肩齒鼻喉耳目은 모두 본 경이 通過하는 部分이므로, 이곳에 邪氣가 있으면 본 혈을 취하여 치료[14)]

② 小便失調 병증['肺爲水之上源', '大腸主水液'에 근거하여 본 혈은 絡穴이므로 肺, 大腸을 함께 다스리는 작용을 발휘하며, 즉 宣肺利尿行水함] : 陰陵泉[脾經合水穴, 健脾利濕], 水分[任脈, 通調水道]을 配穴하여 利尿行水 작용을 增强시킴

· 利小便 → 小便이 利하거나 不利한 것은 당연히 肺에 책임이 있는데, 肺와 本經은 表裏관계이므로 絡穴인 본 혈로 치료[15)]

배혈

· 配 大陵 : 治喉痹嗌乾『千金方』

※ 기타문헌

"實則齲齒耳聾 虛則齒寒痹鬲 取之所別." "風瘧 汗不出 偏歷主之." "癲疾多言耳鳴口僻頰腫, 實則聾齲 喉痺不能言 齒痛鼻鼽衄, 虛則痺, 膈兪偏歷主之." "目遺目 目肮肮 偏歷主之." "口僻 偏歷主之."『甲乙經』

"偏歷 : 主肩髆肘腕痠疼 瞇目肮肮 齒痛 鼻衄 寒熱瘧 癲疾多言 咽喉乾 喉痺 耳鳴 風汗不出 利小便. 實則齲聾 瀉之, 虛則齒寒痹膈 補之."『大成』

※ 참고

· 본 혈은 위치상 董氏奇穴 가운데 其門(在橈骨之外側, 距手腕橫紋後兩寸處), 其角(在其門穴後二寸處), 其正(在其門穴後四寸處, 卽其角穴後二寸處) 부근에 해당함.

---

13) 肺經裡之原穴太淵, 大腸表之絡穴偏歷, 二穴應刺之症, 卽胸脹溏瀉, 小便頻數, 洒洒惡寒, 翁翁發熱, 咳嗽喘促, 氣短, 皮膚肩背缺盆麻木疼痛, 皆肺大腸病也.『經穴解』

14) 肩齒鼻喉耳目皆本經所過部分, 有邪焉, 客於其所, 自應責之.『經穴解』

15) 小便之利與不利, 當責肺, 以肺與本經爲表裏也, 故責之.『經穴解』

LI7 온류 (溫溜, Ollyu)

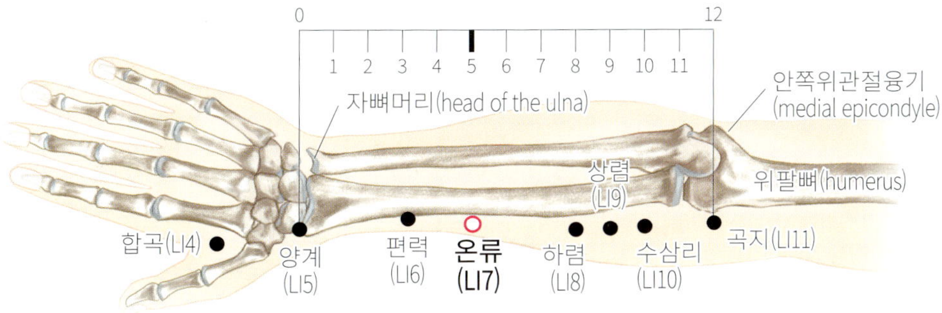

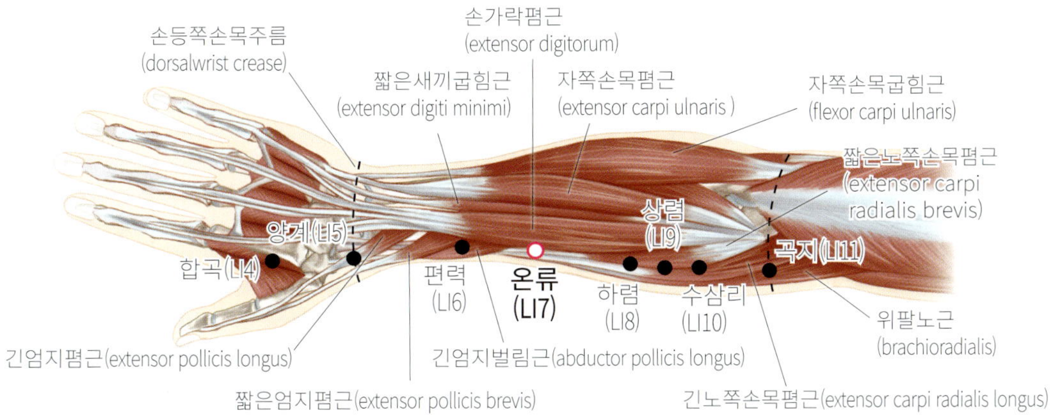

1. 혈명

【의의】 溫은 溫熱, 和解, 溫解를, 溜는 停留를 뜻하며, 즉 본 혈이 郄穴로 사기(邪氣)를 溫解한다는 의미 또는 熱病으로 인해 일어나는 邪氣가 본 혈에 停留한다는 의미

【異名】 逆注, 蛇頭, 池頭. 溫留.

2. 혈위 근거

① 腕後大士五寸, 小士六寸.『明堂』; 在腕後五寸, 六寸間.『大成』

② 從偏歷穴上行三寸.『金鑑』

3. 부위 및 취혈

① 아래팔 뒤가쪽면, 양계(陽谿, LI5)와 곡지(曲池, LI11)를 연결하는 선 위, 손등쪽 손목주름에서 위쪽으로 5촌

② 주먹을 쥐고 전완(前腕)을 회내(回內)할 때 완후의 장요측수근신근과 단요측수근신근 부분에 융기되어 사두(蛇頭)처럼 되는데 그 부위를 지나 요함처에 취함

【근육】 손가락폄근(指伸筋, extensor digitorum m.), 긴엄지폄근(長拇指伸筋, exten sor pollicis longus m.)

【신경】 노신경의 얕은가지(橈骨神經의 淺枝, superficial br. of radial n.), 가쪽아래팔피부신경(外側前腕皮神經, lateral antebrachial cutaneous n.)

【혈관】 노동맥(橈骨動脈, radial a.), 노쪽피부정맥(橈側皮靜脈, cephalic v.)

【침법】 ▪ 직자 0.5~1촌 ▪ 사자 1~1.5촌

【뜸법】 ▪ 艾炷灸 3~5장 ▪ 溫灸 5~15분

4. 응용

개요

① 속성 : 郄穴

② 주치 : 郄穴로서 본 경의 循行部 및 腹部 急症, 痛症에 활용되니 腸癖, 腹痛, 齒痛 등 大腸 腑病에 본 혈을 刺하면 調理臟腑, 行氣止痛하는 효과를 발휘함

③ 혈성 : 淸熱消腫 安神通腑 調理腸胃 通絡止痛

임상 해설

· 熱病으로 인한 熱邪가 結聚하는 곳으로 諸熱로 인한 제반 질환을 주치함

① 大腸經 郄穴로서 諸熱로 인한 급성 소화기 병증에 사용

i) 腸炎(胃炎), 腹痛, 腸雷鳴을 주치함

ii) 腹脹(配 曲池, 足三里, 天樞 : 직자)

iii) 甚한 泄瀉 또는 慢性泄瀉(脫水)로 인한 身熱이 있는 경우에 유효

iv) 위경련의 보조혈로 사용

☞ 위경련의 반응점 및 치료점 : 合谷, 太衝, 梁丘, 溫溜

② 氣血凝滯로 인한 上焦의 제반 熱症에 응용

i) 齒痛(下齒痛)의 主穴로 사용 : 商陽穴(LI1)~溫溜穴(LI7) 中에서 反應(壓痛)이 많이 나타나는 穴을 取함

"手陽明脈中 商陽 二間 三間 合谷 陽谿 偏歷 溫溜七穴 並主齒痛."『素問 · 繆刺論』王冰註

☞ 下齒痛, 腎虛로 인한 齒痛 中 齒寒冷感을 隨伴하는 경우 : 先取溫溜, 後配二間, 水泉, 交信

ii) 氣血凝滯로 일어나는 慢性口內炎, 舌炎, 面腫(癰疔), 寒熱(多熱)두통에 사용

iii) 肩不得擧, 四肢腫疼에 사용

iv) 婦人 心癔病, 癔病 등에 유효

주요 질환 응용

① 齒痛, 喉痺에 활용

② 腹部 病症에 활용

· 腸鳴腹痛 → 大腸에 寒氣가 침습하면 鳴이 되니, 본 혈을 瀉하여 大腸의 鬱을 通하게 함[16]

③ 胃實熱證에 활용

· 傷寒嘔噦噫 → 이는 胃實熱의 병증으로 大腸 病症에도 해당되는데, 『內經』에 이르기를 大腸과 胃는 똑같이 陽明이며, 大腸과 胃는 相通하므로, 大腸熱을 瀉하면 胃熱 역시 散泄되게 됨[17]

배혈

· 配 內庭, 厥陰兪 : 齒痛

· 配 合谷, 少商 : 喉痺

· 配 僕參 : 癲疾, 吐舌鼓頷, 狂言見鬼『千金方』

· 配 液門, 京骨 : 狂仆『千金方』

· 配 期門 : 項强傷寒『百症賦』

※ 기타문헌

"主傷寒 寒熱頭痛 噦衄 肩不擧."『千金方』

"熱病腸澼 臑肘臂痛 虛則氣鬲滿 肩[18](一作手)不擧 溫溜主之." "瘧 面赤腫 溫溜主之." "腸鳴而痛 溫溜主之." "癲疾 吐舌鼓頷 狂言見鬼 溫溜主之[19]." "狂仆 溫溜主之." "口齒痛 溫溜主之." "喉痺不能言 溫溜及曲池主之."『甲乙經』

"溫溜(一名逆注, 一名池頭) : 主腸鳴腹痛 傷寒噦逆噫 膈中氣閉 喜笑狂言見鬼 吐涎沫 風逆四肢腫 吐舌口舌痛 喉痺."『大成』

---

16) 大腸有寒氣客之乃鳴, 泄此穴以通大腸之鬱.『經穴解』

17) 此皆胃實之症, 不知何以責大腸, 〈經〉曰 大腸與胃同爲陽明, 大腸與胃其腑相通, 大腸之熱泄則胃之熱亦泄矣.『經穴解』

18) 肩 : 原作 '有',『外臺』卷三十九作 '肩', 據改.

19) 之 : 此下原有 '在腕後五寸', 疑後人粘注, 故刪.

LI8 하렴 (下廉, Haryeom)

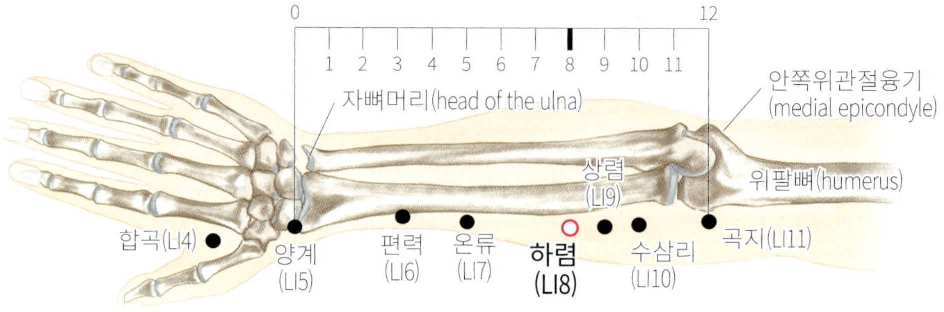

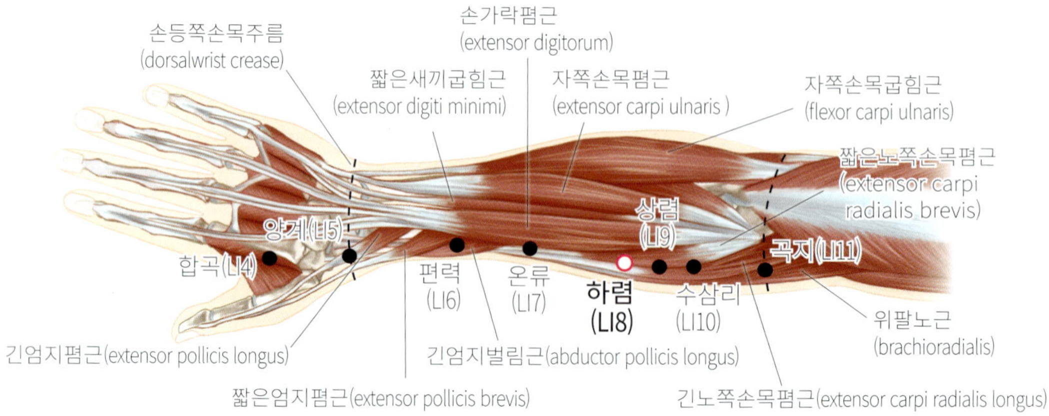

1. 혈명

【의의】下는 下部를, 廉은 側邊을 뜻하며, 位置上 前臂의 橈側外緣邊으로 上廉의 下部에 해당함을 의미

【異名】手下廉.

2. 혈위 근거

① 輔骨下, 去上廉一寸, 輔銳肉分外.『大成』

② 從溫溜穴 上行二寸五分, 輔銳肉分.『金鑑』

3. 부위 및 취혈

① 아래팔 뒤가쪽면, 양계(陽谿, LI5)와 곡지(曲池, LI11)를 연결하는 선 위, 팔오금주름(cubital crease)에서 아래쪽으로 4촌. 양계(陽谿, LI5)와 곡지(曲池, LI11)를 연결하는 선에서 위쪽으로부터 1/3과 아래쪽으로부터 2/3이 되는 지점(곡지혈 아래 4촌)에서 취혈

【근육】 손가락폄근(指伸筋, extensor digitorum m.), 짧은노쪽손목폄근(短橈側手根伸筋, extensor carpi radialis brevis m.)

【신경】 노신경의 깊은 가지(橈骨神經의 深枝, deep br. of radial n.), 가쪽아래팔피부신경(外側前腕皮神經, lateral antebrachial cutaneous n.)

【혈관】 노동맥(橈骨動脈, radial a.), 덧노쪽피부정맥(副橈側皮靜脈, accessory- cephalic v.)

【침법】 ■ 직자 0.5~0.8촌 ■ 사자 1~2촌

【뜸법】 ■ 艾炷灸 3~5장 ■ 溫灸 5~20분

4. 응용

개요

① 주치 : 본 혈은 肩痛, 手臂麻木, 半身不遂를 주치하며, 또한 飧泄, 狂走에 활용됨
② 혈성 : 理氣通腑 利關節 通經絡

임상 해설

· 手三里의 보조혈로서 腸胃의 津液代謝失調로 인한 제반 병증을 치료 : "蓋大腸主津液, 若液乾 則肘臂痛而發熱 此穴主之. 又治腦風眩暈 腹痛如刺 狂言狂走." 『循經考穴編』

① 몸의 津液不足으로 인해 발생하는 熱症에 응용
 i) 肘臂痛, 上肢癱瘓에 사용
 ii) 胃熱不食, 毛髮焦脫에 사용

② 腸胃機能 促進 작용이 있어 消化障碍, 腹痛 등에 응용(郄于心包, 通小腸利小便)

주요 질환 응용

① 胃腸熱 病症 [下腹部 질환 위주] : 胃經의 下巨虛[小腸의 下合穴]와 通함. 下巨虛 위주, 下廉 보조

· 小便黃, 小腸氣不足 無顏色 狂言 [小腸部 病症] → 모두 小腸의 症狀이며, 小腸과 大腸은 相通하는데, 小腸은 腹部의 上部에 있으므로 火가 있으면 腹部의 下部에 위치한 大腸을 瀉함으로 小腸火를 下降시킬 수 있으며, 不足하면 大腸을 補함

으로 小腸의 虛 또한 補益할 수 있음[20)]

· 痃癖, 腹痛如刀刺不可忍 [大腸部 病症] → 氣와 火가 大腸에 積鬱된 것이니, 본혈로 치료[21)]

② 本經 循行部 病症에 활용 : 偏風, 熱風, 冷痺不遂, 風濕痺 등

배혈

· 配 氣衝, 足三里, 上巨虛 : 胃中之熱『圖翼』

· 配 丘墟 : 狂言『千金方』

· 配 上廉 : 小便難黃『千金方』

· 配 三里, 俠谿, 魚際, 委中, 足臨泣, 少澤 : 乳癰『大成』

· 配 丘墟, 俠谿, 腎兪 : 胸脇滿引腹『大成』

※ 기타문헌

"下廉 : 主飧泄 勞瘵 小腹滿 小便黃 便血 狂言 偏風熱風 冷痺不遂 風濕痺 小腸氣不足 面無顔色 痃癖 腹痛若刀刺不可忍 腹脇痛滿 狂走 俠臍痛 食不化 喘息不能行 唇乾涎出 乳癰."『大成』

"下廉主治勞瘵狂言 頭風痺痛 : 氣喘涎出 乳癰. 此穴主瀉胃中之熱 與氣衝 三里 巨虛上廉 治同."『圖翼』

---

20) 此症, 皆小腸症也, 小腸與大腸相通, 小腸在上, 有火則泄大腸, 而火自下, 不足則補大腸, 而小腸之虛亦愈.『經穴解』

21) 此症, 氣之與火積鬱大腸, 而有是症, 故責之.『經穴解』

LI9 상렴 (上廉, Sangnyeom)

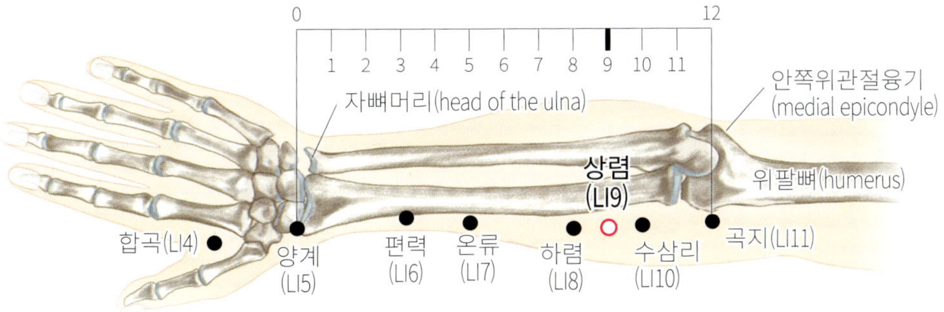

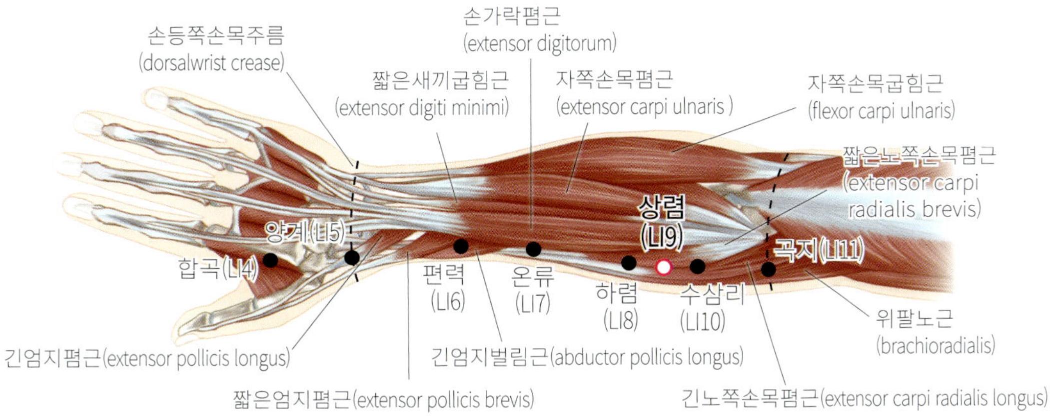

1. 혈명

【의의】上은 上部를, 廉은 側面을 뜻하며, 본 혈의 위치가 前臂의 橈側이 外緣邊에 該當하고 下廉의 上部에 위치하고 있다는 의미

【異名】手上廉.

2. 혈위 근거

① 三里下一寸.『大成』

② 從下廉穴上行一寸.『金鑑』

3. 부위 및 취혈

① 아래팔 뒤가쪽면, 양계(陽谿, LI5)와 곡지(曲池, LI11)를 연결하는 선 위, 팔오금주름(cubital crease)에서 아래쪽으로 3촌. 양계(陽谿, LI5)와 곡지(曲池, LI11)를 연결하는 선에서 위쪽으로부터 1/4과 아래쪽으로 부터 3/4되는 지점(곡지 아래 3촌)에서 취혈

【근육】 손가락폄근(指伸筋, extensor digitorum m.), 짧은노쪽손목폄근(短橈側手根伸筋, extensor carpi radialis brevis m.)

【신경】 노신경의 깊은가지(橈骨神經의 深枝, deep br. of radial n.), 가쪽아래팔피부신경(外側前腕皮神經, lateral antebrachial cutaneous n.)

【혈관】 노동맥(橈骨動脈, radial a.), 덧노쪽피부정맥(副橈側皮靜脈, accessory- cephalic v.)

【침법】 ■ 직자 0.5~1촌

■ 사자 1~2촌

【뜸법】 ■ 艾炷灸 3~5장

■ 溫灸 5~20분

4. 응용

개요

① 주치 : 본 혈은 上肢不遂, 手臂麻木, 肩臂동통을 주치하고, 또한 腸鳴走痛, 大腸氣滯에 대하여 調腑氣, 除瘀滯하는 효과를 발휘함

② 혈성 : 理氣通腑 活絡止痛 散風淸頭

임상 해설

· 手三里의 보조혈로서 腸胃의 津液代謝失調(或 津液不足)로 인한 제반 병증에 사용

① 偏風半身不遂, 手臂不擧, 肩膊痠痛에 사용 : 大腸經病의 경우에는 下廉穴(LI8)~曲池穴(LI11)을 연결하는 經絡線上에 硬直現象이 많이 나타남.

② 腸胃機能의 촉진작용이 있어 消化障碍, 腹痛 등에 응용(絡于肺, 通大腸)

주요 질환 응용

① 胃腸熱 病症 [上腹部 질환 爲主] : 胃經의 上巨虛[大腸의 下合穴]와 通함

· 腸鳴胸痛, 喘息 [大腸部 病症] → 氣가 大腸에 鬱滯되어 생긴 것으로 본 혈로 치료[22)]

· 小便黃, 黃赤 [小腸部 病症] → 小腸에 火가 있어서 발생한 것으로, 大腸의 火를 瀉하면 小腸의 火도 瀉해짐[23)]

· 瀉胃中之熱(配 上下巨虛, 三里, 下廉)

[22)] 氣鬱大腸所致, 故責之.『經穴解』

[23)] 小腸有火而致, 泄大腸之火, 所以泄小腸也.『經穴解』

② 本經 循行部 病症에 활용

· 偏風半身不遂, 手足不仁, 骨髓冷 등

배혈

· 配 氣衝, 三里, 巨虛, 下廉 : 胃中之熱『圖翼』

· 配 下廉 : 小便難黃『千金方』

· 配 氣衝, 足三里, 下巨虛 : 胃中之熱『圖翼』

· 配 下廉 : 小便難黃『千金方』

※ 기타문헌

"小便黃 腸鳴相逐 上廉主之."『甲乙經』

"上廉 : 主小便難黃赤 腸鳴 胸痛 偏風半身不遂 骨髓冷 手足不仁 喘息 大腸氣 腦風頭痛."『大成』

"上廉主治偏風頭痛 胸痛喘息 半身不遂 腸鳴 小便澀 大腸氣滯 手足不仁. 此穴主瀉胃中之熱 與氣衝 三里 巨虛下廉 治同."『圖翼』

LI10 수삼리 (手三里, Susamni)

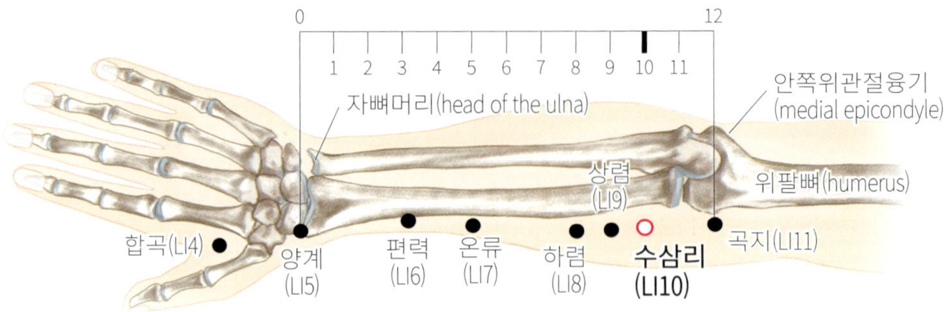

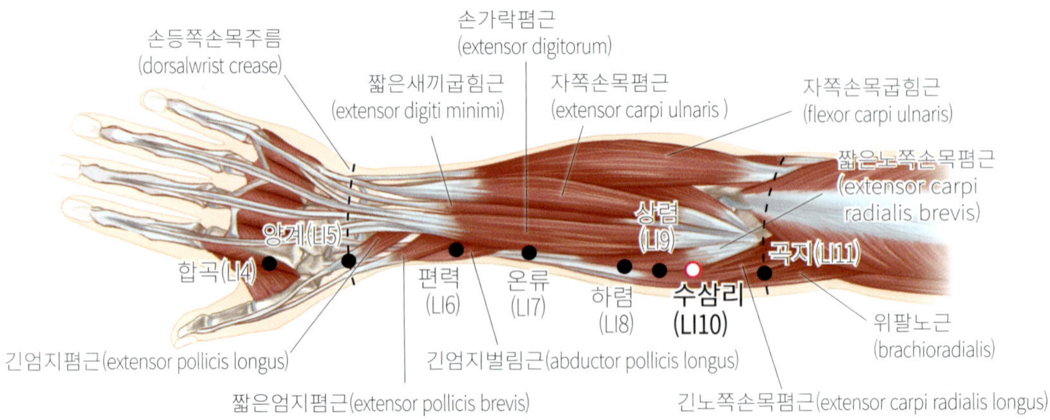

1. 혈명

【의의】 手는 手肢를, 三里는 三寸을 뜻하며, 즉 본 혈이 手臂의 肘端에서 3촌 떨어진 부분에 위치한다는 의미

【異名】 上三里, 鬼邪

2. 혈위 근거

① 曲池下二寸, 按之肉起, 銳肉之端. 『大成』

② 從上廉穴上行一寸, 銳肉之端, 按之肉起. 『金鑑』

3. 부위 및 취혈

① 아래팔 뒤가쪽면, 양계(陽谿, LI5)와 곡지(曲池, LI11)를 연결하는 선 위, 팔오금주름에서 아래쪽으로 2촌

② 곡지 아래 2촌에서 장요측수근신근과 단요측수근신근 사이에 취함

【근육】 손가락폄근(指伸筋, extensor digitorum m.), 위팔노근(上腕橈骨筋, brachio- radialis m.), 깊은층에 손뒤침근(回外筋, supinator m.)

【신경】 노신경의 깊은가지(橈骨神經의 深枝, deep br. of radial n.), 가쪽아래팔피부신경(外側前腕皮神經, lateral antebrachial cutaneous n.)

【혈관】 노동맥(橈骨動脈, radial a.), 덧노쪽피부정맥(副橈側皮靜脈, accessory ceph- alic v.)

【침법】 ■ 직자 0.5~1.2촌 ■ 사자 1~2촌

【뜸법】 ■ 艾炷灸 5~7장 ■ 溫灸 5~20분

4. 응용

개요

① 주치 : 본 혈은 上肢不遂, 肩膊 동통을 주치하여 祛風通絡하는 효과를 발휘하며, 또한 食癖氣块, 腹脹時寒, 齒痛, 頷腫, 瘰癧, 失音을 주치하여 理氣通腑하는 효과를 발휘함

② 혈성 : 祛風通絡 理氣通腑 清熱明目 和胃理腸

임상 해설

① 腸胃(소화기)질환의 반응(압통)점 및 치료穴로서 腸胃機能 促進작용이 있어 임상에서 津液代謝失調로 인한 제반 병증에 활용(配 足三里) : 腸胃의 蠕動運動을 調節함 腸炎, 腹痛, 便秘, 霍亂 등에 사용

☞ 乾霍亂 加委中, 濕霍亂 加公孫

② 氣血凝滯로 인한 上焦의 제반 風濕熱症, 특히 頭面部 질환에 활용

i) 面腫(疔癰)의 최고 활용 : 先取合谷 後取手三里(灸). ☞ 일반적으로 胃·소화기는 面腫, 腎은 몸전체의 浮腫으로 病變이 발현됨

ii) 鼻 질환(축농증, 鼻淵), 耳下腺炎을 주치(配 太谿 ☞ 夏枯草散)

iii) 편도선염, 인후염 등으로 인한 高熱에 사용 : ㈏ 扁桃七點 중 하나로서 扁桃病變을 隨伴하는 熱症의 주요 혈위

iv) 고혈압 관련제반 병증에 응용 : 일시적으로 혈압을 낮출 수 있음

v) 齒痛에 사용 cf. 腎虛性 齒痛 : 溫溜, 水泉(腎 郄穴), 交信

③ 上肢 撓骨側에 오는 神經痛, 筋肉痛에 사용

주요 질환 응용

① 소화기 병증 [氣血不足, 脾胃虛弱으로 인한 胃腸질환을 치료(胃病 爲主) : 足三里를

配穴함]

- 霍亂遺矢, 失音 → 大腸의 氣가 逆하면 霍亂이 되며, 大腸의 氣가 虛하면 遺失되고 失音되는데, 氣逆하면 調理하고, 虛하면 補함[24)]

② 피부 질환에 활용

- 收瘡消腫 작용이 있어서 疔瘡, 癰癤을 治함
- 肺와 表裏關係 - 본 혈은 肺의 主皮毛 작용을 도움

③ 肩背腰脊, 上肢肘部 동통[經脈 循行處의 病症 : 本經脈 循行 "......上肩, 出于骨之前兼, 上出于柱骨之上...."]

- 肩背痛, 手臂不仁, 肘攣不伸, 手足不遂 → 本經에 風邪가 적중한 것이니, 本經 循行의 局所 病症에 대하여 본 혈을 취하여 瀉함[25)]
- 治肩背痛『席弘賦』
- 治臂痛『勝玉歌』
- 治腰背連臍痛『席弘賦』- 肩上痛連臍不休, 手足三里便須求.
- 治肩連臍痛『雜病穴法歌』

④ 耳痛, 咽喉痛, 鼻病에 활용

배혈

- 配 申脈, 金門, 手三里 : 頭風目眩項捩强『雜病穴法歌』
- 配 足三里 : 食癖氣坎『席弘賦』
- 配 少海 : 兩臂頑麻『百症賦』
- 配 曲池, 關衝, 中渚, 陽谷, 尺澤 : 肘痛時寒『千金方』

※ 기타문헌

"腸腹時寒 腰痛不得臥 手三里主之."『甲乙經』

"三里 : 主癯亂遺失 失音氣 齒痛 頰頷腫 瘰歷 手臂不仁 肘攣不屈 中風口噼 手足不隨."『大成』

※ 참고

- 본 혈은 위치상 童氏奇穴 가운데 火腑海(在火山穴後兩寸 按之肉起 銳肉之端) 부근에 해당함

24) 大腸之氣逆爲霍亂, 大腸之氣虛爲遺矢, 失音. 氣逆者調之, 虛者補之.『經穴解』

25) 本經中風邪, 火邪所致, 故泄此穴.『經穴解』

LI11 곡지 (曲池, Gokji)

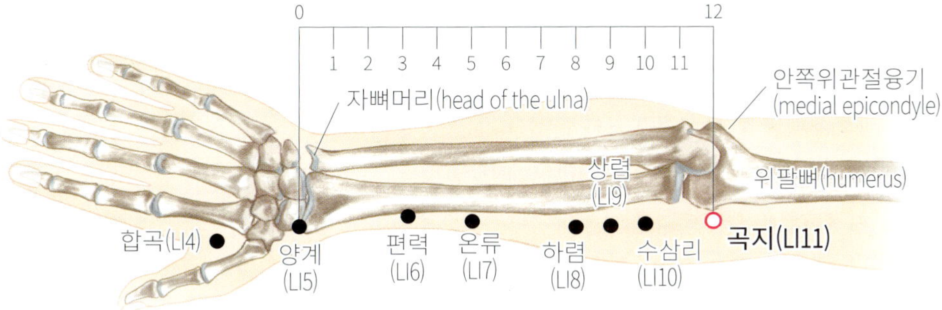

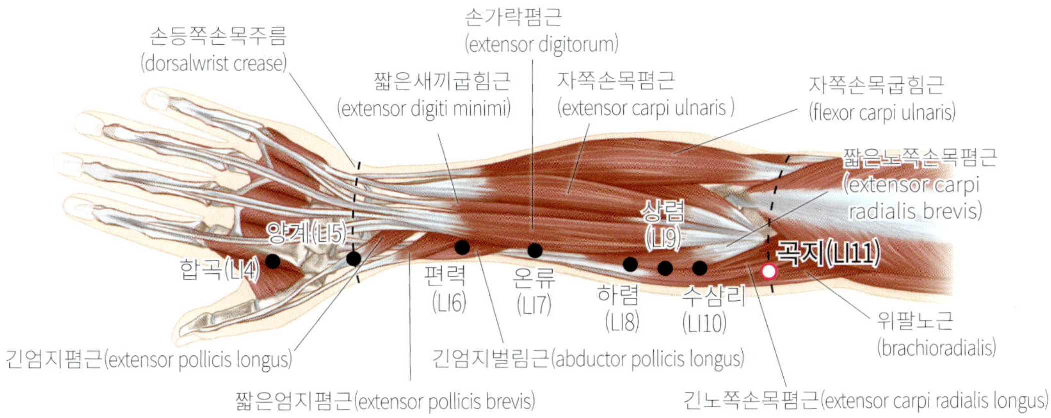

1. 혈명

【의의】曲은 屈曲을, 池는 水池를 뜻하며, 屈肘時에 橫紋頭處가 凹陷形態로 되어 淺池를 닮았음을 의미하며, 또한 陽明經의 合穴로 經氣가 流注하여 모이는 것이 水가 流入하는 池와 유사하다는 의미임

【異名】鬼臣, 洪池, 陽澤

2. 혈위 근거

① 肘外輔骨, 屈肘橫紋頭陷中, 以手拱胸取之. 『大成』

② 從手三里穴上二寸, 以手拱胸屈肘橫紋頭陷中取之. 『金鑑』

3. 부위 및 취혈

① 팔꿈치 가쪽면, 척택(尺澤, LU5)과 위팔뼈 가쪽위관절융기(lateral epicondyle of the humerus)를 연결하는 선의 중점. 팔꿈치를 완전히 굽혀 손바닥을 반대편 가슴에 댔을 때, 팔오금주름가쪽끝의 오목한 곳이고, 90도로 굽혔을 때는 팔오금주름의 가

쪽끝과 위팔뼈가쪽위 관절융기 사이의 오목한 곳

② 굴주공흉(屈肘拱胸)하고 손바닥을 반대측 가슴 부위에 위치할 때 생기는 주관절 횡문두에서 취하며, 주와(肘窩) 요측횡문단에 해당함

· [橈側] 曲池(LI11) ↔ 尺澤(LU5) ↔ 曲澤(PC3) ↔ 少海(HT3) [尺側]

【근육】 위팔노근(上腕橈骨筋, brachioradialis m.)

【신경】 노신경(橈骨神經, radial n.), 가쪽아래팔피부신경(外側前腕皮神經, lateral ante-brachial cutaneous n.)

【혈관】 노쪽되돌이동맥(橈側反回動脈, radial recurrent a.), 노쪽피부정맥(橈側皮靜脈, cephalic v.)

【침법】 ■ 직자 0.5~1.5촌

■ 사자 1~1.5촌 (침첨을 약간 비스듬히 指端을 향하여 자입)

■ 上肢癱瘓 치료시에는 팔꿈치를 굽혀 약간 비스듬히 팔꿉관절의 안쪽을 향해 자입

■ 透刺時에는 少海(HT3)를 향해 2~2.5촌 자입

■ 직자시 국소에 酸張感이 있으며 觸電感이 위로 肩部까지, 아래로 手指까지 傳導되기도 함. 사자(斜刺)時 得氣가 있은 다음 강하게 數次 捻鍼하면 感應이 前臂나 肩部까지 傳導되기도 하며, 肘關節 曲面을 향해 사자(斜刺)하면 麻電感이 指端으로 전도됨

【뜸법】 ■ 艾炷灸 5~10장 ■ 溫灸 10~30분

4. 응용

개요

① 속성 : 본 혈은 大腸經의 合土穴이며, 補母穴 [十三鬼穴[26]中 鬼腿穴, 中風七處穴[27], 自經補穴]

② 주치 :

· 熱性 發熱 病症 - 본 혈이 能히 降熱하는 것은 大腸經과 肌膚關節은 밀접한 관련이 있기 때문이며, 外邪가 侵入하여 發熱이 발생될 시 본 혈을 취하면 肌膚關節의 風熱을 散泄할 수 있는데, 이에 대하여 『靈樞 · 壽夭剛柔』에 "病在陽之陽者, 刺陽之合"이라 함

---

[26] 十三鬼穴 : 人中, 頰車, 海泉, 上星, 風府, 少商, 勞宮, 大陵, 曲池, 隱白, 申脈, 承漿, 會陰(男), 玉門(女).

[27] 中風七處穴 : 百會, 肩井, 曲池, 風市, 足三里, 絶骨, 曲鬢『鍼灸大成』

· 피부질환 癮疹, 痒痛 - 肺主皮毛이고, 陽明主肌肉이므로 무릇 피부질환인 癮疹, 痒痛은 本穴과 밀접한 연관을 가지며, 또한 陽明經이 多血多氣한 經이고, 土穴은 胃經과 有關하고, 胃는 氣血의 海가 되므로, 본 혈이 皮膚疾病을 주치하는 것은 淸肺熱하고, 通達肌膚하는 작용과 더불어 涼血潤燥 작용이 있기 때문임. 아울러 『靈樞 · 壽夭剛柔』에 "陽明病이 내부에서 밖으로 표출되면서 발현되는 皮膚 질환은 陽明의 合穴로 逆氣而泄, 散風熱한다"라고 함

· 肩部제반 병증- 大腸은 金腑이고, 曲池는 合土로서 본 경의 母가 되며, "虛則補其母"의 法則에 근거하여 半身不遂에 본 혈을 補하면 不足을 補益하고, 正氣를 扶補하는 效가 발휘되며, 이러한 연유로 上肢偏癱에 曲池가 爲主가 되고, 下肢偏癱에는 陽陵泉이 爲主가 되기에 『百症賦』에 이르기를 "陽陵遠達于曲池"라고 함(中風七處穴 중 하나). 또한 肩痺는 筋脈에 風寒濕邪의 侵襲으로 인해 氣血鬱滯가 발생되어, 筋脈, 關節의 活動力이 失調된 것으로, 본 혈에 鍼刺함으로써 疏通經絡, 調和氣血, 通絡舒筋 작용이 발휘됨

③ 혈성 : 疏通氣機 涼血潤燥 舒筋活絡 解表淸熱 鎭靜安神 淸熱消腫 祛風濕利關節 散風止癢 淸泄腸胃濕熱

임상 해설

① 自經補穴, 大腸經 合土穴로서 소화기 병증에 활용

i) 大腸經之合土穴로서 痢疾, 腹痛泄瀉 등에 유효(合主逆氣而泄)

ii) 肝脾不和(木克土, 肝陽上亢)로 인한 消化不良(肝與大腸相通 乙庚合化金能制木)

iii) 腹脹(配 足三里, 溫溜, 天樞)

② 淸熱消腫의 주요 혈위로서 陽明 · 大腸熱로 인한 諸熱症(配 足三里)

i) 中風 주요 혈위[28], 半身不遂 주요 혈위로서 下氣작용이 뛰어나서 中風 半身不隨 등 고혈압 관련제반 병증 및 豫防치료(配 四關, 手三里(上肢不隨), 足三里(下肢不隨)) 中風의 豫防 및 治療法은 方向轉換(降火)임

ii) 搔痒症(血熱)을 隨伴하는 皮膚제반 병증(丹毒, 隱疹, 瘡疥, 濕疹)에 응용(配 血海, 三陰交, ㉧ 分枝上 · 下 ㉦ 大腸正格, 肺正格(아토피))

iii) 감기몸살, 食傷 등으로 인한 熱上衝에 의해 가슴에 지장이 있는 경우(胸中煩滿熱渴)의 주요 혈위 : 上焦熱에는 十井穴瀉血 외에 曲池가 유효

iv) 消渴(糖尿病)에 이용함 : 血糖, 血小板의 再生 조절작용이 있음

v) 眩暈, 頭暈을 수반하는 두통에 응용 : 鍼治療後 頭痛時 曲池에 灸함

---

[28] 中風 주요 혈위 : 百會, 風池, 大椎, 肩井, 間使, 足三里, 曲池, 合谷

③ 모든 婦人病의 주요 혈위로서 특히 更年期障碍, 臟燥관련 제반 병증에 유효 : 月經不順(配 三陰交, 陰陵泉, 照海)의 常用穴임
④ 喘咳, 哮喘 等 제반 호흡기질환에 응용
⑤ 肘關節 屈伸不利, 上腕外踝疼痛에 사용
⑥ 五行鍼法에 활용
· 大腸經의 土穴로 大腸正格의 補穴[補其母]

주요 질환 응용

① 上部의 鬱滯된 氣로 인한 虛火病(鬱症, 고혈압, 糖尿 등)[疏通氣機, 調理氣血 작용]
· 走而不守 – 본 혈은 上部의 氣機를 調整, 즉 氣를 上下로 疏通시키는 작용이 强함 → 上部의 鬱滯된 熱氣를 淸泄시키는데, 合谷(升而能散)과 配穴하여 淸利上焦함
· 氣機調整의 주요 혈위이며, 强壯의 要穴임
· 喉痹不能言, 胸中煩滿 → 胸은 肺의 室이고, 煩滿은 肺氣滯이니, 泄表하여 疏理해야 하므로 그 表로 치료[29]
② 全身 皮膚病[凉血潤燥 작용]
· 본 혈은 大腸經의 合土穴로 "肺與大腸表裏" 및 "合治府病"(府는 內腑, 즉 內臟腑를 의미), 즉 肺氣의 主宣肅, 主皮毛 작용을 강화하며, 또한 陽明의 熱邪를 淸泄하는 작용이 있어서 全身癬疥瘡瘍을 치료
· 惡風寒氣, 風癮疹, 皮脫作瘡, 皮膚痂疥 → 肺는 皮毛와 合하므로 病이 皮毛에 있으면 모두 肺의 病症이니, 泄表하여 疏理해야 하므로 그 表로 치료[30]
③ 風寒濕으로 인한 關節痛(本經 循行部 病症)[舒筋通絡 작용에 의함]
· 太淵, 太白, 曲池 : 급성 捻挫에 활용(瘀血方)
· 手臂紅腫, 肘中痛, 偏風半身不遂, 臂膊疼痛, 筋緩捉物不得, 挽弓不開, 屈伸難, 風痹. → 모두 本經이 通過하는 部分의 病症이며, 風寒이 客하여 발생된 所致이니, 鍼을 사용해서 그 風을 瀉하고 灸를 사용해서 그 寒을 散함[31]
④ 外感性 風寒으로 인한 熱性 병증[解表淸熱 작용에 의함]
· 外感風寒, 頭痛發熱(配 大椎 : 解表淸熱)
⑤ 고혈압, 不眠[鎭靜安神 작용으로 降혈압, 安眠 작용 발휘]

---

[29] 胸者, 肺之室也. 煩滿者, 肺氣滯也, 泄表以疏理也.『經穴解』
[30] 肺合皮毛, 病之在皮毛者, 皆肺症也, 故責其表.『經穴解』
[31] 此症, 皆本經所過部分, 風寒客之所致, 故用鍼以泄其風, 用灸以散其寒.『經穴解』

· 十三鬼穴 중 하나로 鬼臣(鬼腿)으로 百邪癲狂을 주치함

배혈

· 配 委中(消風利濕) : 風濕痺 → 散寒祛風滲濕 작용 强化
· 配 陽陵泉(筋會, 舒筋鎭痙) : 半身不遂, 歷節諸痺[上肢麻痺 : 曲池 爲主, 下肢麻痺 : 陽陵泉 爲主]
· 配 陽陵泉(氣機運行 調整작용) : 肝肺仰鬱으로 인한 胸脇痛
· 配 合谷 : 耳目口鼻 등 口面部 諸病 → 淸利上焦
· 配 合谷『席弘賦』, 或 肩髃『勝玉歌』, 或 肩井『標幽賦』: 肩臂痛
· 配 陽谿, 合谷, 中渚, 三里, 陽輔, 崑崙 : 左癱右瘓『大成』
· 配 合谷 : 頭面耳目口鼻病『雜病穴法歌』
· 配 合谷 : 曲池兩手不如意, 下鍼合谷宜仔細『席弘賦』
· 配 大迎, 顴髎, 聽會 : 齒痛, 惡寒 『千金方』
· 配 三里, 溫溜, 中渚, 豊隆 : 喉痹不能言『千金方』
· 配 臑會, 支溝, 陽谷 : 臂腕急, 腕外側痛脫如拔『千金方』
· 配 關衝, 三里, 中渚, 陽谷, 尺澤 : 肘痛時寒『千金方』
· 配 天髎 : 肩重痛不擧『千金方』
· 配 列缺 : 身濕搖時時寒, 熱病煩心, 心悶, 先手臂身熱, 瘈瘲, 脣口聚, 鼻張, 目下汗出如珠『千金方』
· 配 少澤 : 瘈瘲癲疾『千金方』
· 配 合谷, 三里, 三陰交, 行間, 內庭 : 渾身浮腫生瘡『大成』
· 配 支溝, 三里, 三陰交 : 女子月事不來, 面黃乾嘔, 妊娠不成『大成』
· 配 肩髃, 手三里 : 兩手拘攣, 偏風隱疹, 喉痹, 胸肋脹滿, 筋緩, 手臂無力, 皮膚枯燥『大成』
· 配 合谷, 人中, 復溜 : 傷寒發痙, 不省人事『大成』
· 配 曲池(補), 人中(瀉) : 傴『玉龍歌』
· 配 少衝 : 發熱『百症賦』

※ 기타문헌

"主繞踝風 手臂紅腫 肘中痛 偏風半身不遂 惡風邪氣 泣出喜忘 風癮疹 喉痹不能言 胸中煩滿 臂膊疼痛 筋緩捉物不得 挽弓不開 屈伸難 風痹."『大成』

"擧體痛痒 如蟲嚙齒 皮脫作瘡 皮膚痂疥."『大成』

"傷寒餘熱不盡 曲池主之."『甲乙經』

"胸中滿 耳前痛 齒痛 目赤痛 頸腫寒熱 渴飮輒汗出 不飮則皮乾熱 曲池主之."『甲乙經』

"肩胛腫痛 難屈伸 手不可擧 腕重急 曲池主之."『甲乙經』

※ 참고

① 手陽明大腸脈氣 所入의 合土穴

② 十三鬼穴 中 하나 : 鬼腿

③ 中風七處穴의 하나

④ 自經補穴

※ 참고

· 본 혈은 위치상 童氏奇穴 가운데 骨刺一(在曲池直上 2촌처), 骨刺二(骨刺一穴上 2촌, 曲池直上 4촌처), 骨刺三(在骨刺二穴上 2촌, 曲池直上 6촌처), 腑格三(在屈肘橫紋頭處下八分, 卽曲池穴下八分 旁開左右各八分 共三穴) 부근에 해당함

LI12 주료 (肘髎, Juryo)

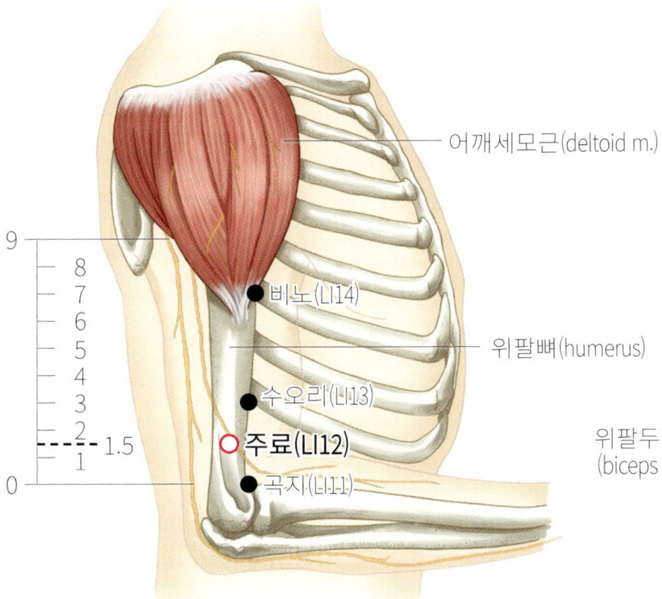

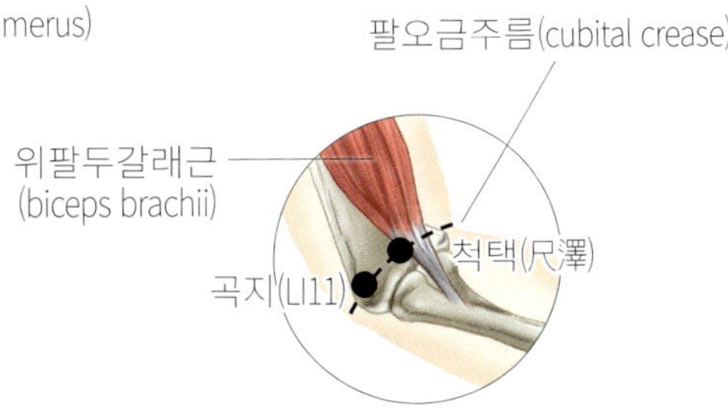

1. 혈명

【의의】肘는 肘部를, 髎는 孔穴을 뜻하며, 본 혈이 肘部 肘上骨旁 凹陷中에 위치하고 있다는 의미

【異名】肘尖

2. 혈위 근거

① 肘大骨外廉陷中.『大成』

② 從曲池穴上行大骨外廉陷中.『金鑑』

☞ "在肘大骨外廉陷中, 與天井相並, 相去一寸四分"『圖翼』

3. 부위 및 취혈

① 팔꿈치뒤가쪽면, 위팔뼈가쪽위관절융기(lateral epicondyle of the humerus) 위쪽, 가쪽위관절융기위능선(lateral supraepicondylar ridge) 앞쪽

② 상완골외측상과의 상방에 있으며 팔을 굽힌 상태에서(屈肘) 곡지 후상방 1.5촌에서 취함

③ 악권(握拳)하고 팔을 120도 이상 굽혔을 때 곡지 후방으로 근이 융기되어 보이는데, 이 근을 넘어 요함처에 취함

④ 팔을 90도로 굽혀서 장요측신근건 팽대부(기시부) 후연에 취함

【근육】 위팔두갈래근(上腕二頭筋, biceps barchii m.), 위팔노근(上腕橈骨筋, bra -chioradialis m.)

【신경】 노신경(橈骨神經, radial n.), 가쪽아래팔피부신경(外側前腕皮神經, lateral anteb -rachial cutaneous n.)

【혈관】 노쪽되돌이동맥(橈側反回動脈, radial recurrent a.), 노쪽곁동맥(橈側側部動脈, radial collateral a.), 노쪽피부정맥(橈側皮靜脈, cephalic v.)

【침법】 ■ 직자 0.3~0.7촌 ■ 사자 1~1.5촌(침첨을 위팔뼈의 前緣을 沿해서 자입)

【뜸법】 ■ 艾炷灸 3~5장 ■ 溫灸 5~20분

4. 응용

개요

① 주치 : 본 혈은 肘臂疼痛, 拘攣, 麻木에 대하여 자침하면 疎利關節하는 효과를 발휘함

② 혈성 : 疏通經絡 活絡止痛 疏利關節

임상 해설

① 肩臂部 風濕性關節炎, 上肢麻痺에 응용 : 팔의 麻木不仁의 경우 經絡上의 異常인지 頸椎異常인지 먼저 구분하고 살펴야함

② 肩重 · 肩痛(肩胛部 麻木不仁), 腋急에 이용함

주요 질환 응용

① 上肢 關節 질환[tennis elbow 등을 主治]

· 疏利關節 작용 : 肘臂痛, 拘攣, 麻木, 肘節風痺에 활용(配 曲池, 手三里)

② 嗜臥, 無力症['走而不守'의 曲池穴이 위주이며, 肘髎는 보조 작용]

· 風勞嗜臥 → 눕기를 좋아하는 자는 게으르게 움직이는데, 懶動한 자는 邪氣가 客한 것이므로 본 혈을 瀉하여 그 風을 제거함[32)]

배혈

· 配 臑會, 支溝, 曲池, 腕骨 : 治肘節痹, 臂酸重, 腋急痛, 肘難屈伸『千金方』

※ 기타문헌

"肩肘節酸重 臂痛不可屈伸 肘髎主之."『甲乙經』

"肘髎 : 主風勞嗜臥 肘節風痹 臂痛不擧 屈伸攣急 痲木不仁."『大成』

32) 嗜臥者, 懶於動也, 懶動者, 邪客之, 宜泄此穴以去其風.『經穴解』

LI13 수오리 (手五里, Suori)

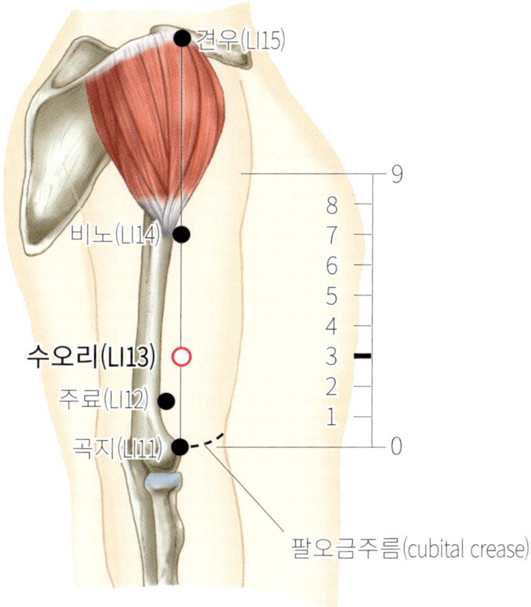

1. 혈명

【의의】 手는 手肢를, 五里는 五寸을 뜻하기에, 본 혈의 위치상 肘端上方 五寸 부위라는 의미임

【異名】 尺五里, 尺之五里, 尺之五間, 大禁

2. 혈위 근거

① 肘上三寸, 行向裏大脈中央.『大成』

② 從肘髎穴循行肘上三寸, 向裏大脈中央.『金鑑』

3. 부위 및 취혈

① 위팔가쪽면, 곡지(曲池, LI11)와 견우(肩髃, LI15)를 연결하는 선위, 팔오금주름(cubital crease)에서 위쪽으로 3촌. 앞겨드랑주름(anterior axillary fold) 끝과 곡지(曲池, LI11)를 연결하는 선에서 위쪽으로부터 2/3와 아래쪽으로부터 1/3이되는 지점과 같은 높이에서 취혈

【근육】 어깨세모근(三角筋, deltoid m.), 위팔노근(上腕橈骨筋, brachioradialis m.), 위팔세갈래근(上腕三頭筋, triceps brachii m.)

【신경】아래가쪽위팔피부신경(下外側上腕皮神經, inferior lateral brachial cutaneous n.)

【혈관】노동맥(橈骨動脈, radial a.), 노쪽피부정맥(橈側皮靜脈, cephalic v.)

【침법】■ 직자 0.3~0.5촌(혈관을 피하여 침첨을 臂外面에서 內側面을 향해 자입함. 動脈과 橈神經을 다치지 않도록 조심함)

■ 사자 0.5~0.8촌

■ "禁不可刺. 灸三壯"『甲乙經』

【뜸법】■ 艾炷灸 3~7장

■ 溫灸 5~20분

4. 응용

개요

① 주치 : 肘臂疼痛麻木에 대하여 본 혈을 자침하면 疏筋利節하는 효과를 발휘하며, 또한 痎瘧, 頸癧에도 활용됨

② 혈성 : 理氣止痛 化痰消腫 寧嗽止血

임상 해설

① 일반적으로 上肢痛(肩臂痛)에 유효

② 경부 임파선결핵, 선염 등 瘰癧에 사용

※ 一名 大禁穴로서 禁鍼穴임 : "陰尺動脈在五里, 五腧之禁也"『靈樞 · 本輸』, "奪陰者死 言取尺之五里 五往者也."『靈樞 · 小鍼解』, "歧伯曰 迎之五里 中道而止 五至而已 五往而藏之氣盡矣, 故五五二十五 而竭其輸矣, 此所謂奪其天氣者也, 非能絶其命而傾其壽者也."『靈樞 · 玉版』

주요 질환 응용

① 肺熱 병증에 활용

· 吐血咳嗽, 肺(風)勞驚恐 → 이것은 肺의 熱病이니, 表를 치료해야 하며, 灸하여 그 熱을 散함[33][吐血에 대하여 肺經 天府穴의 凉血止血 작용과 유사]

② 胃 병증[大腸經은 足陽明胃經과 연계되는데, 즉 循行上 肺臟을 감싼 후 횡격막 아래로 내려올 때 胃와 연계되기에, 胃病에 大腸經 穴位를 취함]

---

[33] 此爲肺熱病也, 責其表, 灸以散其熱.『經穴解』

· 心下脹滿, 上氣身黃, 時有微熱, 嗜臥, 四肢不得動 → 胃氣滯하여 熱이 있어 病이 된 것으로 本經이 足陽明經과 교회(交會)하여 循行하고 肺臟을 外繞하여 下膈하므로 胃病에 본 혈로 치료[34)]

③ 瘰癧에 활용 – 灸法 시행[天井, 少海 위주], 配 臂臑『百症賦』

④ 肘臂攣急 동통에 활용

배혈

· 配 五里, 臂臑 : 生癧瘡『百症賦』
· 配 大迎, 臂臑 : 寒熱, 頸瘰癧『千金方』
· 配 三陽絡, 天井, 厲兌, 三間 : 嗜臥, 四肢不欲動搖『千金方』
· 配 中封 : 身黃, 時有微熱『千金方』

※ 기타문헌

"主風勞驚恐 吐血咳嗽 肘臂痛 嗜臥 四肢不得動 心下脹滿 上氣."『大成』

"心下脹滿痛."『甲乙經』

"瘰癧."『大成』

"痎瘧 心下脹滿痛 上氣 灸手五里 左取右 右取左." "寒熱頸癧適咳 呼吸難 灸五里 左取右 右取左." "嗜臥 四肢不欲動搖 身體黃 灸手五里 左取右 右取左." "瞶目 目䀮䀮 少氣 灸手五里 左取右 右取左."『甲乙經』

"五里 : 主風勞驚恐 吐血咳嗽 肘臂痛 嗜臥 四肢不得動 心下脹滿 上氣 身黃 時有微熱 瘰癧 目視䀮䀮 痎瘧."『大成』

※ 참고

· 본 혈은 위치상 董氏奇穴 가운데 人宗(屈肘測量 以手拱胸, 在後臂肱骨內緣與肱二頭肌間之陷處 去肘窩橫紋三寸處), 地宗(屈肘測量 以手拱胸, 當後臂肱骨之中部內緣與肱二頭肌間之陷處, 亦卽人宗穴上三寸處), 天宗(屈肘測量 以手拱胸, 當後臂肱骨內緣與肱二頭肌後部間之陷處 距地宗穴三寸 距肘窩橫紋九寸處) 부근에 해당함

34) 此爲胃氣滯而有熱所致之病, 以本經循足陽明經, 外繞肺臟而下膈, 故胃病亦責之.『經穴解』

LI14 비노 (臂臑, Bino)

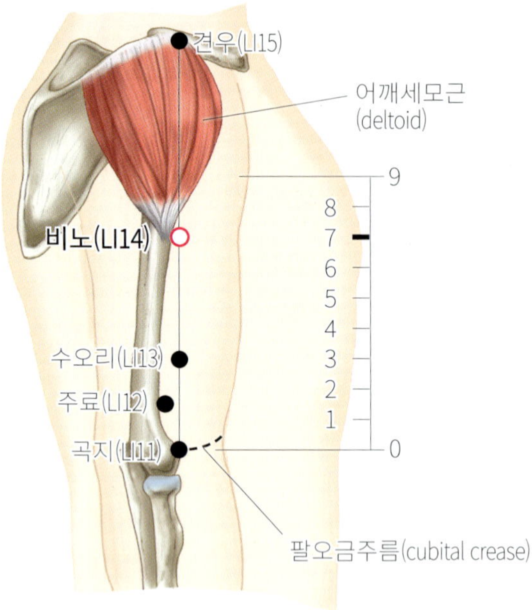

1. 혈명

【의의】臂는 上肢, 上臂를, 臑는 上臂內側을 뜻하며, 즉 본 혈의 위치가 上臂內側에 該當한다는 의미임

【異名】頭衝, 頸衝

2. 혈위 근거

① 肘上七寸, 䐃肉端, 肩髃下一夫, 兩筋兩骨罅陷宛中, 擧臂取之. 『大成』

② 從五里穴上行四寸, 兩筋兩骨罅宛宛陷中, 伸臂平手取之. 『金鑑』

3. 부위 및 취혈

① 위팔가쪽면, 어깨세모근(deltoid)의 앞모서리바로 앞쪽, 곡지(曲池, LI11)에서 위쪽으로 7촌

【근육】어깨세모근(三角筋, deltoid m.)

【신경】뒤위팔피부신경(後上腕皮神經, posterior cutaneous n. of arm), 아래가쪽위팔피부신경(下外側上腕皮神經, inferior lateral brachial cutaneous n.)

【혈관】 노쪽피부정맥(橈側皮靜脈, cephalic v.), 뒤위팔휘돌이동맥(後上腕回旋動脈, po-sterior circumflex humeral a.), 앞위팔휘돌이동맥(上腕回旋動脈, anterior -circumflex humeral a.)

【침법】 ■ 직자 0.3~0.7촌
■ 사자 1~1.5촌
■ 眼疾患 치료시 상향으로 三角筋中에 1~1.5촌 사자
■ 橫刺時 上腕骨 前緣에서 後緣을 향해 1~1.5촌 투자
■ 肩臂痛 치료시 침첨을 상방으로 견우(LI15)를 향해 1~1.5촌 橫刺로 투자

【뜸법】 ■ 艾炷灸 3~7장
■ 溫灸 5~20분

4. 응용

개요

① 주치 : [手足太陽與陽維脈之會穴, 手陽明絡之會 絡手少陽之臑會]

· 본 혈이 上肢 三角筋의 下方 內側에 위치하고 있어서 肩關節 疾病을 주치하는데, 이는 본 혈이 手陽明大腸經, 手太陽小腸經, 足太陽膀胱經의 交會處가 되기 때문이며, 본 혈에 자침하면 疏筋止痛, 行氣散瘀하는 효과가 발휘됨

· 臨床에서 曲池를 配穴하여 瘰癧을 주치하는데, 瘰癧이 風邪外襲, 痰濕內阻로 인하여 營衛不和하고, 經絡氣血이 凝滯된 경우에 手陽明經의 穴位를 취하면 가히 祛風通絡하는 효과가 발휘되며, 본 혈도 이 작용이 있음

② 혈성 : 止痛鎭痛 疏通經絡 理氣消痰 散風淸熱 通絡明目

임상 해설

① 견비통 : 팔이 아파서 水平 또는 뒤쪽으로 젖히지 못하는 경우의 局所치료(팔을 최대한 움직인 不自然스런 姿勢를 취한 상태에서 취혈함)

② 鍼刺麻醉 常用穴 중 하나로서 淸熱鎭痛 消炎하여 제반 熱症에 사용

i) 癭氣, 癭瘤, 瘰癧치료에 응용(配 曲池, ㊄ 小腸正格)

ii) 皮膚瘙痒症 특히 蕁痲疹에 응용 : 肩關節 주위의 穴은 대부분 皮膚病에 유효

iii) 眼질환에 응용

주요 질환 응용

① 瘰癧 및 寒熱 病症에 활용

· 瘰癧 → 臂, 頸, 項은 瘰癧이 생기는 곳이며, 모두 本經이 이르는 곳이므로 瀉하여 그 風火를 제거함[35)]

· 寒熱 → 寒熱한 것은 肺의 症狀으로 본 혈을 취하여 肺의 表를 치료[36)]

배혈

· 配 大迎, 五里 : 寒熱, 頸瘰癧『千金方』

· 配 五里 : 瘰癧『百症賦』

※ 기타문헌

"肩臂痛不擧."『甲乙經』

"主寒熱, 臂痛不得擧, 瘰癧, 頸項拘急."『大成』

"寒熱 頸癧適 肩臂不可擧 臂臑兪主之."『甲乙經』

"臂臑 : 主寒熱臂痛 不得擧 瘰癧 頸項拘急."『大成』

※ 참고

· 본 혈은 위치상 童氏奇穴 가운데 肩中(手臂下垂, 自肩骨縫向下二寸半中央處. 上腕外側 三角筋 最高 隆起點) 부근에 해당함

35) 臂, 頸, 項乃瘰癧所生之處, 皆本經所及也, 宜泄之以去其風火.『經穴解』

36) 寒熱者, 肺證也. 取此穴者, 治肺之表也.『經穴解』

LI15 견우 (肩髃, Gyeonu)

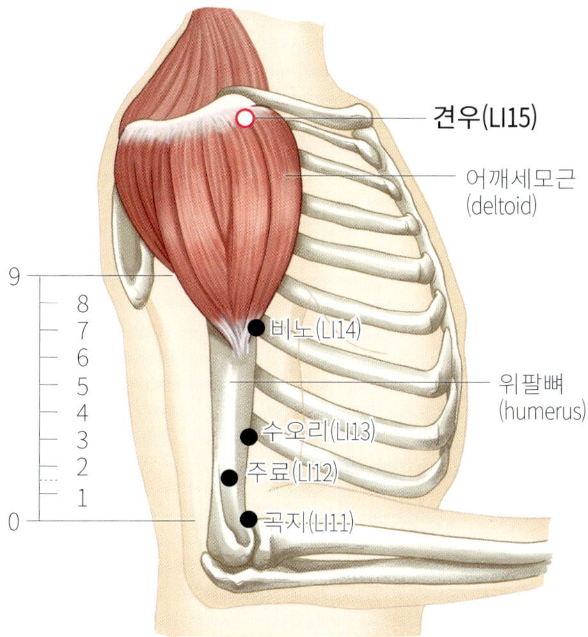

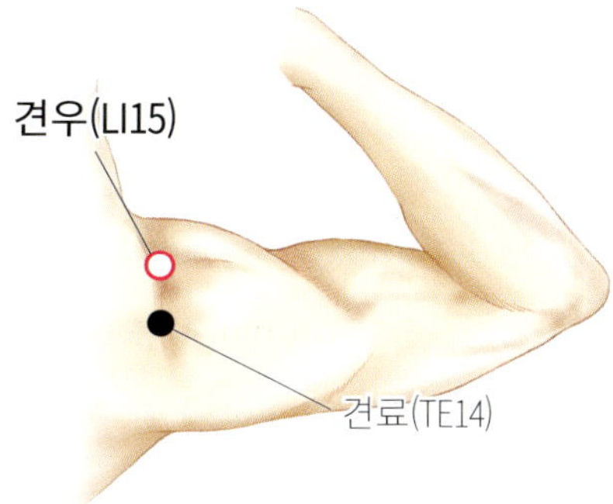

1. 혈명

【의의】肩은 肩部를, 髃는 髃骨, 肩端의 骨을 뜻하며, 본 혈이 肩端部의 肩峰과 上腕骨大結節사이에 위치함을 의미

【異名】膊骨, 髃骨, 肩井, 偏肩, ㊅ 背面, 中肩井

2. 혈위 근거

① 膊骨頭肩端上, 兩骨下間陷者宛宛中, 擧臂取之有空. 『大成』

② 從臂臑穴上行髏骨頭, 肩端上兩骨罅陷處宛宛中, 擧臂取之有空. 『金鑑』

3. 부위 및 취혈

① 팔이음뼈(shoulder girdle), 어깨뼈봉우리(acromion) 가쪽모서리의앞쪽끝과 위팔뼈큰결절(greater tubercle of the humerus) 사이의 오목한 곳. 위팔을 외전할 때, 어깨뼈봉우리의 앞뒤로 두 개의 오목한 곳이 나타남. 어깨뼈봉우리 앞쪽의 보다 더 오목한 곳에서 취혈. 견료(肩髎, TE14)는 뒤쪽오목한 곳에 위치

② 팔을 들지 않은 상태에서(上臂를 下垂한 상태) 견관절의 관절과 삼각근 기시부 전연에

갈라지는 요함처에 취함

· 대추(GV14) ←2촌→ 견중수(SI15) ←2촌→ 견정(肩井, GB21) ←4촌→ 견우(LI15)

【근육】 어깨세모근(三角筋, deltoid m.)

【신경】 빗장위신경(鎖骨上神經, supraclavicular n.)

【혈관】 겨드랑동맥의 어깨세모근가지(腋窩動脈의 三角筋枝, deltoid br. of axillary a.), 겨드랑정맥(腋窩靜脈, axillary v.)

【침법】 ■ 직자 0.5~1.2촌 ■ 사자 0.7~1.5촌

■ 팔을 아래로 내리고 위팔뼈(humerus)를 축으로 하여 아래 방향으로 자입함. 혹은 팔을 들고 極泉(HT1)을 향해 2~3촌 자입함

■ 가시위근건염 치료시는 팔을 내려 어깨뼈봉우리와 위팔뼈큰결절 사이에 수평으로 0.7~1촌 자입함

■ 어깨관절주위염에는 肩內陵, 肩髎(TE14)에 어깨세모근(deltoid muscle)의 방향으로 각각 2~3촌 透刺함. 이 때 위팔을 외전시켜 직자하면 어깨세모근의 방향으로 透刺할 수 있음

【뜸법】 ■ 艾炷灸 7~15장 ■ 溫灸 5~20분

4. 응용

개요

① 주치 : 手陽明大腸經과 陽蹻脈이 交會하는 곳이며, 陽蹻脈(人體 左右 骨格構造 균형調節)은 運動을 담당하고, 手陽明의 經筋은 肩部에 結하므로, 肩關節 제반 병증에 대하여 散風, 淸熱, 通絡의 효능으로 주치함. 일반적으로 弛緩不遂한 경우는 補法을 사용하여 補虛壯筋하고, 强直不遂한 경우는 瀉法을 사용하여 活絡舒筋하게 함

② 혈성 : 散風淸熱 消風活絡 化痰止痒 疏散經絡風濕 淸泄陽明氣火 通利關節

임상 해설

① 半身不遂에 사용하는 주요 혈위[37]중 하나로 陽明熱鬱로 인한 제반 병증을 치료함

i) 腦血管障害, 熱病에 의한 半身不遂(中風, 偏風, 偏瘓)에 사용

ii) 肩關節異常(肩臂痛, 肩胛痛)에 쓰는 代表穴로서 특히 (급성)熱性病으로 인한 頭·肩胛·前腕部의 痙攣·麻痺刺痛에 효과적임

[37] 半身不遂 주요 혈위 : 百會, 風池, 曲池, 合谷, 肩髃, 肩井, 環跳, 風市, 絶骨, 三里, 崑崙 申脈

iii) 乳癰, 乳毒, 乳岩 등 乳房관련 제반 병증에 사용
iv) 齒痛에 유효

② 蕁痲疹, 알러지성 癮疹 등 피부병에 활용

주요 질환 응용

① 肩臂痛[疏風活絡, 通利關節 작용에 의함]

· 肩部病變 主治의 要穴 → 본 혈은 본 경의 循行上 肩部로 上行한 첫 번째 穴位로 肩部 病症 치료의 주요혈임[38)]

· "風濕傳于兩肩, 肩髃可治."『玉龍賦』

· "兩手痠疼難執物, 曲池, 合谷, 幷肩髃."『勝玉歌』

· "手臂攣痺, 取肩髃."『天星秘訣歌』

· "肩端紅腫難當, 寒濕相爭氣血狂, 若向肩髃明補瀉, 管君多灸自安康."『玉龍歌』

② 麻痺病과 頭不可回顧 등의 頸項病[補虛壯筋, 活絡舒筋 작용에 의하여 中風, 手足不遂, 偏風, 半身不遂, 頸項痛 등을 주치]

· 循行上 陽蹻脈과 交會 : 陽蹻脈은 陽明經의 본 혈에서 교회(交會)하는데, 循行上 申脈에서 起始하고 直上하여 下肢의 바깥쪽과 옆구리 뒤를 따라서 胛上의 臑兪(小腸經, 陽維脈과 交會)와 교회(交會)하며, 肩胛骨 위쪽으로 상행하여 肩膊의 바깥쪽에서 巨骨과 교회(交會)하고, 또한 肩髃에서 交會함 → 陽蹻脈은 인체의 운동성 조절과 좌우 골격구조 조절 작용을 발휘함

· 灸法 : 若灸偏風不遂, 七七壯止, 不宜多灸, 恐手臂細. 若風病筋骨無力, 久不瘥, 當灸, 不畏細也.『銅人』

③ 皮膚 病症[調理肺氣 작용 –曲池와 配穴]

· 顔色枯焦, 風熱癮疹, 傷寒熱不已, 皮膚瘡瘍 등

④ 四肢熱 및 勞氣泄精[腎精의 損傷]에 활용

· 四肢熱 → 본 혈은 주로 四肢의 熱을 瀉하며, 雲門, 委中, 腰兪와 配穴하여 치료[39)]

· 勞氣泄精 → 이것은 腎病으로 본 혈을 取할 수 있는데, 그 이유는 陽蹻脈이 發源하는 곳이 足太陽經의 申脈이고 상부에서 本穴과 교회(交會)하기 때문이며, 또한 足太陽은 腎과 表裏이고, 蹻라는 것은 움직인다는 것이므로 過勞 후 疲勞하여 泄精되면 본 혈로 치료[40)]

---

38) 此穴乃本經初上肩端之要穴.『經穴解』

39) 此穴主泄四肢之熱, 與雲門, 委中, 腰兪同治.『經穴解』

40) 此腎病也, 何以責此穴, 以陽蹻之發源於足太陽經之申脈, 而上會本經於此穴, 足太陽與腎爲表裏, 蹻者, 動也, 動之勞而泄精, 責此穴.『經穴解』

배혈

- 配 陽谿 : 消癮風之熱極『百症賦』
- 配 曲池, 血海, 風市 : 尋麻疹『百症賦』
- 配 肩貞, 關衝 : 治肩中熱, 頭不可以顧『千金方』
- 配 曲池, 合谷 : 治兩手痠痛難執物『勝玉歌』

※ 기타문헌

"肩中熱 指臂痛 肩髃主之."『甲乙經』

"風熱癮疹 顔色枯焦 勞氣泄精 傷寒熱不已."『大成』

"肩中熱 指臂痛 肩髃主之."『甲乙經』

"帝曰 夫子言治熱病五十九兪 余論其意 未能領別其處 願聞其處 因聞其意. 歧伯曰 頭上五行 行五者 以越諸陽之熱逆也. 大杼 膺兪 缺盆 背兪 此八者 以寫胸中之熱也. 氣街 三里 巨虛上下廉 此八者 以寫胃中之熱也. 雲門 髃骨 委中 髓空 此八者 以寫四支之熱也. 五藏兪傍五 此十者 以寫五藏之熱也. 凡此五十九穴者 皆熱之左右也."『素問 · 水熱穴論』

"肩髃(一名肩井, 一名偏肩) : 主中風手足不隨 偏風 風厥 風痿 風病 半身不遂 熱風 肩中熱 頭不可回顧 肩臂疼痛臂無力 手不能向頭 攣急 風熱癮疹 顔色枯焦 勞氣 泄精 傷寒熱不已 四肢熱 諸癭氣. 唐魯州刺史庫狄嶔風痺 不能挽弓 甄權鍼肩髃 鍼進卽可射."『大成』

"乳癰之發 其證不一 有發正於乳上曰乳氣 乳左曰侵囊 乳右曰乳疽 乳下曰乳岩 當乳頭所發乳毒 俱當灸肩髃二十七壯."『癰疽神妙灸經』

※ 참고

- 본 혈은 위치상 童氏奇穴 가운데 背面(在肩骨縫之中央, 擧臂時有空陷處), 雲白(當肩關節前方, 骨縫去肩尖約二寸許處, 亦卽背面穴向胸方向斜下開二寸), 李白(在臂外側, 從雲白穴稍向外斜下二寸處) 부근에 해당함
- 본 혈은 위치상 경외기혈 가운데 肩三鍼穴(肩髃穴 : 肩峰與肱骨大結節之間凹陷處, 肩前 : 腋前皺襞直上一寸處, 肩後 : 腋後皺襞直上一寸五分處)에 해당함

LI16 거골 (巨骨, Geogol)

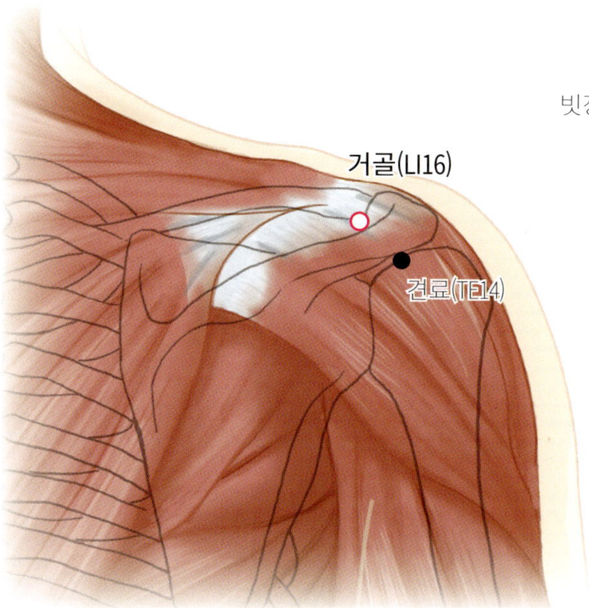

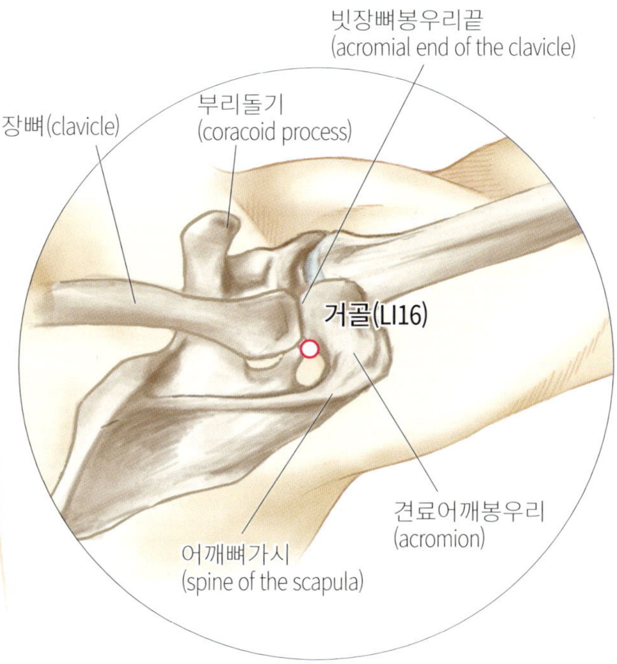

1. 혈명

【의의】巨는 大를, 骨은 骨部, 鎖骨을 지칭하는 것으로 본 혈의 위치상 鎖骨外端의 끝에 있는 穴이라는 의미

2. 혈위 근거

① 肩尖端上行, 兩叉骨下間陷中.『大成』

② 從肩髃穴上行臂端, 兩叉骨間陷中.『金鑑』

3. 부위 및 취혈

① 팔이음뼈, 빗장뼈봉우리끝(acromial end of the clavicle)과 어깨뼈가시(spine of the scapula) 사이의 오목한 곳. 어깨뼈위오목(suprascapular fossa) 가쪽에 있는 두 뼈들 사이의 오목한 곳

② 견갑극 위쪽 면을 외측으로 미끄러지듯 촉지할 때 견단에서 멈춰지는 부위에 해당함

【근육】등세모근(僧帽筋, trapezius m.), 가시위근(棘上筋, supraspinatus m.)

【신경】가쪽빗장위신경(外側鎖骨上神經, lateral supraclavicular n.), 깊은층에 어깨위신경(肩胛上神經, suprascapular n.)

【혈관】어깨위동·정맥(肩胛上動·靜脈, suprascapular a.)

【침법】■ 직자 0.3~0.7촌

■ 사자 0.5~1촌 (침첨을 약간 外下方으로 향해 자입)

■ 혹은 禁鍼, 鍼則倒眩 (刺鍼이 强하면 shock이 일어나기 쉬우므로 施鍼時 신중해야 함)

【뜸법】■ 艾炷灸 3~7장

■ 溫灸 5~20분

4. 응용

개요

① 주치 : 手陽明大腸經과 陽蹻脈의 交會處로서[手陽明經與陽蹻脈之會穴], 肩痛, 手臂不得屈伸에 대하여 본 혈은 舒筋利節하는 효과를 발휘하며, 또한 瘰癧, 癭氣에 대하여 消癭散結하는 효과를 발휘함

② 혈성 : 理氣消痰 通利關節 散瘀通絡

임상 해설

① 肩臂不擧, 血瘀肩中痛(患部周圍穴)

② 胸中有瘀血, 痰壅不下로 인한 氣喘胸悶 喘不得臥에 사용

주요 질환 응용

① 臂膊痛, 肩臂不可屈伸에 활용

· 通利關節 작용이 있어서 肩部 活動障碍와 주위 동통에 사용

② 瘰癧, 癭氣에 활용

배혈

· 配 前谷 : 臂不擧『千金方』

· 配 天牖, 缺盆, 神道, 大杼, 天突, 水道 : 肩背痛『千金方』

※ 기타문헌

"肩背髀不擧 血瘀肩中 不能動搖 巨骨主之."『甲乙經』

"巨骨 : 主驚癎 破心吐血 臂膊痛 胸中有瘀血 肩臂不得屈伸."『大成』

※ 참고

· 陽蹻脈 - 申脈, 僕參, 附陽, 居髎, 臑兪, 肩髃, 巨骨, 地倉, 巨髎, 承泣, 睛明, 風池(人體 左右 筋骨格系 調整 작용)

LI17 천정 (天鼎, Cheonjeong)

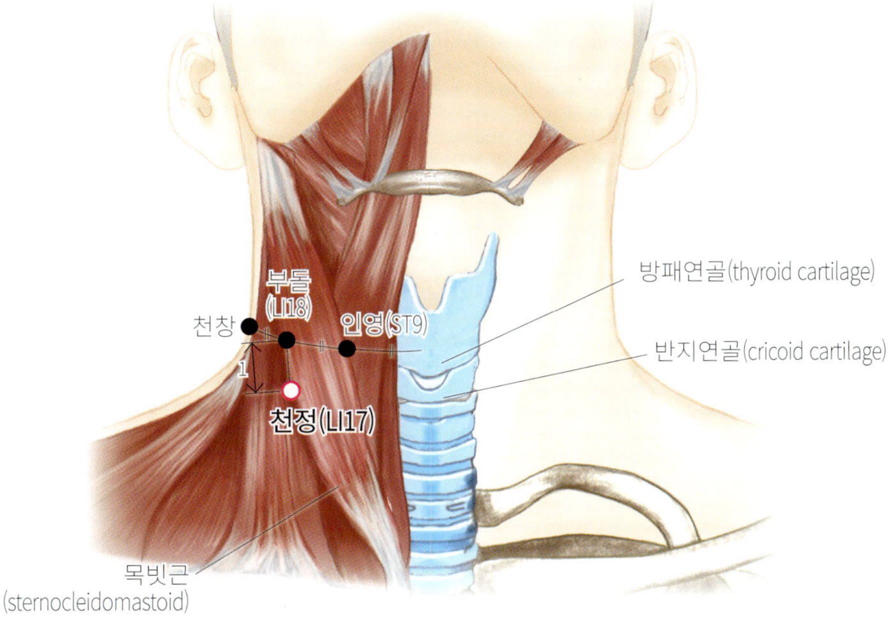

1. 혈명

【의의】 天은 上部를, 鼎은 煮焚(삶을자, 사를분)用具를 뜻하며, 즉 본 혈의 위치가 三角形의 頂点부위에 해당하여 삼각형을 이루는 형태가 三足鼎과 유사함는 의미임

【異名】 天頂, 天項, 天蓋

2. 혈위 근거

① 頸結盆上, 直扶突後一寸.『大成』

② 從巨骨穴循頸, 缺盆上直行扶突下 一寸.『金鑑』

3. 부위 및 취혈

① 목앞부위, 반지연골(cricoid cartilage)과 같은 높이, 목빗근(sternocleidomastoid)의 뒤모서리 바로 뒤쪽. 부돌(扶突, LI18)에서 수직으로 아래, 수돌(水突, ST10)과 수평으로 만나는 지점에서 취혈

② 후두융기(갑상연골) 외측 3촌에 있는 扶突 하방 1촌에 취함

③ 후두융기 양방 1.5촌 동맥 부위에 人迎이 있고, 人迎 외방 1.5촌에 扶突이 있고,

扶突 외방 1.5촌에 天窓이 있으며, 天鼎은 扶突 하방 1촌에서 취함

【근육】 목빗근(胸鎖乳突筋, sternocleido −mastoid m.), 앞목갈비근(前斜角筋, ant. scalene m.), 어깨목뿔근(肩胛舌骨筋, omohyoid m.)

【신경】 빗장위신경(鎖骨上神經, supraclavicular n.)

【혈관】 가로목동 · 정맥(頸橫動 · 靜脈, transverse cervical a. & v.)

【침법】
- 직자 0.3~0.5촌
- 사자 0.5~1촌

【뜸법】
- 艾炷灸 3~5장
- 溫灸 5~10분

4. 응용

개요

① 주치 : 본 혈은 清熱消腫, 理氣化痰 작용이 있어서 인후부 병증에 활용함.

② 혈성 : 清熱消腫 理氣化痰 利咽喉

임상 해설

· 제반 火症으로 인한 咽喉障碍(점자출혈)

① 인후두염, 편도선염에 사용

② 舌骨肌麻痹로 인한 嚥下困難, 飮食不下에 사용

주요 질환 응용

① 咽喉部 病症에 局所 穴位로 用

· 暴瘖氣梗, 喉痹咽痛 → 본 혈은 肩部를 지나 頸部를 通過하기에 頸中의 모든 병증을 치료하며, 특히 頸喉의 症狀은 본 혈로서 치료[41)]

· 天鼎, 間使, 失音囁嚅而休遲.『百症賦』

---

41) 本穴既離肩而過頸, 則治頸中제반 병증. 凡頸喉之症, 責之宜也.『經穴解』

배혈

· 配 間使 : 失音囁嚅而休遲『百症賦』

· 配 氣舍, 膈兪 : 喉痺硬噎, 咽腫不得消 食飮不下『千金方』

※ 기타문헌

"暴瘖氣梗, 喉痹咽痛, 不得息, 飮食不下, 天鼎主之."『甲乙經』

"暴瘖氣哽 喉痺咽痛 不得息 食飮不下 天鼎主之."『甲乙經』

"天鼎主暴瘖氣哽 喉痺嗌腫 不得息 飮食不下 喉中鳴."『大成』

※ 참고

· 본 혈은 위치상 童氏奇穴 가운데 喉蛾九(在喉結及其上一寸與下一寸五分處 另加該三處各左右旁開一寸五分處 共九穴) 부근에 해당함

LI18 부돌 (扶突, Budol)

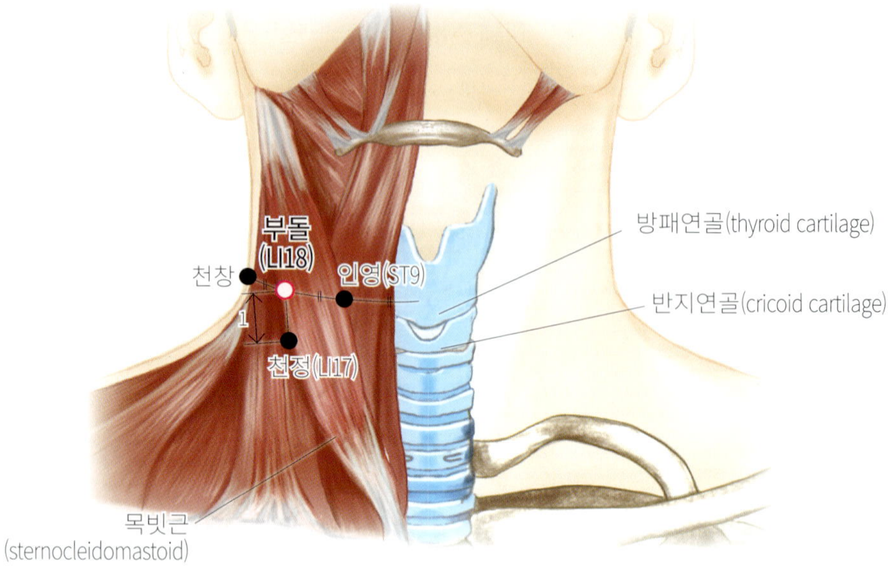

1. 혈명

【의의】扶는 二人攙行을, 突은 高處 혹은 通氣를 뜻하며, 본 혈이 위치하는 형태가 二人攙行하는 것과 유사하다는 의미와 함께 잘 통하게 해준다는 의미임. 또한 扶는 四指合의 의미가 있어서, 結喉旁 三寸에 위치한다는 의미로도 볼 수 있음

【異名】水穴, 水泉

2. 혈위 근거

① 氣舍上一寸五分, 在頸當曲頰下一寸, 人迎後一寸五分, 仰而取之.『大成』

② 從天鼎穴上直行曲頰下一寸, 人迎後一寸五分, 仰而取之.『金鑑』

3. 부위 및 취혈

① 목앞 부위, 방패연골(thyroid cartilage) 위모서리와 같은 높이, 목빗근의 앞모서리와 뒤모서리의 사이. 인영(人迎, ST9)과 같은 높이로, 남성의 경우 후두융기와도 같은 높이

② 人迎 외방 1.5촌으로 흉쇄유돌근 후연이며, 후두융기(결후) 정중 양방 3촌에 취함

③ 턱(顎)을 들고 人迎을 정하고 여기서 수평선으로 흉쇄유돌근을 넘어서 天窓을 정하고, 人迎과 天窓 중간에 취함

· 후두융기 →人迎穴(ST9) ←1.5촌→ 扶突穴(LI18) ←1.5촌→ 天窓穴(SI16)

【근육】 목빗근(胸鎖乳突筋, sternocleidomastoid m.), 앞목갈비근(前斜角筋, ant. scalene m.)

【신경】 목신경얼기의 가지(腕神經叢의 枝, br. of cervical plexus), 큰귓바퀴신경(大耳介神經, great auricular n.), 가로목신경(頸橫神經, transverse cervical n.)

【혈관】 오름목동맥(上行頸動脈, ascending cervical a.), 앞목정맥(前頸靜脈, anterior jugular v.)

【침법】 ■ 직자 0.3~0.5촌 ■ 사자 0.5~1촌

【뜸법】 ■ 艾炷灸 3~5장 ■ 溫灸 5~10분

4. 응용

개요

① 주치 : 본 혈은 喘息痰鳴, 水鷄聲을 주치하는데, 이는 肺系가 急하고 不舒함으로 肺 關門이 不利하게 되어 발현되며, 본 혈에 자침하면 肺系攣急을 緩解하고 氣逆이 消除됨으로써 關門이 利롭게 되어 痰濁이 降, 氣喘이 平, 淸肅氣가 行하게 됨으로써 치료됨

② 혈성 : 平喘寧咳 理氣化痰 疏通經絡 調暢氣血 宣肺利咽

임상 해설

① 인후기관지염, 咳嗽喘息, 暴瘖不能言에 患部周圍穴로 사용

② 혈압 관련 諸急症에 응용 : 저혈압, 고혈압(配 人迎, 天柱)에 사용

③ 鍼麻 : 甲狀腺手術常用穴 중 하나로서 응용

주요 질환 응용

① 인후부 병증에 활용

· 喉中如水鷄聲, 暴瘖氣梗 → 모두 안의 肺와 본 경의 共同 병증으로, 본 혈은 위치상 頸側 咽喉쪽에 있어서 국소 穴位로 취함[42)]

배혈

· 配 支溝, 天窓, 曲鬢, 靈道 : 暴瘖不能言『千金方』

· 配 天突, 太谿 : 喉鳴, 暴忤氣哽『千金方』

※ 기타문헌

"咳逆上氣 咽喉鳴喝喘息 扶突主之." "暴瘖氣哽 刺扶突與舌本出血." 『甲乙經』

"扶突(一名水穴) : 主咳嗽多唾 上氣 咽引喘息 喉中如水鷄聲 暴瘖氣哽." 『大成』

---

42) 此症, 皆在內之肺與本經共致之症, 以本穴在頸側咽喉之所, 故責之. 『經穴解』

LI19 화료 (禾髎, Hwaryo)

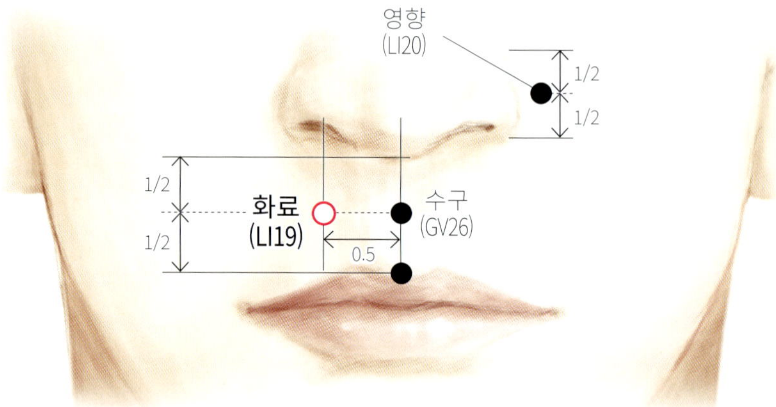

1. 혈명

【의의】禾는 穀物을, 髎는 窌, 孔穴을 뜻하니, 이는 본 혈의 위치가 口와 鼻사이의 牙根間요함처에 該當함을 의미하며, 또한 穀物이 들어가는 자리에 있다는 의미임

【異名】顪, 長頻, 長顪, 鼻禾髎, 口禾髎

2. 혈위 근거

① 鼻空下, 挾水溝傍五分.『大成』

② 從扶突穴貫頰, 直鼻孔下, 水溝旁五分.『金鑑』

3. 부위 및 취혈

① 얼굴, 인중부위(philtrum)의 중점과 같은 높이, 콧구멍가쪽모서리 아래쪽.
수구(水溝, GV26)에서 가쪽으로 0.5촌

② 비주하(鼻柱下) 水溝와 같은 높이

【근육】입둘레근(口輪筋, orbicularis oris m.)

【신경】얼굴신경(顔面神經, facial n.), 눈확아래신경(眼窩下神經, infraorbital n.)

【혈관】위입술동·정맥(上脣動·靜脈, superior labial a. & v.)

【침법】 ▪ 직자 0.2~0.3촌
▪ 사자 0.3~0.5촌
▪ 橫刺로 내측을 향해 0.3~0.5촌 자입함

【뜸법】 ▪ 禁灸

4. 응용

개요

① 주치 : 본 혈은 鼻窒과 口部 질환에 활용되는데, 즉 不聞香臭 및 口僻 질환에 대하여 祛風, 開竅하는 효과를 발휘함

② 혈성 : 淸肺利鼻 去風開竅

임상 해설

① 人中의 代用穴로서 回生穴, 구급혈로 사용

② 口眼喎斜, 顔面神經麻痺에 사용

i) 口眼喎斜 中에 上脣에 浮腫(麻痺)이 있는 경우에는 瀉血함

ii) 人中線이 휘어져 있는 경우에는 人中을 당겨서 똑바로 한 상태에서 刺鍼함

③ 일체 鼻 질환(配 迎香, 上星, 印堂, 山根刺絡) : 비염, 鼻瘡息肉, 鼻衄, 鼻塞, 鼻流淸涕, 不辨香臭, 無嗅覺症 등에 유효

주요 질환 응용

① 鼻塞不聞香臭, 鼽衄不止 병증에 활용

· 迎香(通利鼻竅 작용)을 보조

· 衄血, 上星與禾髎.『雜病穴法歌』

② 口僻에 활용

· 口脣, 人中溝의 麻痺에 대하여 局所 穴位로 적용

③ 尸厥口不可開에 활용

배혈

· 配 上星 : 衄血『雜病八法歌』

· 配 地倉, 頰車 : 面神經麻痺

· 配 承泣, 四白, 巨髎, 上關, 大迎, 顴骨, 强間, 風池, 迎香, 水溝 : 口喎僻不能言

『千金方』

· 配 曲差, 上星, 迎香, 素髎, 水溝, 齦交, 通天, 風府 : 鼻窒, 喘息不利, 鼻喎僻, 多涕, 鼻衄有瘡『千金方』

※ 기타문헌

"鼻塞 口僻 清涕出不可止 鼽衄有癰 禾髎主之."『甲乙經』

"主戶厥及口不可開 鼻瘡息肉 鼻塞不間香臭."『大成』

"鼻室口僻 清洟出 不可止 鼽衄有癰 禾髎主之."『甲乙經』

"禾髎(一名長顪) : 主屍厥及口不可開 鼻瘡息肉 鼻塞不聞香臭 鼽衄不止."『大成』

※ 참고

① 手陽明脈氣의 所發處. 禁灸穴.

② 和髎(TE22)와 禾髎(LI19)는 同音異意穴.

LI20 영향 (迎香, Yeonghyang)

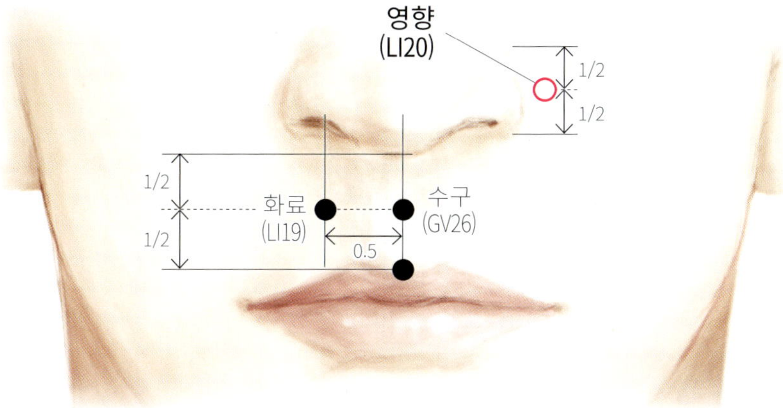

1. 혈명

【의의】 迎은 應, 遇를, 香은 芳香, 香臭를 뜻하며, 즉 본 혈이 鼻塞不聞香臭를 치료하는 穴이라는 의미임

【異名】 衝陽

2. 혈위 근거

① 禾髎上一寸, 鼻下空旁五分. 『大成』

② 從禾髎穴上一寸, 鼻孔旁五分. 『金鑑』

3. 부위 및 취혈

① 얼굴, 코입술고랑(nasolabial sulcus) 위, 콧방울(ala of the nose) 가쪽모서리의 중점과 같은 높이

※ 영향(迎香, LI20)의 위치가 얼굴, 코입술 고랑위, 콧방울 아래 모서리와 같은 높이라는 의견도 있음

② 비익(鼻翼) 근부(根部) 외방 0.5촌처로 비순구중(鼻唇溝中)에 취함

【근육】 위입술올림근(上脣擧筋, levator labii superioris m.), 위입술콧방울올림근(上脣鼻翼擧筋, levator labii superioris alaeque nasi m.)

【신경】 얼굴신경(顔面神經, facial n.), 눈확아래신경의 바깥코가지(眼窩下神經의 外鼻枝, external nasal br. of infraorbital n.)

【혈관】 위입술동맥의 가쪽코가지(上脣動脈의 外側鼻枝, lateral nasal br. of superior labial a.), 바깥코정맥(外鼻靜脈, external nasal v.)

【침법】 ■ 직자 0.2~0.3촌
■ 사자 0.5~1촌 (向上)
■ 膽道蛔虫症 치료시 四白(ST2)을 향해 0.5~1촌 透刺
■ 鼻疾患에는 鼻道를 향해 透刺함

【뜸법】 ■ 禁灸

4. 응용

개요

① 주치 : [手足陽明經之會穴, 大腸經終止穴, 辰時交與胃經承泣穴]

· 본 혈은 手陽明大腸經과 足陽明胃經이 交會하는 부위이고, 또한 鼻旁에 위치하고 있으며, 鼻는 肺竅가 되고, 肺는 호흡 작용을 수행하는데 鼻는 호흡의 門戶가 되므로 鼻部 질환에 활용됨

· 風寒襲肺, 肺氣失宣으로 津液이 凝滯되어 鼻腔閉塞, 不聞香臭가 발현될 경우 본 혈을 자침하면 肺氣가 宣通되고, 嗅覺이 恢復됨

② 혈성 : 散風淸熱 通利鼻竅 淸氣火

임상 해설

① 一切 鼻질환의 주요 혈위 : 축농증, 鼻衄, 비염, 鼻塞, 鼻痔[43], 無嗅覺症에 유효

② 口眼喎斜 특히 '面浮腫癢 狀如蟲行'을 隨伴하는 경우에 유효

③ 背痛(配 玉火, 四白) : 背部에 痰이 결릴 경우에 효과

☞ 일반적으로 顔面諸穴은 鎭痛 · 鎭驚작용이 있어서 제반 神經痛 및 疼痛 질환에 활용

---

[43] 鼻痔 : 鼻瘜肉이라고도 하며, 콧속에 굳은 살이 생기는 것을 총칭하는 것으로 肺經에 風濕熱이 鬱結되어 생긴다. 輕症인 경우에는 鼻塞, 無臭覺, 呼吸不便하지만 重症인 경우에는 코가 기형상태가 되고 痔疾처럼 밖으로 군살이 자라 나오기도 함

주요 질환 응용

① 鼻 병증[通利鼻竅 작용에 의함, 각종 鼻질환에 유효 : 鼻塞, 不聞香臭, 鼻淵, 嗅覺異常 등에 활용]

· 鼻窒無聞, 迎香可引.『通玄指要賦』

· 鼻窒不聞 迎香間.『靈光賦』

· 又攻鼻窒爲最.『玉龍賦』

· 不聞香臭從可治, 迎香兩穴可堪攻『玉龍歌』

② 顔面部 感覺異常 병증에 활용

· 面上蟲行有驗, 迎香可取.『百症賦』

③ 耳聾氣閉에 활용

· 耳聾氣閉, 聽會鍼, 迎香穴瀉攻如神.『席弘賦』

배혈

· 配 上星, 五處, 禾髎 水溝, 風府, 百勞, 太淵 : 鼻塞不聞香臭『大成』

· 配 合谷 : 面癢腫『大成』

· 配 神庭, 攢竹, 風門, 合谷, 至陰, 通谷 : 鼻衄淸涕出『千金方』

· 配 承泣, 四白, 巨髎, 禾髎, 上關, 大迎, 顴骨, 强間, 風池, 水溝 : 口喎僻不能言『千金方』

※ 기타문헌

"鼻衄不利 窒洞氣塞 喎僻多洟 衄衃有癰 迎香主之."『甲乙經』

"面上蟲行有驗 迎香可取."『百症賦』

"耳聾氣閉聽會鍼 迎香穴瀉功如神."『席弘賦』

"迎香 : 主鼻塞不聞香臭 偏風口喎 面癢浮腫 風動葉落 狀如蟲行 唇腫痛 喘息不利 鼻喎多涕 衄衃骨瘡 鼻有息肉."『大成』

※ 참고

· 본 혈은 위치상 童氏奇穴 가운데 腑快(與鼻下緣齊平, 從鼻角向外橫開五分處), 內迎香(在鼻孔內上方(鼻翼軟骨與鼻甲交界處 卽上迎香相對處) 鼻粘膜上), 玉火(當眼中央直下之顴骨直下陷凹處), 鼻翼(當鼻翼中央上端之溝陷中 부근에 해당함

3

足陽明胃經

足陽明胃經 流注

胃足陽明之脈, ① 起于鼻, ② 交頞中, ③ 旁約太陽之脈, ④ 下循鼻外, ⑤ 入上齒中, ⑥ 還出挾口, 環脣, ⑦ 下交承漿, ⑧ 却循頤後下廉, ⑨ 出大迎, ⑩ 循頰車, ⑪ 上耳前, ⑫ 過客主人, ⑬ 循髮際, ⑭ 至額顱, ⑮ 其支者 從大迎前, 下人迎, 循喉嚨, ⑯ 入缺盆, ⑰ 下膈, ⑱ 屬胃, 絡脾, ⑲ 其直者從缺盆,下乳內廉, ⑳ 下挾臍, 入氣街中. ㉑ 其支者 起于胃口,下循腹裏, ㉒ 下至氣街中, ㉓ 而合以下髀關, ㉔ 抵伏兎, ㉕ 下入膝臏中, ㉖ 下循脛外廉,下足跗, ㉗ 入中指內間, ㉘ 其支者 下膝三寸而別下入中指外間, ㉙ 其支者 別跗上, 入大指間, 出其端.

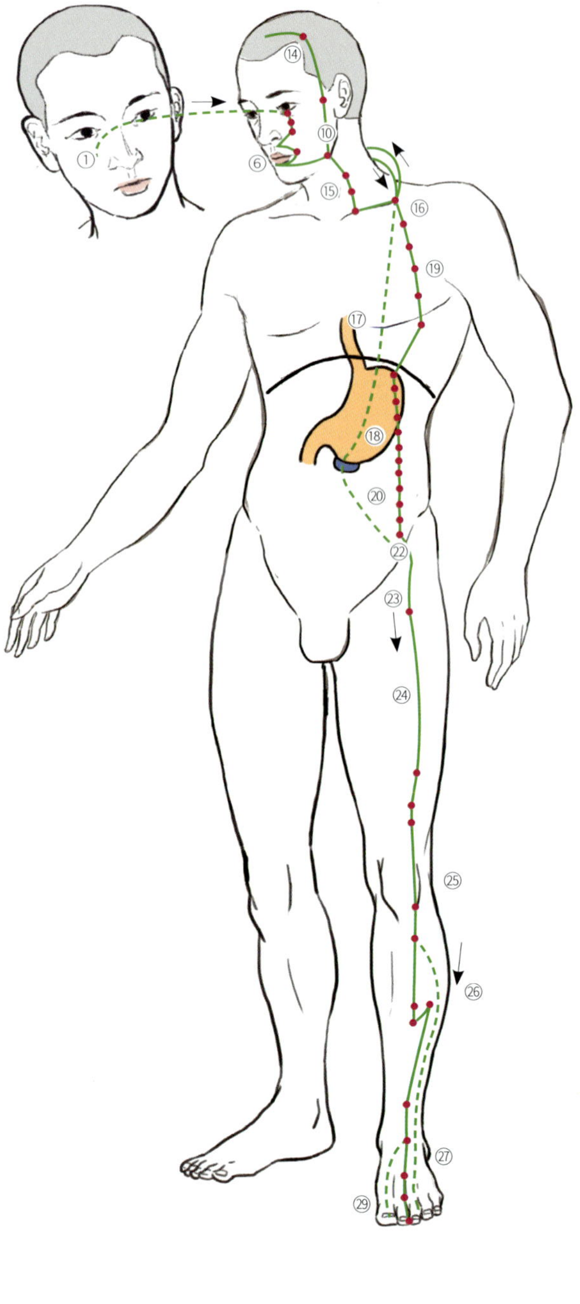

족양명위경은

① 코에서 일어나, ② 콧마루(알중, 頞中)에서 같은 경맥 좌우가 만나고, ③ 족태양방광경과 살짝 맺어지고, ④ 코 가쪽을 따라 내려가, ⑤ 윗니 속으로 들어가, ⑥ 입을 끼고 되돌아나와, 입술을 돌고, ⑦ 승장(承漿, CV24)으로 내려가 같은 경맥 좌우가 만나고, ⑧ 턱 뒤쪽 아래모서리를 거슬러 따라가, ⑨ 대영(大迎, ST5)으로 나와, ⑩ 협거(頰車, ST6)를 따라가, ⑪ 귀 앞으로 올라가, ⑫ 객주인(客主人, 상관, 上關, GB3)을 지나, ⑬ 발제(髮際)를 따라, ⑭ 이마에 이른다. ⑮ 그 가지는 대영(大迎, ST5) 앞에서, 인영(人迎, ST9)으로 내려가, 후두를 따라, ⑯ 결분(缺盆, ST12)으로 들어가, ⑰ 가로막으로 내려가, ⑱ 위(胃)에 소속하고 비(脾)에 연락한다. ⑲ 그 줄기는 결분(缺盆, ST12)에서, 유방 안쪽모서리로 내려가, ⑳ 배꼽을 끼고 내려가, 고샅(서혜부) 속으로 들어간다. ㉑ 그 가지는 위(胃) 들문(cardia of stomach)에서 일어나, 복부 안을 따라 내려가, ㉒ 고샅(서혜부) 속으로 내려가 이르러 같은 경맥 가지와 줄기가 합쳐져, ㉓ 비관(髀關, ST31)으로 내려가, ㉔ 복토(伏兎, ST32)에 이르고, ㉕ 무릎뼈 속으로 내려가,

㉖ 정강뼈 가쪽을 따라 내려가, ㉗ 발등으로 내려가, 셋째발가락 안쪽으로 들어간다. ㉘ 그 가지는 무릎에서 3촌 내려가서 갈라져, 셋째발가락 가쪽으로 내려가 들어간다. ㉙ 그 가지는 발등에서 갈라져, 엄지발가락 안쪽으로 들어가, 그 끝으로 나온다.

足陽明胃經 病證

是動則病洒洒振寒, 善呻數欠, 顔黑, 病至則惡人與火, 聞木聲則惕然而驚, 心欲動, 獨閉戶塞牖而處. 甚則欲上高而歌, 棄衣而走, 賁響腹脹, 是爲骭厥.
是主血所生病者, 狂瘧溫淫, 汗出鼽衄, 口喎脣胗, 頸腫喉痺, 大腹水腫, 膝臏腫痛, 循膺乳氣街股伏兎骭外廉, 足跗上皆痛, 中指不用, 氣盛則身以前皆熱, 其有餘於胃則消穀善饑, 溺色黃, 氣不足則身以前皆寒慄, 胃中寒則脹滿.

족양명위경 시동병(是動病)은 땀을 흘리되 몸은 추워서 떨고, 기지개를 켜기 좋아하고 하품을 자주 하고, 안색이 검고, 질병 단계에 이르면 사람과 불을 싫어하고, 목성(木聲)을 들으면 소스라치게 놀라고, 심장이 뛰고, 문과 창이 닫힌 곳에 홀로 있는다. 병이 더 깊어지면 높은 곳에 올라가 노래를 부르려하고, 옷을 벗고 달리고, 복부에서 소리가 크게 나고 복부가 팽창한다. 이를 비궐(臂厥)이라 한다.

혈(血)을 주관하는 족양명위경 소생병(是主所生病)은 전광(癲狂)을 동반한 학질(瘧疾)과 고열이 나타나는 온병(溫病)으로 인하여 땀이 나고, 코가 막히고 피가나고, 입이 돌아가고 입술에 물집이 생기고, 앞목이 붓고 목구멍이 붓고 아프며 무언가 막혀 있는 느낌이 들어 답답하고, 배꼽 위쪽 부위인 윗배에 물이 차고, 무릎과 무릎뼈가 붓고 아프고, 유방, 고샅(서혜부), 넓적다리, 복토(伏兎, ST32) 부위, 정강뼈 가쪽, 발등 등을 따라 모두 아프고, 셋째발가락을 움직이지 못한다.

기(氣)가 왕성하면 몸 앞쪽으로 모두 열이 나고, 남는 열이 위(胃)에 있으면 곡식을 소화시켜 배고픔을 쉽게 느끼고, 소변 색이 노랗다. 기(氣)가 부족하면 몸 앞쪽이 모두 차고 떨리고, 위(胃)에 한(寒)이 침입하면 복부가 붓고 그득하다.

足陽明經別

『靈樞 · 經別』足陽明之正, 上至髀, 入于腹裏, 屬胃, 散之脾, 上通于心, 上循咽出于口, 上頞頗, 還繫目系, 合于陽明也.

足陽明胃經의 正經은 위로 髀骨에 이르고 복강 내로 들어가 胃에 屬하고 脾에 흩어진다. 위로 咽喉를 타고 올라가 입으로 나와 위로 頞頗을 돌아 目系에 들어가 陽明經에 합한다.

足陽明絡脈

『靈樞 · 經脈』足陽明之別, 名曰豊隆. 去髁八寸, 別走太陰; 其別者, 循脛骨外廉, 上絡頭項, 合諸經之氣, 下絡喉嗌, 其病氣逆則喉痺瘁瘖. 實則狂癲, 虛則足不收, 脛枯. 取之所別也.

足陽明이 갈라지는 곳은 豊隆이다. 바깥쪽 복숭아뼈의 8촌 위에서 시작하여, 갈라져 太陰으로 흘러간다. 갈라진 가지는 정강이뼈 바깥쪽을 따라 올라가 머리와 목덜미에 이어지고, 여러 경맥의 기를 모아 목구멍으로 내려온다. 絡脈의 기가 거슬러 오르면 후비(喉痺)가 생겨 갑자기 말을 하지 못한다. 실하면 狂病·癲疾이 생기고, 허하면 다리를 가눌 수 없고 정강이가 마른다. 이런 경우 經脈이 갈라지는[別] 곳을 취한다.

足陽明經筋

『靈樞 · 經筋』足陽明之筋, ①起于中三趾, ②結于跗上, 邪外上加于輔骨, ③上結于膝外廉, ④直上結于髀樞, ⑤上循脇, 屬脊, 其直者, ⑥上循骭, ⑦結于膝; 其支者, 結于外輔骨, 合少陽; 其直者, 上循伏兎, ⑧上結于髀,⑨聚于陰器, ⑩上腹而布, ⑪至缺盆而結, 上頸, ⑫上挾口, 合于頄, ⑬下結于鼻, ⑭上合于太陽. 太陽爲目上綱, 陽明爲目下綱; ⑮其支者, 從頬結于耳前.

足陽明經筋은 ①두째세째발가락사이에서 시작하여 ②발등에 結하고 비스듬히 위로 올라가 輔骨에 이르고 ③위로 무릎 바깥면에 結하고 ④直上하여 대퇴골두에 結하고 ⑤위로 옆구리를 따라 척추에 屬한다. ⑥직행하는 經筋은 위로 정강이를 따라 올라가 ⑦무릎에 結한다. 그 支筋은 바깥쪽 輔骨에 맺혀 少陽經筋과 合하고 直上하는 經筋은 伏免부위를 따라 ⑧넓적다리에 結하고 ⑨陰器에 結하며 ⑩腹部에 분포되고 ⑪缺盆부위에 이르러 結하며 목으로 올라가 ⑫입을 끼고 광대뼈에 合하고 ⑬아래로 鼻에 結하며

⑭위로 올라가 太陽經筋과 合하여 太陽은 目의 上網이 되고 陽明은 目의 下網이 되며 그 ⑮支筋은 빰을 따라 귀 앞에 結한다.

其病足中指支, 脛轉筋, 脚跳堅, 伏兎轉筋, 髀前腫, 㿉疝, 腹筋急, 引缺盆及頰, 卒口僻, 急者目不合, 熱則筋縱, 目不開, 頰筋有寒, 則急引頰移口 : 有熱則筋弛縱緩, 不勝收故僻. 治之以馬膏, 膏其急者, 以白酒和桂以塗, 其緩者, 以桑鉤鉤之, 卽以生桑灰置之坎中, 高下以坐等, 以膏熨急頰, 且飮美酒, 噉美炙肉, 不飮酒者, 自强也, 爲之三拊而已. 治在燔鍼劫刺, 以知爲數, 以痛爲輸, 名曰季春痺也.

그 病은 가운데 발가락과 脛部에 轉筋이 발생하며 다리가 跳動하고 불편하며 伏免부위에 轉筋이 발생하며 넓적다리 앞쪽이 부으며 疝痛이 있으며 腹筋이 땅기며 缺盆부위와 빰까지 땅기며 갑자기 입이 돌아가며 땅기는 쪽은 눈이 감기지 않고 熱이 있으면 經筋이 늘어져 눈이 뜨이지 않는다. 빰의 經筋에 寒이 있으면 빰에서 입가까지 땅기고 熱이 있으면 經筋이 이완되어 수축하는 힘이 부족하므로 입이 돌아가게 된다. 치료는 馬膏로 땅기는 쪽을 바르고 白酒에 肉桂가루를 개어 이완되어 있는 쪽에 바르고, 뽕나무 가지로 걸어서 입을 바르게 한다, 또 뽕나무가지를 태워 환자가 앉았을 때 환부의 위치정도에 놓고 연기를 쏘이게 하고 馬膏로 땅기는 쪽의 빰에 붙이고 좋은 술을 마시 고 구운 고기를 먹게 한다. 술을 마시지 못하는 사람은 억지로라도 마시도록 한다. 그러면서 여러 번 환부를 마찰하면 치료된다. 치료는 火鍼으로 劫刺하는데, 치유되는 정도를 보아 횟수를 정하고 아픈 곳을 刺鍼한다. 이러한 病證을 '季春痹'라고 한다.

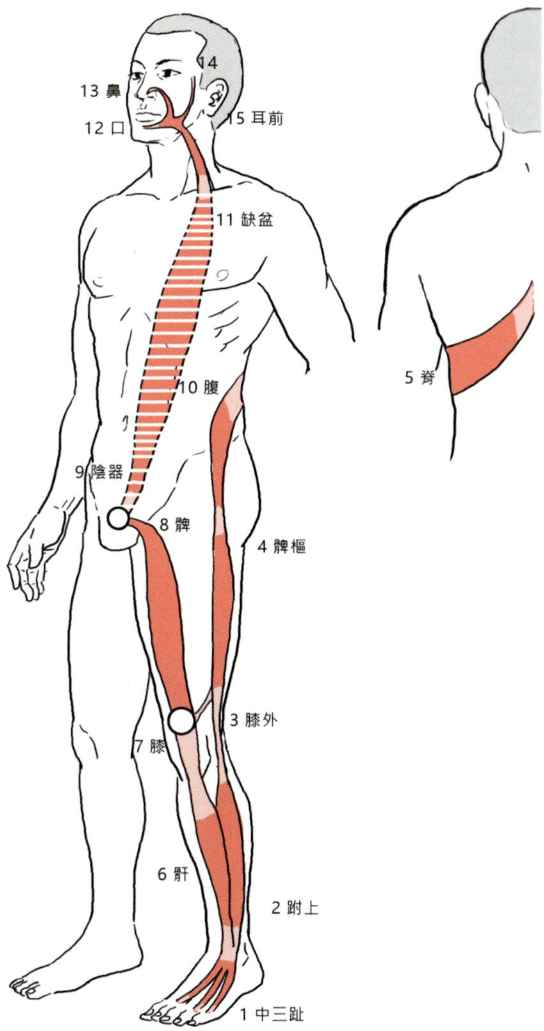

개요

1. 경맥유주 연관부위

- 支脈이 많은 經脈
- 起始部 : 鼻翼傍(承泣이 아님)
- 還繞口脣(+大腸經, 肝經, 任脈, 督脈, 衝脈)
- 睛明交會 (+陰蹻脈, 陽蹻脈, 膀胱經, 小腸經)
- 交會穴 : 迎香, 睛明, 人中, 承漿, 上關, 懸釐, 頷厭, 神庭, 大椎, 上脘, 中脘

※ 上脘, 中脘 : 胃經, 小腸經 / 下脘 : 脾經

2. 장부 특성

1) 胃 生理

- 腐熟 : 傳化 및 消化
- 通降 : 胃氣는 소화된 음식을 아래로 내려보냄 [脾氣는 水穀의 精微를 心肺로 올려보냄]
- 氣機調暢에서 중요 역할 : 각 臟腑의 氣機는 胃氣의 영향을 받음

  胃氣는 中焦에 위치 : 각 臟腑의 氣機 통과에 주요 통로 역할 (氣機運行의 측면에서 中焦가 중심이며 經脈으로 보면 脾經보다 胃經이 중심적인 역할을 함)

  肺氣 : 下向, 腎, 膀胱과 會 / 心氣 : 下向, 腎, 小腸과 會

  腎氣 : 上向, 心, 肺와 會 / 肝氣 : 四方, 각 臟腑와 會

  ∴胃經의 穴位 : 氣機 조절에 중요 역할 수행 (足三里 등)
- 後天之氣의 根源 : 脾胃와 함께 氣 생성에 영향[胃氣不足 : 疲勞, 나약함 초래]

2) 胃 病理

- 飮食:乾燥 : 胃陰虛 / 매움 : 胃熱 / 寒冷 : 胃寒

  불규칙(늦은 밤 식사) : 胃陰虛 / 급한 식사 : 食滯 유발
- 情志:思慮過多 : 食滯 유발

  성냄, 분노 : 肝氣鬱結 유발→犯胃 : 胃氣上逆, 食滯胃脘 유발

3) 胃 辨證

- 虛證 : 胃氣虛, 胃虛寒, 胃陰虛(胃陰不足)
- 實證 : 胃火, 寒邪犯胃, 胃氣上逆, 食滯胃脘, 胃中血瘀

3. 胃痙 病候

- 外經病候 : 胸腹~下肢外側前緣痛, 口歪, 咽喉腫痛, 眼痛, 鼻衄, 口唇生瘡
- 內臟病候 : 發熱(或 瘧疾), 易飢(消穀善飢→ 糖尿), 胃脘痛, 嘔吐, 腸鳴, 腹脹, 發狂, 癎疾, 譫語, 尿黃, 水腫(腹水)

4. 胃經 主治

1) 효능 : 祛風化濕, 理氣化痰, 疏泄陽明邪熱, 理脾胃寧神, 開竅明目

2) 주치범위 : 腸 · 胃 등 소화기계통질환(胃痛 嘔吐 腸鳴 腹脹 或多食易飢 渴飮), 神經精神系질환, 呼吸循環系病症, 咽喉 · 頭面 · 口 · 齒 · 鼻病症 및 胃經이 經過하는 부위 病症(口眼喎斜, 咽喉腫痛, 鼻衄, 齒痛, 膝臏疼痛)을 주치함

- 胃. 腸 소화기系 病症 : 胃痛, 嘔吐, 腸鳴, 腹脹, 多食易飢 등
- 胃經 循行部 病症 : 咽喉, 頭面, 口齒鼻 病症, 膝, 足部 病症 등
- 燥, 濕 불균형 病症 : 陽明燥, 太陰濕간의 기능 조절 실조로 인한 病症
- 呼吸循環系 病症 : 陽明은 燥氣를 조절 → 化濕祛痰하므로 痰濁을 제거
- 神志 病症 : 胃, 心包 相通. 陽明의 痰濁제거 작용 → 心의 神志 조절
- 熱性 病症 : 陽明, 多氣多血 → 陽明實熱, 陽明腑熱을 치료
- 氣血虛 病症 : 陽明, 多氣多血, 胃土의 수곡 受納, 腐熟→ 全身을 영양

3) 부위별 주치

- 承泣~頭維 : 頭面 · 目 · 鼻 · 口 · 齒病을 주치
- 人迎~乳根 : 喉 · 胸 · 肺질환을 주치
- 不容~氣衝 : 下腹部와 비뇨생식기질환 및 胃腸病을 주치
- 髀關~犢鼻 : 下肢膝股의 局所질환을 주치함
- 足三里~豊隆 : 下肢膝脛部의 局所病 및 胃腸病을 주치
- 解谿~厲兌 : 頭面 · 鼻 · 目 · 口 · 齒 · 咽喉病, 足部 局所病, 腦질환, 胃腸病, 發熱病을 주치

4) 주요혈 주치:

- 頭維 : 두통을 주치함
- 天樞 : 胃腸질환을 주치함
- 氣衝 : 疝氣를 주치함
- 犢鼻 : 膝痛을 주치함
- 足三里 : 氣血誘導로 胃病, 鼻寒, 上氣, 脚氣, 慢性질환을 주치하며 養生灸穴로 이용함
- 上巨虛 : 大腸熱을 주치함
- 下巨虛 : 小腸熱을 주치함

5. 胃經 특정혈

속성		혈명	비고
五輸穴	井金	厲兌	瀉子穴
	滎水	內庭	
	輸木	陷谷	
	經火	解谿	補母穴
	合土	足三里	自性穴, 六腑下合穴(胃), 四總穴(肚腹), 中風七處穴, 脚氣八處穴, 回陽九鍼穴
原		衝陽	
絡		豊隆	
郄		梁丘	
募		中脘	八會穴(腑會), 回陽九鍼穴
兪		胃兪	

ST1 승읍 (承泣, Seungeup)

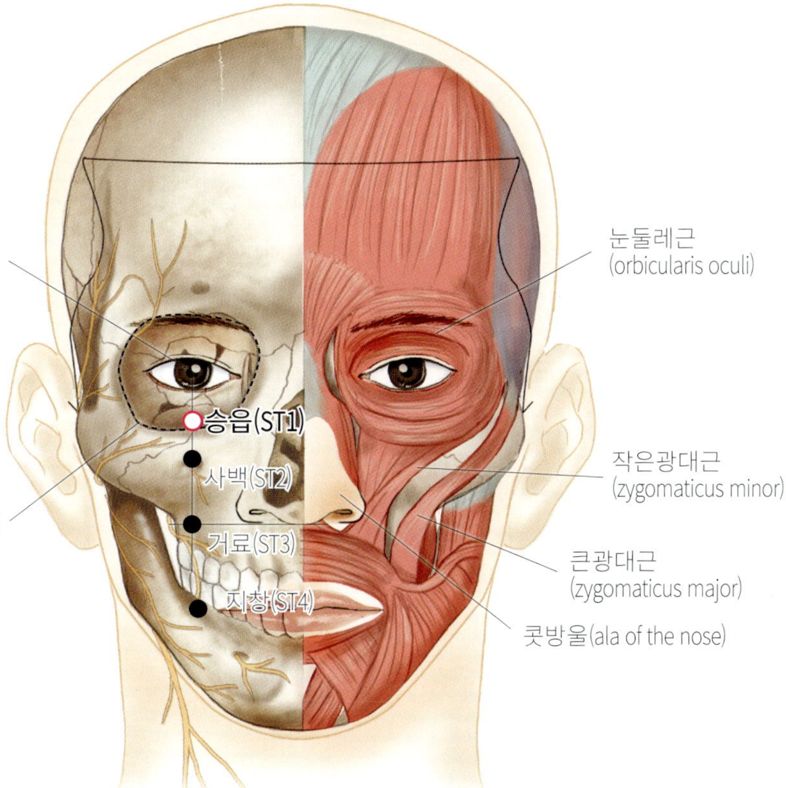

1. 혈명

【의의】 눈 아래에서 눈물을 받는 곳이며, 眼질환 주치혈이라는 의미임

【異名】 面髎, 鼷穴, 谿穴, 羕泣

2. 혈위 근거

① 在目下七分, 目下胞陷中, 上直瞳子正視取之.『金鑑』

② 目下七分, 直瞳子陷中.『大成』

3. 부위 및 취혈

① 얼굴, 동공(pupil)에서 수직으로 아래쪽, 안구(eyeball)와 눈확아래모서리(infraorbital margin)의 사이

② 정면으로 직시했을 때 동자에서 수직 아래로 0.7촌 부위로 하안검(下眼瞼)과 관부(顴部)의 교계처(交界處)임

【근육】 눈둘레근(眼輪筋, orbicularis oculi m.)
【신경】 눈확아래신경의 가지(眼窩下神經의 枝, br. of infraorbital n.), 얼굴신경의 가지(顏面神經의 枝, br. of facial n.)
【혈관】 눈확아래동맥(眼窩下動脈, infraorbital a.), 아래눈꺼풀정맥(下眼瞼靜脈, inferior palpebral v.), 안구석동맥(眼角動脈, angular a.)
【침법】 ■ 직자 0.2~0.3촌

■ 深刺할 때는 환자를 仰臥位에서 안구를 고정하게 한 후 눈확아래모서리를 沿해 완만하게 1~1.5촌 자입하며 捻轉과 搗鍼하지 않도록 함
■ 橫刺時(近視 치료)에는 內眼角을 향해 透刺함
■ 出血이 일어날 경우, 眼瞼下面에 半月形으로 靑紫色을 띠고 시력도 약간 영향을 받을 수 있으며, 5~10일 후면 靑紫色은 소실되고 시력도 회복됨

【뜸법】 ■ 禁灸(眼病은 대부분 火熱로 인하여 생긴다)

4. 응용

개요

① 주치 : 足陽明, 陽蹻, 任脈의 交會處이며, 눈 질환의 要穴임
② 혈성 : 散風淸熱 明目止泪

임상 해설

① 눈과 관련된 모든 질환에 환부주위혈로서 사용되며 특히 충혈성·염증성 눈 질환에 유효
  i) 유행성결막염, 맥립종(配 隱白, Ⓖ 手掌間)에 사용
  ii) 迎風流淚(因肺氣虛)에 응용(㊀ 肺正格)
  iii) 근시, 야맹증의 치료에 유효
  iv) 眼瞼·眼角諸肌之痙攣(目瞤動與口僻口不能言)에 사용
② 口眼喎斜 보조혈로서 사용
③ 承泣·四白穴 부위는 인체 氣血盛衰·留滯 등에 대한 진단에 사용 : 目下黑色은

腸胃痰飮 혹은 子宮瘀血, 임신 등의 諸證이 있음을 나타냄

주요 질환 응용

① 眼睛질환[外感諸邪, 內傷제반 병증로 인한 眼病 發生時 適用 / 瀉法 : 舒筋活絡, 驅邪明目 / 補法 : 補虛明目 / 삼릉침法 : 泄熱祛瘀, 宣瀉鬱結]

- 인체의 모세혈관이 발달한 부분으로 체표로 나온 곳은 눈주위, 특히 하안검에 많음 → 鍼刺시 出血이 많은 부위가 됨 – 捻轉 提挿 신중
- 眼 : 六陽經, 陰經으로는 心, 肝經, 奇經八脈으로는 任, 督脈과 연계(10개 경맥)

배혈

- 配 睛明 : 諸眼疾
- 配 風池, 太陽, 睛明, 肝兪, 腎兪, 合谷 : 目不明
- 配 肝兪, 瞳子髎 : 目昏暗
- 配 風池, 太陽, 曲池, 太衝 : 青光眼
- 配 睛明, 齦交, 四白, 風池, 巨髎, 瞳子髎, 上星, 肝兪 : 目淚出, 多眵, 內眥赤痛癢, 生白膚翳『千金方』
- 配 四白, 巨髎, 禾髎, 上關, 大迎, 顴骨, 强間, 風池, 迎香, 水溝 : 口喎僻不能言『千金方』

※ 기타문헌

"目瞤動與項口相引, 口眼喎斜, 口不能言, 面葉葉牽動, 眼赤痛, 耳鳴耳聾."『大成』

"目不明 淚出 目眩瞀 瞳子癢 遠視䀮䀮 昏夜無見 目瞤動 與項口參相引 喎僻口不能言 刺承泣."『甲乙經』

※ 참고

- 눈 아래에 위치하기에 시술에 주의가 필요함 [각 문헌에 或禁鍼, 或禁灸]
- 灸三壯, 禁鍼, 鍼令人目烏色.『銅人』
- 鍼四分半, 不宜灸. 灸後令人目下大如拳, 瘜肉目加如桃, 定不見物.『明堂』
- 當不灸不鍼.『資生經』
- 禁鍼禁灸.『十四經發揮』

ST2 사백 (四白, Sabaek)

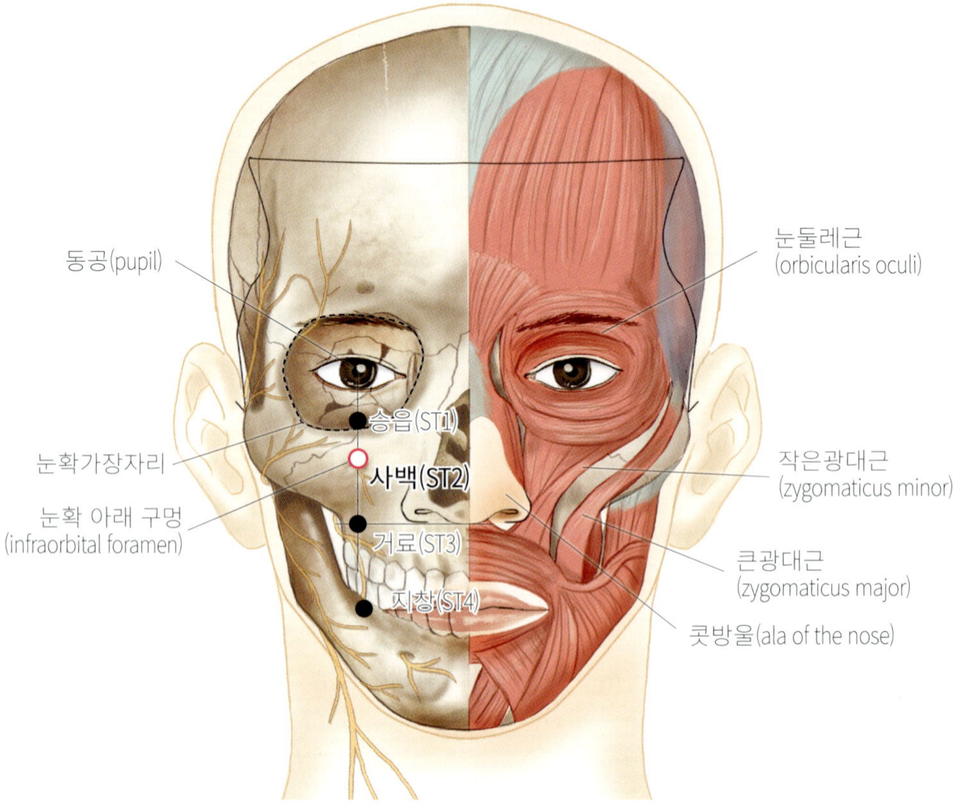

1. 혈명

【의의】 四는 四方, 周圍를, 白은 明을 뜻하며, 본 혈이 明目작용이 있어서 四方 주위를 분명하게 볼 수 있게 해준다는 의미임

2. 혈위 근거

① 目下一寸, 直瞳子.『大成』

② 從承泣直下三分, 顴空骨內, 亦直瞳子取之.『金鑑』

3. 부위 및 취혈

① 얼굴, 눈확 아래 구멍(infraorbital foramen). 눈확 아래 구멍(infraorbital foramen)은 정면을 바라봤을 때 동공에서 수직으로 아래쪽에서 촉지 (동공 수직 아래 1촌 부위)

【근육】 눈둘레근(眼輪筋, orbicularis oculi m.), 눈확하근(眼窩下筋, infraorbital m.), 위입술올림근(上脣擧筋, levator labii superioris)

【신경】 얼굴신경의 가지(顔面神經의 枝, br. of facial n.), 눈확아래신경(眼窩下神經, infraorbital n.)

【혈관】 눈확아래동맥(眼窩下動脈, infraorbital a.), 아래눈꺼풀정맥(下眼瞼靜脈, inferior palpebral v.), 얼굴동맥(顔面動脈, facial a.)

【침법】
- 직자 0.2~0.3촌
- 사자 0.3~0.5촌
- 橫刺時 顴髎(SI18)나 下關(ST7) 방향으로 향하며 0.5~1촌 자입
- 삼차신경통 치료시 침첨을 下에서 外上方으로 0.3~0.5촌 자입
- 不可深刺

【뜸법】
- 艾炷灸 1~3장
- 溫灸 5~10분
- 禁灸 (『外臺秘要』)

4. 응용

개요

① 주치 : 눈 질환에 주요하게 활용됨
② 혈성 : 散風明目 舒筋活絡 疏肝利膽

임상 해설

① 承泣의 代用穴로서 모든 눈 질환에 사용 : 결막염, 眼疲勞에 효과

② 鎭痛·鎭驚작용이 있어서 口面部 제반 병증에 활용 : 대부분의 안면부 穴들은 鎭痛·鎭驚작용이 있어서 神經痛을 포함한 제반 疼痛性질환에 활용

i) 腮痛[1], 眼瞼不合을 隨伴하는 顔面神經麻痺 등에 유효 : 顔面痙攣時에 지압만으로도 일시적으로 痙攣을 그치게 할 수 있음

ii) 부비강염, 鼻淵(축농증), 비염 等 코질환에 유효

iii) 두통, 현기증에 사용

③ 承泣·四白穴 부위는 인체 氣血盛衰·留滯 등에 대한 진단에 사용 : 目下黑色은 腸胃痰飮 혹은 子宮瘀血, 임신 등의 諸證이 있음을 의미

[1] 腮痛 : 바람만 불어도 뺨의 통증을 호소함. 대개 濕熱이 原因으로 삼차신경통 등에서 많이 볼 수 있음

i) 慢性胃腸障碍를 가진 사람으로 目下黑色이면 重病을 의심

ii) 여성의 눈 아래가 검은빛을 띠면(目下黑色) 甚한 瘀血症임

iii) 임신의 경우 눈 아래에 기미처럼 검은빛이 도는데 색이 진한 부위에 따라 왼쪽이 검으면 ♂ 오른쪽 검으면 ♀라고 판단하여 성 감별을 시도했다는 기록이 있음

주요 질환 응용

① 頭面部 질환에 활용

· 口眼喎僻不能言 → 本經은 입 주위를 流注하고 이 부분이 風寒에 傷해 氣血이 偏滯하면 本 病症이 발현되니, 본 혈을 瀉함[2)]

· 頭痛, 目眩, 目赤痛, 僻泪不明, 目痒目膚翳 → 본 혈은 눈 아래에 있어 눈 관련 병증에 활용되는데, 눈의 병증이 上으로부터 온 것은 太陽에, 옆에서 온 것은 少陽에, 下에서 온 것은 陽明에 각각 속하며, 陽明은 多氣多血하므로 눈병은 胃經의 熱을 泄해야 하며, 頭痛, 目眩도 본 혈을 취해 熱을 瀉함[3)]

배혈

· 配 四白, 湧泉, 大杼 : 頭痛目眩『資生經』

· 配 上關, 下關, 百會, 顱息, 翳風, 耳門, 頷厭, 天窓, 陽谷, 關衝, 液門, 中渚 : 耳痛鳴聾『千金方』

· 配 承泣, 巨髎, 禾髎, 上關, 大迎, 顴骨, 强間, 風池, 迎香, 水溝 : 口喎僻不能言『千金方』

※ 기타문헌

"主頭痛, 目眩, 目赤痛, 僻泪不明, 目痒目膚翳."『大成』

"口眼喎僻不能言."『大成』

"目痛口僻 淚出 目不明 四白主之."『甲乙經』

"四白 : 凡用鍼穩當 方可下鍼 刺太深令人目烏色. 主頭痛 目眩 目赤痛 僻淚不明 目癢目膚翳 口眼喎僻不能言."『大成』

---

2) 本經環脣, 風寒中之, 而氣血偏滯, 則有是症, 宜泄此穴.『經穴解』

3) 此穴在目下 故所治多目病. 目病此, 自上來(赤)者, 屬(取)太陽, 自外來者屬少陽, 自下來者屬陽明, 陽明多氣多 血, 故目症宜泄胃經之熱. 頭痛而目爲之眩, 宜取此穴以泄其熱.『經穴解』

ST3 거료 (巨髎, Georyo)

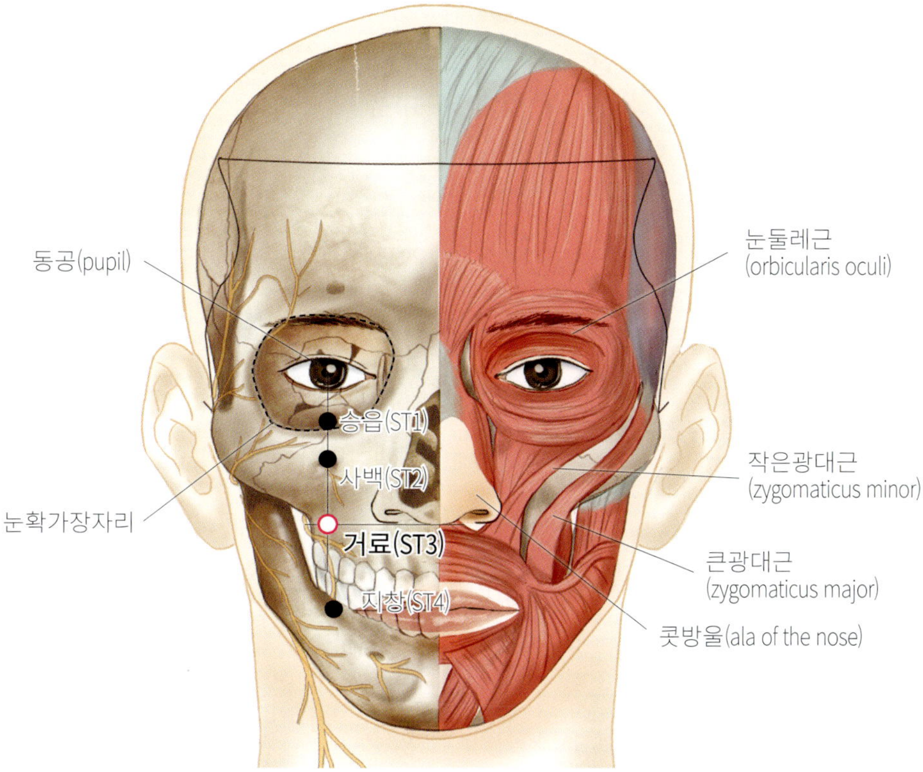

1. 혈명

【의의】巨는 大를, 髎는 窌를 뜻하며, 본 혈의 위치상 상악골 아래의 요함처로 凹陷이 甚大함는 의미임

【異名】巨窌

2. 혈위 근거

① 俠鼻孔傍八分, 直瞳子, 平水溝.『大成』

② 從四白下行, 俠鼻孔旁八分, 亦直瞳子取之.『金鑑』

3. 부위 및 취혈

① 얼굴, 동공에서 수직으로 아래쪽, 콧방울(ala of the nose)아래 모서리와 같은 높이. 고개를 들고 앞을 바로 볼 때, 동공을 지나 는 수직선과 콧방울아래 모서리를 지나는 수평선이 만나는 지점으로 비순구(鼻唇溝)에서 취함

【근육】작은광대근(小頰骨筋, zygomaticus minor m.), 입꼬리올림근(口角擧筋, levator anguli oris m.)

【신경】눈확아래신경(眼窩下神經, infraorbital n.), 삼차신경(三叉神經, trigeminal n.)

【혈관】눈구석동맥(眼角動脈, angular a.), 얼굴정맥(顔面靜脈, facial v.)

【침법】■ 직자 0.3~0.5촌 ■ 사자 0.5~1촌

【뜸법】■ 艾炷灸 5~7장 ■ 溫灸 5~10분

4. 응용

개요

① 주치 : 본 혈은 陽蹻, 手足陽明의 交會가 되고 얼굴 부위 질환을 주치하며, 또한 鼻衄이 그치지 않고 瘀血이 上焦에 있는 사람은 본 혈에 자침하여 鼻衄을 그치게 함

② 혈성 : 熄風明目 舒筋活絡

임상 해설

① 鎭痛鎭驚·熄風작용이 있어서 안면부의 모든 熱症을 주치(循經, 近位取穴)

i) 모든 눈 질환에 사용 : 角膜炎, 녹내장, 白內障, 目下眶部 腫痛, 視神經萎縮 등에 配用

ii) 축농증, 肥厚性비염에 보조적으로 사용

iii) 上齒痛, 齒齦炎에 유효

② 안면부 神經痲痺證(口眼喎斜症, 三叉神經痲痺, 面上神經痛)의 보조혈로서 유효

③ 脚氣, 膝腫(配 鼻翼, 玉火)

주요 질환 응용

① 面部 病症에 활용

· 面風鼻䪼腫癰痛 → 本經 순행 부위의 병증으로 風熱이 원인이므로 본 혈을 취하여 風熱을 瀉하고, 癰痛 또한 본 혈을 취해 上部의 陽明熱을 제거함[4]

· 目障無見, 遠視𥆨𥆨, 淫膚白膜翳覆瞳子 → 본 혈이 눈과 많이 떨어져있지 않으며, 무릇 눈병이 아래로부터 올라온 것은 모두 熱이 壅滯되어 발생한 것이므로,

[4] 此症, 乃本經所行部分, 風熱中之, 而有是症, 宜取此穴, 以泄其風熱. 癰痛亦責此穴者, 散陽明之熱於上也.『經穴解』

본 혈을 瀉함[5]

· 鼻衄 → 瘀血이 上焦에 있어 鼻衄이 그치지 않는 것도 본 혈을 취하여 그치게 함[6]

② 筋, 關節질환에 활용

· 招搖視瞻, 瘈瘲 → 陽蹻脈은 一身의 움직임을 주관하는데, 本 病症이 陽蹻脈의 病症이므로 본 혈을 취함[7]

· 脚氣膝痛 → 脚氣膝腫의 病症에는 上部의 본 혈을 瀉하여 치료[8](陽蹻脈과 交會하는 穴位는 운동성 失調를 회복하며 筋骨의 疏通작용을 가짐)

배혈

· 配 巨髎, 天窗 : 頰腫痛『資生經』

· 配 完骨 : 頭面氣浮腫『千金方』

※ 기타문헌

"面目惡風寒 䪼腫臃痛 招搖視瞻 瘈瘲口僻 巨髎主之."『甲乙經』

"巨髎 : 主瘈瘲 唇頰腫痛 口喎噼 目障無見 遠視䀮䀮 淫膚白膜 翳覆瞳子 面風鼻䪼腫臃痛 招搖視瞻 脚氣膝腫."『大成』

---

5) 本穴上離目不遠, 凡目之病, 自下上者, 皆本經壅熱爲之也, 宜泄此穴.『經穴解』

6) 鼻衄未盡, 瘀血在上焦者, 亦可刺此穴, 以止鼻衄.『經穴集成』

7) 陽蹻者, 至陽之在一身動者也, 此症, 乃陽蹻之症, 故取此穴.『經穴解』

8) 脚氣膝腫者, 泄此穴於上, 乃下有病求之上地.『經穴解』

ST4 지창 (地倉, Jichang)

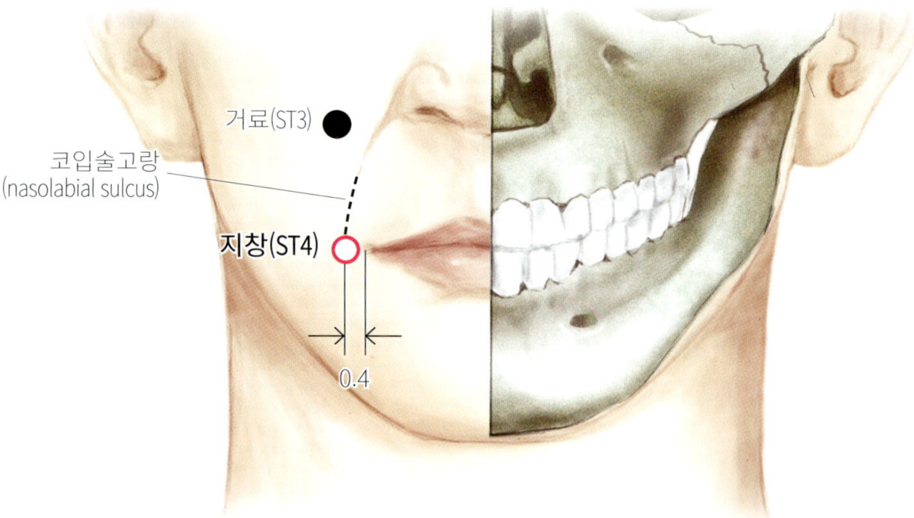

1. 혈명

【의의】地는 地格을, 倉은 藏谷處를 뜻하며, 三格中 地格에 속하며, 口로 穀物이 들어가는 倉庫와 같다는 의미와 함께 또한 脾主口로 脾胃가 屬土, 倉稟之官이 되므로 이와 같이 명명됨

【異名】胃維, 會維, ㊍ 七快

2. 혈위 근거

① 俠口吻旁四分外如近.『大成』

② 從巨髎下行俠口吻旁四分外許, 近下微有動脈.『金鑑』

3. 부위 및 취혈

① 얼굴, 입꼬리(oral angle)에서 가쪽으로 0.4촌. 입꼬리옆쪽, 코입술고랑(nasolabial sulcus) 위 혹은 코입술고랑의 연장선상에서 취혈

② 입을 다물고 구각방(口角傍) 0.4촌처로 비순구(鼻脣溝) 내측에 취함

【근육】입둘레근(口輪筋, orbicularis oris m.), 큰광대근(大頰骨筋, zygomaticus major m.), 입꼬리올림근(口角擧筋, levator anguli oris m.)

【신경】얼굴신경의 볼가지(顔面神經의 頰枝, buccal br. of facial n.), 볼신경(頰神經, buccal n.)

【혈관】 위입술동 · 정맥(上脣動 · 靜脈, superior labial a. & v.), 아랫입술동 · 정맥(下脣動 · 靜脈, inferior labial a. & v.)

【침법】 ■ 직자 0.3~0.5촌 ■ 橫刺 1~1.5촌
■ 顔面神經麻痺 치료시 頰車(ST6)로 透刺 1.5~2.5촌
■ 삼차신경통 치료시 迎香(LI20)으로 透刺 1~2촌

【뜸법】 ■ 艾炷灸 3~7장 ■ 溫灸 5~10분

4. 응용

개요

① 주치 : 본 혈은 調和氣血, 疏通經絡 작용이 있어서 口歪斜, 脣緩不收의 질환을 주치함
② 혈성 : 散風止痛 舒筋活絡 疏風行氣 利機關 扶正鎭痛

임상 해설

① 鎭痛鎭驚 · 熄風작용이 있어서 안면부 제반 병증을 주치 : 대부분의 안면부 穴들은 鎭痛 · 鎭驚작용이 있어서 神經痛을 포함한 제반 疼痛性질환에 활용
i) 口眼喎斜症의 주요 혈위(地倉, 頰車, 頭維, 聽宮) 중 하나로서 顔面神經痲痺는 頰車 方向 삼차신경통(齒痛頰腫)은 迎香 방향으로 사자(斜刺)함
ii) 口眼喎斜症은 안면의 표정근에만 마비가 온 것으로 표정근은 5~7㎜정도임. 따라서 피부면에서 5㎜정도 깊이로 淺刺함

② 陽明經之無力으로 인한 四肢無力(手足痿躄), 四肢關節捻挫에 유효 : 足外側(丘墟보다 解谿에 가까운 쪽) 발목염좌의 주요 혈위(配 合谷, 翳風, 後谿, 風池, 丘墟)
- 頸部捻挫 : 後谿, 申脈, 人中, 中渚
- 腰部捻挫 : 後谿, 申脈, 人中, 委中
- 脇部捻挫 : 支溝, 陽陵泉, 絶骨

③ 胃腸障碍의 반응점으로 望診에 이용함 : 熱病, 久病 · 重病後, 특히 甚한 감기몸살을 앓고 난 후 회복기에는 陽明經 餘熱不退로 인하여 地倉 부근에 濕疹이 생긴다(마지막까지 熱이 남는 곳이 소화기관이므로 이 부근에 병이 나타남). 따라서 營養이 豊富하고 소화 잘되는 음식으로 반드시 조절토록 함

주요 질환 응용

① 口眼喎斜[大腸經, 陽蹻脈과 交會 : 面部의 病症에 대하여 調理氣血, 疏通經絡 작용을 강하게 발휘]

· 偏風口喎, 目不得閉 → 陽明經이 눈에서 내려와 입술을 돌고 承漿에서 交叉하므로, 본 혈은 口喎, 目瞤의 風病을 다스리는데 이때 病이 왼쪽에 있으면 오른쪽을, 병이 오른쪽에 있으면 왼쪽을 取穴해야 하며, 또한 침과 뜸를 병용하게 되면 風氣가 그치게 되고 口眼喎斜가 치유됨[9)]

② 소아 질환에 활용

· 小兒流涎症 → 脾土가 不運하고, 胃經이 濕熱한 것이므로 본 혈을 瀉함[10)]

③ 手足麻痺性病에 활용 : 手足痿躄不能行, 足緩不收 등(陽蹻脈과 交會 → 疏通작용이 强함 : 手足麻痺性 질환에 대하여 陽明經의 上下疏通 작용을 본 혈이 강하게 발휘시키는 것에 의하며, 下肢 麻痺性 질환이 上部에서 調節 안 되었을 경우에 사용)

④ 足關節 捻挫에 활용 : 陽明經에 해당할 경우 (少陽經 : 翳風, 太陽經 : 顴髎)

배혈

· 配 大迎 : 口緩不收不能言『千金方』

· 配 頰車 : 口噤喎流涎多『雜病穴法歌』

· 配 頰車 : 口眼喎斜最可嗟, 地倉妙穴連頰車, 喎左瀉右依師正, 喎右瀉左莫令斜『玉龍歌』

· 配 頰車 : 口喎于片時『百症賦』⇒ 透刺法

· 配 迎香, 頰車, 巨髎, 下關, 顴髎, 合谷, 足三里 : 面神經麻痺, 삼차신경통

· 配 大泉 : 治足踒躄不能行『千金方』

※ 기타문헌

"口緩不收 不能言語 手足痿躄不能行 地倉主之."『甲乙經』

"主偏風口喎 目不得閉 脚腫 失音不語 飮水不收 水漿漏落 眼瞤動不止 瞳子痒 遠視䀮䀮 昏夜無見."『大成』

※ 참고

· 본 혈은 위치상 童氏奇穴 가운데 七快(當嘴角外開五分處), 六快(人中 向外平開一寸四分處, 約距口角外紋一分五) 부근에 해당함

---

9) 此穴事治口喎, 目瞤之病, 以陽明經由目下環脣交承漿也, 部分有風, 而治是症. 故病左治右, 病右治左, 宜 頻鍼灸, 以盡風氣, 而口眼喎斜者, 以正爲度.『經穴解』

10) 此症, 脾土不運, 胃經濕熱, 宜泄此穴.『經穴解』

ST5 대영 (大迎, Daeyeong)

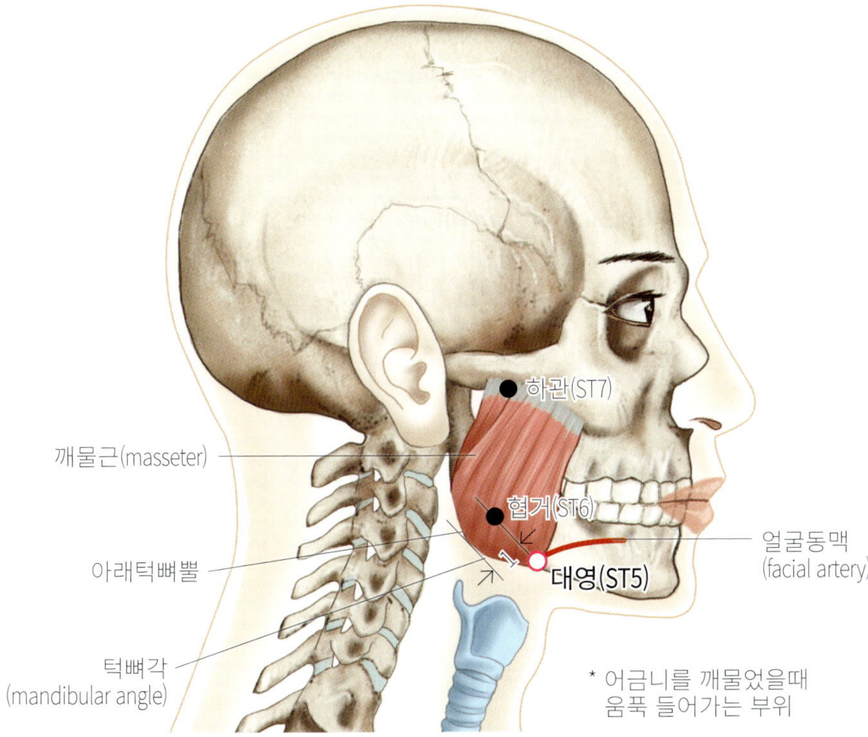

1. 혈명

【의의】大는 盛을, 迎은 迎合을 뜻하며, 본 혈의 위치상 下顎角部로 下顎枝와 下顎體가 相會하는 곳이라는 것과 大腸經과 胃經이 相會하는 곳이라는 의미와 함께 大動脈 박동이 指面에 衝迎하게 느껴지는 곳임을 의미함

【異名】髓孔

2. 혈위 근거

① 曲頷前一寸二分, 骨陷者中動脈. 又以口下當兩肩是穴.『大成』

② 從地倉行頤頷下前一寸三分, 骨陷中動脈『金鑑』

3. 부위 및 취혈

① 얼굴, 턱뼈각(mandibular angle)앞쪽, 깨물근(masseter) 부착부분앞쪽오목한 곳, 얼굴동맥(facial artery)이 뛰는 곳. 입을 다물고, 입안에공기를 채울 때 턱뼈각아래앞쪽에 나타나는 도랑처럼패인 오목한 곳에서 취혈

② 승장과 하악각 사이를 4등분하여 하악각에서 1/4처 함중에 취함
③ 하악각의 전방 1.3촌으로 교근 부착부 전연에 취함

【근육】 깨물근(the masseter m.), 볼근(頰筋, buccinator m.)
【신경】 얼굴신경의 볼가지(顔面神經의 頰枝, buccal br. of facial n.) 볼신경(頰神經, buccal n.)
【혈관】 얼굴동 · 정맥(顔面動 · 靜脈, facial a. & v.)
【침법】 ■ 직자 0.2~0.3촌 ■ 사자 0.5~1촌
■ 횡자시 承漿穴(顔面神經麻痺)이나 頰車穴(齒痛)로 透刺하되 動脈을 피하여 자입함
【뜸법】 ■ 艾炷灸 3~5장 ■ 溫灸 5~10분

4. 응용

개요

① 주치 : '經脈所過, 主治所在'의 原則에 근거하여 본 혈은 局部의 口噤不開, 口眼喎斜, 脣吻瞤動과 牙痛, 頰腫 등을 주치함
② 혈성 : 熄風消腫 舒筋活絡 祛風淸熱 止痛

임상 해설

· 鎭痛鎭驚 · 熄風작용이 있어서 안면부 제반 병증을 주치
① 口眼喎斜(顔面神經麻痺), 삼차신경통의 보조혈로 사용 : 口吻瞤動, 眼球振盪症에도 유효
② 顎關節 및 咬筋(咀嚼筋)異常으로 인한 局所病變치료에 配用
i) 耳下腺炎, 幼兒의 편도선염 등에 사용 : 咬筋은 顎下腺, 耳下腺의 閉塞과 관련
ii) 下牙齒痛에 사용 : 침첨을 아픈 어금니의 根部를 향하여 자입

주요 질환 응용

① 口脣(舌) 運動不利에 활용
· 口噤不開, 脣吻瞤動, 舌强不語 → 本經 순행부분의 病症이므로 본 혈을 취하여 風火를 散泄시킴[11]

[11] 此症, 本經所行部分而應有之症, 故取此穴, 以泄其風火.『經穴解』

배혈

- 配 顴髎, 聽會, 曲池 : 齒痛惡寒『千金方』
- 配 五里, 臂臑 : 寒熱頸瘰癧『千金方』
- 配 下關, 翳風 : 口失欠, 下牙齒痛『千金方』
- 配 地倉 : 口緩不收不能言『千金方』
- 配 顴髎 : 目眩『百症賦』

※ 기타문헌

"痓 口噤 大迎主之." "寒熱頸瘰癧 大迎主之." "癲疾互引口喎 喘悸者 大迎主之 及取陽明 · 太陰 候手足變血而止." "厥 口僻 失欠 下牙痛 頰腫惡寒 口不收 舌不能言 不得嚼 大迎主之."『甲乙經』

"大迎 : 主風痓 口噤不開 唇吻瞤動 頰腫牙疼 寒熱頸痛瘰癧 口喎齒齲痛 數欠氣惡寒 舌强不能言 風壅面浮腫 目痛不得閉."『大成』

ST6 협거 (頰車, Hyeopgeo)

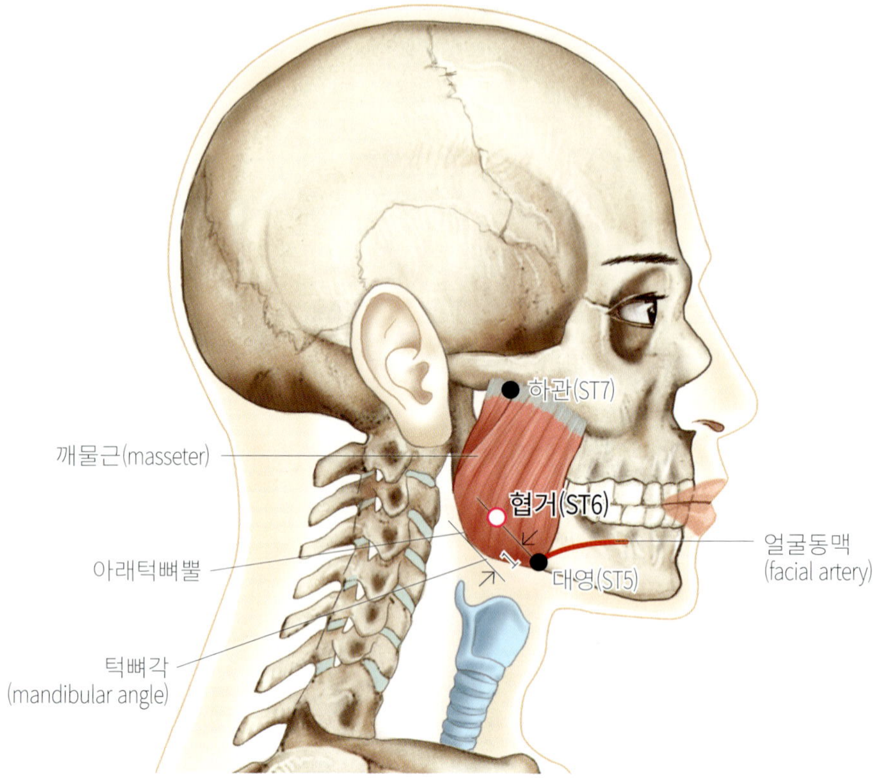

1. 혈명

【의의】頰은 耳前 顴側面을, 車는 牙車를 뜻하며, 본 혈이 위치상 齒牙의 開合이 이루어지는 부위로 機軸轉運하는 것과 같다는 의미임

【異名】曲牙, 機關, 鬼床, 鬼林

2. 혈위 근거

① 耳下八分, 曲頰端近前陷中, 側臥開口有空取之.『大成』

② 從大迎行耳下曲頰端, 近前八分陷中, 側臥開口取之.『金鑑』

3. 부위 및 취혈

① 얼굴, 턱뼈각에서 위앞쪽으로 1촌. 턱뼈각의 이등분선위, 입과 치아를 굳게 다물면 깨물근이 융기되고, 굳게 다물었던 치아를 놓으면 오목하게 느껴지는 곳에서 취혈

② 입과 치아를 굳게 다물면 깨물근이 융기하는 부위(턱뼈각에서 45도 방향 상방, 근육이 풍부한 지점)에서 취함

【근육】 깨물근(咬筋, masseter m.)

【신경】 볼신경(頰神經, buccal n.), 깨물근신경(咬筋神經, masseteric n.), 얼굴신경의 볼가지(顔面神經의 頰枝, facial n.)

【혈관】 얼굴동·정맥(顔面動·靜脈, facial a. & v.)

【침법】 ■ 직자 0.3~0.5촌

■ 사자 0.5~1촌(깨물근경련 치료시 위쪽을 향해 자입, 上·下齒痛에는 上齒 및 下齒를 향해 자입)

■ 橫刺時(顔面神經麻痺 치료)는 地倉(ST4)을 향해 透刺하되 2~3촌 자입

【뜸법】 ■ 艾炷灸 3~7장

■ 溫灸 5~15분

4. 응용

개요

① 주치 :

· 本經은 循頰車하여 턱 관절을 위아래로 지나고 牙關의 樞紐가 되므로 牙關緊急할 경우 본 혈에 자침하면 開噤閉함

· 足陽明脈은 面部에 분포되고, 足陽明經筋은 頄에서 合하여지고 아래 鼻에 結하므로 陽明은 目下網이 되고 太陽은 目上網이 되니, 風邪가 陽明을 乘할 경우 筋脈이 弛緩하여 面癱이 발생되므로 본 혈은 面癱에 효과

· 足陽明絡은 위로 頭項에 絡하므로 頸項强痛을 주치하고, 또한 局部 疼痛, 口噤, 頰腫 등에도 활용함

② 혈성 : 散風淸熱 調氣鎭痛

임상 해설

① 顔面神經麻痺의 주요 혈위로서 口眼喎斜 4大 주요 혈위(地倉, 頰車, 頭維, 聽宮) 중 하나

② 膝痛의 진단점(반응점)·치료혈로서 유효함 : 面鍼療法에서 '膝點'에 해당함

③ 顎關節 및 咬筋(咀嚼筋)異常으로 인한 국소 병변 치료의 기본 혈임 : 咬筋은 上·下齒痛 및 口噤을 일으키는 중요한 근육임. 咀嚼時 痛症, 顔面神經麻痺로 인한 咀

爵不能 등을 치료. 後頭下筋 緊張에 의한 第1·2頸椎神經의 閉塞과 三叉神經이 胸鎖乳突筋 深部를 빠져나옴을 고려하여 胸鎖乳突筋과 함께 치료해야 함

i) 口噤[12]의 주요 혈위 : 여자 히스테리, 癔病으로 인한 경우에 다발

ii) 顎關節炎에 이용함 : 일반적으로 어금니에 힘을 주어 씹지 못하는 경우 응용

iii) 顎關節 부정교합의 교정에 이용

주요 질환 응용

① 口眼喎斜 치료 [地倉과 배혈하여 사용]

· 牙車疼痛, 頷頰腫, 牙不開嚼物, 頸强不得回顧, 口眼喎, 口噼 → 本經이 風火에 侵犯받아 발생한 것으로 본 혈을 취함[13]

· 頰車, 地倉穴, 正口喎于片時.『百症賦』

· 地倉, 頰車, 療口喎.『玉龍賦』

· 口眼喎斜最可差, 地倉妙穴連頰車.『玉龍歌』

[口眼喎斜 治療配穴 – 地倉, 頰車, 合谷, 太陽 / 跛*眉活動不利者, 加陽白 / 上下脣活動不便者, 加人中, 承漿 / 耳後痛者, 加翳風 / 後頭 + 側頭痛者, 加風池 / 人中溝歪斜者, 加人中]

② 牙關不開(牙關緊急)에 유효 :『雜病穴法歌』

· 配 合谷, 內庭

③ 下顎脫落(牙關脫臼, 落頰風 –『金鑑』)에 활용(配 合谷, 聽會)

④ 급성편도선염(配 合谷, 翳風)

배혈

· 配 人中, 百會, 承漿, 合谷 (俱宜瀉) : 中風口噤不開『大成』

· 配 合谷, 地倉, 人中, 復刺後穴, 承漿, 百會, 瞳子髎 : 口眼喎斜『大成』

· 配 百會, 承漿, 合谷 : 牙關脫臼『大成』

· 配 風池, 肩井, 少海, 後谿, 前谷 : 頭强痛『大成』

· 配 地倉 : 口喎于片時『百症賦』

---

12) 口噤 : 달리 牙關緊急이라고도 하며 咬筋의 强直性 痙攣으로 인하여 어금니를 깨물고 입을 벌리지 못하거나 벌려도 말을 못하는 症狀임. 神經性 혹은 咬筋異常이 原因으로 부인들에게서 많이 발생함

13) 此症, 皆本經中風中火應有之症, 故取之.『經穴解』

跛 : 기울어질 파

· 配 顴髎 : 口僻痛, 惡風寒不可以嚼『千金方』
· 配 角孫 : 牙齒不能嚼『千金方』

※ 기타문헌

"頰腫 口急 頰車痛不可以嚼 頰車主之."『甲乙經』

"頰車(一名機關, 一名曲牙) : 主中風牙關不開 口噤不語 失音 牙車疼痛 頷頰腫 牙不開嚼物 頸强不得回顧 口眼喎."『大成』

ST7 하관 (下關, Hagwan)

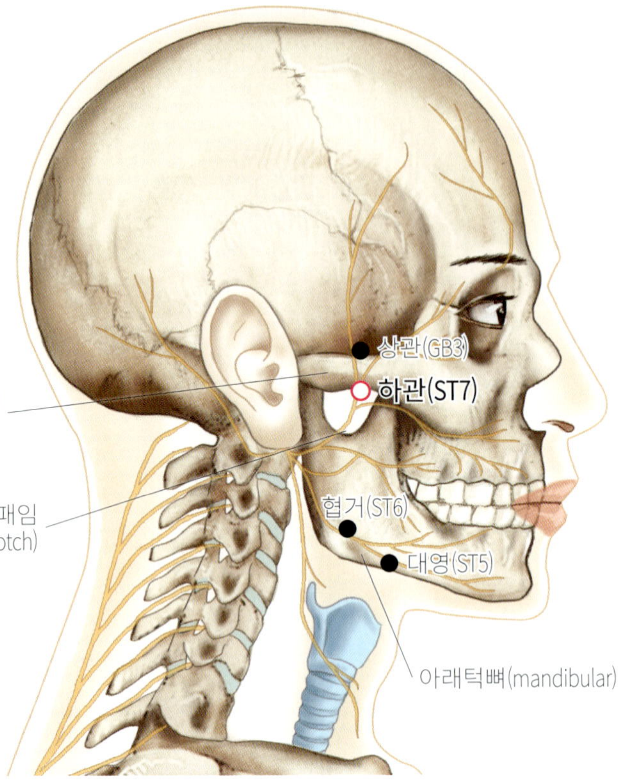

1. 혈명

【의의】 下는 顴骨弓 下方을, 關은 機關을 뜻하며, 본 혈의 위치상 下顎關節前의 牙關處에 該當한다는 의미임

2. 혈위 근거

① 客主人下, 耳前動筋下廉, 合口有空, 開口則閉, 側臥閉口取之. 『大成』

② 從頰車上行, 耳前動脈, 側臥合口有空取之. 『金鑑』

3. 부위 및 취혈

① 얼굴, 광대활(zygomaticarch) 아래 모서리의 중점과 턱뼈패임(mandibularnotch) 사이의 오목한 곳. 입을 다물고, 상관(上關, GB3)에서 수직으로 아래쪽, 광대활 아래쪽의 오목한 곳에서 취혈

② 관골궁 하연의 이하전부(耳下前部)로 폐구(開口)하면 닫히고(閉), 긴폐(緊閉)할 때 요함처가 출현하는 곳에 취하며, 상관혈 직하로 악관절이 움직이는 부위임

【근육】 큰광대근(大頰骨筋, zygomaticus major m.), 깨물근(咬筋, masseter m.)

【신경】 깨물근신경(咬筋神經, masseteric n.), 얼굴신경의 광대가지(顔面神經의 顴骨枝, zygomatic br. of facial n.), 귓바퀴관자신경(耳介側頭神經, auriculotemporal n.), 깊은층에 아래턱신경(下顎神經, mandibular n.)

【혈관】 가로얼굴동 · 정맥(顔面橫動 · 靜脈, transverse facial a. & v.), 깊은층에 위턱동 · 정맥(上顎動 · 靜脈, maxillary a. & v.)

【침법】
- 직자 0.3~0.5촌
- 사자 0.8~1.5촌
- 橫刺 1.5~2촌
- 삼차신경통 치료는 약간 下方을 향해 1.5촌 자입
- 턱관절염의 치료는 前方 및 後方을 향해 1~1.5촌 사자
- 耳病 치료는 耳側을 향해 1.5촌 자입
- 저작근경련 치료는 下方을 향해 1.5촌 사자로 자입
- 齒痛 치료는 아래턱을 沿해 上齒(口角 방향) · 下齒(頰車(ST6) 방향)를 향해 1.5촌 자입

【뜸법】
- 艾炷灸 3~5장
- 溫灸 5~10분

4. 응용

개요

① 주치 : 足陽明, 足少陽의 交會處이고, 局部 齒痛, 口噤, 下頷關節痛에 활용됨
② 혈성 : 消腫止痛 聽耳通絡 消風活絡 開竅益聽

임상 해설

① 口眼喎斜, 삼차신경통(V2)의 보조혈로서 사용
② 患部周圍穴로서 耳질환, 下顎關節 관련질환 등 局所病變치료에 유효
 i) 下頷關節痛, 口噤을 치료(配 合谷)
 ii) 齒痛, 齒齦炎에 효과 : 上牙痛 時 침끝을 아픈 어금니 根部를 향하여 刺함
③ 모든 귀 질환에 유효 : 耳鳴耳聾, 聤耳, 耳痛膿出膿에 사용. 耳鳴 · 耳聾, 頭痛, 眩暈은 咬筋 · 胸鎖乳突筋과 많은 관련이 있음. 따라서 진단시 咬筋과 胸鎖乳突筋의 異常(緊張) 有無를 확인

주요 질환 응용

① 面部, 頭部 동통[胃經과 膽經의 交會穴 / "經脈所過, 主治所及." : 齒痛, 齒齦炎, 顔面神經麻痺, 삼차신경통]

· 偏風口喎, 牙車脫臼 → 本經이 風邪에 侵犯 받아 발생한 것이므로 본 혈을 취함[14)]

② 耳病에 활용

· 聤耳有膿汁出 → 手足少陽과 腎經의 병증으로서 근위취혈로 본 혈을 선택하며, 氣血이 本經에 盛할 때에는 귀에 가깝게 있는 본 혈을 취하여 泄熱함[15)].

배혈

· 配 頰車, 合谷 : 牙痛

· 配 合谷, 太陽, 睛明 : 面痛

· 配 顴髎,齦交 : 口僻(顴髎及齦交, 下關主之)『甲乙經』

· 配 陽谿, 關衝, 液門, 陽谷 : 耳聾鳴(下關及陽谿, 關衝, 液門, 陽谷主之)『甲乙經』

· 配 大迎, 翳風 : 口失欠下牙齒痛『千金方』

· 配 大迎, 翳風, 完骨 : 牙齒齲痛『千金方』

· 配 上關, 中渚 : 耳痛鳴聾『千金方』

· 配 耳門, 聽宮, 翳風, 外關 : 耳鳴, 耳聾, 耳中痛

※ 기타문헌

"偏風口眼喎斜 耳鳴 耳聾."『圖翼』

"口僻 顴髎及齦交 下關主之." "耳聾鳴 下關及陽谿 關衝 掖門 陽谷主之." "失欠 下齒齲 下牙痛 䪼腫 下關主之."『甲乙經』

"下關主聤耳有濃汁出 偏風口目喎 牙車脫臼 牙齦腫處 張口以三稜針出膿血 多含鹽湯 即不畏風."『大成』

※ 참고

· 본 혈은 위치상 董氏奇穴 가운데 木枝(從馬金水穴向外上方斜開一寸處) 부근에 해당함

---

14) 此症, 皆本經中風邪所致, 故特治是症.『經穴解』

15) 此症, 乃手足少陽 腎經之症, 而乃取此穴者, 以本經此穴, 上行近耳, 乃氣血俱盛之經, 近耳則泄之, 以散其熱.『經穴解』

ST8 두유 (頭維, Duyu)

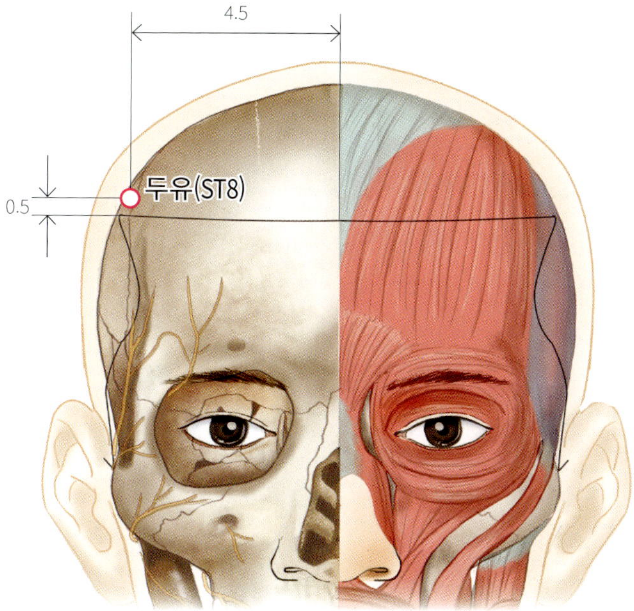

1. 혈명

【의의】頭는 頭部, 首領을, 維는 連結, 側邊을 뜻하며, 본 혈이 頭部에서 足少陽經과 連結시켜 준다는 의미와 頭部의 髮際 側邊에 있다는 의미임

【異名】顙大

2. 혈위 근거

① 額角入髮際, 本神旁一寸五分, 神庭旁四寸五分.『大成』

② 從下關上行額角, 入髮際而督脈中行神庭穴旁開四寸半.『金鑑』

3. 부위 및 취혈

① 머리, 이마각(corner of the forehead) 전발제(anterior hairline)에서 수직으로 위쪽으로 0.5촌, 앞정중선(신정혈)에서 가쪽으로 4.5촌

· 神庭(GV24) ←7.5分→ 眉衝(BL3) ←7.5分→ 曲差(BL4) ←7.5分→ 頭臨泣(GB15) ←7.5分→ 本神(GB13) ←1.5촌→ 頭維(ST8)

【근육】 이마힘살(前頭筋, frontal belly), 관자근(側頭筋, temporalis m.)

【신경】 눈확위신경(眼窩上神經, supraorbital n.), 얼굴신경의 관자가지(顔面神經의 側頭枝, temporal br. of facial n.)

【혈관】 얕은관자동・정맥의 이마가지(淺側頭動・靜脈의 前頭枝, frontal br. of superficial temporal a. & v.), 눈확위동・정맥(眼窩上動・靜脈, supraorbital a. & v.)

【침법】
- 직자 0.2~0.3촌
- 사자 0.3~0.5촌
- 橫刺時 침첨을 向下, 向上 또는 向後로 皮下를 沿해서 0.5~1촌 透刺

【뜸법】
- 艾炷灸 3~5장
- 溫灸 5~10분
- 禁灸(『素註』) 혹은 禁溫灸

4. 응용

개요

① 주치 : 頭痛, 目眩 병증을 주치하며, 喘逆, 煩滿 등에도 활용됨

・본 혈은 足少陽, 陽明의 會所이며, 胃經 支脈은 目系에 이어지고 目內로 深入하며, 膽經 別支도 目系에 이어지고 있어서 少陽과 外眥에서 合해지므로 頭維는 頭痛, 눈 질환 치료에 사용됨

② 혈성 : 熄風鎭痙 止痛明目 淸頭(淸解陽明經熱)

임상 해설

① 前頭額部經穴 取穴時 基準穴로 사용 : 양측 頭維穴 사이를 9촌의 골도법으로 산정함

② 祛風泄火 작용이 있어서 陽明熱로 인한 頭面部 제반 질환에 사용

i) 편두통에 활용(配 列缺, 陷谷) : 消化(胃腸)障礙 同伴時 특히 유효

☞ 스트레스성 偏頭痛(肝・膽經爲主 取穴) : 臨泣, 傍谷, 風池, 絶骨, 太陽

ii) 顔面神經麻痺(V1)의 주요 혈위로서 口眼喎斜 주요 혈위(地倉, 頰車, 頭維, 聽宮) 중 하나(禁灸)

iii) 目痛如脫, 迎風流淚, 眼瞼瞤動(目瞤)不止, 目視不明(視力減退)에 사용

iv) 고혈압, 腦充血 등에도 유효

주요 질환 응용

① 頭目 病症[祛風, 明目, 止痛 작용 + 淸頭 작용]

· 目痛, 頭痛 → 본 혈은 本經 循行 經路上 側頭部 最上處이므로 風과 熱을 瀉하여 頭目의 모든 병을 치료[16]

· 側頭痛, 前額頭痛, 陽明頭痛 → 列缺, 合谷, 頭維, 百會

② 口喎 [口眼喎斜 四穴 중 하나 : 地倉, 頰車, 頭維, 聽宮『宜岩鍼法』] → 通絡熄風에 의함 → 眼瞼瞤動, 面癱 등에 활용

배혈

· 配 風池, 太陽, 睛明, 合谷 : 目赤腫痛

· 配 翳風, 瞳子髎 : 迎風落淚

· 配 天柱, 攢竹 : 頭昏目眩

· 配 列缺, 百會, 太陽, 合谷 : 偏頭痛

· 配 大陵 : 頭痛如破, 目痛如脫『千金方』

· 配 攢竹 : 目疼頭痛, 頭風疼痛如破, 目疼如脫, 淚出不明, 眼瞼瞤動『玉龍賦』, 『金鑒』, 『大成』

· 配 攢竹, 睛明, 目窓, 百會, 風府, 風池, 合谷, 肝兪, 腎兪, 絲竹空 : 目昏『大成』

· 配 睛明, 臨泣 : 迎風流淚『大成』

· 配 顴髎 : 風目瞤爛風淚出『大成』

· 配 臨泣 : 淚出『百症賦』

※ 기타문헌

"寒熱頭痛如破 目痛如脫 喘逆煩滿 嘔吐 流汗 難言 頭維主之."『甲乙經』

"頭維 : 主頭痛如破 目痛如脫 目瞤 目風淚出 偏風 視物不明."『大成』

※ 참고

① 足陽明胃經과 足少陽膽經의 交會穴

② 前頭額部經穴 取穴時 基準穴이 되며 兩頭維穴間을 9촌으로 산정함

③ 髮際 구분법 : 대머리일 경우 턱을 붙이고 위를 쳐다보라고 하면 움직이는 피부와 움직이지 않는 피부의 경계가 髮際임

[16] 此穴, 乃本經上行在頭之側最上處, 故頭目有病悉責之, 所以散風與熱也.『經穴解』

ST9 인영 (人迎, Inyeong)

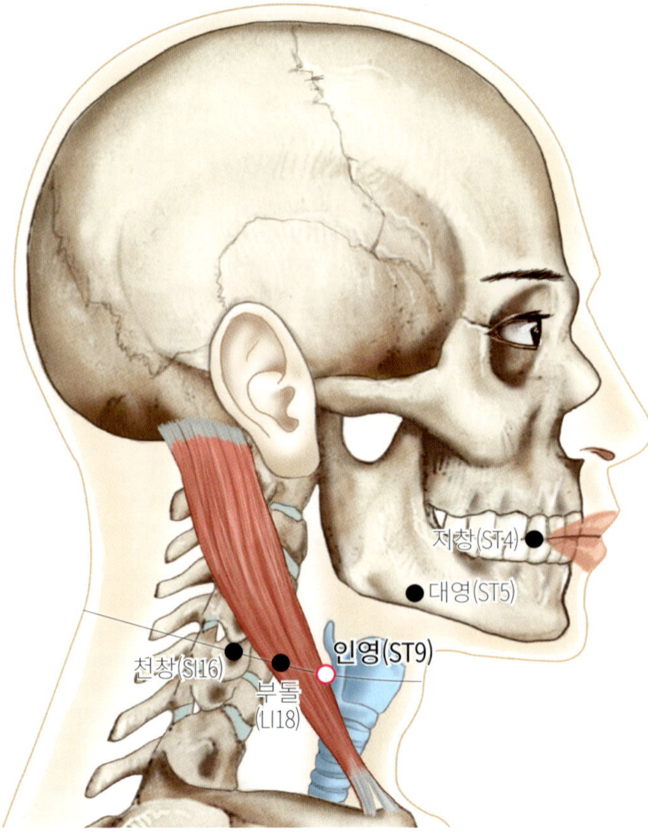

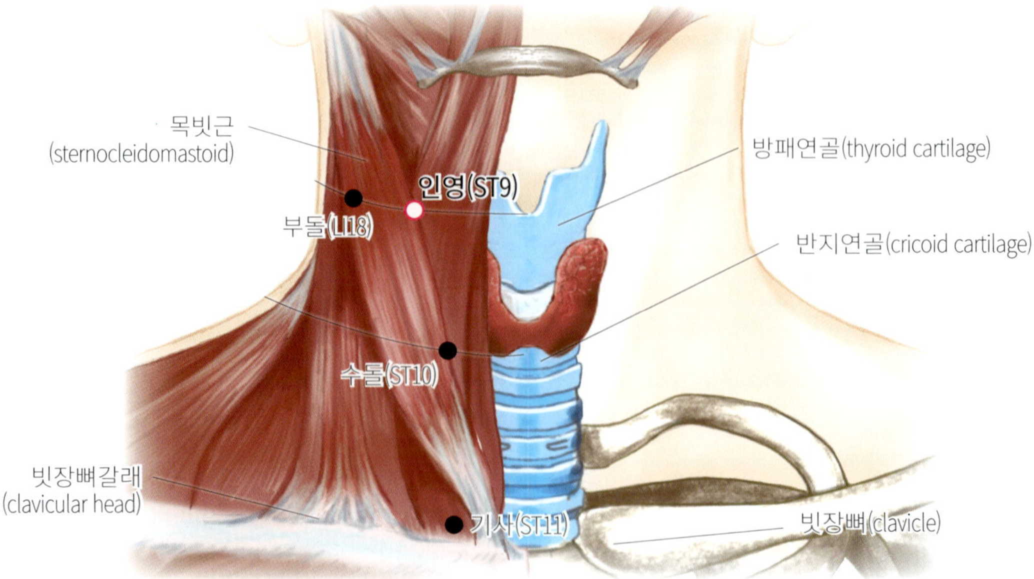

1. 혈명

【의의】 人은 人間을, 迎은 迎接을 뜻하며, 즉 切診時 脈候를 보는 곳으로 사람의 病候와 만나는 곳이라는 의미임

【異名】 五會, 天五會

2. 혈위 근거

① 頸大動脈應手, 俠結喉兩傍一寸五分. 『大成』

② 從頭維下行, 頸下俠結喉旁一寸五分, 大動脈應手, 伸頭取之. 『金鑑』

3. 부위 및 취혈

① 목 앞부위, 방패연골(thyroid cartilage) 위모서리와 같은 높이. 목빗근(sternocleidomastoid) 앞쪽, 온목동맥(common carotid artery) 뛰는 곳

② 후두융기(결후) 정중 양방 1.5촌의 흉쇄유돌근 전연(前緣)에서 취하며, 총경동맥의 박동처임

【근육】 목빗근(胸鎖乳突筋, sternocleidomas -toid m.), 넓은목근(廣頸筋, platysma m.), 방패목뿔근(甲狀舌骨筋, thyrohyoideus m.)

【신경】 가로목신경(頸橫神經, transverse cervical n.), 얼굴신경의 목가지(顔面神經의 頸枝, cervical br. of facial n.), 미주신경(迷走神經, vagus n.)

【혈관】 온목동맥(總頸動脈, common carotid a.), 앞목정맥(前頸靜脈, anterior jugular v.)

【침법】
- 직자 0.2~0.3촌 (不宜過深刺 혹 禁刺)
- 사자 0.3~0.7촌
- 刺鍼時 왼손의 엄지손가락이나 검지손가락을 사용하여 목빗근(SCM m.)을 향해 자입하되 온목동맥(common carotid a.)을 상하지 않도록 주의함

【뜸법】
- 禁灸

4. 응용

개요

① 주치 : 본 혈이 소재한 부위는 足陽明經, 足少陽經의 會所(經脈 循行上 연계되는 부위)가 되므로 국부 咽喉腫痛과 氣喘, 瘰癧, 氣癭을 주치함

② 혈성 : 寬胸定喘 散結淸熱 利咽喉 通陰陽經絡

임상 해설

① 一名 五會(五臟氣가 만난다는 뜻)로서 鍼치료보다는 五臟氣의 虛實을 파악하는 진단점 즉 人迎脈處로 활용 ☞ 天五會(人迎) ↔ 地五會(GB42).

② 陽明熱로 인한 諸熱性 急·慢性질환에 사용

i) 혈압을 내리는 작용이 있어서 고혈압에 효과적임 : 人迎에 刺하면 혈압을 내리는 효과 있음. 血管을 자침하는 것이 아니라 血管 바로 위까지 자입하여 침 끝이 動脈外端에 닿도록 함(洞刺法)

ⓐ 고혈압(配 曲池, 足三里, ㊂ 四花中, 四花外(점자출혈))

ⓑ 저혈압(配 行間, 神門, 內關, 素髎, 百會, 人中, 太衝, 膈兪, 脾兪, 肝兪)

ⓒ 十井穴은 혈압과 體溫을 조절함

ii) 鎭痙·鎭靜작용이 있어서 霍亂(非眞性霍亂), 吐逆, 급성喘息에 사용

iii) 류마티스 關節炎, 慢性化한 甲狀腺機能亢進症(癭瘤氣)에서 오는 膠原病에 효과

주요 질환 응용

① 本經 循行部 病症[陽明의 多氣多血 특성의 陽熱壅滯로 인한 病症에 開鬱理氣 작용 발휘]

· 咽喉部 鬱滯(哽結) 병증을 散結함(임파부종, 편도부종)

· 嘔吐, 霍亂, 喉中癰腫, 瘰癧 → 霍亂에는 上吐, 下泄로 발현되며, 上吐하는 霍亂에 본 혈을 취해 上升된 胃中의 氣를 瀉하며, 咽喉癰腫의 발생은 본 경의 別支가 下人迎하고 循喉嚨하고 入缺盆하기에 本經에 熱이 있을 때 本 病症이 발현될 수 있으므로 본 혈을 취해 熱을 瀉하며, 瘰癧은 本經 순행 부분의 병증으로 본 혈을 취하여 치료[17)]

② 고혈압에 활용. 혈압조정 작용[본 혈은 足少陽經과 순행상 交會(연계)하는 부위로서, 疏通陽明經氣, 平降肝膽熱 작용]

③ 梅核氣, 딸꾹질(呃逆)에 활용

배혈

· 配 內關, 關門, 三陰交, 下三里 : 霍亂, 頭痛, 胸痛, 呼吸喘鳴『經穴集成』

---

17) 霍亂有上吐者, 有下泄者, 此乃上吐之霍亂, 取此穴以散胃中上逆之氣. 咽喉癰腫, 乃本經之支別者, 下人迎, 循喉嚨, 而入缺盆也, 本經有熱, 亦能致是症, 故取此穴以散其熱. 瘰癧在本經部分, 亦宜取此穴.『經穴解』

· 配 曲池, 神道, 章門, 中府, 臨泣, 天池, 璇璣, 府輸 : 胸中滿『千金方』
· 配 耳門, 三里 (先此 後耳門及三里) : 耳鳴腰痛『天星秘訣』

※ 기타문헌

"治嘔吐霍亂 胸滿喘呼不得息 項氣悶腫 食不下."『銅人』

"陽逆頭痛 胸滿不得息 取人迎."“頷痛刺足陽明曲周動脈見血 立已 不已 接經刺人迎 立已."“黃帝問曰衛氣留於脈(太素作腹)中 搐積不行 苑蘊不得常所(靈樞下有使人二字) 楮脇中滿 喘呼逆息者 何以去之? 伯高對曰其氣積於胸中者上取之 積於腹中者下取之 上下皆滿者傍取之. 積於上者瀉人迎 天突 喉中 積於下者瀉三里與氣街 上下皆滿者上下皆下之 與季脇之下深一寸 重者鷄足取之."“胸滿呼吸喝 窮詘窘不得息 자입人迎 入四分 不幸殺人."“陽逆霍亂 刺人迎 刺入四分 不幸殺人."『甲乙經』

"人迎(一名五會) : 以候五臟氣. 足陽明 · 少陽之會. 滑氏曰 古以俠喉兩旁爲氣口 · 人迎 至晉王叔和直以左右手寸口爲人迎 · 氣口. 主吐逆霍亂 胸中滿 喘呼不得息 咽喉癰腫 瘰癧."『大成』

※ 참고

① 足陽明胃經과 足少陽膽經의 交會穴
② 본 혈은 總頸動脈搏動應手處로서 文獻에서는 禁鍼, 禁灸穴로 되어 있는데 應用時 愼重을 기해야 함

※ 참고

· 본 혈은 위치상 童氏奇穴 가운데 喉蛾九(在喉結及其上一寸與下一寸五分處 另加該三處各左右旁開一寸五分處 共九穴) 부근에 해당하며, 경외기혈 가운데 强音(結喉兩傍 2寸處, 人迎穴 後上方), 增音(結喉與下顎角聯線之中點 甲狀軟骨兩側凹陷處, 人迎穴 上前方) 부근에 해당함

ST10 수돌 (水突, Sudol)

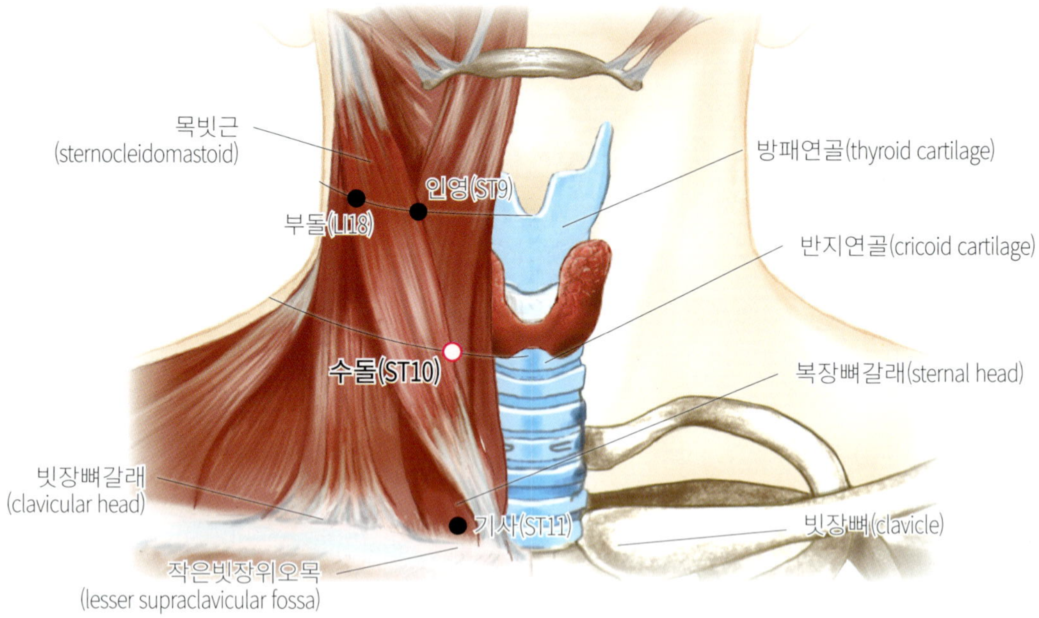

1. 혈명

【의의】水는 水液을, 突은 突起를 뜻하며, 즉 飮食水液을 삼킬 때 衝動하는 喉頭隆起를 의미하고, 水病 치료에 효과가 있다는 의미임

【異名】水門, 水天.

2. 혈위 근거

① 頸大筋前, 直人迎下, 氣舍上.『大成』

② 從人迎下直行, 頸大筋前內貼氣喉.『金鑑』

3. 부위 및 취혈

① 목 앞부위, 반지연골(cricoid cartilage)과 같은 높이, 목빗근앞 모서리 바로 앞쪽

② 흉쇄유돌근 전연의 인영혈과 쇄골상의 기사혈 [천돌혈 양방 1.5촌 흉쇄유돌근외측방]과의 중간에 취함

【근육】 목빗근(胸鎖乳突筋, sternocleidomastoid m.), 복장목뿔근(胸骨舌骨筋, sternohyoid m.)

【신경】 가로목신경(頸橫神經, transverse cervical n.), 얼굴신경의 목가지(顔面神經의 頸枝, cervical br. of facial n.), 미주신경(迷走神經, vagus n.)

【혈관】 온목동맥(總頸動脈, common carotid a.), 앞목정맥(前頸靜脈, anterior jugular v.)

【침법】
- 사자 0.5~0.7촌
- 직자 0.3~0.4촌 (外方에서 內側을 향하여 자입)
- 자침시 온목동맥을 피해야 함

【뜸법】 ■ 艾炷灸 3~5장 ■ 溫灸 5~15분

4. 응용

개요

① 주치 : 水飮上嗆, 咳逆上氣를 주치함

② 혈성 : 肅降肺氣 理氣化痰 降逆平喘 消瘀散癭

임상 해설

① 患部周圍穴로서 甲狀腺障碍에 응용 : 甲狀腺이 있는 부위에 해당

② 胃冷證의 반응점(水突~人迎부위)로 진단에 이용됨 : 胃冷일 경우 대체적으로 水突 밑의 식도에 음식·痰 등이 붙어 있는 것 같은 증상(阻痰, 헛기침)을 보임. 食道異狀이 아니고 胃冷이기 때문에 溫胃해야 함

☞ 梅核氣(神經性) : 以治理氣
胃冷으로 인한 喉阻痰 : 以治溫胃

☞ 臍下부근에 위로 치미는 기분을 느낌 : 심한 貧血 혹은 瘀血症임
鳩尾부근에 위로 치미는 기분을 느낌 : 많은 경우 심한 下焦冷이 원인으로 溫補下焦함

주요 질환 응용

① 肺, 胃氣 上逆으로 인한 病症[咳嗽, 氣喘에 대하여 止咳平喘 발휘]

· 咳逆上氣, 呼吸短氣, 咽喉癰腫, 喘息不得臥 → 肺胃 兩經과 관련되며, 본 혈을 취해 肺胃經의 氣를 通하게 함[18)]

---

18) 此症, 肺胃兩經皆有之, 取此穴者, 通肺, 胃之氣於上也.『經穴解』

배혈

- 配 水突, 氣舍：治咽腫.『資生經』
- 配 肺兪, 膻中, 魚際, 尺澤：咳逆喘息

※ 기타문헌

"咳逆上氣 咽喉癰腫 呼吸短氣 喘息不通 水突主之(一本作天突)."『甲乙經』

"水突(一名水門)：主咳逆上氣 咽喉臃腫 呼吸短氣 喘息不得臥."『大成』

ST11 기사 (氣舍, Gisa)

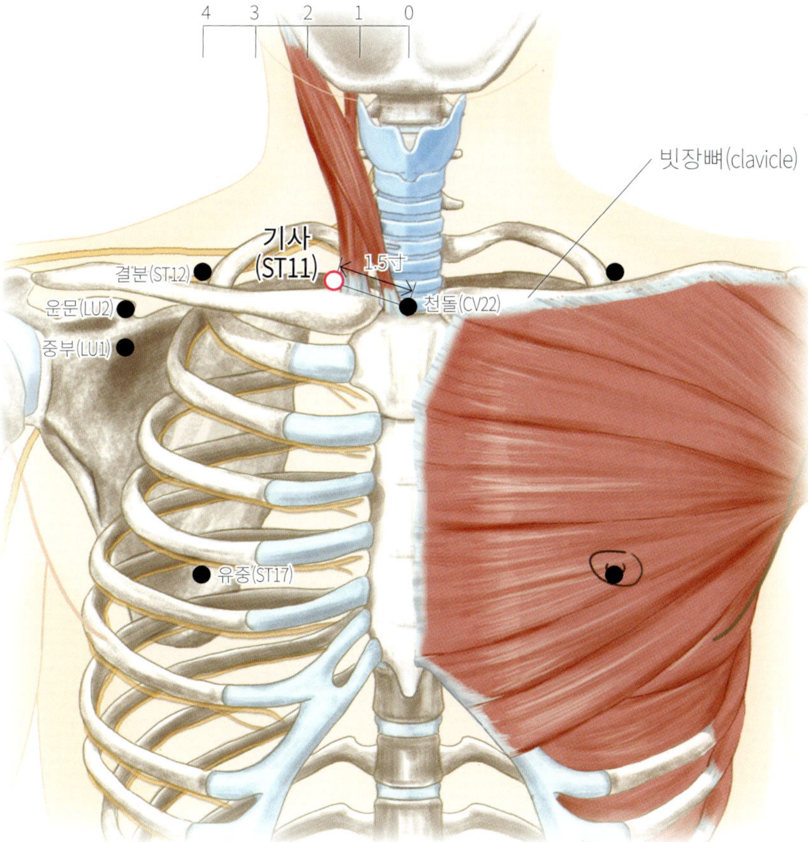

1. 혈명

【의의】 氣는 사기(邪氣)를, 舍는 居處를 뜻하며, 본 혈은 胃經의 邪氣가 머무르고 胃經의 脈氣가 注溜하는 곳으로 胸脇支滿, 喘滿上氣를 주치한다는 의미임

2. 혈위 근거

① 頸直人迎下, 俠天突陷中.『大成』

② 從水突下直行, 頸大筋前結喉下一寸許陷中, 貼骨尖上有缺處『金鑑』

3. 부위 및 취혈

① 목앞부위, 작은빗장위오목(lesser supraclavicular fossa), 빗장뼈복장끝(sternal end of the clavicle)의 위쪽, 목빗근의 빗장뼈갈래(clavicular head)와 복장뼈갈래(sternal head)의 사이 오목한 곳

② 인영혈 직하로, 천돌혈 양방 1.5촌처에 취함

· 天突穴(CV22) ←1.5寸→ 氣舍(ST11) ←2.5寸→ 缺盆(ST12)

【근육】 목빗근(胸鎖乳突筋, sternocleidomastoid m.), 넓은목근(廣頸筋, platysma m.)

【신경】 빗장위신경(鎖骨上神經, supraclavicular n.), 더부신경의 바깥가지(副神經의 外枝, external br. of accessory n.)

【혈관】 속가슴동정 · 맥의 가지(內胸動靜 · 脈, br. of internal thoracic a. & v.)

【침법】 ▪ 직자 0.3~0.5촌
▪ 사자 0.3~0.5촌

【뜸법】 ▪ 艾炷灸 3~5장
▪ 溫灸 5~15분

4. 응용

개요

① 주치 : 본 혈은 咽喉腫痛, 氣逆呃逆, 癭瘤瘰癧을 주치함

② 혈성 : 利咽止痛 定喘降逆 舒筋活絡 調氣化痰 散結降逆

임상 해설

① 急所로서 禁鍼灸穴임 : 지압도 심하게 하면 호흡곤란을 초래

② 降逆작용이 있어 呃逆, 嚥下困難에 指壓을 함(配 膈兪)

③ 甲狀線機能亢進症(癭瘤氣) 치료에 응용

주요 질환 응용

① 頸項咽喉部 病症[舒筋活絡 작용에 의함]

· 頸項强不得回顧 喉痺硬噎 → 本經이 頸部를 循行하므로, 頸部에 邪氣가 壅滯된 症에는 본 혈을 취함[19]

[19] 此症, 乃本經在頸部分, 邪氣壅滯之症, 故取此穴.『經穴解』

배혈

- 配 魄戶 : 咳逆上氣, 魄戶及氣舍主之『甲乙經』
- 配 完骨, 天容, 天鼎, 尺澤, 合谷, 商陽, 陽谿, 中渚, 前谷, 商丘, 然谷, 陽交 : 喉痹『甲乙經』
- 配 天鼎, 膈兪 : 喉痹哽噎『千金方』
- 配 天容, 廉泉, 魄戶, 天突 : 咳逆上氣, 喘息歐沫齒噤『千金方』
- 配 天府, 臑會 : 癭瘤氣, 咽腫『千金方』
- 配 水突 : 咽腫『資生經』

※ 기타문헌

"咳逆上氣 魄戶及氣舍主之." "肩腫不得顧 氣舍主之." "癭瘤 氣舍主之."『甲乙經』
"氣舍 : 主咳逆上氣 頸項强不得回顧 喉痺哽噎 咽腫不消 癭瘤."『大成』

ST12 결분 (缺盆, Gyeolbun)

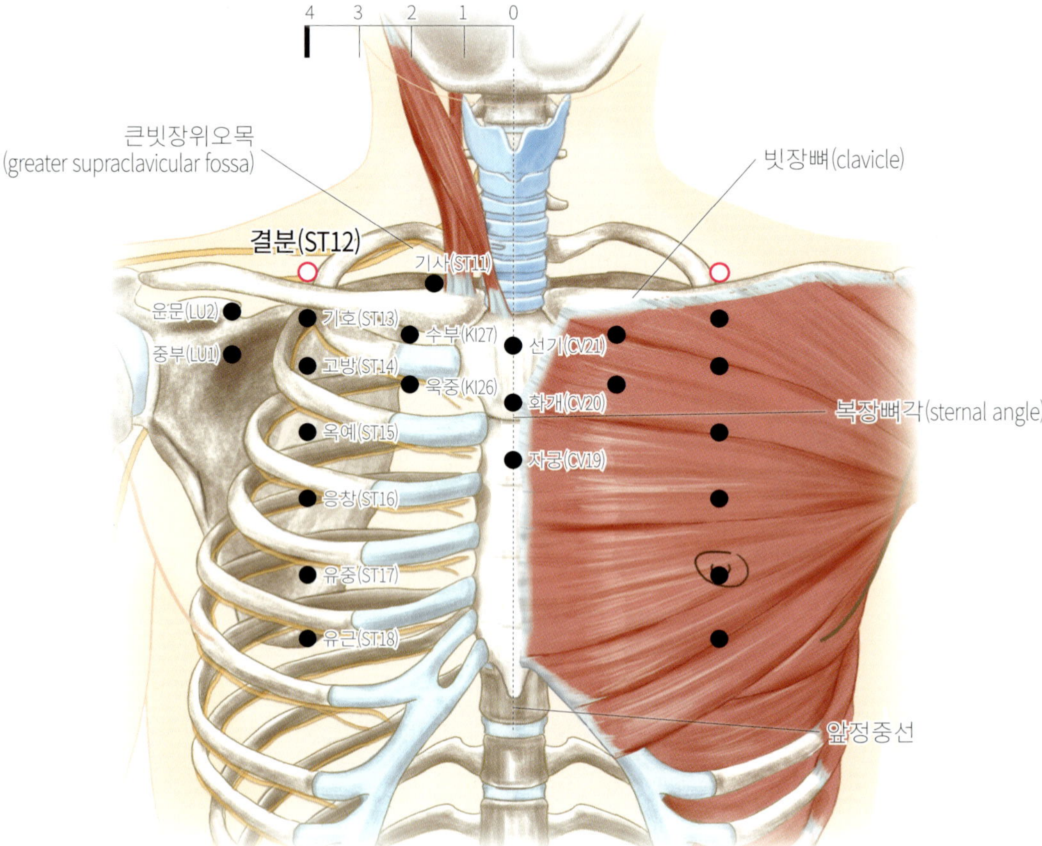

1. 혈명

【의의】 缺은 缺然을, 盆은 盆盎(동이 앙)을 뜻하며, 즉 본 혈의 위치상 肩上 鎖骨 요함처로 형태가 破缺의 盆盎과 유사함는 의미임

【異名】 天蓋, 尺蓋

2. 혈위 근거

① 肩下橫骨陷中.『大成』

② 從氣舍下行, 肩上橫骨陷中.『金鑑』

3. 부위 및 취혈

① 목 앞부위, 큰빗장위오목(greater supraclavicular fossa), 앞정중선에서 가쪽으로 4촌, 빗장뼈(clavicle) 위쪽 오목한 곳

② 양유두(兩乳頭)에서 수직선(乳中線)을 그었을 때, 그 선이 쇄골상연 중점과 만나는 요함처(큰빗장위오목, greater supraclavicular fossa)에서 취하며, 천돌혈 양방 4촌처임

· 天突穴(CV22) ←1.5촌→ 氣舍(ST11) ←2.5촌→ 缺盆(ST12)

【근육】 목빗근(胸鎖乳突筋, sternocleidomastoid m.)

【신경】 빗장위신경(鎖骨上神經, supraclavicular n.)

【혈관】 빗장밑동·정맥(鎖骨下動·靜脈, subclavian a. & v.)

【침법】 ■ 직자 0.3~0.5촌

■ 宜橫刺(直下에는 肺尖部가 있고, 바깥목동맥, 빗장밑동·정맥이 있어 刺鍼으로 손상받는 것을 방지하기 위하여 橫刺함)

■ 不宜深刺(『鍼灸甲乙經』: "刺太深令人逆息")

【뜸법】 ■ 艾炷灸 3~5장 ■ 溫灸 5~10분

4. 응용

개요

① 주치 : 咳喘에 주요하게 활용됨

② 혈성 : 宣散外邪 止咳平喘 宣肺調氣 淸肺降逆 淸熱散結

※頭部에서 起始하는 經脈, 上肢의 經脈(足三陽經, 上肢의 陽經, 膀胱經은 제외)이 屬絡관계 이룰 때 이곳을 통과하는 부위이며. 體腔 안으로 氣를 끌어당기는 작용이 유리한 부위

임상 해설

① 急所 中의 急所로서 刺鍼보다는 胸部取穴의 기준점으로 이용됨 : 缺盆(ST12)~乳根(ST18)까지는 任脈 양방 4촌처에 취함

i) 肺尖部 부근이므로 深刺는 피하고 刺鍼에 주의를 요함(임상에서는 禁鍼灸穴) : 肺結核患者의 경우 고름이 나오기도 함 "刺缺盆中內陷 氣泄令人喘咳"『素問』

ii) 五臟六腑의 通道(五臟六腑의 氣가 出入하는 곳)로서 胃, 三焦, 大·小腸, 膽經 등이 內外循行하고 出入하는 곳임

② 瘰癧(連珠瘡, 結核性임파선염) 치료에 사용

주요 질환 응용

① 肺部 熱症[瀉胸中熱 작용, 中府와 유사]

· 胸滿喘急 → 胸은 肺가 있는 부분이고 본 혈은 胸上의 左右에 있어서 무릇 각 經脈이 이 부위에서 위아래로 왕래하는데, 胸中의 肺部를 지나면서 滯氣가 생겨 胸滿의 증상이 발생되면, 胸上의 左右에 있는 본 혈로써 胸滿喘急을 散泄할 수 있으며, 단 깊이 자침하지 않아야 함[20]

② 水病[본 혈은 肺部에 위치함 : 肺는 '水之上源'이며, 水氣를 調節하는 작용]

· 水腫 → 胃氣의 疏通이 원활치 못해 水濕이 運化하지 못하여 水腫이 발생한 것으로 본 혈을 취하여 上滯된 氣를 瀉하여 水를 下行시킴[21] : 뜸법 사용

배혈

· 配 心兪, 肝兪, 巨闕, 鳩尾 : 咳吐血『千金方』
· 配 膻中, 巨闕 : 咳嗽『千金方』
· 配 尾骶 : 腰病不可俯仰, 先取缺盆, 後取尾骶『甲乙經』
· 配 大杼, 膺兪, 背兪 : 此八者, 以瀉胸中之熱也『素問 · 水熱穴論』
· 配 天容, 大杼, 膈兪, 雲門, 尺澤, 二間, 厲兌, 湧泉, 然谷 : 喉痹, 哽咽寒熱『千金方』
· 配 期門 : 胸中熱, 息賁, 脇下氣上『千金方』
· 配 天牖, 神道, 大杼, 天突, 水道, 巨闕 : 肩背痛『千金方』
· 配 五處, 攢竹, 正營, 上關, 中府 : 汗出寒熱『千金方』
· 配 食竇, 少海, 商陽 : 咯血, 水胸

※ 기타문헌

"肩痛引項 寒熱 缺盆主之."『甲乙經』

"缺盆(一名天蓋) : 主息奔 胸滿喘急 水腫 瘰癧 喉痺 汗出寒熱 缺盆中腫 外潰則生胸中熱滿 傷寒胸熱不已."『大成』

20) 胸者, 肺之室也. 此穴在胸上之左右, 凡各經之上下, 往來於此地者, 有滯氣過於胸中, 皆於肺, 而作胸滿之症, 從此穴以泄之是也, 但此穴鍼深則有害.『經穴解』

21) 此症, 乃胃之氣滯, 不能運水, 始爲水腫, 取此穴以散上滯之氣. 氣散於上, 則水行於下矣.『經穴解』

ST13 기호 (氣戶, Giho)

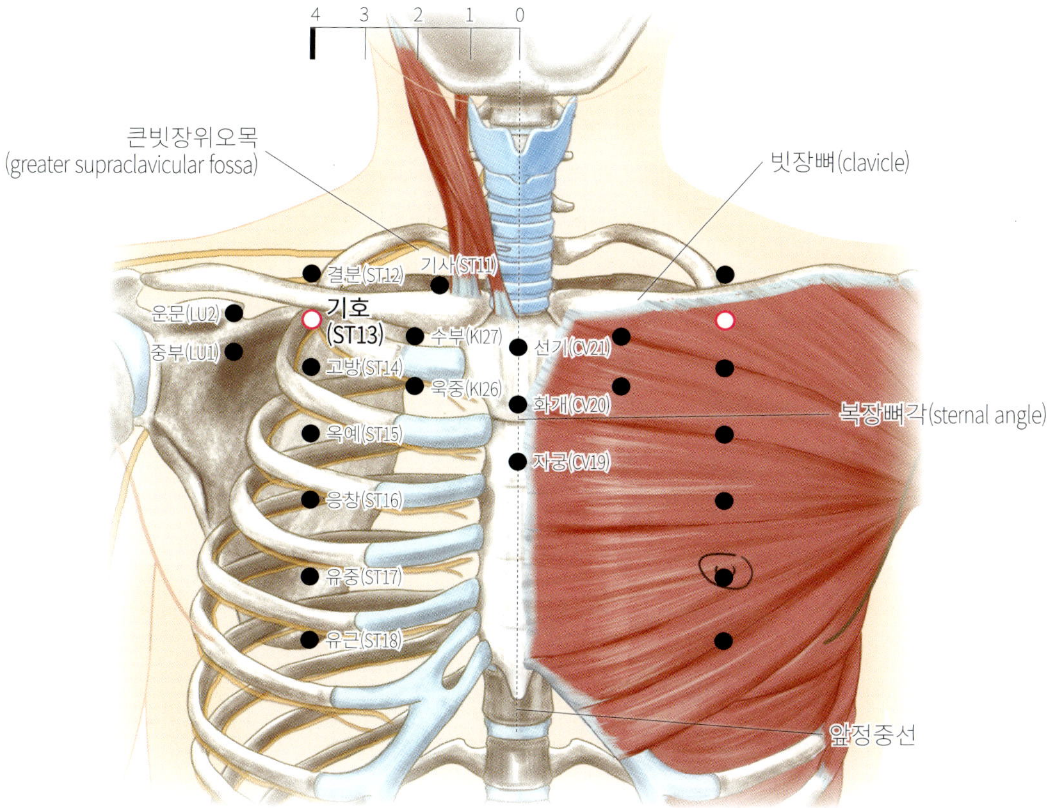

1. 혈명

【의의】 氣는 天氣를, 戶는 門戶를 뜻하며, 본 혈이 天氣가 出入하는 門戶라는 의미와 肺氣의 肅降에 중요작용을 한다는 의미임

2. 혈위 근거

① 巨骨下 兪府兩旁各二寸陷中, 去中行各四寸, 仰而取之.『大成』

② 後缺盆下行, 巨骨下一寸旁開, 中行四寸陷中, 仰而取之.『金鑑』

3. 부위 및 취혈

① 앞가슴부위, 빗장뼈(clavicle) 아래쪽, 앞정중선[선기(璇璣, CV21)]에서 가쪽으로 4촌. 수부(兪府, KI27), 운문(雲門, LU2)과 나란히 취혈

② 유중선(乳中線)이 쇄골하와(鎖骨下窩)와 만나는 부위로, 쇄골 중점과 제1늑골 사이에 취함

③ 제1늑골이 뒤로 넘어가는 근방

· 璇璣(CV21) ←2촌→ 兪府(KI27) ←2촌→ 氣戶(ST13) ←2촌→ 雲門(LU2)

【근육】 큰가슴근(大胸筋, pectoralis major m.), 빗장밑근(鎖骨下筋, subclavius m.), 속갈비사이근(內肋間筋, internal intercostal m.), 바깥갈비사이근(外肋間筋, external intercostal m.)

【신경】 안쪽빗장위신경(內側鎖骨上神經, medial supraclavicular n.), 갈비사이신경(肋間神經, intercostal n.)

【혈관】 맨위갈비사이동·정맥(最上肋間動·靜脈, supreme intercostal a. & v.), 속가슴동·정맥의 가쪽갈비가지(內胸動靜脈의 外側肋骨枝, lateral costal br. of internal thoracic a.)

【침법】 ■ 직자 0.2~0.3촌 ■ 사자 0.3~0.5촌

■ 不宜深刺 (첫째~여섯째 갈비뼈사이의 胸部 內部에는 肺가 있으므로 深刺를 禁함)

【뜸법】 ■ 艾炷灸 3~5장 ■ 溫灸 5~10분

4. 응용

개요

① 주치 : 咳逆上氣, 喘不得臥, 肺氣不利 등을 주치(호흡계에 작용)

② 혈성 : 肅降肺氣 寬胸止痛 凉血止血

임상 해설

① 호흡기관련 제반 병증에 配用

i) 百日咳, 咳逆, 呼吸困難, 肺結核에 사용

ii) 陽明濕熱(肅降肺氣失調)로 인한 四肢浮腫, 안면부 염증 질환에 유효

② 胸脇部 제반 질환에 患部周圍穴로 사용

i) 胸背部痙攣, 肋間神經痛에 配用

ii) 肝氣抑鬱로 인한 心火病(癔病)에 유효 : 胸痛·癔病의 경우 心包募穴인 膻中에 반응이 민감하게 나타남(진단점)

주요 질환 응용

① 胃氣上逆으로 인한 병증에 활용

· 咳逆上氣, 不知味 → 咳逆上氣는 胃氣上逆의 결과이므로 본 혈을 취해 上逆된 氣를 解消하며, 不知味는 胃가 五味의 官이므로 본 혈을 취해 다스리면 氣가 疏通되

어 知五味하게 됨[22)]

② 吐血에 활용

· 咳血止血 작용이 있어서 吐血을 치료

배혈

· 配 雲門, 天府, 神門 : 喘逆上氣, 呼吸肩息, 不知食味『千金方』

· 配 華蓋 : 久知 脇肋 疼痛『百症賦』

· 配 水突, 風門, 百會 : 百日咳

· 配 華蓋 : 脇肋痛『百症賦』

· 配 氣海 : 噎『席弘賦』

※ 기타문헌

"胸脇榰滿 喘滿上氣 呼吸肩息 不知食味 氣戶主之."『甲乙經』

"氣戶 : 主咳逆上氣 胸背痛 咳不得息 不知味 胸脇支滿 喘急."『大成』

22) 咳逆上氣之症, 乃胃氣上逆所致, 故取此穴以舒上逆之氣. 不知味之症, 以胃主五味之官也, 故取此穴以舒之, 氣暢則知五味矣.『經穴解』

ST14 고방 (庫房, Gobang)

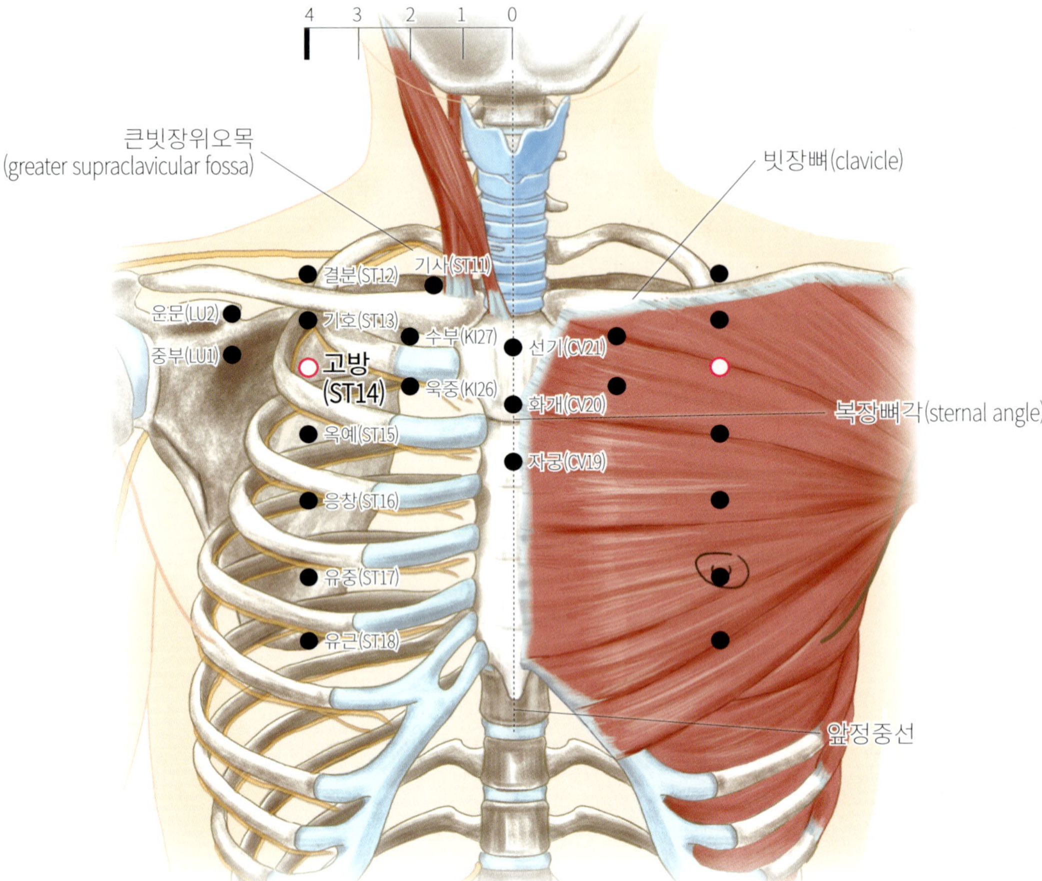

1. 혈명

【의의】 庫는 藏物을, 房은 居處를 뜻하며, 五臟의 중요한 臟器인 心, 肺를 貯藏하는 곳이라는 것과 脈氣가 점점 깊이 들어가 저장되는 곳이라는 의미임

2. 部位

① 氣戶下一寸六分陷中, 去中行各四 寸.『大成』

② 從氣戶下行一寸六分, 亦旁開中行四寸陷中, 仰而取之.『金鑑』

3. 부위 및 취혈

① 앞가슴부위, 첫째 갈비사이공간, 앞정중선[화개(華蓋, CV20)]에서 가쪽으로 4촌, 욱중(彧中, KI26), 중부(中府, LU1)와 나란히 취혈

② 유중선(乳中線) 제1늑하로, 기호혈 하방 1.6촌처에 취함[23)]

· 華蓋(CV20) ←2촌→ 彧中(KI26) ←2촌→ 庫房(ST14) ←2촌→ 中府(LU1)

【근육】 큰가슴근(大胸筋, pectoralis major m.), 속갈비사이근(內肋間筋, internal intercostal m.), 바깥갈비사이근(外肋間筋, external intercostal m.)

【신경】 갈비사이신경(肋間神經, intercostal n.)

【혈관】 가슴봉우리동·정맥(胸肩峰動·靜脈, acromiothoracic a. & v.), 속가슴동·정맥의 앞갈비사이가지(內胸動·靜脈의 前肋間枝, anterior intercostal br. of internal thoracic a. & v.)

【침법】 ■ 직자 0.2~0.3촌
■ 사자 0.3~0.5촌
■ 不宜深刺

【뜸법】 ■ 艾炷灸 3~5장
■ 溫灸 5~15분

4. 응용

개요

① 주치 : 胸脇支滿, 咳逆上氣를 주치하며, 아울러 氣가 胸中에 위치하므로 본 혈에 鍼刺하면 散氣, 開結함

② 혈성 : 止咳定喘 理氣寬胸, 降逆化痰

임상 해설

① 陽明濕熱(肅降肺氣失調)로 인한 호흡기관련 제반 병증에 配用 : 咳逆上氣, 心臟病 등에 유효

② 肋間神經痛, 胸部打撲傷 等 胸脇部 제반 질환에 患部周圍穴로 사용 : 肋間부위는 患部周圍를 눌러 아픈 곳이 곧 穴자리의 의미가 있음(瀉血)

23) 任脈의 中庭~天突의 6개 穴을 9.6 寸의 골도법으로 하여 각 혈위의 사이, 즉 늑간의 길이는 1.6촌이 됨(중정~천돌까지를 9촌으로 보고, 늑간을 기준으로 취혈함)

주요 질환 응용

① 咳逆上氣, 胸脇滿[舒胃氣, 泄肺氣 작용]
- 咳嗽, 哮喘 : 胸部 鬱滯에 대하여 止咳平喘, 實胸 작용 발휘

배혈

- 配 庫房, 屋翳, 膏盲兪 : 上氣咳逆『資生經』
- 配 中府, 周榮, 尺澤 : 欬逆上氣, 呼吸多 唾濁沫膿血『千金方』

※ 기타문헌

"胸脇榰滿 咳逆上氣 呼吸多喘 濁沫膿血 庫房主之."『甲乙經』

"庫房 : 主胸脇滿 咳逆上氣 呼吸不至息 唾膿血濁沫."『大成』

ST15 옥예 (屋翳, Ogye)

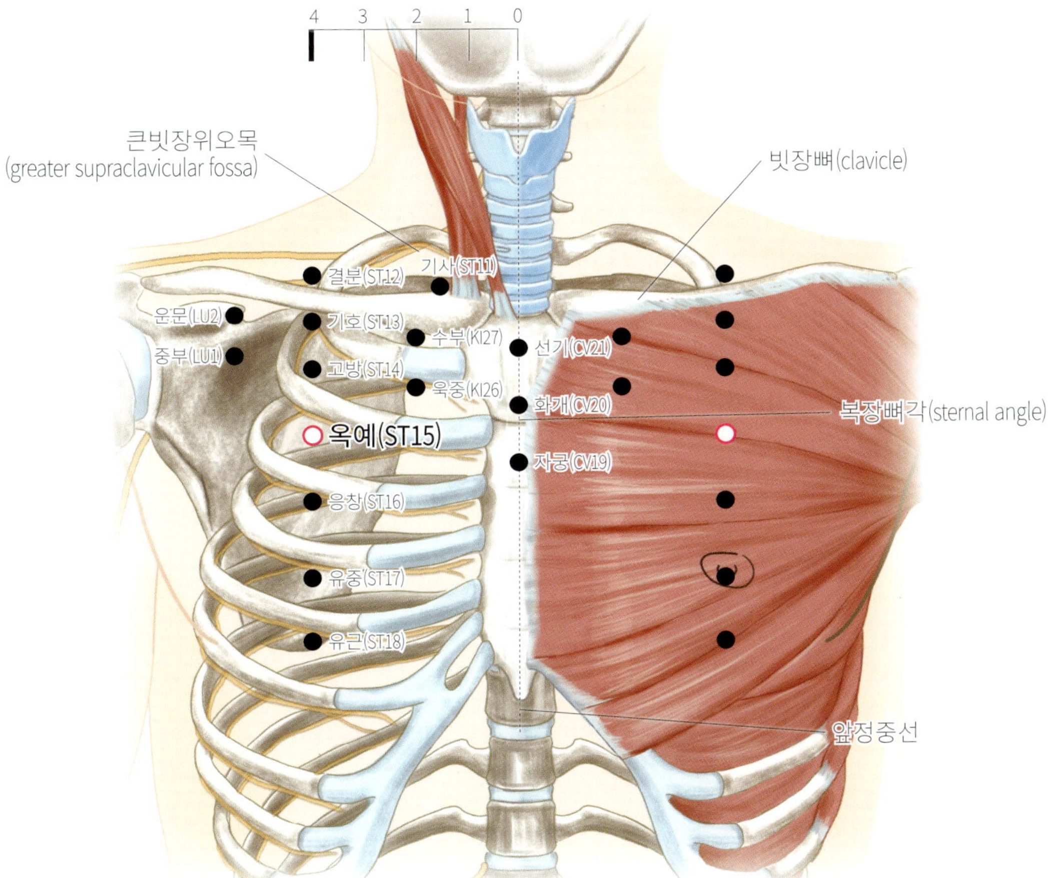

1. 혈명

【의의】 屋은 蓋를, 翳는 遮翳를 뜻하며, 肺를 덮는 형상이라는 의미와 房과 窓사이에 屋檐의 遮翳와 같다는 의미임

2. 혈위 근거

① 庫房下一寸六分陷中, 去中行各四寸, 仰而取之. 『大成』

② 從庫房下行一寸六分, 亦旁開中行四寸陷中, 仰而取之. 『金鑑』

3. 부위 및 취혈

① 앞가슴부위, 둘째갈비사이 공간, 앞정중선에서 가쪽으로 4촌. 먼저 복장뼈각(sternal angle)과 같은 높이에서 둘째 갈비뼈를 찾으면, 그 아래가 둘째갈비 사이 공

간임. 남성의 경우는 젖꼭지에서 위쪽으로 갈비뼈 2개만큼 올라와도 됨. 본래 갈비뼈가 활모양으로 휘었기 때문에, 옥예(屋翳, ST15)는 자궁(紫宮, CV19), 신장(神藏, KI25) 보다 약간 위쪽에 위치

② 자궁혈(紫宮穴) 양방 4촌, 고방혈 하방 1.6촌처에 취함

· 紫宮(CV19) ←2촌→ 神藏(KI25) ←2촌→ 玉翳(ST15) ←2촌→ 周榮(SP20)

【근육】 큰가슴근(大胸筋, pectoralis major m.), 작은가슴근(小胸筋, pectotalis minor m.), 속갈비사이근(內肋間筋, internal intercostal m.), 바깥갈비사이근(外肋間筋, external intercostal m.)

【신경】 갈비사이신경(肋間神經, intercostal n.)

【혈관】 가슴봉우리동·정맥(胸肩峰動·靜脈, acromiothoracic a. & v.), 속가슴동·정맥의 앞갈비사이가지(內胸動·靜脈의 前肋間枝, anterior intercostal br. of internal thoracic a. & v.)

【침법】 ■ 직자 0.2~0.3촌 (不宜深刺)

■ 사자 0.3~0.5촌

【뜸법】 ■ 艾炷灸 3~5장

■ 溫灸 5~15분

4. 응용

개요

① 주치 : 胸部 氣를 調節하는 작용이 있으며, 氣喘咳嗽, 胸脇脹痛을 주치함

② 혈성 : 降逆化痰, 通調水道, 疏風活血, 止咳平喘 舒筋活絡

임상 해설

① 陽明濕熱(肅降肺氣失調)로 인한 호흡기관련 제반 병증에 配用

i) 咳逆上氣, 呼吸困難, 肺結核, 心臟 질환에 사용

ii) 全身浮腫(身重皮痛不可近衣), 痰飮, 안면부 염증 질환에 유효

② 肋間神經痛, 乳中疼痛(乳岩) 등에 患部周圍穴로 사용

주요 질환 응용

① 胸部病에 활용

· 咳逆上氣, 唾血多濁沫膿血, 痰飮 → 肺癰, 肺痿의 症에 肺 가까이 있는 본 혈을

瀉하면 肺中의 熱을 解消함[24)]

② 피부병[肺主皮毛 작용 강화]

· 皮膚疼痛, 身腫 : 清熱消腫에 의함

· 配 至陰 :治遍身風痒『百症賦』

배혈

· 配 至陰 : 遍身風癢之疼多『百症賦』,『圖翼』

※ 기타문헌

"屋翳主身腫, 皮膚不近衣."『千金方』

"屋翳 : 主咳逆上氣 唾血多濁沫膿血 痰飮 身體腫 皮膚痛不可近衣 淫濼 瘈瘲不仁."『大成』

24) 此症, 乃肺癰, 肺痿之症, 此穴下近於肺, 故泄此穴以解肺中之熱.『經穴解』

ST16 응창 (膺窓, Eungchang)

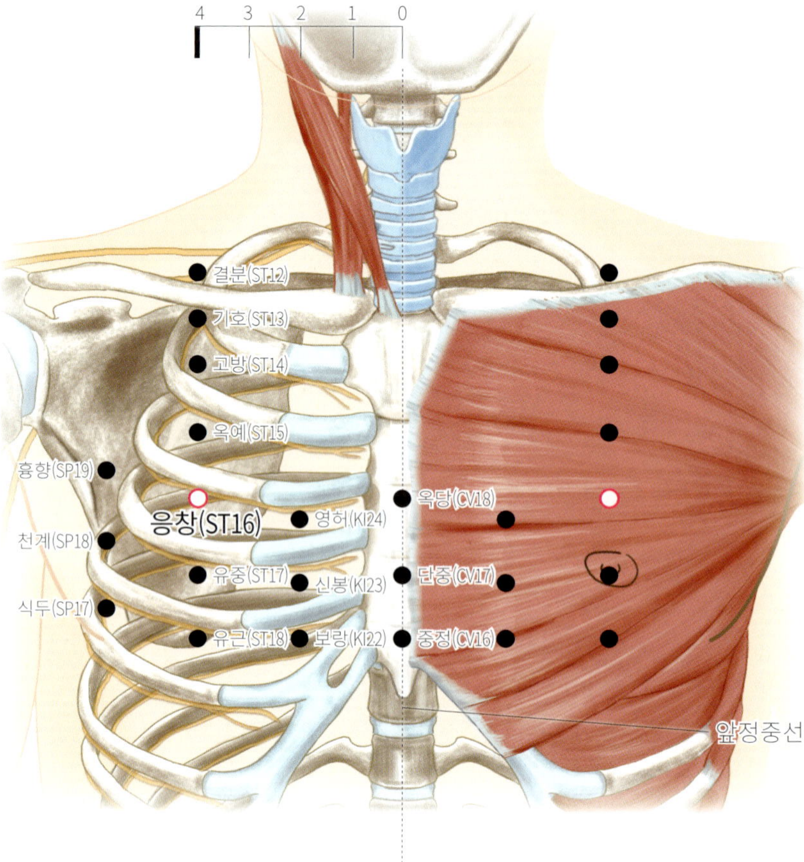

1. 혈명

【의의】膺은 胸을, 窓은 通乳를 뜻하며, 본 혈의 위치상 胸部 乳房 上緣에 해당하여 婦人의 通乳處라는 의미임

【異名】應窗

2. 혈위 근거

① 屋翳下一寸六分陷中, 去中行各四寸. 『大成』

② 從屋翳下行一寸六分, 亦旁開中行四寸陷中, 仰而取之. 『金鑑』

3. 부위 및 취혈

① 앞가슴부위, 셋째갈비 사이 공간, 앞정중선[옥당(玉堂, CV18)]에서 가쪽으로 4촌. 영허(靈墟, KI24), 흉향(胸鄕, SP19)과 나란히 취혈

· 玉堂(CV18) ←2촌→ 靈墟(KI24) ←2촌→ 膺窓(ST16) ←2촌→ 胸鄕(SP19)

【근육】 큰가슴근(大胸筋, pectoralis major m.), 작은가슴근(小胸筋, pectoralis minor m.), 속갈비사이근(內肋間筋, internal intercostal m.), 바깥갈비사이근(外肋間筋, external intercostal m.)

【신경】 갈비사이신경(肋間神經, intercostal n.)

【혈관】 가슴봉우리동 · 정맥(胸肩峰動 · 靜脈, acromiothoracic a. & v.), 속가슴동 · 정맥의 앞갈비사이가지(內胸動 · 靜脈의 前肋間枝, anterior intercostal br. of internal thoracic a. & v.)

【침법】 ■ 직자 0.2~0.3촌 (不可深刺)

■ 사자 0.3~0.5촌

【뜸법】 ■ 艾炷灸 3~5장

■ 溫灸 5~15분

4. 응용

개요

① 주치 : 혈명상 胸部의 氣를 通氣, 透光함을 의미하며, 胸滿氣塞, 脇痛脹滿을 주치하는데, 즉 본 혈에 鍼刺하면 開鬱散結의 효능이 발휘됨

② 혈성 : 止咳寧嗽 淸熱解鬱 消腫止痛

임상 해설

① 陽明熱鬱(肅降肺氣失調)로 인한 胸脇部 제반 병증에 配用

i) 胸滿短氣 臥不安(肺充血, 胸膜炎), 脣腫, 心臟病 등(斜刺, 瀉血)

ii) 모든 乳房관련질환(乳癰, 乳腺炎, 乳房痛)에 유효 : 乳癌보다는 보통의 乳癰을 말함. 일반적으로 乳癌은 乳頭가 함몰되고 乳癰은 튀어나옴

iii) 腸雷鳴 · 腹瀉에 사용

② 胸痛, 肋間神經痛에 患部周圍穴로 配用

주요 질환 응용

① 胃經의 寒熱로 인한 胸腹部 病症에 활용

· 乳上部의 穴로서 癰滯에 대하여 開鬱散結함

· 乳癰寒熱, 臥不安, 腸鳴注泄, 脣腫 → 乳癰은 本經 正病으로 계속 진행되면 寒熱, 臥不安, 乳上緊張이 발생되니 본 혈을 취하면 下行하는 熱을 막을 수 있으며,

胃中 風熱이 大腸에 流入되면 腸鳴注泄하게 되니 본 혈을 취해 下溜된 氣를 瀉하며, 脣腫을 치료할 수 있는데 脣은 應脾하고 脾胃는 表裏가 되므로 胃經의 본 혈을 취해 脾經의 熱을 제거함[25)]

배혈

· 配 神封 : 乳癰寒熱, 短氣臥不安『千金方』

※ 기타문헌

"寒熱 短氣 臥不安 膺窗主之."『甲乙經』

"膺窗 : 主胸滿短氣 臥不安 唇腫 腸鳴注泄 乳癰寒熱."『大成』

25) 乳癰乃本經正病, 其將作也, 必寒熱臥不安, 此穴緊在乳上, 取此穴以遏其下行之熱. 胃中風熱之氣, 直溜於大腸, 而始有腸鳴注泄之症, 泄此穴以散其下溜之氣. 脣應脾, 脾與胃爲表裏, 泄胃之穴, 去脾之熱也.『經穴解』

ST17 유중 (乳中, Yujung)

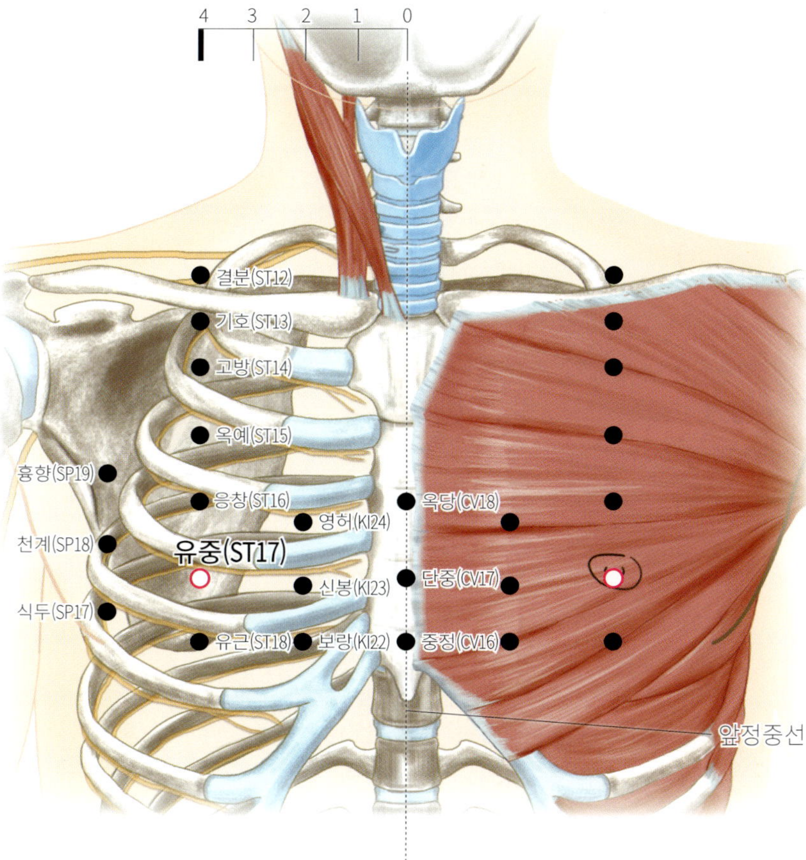

1. 혈명

【의의】乳는 乳房을, 中은 중앙을 뜻하며, 본 혈의 위치가 乳頭의 중앙에 해당함을 의미함

【異名】乳首

2. 혈위 근거

① 當乳中是.『大成』

② 從膺窓下行, 當乳頭之中.『金鑑』

3. 부위 및 취혈

① 앞가슴부위, 젖꼭지의 중심. 남성의경우, 넷째갈비 사이 공간에 젖꼭지의 중심이 위치, 단중(膻中, CV17), 신봉(神封, KI23), 천계(天谿, SP18), 천지(天池, PC1)와 나란히 취혈

② 단중혈 양방 4촌의 유두 중앙에서 취함

· 膻中(CV17) ←2촌→ 神封(KI23) ←2촌→ 乳中(ST17) ←1촌→ 天池(PC1) ←1촌→ 天谿(SP18) ←1촌→ 輒筋(GB23) ←1촌→ 淵腋(GB22) ← : → 膏肓(BL43) ←1.5촌→ 厥陰兪(BL14)

【근육】 큰가슴근(大胸筋, pectoralis major m.), 작은가슴근(小胸筋, pectotalis- minor m.), 속갈비사이근(內肋間筋, internal intercostal m.), 바깥갈비사이근(外肋間筋, external intercostal m.)

【신경】 갈비사이신경(肋間神經, intercostal n.)

【혈관】 속가슴동 · 정맥의 앞갈비사이가지(內胸動 · 靜脈의 前肋間枝, anterior interco -stal br. of internal thoracic a. & v.)

【침법】 ■ 禁鍼 (『鍼灸甲乙經』)

【뜸법】 ■ 禁灸 (『鍼灸甲乙經』)

4. 응용

개요

① 주치 : 禁鍼, 禁灸 → 鍼灸는 蝕瘡을 우려하여 禁하며, 만약 瘡中에 膿血清汁이면 예후가 좋고, 瘡中에 瘜肉如蝕瘡이면 예후가 좋지 않음[26)]

② 혈성 : 宣通乳絡 調氣醒神 活血化鬱

임상 해설

① 禁鍼禁灸穴『甲乙經』로서 胸部取穴 基準點으로 사용

② 溫度에 민감한 부위로서 救急穴로 사용

i) 卒癲, 小兒驚氣로 인한 昏睡상태에 最後의 방법으로 右側 乳中에 실같이 가늘게 하여 1~2壯정도 施灸함. cf. 體表에서 內臟으로 熱을 잘 전달할 수 있는 곳은 神闕穴임

ii) 導引法에서 응급처치법로 사용됨 : 婦人들이 小腹이 결리고 당겨서 펴지 못할 때 乳房을 양손바닥에 대고 중심을 향해 乳房을 합치듯이 누르고 있으면 풀림

26) 此穴前未載所治病, 禁不可刺灸, 灸刺之不幸生蝕瘡, 瘡中有膿血清汁可治. 若瘡中有瘜肉如蝕瘡者死.『經穴解』

주요 질환 응용

· 胎衣不下 : 灸法으로 치료

· 卒癲狂, 小兒暴癎 : 灸로 急救하기도 함

※ 기타문헌

"乳中 當乳中是.《銅人》微刺三分 禁灸 灸則生蝕瘡 瘡中有膿血淸汁可治 瘡中有息肉若蝕瘡者死.《素問》云 刺乳上, 中乳房爲腫根蝕. 丹溪曰 乳房陽明胃所經, 乳頭厥陰肝所屬. 乳(去聲)子之母 不知調養 忿怒所逆 鬱悶所遏 厚味所釀 以致厥陰之氣不行 竅不得通 汁不得出 陽明之血沸騰 熱甚化膿. 亦有所有之子 膈有滯痰口氣焮熱 含乳而睡 熱氣所吹 遂生結核. 初起時便須忍痛 揉令稍軟 吮令汁透 自可消散. 失此不治 必成癰癤 若加以艾火兩三壯 其效尤捷. 粗工便用鍼刀 卒惹拙病. 若不得夫與舅姑憂怒鬱悶 脾氣消沮 肝氣橫逆 遂成結核如碁子 不通不癢 十數年後爲瘡陷 名曰奶岩. 以瘡形如嵌凹 似岩穴也 不可治矣. 若於始生之際 能消息病根 使心淸神安 然後醫治 庶有可安之理."『大成』

"一傳 胎衣不下 以乳頭向下盡處俱灸 卽下."『經穴圖考』

※ 참고

· 胸腹부위의 穴을 정하는 표식으로서 兩乳間을 橫寸 8촌으로 산정함

ST18 유근 (乳根, Yugeun)

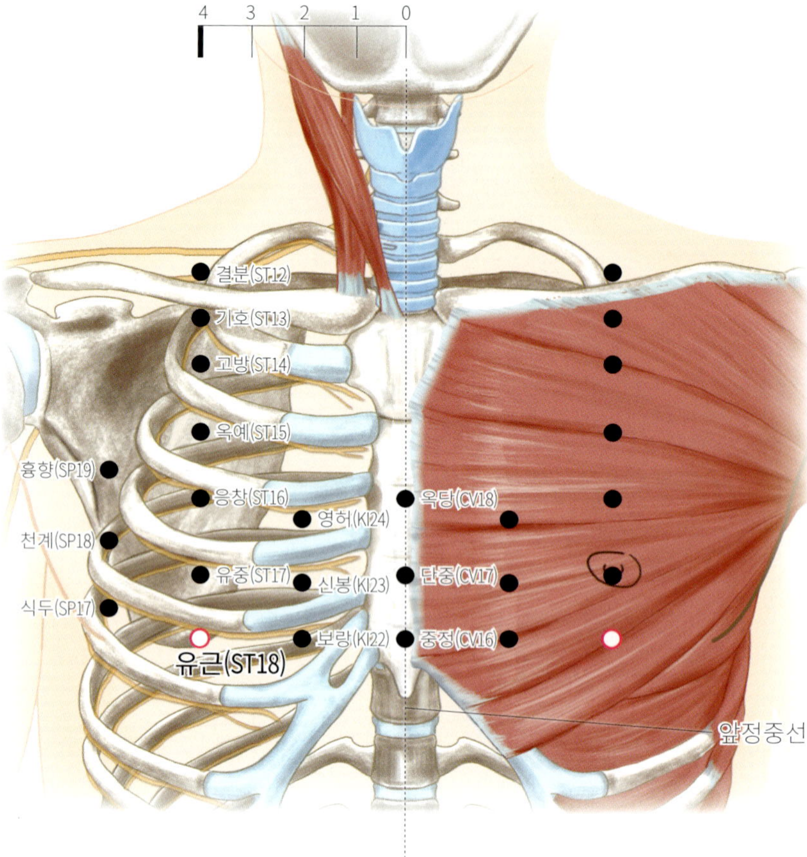

1. 혈명

【의의】乳는 乳房을, 根은 基底를 뜻하며, 穴의 위치상 乳房의 根部, 基底部에 해당함을 의미함

【異名】薜息, 氣眠

2. 혈위 근거

① 乳中下一寸六分陷中, 去中行各四寸, 仰而取之.『大成』

② 從乳中下行一寸六分, 亦旁開中行四寸陷中, 仰而取之.『金鑑』

3. 부위 및 취혈

① 앞가슴부위, 다섯째 갈비사이공간, 앞정중선에서 가쪽으로 4촌, 중정(中庭, CV16), 보랑(步廊, KI22), 식두(食竇, SP17)와 나란히 위치. 남성의 경우, 젖꼭지를 지나는 수

직선과 다섯째갈비 사이 공간이 만나는 지점에서 취혈. 여성의 경우 젖아래주름(inferior crease of the breast)의 중점에서 취혈

② 중정혈 양방 4촌, 유중혈 하방 1.6촌처에 취함

· 中庭(CV16) ←2촌→ 步廊(KI22) ←2촌→ 乳根(ST18) ←2촌→ 食竇(SP17)

【근육】 큰가슴근(大胸筋, pectoralis major m.), 속갈비사이근(內肋間筋, internal intercostal m.), 바깥갈비사이근(外肋間筋, external intercostal m.)

【신경】 갈비사이신경(肋間神經, intercostal n.)

【혈관】 속가슴동·정맥의 앞갈비사이가지(內胸動·靜脈의 前肋間枝, anterior intercostal br. of internal thoracic a. & v.)

【침법】 ■ 직자 0.2~0.3촌
■ 사자 0.3~0.5촌
■ 橫刺 0.5~1촌

【뜸법】 ■ 艾炷灸 3~5장
■ 溫灸 5~10분

4. 응용

개요

① 주치 : 본 혈은 乳癰, 乳少 등의 乳部 질환을 주치함

② 혈성 : 止咳平喘 寬胸增乳 宣通乳絡 活血化癰

임상 해설

① 一名 '胃之大絡'(虛里穴)으로서 虛里 觸診 부위에 해당함 : 虛里 診法은 질병의 輕重, 安危를 파악하는데 활용. 胸部 聽診音을 듣는 자리임

"胃之大絡 名曰虛里, 貫鬲絡肺 出於左乳下 其動應衣 宗氣也. 盛喘數絶者 則病在中, 結而橫 有積矣, 絶不至 曰死. 乳之下其動應衣 宗氣泄也."『素問·平人氣象論』

② 모든 乳房 관련 질환을 치료

i) 乳汁分泌減少에 사용 (配天宗, 天谿) : 乳汁分泌減少는 少陽人에 많음

ii) 乳腫, 惡性乳癌의 치료에 사용 : 乳癌은 鍼灸治療가 적용

주요 질환 응용

① 乳病에 활용

· 乳癰 → 陽明經과 胃腑가 鬱滯하여 발생한 것으로 본 혈을 취해 鬱滯를 解消함[27]

배혈

· 配 兪府 : 治嗽氣, 痰哮『玉龍賦』

※ 기타문헌

"嗽灸兩乳下黑白際各百壯卽差."『千金方』

"胸下滿痛 膺腫 乳根主之." "乳癰 淒索寒熱 痛不[28]可按 乳根主之."『甲乙經』

"乳根主胸下滿悶 胸痛膈氣 不下食 噎病 臂痛腫 乳痛 乳癰 悽慘寒痛 不可按抑 咳逆 癨亂轉筋 四厥."『大成』

[27] 此症, 皆陽明經及胃腑有熱滯之所致, 取此穴以散其鬱.『經穴解』

[28] 痛不 : 原脫, 據嘉靖本,『千金』卷三十,『外臺』卷三十九補

ST19 불용 (不容, Buryong)

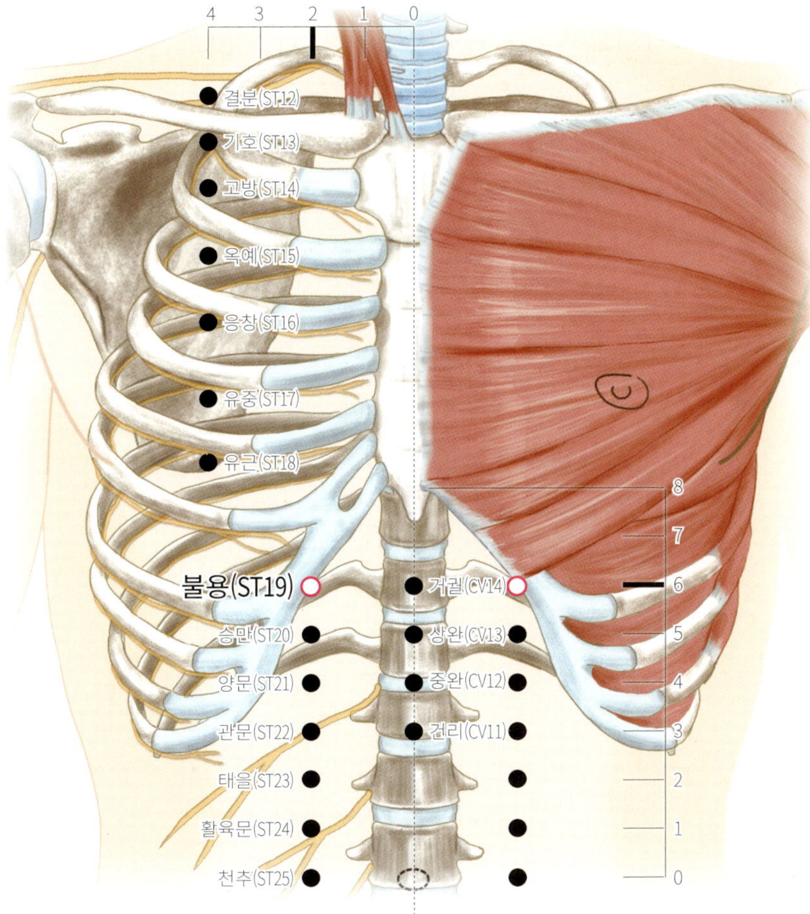

1. 혈명

【의의】 不은 不可를, 容은 容納을 뜻하며, 즉 본 혈 작용 상 水穀이 已滿하면 水穀을 再次로 不能容納하지 못하는 것과 위치상 胃의 上口로 水穀을 소화시켜 容納하는 곳에 위치함을 의미함. 胃의 上部 噴門部에 해당

2. 혈위 근거

① 幽門旁相去各一寸五分, 去中行各三寸.『大成』

② 從乳根行在第四肋端旁開中行二寸.『金鑑』

3. 부위 및 취혈

① 윗배, 배꼽 중심에서 위쪽으로 6촌, 앞정중선(anteriormedian line)에서 가쪽으로 2촌. 거궐(巨闕, CV14)에서 가쪽으로 2촌, 갈비뼈각(costal angle) 아래에서 취혈. 만일 명치

각이 너무 좁아 거궐 가쪽 2촌 부위가 갈비뼈각 위에 위치하는 경우에는 앞정중선 가쪽 2촌 세로선을 따라 내려와 갈비뼈 아래에서 사자하여 불용(不容, ST19)에 이르도록 함. 유문(幽門, KI21)과 같은 높이에 위치.

② 늑골하연(肋骨下緣)에 취하며, 우측혈의 심부(深部)는 간(肝)이 위치하고 있음
巨闕(CV14) ←5分→ 幽門(KI21) ←1.5촌→ 不容(ST19)

【근육】 배곧은근(腹直筋, rectus abdominis m.), 깊은층에 배가로근(腹橫筋, transversus abdominis m.)

【신경】 갈비사이신경(肋間神經, intercostal n.)

【혈관】 위배벽동·정맥(上腹壁動·靜脈, superior epigastric a. & v.)

【침법】 ■ 직자 0.5~0.8촌 ■ 사자 0.5~1촌
■ 深刺禁止 : 본 혈의 右側 下內部는 肝의 上部이고, 左側上 內部는 肺의 下部이므로 깊이 자침하지 않아야 함

【뜸법】 ■ 艾炷灸 5~10장 ■ 溫灸 5~20분

4. 응용

개요

① 주치 : 본 혈은 胃經에 속하며, 胃脘處에 해당. 不容의 글자적 의미가 水穀이 이미 여기에 가득 차있음을 形容하여 다시 水穀을 受納할 수 없음을 나타내므로, 이에 본 혈을 鍼刺하면 水穀을 소화, 容納(調整)할 수 있어서 腹脹脘痛, 嘔吐不食 등을 주치함

② 혈성 : 調中和胃, 行氣止痛, 止嘔降逆

임상 해설

① 胃와 관련한 제반 병증에 患部周圍穴로서 즉효

i) 嘔吐(噴門部 異常 : 음식물을 먹자마자 일어나는 嘔吐), 妊娠惡阻에 사용

ii) 胃腸障碍(胃酸過多, 胃潰瘍)로 인해 胸部에 많은 영향을 줄 때는 왼쪽을 오른쪽보다 다용함

② 胸腹部 제반병증에 사용

i) 膽石症으로 인한 痛症發作에 유효 : 右側穴의 深部는 肝臟이 위치하고 있어 右側 不容穴이 더욱 효과적임

ii) 간염·간경화증 및 수술후에 사용 : 뜸을 시술함으로서 면역력증강 작용 발휘

iii) 心積으로 인한 극도의 下焦冷症(부인들에서 다발)에 사용 : 心積은 달리 腹梁이라

고도 함. 일반적으로 不容穴 중심으로 나타나는 積聚는 心積으로 생각함. 이는 心臟異常 아니라, 下焦가 冷하여 胸部의 熱이 下降하지 못하는 것이 근본 원인임. 婦人들의 燥症, 火症 등은 대체로 下焦가 원인이기에 下焦를 조절해야 함

주요 질환 응용

① 胃氣滯로 인한 不容納 病症[胃氣의 不調로 인한 병증을 조정함]

· 腹滿, 痃癖, 不嗜食, 嘔吐, 疝瘕 → 胃氣가 逆하면 嘔吐가 되고, 胃氣가 滯하면 痰이 발생하고, 胃中이 寒하면 疝瘕가 되며, 胃氣가 虛하면 不嗜食하고 喘嗽하며, 胃氣가 鬱하면 腹虛鳴, 腹滿이 되고 오래되면 痃癖이 되니, 이들은 모두 胃의 本經病이기에 胃脘部에 있는 본 혈을 취하면 散鬱滯할 수 있음[29)]

② 胃火로 인한 病症에 활용

· 口乾, 心痛 → 本 병증은 胃脘痛에 火가 있는 것으로 본 혈을 취하여 胃中의 火를 瀉함[30)]

배혈

· 配 不容, 期門 : 心切痛噫酸『千金方』

· 配 上管, 大陵 : 嘔血『千金方』

※ 기타문헌

"嘔血有息 脇下痛 口乾 心痛與背相引 不可咳 咳則腎痛 不容主之."『甲乙經』

"不容 : 主服滿痃癖 吐血 肩脇痛 口乾 心痛 胸背相引痛 喘咳 不嗜食 腹虛鳴 嘔吐 痰癖 疝瘕."『大成』

※ 참고

· 본 혈은 위치상 童氏奇穴 가운데 胃毛七(從岐骨下緣陷凹處起 直下一寸一穴 共三穴. 旁開一寸五分各兩穴) 부근에 해당함

29) 胃之氣逆而嘔吐, 胃之氣滯而有痰, 胃中受寒而爲疝瘕, 胃之氣虛爲不嗜食而喘嗽, 胃之氣鬱爲腹虛鳴, 爲腹滿, 久而爲痃癖, 皆胃之本經病也, 此穴在胃之上脘, 宣取此穴以散其滯與鬱.『經穴解』

30) 乃胃脘痛而有火者, 取此穴以泄胃中之火.『經穴解』

ST20 승만 (承滿, Seungman)

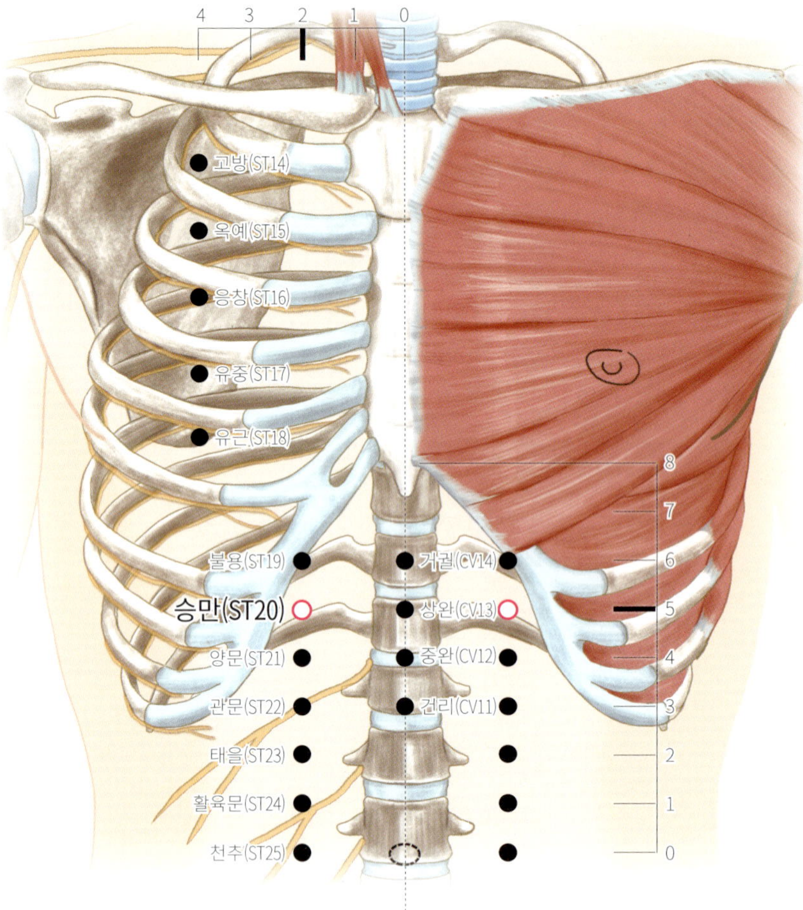

1. 혈명

【의의】承은 受를, 滿은 盛을 뜻하며, 즉 본 혈이 水穀已滿한 것을 받아들이는 곳으로 脇下堅滿을 주치는 의미임

2. 혈위 근거

① 不容下一寸, 去中行各三寸.『大成』

② 從不容穴下一寸, 亦旁開中行二寸.『金鑑』

3. 부위 및 취혈

① 배, 배꼽 중심에서 위쪽으로 5촌, 앞정중선에서 가쪽으로 2촌

② 천추(天樞, ST25)에서 위쪽으로 5촌, 불용(不容, ST19)에서 아래쪽으로 1촌, 상완(上

脘, CV13)에서 가쪽으로 2촌으로, 갈비뼈각 아래 위치. 복통곡(腹痛谷, KI20)과 같은 높이에 위치

③ 우측혈의 심부(深部)에는 간(肝)이 위치하고 있음

· 上脘(CV13) ←5分→ 腹通谷(KI20) ←1.5촌→ 承滿(ST20)

【근육】 배곧은근(腹直筋, rectus abdominis m.), 깊은층에 배가로근(腹横筋, transversus abdominis m.)

【신경】 갈비사이신경(肋間神經, intercostal n.)

【혈관】 위배벽동 · 정맥(上腹壁動 · 靜脈, superior epigastric a. & v.)

【침법】 ▪ 직자 0.5~1촌

▪ 사자 0.5~1.5촌

【뜸법】 ▪ 艾炷灸 5~10장

▪ 溫灸 5~20분

4. 응용

개요

① 주치 : 본 혈은 胃疾 脹滿과 不食을 주치함

② 혈성 : 理血和胃 降逆止嘔

임상 해설

① 제반 腹部질환 특히 胃 질환에 활용 : 食慾不振, 鼓脹(食後 膨滿感), 慢性胃炎 등에 보조혈로서 사용하며 鹿鹿有聲을 수반하는 腹脹拘急 · 下痢에 더욱 유효

② 肝질환 · 黃疸에 유효 : 右側穴의 深部는 肝臟이 위치하고 있음

주요 질환 응용

① 胃氣滯로 인한 복부 병증에 활용

· 腸鳴腹痛, 上氣喘逆, 飮食不下 → 胃氣가 滯한 것으로 본 혈을 통해 胃氣를 다스림[31]

[31] 此症, 皆胃氣之滯也, 調其經之穴, 所以舒胃之氣於內也.『經穴解』

배혈

· 配 承滿, 乳根 : 膈氣上逆『資生經』
· 配 中管 : 脇下堅痛『千金方』

※ 기타문헌

"腸中雷鳴, 相逐痢下, 主脇下堅滿痛."『千金方』
"腹鳴相逐 不可傾倒 承滿主之."『甲乙經』
"承滿 : 主腸鳴腹脹 上氣喘逆 食飮不下 肩息唾血."『大成』

※ 참고

· 腹部에 주름이 있는 경우에는 주름 위주로 혈위를 취함 : 腹에는 어떤 經絡이 지나가든 주름으로 나타나는 穴이 代表穴로서 王字의 주름을 잡고 寸數에 구애받음 없이 취혈함. 주름의 거리 차가 위가 좁고 아래가 넓은 것과 아래가 좁고 위가 넓은 것에 상관없이 上下를 2촌으로 잡고 주름이 교차되는 것을 기본으로 잡음. 주름이 없는 사람은 양손으로 근육을 아래위로 수축시켜보면 나타남.

ST21 양문 (梁門, Yangmun)

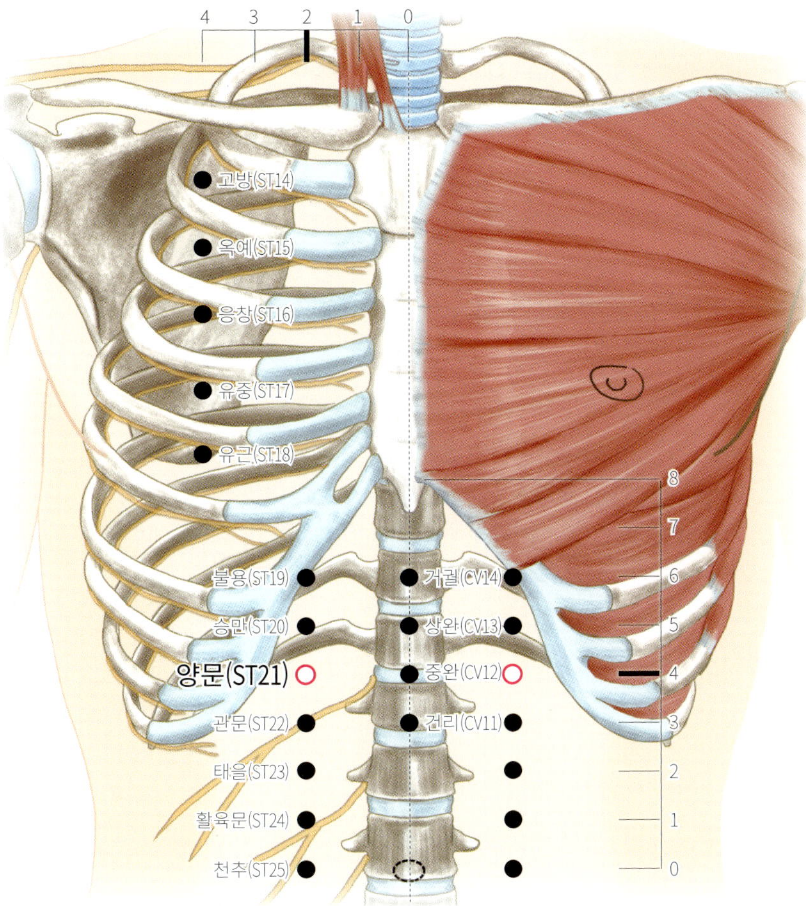

1. 혈명

【의의】 梁은 屋梁을, 門는 門戶를 뜻하며, 胃氣가 出入하는 중요한 門戶라는 의미와 함께 臍上 心下部에 있는 積聚를 해소시키는 작용을 한다는 의미임

2. 혈위 근거

① 從承滿下一寸, 亦旁開中行二寸.『金鑑』

② 承滿下一寸, 去中行各三寸.『大成』

3. 부위 및 취혈

① 윗배, 배꼽 중심에서 위쪽으로 4촌, 앞정중선에서 가쪽으로 2촌

② 천추(天樞, ST25)에서 위쪽으로 4촌, 승만(承滿, ST20)에서 아래쪽으로 1촌, 중완(中脘, CV12)에서 가쪽으로 2촌에 위치. 음도(陰都, KI19)와 같은 높이서 취혈

③ 우측혈의 심부(深部)는 간하연(肝下緣)과 위유문부(胃幽門部)가 위치함
中脘(CV12) ←5分→ 陰都(KI19) ←1.5촌→ 梁門(ST21)

【근육】 배곧은근(腹直筋, rectus abdominis m.), 깊은층에 배가로근(腹橫筋, transversus abdominis m.)
【신경】 갈비사이신경(肋間神經, intercostal n.)
【혈관】 위배벽동 · 정맥(上腹壁動 · 靜脈, superior epigastric a. & v.)
【침법】 ■ 직자 0.5~1촌 ■ 사자 0.8~1.5촌
【뜸법】 ■ 艾炷灸 5~10장 ■ 溫灸 10~30분 ■ 孕婦禁灸穴

4. 응용

개요

① 주치 : 中脘穴 傍에 있는 穴로 積氣結痛, 胸脇積氣의 伏梁症에 대하여 散結開鬱, 破梁開門, 消積化滯하는 효과가 있음
② 혈성 : 和胃降逆 消積化滯

임상 해설

① 中脘의 보조혈로서 제반 胃질환에 사용
i) 胃癌의 경우 梁門에서 硬固物을 만져지는 때가 있음
ii) 急 · 慢性 胃炎, 胃潰瘍의 壓通點 · 治療點으로 활용(灸, 配 中脘)
iii) 위경련에 사용
② 黃疸, 膽石症 등에 유효 : 右側穴의 深部는 肝下緣과 胃幽門部가 위치함

주요 질환 응용

① 제반 胃腑病[本穴 "梁者, 所以通於門, 上下之界也" → 上下疏通의 주요 關門이며, 消積化滯 작용을 발휘함 ∴胃腑 機能失調로 인한 氣血虧虛 病症에 적용 : 寒凉傷胃, 飮食停積, 痰濕停胃 등을 主治]
· 氣滯血瘀, 肝氣鬱結, 暴邪內熱 등으로 인한 上腹部 질환을 치료[局所穴位]
· 上腹部 筋硬結, 攣痛(위경련) 등에 활용
· 脇下積氣, 食飮不思, 大腸滑泄, 完穀不化 → 胃가 飮食을 받아 消化시켜 서서히 아래로 내려 보내야 無積하게 되는데, 完穀에 이르지 못하면 泄痢하게 되고, 積氣가 형성되어 滯해서 不化하게 되면 飮食不思하게 되고, 完穀不化는 下에서 不化된 것으로 胃氣가 虧損되어 化할 수 없는 것이니, 이러한 積 병증은 본 혈을 散

泄시켜 開해야 하고, 泄痢 병증은 본 혈을 補하여 脫을 그치게 해야 함[32)]

② 胃 積聚(癌類)치료[散結開鬱, 破梁(通의 의미)關門 작용 → 治積氣結痛, 胸脇積(胸脇伏梁)]

- 灸法으로 본 혈에 적용 : 大蒜切片 위에 麝香을 加한 艾灸를 시행 [隔蒜灸 : 肺癆, 瘰癧, 瘡毒, 腹中赤痢, 毒蟲咬傷에 활용]
- 鍼法 : 配 身柱, 心兪, 次髎, 中脘, 曲池, 足三里, 太溪

배혈

- 配 中脘, 足三里, 公孫, 內關 : 消化不良, 胃痛, 食慾不振, 大便溏泄

※ 기타문헌

"腹中積氣 結痛 梁門主之."『甲乙經』

"梁門主胸下積氣."『千金方』

"梁門 : 主脇下積氣 食飮不思 大腸滑泄 完穀不化."『大成』

※ 참고

- 不容, 承滿 : 上腹部 滯氣를 해소
- 梁門, 關門 : 積聚를 해소
- 太乙, 滑肉門 : 神志病症(胃經에서 陽明熱이 올라와 狂症 → 安神)을 조절

※ 참고

- 복부에 침을 시술할 때 많이 놓지 않는데, 中心穴에 자침하고 그 주위에는 뜸법을 위주로 사용함. 침시술시 腹筋緊張으로 인한 호흡이상이 나타날 수 있는데 복근수축·긴장, 호흡에 영향을 주기 때문임. 심근경색, 협심증의 소인이 있는 환자들에게서 발생될 위험이 높음

[32)] 胃受飮食而化之, 徐徐轉下無積, 而不至完穀而下矣. 積氣者, 滯而不化, 飮食所而不思也. 完穀者, 下而不化, 胃氣虧而不能化也. 上症, 宜泄之以開其積, 下症, 宜補之以止其脫.『經穴解』

ST22 관문 (關門, Gwanmun)

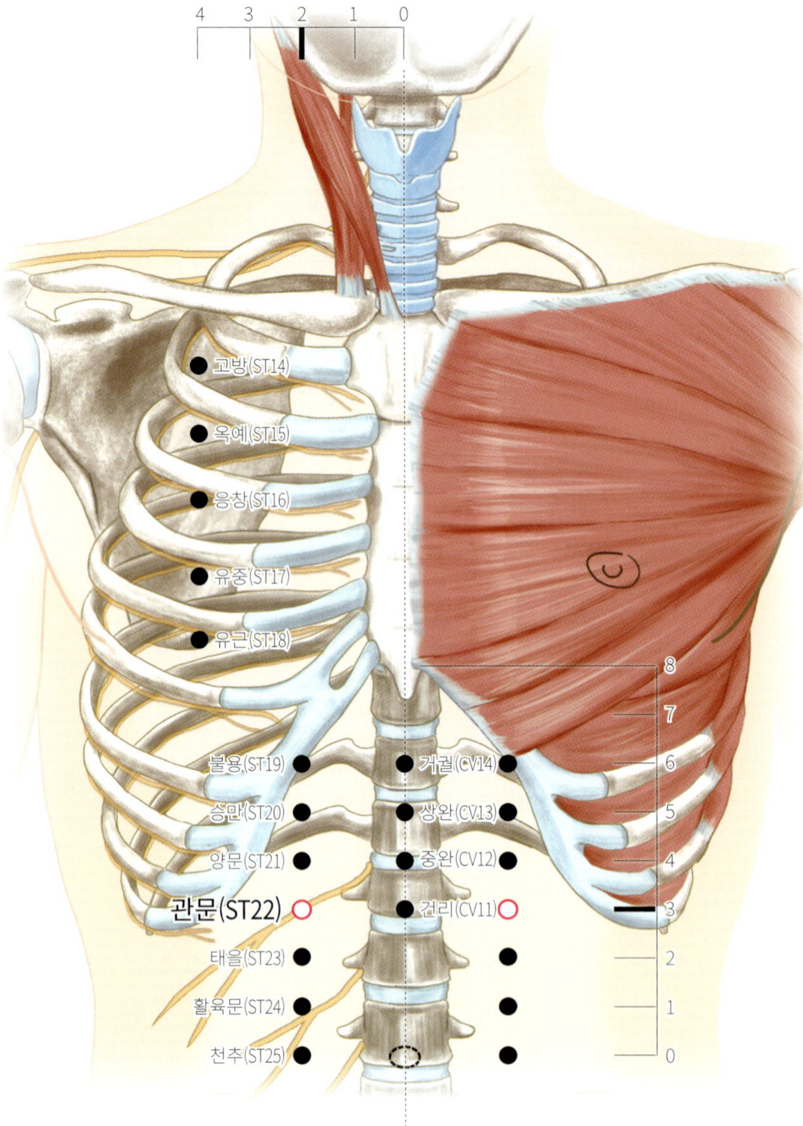

1. 혈명

【의의】關은 交界를, 門은 門戶를 뜻하며, 본 혈의 위치상 胃脘 下部에 해당하여 小腸과의 交界를 이루는 門戶라는 의미임

【異名】關明

2. 혈위 근거

① 從梁門下一寸, 亦旁開中行二寸.『金鑑』
② 梁門下一寸, 去中行各三寸.『大成』

3. 부위 및 취혈

① 윗배, 배꼽 중심에서 위쪽으로 3촌, 앞정중선에서 가쪽으로 2촌
② 양문(梁門, ST21)에서 아래쪽으로 1촌, 건리(建里, CV11)에서 가쪽으로 2촌, 석관(石關, KI18), 복애(腹哀, SP16)과 같은 높이에 위치
③ 심부(深部)에는 횡행결장이 위치함
· 建里(CV11) ←5分→ 石關(KI18) ←1.5촌→ 關門(ST22) ←2촌→ 腹哀(SP16)

【근육】 배곧은근(腹直筋, rectus abdominis m.), 깊은층에 배가로근(腹橫筋, transversus abdominis m.)
【신경】 갈비사이신경(肋間神經, intercostal n.)
【혈관】 위배벽동·정맥(上腹壁動·靜脈, superior epigastric a. & v.)
【침법】 ■ 직자 0.5~1촌
■ 사자 0.8~1.5촌
【뜸법】 ■ 艾炷灸 5~10장
■ 溫灸 5~20분

4. 응용

개요

① 주치 : 閉門不納을 조정해주는 소통 작용이 있어서 飮食不思와 閉門不受를 주요하게 주치함
② 혈성 : 健脾和胃 利水消腫 消痰調理腸胃

임상 해설

① 胃 관련 제반 병증에 유효 : 위경련, 腹鳴腹脹, 泄瀉, 挾臍急痛 등에 사용
② 尿失禁, 遺尿, 夜尿에 효과(㉬ 肝正格, 脾正格)

주요 질환 응용

① 腹部 諸病[痰, 濕, 積으로 인한 疏通不利의 병증을 疏通시킴]

· 善滿積氣, 腸鳴卒痛, 泄利不欲食, 腹中氣走, 挾臍急痛, 痰瘧身腫[疏通不利의 病症] → 胃氣가 음식을 運化할 수 없게 되면 잘 滿하고 積이 발생하는데, 먼저 氣積이 있은 후에 物積이 발생하게 되며, 上部의 氣不調가 下部의 腸에 전해지면 腸鳴卒痛이 발생하게 되며, 泄利不欲食은 胃氣가 虧損된 것이며, 腹中氣가 그 正行의 道를 따르지 않으면 氣走에 이르러 挾臍痛이 되며, 胃中의 濕과 積은 痰이 되고 痰積은 壅이 되고 身腫까지 이르게 되니 이는 痰으로 인한 所致이며, 鍼으로 瀉하고 또한 灸로써 溫하게 함[33]

배혈

· 配 關門, 中府, 神門 : 遺尿『千金方』

※ 기타문헌

"腹脹善滿 積氣 關門主之." "遺溺 關門及神門 委中主之." "身腫 關門主之."『甲乙經』

"關門 : 主善滿積氣 腸鳴卒痛 泄利 不欲食 腹中氣走 俠臍急痛 身腫 痰瘧振寒 遺溺."『大成』

[33] 胃之氣不能運化飮食, 遂善滿而積生焉, 先有氣之積也, 而後有物之積. 上之氣不調, 下傳於腸, 遂有腸鳴卒痛之症. 泄利不欲食, 皆胃氣之虧也. 腹中氣不順其正行之道, 遂至氣走而挾臍痛. 胃中濕亦積而爲痰, 痰積而爲壅, 延及於身腫, 皆痰之所致也. 均宜鍼以泄之, 散之, 而後灸以散之, 溫之.『經穴解』

ST23 태을 (太乙, Taeul)

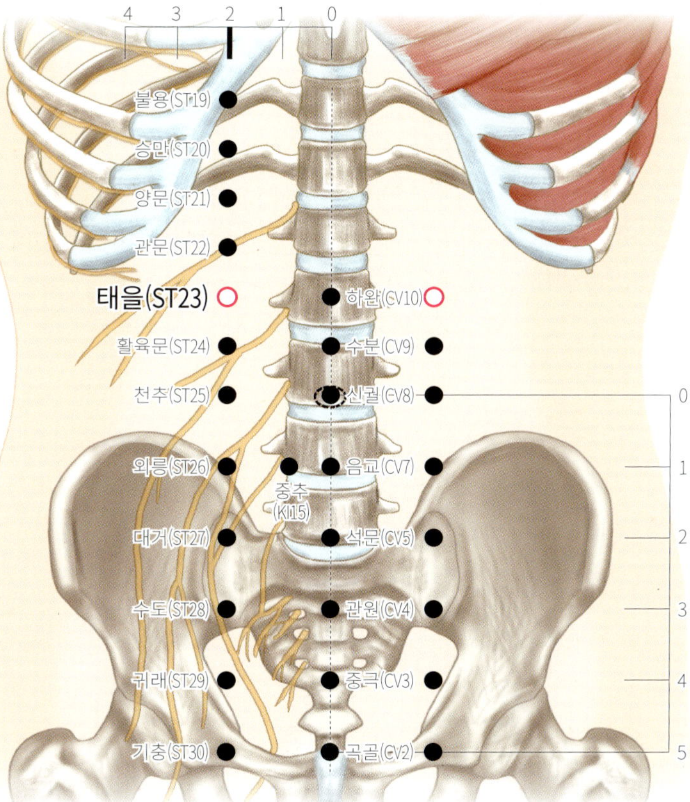

1. 혈명

【의의】太는 大通을, 乙은 曲을 뜻하며, 본 혈의 위치상 小腸에 應하는 곳으로 小腸多曲인데 太乙曲屈의 形狀과 유사하다는 의미임

【異名】太一

2. 혈위 근거

① 從關門下一寸, 亦旁開中行三寸.『金鑑』

② 關門下一寸, 去中行各三寸.『大成』

3. 부위 및 취혈

① 윗배, 배꼽중심에서 위쪽으로 2촌, 앞정중선에서 가쪽으로 2촌

② 관문(關門, ST22) 아래쪽으로 1촌, 하완(下脘, CV10) 가쪽으로 2촌, 상곡(商曲, KI17)과 같은 높이에 위치

· 下脘(CV10) ←5分→ 商曲(KI17) ←1.5촌→ 太乙(ST23) ←4촌→ 章門(LR13)

【근육】배곧은근(腹直筋, rectus abdominis m.), 깊은층에 배가로근(腹橫筋, transversus abdominis m.)

【신경】갈비사이신경(肋間神經, intercostal n.)

【혈관】위배벽동·정맥(上腹壁動·靜脈, superior epigastric a. & v.)

【침법】■ 직자 0.5~1촌
■ 사자 0.8~1.5촌

【뜸법】■ 艾炷灸 5~10장
■ 溫灸 5~20분

4. 응용

개요

① 주치 : 淸心寧神 작용이 있어서 熱盛으로 인한 心煩, 吐舌, 癲狂에 활용되며, 또한 脾胃를 調健하여 受納을 잘 하게함으로써 養百骸할 수 있음

② 혈성 : 淸心寧神 化痰和胃 鎭驚化痰 淸心寧神

임상 해설

① 中脘의 보조혈로서 제반 胃腸障碍에 사용

i) 十二指腸潰瘍(食後 2~3시간 정도에 통증이 오는 환자에게 사용

ii) 胃無力症, 胃擴張, 胃下垂에 사용 : 공복시 심한 물소리(振水音)가 나는 사람에게 유효

iii) 진통 효과가 있어 潰瘍性 胃腸障碍에 사용

② 淸心寧神(鎭靜)작용이 있어서 정신신경계 질환에 사용 : 心煩不寧, 신경쇠약, 吐舌, 癲疾 등에 응용

주요 질환 응용

① 胃熱極盛으로 인한 병증에 활용

· 癲疾狂走, 心煩吐舌 → 모두 胃熱이 極하여 發病한 것으로, 본 혈을 瀉하여 그 熱을 散함[34]

---

[34] 此症, 皆胃熱之極所致, 故宜泄此穴以散其熱.『經穴解』

배혈

· 配 滑肉門 : 狂癲疾, 吐舌『甲乙經』
· 配 飛揚, 滑肉門 : 癲疾狂, 吐舌『千金方』

※ 기타문헌

"治癲疾狂走, 心煩吐舌."『銅人』
"狂癲疾 吐舌 太乙及滑肉門主之."『甲乙經』
"太乙 : 主癲疾狂主 心煩吐舌."『大成』

ST24 활육문 (滑肉門, Hwaryungmun)

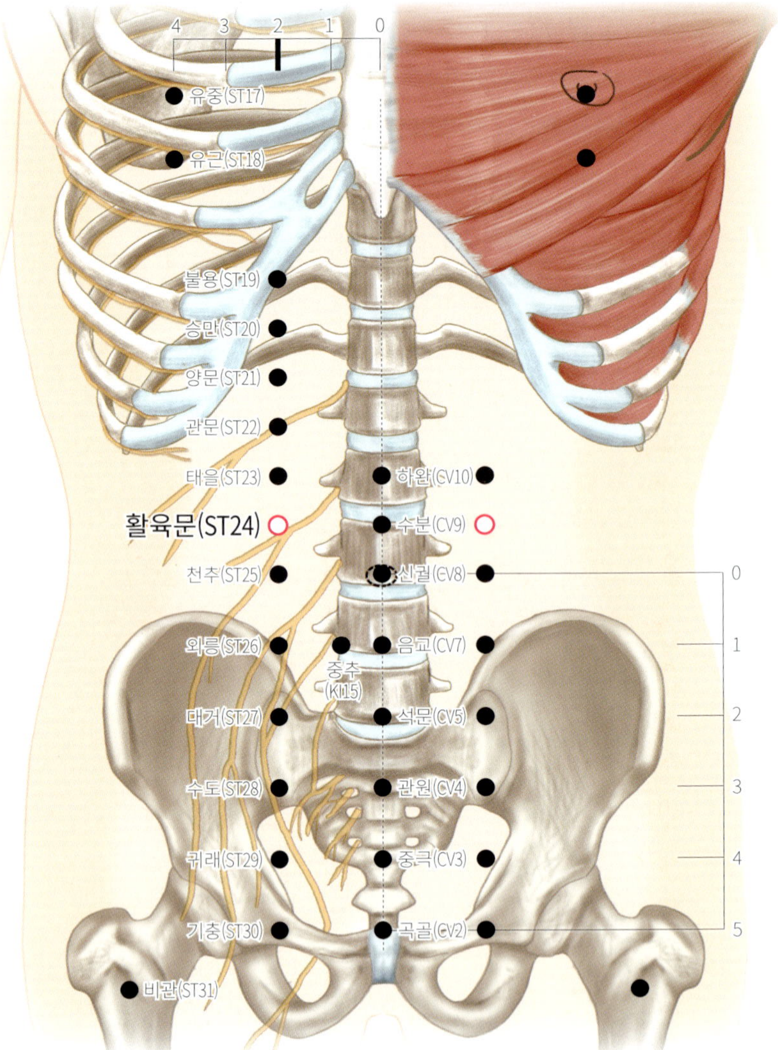

1. 혈명

【의의】 滑은 利를, 肉은 筋肉을, 門은 門戶를 각각 뜻하며, 즉 본 혈이 腸과 舌의 肉을 滑利, 靈活하게 해주는 門戶가 된다는 의미임

【異名】 滑幽門, 滑肉

2. 혈위 근거

① 從太乙下一寸, 亦旁開中行二寸.『金鑑』

② 太乙下一寸, 去中行各三寸.『大成』

3. 부위 및 취혈

① 윗배, 배꼽중심에서 위쪽으로 2촌, 앞정중선에서 가쪽으로 2촌
② 수분(水分, CV9)의 가쪽으로 2촌에 위치
· 水分(CV9) ←2촌→ 滑肉門(ST24)

【근육】 배곧은근(腹直筋, rectus abdominis m.), 배빗근(腹斜筋, obliquus abdominis m.)
【신경】 갈비사이신경(肋間神經, intercostal n.)
【혈관】 위배벽동 · 정맥(上腹壁動 · 靜脈, superior epigastric a. & v.)
【침법】 ■ 직자 0.5~1촌
■ 사자 0.8~1.5촌
【뜸법】 ■ 艾炷灸 5~10장
■ 溫灸 5~20분

4. 응용

개요

① 주치 : 化痰安神작용이 있는 혈위로서 吐舌, 舌强의 神志 疾病을 주치하고, 또한 和胃작용이 있어서 腹部 질환을 주치함
② 혈성 : 化痰安神 和胃止吐

임상 해설

① 水液代謝 異常으로 인한 제반 병증, 특히 腸胃(大 · 小腸)관련질환(配 水分)
ⅰ) 消化不良, 胃下垂, 十二指腸潰瘍, (幽門部)嘔吐, 신경성위염, 위경련에 사용
ⅱ) 大 · 小腸의 기능저하로 인한 제반 병증에 활용
ⓐ 심한 고열(인플루엔자, 장티푸스)로 大 · 小腸기능이 저하된 경우에 사용
ⓑ 鼓脹에 주요 혈위 : 鼓脹은 극심한 脾虛證, 혹은 大 · 小腸의 기능저하가 원인
ⅲ) 腎炎, 腎盂炎 症狀(配 中脘, 關元, 天樞)
ⅳ) 子宮內膜炎, 月經不調, 婦人不姙症(關元이 代表穴)에 응용
② 혀 관련 제반 병증에 유효 : 舌炎(舌强), 舌下腺炎(重舌), 嘔逆吐舌 등에 사용
③ 급격한 환경변화 대한 적응력을 높여줌
ⅰ) 갑작스런 환경변화로 인한 熱病 시에 소화를 원활히 증진시킴(뜸법 유효)
ⅱ) 고산병(급격한 기압의 차이로 발생)(鍼刺)

④ 增長穴로 이용됨 : 湧泉, 滑肉門, 絶骨, 少府, ㊇ 增長二穴

주요 질환 응용

① 胃中熱盛으로 인한 神志 병증에 활용

· 癲疾狂走, 嘔逆, 吐舌, 舌强. → 胃中의 熱이 極한 것으로 火가 上逆한 병증이므로 본 혈을 瀉함으로써 그 上逆된 火를 내리게 함[35)]

배혈

· 配 滑肉門, 少海, 溫溜 : 治舌强, 吐舌. 『資生經』

· 配 飛揚, 太乙 : 治癲疾狂, 吐舌『千金方』

※ 기타문헌

"主狂癲疾, 吐舌."『外臺』

"嘔逆, 吐血."『圖翼』

"狂癲疾 吐舌 太乙及滑肉門主之."『甲乙經』

"滑肉門 : 主癲狂 嘔逆 吐舌 舌强."『大成』

35) 此症, 皆胃中熱極, 而火反上逆之症, 故泄此穴, 以降其上逆之火.『經穴解』

ST25 천추 (天樞, Cheonchu)

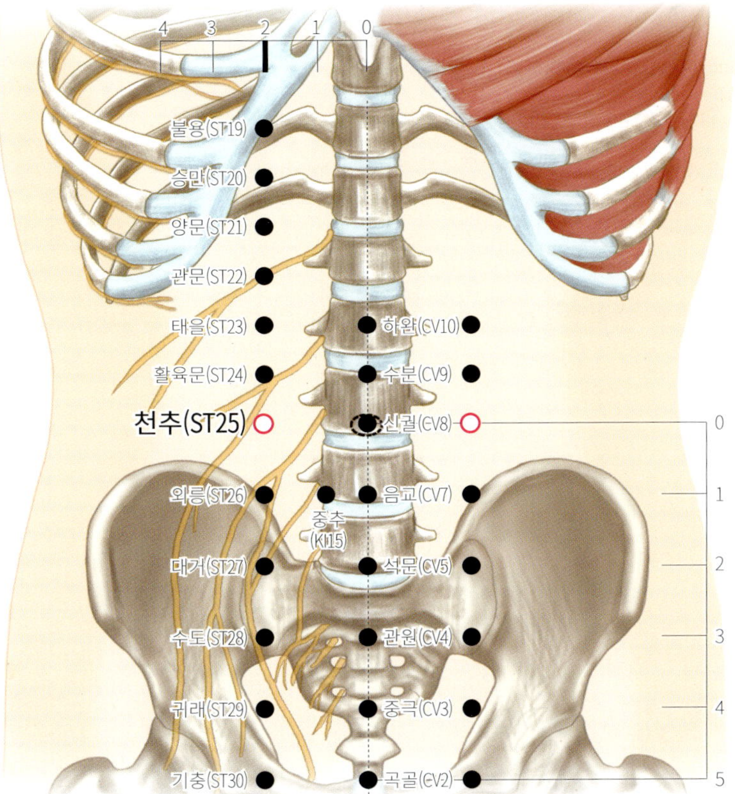

1. 혈명

【의의】天은 臍上腹部를, 樞는 樞紐를 뜻하며, 臍傍은 上下腹部의 경계부분으로 天地의 氣가 交叉하여 升降하는 중요 부위라는 의미임

【異名】長谷, 長溪, 長谿, 穀門, 長穀, 大腸募

2. 혈위 근거

① 從滑肉門下一寸, 俠臍旁二寸許陷中.『金鑑』

② 去肓兪一寸, 俠臍中兩旁各二寸陷中.『大成』

3. 부위 및 취혈

① 윗배, 배꼽의 중심에서 가쪽으로 2촌

② 신궐(神闕, CV8), 황수(肓兪, KI16), 대횡(大橫, SP15)과 같은 높이에서 취혈

· 神闕(CV8) ←5分→ 肓兪(KI16) ←5分→ Ⓖ 魂舍 ←1촌→ 天樞(ST25) ←5分→ Ⓖ 長谷 ←1.5촌→ 大橫(SP15)

【근육】 배곧은근(腹直筋, rectus abdominis m.)
【신경】 갈비사이신경(肋間神經, intercostal n.)
【혈관】 위배벽동 · 정맥(上腹壁動 · 靜脈, superior epigastric a. & v.)
【침법】 ■ 직자 0.5~1촌
■ 사자 0.8~1.5촌
■ 孕婦는 禁鍼
【뜸법】 ■ 艾炷灸 5~7장
■ 溫灸 10~20분

4. 응용

개요

① 속성 : 大腸 募穴
② 주치 :
· 본 혈은 臍傍에 해당되는데, 이전에 臍의 上下를 나눌 때, 臍下는 地에 應하고, 臍上은 天에 應하며, 臍傍은 본 혈에 應하여 上下(天地)를 연결시킨다고 하였으니, 즉 본 혈은 斡旋上下, 分淸理濁, 升降氣機의 효력이 있으며, 中焦 氣化出入의 樞紐가 됨[氣機升降의 樞紐]
· 본 혈은 大腸 募穴이 되고, 大腸은 "傳道之官, 變化出焉"하므로 腸胃 제반 병증을 주요하게 주치하고, 아울러 月經不調, 女子癥瘕, 血結成塊, 漏下赤白도 치료
③ 혈성 : 斡旋上下 分淸理濁, 升降氣機 疏調大腸 健脾和胃 扶土化濕 理氣消滯 和營調經

임상 해설

① 大腸募穴로서 모든 소화기 제반 병증 특히 대장 관련질환에 유효 : 해부학적으로 結腸이 끝나는 곳에 위치함
i) 대 · 소장 本治의 주요 혈위로서 裏症에 사용 : 慢性泄瀉, 過敏性 大腸證狀症候群, 급성便秘 등 下焦제반 병증에 사용
☞ 上腹部 腹痛 : 足三里, 梁丘 / 下腹部 腹痛 : 公孫, 天樞, 關元
☞ 左側 天樞부위 疼痛 : 對側 小腸正格
ii) 소화기계의 機能(腸運動) 促進向上 효과(配 中脘 關元 : 灸, 養生穴의 의미가 있음)

ⓐ 中年 이후의 腹部肥滿(肥濕)에 사용 : 電鍼으로도 효과

ⓑ 호흡기계, 心臟·腦신경계의 病變(만성 소모성질환)으로 인해 소화기 활동이 둔화되어 便秘가 있는 경우에 유효

ⓒ 몸이 나른하고 쉽게 피로하며, 일에 끈기가 없어진다고 하는 경우(配 肓兪)

☞ 中風豫防 : 三里, 曲池(灸)

ⓓ 手術後의 腸癒着 예방에 효과적임(灸) : 少陰人의 경우 속이 冷하므로 腸 유착이 다발함

② 부인과질환에 활용 : 月經不調, 月經痛, 帶下(配 關元, 灸) 등을 치료

☞ 月經 前痛 : 血滯(實) / 月經 後痛 : 血虛(虛)

주요 질환 응용

① 腸病[大腸 募穴, 胃腸病의 要穴 : 調中和胃, 理氣健脾 작용 / 腸의 기능 정상여부와 脾胃 관계는 밀접함. ∴腸病에는 脾胃를 치료 → 補益脾胃]

· 泄瀉 → 泄痢水脹, 繞臍痛 모두 大腸病이므로 본 혈을 취하여 灸함[36)]

· 配 三里, 治痢不止牽連腹痛, 加中脘, 公孫, 內關, 三陰交** 『標幽賦』

· 配 闌尾*, 上巨虛, 關元, 合谷, 治闌尾炎

② 霍亂에 활용 – 霍亂은 곧 胃病이며 또한 大腸病이 되므로 본 혈에 뜸을 뜸

· 配 支溝(氣機疏通의 要穴) 『資生』

③ 虛損으로 인한 병증 [固澁腸道]

· 虛損天樞可取 『標幽賦』

④ 月經不調 (『百症賦』), 생식기 병증에 활용 – 女子癥瘕, 淚下赤白 등에 뜸법을 시행함

배혈

· 配 天樞, 厲兌, 內庭 : 食不化, 不嗜食俠臍急 『千金方』

· 配 天樞, 豊隆, 厲兌, 陷谷, 衝陽 : 面浮腫 『千金方』

· 配 天樞, 支溝 : 嘔吐, 霍亂 『資生經』

· 配 支溝 : 嘔吐, 霍亂 『資生經』

· 配 膻中, 石門, 氣海 : 小腹疝氣 『千金方』

[36)] 泄痢水脹, 繞臍痛, 皆大腸病也, 宜取此穴而灸之. 『經穴解』

* 闌尾 : 足三里穴 下 2촌 : 腸癰, 고혈압을 치료하는 효능이 있음

** 三陰交 : 水濕調整

· 配 三里, 中脘, 公孫, 內關, 三陰交 : 痢不止牽連腹痛『標幽賦』
· 配 闌尾, 上巨虛, 關元, 合谷 : 闌尾炎
· 配 胸堂, 脾兪, 間使, 胃管, 肝兪, 魚際, 勞宮, 肩兪, 太谿 : 唾血吐血『千金方』
· 配 水泉 : 治月潮違限(月經不調)『百症賦』

※ 기타문헌

"瘧振寒熱甚狂言, 天樞主之."『甲乙經』

"臍疝, 繞臍而痛, 時上衝心, 天樞主之."『甲乙經』

"大腸脹者, 天樞主之."『甲乙經』

"腹脹腸鳴 氣上沖胸 不能久立 腹中痛濯濯 冬日重感于寒則嗜泄 當臍而痛 腸胃游氣切痛 食不化 不嗜食 身腫俠臍急 天樞主之."『甲乙經』

"氣疝 噦嘔 面腫 奔豚 天樞主之. 女子胞中痛 月水不以時休止 天樞主之."『甲乙經』

"尺脈緊 臍下痛 宜服當歸湯 灸天樞 鍼關元補之."『脈經』

"天樞(一名長溪, 一名谷門) : 主奔豚 泄瀉 脹疝 赤白痢 水痢不止 食不下 水腫腹脹腸鳴 上氣衝胸 不能久立 久積冷氣 繞臍切痛 時上衝心 煩滿嘔吐 霍亂 冬月感寒泄利 瘧寒熱狂言 傷寒飮水過多 腹脹氣喘 婦人女子癥瘕 血結成塊 漏下赤白 月事不時."『大成』

ST26 외릉 (外陵, Oereung)

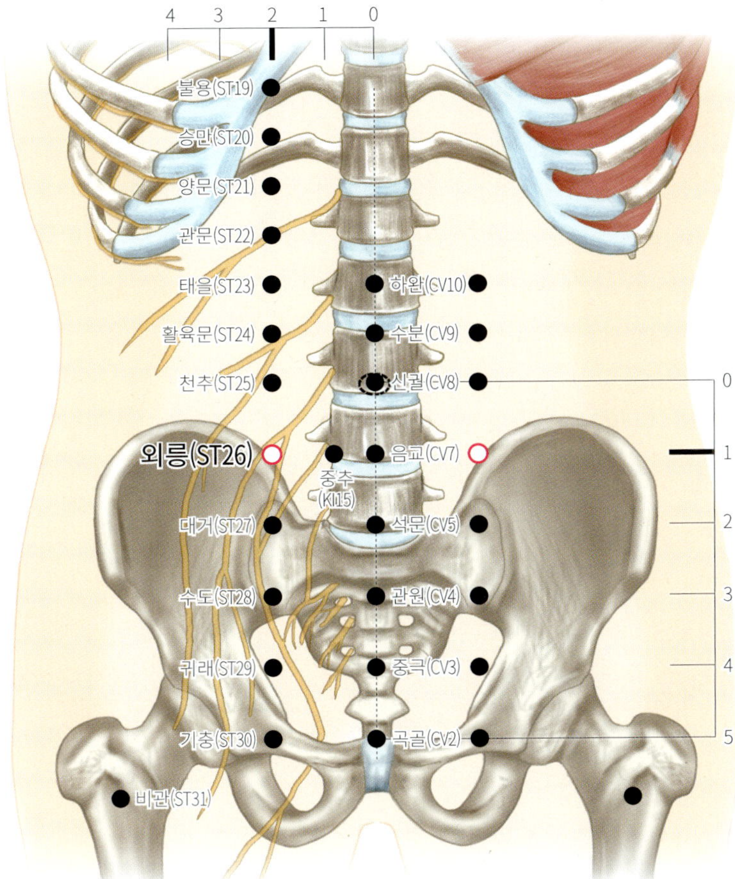

1. 혈명

【의의】外는 臍中線 外側을, 陵은 高起處를 뜻하며, 본 혈이 臍腹 外下方으로 腹直筋 隆起處라는 의미임

2. 혈위 근거

① 從天樞下一寸, 亦旁開中行二寸.『金鑑』

② 天樞下一寸, 去中行各二寸.『大成』

3. 부위 및 취혈

① 아랫배, 배꼽중심에서 아래쪽으로 1촌, 앞정중선에서 가쪽으로 2촌

② 기충(氣衝, ST30)에서 위쪽으로 4촌, 천추(天樞, ST25)에서 아래쪽으로 1촌

③ 중추(中注, KI15)와 음교(陰交, CV7)의 가쪽 같은 높이에 위치

· 陰交(CV7) ←5分→ 中注(KI15) ←1.5촌→ 外陵(ST26)

【근육】 배곧은근(腹直筋, rectus abdominis m.), 배빗근(腹斜筋, obliquus abdominis m.)

【신경】 갈비사이신경(肋間神經, intercostal n.)

【혈관】 아랫배벽동 · 정맥(下腹壁動 · 靜脈, inferior epigastric a. & v.)

【침법】 ■ 직자 0.5~1촌 ■ 사자 0.8~1.5촌

【뜸법】 ■ 艾炷灸 5~10장 ■ 溫灸 10~20분

4. 응용

개요

① 주치 : 腹部 및 腸 질환을 주치하고, 또한 월경 관련 질병을 치료

② 혈성 : 理氣止痛 調理月經 調理腸胃 通經止痛

임상 해설

① 天樞穴의 보조혈로서 腸胃제반 병증에 사용 : 小腹滿, 腹痛(특히 疝痛樣의 痛症), 胃下垂症 등에 효과 中年婦人들은 아랫배가 처져서 外陵穴이 곧 天樞穴이 될 수 있으므로 天樞穴의 연장선으로 생각함

② 비뇨생식기 · 부인과 질환에 활용

i) 腹直筋의 筋膜이 뚜렷이 드러나는 곳으로 임상에서 下腹 진단시 활용 : 여성이 하복부 瘀血症과 함께 生理不順, 足冷 등을 수반하는 경우 外陵穴 부위의 복직근에 딱딱한 응어리(筋隆起)가 발생

ii) 여성의 월경통에 사용

iii) 남성의 無嗣에 효과

주요 질환 응용

① 腹部의 氣上逆에 의한 병증에 활용

· 腹痛, 心下如懸, 下引臍痛 → 陽明에 있는 腹氣가 逆해서 상행하면 腹痛과 함께 아래 臍部로 牽引痛하게 되는 故로 본 혈을 瀉하여 그 上逆된 氣를 내리게 함[37)]

---

37) 陽明在腹之氣, 逆而上行, 遂腹痛而下引臍, 故泄此穴以降其上逆之氣.『經穴解』

배혈

· 配 足三里, 三陰交, 內關, 公孫 : 腹痛, 腹脹

· 配 外陵, 天樞 : 腹中盡痛『資生經』

※ 기타문헌

"腹中儘痛 外陵主之."『甲乙經』

"外陵 : 主腹痛 心下如懸 下引臍痛."『大成』

ST27 대거 (大巨, Daegeo)

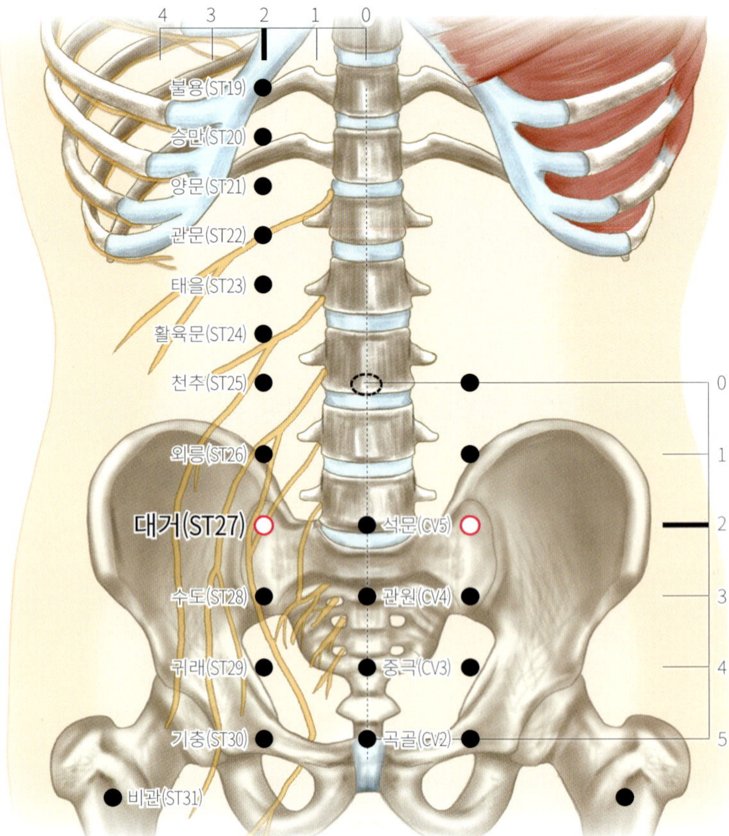

1. 혈명

【의의】 大는 太를, 巨는 巨大함을 뜻하며, 즉 본 혈이 위치상 腹直筋이 크게 隆起되어 있는 부분이라는 의미이고, 또한 下腹部에서 크게 중요한 곳이라는 의미도 있음

【異名】 腋門, 掖門, 液門

2. 혈위 근거

① 從外陵下一寸, 亦旁開中行二寸. 『金鑑』

② 外陵下一寸, 去中行各二寸. 『大成』

3. 부위 및 취혈

① 아랫배, 배꼽중심에서 아래쪽으로 2촌, 앞정중선에서 가쪽으로 2촌

② 기충(氣衝, ST30)에서 위쪽으로 3촌, 천추(天樞, ST25)에서 아래쪽으로 2촌

③ 사만(四滿, KI14)과 석문(石門, CV5)의 가쪽, 같은 높이에 위치

· 石門(CV5) ←5分→ 四滿(KI14) ←1.5촌→ 大巨(ST27)

【근육】 배곧은근(腹直筋, rectus abdominis m.), 배빗근(腹斜筋, obliquus abdominis m.)

【신경】 갈비사이신경(肋間神經, intercostal n.), 엉덩아랫배신경(腸骨下腹神經, iliohypogastric n.)

【혈관】 아랫배벽동·정맥(下腹壁動·靜脈, inferior epigastric a. & v.)

【침법】 ■ 직자 0.5~1촌
■ 사자 0.8~1.5촌
■ 오른쪽 穴에는 盲腸이 있어 주로 왼쪽 穴을 사용

【뜸법】 ■ 艾炷灸 5~10장
■ 溫灸 10~20분

4. 응용

개요

① 주치 : 膀胱질환을 주치하고, 또한 疝氣, 遺精, 早泄에도 활용됨

② 혈성 : 理氣消脹 通腸利水, 益氣固精

임상 해설

· 右側 大巨穴은 盲腸이 돌아나가는 부위에 해당하므로, 左側 大巨穴(直腸부위)를 활용

① 小腹 및 비뇨생식기 질환에 국소 치료혈(患部周圍穴)로서 효과

i) 便秘, 尿閉症의 활용

ii) 비뇨생식기 질환 특히 陽痿·遺精, 남성의 無嗣에 유효 ☞ 남성의 無嗣 : 外陵·大巨의 四穴

iii) 腹直筋痙攣(小腹脹滿), 腸疝痛에 사용

② 驚悸不眠, 偏枯四肢不遂에 사용

주요 질환 응용

① 膀胱, 小腹部 병증에 활용 → 泌尿器系에 작용(利水)

· 小腹脹滿, 煩渴, 小便難 → 膀胱의 氣가 下行하지 못하면 煩渴로 小便이 不行하고 小腹이 脹하게 되는데, 비록 이들 병증은 本經病은 아니나 본 혈이 안으로 膀

胱의 側傍에 있기에 본 혈을 瀉함으로써 膀胱 병증들을 解消함[38)]

배혈

· 配 地機, 中極 : 㿉疝『甲乙經』

· 配 橫骨, 期門 : 小腹滿, 小便難, 陰下縱『千金方』

· 配 曲泉, 跗陽, 天池, 支溝, 小海, 絶骨, 前谷 : 四肢不擧『千金方』

· 配 陰交, 氣海 : 驚不得臥『千金方』

· 配 下髎(灸) : 男子失精早漏

· 配 腎兪, 關元, 足三里, 三陰交 : 陽痿, 遺精, 尿閉

※ 기타문헌

"癩疝 大巨及地機 中郄主之." "偏枯 四肢不用 善驚 大巨主之."『甲乙經』

"大巨 : 主小腹脹滿 煩渴 小便難 㿉疝 偏枯 四肢不收 驚悸不眠."『大成』

38) 膀胱之氣不下行, 遂煩渴而小便不行, 小腹爲之脹. 此穴在內膀胱之側, 雖非本經病, 泄此穴以抒小腹之脹.『經穴解』

ST28 수도 (水道, Sudo)

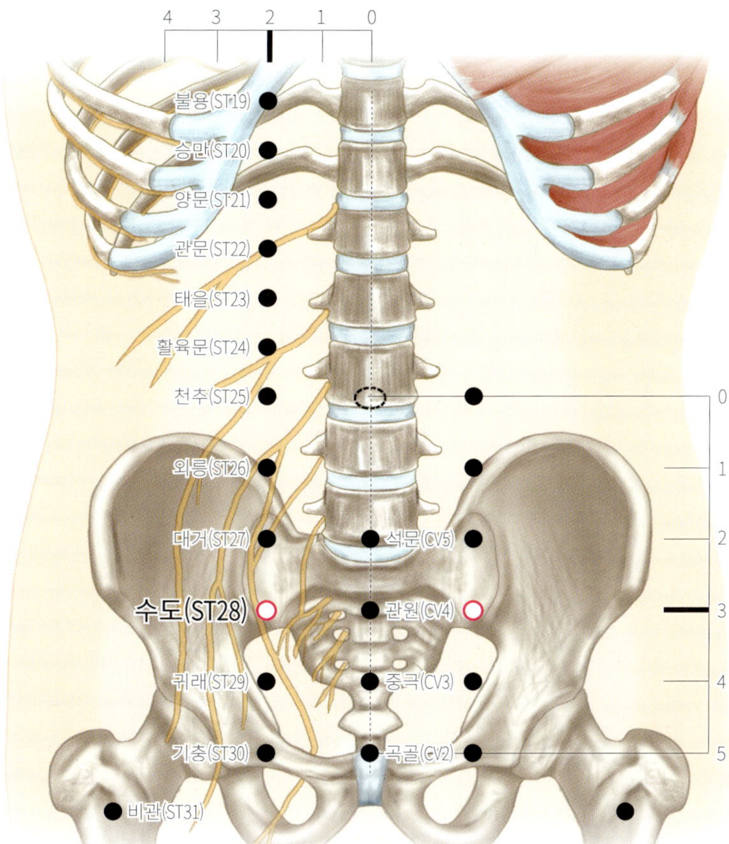

1. 혈명

【의의】水는 水病을, 道는 通路를 뜻하며, 즉 水를 통과시켜주는 통로로 通調水道, 水液滲시키는 효과가 있다는 의미임

2. 혈위 근거

① 從大巨下三寸, 亦旁開中行二寸.『金鑑』

② 大巨下三寸, 去中行各二寸.『大成』

※『甲乙』,『千金』,『銅人』,『發揮』,『大成』,『金鑑』; "在大巨下三寸";『聚英』: "大巨下二寸";『圖翼』,『逢源』; "大巨下一寸"

3. 부위 및 취혈

① 아랫배, 배꼽중심에서 아래쪽으로 3촌, 앞정중선에서 가쪽으로 2촌

② 천추(天樞, ST25)에서 아래쪽으로 3촌, 대거(大巨, ST27)에서 아래쪽으로 1촌, 기충(氣

衝, ST30)에서 위쪽으로 2촌

③ 관원(關元, CV4)에서 가쪽으로 2촌에서 취혈

· 關元(CV4) ←5分→ 氣穴(KI13) ←1.5촌→ 水道(ST28)

【근육】 배곧은근(腹直筋, rectus abdominis m.), 배빗근(腹斜筋, obliquus abdominis m.)

【신경】 갈비사이신경(肋間神經, intercostal n.), 엉덩아랫배신경(腸骨下腹神經, iliohypogastric n.)

【혈관】 아랫배벽동·정맥(下腹壁動·靜脈, inferior epigastric a. & v.)

【침법】 ■ 직자 0.5~1촌 ■ 사자 0.8~1.5촌

【뜸법】 ■ 艾炷灸 5~10장 ■ 溫灸 5~15분

4. 응용

개요

① 주치 : 內部는 膀胱 부위에 해당하는데, 水液의 通路가 되어 膀胱熱結로 인한 小便不通을 주치하며, 또한 膀胱虛寒으로 인하여 발생하는 痛引陰中을 주치함. 즉 본 혈을 자침함으로써 通調水道시켜 水液이 膀胱으로 滲注하게 하는 등 膀胱, 小腹部의 기능을 원활히 하는 작용을 발휘함

② 혈성 : 通調水道 調經種子 通利三焦 淸濕熱 利膀胱

임상 해설

· 小腹 및 비뇨생식기질환에 국소치료혈로서 유효, 關元의 보조혈로서 사용

① 水道를 分離하는 곳으로서 小腸·腎·膀胱·三焦의 水液代謝와 관련한 제반 병증(膀胱炎, 腎炎, 腹水)을 치료함

② 子宮異常의 반응점·치료혈로서 여성의 下焦冷症(不姙症, 月經不順), 子宮病(左側 水道穴 위주로 사용, 配關元) : 대체적으로 자궁질환은 左側, 腸질환은 右側에 반응이 많이 나타남. 左側을 눌러 아랫배를 펴지 못하거나 左側 鼠蹊部에 중압감을 느끼는 경우는 대개 子宮異常(癌, 子宮筋腫·囊腫, 子宮內膜炎, 子宮下垂, 子宮位置異常)인 경우가 많음. 만약 左右側 同時에 심한 통증이 있고, 특히 서혜부에 통증이 올 때는 腎의 이상을 의심함

③ 便秘, 痔疾 등에 사용 : 陽明經 질환은 右水道穴 부위에 반응이 나타나는 경우가 많음

주요 질환 응용

① 膀胱有寒, 三焦結熱로 인한 병증[水病 치료의 주요혈, 本穴 위치상 내부에 膀胱이 위치함 : 通調水道, 淸濕熱, 利下焦 작용]

· 大小便不通, 胞中瘕, 小腹脹滿 → 모두 膀胱病으로 胃經脈의 經穴이 膀胱 部分을 순행하기에 膀胱病을 주치하고, 또한 膀胱 작용이 회복될 수 있게 하니, 본 혈을 취함으로써 膀胱의 寒熱을 散할 수 있음[39)]

· 配 水分, 足三里(利水), 三陰交(通調水道) : 治腹水『玉龍歌』

· 配 筋縮, 治脊强『百症賦』

· '水'字가 들어간 穴位 : 대체로 利水작용, 通調水道(水濕代謝 調節) 작용이 있음.

② 婦人病 치료 [調經種子 작용 발휘 ; 水道 : 左胞門, 右子戶]

· 子宮閉塞, 姙娠不成, 或墮胎胞漏 – 灸胞門五十壯

· 胞衣不出, 子死腹中, 腹中積聚 – 鍼胞門

· "婦人妊子不成, 若墮落, 腹痛, 漏見赤, 灸胞門五十壯. 在關元左邊二寸是也. 右邊二寸名子戶"『備急千金要方』

· "胞衣不出, 或腹中積聚, 皆鍼胞門入一寸, 先補後瀉. 去關元左二寸. 子死腹中及難産, 皆鍼胞門"『千金翼方』

· "帶下子宮虛寒, 濁氣凝結下焦, 衝任脈不得相榮, 故聖物時下, 以補宮丸膠艾湯治之, 甚者灸胞門子戶穴, 各三十壯, 不濁病愈, 而且多子"『扁鵲心書』

· "婦人子藏閉塞, 不受精疼, 胞門五十壯"『鍼灸資生經』

· "胞門子戶, 奇穴. 關元穴各旁開二寸, 左爲胞門, 右爲子戶. 鍼五至八分. 灸三至七壯. 主治婦人不孕, 腹中積聚. 另說灸胞門五十壯, 治子宮閉塞, 姙娠不成或墮胎胞漏. 若胞衣不出, 子死腹中, 腹中積聚, 皆鍼胞門."『鍼灸孔穴及其治療法便覽』

배혈

· 配 筋縮 : 脊强『百症賦』

· 配 天牖, 缺盆, 神道, 大杼, 天突, 巨骨 : 肩背痛『千金方』

· 配 水分, 足三里, 三陰交 : 腹水『玉龍歌』

※ 기타문헌

---

39) 此皆膀胱病也, 以胃經之穴, 行至此部分, 正膀胱治事之所, 而亦膀胱之事焉, 取此穴以散其寒熱.[本穴 : 小腸滲水, 下入膀胱之道也].『經穴解』

"三焦膀胱腎中熱氣 灸水道隨年壯."『千金方』

"水道 : 主腰骨强急 膀胱有寒 三焦結熱 婦人小腹脹滿 痛引陰中 胸中瘕 子門寒 大小便不通."『大成』

"三焦約 大小便不通 水道主之." "小腹脹滿痛引陰中 月水至則腰脊痛 胞中瘕 子門有寒 引髕髀 水道主之(千金云 大小便不通刺水道)."『甲乙經』

ST29 귀래 (歸來, Gwirae)

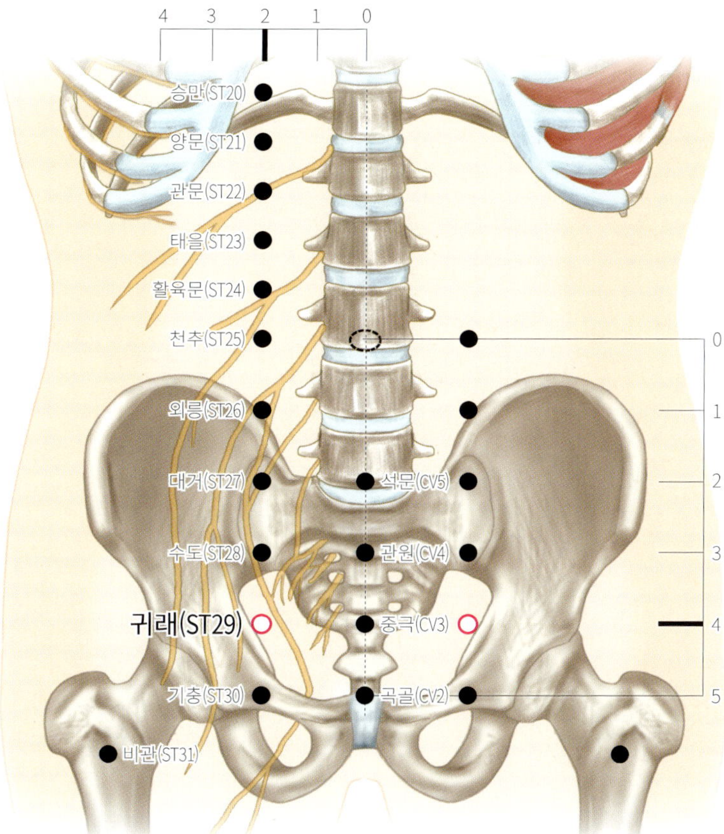

1. 혈명

【의의】 還을 나타내며, 비뇨기질환, 부인과질환 등에 쓰여 모든 병을 복원시킴을 나타내며, 또한 經脈의 流注上 分支가 本經으로 돌아온다는 의미임

2. 혈위 근거

① 從水道下二寸, 亦旁開中行二寸. 『金鑑』

② 水道下二寸, 去中行各二寸. 『大成』

③ 水道下一寸. 『逢源』

3. 부위 및 취혈

① 아랫배, 배꼽중심에서 아래쪽으로 4촌, 앞정중선에서 가쪽으로 2촌

② 천추(天樞, ST25)에서 아래쪽으로 4촌, 수도(水道, ST28)에서 아래쪽으로 1촌, 중극(中

極, CV3)에서 가쪽으로 2촌에 위치

· 中極(CV3) ←5分→ 大赫(KI12) ←1.5촌→ 歸來(ST29)

【근육】 배곧은근(腹直筋, rectus abdominis m.), 배속빗근(內腹斜筋, internal abdominal oblique m.), 배바깥빗근(外腹斜筋, external abdominal oblique m.)

【신경】 엉덩아랫배신경(腸骨下腹神經, iliohypogastric n.)

【혈관】 아랫배벽동·정맥(下腹壁動·靜脈, inferior epigastric a. & v.)

【침법】 ■ 직자 0.5~1촌
■ 사자 0.9~1.5촌
■ 橫刺時는 침첨을 恥骨結合을 향해 1.5~2촌 자입

【뜸법】 ■ 艾炷灸 5~10장
■ 溫灸 10~20분

4. 응용

개요

① 주치 : 자궁 근처에 위치하고 있어서 여성질환을 잘 치료하는데, 調氣血, 通經閉함으로써 氣血을 旺盛하게 하여 자궁을 복원하는 효능을 발휘하며, 뜸법을 활용

② 혈성 : 行氣疏肝 調經止帶 溫經祛寒

임상 해설

① 남여생식기관련 제반 질환, 특히 부인과 질환에 활용

i) 여성 불임증의 주요 혈위(灸, 配 水道, 關元)

ii) 초기 자궁근종·낭종, 자궁경부암(灸法)

iii) 여성의 생리불순, 생리통에 유효

iv) 남성의 陰萎, 전립선비대에 유효

② 심한 방광염(灸法), 방광결석에 사용

주요 질환 응용

① 疝氣, 婦人病에 활용

· 小腹奔豚, 卵上入腹, 陰中痛, 七疝, 積冷. → 肝腎 兩經의 病으로 본 혈로 치료할 수 있는 이유는 이 部分이 실제로 胃經이 지나는 곳에 해당하기 때문인데, 胃는

水穀의 海가 되며 不通하는 바가 없어야 되므로 본 혈에 뜸을 뜨면 小腹의 冷氣寒積을 溫하게 할 수 있음[40]

· 血臟積冷 → 불임의 증세시 아랫배가 寒한 경우가 많은데, 이때 臍下 穴位를 대체로 활용하게 되며, 뜸법을 활용

· 小腸氣痛, 歸來治『勝玉歌』

· 歸來, 治小腹奔豚, 卵縮莖中痛, 婦女臟積冷, 可灸五壯, 鍼入五分『銅人』

· 婦人陰冷腫痛, 灸歸來三十壯『備急千金翼方』

배혈

· 配 歸來, 大敦, 三陰交 : 偏墮木腎『大成』

· 配 太衝 : 疝氣

· 配 大赫, 大敦, 合陽 : 陰囊疼痛

· 配 關元, 中極, 三陰交, 腎兪 : 男女生殖器病症(經閉, 白帶過多)

※ 기타문헌

"奔肫 卵上入痛引莖 歸來主之." "女子陰中寒 歸來主之."『甲乙經』

"歸來 : 主小腹奔豚 卵上入腹 引莖中痛 七疝 婦人血臟積冷."『大成』

40) 此症乃肝腎兩經之病, 而責此穴, 以此部分, 實當此地. 胃爲水穀之海, 無所不通, 故宜灸此穴, 以溫小腹之冷氣寒積.『經穴解』

ST30 기충 (氣衝, Gichung)

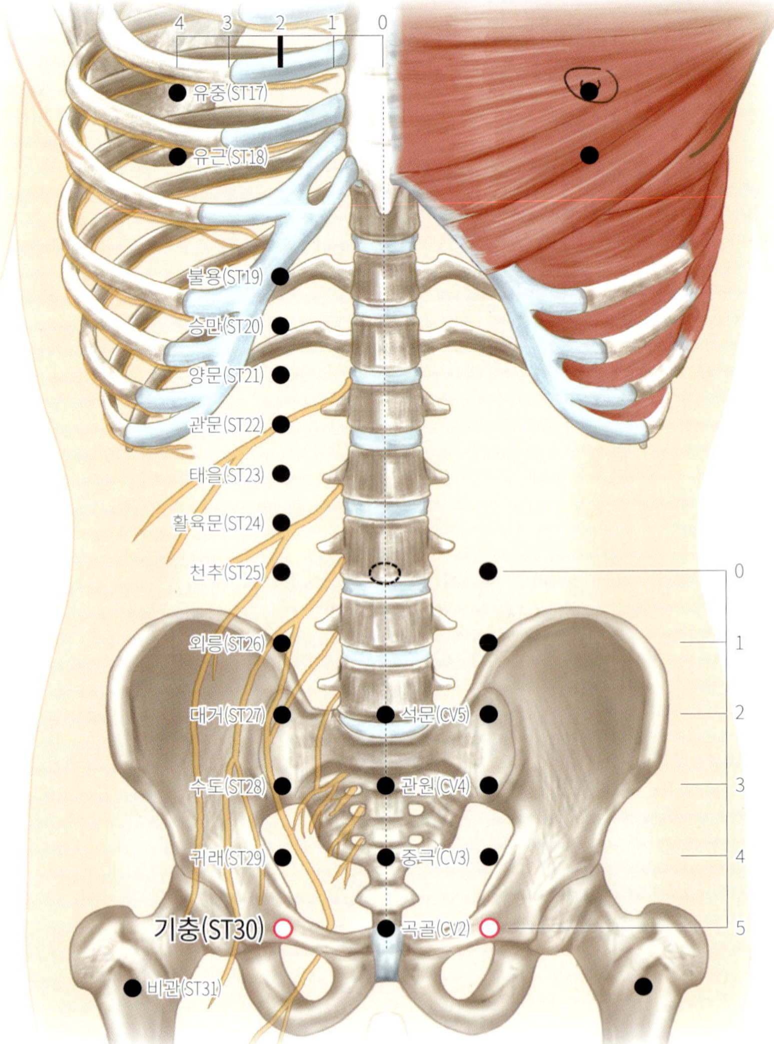

1. 혈명

【의의】 氣는 氣街를, 衝은 衝動을 뜻하며, 본 혈은 胃經의 氣街로써 奇經八脈의 衝脈이 起始하는 곳이며, 또한 搏動이 느껴지는 부위라는 의미임

【異名】 氣街, 氣冲, 羊尿

2. 혈위 근거

① 從歸來下行 在腿班中有肉核, 名曰鼠谿, 直上一寸動脈應手, 亦旁開中行二寸. 『金鑑』

② 歸來下一寸, 去中行各二寸, 動脈應手宛宛中, 衝脈所起.『大成』

3. 부위 및 취혈

① 샅부위(groin region), 두덩결합(pubic symphysis) 위모서리와 같은 높이, 앞정중선에서 가쪽으로 2촌, 넙다리동맥(femoral artery)이 뛰는 곳
② 천추(天樞, ST25)에서 아래쪽으로 5촌, 곡골(曲骨, CV2)에서 가쪽으로 2촌에서 취함
③ 이 부위는 서혜부와 가깝기에 서혜부 내측에 있는 혈관과 신경을 피해서 취혈
· 曲骨(CV2) ↔ 橫骨(KI11) ←1.5촌→ 氣衝(ST30) ←5分→ 急脈(LR12) ←1.5촌→ 衝門(SP12)

【근육】 배속빗근(內腹斜筋, internal abdominal oblique m.), 배바깥빗근(外腹斜筋, external abdominal oblique m.)
【신경】 엉덩샅굴신경(腸骨鼠蹊神經, ilioinguinal n.), 엉덩아랫배신경(腸骨下腹神經, iliohypogastric n.)
【혈관】 넙다리동·정맥(femoral a. & v.), 얕은배벽동·정맥(淺腹壁動·靜脈, superficial epigastric a. & v.), 아랫배벽동·정맥(下腹壁動·靜脈, inferior epigastric a. & v.)
【침법】 ■ 직자 0.3~0.5촌
■ 사자 0.5~1촌 (침첨을 外陰部로 향해 자입함 자침시 동맥을 피하여 출혈되지 않도록 함)
■『銅人鍼灸腧穴圖經』: 禁鍼
【뜸법】 ■ 艾炷灸 5~7장
■ 溫灸 5~15분

4. 응용

개요

① 주치 : 서혜부에 있으며 小腹部 질환인 奔豚腹痛, 疝氣 및 생식기 질환인 婦人經病, 胎疝病을 주치함[下腹部 疝症 : 급격히 寒해졌을 때 → 任脈穴(關元), 胃經穴(歸來, 氣衝 등 小腹部의 穴位)을 취함]
② 혈성 : 舒肝益腎 調經種子 升陽擧陷 舒宗筋 調膀胱 散厥氣 和營血

임상 해설

① 衝脈의 起始穴로서 男女生殖器 질환 및 婦人科 질환에 활용
i) 子宮冷不妊娠(婦人無子), 卵巢炎, 婦人月水不利, 帶下, 胎産제반 병증에 사용

ⅱ) 陰萎, 陰腫莖痛, 兩丸騫疼痛 등에 사용

ⅲ) 腎 · 膀胱氣 上衝으로 인한 奔豚上攻心腹, 石水腹滿, 腰痛, 疝症(指壓, 圓鍼, 蟠葱散)

ⅳ) 卵巢機能 抑制작용이 있음(配 石門)

② 腸胃熱을 瀉하는 작용이 있어 傷寒胃中熱(胃中伏熱), 大腸中熱(脫肛), 身熱腹脹滿에 사용

주요 질환 응용

① 腹部 동통[男女生殖器 病症]

· 腹有逆氣, 上攻心腹脹滿, 上搶心痛不得息 → 胃의 內外 兩脈이 본 혈에 이르러 合하여지며, 腹中의 病은 무릇 內에서 氣滯한 것으로 본 혈을 취하여 그 內鬱한 氣를 瀉함[益氣養血, 升陽擧陷 작용 발휘에 의함][41)]

배혈

· 配 氣衝, 章門 : 不得臥『資生經』

· 配 衝門, 氣衝 : 帶下産崩『百症賦』

· 配 衝門 : 帶下産崩『百症賦』

· 配 然谷, 四滿, 章門(灸) : 石水『千金翼方』

· 配 足三理, 上巨虛, 下巨虛 : 胃中之熱『素問 · 水熱穴論』

· 配 腰兪, 長强, 膀胱兪, 上髎, 下髎, 巨髎 : 腰痛『千金方』

· 配 中脘, 上廉, 下廉 : 傷寒胃中熱不已『鍼灸摘英集』

· "治傷寒飮水過多 腹脹氣喘 心下痛不可忍 者任脈 中脘 氣海二穴立愈. 如少腹上有氣衝者 兼刺足陽明經天樞 氣衝 三里等穴, 次鍼足太陰經三陰交二穴, 如無此證 只刺前穴而已."『鍼灸摘英集』

※ 기타문헌

"陰莖痿, 莖中痛, 兩丸疼痛, 不可仰臥, 刺氣衝主之."『甲乙經』

"腰痛控睾, 小腹及股, 卒俯不得仰, 刺氣衝."『甲乙經』

"婦人無子及少腹痛, 刺氣衝主之."『甲乙經』

---

41) 胃之內外兩脈, 至此穴而合, 故腹中之病, 凡氣滯於內者, 悉責此穴, 而泄其內鬱之氣.『經穴解』

"氣衝(一名氣街) : 主腹滿不得正臥 㿉疝 大腸中熱 身熱腹痛 大氣石水[42] 陰痿莖痛 兩丸騫痛 小腹奔豚 腹有逆氣上攻心 腹脹滿 上搶心 痛不得息 腰痛不得俯仰 淫濼 傷寒胃中熱 婦人無子 小腸痛 月水不利 姙娠子上衝心 生難胞衣不出. 東垣曰 脾胃虛弱 感濕成痿 汗大泄 妨食 三里氣街以三稜針出血, 又曰 吐血多不愈 以三稜針於氣街出血 立愈."『大成』

[42] 石水 : ① 浮腫의 하나. 腎陽虛, 結聚下焦水氣로 인하여 발생함 옆구리가 뻐근하게 아프며 小腹滿 하지만 숨은 차지 않고 돌같이 단단한 증상을 보인다.
② 單腹脹.
③ 疝瘕類病症.
"陰陽結斜 多陰少陽 曰石水"『素問 · 陰陽別論』
"四曰石水 其脈自沈 外證腹滿 不喘" "又曰石水者 腎水停在臍下 小腹腫大 結硬如石 故云石水" "八曰石水 先從腎腫起 根在膀胱 用藁本"『東醫寶鑑』

ST31 비관 (髀關, Bigwan)

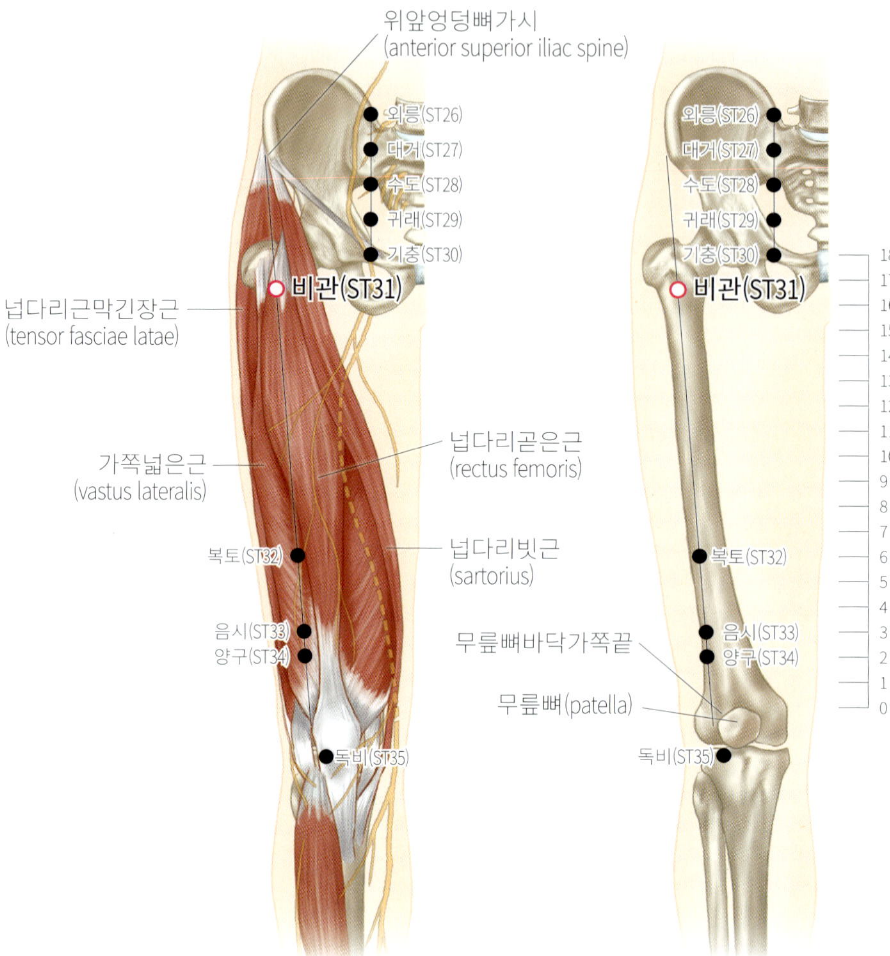

1. 혈명

【의의】 髀는 大腿骨을, 關은 관절을 뜻하며, 골반 아래의 고관절부에 소재한 穴이라는 의미임

2. 혈위 근거

① 從氣衝下行, 膝上一尺二寸許, 中行左右, 各三指按捺上有肉起, 如伏兎之狀故名伏兎, 在此肉起後, 交紋中.『金鑑』

② 伏兎後交紋中.『大成』

3. 부위 및 취혈

① 넓적다리 앞쪽면, 넙다리곧은근(rectus femoris) 몸쪽끝, 넙다리빗근(sartorius), 넙다리근막긴장근(tensor fasciae latae)의 세 근육 사이의 오목한 곳. 엉덩이와 무릎을 약간 굽히고, 넓적다리 앞 안쪽에 저항을 주며 다리를 살짝 외전시키면 세모꼴의 오목한 부위가 나타남. 넙다리 곧은근의 몸쪽 끝은 안쪽의 넙다리빗근과 가쪽의 넙다리근막긴장근 사이의 오목한 곳에서 찾음. 비관(髀關; ST31)은 이세모의 꼭지점 아래 오목한 곳에서 취혈

② 대전자 고점(大轉子 高點) 부위 교차점 하방 2촌, 슬중 부위 교차점 상방 1척 7촌에서 취함

③ 슬개골상연의 상방 1척5촌에서 취함

④ 고관절을 굽혔을 때, 전상장골극의 직하방으로 회음과 수평이며 대퇴전면에서 취함

【근육】 넙다리빗근(縫工筋, sartorius m.), 넙다리곧은근(大腿直筋, rectus femoris m.), 넙다리근막긴장근(大腿筋膜張筋, tensor fasciae latae m.)

【신경】 가쪽넙다리피부신경(外側大腿皮神經, lateral femoral cutaneous n.)

【혈관】 가쪽넙다리휘돌이동・정맥(外側大腿回旋動・靜脈, lateral circumflex femoral a. & v.)

【침법】
- 직자 0.8~1.5촌
- 사자 1.5촌~2촌

【뜸법】
- 艾炷灸 3~5장
- 溫灸 5~10분
- 不宜灸多

4. 응용

개요

① 주치 : 본 혈은 소통작용이 있어서 下肢疼痛, 麻木, 不得屈伸을 주치함

② 혈성 : 疏通經絡 强腰膝 溫經活絡 疏風散寒

임상 해설

・下肢와 관련한 모든 마비증(감각・운동마비) 및 동통에 사용

① 소아마비 후유증(患側)

② 좌골신경통에 이용함(配 環跳)

③ 鎭痛 · 鎭痙작용이 있어서 胃痛, 위경련 등에 配用함 : 허벅지 전면부는 대체적으로 鎭痛 · 鎭痙 효과, 따라서 많은 奇穴(董氏)들이 분포함

주요 질환 응용

① 下肢의 氣血循環 不足으로 인한 병증에 활용 → 下肢部 疏通 작용에 의함

· 足麻木, 膝寒不仁, 痿痺 → 足, 膝, 股은 모두 本經이 순행하는 部分으로 氣逆, 혹 風, 寒, 濕이 적중하면 모두 致病할 수 있으므로 하행하는 하지의 위쪽에 있는 본 혈을 瀉하면 胃氣가 아래에서 不滯하게 됨[43)]

② 小腹에서 咽喉로 上衝하는 병증에 활용 → 衝脈病인 腹內拘急而痛, 逆氣上衝 치료에 활용. 즉, 氣를 下氣시키는 작용에 해당

· 小腹咽喉病 → 衝脈病이며, 본 혈을 瀉하면 衝脈 上行의 氣를 降하게 함으로 小腹咽喉痛을 제거함[44)]

※ 기타문헌

"膝寒痺不仁 不可屈伸 髀關主之."『甲乙經』

"髀關 : 主腰痛 足麻木 膝寒不仁 痿痹 股內筋絡急 不屈伸 小腹引喉痛."『大成』

※ 참고 : 대퇴부 혈위의 주요 효능

· 대퇴부는 停滯가 잘 일어나는 부분임

· 散寒작용 : 下肢部로 가는 기혈순환을 촉진시켜줌

· 養血작용 : 근육이 위축된 것을 해소시켜줌

---

43) 足, 膝, 股 皆本經所過部分, 或氣逆, 或風, 寒, 濕所中, 皆能致病, 故先泄,此下行之穴於上, 而胃氣不滯於下矣.『經穴解』

44) 此症, 乃衝脈病也, 泄此穴則衝脈上行之氣降, 而引喉之腹痛除矣.『經穴解』

ST32 복토 (伏兎, Bokto)

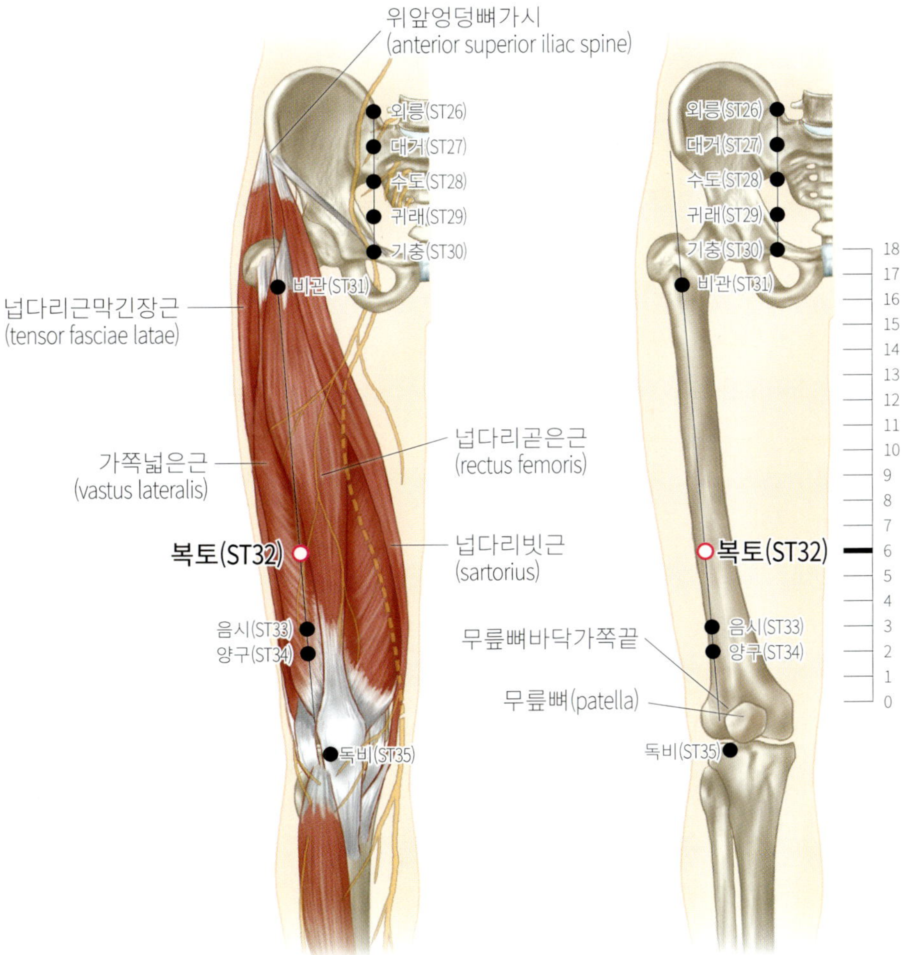

1. 혈명

【의의】伏은 潛伏을, 兎는 家兎를 뜻하며, 본 혈이 위치한 대퇴부의 筋肉隆起가 伏臥한 토끼 형상과 같음을 의미함

【異名】外丘, 外勾

2. 혈위 근거

① 從髀關下行, 膝上六寸起肉間, 正跪坐而 取之.『金鑑』

② 膝上六寸起肉, 正跪坐而取之, 以左右各三指按捺, 有肉起, 如兎之狀, 因此以名.『大成』

3. 부위 및 취혈

① 넓적다리 앞가쪽면, 위앞엉덩뼈가시(anterior superior iliac spine)와 무릎뼈바닥 가쪽끝(lateral end of the base of the patella)을 연결하는 선 위, 무릎뼈바닥에서 위쪽으로 6촌
② 슬개골 상연의 상방 6촌, 슬중 상방 8촌에서 취함
③ 슬개골 상연에서부터 일부법(一夫法)을 두 번 시행하여 취하기도 하며, 용력시(用力時) 대퇴직근의 융기부에 취함

【근육】넙다리곧은근(大腿直筋, rectus femoris m.), 중간넓은근(中間廣筋, vastus intermedius m.)
【신경】넙다리신경의 앞피부가지(大腿神經의 前皮枝, anterior cutaneous br. of femoral n.), 가쪽넙다리피부신경(外側大腿皮神經, lateral femoral cutaneous n.)
【혈관】가쪽넙다리휘돌이동·정맥의 내림가지(外側大腿回旋動·靜脈의 下行枝, descending br. of lateral circumflex femoral a. & v.)
【침법】■ 직자 0.5~1촌
■ 사자 1.5촌~2촌
【뜸법】■ 艾炷灸 3~5장
■ 溫灸 5~15분
■ "禁不可灸"『甲乙經』『大成』: 灸法使用時 크게 하지 말고 작은 쌀알정도의 크기로만 灸함)

4. 응용

개요

① 주치 : 氣血循環을 促進하는 疏通氣血 작용이 있으며 下肢痺痛, 麻木不仁, 屈伸不利 등을 主要하게 치료
② 혈성 : 散寒化濕 疏通氣血 强腰益腎 疏通經絡

임상 해설

· 각기팔처혈(脚氣八處穴) 중 하나[45]로서 모든 하지마비(감각·운동마비), 슬관절 제반 병증에 사용
① 脚氣, 좌골신경통의 要穴임 : 腰部에서의 좌골신경압박으로 인한 경우에 유효

[45] 脚氣八處穴 : 風市, 伏兎, 犢鼻, 膝眼, 足三里, 上巨虛, 下巨虛, 懸鍾

② 疲勞(過勞)로 인한 대퇴부 근육긴장에 사용 : 등산, 축구, 토끼뜀 등으로 근육 경련, 경직이 발생했을 때 효과

주요 질환 응용

① 氣血 循環 不利로 인한 병증[疏通 및 散寒 작용에 의함]

- 전신의 혈액순환 돕는 역할(소통작용)
- 胃는 脾와 表裏, 脾主四肢 機能으로 後天 水穀之氣에 의하여 형성된 氣血을 輸送하는데, 본 혈은 大腿部에서 氣血을 上下로 운행하는 것을 촉진시켜 주며, 이에 寒한 상태를 회복시킴
- 『大成』에 의하면 본 혈은 脈絡之會로 혈액순환과 밀접한 관련 있음[心臟 및 血液 病變을 調整하는 작용] : 劉氏曰, 脈絡之會也, 憑水穀以養四肢, 此處生疽, 胃脈之下行者, 絶矣, 故多死.
- 膝冷不得溫, 痺逆 → 膝은 本經이 下行하는 곳으로 膝이 冷한 것에는 上을 補하고, 痺逆되어 狂邪에 이르면 胃經의 實이니 下部를 瀉하며, 脾는 四肢를 주관하고 胃와 表裏가 되니 胃氣가 虛弱하여 四肢에 到達하지 못하면 본 혈을 補함[46]

② 脚氣 頭重 병증에 활용

- 衰弱, 腎精의 저하에 대하여 본 혈은 疏通, 溫煦 작용을 발휘함
- 下肢痛, 浮腫, 脚氣, 頭重 → 脚氣가 頭重의 병증까지 발현하면 上逆된 것이니, 下部를 瀉함[47]

배혈

- 配 環跳, 腎兪, 委中, 陽陵泉, 三陰交 : 下肢麻痺
- "凡脚氣初得脚弱 使速灸之 初灸風市 次灸伏兎 次灸犢鼻 次灸膝兩眼 次灸三里 次灸上廉 次灸下廉 次灸絶骨."『千金方』

※ 기타문헌

"寒疝下至腹腠 腰膝痛如淸水 大腹(一作小腹)諸疝 按之至膝上 伏兔主之."『甲乙經』

"伏兎 :《此事難知》定癰疽死地分有九 伏兎居一. 劉宗厚曰 脈絡所會也. 膝冷不得

---

46) 膝者, 乃本經下行之處也, 冷者補之於上, 痺逆而至於狂邪, 乃胃經之實也, 宜泄之於下. 脾主四肢, 與胃爲表裏, 胃氣虛弱不能達於四肢也, 宜補之.『經穴解』

47) 脚氣而至於頭重, 乃上逆矣, 亦宜泄之於下.『經穴解』

溫 風勞痺逆 狂邪 手攣縮 身癮疹 腹脹少氣 頭重脚氣 婦人八部諸般病症."『大成』

※ 참고

· 본 혈은 위치상 童氏奇穴 가운데 邁步(胃經 髀關穴下 2.5寸處), 通關(在大腿正中線之股骨上, 距膝蓋橫紋上五寸處, 伏兎下 1촌), 通山(在大腿正中線之股骨上, 通關穴直上二寸處, 伏兎上 1촌), 通天(在大腿正中線之股骨上, 通關穴直上四寸處), 駟馬中(直立 兩手下垂, 中指尖所至之處向前橫開三寸處), 駟馬上(在駟馬中穴直上二寸處), 駟馬下(在駟馬中穴直下二寸處) 부근에 해당함

ST33 음시 (陰市, Eumsi)

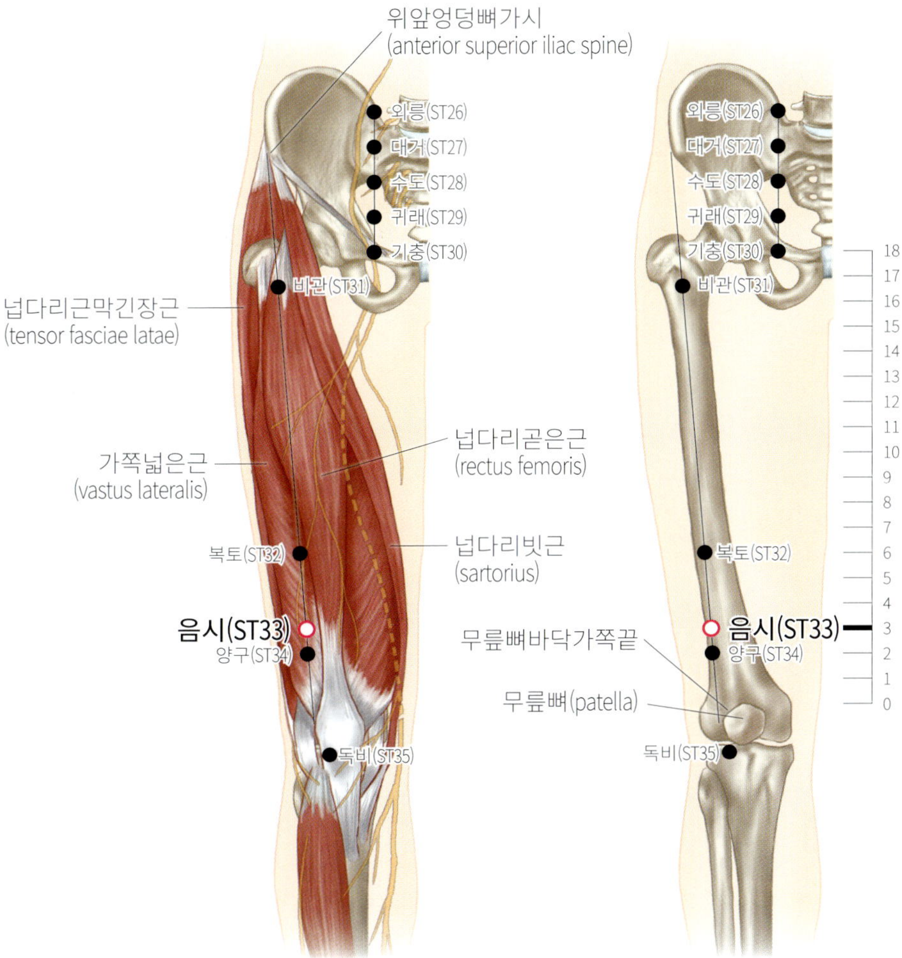

1. 혈명

【의의】陰은 陰邪를, 市는 聚를 뜻하며, 본 혈의 위치상 陰邪가 모이는 곳으로 下腹에서 腰, 膝, 足部에 이르는 泛症을 치료한다는 의미임

【異名】陰鼎

2. 혈위 근거

① 從伏兎下行三寸, 在伏兎之下陷中, 拜揖而取之.『金鑑』

② 膝上三寸, 伏兎下陷中, 拜而取之.『大成』

3. 부위 및 취혈

① 넓적다리 앞가쪽면, 넙다리곧은근힘줄(rectus femoris tendon) 가쪽, 무릎뼈바닥(base of the patella)에서 위쪽으로 3촌. 복토(伏兎, ST32)와 무릎뼈바닥 가쪽끝을 연결하는 선의 중점에서 취혈

② 슬개골 상연의 상방 3촌, 슬중 상방 5촌으로 대퇴직근과 외측광근 사이에서 취함

【근육】 넙다리곧은근(大腿直筋, rectus femoris m.), 가쪽넓은근(外側廣筋, vastus lateralis m.), 중간넓은근(中間廣筋, vastus intermedius m.)

【신경】 넙다리신경의 앞피부가지(大腿神經의 前皮枝, anterior cutaneous br. of femoral n.), 가쪽넙다리피부신경(外側大腿皮神經, lateral femoral cutaneous n.)

【혈관】 가쪽넙다리휘돌이동·정맥의 내림가지(外側大腿回旋動·靜脈의 下行枝, descending br. of lateral circumflex femoral a. & v.)

【침법】 ■ 직자 0.5~0.7촌
■ 사자 0.7~1촌

【뜸법】 ■ 艾炷灸 3~5장
■ 溫灸 5~15분

4. 응용

개요

① 주치 : 散寒溫經 작용이 있어서 寒疝, 腰冷如氷을 주치함
② 혈성 : 溫經散寒 强腰膝.

임상 해설

① 溫經散寒작용이 있어서 제반 下焦冷症(下腹·腰膝·足冷)에 유효 : 降火(四肢溫煦)작용 약화로 인한 膝冷(특히 老人, 産後婦人들이 더운 방안에서도 膝冷을 호소하는 경우), 小腹痛에 효과적임(配 足三里, 灸)

② 梁丘의 보조혈 : 梁丘穴을 陰市穴을 向해 60°각도로 刺하면 陰市까지 刺하게 됨(透刺)

주요 질환 응용

① 腰下肢 寒狀症 [下肢部 疏通, 散寒 작용에 의함]

· 腰脚如冷水, 膝寒, 痿痺不仁 → 腰脚膝病 및 膝寒은 모두 陽明經이 虛한 것이니, 補해 溫하게 함[48)]

· 膝胻痛, 兩足拘攣, 腿足無力에 활용

② 消渴 병증에 활용

· 消渴 → 消渴은 胃熱이 甚한 것이니, 본 혈을 瀉함으로써 下部에서 熱한 것을 降하게 함[49)]

배혈

· 配 三里, 陽輔, 蠡溝 : 治腰痛不可以顧『千金方』

· 配 少海 : 治心疼手顫『席弘賦』『雜病八法歌』

· 配 肝兪 : 治寒疝, 腰脚如冷水『資生經』

· 配 環跳, 風市 : 治腿股轉痠難移步『勝玉歌』

· "腿膝無力身立難, 原因風濕致傷殘, 倘知二市(風市, 陰市)穴能灸, 步履悠然漸自安."『玉龍歌』

※ 기타문헌

"寒疝痛 腹脹滿 痿厥少氣 陰市主之."『甲乙經』

"陰市(一名陰鼎) : 主腰脚如冷水 膝寒 痿痹不仁 不屈伸 卒寒疝 力痿少氣 小腹痛 脹滿 脚氣 脚以下伏兎上寒 消渴."『大成』

48) 腰脚膝病及寒, 皆陽明經之虛也, 宜補以溫之.『經穴解』

49) 消渴則胃熱深矣, 亦宜泄此穴, 以降其熱於下.『經穴解』

ST34 양구 (梁丘, Yanggu)

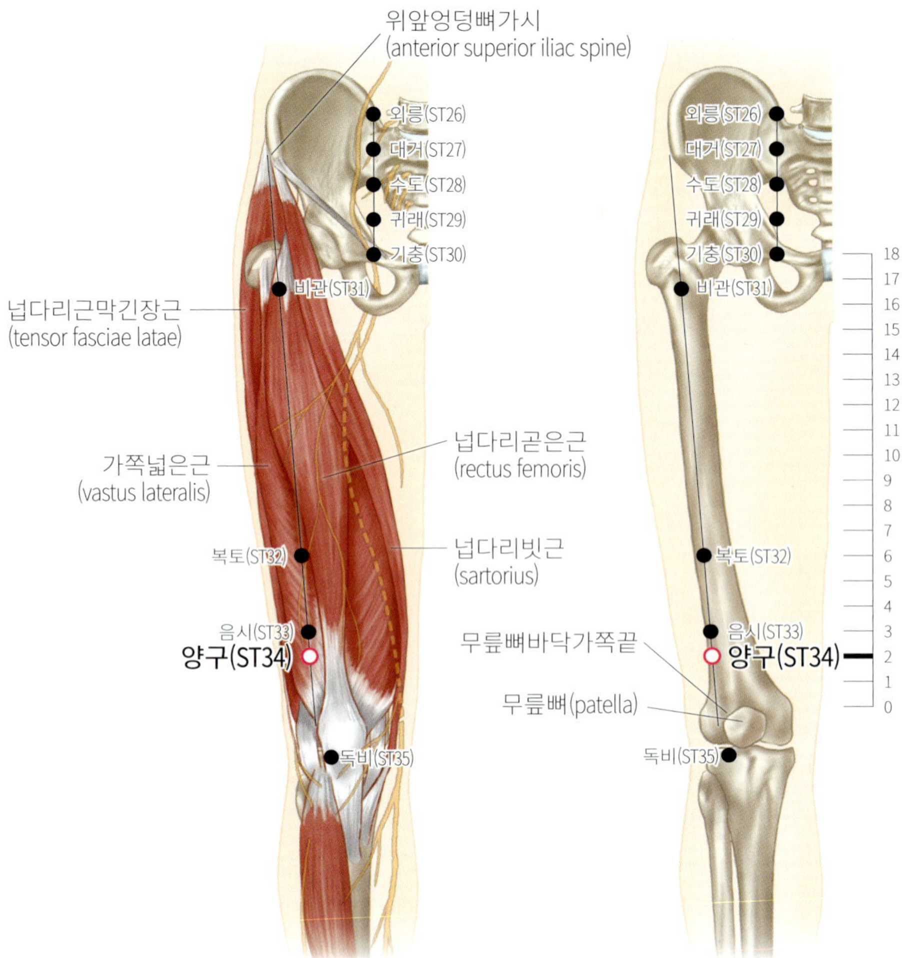

1. 혈명

【의의】 梁은 屋梁을, 丘는 丘陵을 뜻하며, 본 혈의 위치상 大腿直筋과 外側廣筋 사이에 해당하여 대퇴골과 근육이 풍부한 곳에 위치하고 있다는 의미임

【異名】 鶴頂, 跨骨

2. 혈위 근거

① 從陰市下行一寸, 兩筋間.『金鑑』

② 膝上二寸兩筋間.『大成』

3. 부위 및 취혈

① 넓적다리 앞가쪽면, 가쪽넓은근(vastus lateralis)과 넙다리 곧은근힘줄 가쪽모서리 사이, 무릎뼈바닥에서 위쪽으로 2촌. 넓적다리 근육에 힘을 주면, 넙다리곧은근힘줄과 가쪽넓은근이 현저하게 드러남. 근육과 힘줄 사이, 음시(陰市, ST33)에서 수직으로 아래쪽 1촌

② 슬개골 상연의 외측 상방 2촌, 슬중 상방 4촌으로 대퇴직근과 외측광근 사이에서 취함

③ 간단한 취혈법으로는 정좌수족(正坐垂足)하고 수장(手掌)을 슬개골상에 대고 엄지손락 끝((拇指端)이 슬개골 외렴(外廉)의 대퇴부 외렴(外廉)에 닿는 점을 정하기도 하며, 혈해혈의 대측(對側)에 해당함.

【근육】 넙다리곧은근(大腿直筋, rectus femoris m.), 가쪽넓은근(外側廣筋, vastus lateralis m.), 중간넓은근(中間廣筋, vastus intermedius m.)

【신경】 넙다리신경의 앞피부가지(大腿神經의 前皮枝, anterior cutaneous br. of femoral n.), 가쪽넙다리피부신경(外側大腿皮神經, lateral femoral cutaneous n.)

【혈관】 가쪽넙다리휘돌이동 · 정맥의 내림가지(外側大腿回旋動 · 靜脈의 下行枝, descending br. of lateral circumflex femoral a. & v.)

【침법】 ■ 직자 0.5~1촌
■ 사자 1~1.5촌

【뜸법】 ■ 艾炷灸 3~5장
■ 溫灸 5~15분

4. 응용

개요

① 속성 : 郄穴[郄穴 중 유일하게 肘膝 以上에 위치]

② 주치 : 본 경의 郄穴에 속하고, 氣血 會聚處로서 振奮胃腸하고 止痛작용이 있으므로 胃脘痛, 嘔吐 및 本腑 제반 병증을 치료하며, 또한 下肢동통을 주치함

· 본 경의 氣血聚集이 풍부한 곳으로 調理氣血 및 止痛 작용이 强하여 腸胃疼痛, 出血性 病變을 신속히 安定시킴

③ 혈성 : 和胃消腫 寧神定痛 通調胃氣, 和中降逆, 祛風化濕

임상 해설

① 胃經 郄穴로서 급성 소화기제반 병증의 주요 혈위

i) 腹部 鎭痛鎭痙의 주요 혈위로서 "腹痛 必用梁丘"함 : 腹痛(특히 胃痛, 위경련)에 진통제 이상으로 神效함(지압만으로도 좋은 효과를 보임). 霍亂, 轉筋에는 深刺, 一般腹痛에는 淺刺함

ⓐ 食傷으로 인한 腹痛 : 先四關 後梁丘

ⓑ 寒邪까지 겸한 腹痛 : 先四關 後魚際 次梁丘

☞ 合谷과 梁丘(또는 臨泣)를 四關穴이라 한 경우도 있음

ii) 泄瀉(七情泄)에 활용 : 大腸의 운동을 완화시켜 과민성대장증세, 七情泄(스트레스성)에 효과

② 위액조절기능이 있어 소화불량에 사용 : 配裏內庭(灸). 梁丘穴에 鍼灸治療를 長期間하게 되면 변비가 오게 됨. 이때에는 손목의 神門을 사용하여 치료함. 그러므로 장기치료시에는 神門穴을 사용하면 변비를 예방할 수 있음

③ 반신불수, 슬관절염(鶴膝風, 膝頭紅腫), 류머티스 관절염(配肺勝格), 腰膝痛, 좌골신경통 등에 활용

④ 일명 足解穴(cf. 手解 : 少府)로서 침자 후 부종, 피하출혈, 마비 등의 증상이 있는 경우에 사용

주요 질환 응용

· 本經 순행하는 부위의 급성병증[胃潰瘍, 위경련, 盲腸炎, 腸胃出血, 膝下肢部 疼痛 등 급성증상에 유효]

· 足寒大驚, 冷痺不仁, 乳腫痛 → 陰氣와 陽氣가 相搏하여 水火相激의 象이 驚이며, 乳腫 또한 陽明의 病으로 모두 下部의 본 혈을 瀉하여 上部에서 氣逆한 것을 降하게 하는데, 이 병증은 모두 본 경의 風寒濕에 의한 所致이므로 鍼으로써 그 寒을 瀉하고 灸로써 補함[50)]

· 盲腸炎 : 초기일 경우에 쓰임

· 寒性病症 : 下肢麻木痛(대개 疏通不利로 인한 疼痛, 脚氣)

→ 髀關 ~ 梁丘 공통 작용 : 溫寒(疏通작용)

---

50) 謂陰氣與陽氣相搏, 有水火相激之象, 故驚. 乳腫亦陽明之病也, 皆宜泄此穴於下, 以降氣逆於上. 此症, 皆本經受風, 寒, 濕所致, 故宜鍼泄其寒而灸以補之.『經穴解』

배혈

· 配 曲泉, 膝陽關 : 筋攣膝不得屈伸, 不可以行『千金方』
· 配 地五會 : 乳腫『資生經』

※ 기타문헌

"大驚乳痛 梁丘主之." "脛苕苕(一本作苦)痺 膝不能屈伸 不可以行 梁丘主之." 『甲乙經』
"梁丘 : 主膝脚腰痛 冷痹不仁 跪難屈伸 足寒 大驚 乳腫痛." 『大成』

※ 참고

· 본 혈은 위치상 童氏奇穴 가운데 解穴(膝蓋骨外側上角 直上一寸, 向內側三分處) 부근에 해당함

ST35 독비 (犢鼻, Dokbi)

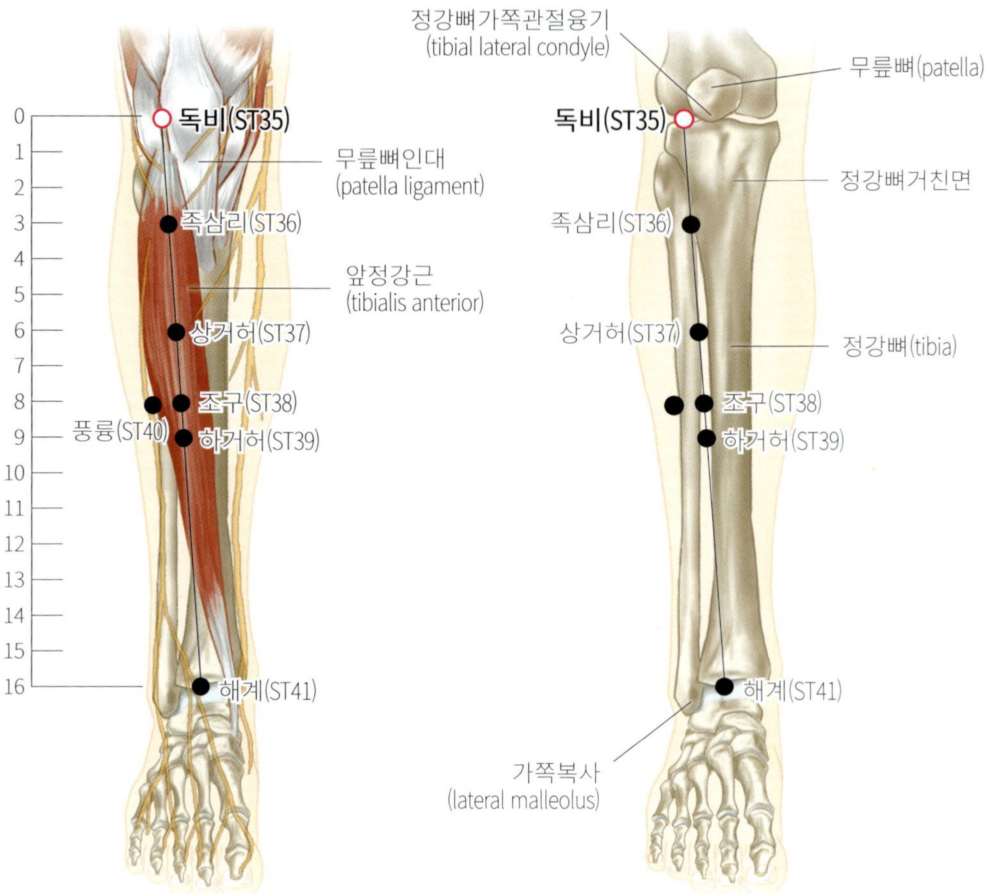

1. 혈명

【의의】 犢은 牛子, 小牛를, 鼻는 鼻空를 뜻하며, 본 혈의 위치상 膝蓋骨 外側 요함처로 小牛의 鼻空과 같다는 의미임

【異名】 外膝眼

2. 혈위 근거

① 從梁丘下行過膝蓋骨, 下胻骨上陷中, 俗名膝眼, 此處陷中, 兩旁有空狀如牛鼻在外側者. 『金鑑』

② 膝臏下骱骨上, 俠解大筋陷中, 形如牛鼻故名. 『大成』

3. 부위 및 취혈

① 무릎앞쪽면, 무릎뼈인대(patella ligament)의 가쪽 오목한 곳. 무릎을 굽혔을 때 무릎뼈 아래 가쪽 오목한 곳에서 취혈

② 슬개골 외측의 하연 함중으로 슬개골하(膝蓋骨下)와 경골외측과(脛骨外側髁) 상부에 생기는 함요처에 취함. 외슬안(外膝眼)에 해당함

【근육】 무릎인대(patellar lig.)

【신경】 두렁신경의 무릎아래가지(伏在神經, infrapatellar br. of saphenous n.)

【혈관】 무릎그물(patellar network), 무릎정맥(膝靜脈, genicular v.)

【침법】 ■ 직자 0.3~0.5촌(刺鍼時 囊狀液(Synovial fluid)를 상하지 않게 주의함)
- ■ 사자 0.7~1촌
- ■ 내상방으로 1.5~2촌 자입
- ■ 外膝眼穴에서는 後內方, 內膝眼穴에서는 後外傍으로 1.5촌~2촌 자입
- ■ 外膝眼穴에서 內膝眼穴로 2촌~2.5촌 透刺하기도 함

【뜸법】 ■ 艾炷灸 3~7장
- ■ 溫灸 5~15분

4. 응용

개요

① 주치 : 본 혈은 消腫止痛 작용이 강하여 膝部의 疼痛, 麻木, 屈伸不利를 주치함

② 혈성 : 通經活絡 疏風散寒 消腫止痛

임상 해설

· 脚氣八處穴 중 하나로서 슬관절관련 제반 병증의 상용혈임(鍼보다 灸를 활용)

① 슬관절염으로 인한 부종에 사용 : 配梁丘, 血海, 足三里, 陰陵泉, 陽陵泉, 鶴頂, 患部周圍 散鍼(阿是穴)

☞ 부어있는 곳에는 가능한 많이 그 주위 언저리에 淺刺散鍼(깊이 3㎜정도, 深刺時 逆효과)하고 10분정도 유침함(淸熱, 抗炎효과가 있음). 이때 활액낭, 점액낭이 부어오른 것은 자침하지 말고 주위의 다른 經穴을 이용함

② 슬관절이상으로 인한 제반 병증(疼痛)의 진단점·치료혈로서 사용됨 : 대부분 膝眼穴 압통(대개 퇴행성)이 많이 나타남

☞ 膝關節疼痛의 치료

· [健側] 陽陵泉, 陰陵泉, 足三里, 委中, 絶骨
[患側] ⓐ 급성 : 梁丘　　ⓑ 慢性 : 足三里(或 外膝眼)
· 膝內側痛 隨證肝 · 脾 · 腎經爲主取穴(照海, 太谿, 湧泉, 膝關, 太衝, 陰陵泉, 三陰交, 太白, 少府, 勞宮, 尺澤) : 膝內側은 靭帶가 많아서 치료가 잘 안됨
· 患部周圍穴

주요 질환 응용

① 膝部 병증[消腫止痛, 通絡活絡 작용]- 뜸법을 활용, 疼痛 억제시키면서 부종을 조절]
· 鍼法 微用 或禁 : 先以洗熨卽微刺之愈.『銅人』/ 凡犢鼻腫可灸不可刺, 若其上堅勿攻, 攻之卽死.『千金方』
② 鍼刺時 사자(斜刺)(또는 횡자(横刺)) : 안쪽을 향해 자침. 관절낭 문제 있을 수 있으니 직자하지 않음

배혈

· 配 膝關, 三里, 陽陵泉(灸):膝以下病『大成』
· 凡脚氣初得脚弱 使速灸之 初灸風市 次灸伏兎 次灸犢鼻. 次灸膝兩眼 次灸三里 次灸上廉 次灸下廉 次灸絶骨. 凡此諸穴 灸不心一頃灸盡壯數 可日日報灸之 三日之中 灸全盡壯數爲佳."『千金方』

※ 기타문헌

"犢鼻腫 可刺其上 堅勿攻 攻之者死." "膝中痛 取犢鼻 以員利鍼 鍼發而間之. 鍼大如牦 刺膝無疑."『甲乙經』
"犢鼻 : 主膝中痛不仁 難跪起 脚氣 膝賓潰者不可治 不潰者可治. 若犢鼻堅硬 勿便攻 先洗熨 微刺之愈."『大成』

ST36 족삼리 (足三里, Joksamni)

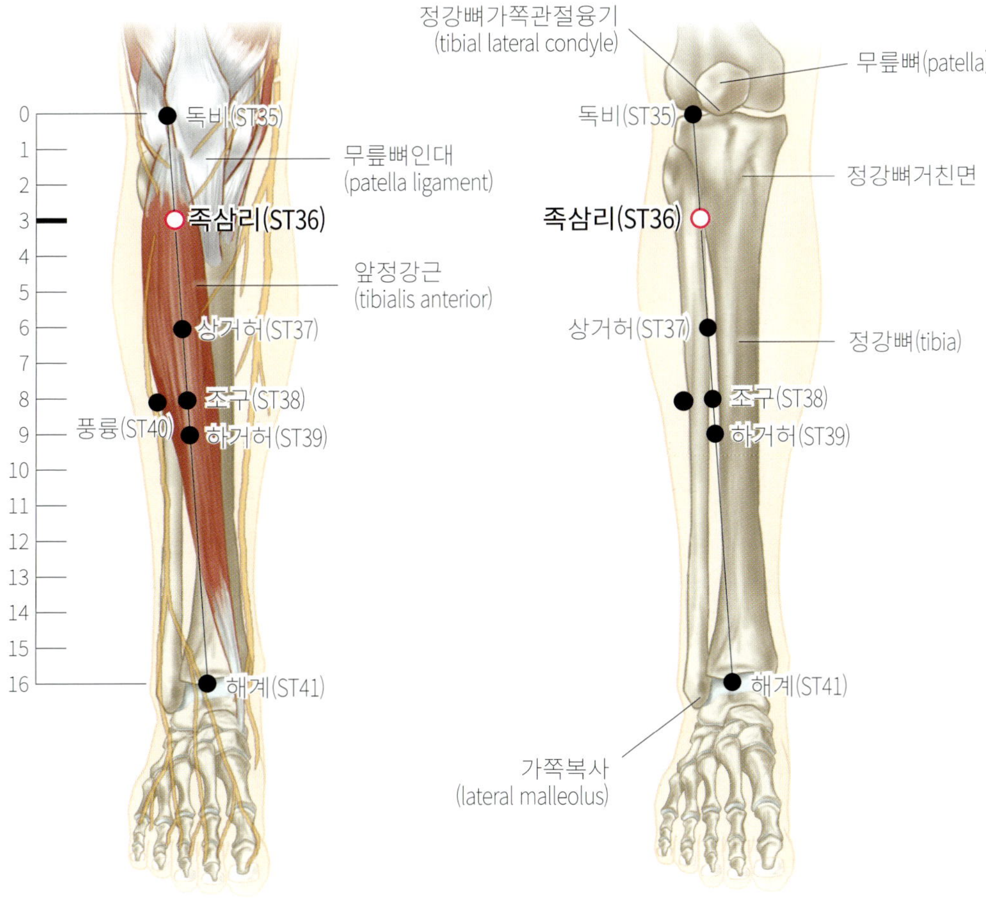

1. 혈명

【의의】 足은 足膝部를, 三里는 三寸을 뜻하며, 본 혈이 膝部下 三寸에 위치한다는 의미임

【異名】 下陵, 鬼邪, 下三里, 三里

2. 혈위 근거

① 從犢鼻下行骱骨外側, 大筋內宛宛中犢鼻卽膝眼處.『金鑑』

② 膝下三寸, 骱骨外廉, 大筋內宛宛中, 兩筋內分間, 擧足取之, 極重按之, 則跗上動脈止矣.『大成』

3. 부위 및 취혈

① 종아리 앞쪽면, 독비(犢鼻, ST35)와 해계(解谿, ST41)를 연결하는 선위, 독비(犢鼻, ST35)에서 아래쪽으로 3촌

② 앉은 자세에서 발목에 힘을 빼거나, 또는 바로 누워무릎을 굽힌 자세에서, 독비(犢鼻, ST35) 아래쪽 3촌에서 취혈. 정강뼈거친면(tuberosity of tibia), 종아리뼈머리(head of fibula), 족삼리(足三里, ST36)가정 삼각형 모양을 이루도록 취혈. 앞정강근(tibialis anterior) 위에 위치

③ 슬관절을 'ㄱ'자로 굽혀서 경골조면(脛骨粗面)의 상방 골두 융기부분과 비골두(腓骨頭)를 두 꼭짓점으로 하여 삼각형을 만들었을 때, 형성되는 나머지 꼭짓점을 취함

【근육】 앞정강근(前脛骨筋, tibialis anterior m.), 긴발가락폄근(長趾伸筋, extensor digitorum longus m.)

【신경】 가쪽장딴지피부신경(外側腓腹皮神經, lateral sural cutaneous n.), 얕은종아리신경(淺腓骨神經, superficial peroneal n.), 깊은종아리신경(深腓骨神經, deep peroneal n.)

【혈관】 앞정강동·정맥(前脛骨動·靜脈, anterior tibial a. & v.)

【침법】 ▪ 직자 0.5~1.5촌, 침첨을 약간 脛骨 쪽을 向해 자입. 麻電感이 발등 부위로 전도됨

▪ 사자 1~2촌, 침첨을 上方 또는 下方으로 向해 자입함. 사자(斜刺)時는 酸脹感이 下部로 足背까지 傳導되거나 상부로는 膝部나 腹部까지 傳導되기도 함

【뜸법】 ▪ 艾炷灸 3~15장

▪ 溫灸 5~20분

4. 응용

개요

① 속성 : 合土穴, 四總穴 중 하나, 胃 下合穴, 回陽九鍼穴 중 하나, 中風七處穴 중 하나

② 주치 : 본 혈은 본 경의 合穴로서, 陽經의 合穴은 土에 속하고, 胃 또한 土에 속하므로 본 혈은 土中의 土穴에 해당하며, 또한 胃의 下合穴이 되고, 또한 四總穴 중 하나로서"肚腹三里留"라 하여 모든 胃腸 소화기系統 疾病 및 全身 주요병증을 주치하는 작용이 있어서 足三里에 刺灸하면 消脹化積, 健脾强胃, 化生氣血, 補益强壯하는 효능을 발휘함

i) 모든 腸胃질환의 치료의 要穴 : 『四總穴歌』 "肚腹三里留"+본 경의 本穴

☞ 본 혈은 消脹, 化積 작용을 가지고 있어서 胃腑病, 胃經病, 氣機失調을 주치하며, 또

한 胃와 연계된 臟腑의 病變 치료에 활용

ii) 氣機의 失調 병증 치료의 要穴

☞ 본 혈은 回陽九鍼穴 중 하나로 補益中氣, 回陽固脫 작용을 가지고 있어서, 무릇 久病으로 元氣가 衰微한 경우나 急症으로 陽氣가 暴脫한 경우에 본 혈에 灸하면 효과적임. 본 혈을 刺灸하면 宣通氣機, 導氣下行시킬 수 있으므로 또한 氣病을 치료. 七情鬱結, 氣機閉塞, 升降失常의 氣機失調 병증에 鍼으로 瀉하면 寬中開鬱하는 效能을 거둘 수 있음

iii) 虛損 病症 主治의 要穴

☞ 본 혈은 瘦弱虛損의 疾病을 주치하는데, 이에 대하여 華陀는 五勞羸瘦, 七傷虛乏을 주치할 수 있다고 함

③ 혈성 : 消脹化積 理氣止痛 定喘除痰 祛風逐濕 利水消腫 行瘀止血 發汗解熱 明目聰耳 補益强壯 安神鎭靜 理脾胃調中氣 通調經絡 調和氣血 扶正培元 祛邪防病

임상 해설

① 通調經絡, 調和氣血작용이 있어서 上·中·下焦의 모든 病에 要穴로 사용

i) 養生穴로서 一名 무병장수 혈위임(配 關元, 中脘) : 고혈압, 중풍, 노인병 등 각종 성인병의 예방에 효과

ii) 피로회복, 면역력 증강, 강장작용이 있어 氣血筋骨肉의 질병(灸法) : 암 등 난치성 질환에 응용할 수 있음

② 四總穴 중 하나(肚腹三里), 六腑下合穴 중 하나(胃)로서 제반 소화기계 질환을 치료

i) 모든 腹痛, 胃腸 질환에 配用 : 腹痛(配 梁丘), 급성胃炎(四關), 胃酸過多(配 中脘 脾兪 胃兪), 胃潰瘍(配 中脘 委中 梁門), 胃寒食滯(配魚 際), 腹部冷氣 除去(配灸 關元 中脘), 특히 食積(胃炎)으로 인한 구토(配 內關), 설사(配 天樞), 신경성위염(先內關 後三里)에 효과

ii) 痰飮의 3가지 주요 혈위(足三里, 豊隆, 中脘) 중 하나로서 痰飮으로 인한 제반 병증에 주요 혈위 : 能升降濁·運消停痰(配 陽陵泉), 痰飮으로 인한 소화불량(配 中脘)에 효과

③ 降火(下氣) 要穴로서 上焦熱 특히 頭面部 제반 熱症의 상용혈임

i) 曲池(上肢), 三里(下肢)는 降火의 代表穴로서 서로 配穴하여 중풍예방(灸)에 사용

ii) 모든 코 질환에 주요 혈위(循經) : 取肺·大腸經穴 加三里.

ⓐ 축농증, 알러지성 비염, 비후성비염(因陽明經熱), 후각이상(配 上星, 合谷)

ⓑ 鼻塞(코막힘), 感冒性 鼻塞에 아주 奏效함(患側刺鍼) : 처음 鍼灸 치료를 받는

환자는 合谷(편도선염), 三里(鼻塞)가 효과적임.

iii) 顏部 제반 질환(口眼喎斜, 삼차신경통, 口腔內部질환, 齒痛)(配 合谷)

④ 中風七處穴 중 하나, 回陽九鍼穴 중 하나로서 中風, 半身不遂, 脚氣에 주요 혈위 (配 申脈, 三里, 風市, 伏兎, 陰陵泉)

i) 중풍 예방혈로서 유효 : 고혈압, 실신에 사용

ⓐ 百會, 大椎, 風市, 肩井, 間使, 曲池, 足三里(鍼)

ⓑ 曲池, 三里(灸)

ii) 각종 신경통에 유효 : 좌골신경통, 비골신경통에 사용

iii) 슬관절, 족관절, 류마티스성 질환(配 陰陵泉(繆刺法), 太衝(肝主筋, 巨刺法), 膝內廉痛 加三陰交, 膝外廉痛 加絶骨)

⑤ 신경쇠약, 癔病, 히스테리, 신경증, 정신착란 등에 유효

⑥ 鍼刺過度로 인한 鍼暈(腦貧血)時 解穴로 사용(配人中) ⊕ 少府(手解)

주요 질환 응용

① 本經 循行部 병증 [本經 循行部 筋骨 병증에 활용 → 理氣止痛, 祛風逐濕 작용에 의함]

· 膝胻痿痛, 口僻, 四肢滿 → 本經 循行 部分에 應하는 症으로 風邪를 받아서 鬱火가 된 것이므로 본 혈을 瀉하여 經脈病을 치료[51)]

② 脾胃 병증[소화기 병증에 활용 → 消脹化積 작용에 의함]

· 治心腹脹滿, 胃氣不足, 飮食不化, 痃癖氣塊, 吐血, 腹內제반 병증, 五勞七傷, 『神應經』→ 胃의 本病으로 寒에, 혹 熱에 적중되거나, 혹 氣逆, 혹 氣滯, 혹 有餘, 혹 不足한 경우에 해당되며, 모두 본 혈로 치료[52)]

· 소아 소화기능 조정작용 - 소아 소화불량, 腹瀉의 要穴

③ 大小腸 병증[소화기계 병증에 활용 → 消脹化積, 利水消腫 작용에 의함]

· 大便不通, 小腹緊, 小便不利, 小腹脹 → 이는 大小二腸病인데, 어찌하여 胃穴로 치료하는가? 대개 胃와 大小腸은 三腑가 相貫하니 上下에 있어서는 실제로 一體가 貫通하는 것이므로, 胃의 體는 上에 있으니, 胃氣가 和하면 大小腸의 병증은

---

51) 此症, 皆胃經所行部分, 而應有之症, 受風邪有鬱火, 故泄此穴, 以治其經.『經穴解』

52) 此症, 皆胃之本病也, 或中寒, 或中熱, 或爲氣逆, 或爲氣滯, 或爲有餘, 或爲不足, 皆宜取此穴.『經穴解』

쉽게 치료됨[53)]

④ 腎肺 병증[羸瘦虛弱으로 인한 병증에 활용 → 補益强壯, 定喘除痰 작용에 의함]

· 腰痛不得俯仰, 五勞七傷, 羸瘦虛乏 → 腰는 腎의 府로 앞에서 氣滯하면 뒤에서 俯仰할 수 없게 되니, 胃氣를 瀉하여 舒腎하게 해야 하며, 勞傷의 병증은 먼저 調胃하여 飮食을 먹을 수 있게 한 후 그 나머지 병증을 치료[54)]

⑤ 肝 병증[行瘀止血, 明目聰耳, 發汗解熱 작용에 의함]

· 目不明, 産婦血暈 → 胃中의 火가 눈 주위 承泣까지 上逆하면 또한 눈이 밝지 못하게 되니 본 혈을 瀉함으로써 上逆된 火를 降하게 하고, 産婦血暈은 胃氣가 載血하여 上衝된 것이니 본 혈을 瀉함으로써 胃氣를 降하게 함[55)]

· 婦人乳病.『甲乙經』

⑥ 心 병증 [安神鎭靜 작용에 의함] – 心悸 煩躁 등을 치료

배혈

· 配 溫溜, 曲池, 中渚, 豊隆 : 喉痺不能言『千金方』

· 配 章門, 京門, 厲兌, 內庭, 陰谷, 絡却, 崑崙, 商丘, 陰陵泉, 曲泉, 陰谷 : 腹脹滿不得息『千金方』

· 配 行間, 曲泉 : 腹䐜滿『千金方』

· 配 陰市, 陽輔, 蠡溝 : 腰痛不可以顧『千金方』

· 配 陷谷, 俠谿, 飛揚 : 痎瘧少氣『千金方』

· 配 中渚, 大敦 : 不省人事『大成』

· "咳逆無所出者 : 先取三里, 後取太白, 肝兪, 太淵, 魚際, 太谿, 竅陰."『大成』

· 配 三里, 內庭 : 腹脹『大成』

· 配 期門 : 胸滿血膨有積壞, 霍亂腸鳴, 善噫『大成』

· 配 絶骨 : 未中風時, 一兩月前 或三四介月前, 不時足脛上發痠重麻, 良久方解, 此將中風之候也. 便宜急灸三里, 絶骨, 四處各三壯『大成』

· "中風左癱右瘓, 三里, 陽谿, 合谷, 中渚, 陽輔, 崑崙, 行間. . . .不效. 後刺後穴,

---

53) 此大小二腸病也, 何以責之胃穴? 蓋胃與大小二腸, 三腑相貫, 有上下而實一體之貫通, 胃之體在上, 胃之氣和則, 大小腸之症, 易治矣.『經穴解』

54) 腰者, 腎之府, 氣滯於前則, 不得俯仰於後, 泄胃氣所以舒腎也. 勞傷之症, 先調胃能飮食, 然後可治其餘症也.『經穴解』

55) 胃中之火上逆, 承泣近目, 亦使目不明也, 泄此穴以降上逆之火. 産婦血暈, 胃氣載血而上衝也, 泄此穴以降胃氣.『經穴解』

先刺無病手足, 再鍼有病手足, 風市, 丘墟, 陽陵泉, 以三棱鍼出血....."『大成』

· 配 陰交 : 寒濕脚氣不可熬, 先鍼三里及陰交『玉龍歌』
· 配 璇璣 : 若是胃中停宿食, 後尋三里起璇璣『天星秘訣歌』
· 配 內庭 : 泄瀉腹脹諸般疾
· 配 至陰 : 催孕妊『雜病穴法歌』
· 配 承山 : 腰腹脹滿治何難, 三里腨腸鍼承山『天元太乙歌』
· 配 三陰交, 曲池, 支溝 : 經閉
· 配 三陰交, 支溝 : 産後血崩『東垣』
· 配 三陰交, 中極 : 血崩

※ 기타문헌

"主胃中寒 心腹脹滿 腸鳴 臟氣虛備 眞氣不足 腹痛食不下 大便不通."『大成』
"肚腹三里留."『四總穴』
"三里却五勞之羸瘦 冷痺腎敗 取足陽明之上."『通玄指要賦』
"忽然氣喘胸膈 三里瀉多須用心."『玉龍歌』
"心悸虛煩刺三里."『玉龍賦』
"狂歌妄言 怒恐人與火 罵詈 三里主之."『甲乙經』
"痓 身反折 口噤 喉痺不能言 三里主之."『甲乙經』
"五臟六腑之脹 皆取三里 三里者 股之要穴也."『甲乙經』
"霍亂遺矢 三里主之."『甲乙經』
"胸中瘀血 胸脇支滿 膈痛不能久立 膝痿寒 三里主之."『甲乙經』
"乳癰有熱 三里主之."『甲乙經』

※ 참고

① 足陽明胃脈의 合土穴.
② 回陽九鍼穴의 하나 : 瘂門, 中脘, 合谷, 勞宮, 環跳, 足三里, 三陰交, 太谿, 湧泉
③ 六腑下合穴의 하나
④ 四總穴의 하나
⑤ 中風七處穴의 하나 : 百會, 曲鬢, 肩井, 曲池, 風市, 足三里, 懸鍾
⑥ 臨床的으로 활용되는 본 혈은 主治範圍가 廣範한데 주로 소화기統질환이 代表的이고, 循環, 呼吸, 비뇨생식기系統病症 등에 良好한 效果를 나타내며, 또한 全身 强壯의 要穴임

※ 體幹調整力

足三里 : 均衡失調 回復能力

配四關(合谷, 太衝) : 氣滯解消

配中脘 : 소화기계통, 痰濕에는 豊隆을 추가

※ 참고

· 본 혈은 위치상 경외기혈 가운데 闌尾(足三里穴下二寸稍前之處, 足三里穴與上巨虛穴之間壓痛點, 右側壓痛者較多) 부근에 해당함

· 본 혈은 위치상 童氏奇穴 가운데 四花上(當外膝眼之下方三寸, 在前脛骨肌與長總趾伸肌起始部之間陷中, 即足三里), 四花中(當四花上穴直下四寸五分, 位於條口穴上五分, 一說卽條口穴), 四花副(當四花中穴直下二寸半處, 卽下巨虛穴下一寸), 四花下(當四花副穴直下二寸五分處, 莊育民 : 在副花穴直下二寸取穴, 卽絶骨穴), 腑腸(當四花下穴直上一寸五分處), 四花裡(在四花中穴向裡橫開一寸二分, 至脛骨之外緣處), 四花外(當四花中穴向外橫開一寸五分處, 卽豊隆穴), 側三里(足三里穴向外橫開一寸五分), 側下三里(側三里穴 直下 二寸) 부근에 해당함

ST37 상거허 (上巨虛, Sanggeoheo)

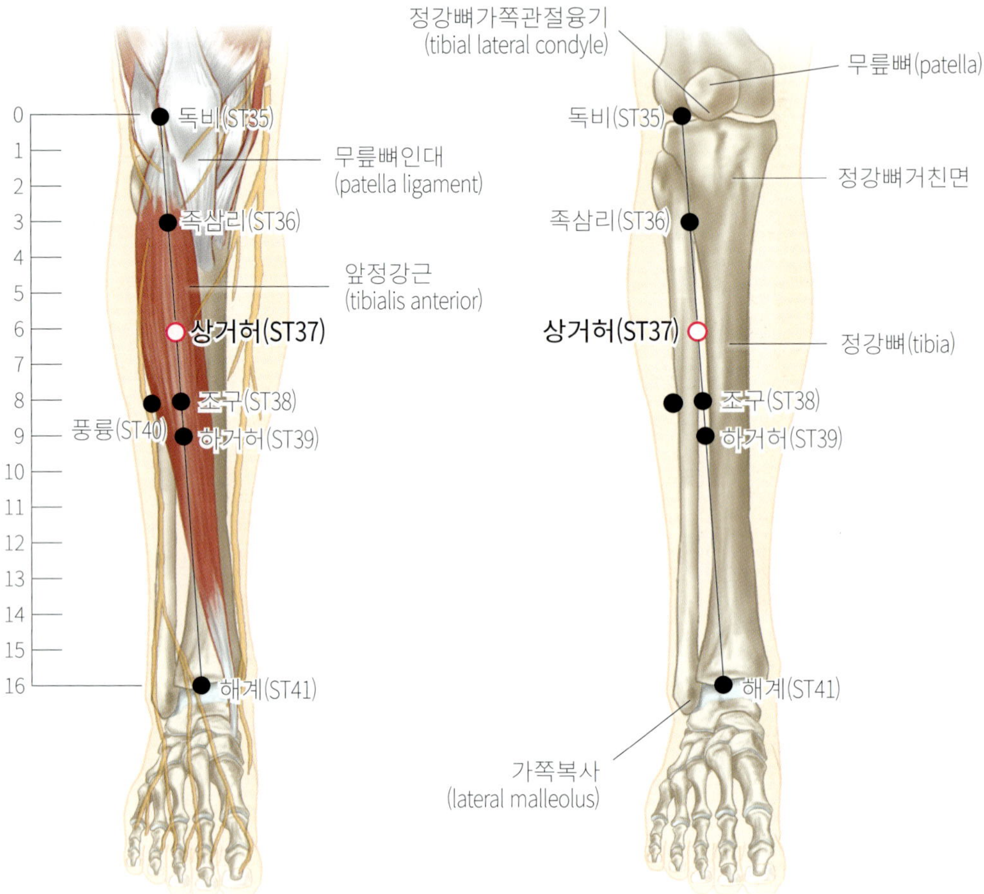

1. 혈명

【의의】上은 上方을, 巨虛는 巨大空虛를 뜻하며, 본 혈이 위치상 脛骨, 腓骨間 空隙處에 해당하고 下巨虛 上方에 위치한다는 의미임

【異名】上廉, 巨虛上廉, 足上廉

2. 혈위 근거

① 從足三里下行三寸, 兩筋骨陷中, 擧足取之. 『金鑑』

② 三里下三寸, 兩筋骨罅中, 擧足取之. 『大成』

3. 부위 및 취혈

① 종아리 앞쪽면, 독비(犢鼻, ST35)와 해계(解谿, ST41)를 연결하는 선위, 독비(犢鼻, ST35)에서 아래쪽으로 6촌. 앉은 자세에서 발목에 힘을 빼거나, 또는 바로 누워 무릎을 굽힌 자세에서 취혈, 앞정강근위에 위치

② 족삼리혈 하방 3촌, 하거허혈 상방 3촌으로 전경골근부에 취함

【근육】 앞정강근(前脛骨筋, tibialis anterior m.), 긴발가락폄근(長趾伸筋, extensor digitorum longus m.)

【신경】 가쪽장딴지피부신경(外側腓腹皮神經, lateral sural cutaneous n.), 얕은종아리신경(淺腓骨神經, superficial peroneal n.), 깊은종아리신경(深腓骨神經, deep peroneal n.)

【혈관】 앞정강동 · 정맥(前脛骨動 · 靜脈, anterior tibial a. & v.)

【침법】
- 직자 0.5~1.5촌
- 사자 1~2촌

【뜸법】
- 艾炷灸 3~7장
- 溫灸 5~20분

4. 응용

개요

① 속성 : 大腸下合穴[56)]

② 주치 : 본 혈은 大腸下合穴로 腸胃 제반 병증을 주치함

③ 혈성 : 通腸化滯 理氣和胃 淸利濕熱 疏經調氣

임상 해설

① 六腑下合穴(大腸) 중 하나로서 條口의 보조혈임

② 大腸兪(BL25), 大巨(ST27), 上巨虛(ST37)의 3穴은 大腸病變에 대한 반응이 잘 나타나는 부위로서 大腸질환, 胃炎, 腹痛 등 제반 腸胃질환의 치료에 要穴임(㊟ 四花穴이 위치하는 부위로 腸胃질환에 유효)

---

56) 上巨虛가 大腸 下合穴이 되는 이유

i) 本穴 : 大腸의 기능인 通腸化滯 작용을 도움

ii) 大腸질환이 있는 경우 : 본 혈에 壓痛이 발현(闌尾炎 : 本穴과 本穴 부근의 闌尾點에 症狀 발현)

주요 질환 응용

① 大腸 병증[大腸 下合穴 : 通腸化滯 작용 / 大腸과 胃가 연관된 病變에 유효 – 便秘, 泄瀉 등 / 大腸區 腹痛(滑肉門~水道部의 左右 1촌 부위)의 치료에 활용]

· 大腸合入于巨虛上廉『靈樞 · 邪氣臟腑病形論』

· 大腸질환의 경우 上巨虛에 壓痛이 발현되며, 동시에 치료 혈위가 됨

· 蘭尾炎 – 本穴 부근에 壓痛 發.[闌尾點 : 足三里下 2촌, 淸熱化瘀, 通調腸腑 –> 治大腸癰]

· 大腸冷, 食不化飱泄, 挾臍腹, 兩脇痛, 腸中切痛, 霍鳴 → 무릇 腹中에 병이 발생하면 이러한 병증들이 나타날 수 있는데, 腸中이 寒하거나 氣滯한 경우에는 본 혈을 瀉하거나 灸하여 溫하게 함[57]

배혈

· "東垣曰 : 脾胃虛弱, 濕痿汗泄妨食, 三里, 氣街出血, 不愈, 于上廉出血."『大成』

· 上巨虛 : 大腸 下合穴 : 大腸經 上廉과 짝이룸

· 下巨虛 : 小腸 下合穴 : 大腸經 下廉과 짝이룸

· "上廉 下廉主小便難黃."『千金方』

※ 기타문헌

"氣街 三里 巨虛 上下廉 此八者 以寫胃中之熱也."『素問 · 水熱穴論』

"風水膝腫 巨虛上廉主之." "胸脇榰滿 惡聞人聲與木音 巨虛上廉主之." "腹中雷(一本作常)鳴 氣常衝胸喘 不能久立 邪在大腸也 刺肓之原 巨虛上廉 三里." "大腸病者 腸中切痛而鳴濯濯 冬日重感於寒 當臍而痛 不能久立 與胃同候 取巨虛上廉." "大腹有熱 腸鳴腹滿 俠臍痛 食不化 喘 不能久立 巨虛上廉主之." "小便黃腸鳴相逐 上廉主之." "狂妄走 善欠 巨虛上廉主之." "飱泄 大腸痛 巨虛上廉主之."『甲乙經』

"上廉(一名上巨虛) : 主臟氣不足 偏風脚氣 腰腿手足不仁 脚脛痠痛屈伸難 不久立 風水膝腫 骨髓冷疼 大腸冷 食不化 飱泄 勞瘵 夾臍腹兩脇痛 腸中切痛雷鳴 氣上衝胸 喘息不能行 不能久立 傷寒胃中熱. 東垣曰 脾胃虛弱 濕痿 寒泄 妨食 三里氣街出血, 不愈 於上廉出血."『大成』

---

57) 凡腹中有病, 應責之者, 以上諸般 病症也, 或腸中寒, 或腸中氣滯者泄之, 寒者灸而溫之.『經穴解』

※ 참고

手經에 해당하는 大腸經, 小腸經, 三焦經의 下合穴이 足陽經에 있는 이유

- 大腸, 小腸, 皆屬於胃 → 大腸, 小腸의 기능은 胃(脾) 작용과 밀접, ∴ 大腸, 小腸의 下合穴이 胃經上에 존재
- 膀胱 : 主藏津液 / 三焦 : 主水液代謝 → 三焦와 膀胱의 관계 긴밀, ∴三焦의 下合穴이 膀胱經에 존재

ST38 조구 (條口, Jogu)

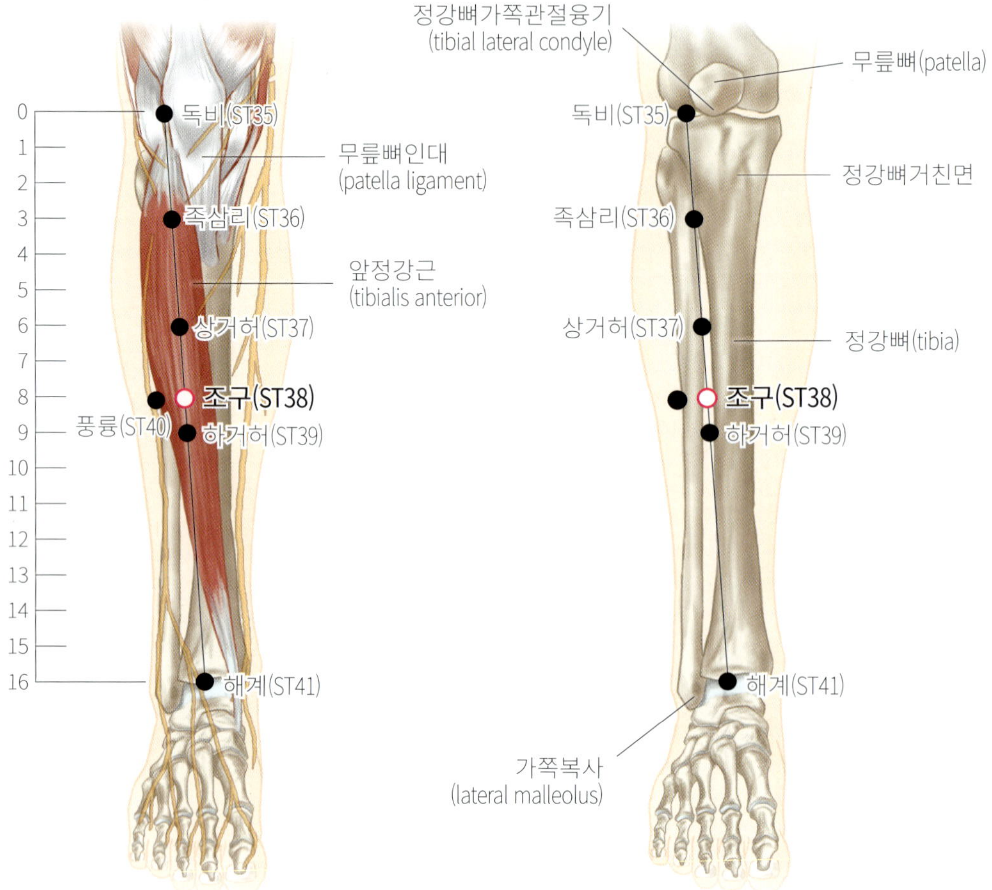

1. 혈명

【의의】 條는 長條를, 口는 口形을 뜻하며, 본 혈의 위치상 上巨虛, 下巨虛 사이 空隙處로써 條理있는 口形과 같다는 의미임

【異名】 前承山

2. 혈위 근거

① 從上巨虛下行二寸, 擧足取之. 『金鑑』

② 下巨虛上一寸, 擧足取之. 『大成』

3. 부위 및 취혈

① 종아리 앞쪽면, 독비(犢鼻, ST35)와 해계(解谿, ST41)를 연결하는 선위, 독비(犢鼻, ST35)에서 아래쪽으로 8촌. 앞정강근(tibialis anterior) 위, 풍륭(豊隆, ST40)과 같은 높이에서 취혈

② 독비혈과 해계혈 사이의 중간점에 취함. 풍륭혈 전방 1촌의 전경골근부에 취함

【근육】 앞정강근(前脛骨筋, tibialis anterior m.), 긴발가락폄근(長趾伸筋, extensor digitorum longus m.), 긴엄지폄근(長拇趾伸筋, extensor hallucis longus m.)

【신경】 얕은종아리신경(淺腓骨神經, superficial peroneal n.), 깊은종아리신경의 근육가지(深腓骨神經의 筋枝, deep peroneal n.)

【혈관】 앞정강동 · 정맥(前脛骨動 · 靜脈, anterior tibial a. & v.)

【침법】 ■ 직자 0.5~1촌 ■ 사자 1~1.5촌

【뜸법】 ■ 艾炷灸 3~5장 ■ 溫灸 5~20분 ■ 禁灸 (『醫學入門』)

4. 응용

개요

① 주치 : 본 혈은 活絡舒筋의 효능을 가지고 있어서 脘腹疼痛과 下肢痛, 痿, 麻木, 攣急을 주치하고, 특별히 肩痛을 치료

② 혈성 : 舒筋活絡 祛濕化痰 理氣溫經, 理氣和中

임상 해설

① 痰飮, 氣血凝滯, 七情六鬱[58]로 인한 제반 經筋異常질환에 활용됨

i) 角弓反張, 轉筋질환의 활용 : 角弓反張, 轉筋은 심한 吐瀉霍亂, 運動 등으로 인한 전해질의 平衡異常이 원인인 경우가 많으며, 히스테리적인 여성환자에서도 많이 발생함. 심한 운동으로 다리에 쥐가 나는 경우(配 承山, 陽陵泉)

ii) 肩臂不擧症(五十肩, 肩凝症), 下肢麻痺, 疳症의 주요 혈위 : 痰飮, 氣血凝滯로 인한 경우에 유효

ⓐ 條口 · 承山 透刺(健側 弱刺戟, 患側 强刺戟)

ⓑ 清谿[59], 尺松, 條口

---

[58] 六鬱 : 氣 · 血 · 濕 · 火 · 痰 · 食 등의 여섯 가지 鬱症의 合稱임.

[59] 清溪 : 條口(ST38)와 豊隆(ST40)의 중간으로 筋肉 위에 위치함 經筋을 刺戟함으로써 運動기능을 조절

② 심한 坐骨神經痛, 足膝麻木 · 痠寒(下肢神經痲痺, 膝關節炎), 脚氣에 유효

주요 질환 응용

① 足膝部 병증[下肢에 대한 舒筋活絡 작용에 의함]

· 足麻木, 風氣, 足下熱不能久立, 足寒膝痛, 脛寒濕痹, 脚痛胻腫, 轉筋, 足緩不收 → 이 병증은 모두 足陽明經 下肢部에 風, 寒, 熱에 적중되어 발현된 병증으로 본 혈이 足陽明經 下肢部에 위치하므로 足膝病의 치료에 활용됨[60)]

② 肩凝不擧[痰飮과 氣血鬱滯가 兼한 병증일 경우 – 條口와 承山을 透刺 : 祛濕(痰)溫經 작용에 의함]

· 肩凝不擧의 경우 條口의 鍼法 → 鍼刺를 施行함에 있어서 承山 방향으로 자입하는 取法을 施行할 때 대개 鍼感은 脚跗에서 趾端까지 放射되며, 提揷法을 시행할 시 鍼感은 腿肚로부터 踝關節을 透過해서 脚心에서 趾端까지 放散되며, 肩部疼痛 치료 시에 있어서 鍼刺를 施行하는 과정중의 환자에게 肩肘關節을 활동시키면 치료 효과를 증강시킬 수 있음[61)]

배혈

· 配 懸鍾 : 兩足難移先懸鍾 條口後鍼能步履『雜病穴法歌』
· 配 三里, 承山, 承筋 : 足下熱 不能久立『千金方』
· 配 厲兌, 三陰交 : 脛寒不得臥『千金方』
· 配 解谿, 丘墟, 太白 : 膝股腫 脛酸轉筋『千金方』
· 配 衝陽, 絶骨 : 足緩難行『天星秘訣』

※ 기타문헌

"經痛 足緩失履 濕痺 足下熱 不能久立 條口主之."『甲乙經』

"條口 : 主足麻木 風氣 足下熱 不能久立 足寒膝痛 脛寒濕痹 脚痛胻腫 轉筋 足緩不收."『大成』

---

60) 此症, 皆經之在外, 中風, 中寒, 中熱應有之症. 穴在下, 故專治足膝之病.『經穴解』

61) 在采用透條口時, 用3考毫鍼, 行二度停鍼法, 采取約90度角直刺向承山方向刺入, 一般鍼感可放射到脚跗及趾端, 再進鍼寸餘, 鍼感由腿肚透過踝關節放散到脚心及趾端. 在治療肩部疼痛時, 于行鍼過程中令患者活動肩肘, 可增强療效.『經穴集成』

ST39 하거허 (下巨虛, Hageoheo)

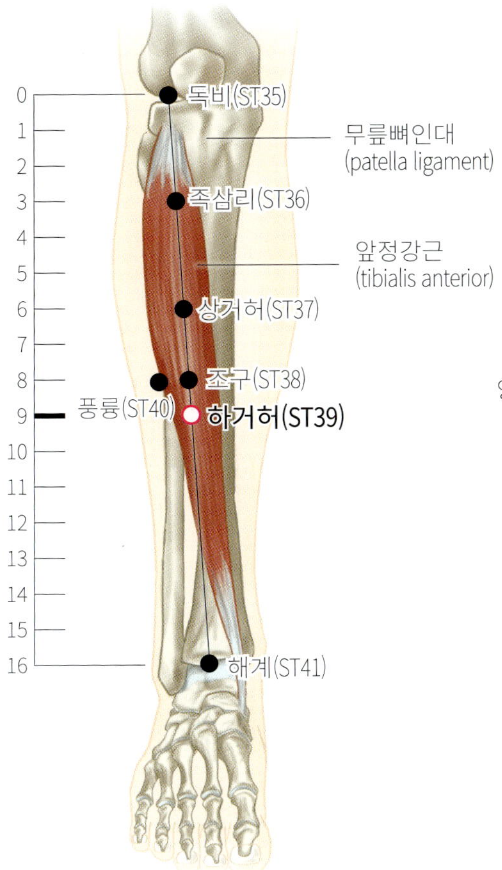

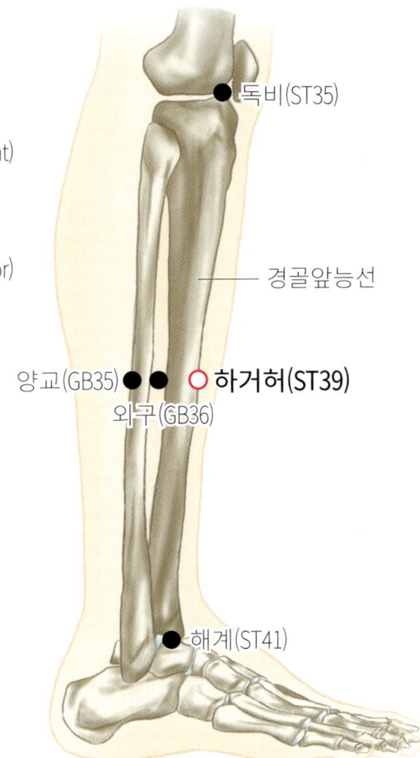

1. 혈명

【의의】下는 下方을, 巨虛는 巨大空虛를 뜻하며, 본 혈의 위치상 脛骨, 腓骨間의 空隙處로 上巨虛 下方이란 의미임

【異名】下廉, 巨虛下廉, 足下廉

2. 혈위 근거

① 從條口下行一寸, 兩筋骨陷中, 蹲地擧足取之.『金鑑』

② 上巨虛下三寸, 兩筋骨罅中, 蹲地擧足取之.『大成』

3. 부위 및 취혈

① 종아리 앞쪽면, 독비(犢鼻, ST35)와 해계(解谿, ST41)를 연결하는 선 위, 독비(犢鼻, ST35)에서 아래쪽으로 9촌. 앞정강근위, 양교(陽交, GB35), 외구(外丘, GB36)와 같은 높이에서 취혈

② 해계혈 상방 7촌, 족삼리혈 하방 6촌, 상거허혈 하방 3촌으로 전경골근부에 취함

【근육】 앞정강근(前脛骨筋, tibialis anterior m.), 긴발가락폄근(長趾伸筋, extensor digitorum longus m.), 긴엄지폄근(長拇趾伸筋, extensor hallucis longus m.)

【신경】 얕은종아리신경(淺腓骨神經, superficial peroneal n.), 깊은종아리신경의 근육가지(深腓骨神經의 筋枝, deep peroneal n.)

【혈관】 앞정강동・정맥(前脛骨動・靜脈, anterior tibial a. & v.)

【침법】 ■ 직자 0.5~1촌 ■ 사자 1~1.5촌

【뜸법】 ■ 艾炷灸 3~15장 ■ 溫灸 5~20분

4. 응용

개요

① 속성 : 小腸下合穴

② 주치 : 본 혈은 小腸下合穴로 小腸의 제반 질환을 주치함

· 下巨虛가 小腸 下合穴이 되는 이유

☞ 첫째, 生理上 小腸은 水穀을 受納, 腐熟하여 泌別淸濁함으로써 精微는 재흡수하고, 水液은 膀胱으로 스며들게 하고, 殘渣는 제거하기 위해 大腸으로 보내는데, 본 혈이 分淸降濁 작용을 강화시킨다는 것과,

☞ 둘째, 病理上 脾陽이 不振하여 中焦(小腸)가 受盛할 수 없으면 隔食, 便結의 疾病이 나타날 수 있고, 만약 三焦의 相火가 不足하여 小腸에서 水穀이 蒸化되지 못하면 大便溏泄이 나타날 수 있는데, 본 혈은 通降腑氣, 淸熱除濕의 효능을 발휘하는 것에 의함

③ 혈성 : 調腸胃 通降腑氣 寧神鎭驚

임상 해설

① 六腑下合穴(小腸) 중 하나로서 條口의 보조혈임 : 小腸과 관련한 질병에 활용(條口~下巨虛 사이의 壓痛이 심한 곳을 응용)

－上巨虛 : 大腸질환에 활용

－下巨虛 : 小腸질환, 內傷질환에 활용

② 肉脫證[62]에 응용 : 下巨虛를 灸하면 체중 증가 효과

62) 肉脫證 : 陽明熱이 原因임. 糖尿病의 解㑊症勢(肉脫, 無力)가 代表的인 例임

주요 질환 응용

① 小腸病[小腸下合穴 : 淸熱除濕 작용 / 小腸 機能 障碍와 연관된 병증에 유효 → 小腸氣不足, 面無顔色, 不嗜食, 小便黃赤 등 / 小腸區 腹痛(水分~關元의 左右 1촌 부위)의 치료에 활용]

· 小腸氣不足, 面無顔色 → 目外角에서 目下䪼까지는 모두 小腸經이 순행하는 部分으로 小腸經氣가 不足하기 때문에 顔色이 좋지 않게 되는 것이니, 面을 暢하게 하려면 본 혈을 補해야 함[63)]

② 傷寒胃中熱로 인한 腹部 병증[胃熱이 있을 경우 胸腹痛이 小腹部, 睾丸部까지 땡기는 痛症이 겸해서 발생될 때에 활용]

· 不嗜食, 胸脇小腹控睾而痛 → 모두 胃가 熱邪에 의해 發病된 所致이므로, 胃의 下合穴인 足三里와 小腸의 下合穴인 본 혈을 취하여 瀉함[64)]

배혈

· 配 下廉, 上廉 : 小便難黃『資生經』
· 配 幽門, 太白 : 泄利膿血『資生經』
· 配 下廉, 懸鍾 : 胃熱不嗜食『資生經』
· 配 上廉 : 小便難黃『資生經』, 『千金方』
· 配 丘墟 : 狂言非常『千金方』
· 配 三里, 俠谿, 魚際, 委中, 足臨泣, 少澤 : 乳癰『大成』
· 配 上髎, 環跳, 陽陵泉 : 患風 腰脚不遂, 不得跪起『千金翼方』
· 配環跳, 陽陵泉, 陽輔 : 脚氣『千金翼方』

※ 기타문헌

"痺 脛重 足跗不收 跟痛 巨虛下廉主之." "乳癰 驚 痺 脛重 足跗不收 跟痛 巨虛下廉主之."『甲乙經』

"下廉(一名下巨虛) : 主小腸氣不足 面無顔色 偏風腿痿 足不履地 熱風冷痹不遂 風濕痹 喉痺 脚氣不足 沈重 唇乾 涎出不覺 不得汗出 毛髮焦 肉脫 傷寒胃中熱 不嗜食 泄膿血 胸脇小腹控睪而痛 時窘之後 當耳前熱. 若寒甚, 若獨肩上熱甚及小指次指間熱痛 暴驚狂 言語非常 女子乳癰 足跗不收 跟痛."『大成』

63) 目外角及目下䪼, 皆小腸之經所行部分, 氣不足故顔色不足, 暢於面, 宣補此穴.『經穴解』

64) 此症, 皆胃有熱邪所致, 上宜泄三里, 下宜泄此穴.『經穴解』

ST40 풍륭 (豊隆, Pungnyung)

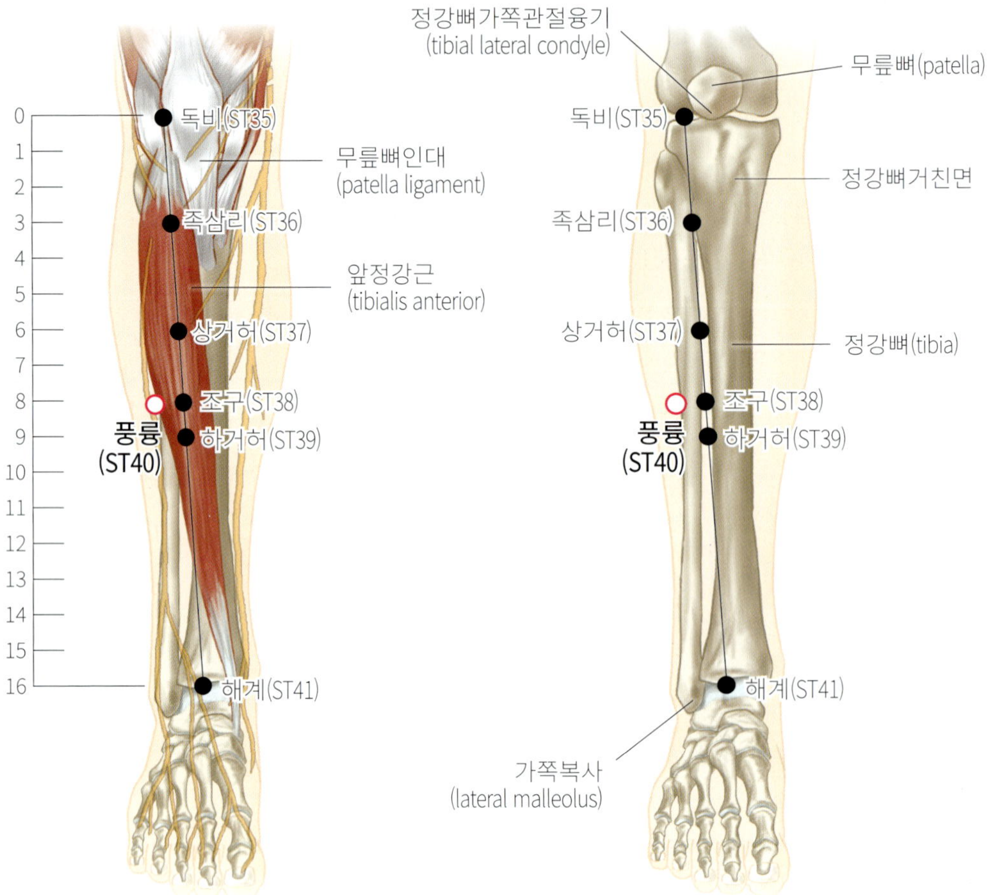

1. 혈명

【의의】豊은 豊滿을, 隆은 隆起를 뜻하며, 본 혈의 위치상 筋肉이 豊滿하게 隆起한 곳이라는 의미임

2. 혈위 근거

① 從下巨虛復斜向後, 上行在足外踝上八寸, 骱骨外廉陷中.『金鑑』

② 外踝上八寸, 下胞外廉陷中.『大成』

3. 부위 및 취혈

① 종아리 앞가쪽면, 앞정강근의가쪽모서리, 가쪽복사융기(prominence of the lateral malleolus)에서 위쪽으로 8촌 조구(條口, ST38)에서 가쪽으로 1촌에서 취혈

② 독비혈과 해계혈의 중간점에 조구혈을 취하고 후방 1촌에(前脛骨筋 가쪽 모서리에 취함) 풍륭혈을 취함

【근육】 긴종아리근(長腓骨筋, fibularis longus m.), 짧은종아리근(短腓骨筋, fibularis brevis m.), 긴발가락폄근(長趾伸筋, extensor digitorum longus m.)

【신경】 얕은종아리신경(淺腓骨神經, superficial peroneal n.), 깊은종아리신경의 근육가지(深腓骨神經의 筋枝, deep peroneal n.)

【혈관】 앞정강동・정맥(前脛骨動・靜脈, anterior tibial a. & v.)

【침법】 ■ 직자 0.5~1촌
■ 사자 1~1.5촌 (침첨을 약간 內側으로 향해 자입)

【뜸법】 ■ 艾炷灸 3~5장
■ 溫灸 5~10분

4. 응용

개요

① 속성 : 絡穴

② 주치 : 본 혈은 祛痰平喘할 수 있는데, 痰은 脾에서 生해서 胃에서 聚하고, 肺에 貯藏되어 질환을 일으키니, 胃絡인 본 혈은 淸胃熱, 滌痰濁하여 痰을 제거함

※ 豊隆이 祛痰 작용을 발휘하는 이유

☞ 첫째, 본 혈이 胃經의 絡穴이 되어 太陰으로 別走하기에 脾胃 二經을 溝通해서 脾가 散精할 수 있는 것에 의해 痰을 제거하며, 둘째, 經脈 循行 聯系上 胃의 大絡은 貫膈絡肺하고, 肺脈은 胃口을 따라가 上膈屬肺하므로 胃絡이 脾, 胃, 肺와 聯系되어 이들 장기에 영향을 미쳐 痰의 生成, 輸布, 貯藏 등을 억제하는 작용에 의함

③ 혈성 : 化痰定喘 寧心安神 健胃化痰 淸神志 和痰濕

임상 해설

・足陽明胃經의 絡穴(別走足太陰)로서 痰病에 활용되는 要穴임(配 足三里, 條口, 中脘) : 刺鍼時 刺戟이 條口보다 强하게 나타남. 따라서 條口, 豊隆은 同時에 刺하지 말고

하나를 擇하여 사용함(뜸법보다는 침법 위주)

① 痰厥頭痛의 주요 혈위(配 合谷, 足三里, 列缺)

② 痰으로 인한 手臂不擧(肩臂痛)(配 淸溪, 尺松)

③ 痰으로 인한 精神病(風痰)(溫膽湯)

④ 痰으로 인한 腸胃질환, 腹痛의 주요 혈위

i) 豊隆 : 消化障礙 無

ii) 豊隆 加 三里 : 消化障礙 有

iii) 豊隆, 三里 加 中脘 : 消化障礙+振水音 有

⑤ 原絡配穴에 활용 : 脾經原穴 太白, 胃經絡穴 豊隆

· 身重(脾), 倦怠(脾), 面黃(脾), 舌强而疼(脾), 腹滿時時作痛(脾), 嘔吐(胃), 泄瀉(脾), 善飢而不能食(脾胃)

주요 질환 응용

① 痰飮 병증[脾胃가 聚濕할 경우 生痰의 源泉이 되므로, 본 혈은 胃經의 絡穴이면서 淸降痰濁 작용을 발휘하기에 痰飮 치료의 주요혈이 됨]

· "諸痰爲病, 頭風喘嗽, 一切痰飮, 取豊隆, 中脘."『醫學綱目』(中脘 : 痰症 치료의 주요혈)

· 治頭痛 - "强間, 豊隆之際, 頭痛難禁."『百症賦』

· 痰厥頭痛(머리를 싸맨 듯한 두통) → 中脘(灸法), 豊隆

· 痰으로 인한 癲狂, 咳嗽, 哮喘, 頭痛(配 風池, 神門, 內關)

· 腹若刀切痛, 厥逆, 大小便難 → 實邪가 胃에서 發病한 것으로, 본 혈을 散泄함[65)]

배혈

· 配 復溜, 大都 : 風逆四肢腫『千金方』

· 配 肺兪 : 痰嗽稱奇『玉龍歌』

· 配 肺兪 : 痰嗽『玉龍賦』

· 配 關元, 湧泉 : 屍勞『玉龍賦』

· 配 三里, 溫溜, 曲池, 中渚 : 喉痹不能言『千金方』

· 配 丘墟 : 胸痛如刺『千金方』

· 配 天樞, 厲兌, 陷谷, 衝陽 : 面浮腫『千金方』

---

65) 此症, 乃邪實在胃所致, 宜泄此穴.『經穴解』

- 配 衝陽 : 狂妄行登高而歌, 棄衣而走『千金方』
- 配 强間 : 頭痛難禁『百證賦』
- 配 上脘 : 心疼嘔吐, 傷寒土蚘『太乙歌』
- "豊隆止汗 與腎經復溜合用."『採艾編翼』

※ 기타문헌

"痰多宜向豊隆尋." 『玉龍歌』

"哮喘發來寢不得, 豊隆刺入三分深."『肘後歌』

"厥頭痛 面浮腫 煩心 狂 見鬼 善笑不休 發於外有所大喜 喉痺不能言 豊隆主之."『甲乙經』

"豐隆 : 主厥逆 大小便難 怠惰 腿膝痠屈伸難 胸痛如刺 腹若刀切痛 風痰頭痛 風逆四肢腫 足靑身寒濕 喉痺不能言 登高而歌 棄衣而走 見鬼好笑. 氣逆則喉痺卒瘖 實則癲狂 瀉之, 虛則足不收 脛枯 補之."『大成』

※ 참고

- 본 혈은 위치상 童氏奇穴 가운데 一重(在外踝骨尖直上三寸向前横開一寸處, 卽懸鍾穴前一寸處), 二重(在一重穴直上二寸處), 三重(在二重穴直上二寸處) 부근에 해당함

ST41 해계 (解谿, Haegye)

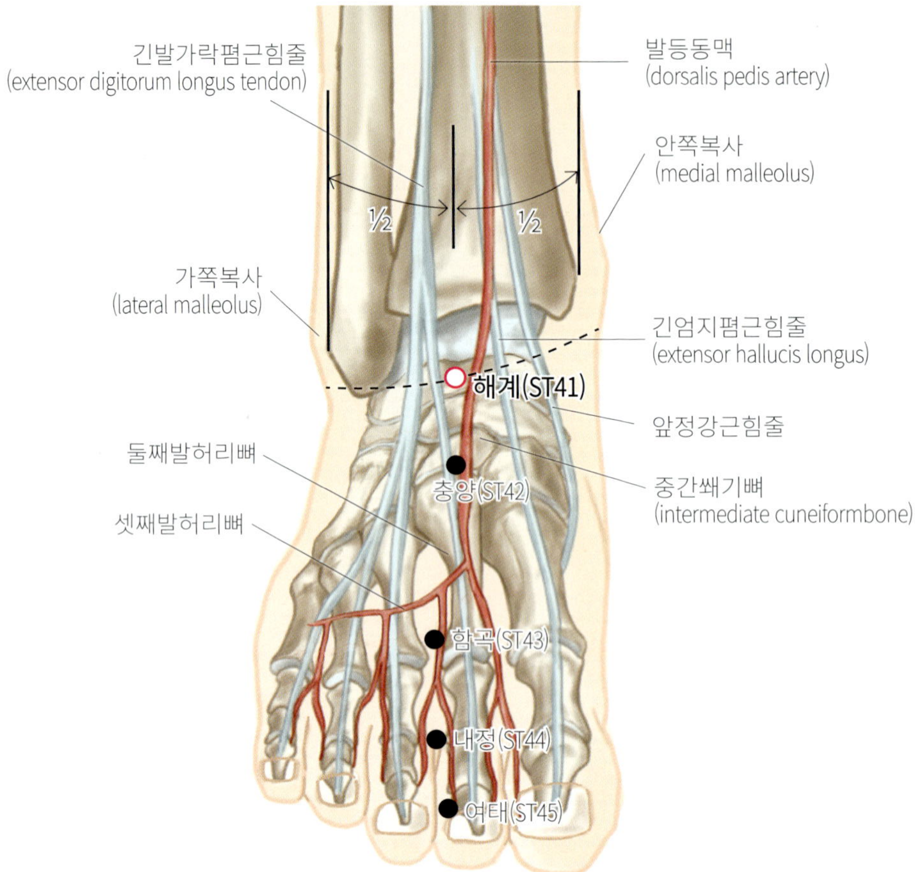

1. 혈명

【의의】解는 分解를, 谿는 溪谷을 뜻하며, 본 혈의 위치상 兩側筋健이 이루는 요함처로 그 형태가 계곡과 같다는 의미임

【異名】鞋帶

2. 혈위 근거

① 從豊隆內循下足腕上, 中行陷中.『金鑑』

② 衝陽後一寸五分, 腕上陷中, 是大指次指直上跗上陷者宛宛中.『大成』

3. 부위 및 취혈

① 발목앞쪽면, 발목관절앞면중앙부위, 긴엄지폄근힘줄(extensor hallucis longus)과 긴발가락폄근힘줄(extensor digitorum longus) 사이 오목한 곳. 발목을 발등쪽으로 굽혔을 때 발등에서 더욱 도드라지는 두 개의 힘줄 사이에서 취혈. 가쪽복사융기(prominence of the lateral malleolus)와 안쪽복사융기(prominence of the medial malleolus)를 연결하는 선의 중점에서 취혈

② 족내과(足內踝)와 족외과(足外踝)를 족과관절전면(足踝關節前面)으로 이은 선과 장모지신근건 외측연이 교차하는 점에 취하며 충양혈 후방 1.5촌처임

【근육】 긴엄지폄근(長拇指伸筋, extensor hallucis longus m.), 긴발가락폄근(長趾伸筋, extensor digitorum longus m.)

【신경】 안쪽발등피부신경(內側足背皮神經, medial dorsal cutaneous n.), 깊은층에 깊은종아리신경(深腓骨神經, deep peroneal n.)

【혈관】 앞정강동·정맥(前脛骨動·靜脈, anterior tibial a. & v.), 발등동맥(足背動脈, dorsalis pedis a.)

【침법】 ■ 직자 0.3~0.8촌 (침첨을 足根部로 향하여 자입)

【뜸법】 ■ 艾炷灸 3~5장
■ 溫灸 5~15분

4. 응용

개요

① 속성 : 經火穴(土의 母)

i) 補 : 補益(胃陽 또는 脾陽)

· 土克水 : 水濕의 병증을 土로 조절.(土虛不得制水) 脾胃經에서 主治(脾經 - 陰陵泉, 胃經 - 足三里)

ii) 瀉 : 胃熱을 瀉하는 작용(內庭이 위주)

② 주치 : 下肢痿痺, 足跗疼痛과 頭痛, 目眩, 癲狂, 便秘 등의 질환을 주치하며, 본 혈이 經火에 속하여 胃經의 母穴이 되므로 '虛則補其母'에 근거하여 補法을 사용하면 益火生土, 健脾强胃의 효능을 발휘하여 胃虛로 인한 腹脹, 水腫 등을 치료하며, 瀉法을 사용하면 胃熱實邪로 인하여 발생되는 頭痛, 癲狂 등에 대하여 '瀉陽明實熱' 작용을 발휘하여 熱이 退하게 됨으로써 平氣, 安神하게 됨

③ 혈성 : 淸胃降逆 鎭痙寧神 淸胃熱扶脾氣, 化濕滯

임상 해설

① 胃經의 經火穴(經主喘咳寒熱)으로서 淸胃熱降逆하는 효과

i) 糖尿病(胃熱로 인한 消穀善饑)에 유효

ii) 浮腫(특히 소화기장애로 인한 面浮腫)의 주요 혈위로서 腎炎(配 腎俞, 復溜, 陰陵泉)에도 많이 配用함 : 土虛로 인한 風水症에 주요 혈위(土克水)

iii) 眼病을 치료하는데 활용

ⓐ 眼瞼下垂(因胃熱, 脾氣下陷)의 주요 혈위 : 解谿(胃火穴, 刺健側)＋陽谿(大腸火穴), 行間(肝火穴)

ⓑ 麥粒腫에 유효

– 上瞼 : 經絡上 屬手太陽(後谿 瀉血), 臟腑上 屬脾經(隱白)

– 下瞼 : 經絡上 屬足太陽(至陰 瀉血), 臟腑上 屬胃經(解谿, 厲兌)

iv) 頭痛, 眩暈, 癲癎, 癔病 등에 유효

② 족관절염좌, 관절염, 류마티스에 사용

☞ 임상에서는 자침시 腱이 손상될 수 있으므로 대부분 太衝穴 혹은 足三里穴로 대신함 : ㉳ 胃正格(陽谷解谿補 臨泣陷谷瀉 → 腕骨足三里補 臨泣陷谷瀉).

☞– 目下(承泣, 四白) 부위가 검음 : 痰多한 경우일 수 있음

– 턱밑(承漿) 부위가 검음 : 腎(子宮)이 안 좋은 경우일 수 있음

주요 질환 응용

① 頭部 陽明熱 병증[上部의 陽明熱을 瀉하여 鎭靜, 安神 시킴]

· 頭風, 面赤目赤, 眉攢痛不可忍, 風面浮腫顏黑 → 이들은 胃經의 有餘한 병증으로 본 혈을 散泄해야 하며, 본 혈은 火穴이니, 胃의 內外에 邪가 있으면 본 혈을 瀉함[66)]

② 水腫 병증 [胃經의 本經 母穴 → 補虛 / 胃經虛症, 土虛不得制水症]. 脾經 大都穴과 配穴로 活用하면 효과적임

· 配腎俞, 陰陵泉, 足三里, 三陰交, 復溜, 治水腫

③ 經脈循行部 병증 [舒筋活絡 작용] : 하지관절 병증, 특히 족관절에 작용, 즉 膝胻股腫, 轉筋, 족관절 염좌에 활용함

· 어혈성 염좌 : 局所穴 配穴(解谿, 商丘, 丘墟 등) [太白(補, 全身氣機調節) ＋ 曲池(瀉, 走而不守) ＋ 太淵(補, 脈會)]

---

66) 此症, 皆胃之經在外者有餘之症也, 總以此穴泄之, 此穴乃火也, 胃之內外有邪, 皆宣泄此穴.『經穴解』

배혈

- 配 商丘, 丘墟 : 脚背痛, 足踝病『玉龍歌』
- 配 陽陵泉 : 霍亂『資生經』
- 配 承光 : 眩頭痛, 嘔吐心煩『資生經』
- 配 血海, 商丘 : 心腹脹『資生經』
- 配 三里, 商丘 : "瀉胃熱善饑不食 食卽支滿 腹脹及瘵痎虐寒熱 須兼刺厲兌 三里 解谿 商丘出血"『圖翼』
- 配 丘墟, 商丘 : 脚背疼起(堪追脚痛)『玉龍歌』
- 配 陽谿 : 驚悸怔忡『百症賦』
- 配 丘墟 : 足下垂
- 配 條口, 丘墟, 太白 : 膝股腫, 胻酸轉筋『千金方』

※ 기타문헌

"熱病汗不出 善噫 腹脹滿 胃熱譫語 解谿主之." "霍亂, 解谿主之." "瘧 瘈瘲驚 股膝重 胻轉筋 頭眩痛 解谿主之." "癲疾 發寒熱 欠 煩滿 悲泣出 解谿主之." "狂 易見鬼與火 解谿主之."『甲乙經』

"主風面浮腫 顔黑 厥氣上衝 腹脹 大便下重 瘈驚 膝股胻腫 轉筋 目眩 头痛 癲疾煩心悲泣 霍亂 头風 面赤 眉鈷痛不可忍."『大成』

ST42 충양 (衝陽, Chungyang)

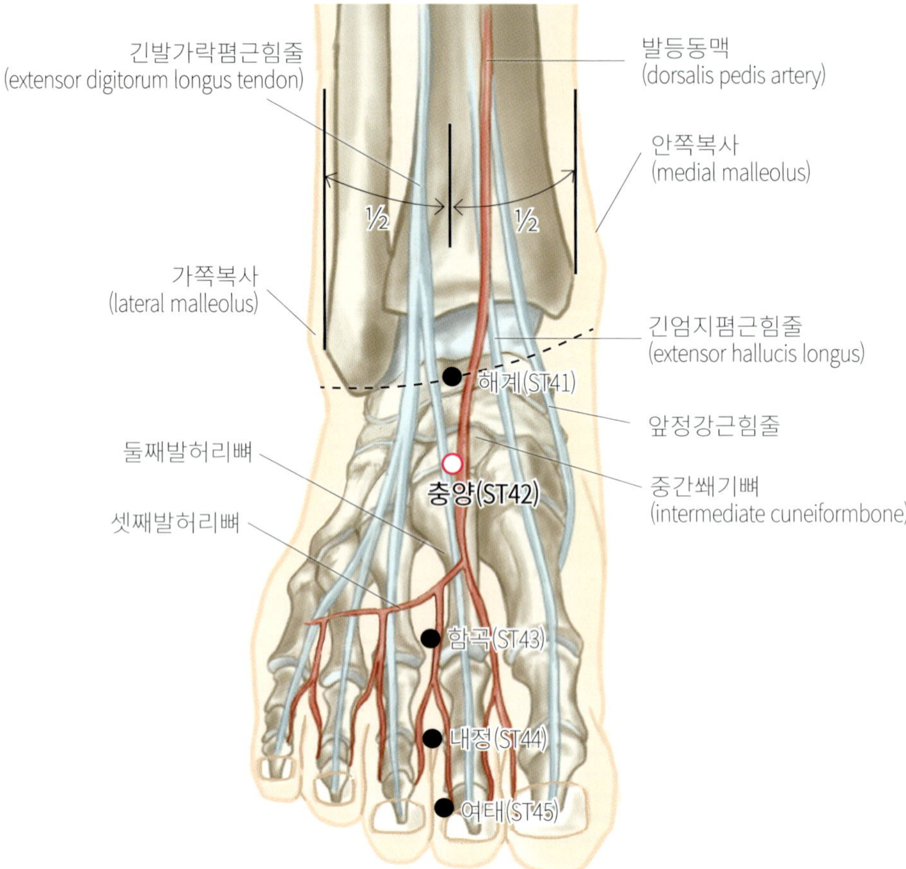

1. 혈명

【의의】 衝은 衝動을, 陽은 足背部를 뜻하며, 본 혈이 위치한 足背高處에서 동맥의 충동이 느껴지는 곳이라는 의미임

【異名】 會原, 跗陽, 趺陽, 會骨, 會湧

2. 혈위 근거

① 從解谿下行足跗上卽脚面也, 高骨間動脈.『金鑑』

② 足跗上五寸, 去陷谷二寸, 骨間動脈.『大成』

3. 부위 및 취혈

① 발등, 둘째 발허리뼈(2nd metatarsal bone) 바닥과 중간쐐기뼈(intermediate cuneiform bone)의 관절부위, 발등동맥(dorsalis pedis artery)이 뛰는 곳

② 발등(足背部)의 최고처(最高處)로, 함곡혈 상방 3촌의 족배동맥박동처(足背動脈搏動處, dorsalis pedis artery)이며, 혈관을 피하여 취함.

【근육】 긴발가락폄근(長趾伸筋, extensor digitorum longus m.), 짧은엄지폄근(短拇趾伸筋, extensor hallucis brevis m.)

【신경】 안쪽발등피부신경(內側足背皮神經, medial dorsal cutaneous n.), 깊은층에 깊은종아리신경(深腓骨神經, deep peroneal n.)

【혈관】 발등동맥(足背動脈, dorsalis pedis a.), 발등정맥그물(足背靜脈網, dorsal venous network of foot)

【침법】 ▪ 직자 0.2~0.3촌(足背動靜脈을 피하여 침첨을 足背에서 足底를 향해 자입)
▪ 사자 0.3~0.5촌

【뜸법】 ▪ 艾炷灸 3~5장
▪ 溫灸 5~10분

4. 응용

개요

① 속성 : 原穴

② 주치 : 胃經 原穴로서 胃經實로 인한 神志病, 즉 胃熱로 인한 脘痛脹滿, 久狂登高而歌 등에 본 혈을 활용함

③ 혈성 : 和胃健脾 鎮痙安神 扶土化濕

임상 해설

① 足跗 最高處의 동맥박동처로서 疾病의 진단 및 예후판단에 이용함
 i) 人迎脈(天部), 太淵脈(人部), 衝陽脈(地部)으로 脈氣存亡을 測定하고, 예후판정을 함
 ii) 衝陽脈이 안 뛰는 경우는 胃氣虛弱으로 자침해서는 안됨

② 胃機能失調로 인한 下肢麻痺, 足痿, 류마티스에 사용 : 운전을 많이 하며 胃기능이 나쁜 사람(食欲不振)이 다리에 무딘 감각, 이상한 느낌(특히 밤중에)이 있는 경우에

효과

③ 신경쇠약, 發狂에 사용

④ 原絡配穴에 활용 : 胃經原穴 衝陽, 脾經絡穴 公孫

· 項 頸 胸 膺 膀 股 脛 胻 足跗痛(胃), 發狂妄言(胃), 高歌棄衣而走(胃), 惡煙火(胃), 聞木音卽驚(胃脾)

주요 질환 응용

① 本經病 및 本腑病症[胃實熱(陽明熱)로 인한 胃經病 및 神志病(狂症)에 대하여 和胃安神 작용 발휘]

· 偏風, 口眼喎, 身前痛, 跗腫 → 本經이 循行하는 部分으로 본 혈이 原穴이 되므로 病의 虛實을 막론하고 모두 치료하는데 활용할 수 있음[67)]

· 腹大堅, 不嗜食, 久狂, 登高而歌, 棄衣而走 → 곧 胃經에 實邪가 있는 것이니, 본 혈을 瀉함[68)]

배혈

· 配 三里, 僕參, 飛揚, 復溜, 完骨 : 足痿失履不收『千金方』

· 配 束骨 : 瘧從脚胻起『千金方』

· 配 厲兌, 三間, 偏歷, 小海, 合谷, 內庭, 復溜 : 齲齒 『千金方』

· 配 陽谷, 然谷 : 足跗充血

· 配 曲鬢 : 齒齲『千金方』

· 配 天樞, 豊隆, 厲兌, 陷谷 : 面浮腫『千金方』

· 配 三里, 僕參, 飛揚, 復溜, 完骨 : 足痿失履不收『千金方』

· 配 豊隆 : 狂妄行, 登高而歌, 棄衣而走『千金方』

· 配 經渠, 陽池, 合谷, 支溝, 前谷, 內庭, 後谿, 腕骨, 陽谷, 厲兌, 解谿 : 熱病汗不出『千金方』

· 配 束骨 : 瘧從脚胻起『千金方』

· 配 條口, 絶骨 : 足緩難行『天星秘訣』

· 配 百會, 大陵, 合谷, 神門, 後谿, 心兪 : 精神病

67) 此症, 本經所行部分, 宜本穴爲原, 有病無論虛實皆責之.『經穴解』

68) 此症, 乃胃經實邪也, 宜泄此穴.『經穴解』

※ 기타문헌

"善嚙頰齒脣 熱病汗不出 口中熱痛 衝陽主之. 胃脘痛 時寒熱 皆主之." "足陽明虐 令人先寒 洒淅洒淅 寒甚久乃熱 熱去汗出 喜見日月光火氣乃快然 刺陽明跗上及調衝陽." "風水 面胕腫 衝陽主之." "腹大不嗜食 衝陽主之." "足下緩失履 衝陽主之." 『甲乙經』

"衝陽 : 主偏風口眼喎 浮腫 齒齲 發寒熱 腹堅大 不嗜食 傷寒病振寒而欠 久狂 登高而歌 棄衣而走 足緩履不收 身前痛." 『大成』

※ 참고

① 足陽明經의 原穴

② 본 혈은 足背動脈의 搏動應手處(Dorsalis pedis pulse)로서 施鍼時 愼重을 기하여야 함

③ 脈의 三部의 한 部分으로 天部는 人迎脈 [Common carotid pulse], 人部는 太淵脈 [寸口脈 : Radial Pulse], 地部는 衝陽脈 [Dorsalis pedis pulse]으로 脈氣의 存亡을 측정하고 예후를 판정함

ST43 함곡 (陷谷, Hamgok)

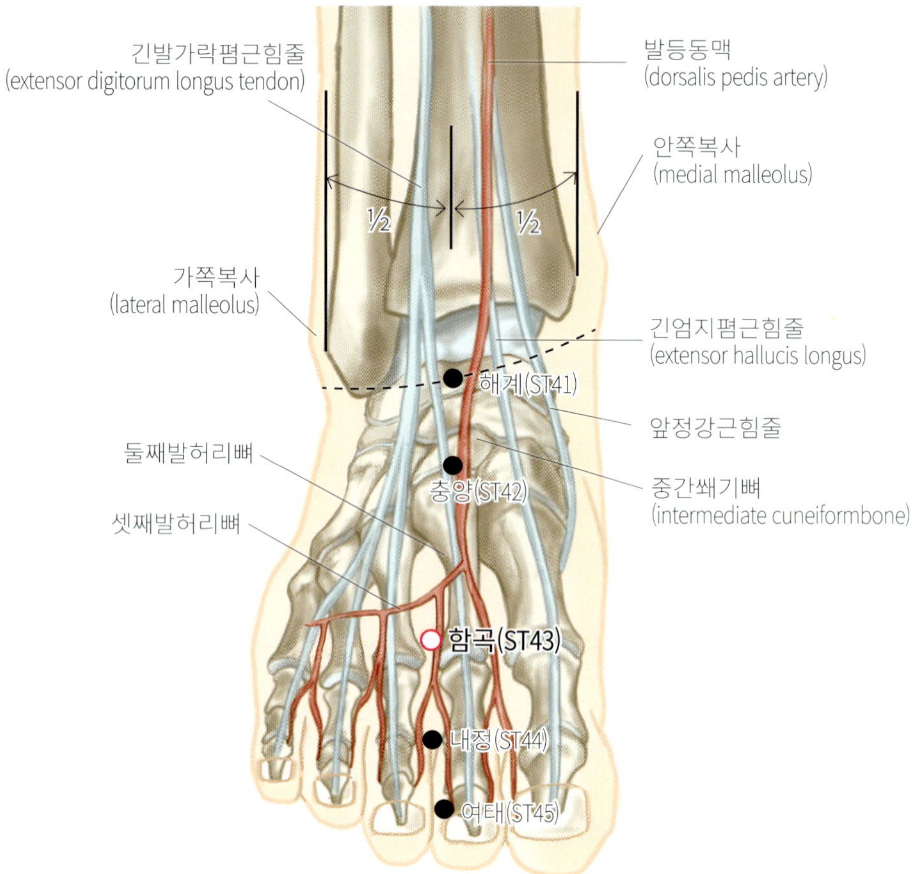

1. 혈명

【의의】 陷은 下를, 谷은 空洞을 뜻하며, 본 혈의 위치상 요함처로 陷下된 骨空處라는 의미임

2. 혈위 근거

① 從衝陽下行二寸, 至足大指之次指, 本節後陷中. 『金鑑』

② 足大指次趾外向, 本節後陷中, 去內庭二寸. 『大成』

3. 부위 및 취혈

① 발등, 둘째와 셋째발허리뼈(2nd and 3rd metatarsal bones)의 사이, 둘째발 허리발가락관절(2nd metatarsophalangeal joint)의 몸쪽 오목한 곳

② 내정혈 상방 2촌에서 취함

【근육】 긴발가락폄근(長趾伸筋, extensor digitorum longus m.)

【신경】 안쪽발등피부신경(內側足背皮神經, medial dorsal cutaneous n.), 깊은층에 깊은종아리신경(深腓骨神經, deep peroneal n.)

【혈관】 등쪽발허리동 · 정맥(背側中足動 · 靜脈, dorsal metatarsal a. & v.), 활꼴동맥(弓狀動脈, arcuate a. of foot)

【침법】 ■ 직자 0.3~0.5촌
■ 사자 0.5~1촌

【뜸법】 ■ 艾炷灸 3~5장
■ 溫灸 5~10분

4. 응용

개요

① 속성 : 輸木穴

② 주치 : 본 혈은 輸木에 속하므로 瀉法을 사용할 경우 平木培土 작용(抑其官)을 발휘하는데, 소위 胃脈이 弦한 者는 본 혈을 瀉하여 木平하게 되면 胃의 기능이 恢復되어 腹滿善噫, 穀氣下陷을 주치할 수 있으며, 또한 脾胃기능이 失調되어 발생하는 水濕 병증인 腹瀉腸鳴, 水腫留飮, 目面浮腫에 대하여 본 혈은 健脾化濕, 消除腹脹의 효력을 발휘함

· 胃經 輸木穴 : 輸主體重節, 水濕을 除하는 작용

③ 혈성 : 調和腸胃 健脾利水 和胃行水

임상 해설

① 胃經 輸木穴로서 脾胃氣機失調로 인한 모든 병증에 활용 : 衝陽(原穴)의 代用穴로서 제반 병증에 널리 配用함

i) 胃氣失調, 脾運不和로 인한 제반 병증에 효과적임

ⓐ 眼目浮腫, 食腫, 水腫, 氣腫 等 제반水病에 要穴임 : "治臟者治其兪 治腑者治其合 浮腫者治其經"『素問 · 咳論』. "水腫 灸陷谷隨年壯"『千金方』

ⓑ 惡性결막염, 麥粒腫이 계속 나는 경우에 사용

ii) 風濕痺痛(陣發性 神經痛), 足關節 류마티스에 사용 : "井主心下滿 滎主身熱 兪主體重節痛 經主喘咳寒熱 合主逆氣而泄 此五臟六腑井滎兪經合所主病也." 『難經 · 六十八難』. "滎兪治外經 合治內府" 『靈樞 · 邪氣臟腑病形』

iii) 間歇發熱, 高熱不汗出을 수반하는 병증에 유효 : 瘧疾, 癲癎 등에 사용
"病在臟者取之井 病變於色者取之滎 病時間時甚取之兪 病變於音者取之經 經滿而血者病在胃 及飮食不節得病者取之於合." 『靈樞 · 順氣一日分爲四時』

② 土經 木穴로서 肝脾不和(木克土 : 抑其官作用)로 인한 소화기제반 병증을 치료

i) 소화기제반 병증으로 인한 前頭痛(陽明頭痛), 偏頭痛의 활용

ii) 消化不良, 胃潰瘍, 腹鳴腹痛에 효과적임

③ 반신불수 후유증에 효과가 있음 : 太衝(火主), 臨泣(水曲) 등의 足背部 諸穴과 配合하여 사용 특히 오랫동안 걷지 못함으로 인해 足背腫痛이 생긴 경우에 유효

주요 질환 응용

① 脾胃 기능실조로 인한 水濕病[健脾化濕 작용이 있어서 水濕을 除함.]

· 面目浮腫, 及水病善噫, 腸鳴腹痛 → 곧 胃寒하여 運水가 不能함으로 몸에 두루 致水한 병증이니, 본 혈을 瀉함으로써 水濕을 除去할 수 있으며, 腸鳴腹痛의 병증에 이른 것은 곧 胃中의 寒으로 인한 所致이니, 본 혈을 灸해서 胃中의 寒을 散함[69]

② 胃氣의 鬱滯 병증에 활용 : 식체, 소화불량 등 → 胃氣를 회복시킴

배혈

· 配 下脘 : 腹脹, 腸鳴 『百症賦』

· 配 溫溜, 漏谷, 復溜, 陽綱 : 腸鳴而痛 『千金方』

· 配 列缺 : 面目癰腫 『千金方』

· 配 三里, 俠谿, 飛揚 : 痎虐少氣 『千金方』

· 配 期門 : 産後善噫

· 配 懸鐘 : 腹滿

· 配 大腸兪, 太白, 公孫, 天樞 : 腹痛

---

[69] 此症, 乃胃寒不能運水, 以致水周於身之症也, 宜泄此穴以去水, 至腸鳴腹痛之症, 乃胃中有寒之所致, 宜灸此穴以散胃中之寒. 『經穴解』

※ 기타문헌

"熱病刺然谷(千金作陷谷)足先寒 寒上至膝乃出鍼." "水中留飮 胸脇支滿 刺陷谷出血 立已." "面腫目癰 刺陷谷出血 立已." 『甲乙經』

"陷谷主腹大滿喜噫." "天樞, 豊隆, 厲兌, 陷谷, 衝陽 主面浮腫." "陷谷, 列缺 主面目癰腫." 『千金方』

"陷谷 : 主面目浮腫及水病善噫 腸鳴腹痛 熱病無度汗不出 振寒瘧疾. 東垣曰 氣在於臂 足取之, 先去血脈 後深取足陽明之滎兪內庭 陷谷." 『大成』

※ 참고

· 본 혈은 위치상 董氏奇穴 가운데 門金(當第二蹠骨與第三蹠骨連接部之直前陷凹中, 與火主穴並列), 木斗(當第三蹠骨與第四蹠骨之間, 距蹠骨與趾骨關節五分處), 木留(當第三蹠骨與第四蹠骨連接部之直前陷凹中, 距木斗穴後一寸處) 부근에 해당함

ST44 내정 (內庭, Naejeong)

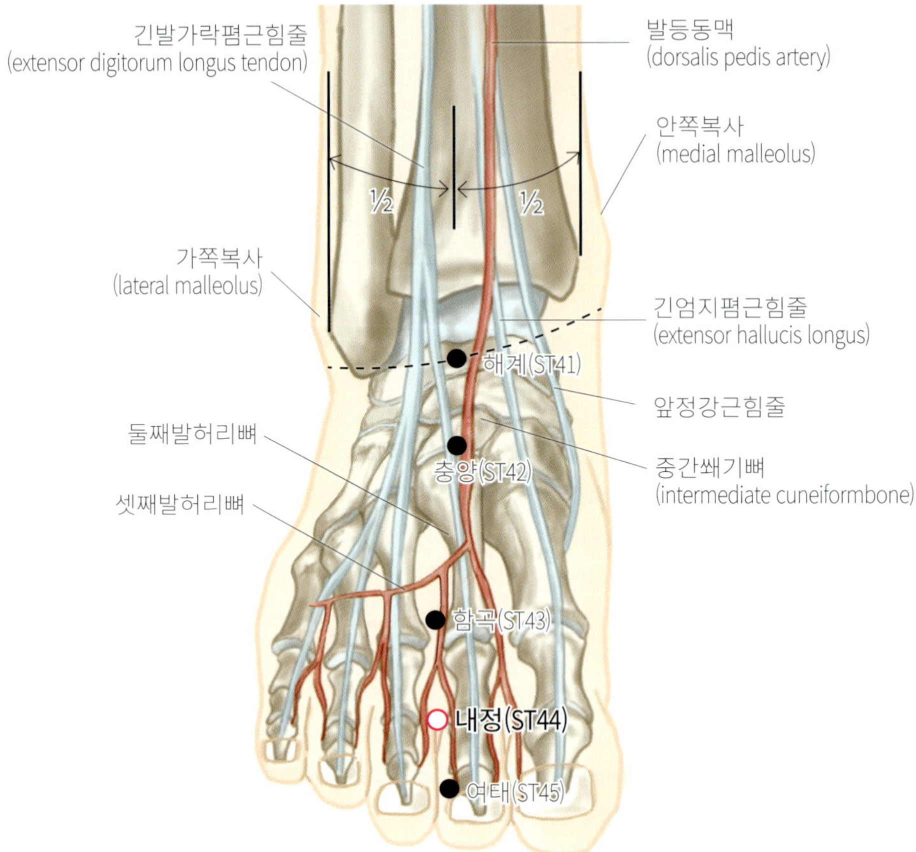

1. 혈명

【의의】 內는 入을, 庭은 門庭을 뜻하며, 足二三趾 사이의 縫紋端의 모양이 門庭으로 들어가는 형태와 비슷하다는 의미임

2. 혈위 근거

① 從陷谷下至足大指之次指本節前, 岐骨外間陷中.『金鑑』

② 足大指次趾外間陷中.『大成』

3. 부위 및 취혈

① 발등 부위, 둘째와 셋째 발가락(2nd and 3rd toes) 사이, 발샅 자리(web margin) 뒤쪽, 적백육제

② 족 제2 · 3지의 지봉문단(趾縫紋端)으로 기골간(岐骨間)에 취함

【근육】 긴발가락폄근(長趾伸筋, extensor digitorum longus m.)

【신경】 등쪽발가락신경(足背趾神經, dorsal digital n. of foot)

【혈관】 등쪽발허리동 · 정맥(背側中足動 · 靜脈, dorsal metatarsal a. & v.), 등쪽발가락동 · 정맥(背側趾動 · 靜脈, dorsal digital a. & v.)

【침법】 ■ 직자 0.2~0.4촌
■ 사자 0.3~0.8촌 (침첨을 上向하여 자입)

【뜸법】 ■ 艾炷灸 3~5장
■ 溫灸 5~7분

4. 응용

개요

① 속성 : 滎水穴(滎穴은 主身熱하는 작용) → 熱積을 解消하는 작용

② 주치 : 본 혈은 胃經의 滎水에 속함(滎主身熱 爲主). 胃火熾盛, 陽明積熱이 上擾하여 발생되는 頭面, 咽喉, 口齒 질환에 대하여 上病下取로 본 혈을 瀉하면 降胃火, 散邪熱하는데, 즉 淸熱開鬱, 導火下行, 止痛消腫의 효능을 나타냄. 또한 본 혈을 補하면 胃陽을 振興할 수도 있음

· 胃經 滎水穴 : 和胃, 理氣, 淸胃腸濕熱하는 작용 : 濕熱鬱結로 인한 病變을 치료

· 淸胃腸濕熱(散邪熱), 導火下行(淸胃火)

· 胃熱로 인한 이가 솟는 느낌, 잇몸이 부은 듯, 이가 흔들림에 多用

③ 혈성 : 和胃健脾 淸心安神 通降胃氣 和腸化滯 理氣鎭痛

임상 해설

① 胃經絡上의 氣機鬱滯로 인한 제반질환에 활용

i) 霍亂, 中暑(配 內關, 公孫) : 腹部병증에 있어서 中脘 以上은 內關, 中脘 以下는 公孫을 主로 配用함

☞ 대체로 臍 부위의 통증은 大腸異常, 下腹部의 통증은 瘀血症인 경우가 많음

ii) 胃熱로 인한 衄血, 吐血(㊀ 前谷內庭補 少海三里瀉, 脾正格, 通谷太衝行間瀉. ㊁ 六完, 腕順二)

iii) 口眼喎斜, 齒痛(上齒痛)에 사용

iv) 脾虛로 인한 消化不良, 手足厥冷에 사용 : 소아 · 성인 모두 만성병에 뜸을 뜨면 특히 효과가 있음

② 食傷(食中毒)의 주요 혈위로서 頭腹제반 병증에 要穴임 : 腹痛의 鎭痛鎭靜, 胃氣의 降下 작용

i) 食中毒에 의한 腹痛에 주요 혈위(配 四關, 梁丘, (裏)內庭)

ii) 食滯, 霍亂, 급성胃腸炎 等 消化不良性 제반 병증에 사용

iii) 癮疹, 특히 食中毒이 원인인 癮疹(配 曲池, 合谷, 血海)

③ 胃經의 滎水穴로서 小兒微熱, 특히 食積으로 인한 경우(配 商白) (※日本 일부 鍼灸學會에서는 幼兒의 주요 혈위로 사용)

i) 十井穴 瀉血 정도까지는 아닌 경우에 十井穴 代用穴로 사용

ii) 少商, 少澤에 瀉血하고, 추가적으로 配穴하고자 할때 사용

주요 질환 응용

① 胃經熱火가 上升으로 인한 병증[頭面, 咽喉, 口齒 병증에서 상승된 熱을 끌어내리는 작용, 導火下行 시킴]

· 頭面口唇齒病 : 口喎, 上齒痛, 鼻衄不止, 咽喉腫痛 → 본 혈을 瀉해야 하는 것으로 上病下取함으로써 清熱開鬱함[70)]

② 胃의 本腑病 [清胃腸濕熱 작용에 의함]

· 四肢厥逆, 腹脹滿, 惡聞火聲, 瘧不嗜食 → 胃邪로 인한 所致이므로 본 혈은 瀉함[71)].

· 治小腹脹滿『玉龍歌』,『通玄指要歌』: 配臨泣『玉龍賦』; 或配三里, 三陰交『大成』

③ 消渴에 활용 → 內熱 특히 陽明熱을 治하는 작용에 의함(내부에 熱이 오래 지속된 상태, 쓰이지 않아야 할 에너지가 쓰이는 것) [陰液을 滋補할 수 있는 復溜(補腎水, 腎金穴)와 配穴]

· 上消 - 胃火熏灼 → 肺燥津傷 : 治法 - 清胃潤肺 : 瀉魚際(清肺心熱), 補復溜(養陰滋腎生津)

· 中消 - 胃火熾盛 → 陰液不足 : 治法 - 清胃滋腎 : 瀉內庭(清陽明內熱), 補復溜(養陰滋腎生津)

배혈

· 配 曲池, 天樞 : 濕熱瀉痢

· 配 僕參 : 兩足痠麻『雜病穴法歌』

· 配 上星 : 睛痛『大成』

---

70) 此病, 鍼瀉本穴, 上病下取, 可清熱開鬱.『經穴集成』

71) 此症, 乃胃邪所致, 宜泄此穴.『經穴解』

· 配 天樞, 隱白, 氣海, 照海, 內關 : 赤白痢如赤『大成』
· 配 內庭(瀉), 合谷(補), 復溜(瀉), 百勞[大椎穴 直上 2촌에서 양방 1촌 : 理虛損, 補肺虛] : 傷寒無汗『大成』
· 配 外關, 三里, 大泉, 商丘 : 僻噤『千金方』
· 配 厲兌, 三間, 衝陽, 偏歷, 小海, 合谷, 復溜 : 齲齒『千金方』
· 配 中渚, 支溝 : 嗌痛『千金方』
· 配 天樞, 厲兌 : 食不化, 不嗜食, 俠臍急『千金方』
· 配 然谷, 脾兪 : 不嗜食『千金方』
· 配 環跳 : 脛痛不可屈伸『千金方』
· 配 合谷 : 寒證面腫及腸鳴 先取合谷後內庭『天星秘訣』
· 配 足臨泣 : 小腹痛, 小腹脹滿『玉龍賦』
· 配 中脘, 足三里 : 霍亂『雜病八法歌』
· 配 足三里, 中脘 : 肚腹泄瀉諸般病症『雜病』

※ 기타문헌

"腹膨而脹, 奪內庭兮休遲."『通玄指要賦』
"小腹滿氣攻心, 內庭二穴要先鍼."『玉龍歌』
"四肢厥手足悶者 使人久持之 厥熱(一本作逆冷)脛痛 腹脹皮痛 善伸數欠 惡人與木音 振寒 嗌中引外痛. 熱病汗不出 下齒痛 惡寒 目急 喘滿寒慄 斷口噤僻 不嗜食 內庭主之."『甲乙經』
"內庭 : 主四肢厥逆 腹脹滿 數欠 惡聞人聲 振寒 咽中引痛 口喎 上齒齲 瘧不嗜食 腦皮膚痛 鼻衄不止 傷寒手足逆冷 汗不出 赤白利."『大成』

※ 참고

· 본 혈은 위치상 경외기혈 가운데 裏內庭(第二 · 三跖趾關節前方凹陷處, 裏內庭與足背側之內庭穴相對) 부근에 해당하며, 童氏奇穴 가운데 木婦(在足第二趾中節中央向外開三分) 부근에 해당함

ST45 여태 (厲兌, Yeotae)

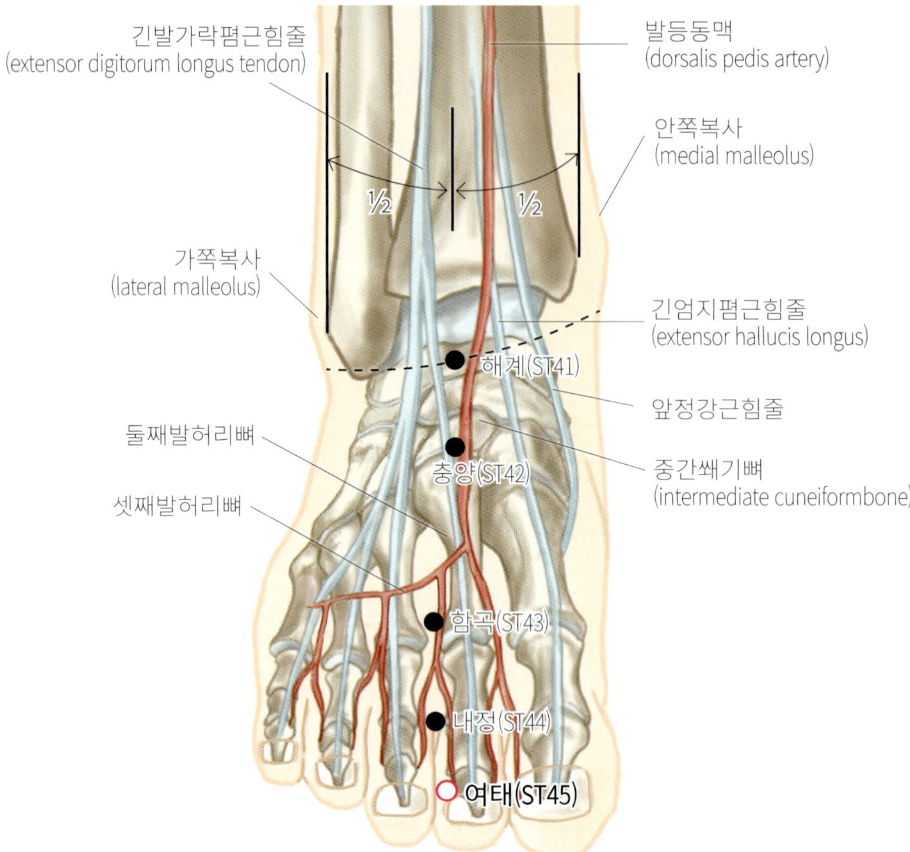

1. 혈명

【의의】 厲는 岸危處를, 兌는 悅(開口之象), 口(飮食之象)를 뜻하며, 二趾의 爪甲角端으로 岸危處에 該當한다는 의미이며, 또한 口질환(口禁, 口僻)을 주치한다는 의미임

2. 혈위 근거

① 從內庭下行足大指之次指之端, 去爪角如韮葉許.『金鑑』

② 足大指次趾之端, 去爪甲角如韮葉.『大成』

3. 부위 및 취혈

① 둘째발가락, 끝마디뼈(distal phalanx) 가쪽, 둘째발톱가쪽뿌리각(lateral corner of the 2nd toenail)에서 몸가쪽으로 0.1촌. 둘째발톱의 가쪽모서리를 지나는 수직선과 발톱뿌리를 지나는 수평선이 만나는 지점에서 취혈

【근육】 긴발가락폄근(長趾伸筋, extensor digitorum longus m.), 긴발가락굽힘근(長趾屈筋, flexor digitorum longus m.), 짧은발가락굽힘근(短趾屈筋, flexor digitorum brevis m.)

【신경】 등쪽발가락신경(足背趾神經, dorsal digital n. of foot)

【혈관】 등쪽발가락동·정맥(背側趾動·靜脈, dorsal digital a. & v.)

【침법】 ■ 직자 0.1~0.2촌
■ 사자 0.1~0.2촌

【뜸법】 ■ 艾炷灸 3~5장
■ 溫灸 3~5분

4. 응용

개요

① 속성 : 井金穴

② 주치 : 본 혈은 尸厥, 口噤을 치료할 수 있는데, 이는 "病在臟者, 取之井"의 원리에 근거하며, 蘇厥, 醒神, 知覺恢復의 효능을 발휘하며, 또한 胃經은 土에 속하고 본 혈은 金에 속하여 胃經의 子穴이 되므로, 무릇 胃中實熱로 인한 齒痛, 鼻衄, 心腹脹痛, 熱盛發狂, 夢魘不安 등의 제반 陽熱怫鬱, 痰火壅盛으로 인한 질환에 대하여 본 혈을 瀉하면 淸胃熱, 通鬱滯, 導火下行함

· 胃經井穴 : 病在臟者, 取之井穴 → ∴ 活絡開竅, 回陽救逆 작용

· 陽明怫鬱, 痰火壅盛(陽明熱에 해당) → 淸胃熱, 通鬱滯 작용.

③ 혈성 : 淸化濕熱 通經勞厥 回陽救逆 和胃淸神 疏泄陽明邪熱 活絡開竅

임상 해설

① 退熱, 鎭靜 효과가 있어서 구급혈로 사용 : 自體經絡의 氣絶鬱熱(癔病, 氣絶), 胃腸障碍로 인한 小兒驚氣(配 隱白, 大敦, 身柱, 四縫)

② 胃經 子穴(自經瀉穴, 土生金)로서 특히 胃經實(熱)症에 유효 : 呑酸, 胃脘脹悶(腹部飽滿感), 中消, 腹脹黃疸, 吐血, 腸風下血 등에 사용

※ "陽明之爲病 胃家實是也. 陽明病 譫語發潮熱 脈滑而疾者 小承氣湯主之."

→ 胃家實의 原因 : 體質的인 胃熱, 胃液缺乏, 風寒外侵으로 胃熱發散을 못함, 誤治로 인한 汗·液缺乏, 他經病의 轉屬 등으로 발생

③ 胃經 井(金)穴로서 脾胃不和(昇降失常)에 隨伴되는 제반 병증(配 隱白)

i) 胃不和에 隨伴되는 心下滿 臥不安, 面浮腫, 腹水 등의 胃腸症狀(井主心下滿, 胃不

和多兼有心下滿)

ii) 失眠多夢, 夢魘[72]不寧, 특히 小兒夜啼症에 효과 : "夢魘不寧 厲兌相諧於隱白" 『百症賦』

iii) 정신착란, 신경쇠약에 효과

iv) 안면마비, 편도선종에 사용

주요 질환 응용

① 本經 循行部 병증 및 本腑 병증[本經 循行部 및 胃腑의 熱性病과 痰火병증에 대해 淸胃熱 시킴]

· 鼻衄, 口喎脣胗, 頸腫, 膝髕腫痛, 循胸, 乳, 氣膺, 伏兎, 胻外廉, 足跗上皆痛. → 모두 本經이 循行하는 部分에 寒熱 邪氣로 인한 所致이므로 井穴을 취하여 瀉함[73]

· 黃疸, 消穀善飢, 尿黃, 多驚好臥, 狂欲登高而歌, 棄衣而走 → 胃의 本腑病이며, 혹은 안에서 寒熱水濕의 邪를 받아서 발병한 것이므로 아래에 있는 井穴을 瀉하여 치료함[74]

· 配內關, 治胃脘火熱痛

② 胃脈 氣滯症[胃經의 井穴로서 通鬱滯 작용에 의함]

· 屍厥氣絶, 狀如中惡 → 胃脈 전체가 滯하여 不行한 所致이므로 본 혈을 散泄해서 胃氣를 通하게 함[75]

배혈

· 配 京骨, 前谷 : 鼻不利涕黃『千金方』

· 配 三間, 衝陽, 偏歷, 小海, 合谷, 內庭, 復溜 : 齲齒『千金方』

· 配 條口, 三陰交 : 脛寒不得臥『千金方』

· 配 內庭 : 瘧不嗜食惡寒『千金方』

· 配 京骨, 前谷 : 鼻不利, 涕黃『千金方』

---

72) 夢魘 : 驚恐의 惡夢을 꾸거나 또는 꿈에 신체를 壓迫하는 物件이 있는 것 같아서 신체가 (가위)눌려 움직이지도 부르짖지도 못하는 것을 말함. 脾胃兩經의 井穴을 취하여 淸熱消痰, 安神寧志하는 방법으로 치료. 魘 : 가위눌릴염

73) 此症, 皆本經之見於部分, 有寒熱之邪中之所致, 故泄其井穴.『經穴解』

74) 此症, 乃胃之本腑病, 或受寒熱水濕之邪於內而致之, 故亦泄井穴於下而散之.『經穴解』

75) 此症, 乃胃脈全滯而不行所致也, 宜泄其穴, 以通胃氣.『經穴解』

· 配　三間, 衝陽, 偏歷, 小海, 合谷, 內庭, 復溜 : 齲齒『千金方』
· 配　中管, 三間, 偏歷, 承筋, 京骨, 崑崙, 承山, 飛揚, 隱白 : 頭熱, 鼻鼽衄『千金方』
· 配　天容, 缺盆, 大杼, 膈兪, 雲門, 尺澤, 二間, 湧泉, 然谷 : 喉痹哽咽寒熱『千金方』
· 配　三里, 章門, 京門, 內庭, 陷谷, 絡却, 崑崙, 商丘, 陰陵泉, 曲泉, 陰谷 : 腹脹滿不得息『千金方』
· 配　天樞, 內庭 : 食不化不嗜食, 俠臍痛『千金方』
· 配　天樞, 豊隆, 陷谷, 衝陽 : 面浮腫『千金方』
· 配　內庭, 陷谷, 衝陽, 解谿 : 瘡瘍從髭出『大成』
· 配　條口, 三陰交 : 脛寒不得臥『千金方』
· 配　五里, 三陽絡, 天井, 三間 : 嗜臥, 四肢不欲動搖『千金方』
· 配　三間, 合谷 : 吐舌, 戾頸, 喜驚『千金方』
· 配　經渠, 陽池, 合谷, 支溝, 前谷, 內庭, 後谿, 腕骨, 陽谷, 衝陽, 解谿 : 熱病汗不出『千金方』
· 配　內庭 : 瘧, 不嗜食, 惡寒『千金方』
· 配　隱白 : 夢魘不寧『百症賦』,『金鑑』
· 配　大敦 : 喜寐『資生經』
· 配百會, 人中, 中衝 : 昏厥, 中風, 中暑, 人事不省

※ 기타문헌

"熱病汗不出 鼽衄 眩 時仆而浮腫 足脛寒 不得臥 振寒 惡人與木音 喉痺 齲齒 惡風 鼻不利 多善驚 厲兌主之." "虐 不嗜食 厲兌主之." "寒腹脹滿 厲兌主之." 『甲乙經』

"厲兌 : 主尸厥 口噤 氣絶狀如中惡 心腹脹滿 水腫 熱病汗不出 寒瘧不嗜食 面腫 足胻寒 喉痹 上齒齲 惡寒鼻不利 多驚好臥 狂欲登高而歌 棄衣而走 黃疸 鼽衄 口喎唇胗 頸腫 膝臏腫痛 循胸 · 乳 · 氣街 · 伏兎 · 胻外廉 · 足跗上皆痛 消穀善饑 溺黃." 『大成』

4

足太陰脾經

足太陰脾經 流注

『靈樞 · 經脈』脾足太陰之脈, ① 起於大指之端,循指內側白肉際, ② 過核骨後, ③ 上內踝前廉, ④ 上腨內, 循脛骨後, ⑤ 交出厥陰之前, ⑥ 上膝股內前廉, ⑦ 入腹, ⑧ 屬脾, 絡胃, ⑨ 上膈, ⑩ 挾咽, ⑪ 連舌本, 散舌下. ⑫ 其支者, 復從胃, 別上膈, 注心中.

족태음비경은 ① 엄지발가락 끝에서 일어나, 안쪽 적백육제를 따라, ② 종자뼈(sesamoid bone(핵골(核骨)) 뒤를 지나, ③ 안쪽 복사 앞모서리로 올라, ④ 장딴지 안쪽으로 올라, 정강뼈 뒤쪽을 따라, ⑤ 족궐음간경을 만나 그 앞으로 나와, ⑥ 무릎과 넓적다리 안쪽 앞모서리로 올라, ⑦ 배부분으로 들어가, ⑧ 비(脾)에 소속하고, 위(胃)에 연락하고, ⑨ 가로막으로 올라, ⑩ 목구멍을 끼고, ⑪ 혀뿌리(root of tongue)에 이어져, 혀 아래면으로 흩어진다. ⑫ 그 가지는 다시 위(胃)에서, 가로막으로 갈라져 올라가, 심장 속에 모인다.

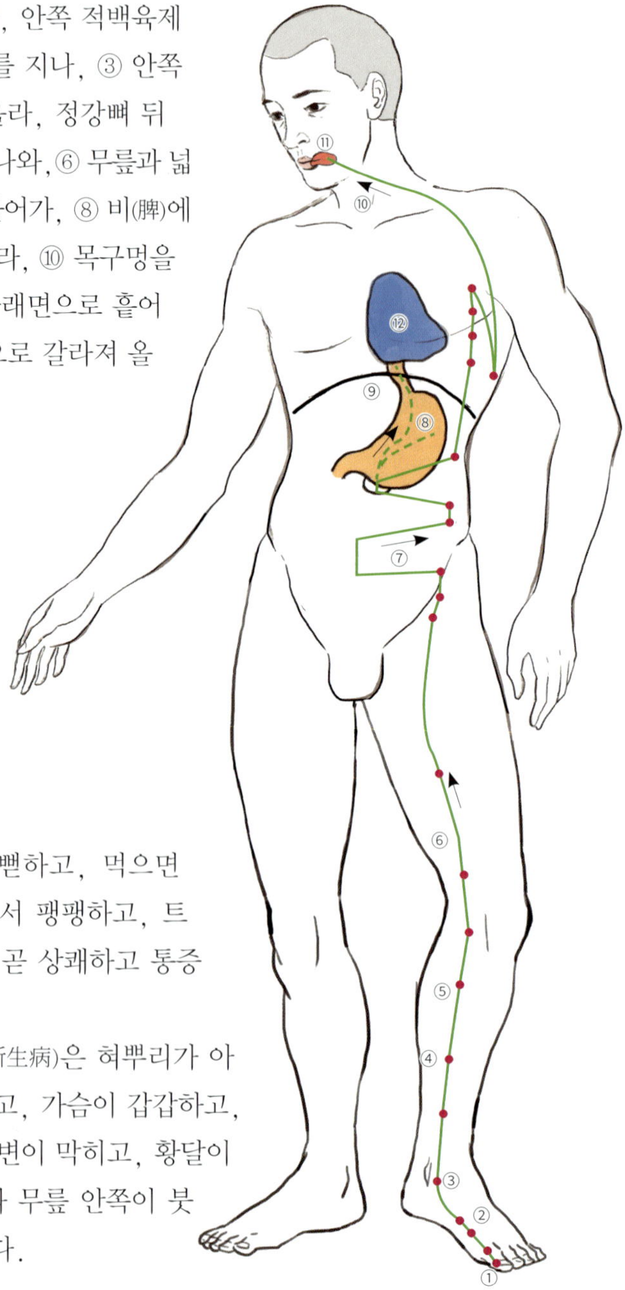

足太陰脾經 病證

是動則病舌本强, 食則嘔, 胃脘痛, 腹脹, 善噫(선애), 得後與氣, 則快然如衰, 身體皆重. 是主脾所生病者, 舌本痛, 體不能動搖, 食不下, 煩心, 心下急痛, 溏瘕泄, 水閉, 黃疸不能臥, 强立, 股膝內腫厥, 足大指不用.

족태음비경 시동병(是動病)은 혀뿌리가 뻗뻗하고, 먹으면 바로 토하고, 위장부위가 아프고, 배가 부어서 팽팽하고, 트림을 많이 하고, 대변을 보고 방귀가 나오면 곧 상쾌하고 통증이 쇠하는 것 같고, 몸이 모두 무겁다.

비(脾)를 주관하는 족태음비경 소생병(是主所生病)은 혀뿌리가 아프고 몸이 움직일 수 없고, 먹어도 안 넘어가고, 가슴이 갑갑하고, 심장 아래가 갑자기 아프고, 이질이 새고, 소변이 막히고, 황달이 나고, 누울 수 없고, 억지로 서면 넓적다리와 무릎 안쪽이 붓고 차가워지고, 엄지발가락을 움직이지 못한다.

足太陰經別

《靈樞 經別》足太陰之正, 上至髀, 合于陽明, 與別俱行, 上結于咽, 貫舌中, 此爲三合也.

足太陰의 正經은 위로 髀骨에 이르러 足陽明과 합쳐져 위로 올라가 咽喉와 結하고 舌中을 꿰뚫고 가니 이를 三合이라고 한다.

足太陰絡脈

《靈樞 · 經脈》足太陰之別, 名曰公孫. 去本節之後一寸, 別走陽明; 其別者, 入絡腸胃. 厥氣上逆則霍亂, 實則腸中切痛, 虛則鼓脹. 取之所別也.

足太陰이 갈라지는 곳은 公孫이다. 本節 1촌 뒤에서 시작하여, 갈라져 양명으로 흘러간다. 갈라진 가지는 뱃속으로 들어가 장위(腸胃)에 이어진다. 絡脈의 기가 거슬러 오르면 霍亂이 생긴다. 실하면 장(腸)이 끊어지듯 아프고, 허하면 고창(鼓脹)이 생긴다. 이런 경우 경맥이 갈라지는[別] 곳을 취한다.

足太陰經筋

《靈樞 頸筋》足太陰之筋, ①起于大趾之端內側, ②上結于內踝; 其直者, ③絡于膝內輔骨, 上循陰股, ④結于髀, ⑤聚于陰器, 上腹, ⑥結于臍, ⑦循腹裏, 結于肋, ⑧散于胸中; 其內者, 著于脊

足太陰脾經筋은 엄지발가락 안쪽 끝에서 시작하여 올라가 足內踝에 結하고 직생하는 경근은 무릎 안쪽 輔骨에 結하고 넓적다리 안쪽을 따라 올라가 髀部에 結하며 陰器에 結하고 腹部로 올라가 배꼽에 結하고 뱃속을 따라 옆구리에 結하고 胸中에 분포하여 안으로 가는 經筋은 脊椎에 부착되어 있다.

其病足大指支, 內踝痛, 轉筋痛, 膝內輔骨痛, 陰股引髀而痛, 陰器紐痛, 下引臍兩脇痛, 引膺中脊內痛. 治在燔鍼劫刺, 以知爲數, 以痛爲輸, 名曰孟秋痺也.

그 病證은 엄지발가락과 足內踝가 아프며 轉筋하며 무릎안쪽의 輔骨에 통증이 발생하며 넓적다리 안쪽으로 땅기고 아프며 陰器가 뒤틀리듯 아프며 위로 배꼽부위와 양 옆구리까지 땅기고 아프며 가슴과 척추안쪽이 땅기고 아프다. 치료는 火鍼으로 劫刺하는데, 치유되는 정도를 보아 횟수를 정하고 아픈 곳을 刺鍼한다. 이러한 病證을 '仲秋痺'라고 한다.

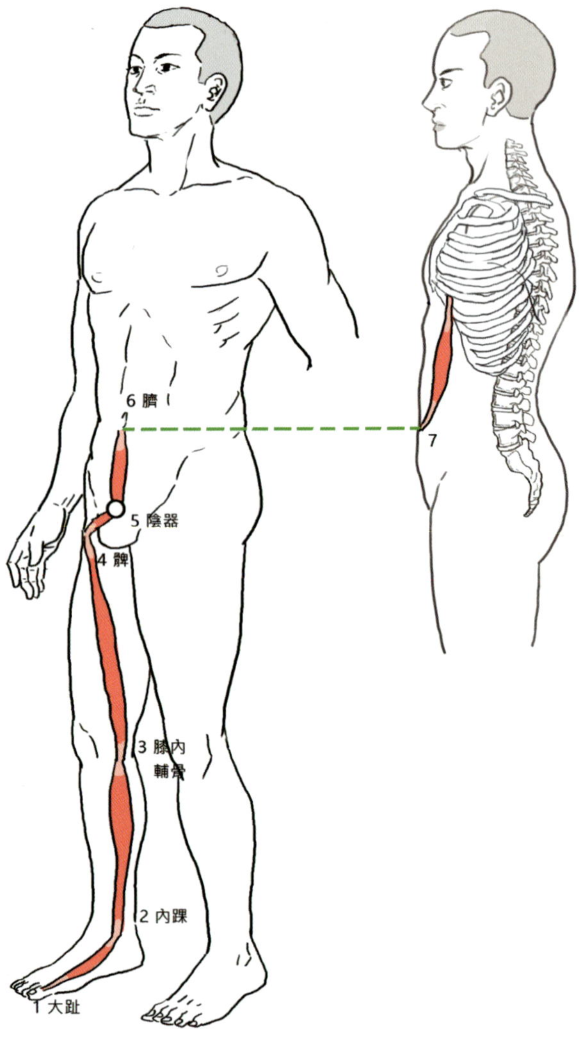

개요

1. 경맥유주 연관부위

- 많은 募穴과 交會(中極, 關元, 日月, 期門, 中府)
- 食道통과(+小腸經, 心經)
- 舌관련 流注 : 連舌本, 散舌下 → 舌의 병증을 脾經에서 담당, 주치함
- 足內踝上 8촌에서 肝經과 脾經의 循行 바뀜, 8촌 以上부터 脾經이 肝經의 前面으로 循行

→ 치료 기능상 차이

2. 장부 특성

1) 脾 生理

- 主運化水穀…소화과정에 영향 : 不調和→腹脹, 便溏, 食慾減退
- 主肌肉…水穀精氣를 전신, 四肢에 運輸함 : 不調和 → 疲勞, 無力
- 主統血 … 出血防止 : 不調和→出血症 발생
- 脾惡濕喜燥 → 濕하면 精微運化가 잘 안됨

2) 脾 病理

- 濕邪에 쉽게 損傷 …소화과정에 영향 : 不調和→腹脹, 便溏, 食慾減退
- 過思傷脾
- 生冷한 음식…內濕發生, 運化損傷

3) 脾 辨證

- 虛證…脾氣虛, 脾陽虛, 脾不統血, 脾氣下陷 (中氣下陷)
- 實證…寒濕犯脾(寒濕困脾), 濕熱犯脾(濕熱蘊脾)

※ 兼證…脾肺氣虛, 肝脾血虛, 肝鬱濕阻

3. 脾經 病候

- 外經 病候 : 股膝內側腫脹痛, 舌根强痛, 頭重感 (頭重感 → 脾濕으로 인한 痰 때문임)
- 內臟 病候 : 黃疸, 身重無力, 厥冷, 胃脘痛, 腸鳴, 腹脹, 嘔吐, 噯氣, 納呆, 便溏泄瀉, 便秘 (黃疸 → 脾胃의 대표적 병증으로 脾濕이 鬱滯되어 제거 안될 경우에 발생)

4. 脾經 主治

1) 효능 : 健脾胃和中, 祛風濕通經絡, 造血統血, 調血室精宮, 和衝脈, 淸心寧神,

2) 주치 범위 : 臍腹, 胃, 腸, 泌尿 및 生殖 疾病 (脾 · 胃等소화기系病症, 비뇨생식기病症 및 脾經이 經過하는 부위의 병증, 특히 胃脘痛, 腹脹痛, 食則作嘔, 噯氣, 便溏泄, 黃疸, 水腫, 신체沈重無力, 舌强, 膝股內側脹痛, 肢冷等症을 주치함)

3) 주치 병증

- 소화기계 병증 … 脾胃 消化 失調(위완통, 복창, 변담..)
- 燥濕失調 병증 … 太陰濕土, 陽明燥陰간의 균형 失調 병증
  … 水腫, 신체重無力, 皮膚病
- 經脈 循行部 병증 … 舌部 및 下肢部, 舌强, 股膝內側痛 · 生殖器部, 泌尿器部
  … 疝, 月經不調, 小便不利 등

4) 부위별 주치

- 隱白~箕門 : 胃 · 腸질환 爲主, 비뇨생식기질환 및 下肢內廉의 局所병증을 주치함
- 衝門~腹哀 : 胃腸질환 및 泌尿질환을 주치함
- 食竇~大包 : 胸肺질환을 주치함

5) 주요혈 주치

- 公孫 : 脾胃氣를 調節함
- 三陰交 : 婦人科 및 비뇨생식기질환을 주치함
- 陰陵泉 : 月經不調, 膝關節 질환을 주치함
- 血海 : 瘀血을 주치함
- 大橫 : 大腸질환(配天樞)을 주치함

5. 脾經 특정혈

屬性		穴名	備考
五輸穴	井木	隱白	十三鬼穴(鬼壘)
	滎火	大都	補母穴
	輸土	太白	自性穴
	經金	商丘	瀉子穴
	合水	陰陵泉	
原		太白	自性穴
絡		公孫	八脈交會穴(通於衝脈)
		大包	脾之大絡
郄		地機	三部穴(下部)
募		章門	八會穴(臟會)
兪		脾兪	

SP1 은백 (隱白, Eunbaek)

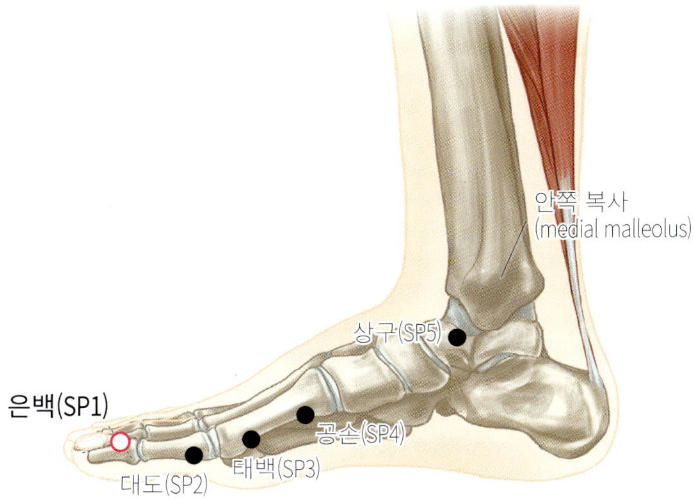

1. 혈명

【意義】隱은 隱藏을, 白은 金色을 뜻하며, 足太陰은 土에 속하고 土는 金의 母이며 足太陰의 脈氣가 起하는 것에 비해 手太陰의 金氣는 隱함을 의미하고, 足太陰經의 變動이 隱藏한 곳이라는 의미임

【異名】鬼疊, 鬼壘, 鬼眼

2. 혈위 근거

① 在足大指內側端後, 去爪甲角如韮葉許.『金鑑』

② 足大趾端內側, 去爪甲如韮葉.『大成』

3. 부위 및 취혈

① 엄지발가락, 끝마디뼈(distal phalanx) 안쪽, 엄지발톱안쪽뿌리각(medial corner of the toenail)에서 몸안쪽으로 0.1촌. 엄지발톱의 안쪽모서리를 지나는 수직선과 발톱뿌리를 지나는 수평선이 만나는지점에서 취혈

【근육】긴엄지폄근(長拇趾伸筋, extensor hallucis longus m.)

【신경】등쪽발가락신경(足背趾神經, dorsal digital n. of foot)

【혈관】고유바닥쪽발가락동맥(固有跖側趾動脈, proper plantar digital a.), 등쪽발가락정맥(背

側趾靜脈, dorsal digital v.), 바닥쪽발가락정맥(跖側趾靜脈, plantar digital v.)

【침법】■ 직자 0.1~0.2촌

■ 사자 0.1~0.3촌 (침첨을 上向하여 자입)

■ 삼릉침으로 점자출혈

【뜸법】■ 艾炷灸 3~7장

■ 溫灸 5~20분

■ 禁灸 (『醫學入門』)

4. 응용

개요

① 속성 : 井木穴 → 下肢 井穴 : 火(虛火)를 끌어내리는 작용[十三鬼穴中 鬼壘穴]

· 止血 : 土虛不統血을 치료(補 : 統血기능 강화로 인한 止血 → 婦人의 經漏에 활용)

· 安神 : 木乘[대체로 木旺時 神志와 관련된 병증(癲狂症, 히스테리성)] → 瀉木(淸火安神)

② 주치 : 井木에 속하여 健脾寧神, 調經統血의 효능이 있어서 崩漏, 狂驚에 활용되며, 隱白에 灸하면 脾氣健運하고 統血이 힘있게 됨으로써 血이 歸經하여 經漏가 그침

· 본혈은 井木에 속하고, 木은 勝土하고, 土가 부족하면 木氣가 또한 勝하니 驚狂瘈瘲이 發作할 경우에 본혈에 자침하면 有餘함을 그치게 하고, 淸火消痰함으로써 安神定志시킴

③ 혈성 : 健脾寧神 調經統血

임상 해설

① 解熱, 鎭靜의 효능이 있어 구급혈로 사용 : 少商과 더불어 手 · 足井穴 中에서 활용되는 穴로서 주치 · 효능 또한 대체로 少商과 비슷함

i) 高熱, 특히 小兒發熱, 驚氣에 사용 : 소아는 食滯, 感冒를 막론하고 먼저 少商 · 隱白(瀉血), 四關을 사용하면 효과적임 ☞ 傷寒類食積

ii) 昏睡狀態, 氣絶時 回生穴로 사용

② 心脾積熱로 인한 頭面部 제반 병증에 효과(心經과 相接)

i) 麥粒腫, 惡性결막염 等 제반 눈 질환에 효과가 있음(瀉血) : 上 · 下眼瞼에 맥립종이 자주 발생하는 것은 脾濕熱이 주요한 원인

ii) 脾熱鬱滯로 인한 脣腫 · 脣瘡, 舌腫 · 重舌(因心脾積熱)에 사용 : 隱白, 少衝, 海泉, 金津玉液(瀉血)

☞ 脾濕熱은 口臭, 血虛는 白苔가 발생. "心根之舌也" "舌者 心之苗也"

☞ 脣腫(脣瘡) : 입술주위에 뭐가 나고 잘 낫지 않는 병증.

③ 泄胃腸中熱, 淸胸中熱작용이 있어서 급성胃炎, 肝炎, 膽囊炎, 黃疸 等 염증성 질환에 유효

④ 十三鬼穴 중 하나(鬼壘)로서 신경·정신계 제반질환에 활용(心經과 相接)

i) 精神分裂症, 甚한 癲狂症에 鍼刺戟은 强하게 하고, 兩 엄지발가락을 묶어서 同時에 灸를 함(必配 少商(商白穴[1])

ii) 思慮傷脾, 胃中不和(心下滿)로 인한 불면증에 주요 혈위

iii) 小兒痙攣, 慢性驚風에 주요 혈위 : 氣亂하여 精神이 불안정한 경우, 久泄 혹은 大泄瀉 後에 잠을 자면서 자주 놀래는 경우(慢驚風)에 활용

- 內傷이 原因인 경우 : 加 四縫
- 外感이 原因인 경우 : 加 身柱, 大椎

⑤ 調經統血작용이 있어서 제반 비뇨생식기질환, 특히 출혈성 질환(脾統血 溢血, 淸血熱)을 치료함(配 大敦(肝藏血), 三陰交, 氣海, ㊅ 脾正格)

i) 생리불순으로 인한 月經過多, 子宮出血, 淋瀝不斷(월경이 오래가는 것), 崩漏(血熱), 子宮痙攣(灸)에 사용하면 효과(灸法尤效)

ii) 吐血, 便血(灸) : 脾의 固攝작용

iii) 소화기질환이 원인인 白帶下(㊍ 海豹, 木婦)

iv) 夜間 頻尿, 남성 정력부족의 보조혈로 사용(溫灸)

☞ 온구(溫灸) : 뜸을 크게 하여 반쯤 태워 열감을 느낄 때 제거함. 미리 여러 개를 쌀알 크기 정도로 만들어 사용하면 효과적임

⑥ 五行鍼法에 활용

· 脾經의 木穴로 脾(土)正格의 瀉穴[抑其官]
· 脾經의 木穴로 脾(土)勝格의 補穴[補其官]

주요 질환 응용

① 不正出血 병증[脾統血 → 본혈은 血行을 調整하고, 收斂止血 작용을 발휘함]

· 血液循行 非正常 - 肝脾가 밀접

cf) 肝 - 血液의 流量과 관련〈肝藏血〉 / 脾 - 血液의 循行과 관련〈脾統血〉

· 血崩 → 隱白에 뜸을 많이 뜨면 脾氣를 健運시켜서 統血의 기능이 회복됨으로 血

[1] 商白穴 : 少商, 隱白을 합쳐 부르는 것으로 일명 鬼哭穴, 鬼眼四穴이라고도 함. 治精神疾患.

이 本經으로 되돌아오게 되며, 이에 經漏가 그치게 됨[2][灸, 配 血海, 神門]

· 月經過多, 子宮出血(配 三陰交, 血海, 關元 → 血海 : 血病症 主治, 關元 : 대개 뜸법을 사용하여 補腎)

· 衄血 → 이 병증은 비록 足陽明胃經의 병증이나, 胃와 脾는 表裏 關係이므로 陽明經을 散泄한 後에도 낫지 않으면 다시 脾의 井穴을 散泄시킴[3]

② 脾虛로 인한 병증[본혈은 井木에 속하여 抑其官의 瀉木 작용이 발휘되는 혈위임. 土虛木乘土 … 脾經의 木穴을 瀉함]

· 月經不調 → 婦人 月經은 脾가 主管하며, 脾虛로 인해 月經이 그치지 않은 병증에는 본혈을 취하여 補하므로서 치료[4]

· 足寒不溫 → 脾主四肢이므로 寒濕邪가 下肢를 침범하여 足寒한 경우에는 본혈을 補하여 足寒을 溫시킴[5]

· 小兒慢驚風 → 이 병증은 脾가 虛한 것으로 脾의 井穴은 木이므로 土를 克하며, 이에 土의 木穴을 급히 瀉함[6]

· 脾統血 : 血外溢을 막아줌

③ 脾氣上逆으로 인한 병증[본혈은 脾의 井木穴로서 肝氣 및 肺氣의 上逆에 대하여 瀉함]

· 腹痛嘔吐, 食不下, 暴泄(木氣有餘 병증으로 脾木을 瀉함) → 腹脹은 脾氣가 弱하고 肝氣가 旺盛한 것으로 脾木穴을 瀉하면 脾의 사기(邪氣)를 散할 수 있으며, 脾는 肝이 克해서 氣가 上逆하면 嘔吐, 食不下하는 症狀이 發生하는데, 脾의 木을 泄함으로써 肝氣逆을 치료하며, 暴泄은 肝木克土한 것으로 역시 脾의 木을 瀉함[7]. (木의 太過인 木乘土에 대하여 瀉木을 위해 脾木穴을 瀉함)

· 喘滿不得臥 → 肺에 邪氣가 있으면 喘不得臥한데, 脾氣上逆에 의해서도 肺氣鬱滯가 발생되어 喘不得臥 할 수 있으므로 土生金의 원리에 근거하여 본혈로써 脾의 上逆하는 氣運을 散泄해서 치료[8]. (脾氣上逆으로 발생되는 土不生金에 대하여 肺의 鬱

---

[2] 多灸隱白, 使脾氣健運 統血有權則血歸經, 經漏可止.『經穴集成』

[3] 此症, 雖足陽明經症, 胃與脾相表裏, 泄陽明不己, 再泄脾井.『經穴解』

[4] 婦人月信以脾爲主, 不止則宜補此穴.『經穴解』

[5] 脾主四末, 寒濕之邪中於下, 則足爲之寒, 補此穴以溫足寒.『經穴解』

[6] 此症, 乃脾虛也, 脾之井乃木也, 所以剋土也, 急泄土中之木.『經穴解』

[7] 腹脹, 乃脾氣之弱, 肝氣之旺也, 泄脾之木穴, 以散脾邪. 脾爲肝剋而氣上逆, 所以爲嘔吐食不下之症, 泄脾木以治肝逆. 暴泄乃肝木剋土也, 亦泄脾之木.『經穴解』

[8] 肺有邪則喘不得臥, 氣滯也, 甚矣. 脾所以生肺者, 泄脾之木, 以脾上逆之邪.『經穴解』

滯를 解消하기 위하여 瀉木을 선택)

· 胸中熱 → 이 병증은 脾生肺의 기전이 太過한 것이며, 胸은 肺의 府로서 熱한 상태이므로 脾의 井穴을 散泄시켜 치료[9].

④ 麥粒腫에 활용

배혈

· 配 百會 : 尸厥*『雜病穴法歌』
· "尸厥百會一穴美 更鍼隱白效昭昭"『雜病八法歌』
· 配 厲兌 : 夢魘**不寧『金鑑』,『百症賦』
· 配 三里(灸) : 下血, 主腸風, 多在胃與大腸, 鍼隱白, 灸三里.『大成』
· 配 脾兪, 肝兪, 上脘 : 吐衄血『大成』
· 配 手心主, 大都, 三陰交 (灸) : 小兒中馬客忤而吐不止『千金方』
· 配　厲兌 : 夢魘不寧『百症賦』
· 配 陰陵泉 : 胸中熱, 暴泄『千金方』
· 配 申脈, 行間 : 脛中寒熱『千金方』

※ 기타문헌

"氣端 熱病衄不止 煩心善悲 腹脹 逆息熱氣 足脛中寒 不得臥 氣滿胸中熱 暴泄 仰息 足下寒 中悶嘔吐 不欲食飮 隱白主之." "熱病汗不出且厥 手足淸 暴泄 心痛腹脹 心尤痛甚 此胃心痛也 大都主之 幷取隱白. 腹滿善嘔煩悶 此皆主之." "腹中有寒氣 隱白主之." "飮渴身伏多唾 隱白主之." "尸厥 死不知人 脈動如故 隱白及大敦主之."『甲乙經』

"隱白…主腹脹 喘滿不得安臥 嘔吐食不下 胸中熱 暴泄 衄血 屍厥不識人 足寒不能溫 婦人月事過時不止 小兒客忤 慢驚風."『大成』

※ 참고

· 본 혈은 위치상 童氏奇穴 가운데 海豹(當大趾之內側 本節正中央, 脚指甲後, 一說卽隱白) 부근에 해당함

---

[9] 此症, 脾生肺而太過, 胸者, 肺之府也, 病熱故泄脾之井.『經穴解』

* 尸厥 : 졸도, 갑자기 陽氣가 빠지는 증상에 百會와 함께 開竅시키는 작용

**夢魘 : 가위눌리는 꿈을 꿈

SP2 대도 (大都, Daedo)

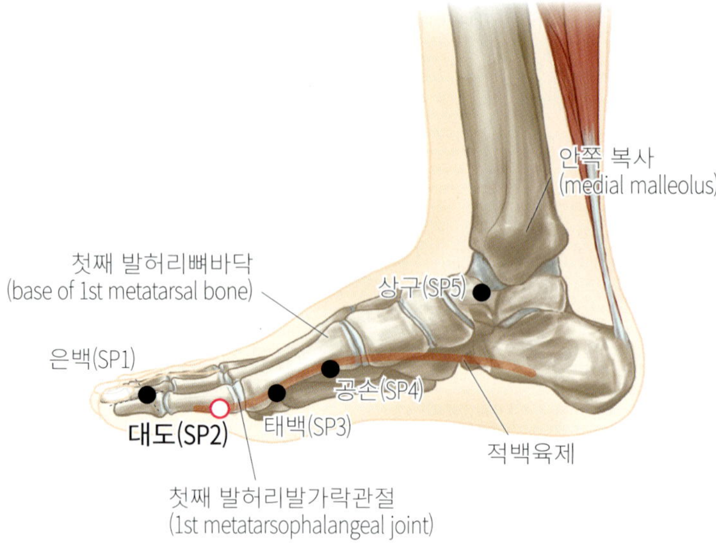

1. 혈명

【意義】大는 高, 四方을, 都는 都城을 뜻하며, 四方의 都城이라는 의미로 脾主四末하는 것에 해당하고, 혈위상 골관절이 융기된 부분이라는 의미임

2. 혈위 근거

① 從隱白行足大指內側, 次節末骨縫, 赤白肉際陷中.『金鑑』
② 足大趾本節前[後]內側陷中, 骨縫赤白肉際.『大成』

3. 부위 및 취혈

① 엄지발가락, 첫째발허리발가락관절(1st metatarsophalangeal joint)에서 먼쪽 오목한 곳, 적백육제

【근육】엄지벌림근(拇趾外轉筋, abductor hallucis m.)
【신경】고유바닥쪽발가락신경(固有跖側趾神經, proper plantar digital n.)
【혈관】고유바닥쪽발가락동맥(固有跖側趾動脈, proper plantar digital a.), 바닥쪽발가락정맥(跖側趾靜脈, plantar digital v.)
【침법】■ 직자 0.2~0.3촌 ■ 사자 0.3~0.5촌
【뜸법】■ 艾炷灸 3~5장 ■ 溫灸 5~20분 ■ 孕婦不宜灸

4. 응용

개요

① 속성 : 滎火穴로 脾虛의 補母穴로 쓰임[自經補穴]
② 주치 : 所溜의 滎穴에 해당되고, 陰經의 滎穴은 火에 속하며, 본혈은 脾經의 母穴이므로 益火生土하는 효과를 발휘하여 調健中州할 수 있어서, 一切 脾虛 병증을 統治하게 되는데, 가령 脾虛로 인해 肌肉을 充養하지 못하여 腰腿疼痛, 麻木不仁, 筋肉萎縮이 있을 경우 본혈에 刺灸하면 健脾益氣, 營血通暢하여 麻木 疾病을 치료(脾主四末)
③ 혈성 : 健脾利濕 化胃寧神 回陽救逆 瀉熱止痛

임상 해설

① 自經補穴로서 行氣작용이 있어서 脾機能失調 특히 脾虛로 인한 제반 병증을 치료함(㉳ 脾正格)
 i) 脾虛로 인한 黃疸, 신경성위장병, 腹脹滿, 嘔吐에 사용 : "(小兒)若吐不止 灸手心主間使, 大都, 隱白, 三陰交各三炷"『千金翼方』
 ii) 上下眼胞如桃, 倒睫拳毛에 유효
 iii) 小兒 慢驚風, 轉筋에 사용
 iv) 氣滯로 인한 腰痛不可俛仰, 身重骨疼에 유효
② 脾經 滎火穴로서 脾熱(身熱)로 인한 溫熱病症, 특히 소화기병으로 裏熱이 있는 경우(中消)에 효과(配 隱白)
③ 足拇趾基底의 關節炎, 痛風으로 인한 關節痛 등에 효과
④ 五行鍼法에 활용
· 脾經의 火穴로 脾(土)正格의 補穴[補其母]

주요 질환 응용

① 脾虛 및 脾寒으로 인한 腹部 병증[脾虛, 脾寒 → 腹痛, 腹滿, 煩悶 발생 … 脾火穴을 補 : 健脾, 祛寒]
· 腹滿善嘔 → 脾에 寒邪가 침습하여 寒邪가 內에 들어와 腹滿하여 嘔逆을 하게 되면 脾의 火穴을 補함으로써 치료[10]
· 煩熱悶亂 → 이 병증은 寒邪가 外에 있고 熱은 內에 있는 증상이며, 이에 脾의 火

[10] 脾中寒邪, 寒邪內在, 則腹爲之滿而善嘔, 宜補脾之火穴.『經穴解』

穴을 補하여 寒邪를 제거함[11]

② 脾氣滯로 인한 腰部 병증[腰痛 : 脾虛性 脾氣滯 →腹脹發生으로 인해 腰部에 영향을 주어 腰痛發生 ∴脾의 母穴인 大都를 취하여 腰痛 治療]

· 治腰痛 – 挫閃腰痛, 久年腰痛 :『席弘賦』,『肘後歌』

· 治大便難『千金方』

③ 皮膚, 關節病痛[脾虛 : 土不生金 … 肺의 主皮毛 기능 不利, 汗不出, 身重骨痛 → 脾火穴을 補, 土生金 기능 강화 → 汗出, 身重骨痛을 치료]

· 熱病汗不出, 身重骨疼 → 肺主皮毛하므로 汗不出하면서 身重骨痛한 경우 급히 脾의 火穴을 補해야 하며, 土가 充實하여 肺를 生하면 汗自出하게 되고 汗이 出하면 身不重하며 體不痛함[12]

배혈

· 配 太白 : 厥心痛, 腹脹胸滿, 心尤痛甚, 胃心痛也『靈樞 · 厥病』

· 配 經渠 : 熱病汗不出『百症賦』

· 配 橫骨 : 氣滯腰痛不能立『席弘賦』

· 配 陽白, 上星, 本神, 曲泉, 俠谿, 三間, 前谷, 攢竹, 玉枕 : 目系急, 目上視『千金方』

· 配 復溜, 豊隆 : 風逆, 四肢腫『千金方』

· 配 中衝, 關衝, 四關 : 四肢厥逆

·“腰腿疼痛十年春 應鍼環跳便惺惺 大都行氣操根本”『肘後歌』

※ 기타문헌

“熱病汗不出 且厥 手足清 暴泄 心痛腹脹 心尤痛甚 此胃心痛也 大都主之 幷取隱白. 腹滿善嘔煩悶 此皆主之.”“虐 不知所苦 大都主之”“風逆 暴四肢腫 濕則唏然寒 饑則煩心 飽則眩 大都主之.”『甲乙經』

“大都 : 主熱病汗不出 不得臥 身重骨疼 傷寒手足逆冷 腹滿善嘔 煩熱悶亂 吐逆目眩 腰痛不可俯仰 繞踝風 胃心痛 腹脹胸滿 心蚘痛 小兒客忤.”『大成』

---

11) 此症, 皆寒在外, 束熱在內之症也, 補脾之火穴, 以去寒邪.『經穴解』

12) 肺主皮毛, 汗不出而至於身重骨痛, 急補脾之火穴. 土旺生肺, 而汗自出, 汗出而身不重, 體不痛自能臥矣.『經穴解』

SP3 태백 (太白, Taebaek)

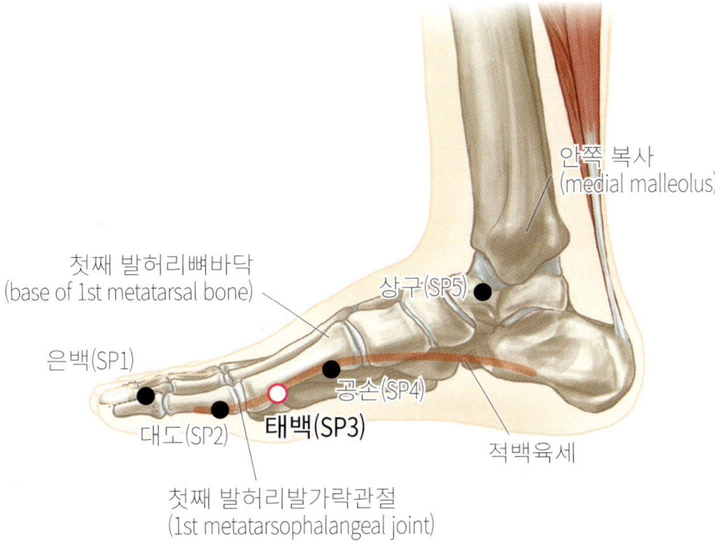

1. 혈명

【意義】太는 大, 始를, 白은 金色을 뜻하며, 土는 능히 生金할 수 있기에 金氣가 始하는 곳이라는 의미임

【異名】大白

2. 혈위 근거

① 從大都行足大指後內側, 內踝前核骨下, 赤白肉祭陷中.『金鑑』

② 足大指內側, 內踝前核骨下陷中.『大成』

3. 부위 및 취혈

① 발안쪽면, 첫째 발허리발가락관절몸쪽 오목한 곳, 적백육제

【근육】엄지벌림근(拇趾外轉筋, abductor hallucis m.)

【신경】두렁신경의 가지(伏在神經의 枝, br. of saphenous n.), 얕은종아리신경의 가지(淺腓骨神經의 枝, br. of superficial peroneal n.), 고유바닥쪽발가락신경(固有跖側趾神經, proper plantar digital n.)

【혈관】 안쪽발바닥동맥의 얕은가지(內側足跖動脈의 淺枝, superficial br. of medial plantar a.), 안쪽발목동맥의 가지(內側足根動脈의 枝, br. of medial tarsal a.), 등쪽발허리정맥(背側中足靜脈, dorsal metatarsal v.)

【침법】 ■ 직자 0.3~0.5촌
■ 사자 0.3~0.5촌

【뜸법】 ■ 艾炷灸 3~5장
■ 溫灸 5~10분

4. 응용

개요

① 속성 : 原穴, 輸土穴, 孔穴

② 주치 : 輸土에 속하고, 본경의 原穴로써 脾胃질환 치료의 대표 穴이며, 무릇 脾胃衰弱에 刺灸하면 健脾, 和中, 澁腸의 효능을 발휘함.

· 太白이 調理脾胃(調理氣機)작용이 주요하게 발휘되는 이유

☞ 이는 脾의 輸土穴이고, 본경의 本穴(孔穴)이고, 본경의 原穴이 되는 것에 기인하며, 이에 脾虛로 인한 腹滿腸鳴, 陰氣上衝, 心胃作痛, 嘔吐泄瀉에 대하여 遠隔部 혈위인 본혈에 鍼灸함으로써 陰氣를 이끌어 下降하게 하고, 또한 健脾胃하여 脾胃를 調整하게 함[陰氣를 이끌어 下降함 : 이것의 의미는 轉送해준다는 의미로, 健脾胃, 化濕, 調理脾胃시킴

- 脾經의 輸土穴, 原穴 (調理脾胃의 의미 → 除濕, 健運, 行濕, 祛痰, 攝血, 益肺, 養胃, 益腸, 養心)

③ 혈성 : 健脾化濕 通經活絡 理氣和胃

임상 해설

① 陰土經 土穴로서 吸收·運化遲滯로 인한 제반 병증에 要穴임(脾主四末).

i) 脾 原穴로서 脾運失調, 脾氣下陷 등으로 因한 一切의 소화기계질환을 주치

· 泄瀉를 수반한 腹脹, 胃痛, 吐瀉霍亂, 便閉 等 소화불량증에 사용 : 일반적으로 胃痛은 脾實症, 泄瀉는 脾虛症(補脾陽)인 경우가 대부분임

· 腸疝痛(腹中切痛), 위경련(腹脹心痛尤甚), 腸出血(泄有膿血)에 유효

ii) 脾經 兪土穴로서 體重切痛에 유효(兪主體重切痛).

· 腎虛로 인한 제반 병증에 활용하며, 특히 腰痛(土克水 : ㉳ 腎正格)

· 肺經虛(易感冒風寒濕)로 인한 體重切痛(土生金 : ㉳ 太白·太淵補)

· 四肢無力 · 麻痹, 脚氣(下肢神經痛及麻痹), 膝痛, 足寒, 등에 활용

iii) 피로 병증에 配用함

② 脾 升清작용 失調로 인한 氣機鬱結 병증에 응용

i) 思慮傷脾로 인한 精神病, 신경쇠약, 不眠症, 히스테리 등에 유효

ii) 中風後遺症으로 인한 神志不清에 사용

iii) 肝火上炎(肝經實), 肝陽上亢으로 인한 고혈압, 眩暈(太白補)

③ 消渴(糖尿病)에 응용

④ 原絡配穴에 활용 … 脾經原穴 太白, 胃經絡穴 豊隆

· 身重(脾), 倦怠(脾), 面黃(脾), 舌强而疼(脾), 腹滿時時作痛(脾), 嘔吐(胃), 泄瀉(脾), 善飢而不能食(脾胃)

⑤ 五行鍼法에 활용

· 脾經의 土穴로 肺(金)正格의 補穴[補其母]

· 脾經의 土穴로 心(火)勝格의 瀉穴[瀉其子], 心包(火)勝格의 瀉穴[瀉其子]

· 脾經의 土穴로 腎(水)正格의 瀉穴[抑其官]

· 脾經의 土穴로 腎(水)勝格의 補穴[補其官]

주요 질환 응용

① 脾鬱, 脾虛, 脾氣逆으로 인한 제반 脾病 [본혈은 調理脾胃, 調理氣機 작용을 강하게 발휘하여 脾胃를 조정시킴 → ∴ 제반 脾胃病을 치료 / 太白이 濕을 제거, 運行시키고 각 장기 역할 도와줌]

· 腹脹食不化 → 腹脹食不化는 脾氣가 鬱滯된 것이며, 脾의 土穴을 散泄시킴으로써 脾의 울체된 것을 舒暢시킴[13)]

· 嘔吐 → 이 병증은 脾氣가 逆한 것으로 脾土穴을 散泄시킴으로써 脾氣 逆을 除去함[14)]

· 泄痢膿血 → 이 병증은 脾土가 虧한 것으로 脾土穴을 급히 補해줌[15)]

· 氣逆霍亂 → 이 병증은 脾가 暑邪에 침습된 것이며, 脾土穴을 散泄시킴으로써 暑邪를 제거함[16)]

· 腹中切痛 腸鳴 → 이 병증은 脾氣가 逆한 것이며, 脾土穴을 散泄시킴으로써 脾氣

---

13) 腹脹食不化, 脾氣之郁也, 泄脾土穴以舒脾郁. 『經穴解』

14) 此症, 脾氣之逆也, 泄脾土穴以去脾逆. 『經穴解』

15) 此症, 則脾土之虧矣, 急補脾土穴. 『經穴解』

16) 此症, 皆脾中暑邪, 泄脾土穴以去暑邪. 『經穴解』

가 逆한 것을 舒暢시킴[17]

· 胃心痛 → 胃心痛은 곧 胃脘에 痛症이 있는 것으로 胃와 脾는 表裏이므로 脾의 土穴을 疏通시킴으로써 胃氣가 舒暢하게 됨[18]

② 脾虛로 인한 筋病[肝氣旺盛 → 木克土로 脾虧虛 : 轉筋발생] → 補土 + 瀉木(肝經의 木穴 "大敦"을 配穴)

· 轉筋身重 → 肝主筋으로 膝股轉筋은 肝病이니 肝의 邪氣가 旺盛하면 脾土가 虧虛해지는데, 이때 脾土穴을 補함으로써 肝의 사기(邪氣)를 防止함[19]

④ 염좌시 어혈성 병증에 활용 : 太白⊕, 太淵⊕, 曲池⊖

배혈

· 配太衝, 三陰交, 足三里, 天樞, 中脘, 內關 : 腹脹, 腹痛
· 配 脾兪 : 脾脹『甲乙經』
· 配 中渚 : 大便難『甲乙經』
· 配 公孫 : 腹脹食不化, 鼓脹腹中氣大滿, 腸鳴『千金方』
· 配 陷谷, 大腸兪 : 腸癰痛『大成』
· 配 大都 : 厥心痛, 腹脹胸滿, 心尤痛甚, 胃心痛『靈樞·厥病』
· 配 三里, 章門 : 欬唾噫 善欬 氣無所出『千金方』
· 配 委陽, 殷門, 陰陵泉, 行間 : 腰痛不可俛仰『千金方』
· 配 解谿, 條口, 丘墟 : 膝股腫 胻酸轉筋『千金方』

※ 기타문헌

"建氏灸消渴法 : 初灸兩手足小指頭及項椎隨年壯, 又灸膀胱兪橫三間寸 灸之各三十壯, 五日一報之. 又灸背脾兪下四寸 俠脊梁一寸半二穴 隨年壯.…又灸腎兪二穴 幷腰目…又關元…又陰市二穴…曲泉 陰谷 陰陵泉 復溜 凡此諸穴 斷小便利大佳 不損陽氣. 亦云止遺尿也. 太谿 中封 然谷 太白 大都 趺陽 行間 大敦 隱白 湧泉, 凡此諸穴各一百壯. 腹背兩脚凡三十七穴, 其腎兪 腰目 關元 水道 可灸三十壯, 五日一報之 各得一百五十壯佳. 湧泉可灸十壯, 大敦 隱白 行間 可灸三壯, 餘者悉七壯 皆五日一報之 滿三灸可止也. 若灸諸陰不差 可灸諸陽 諸陽在脚表 宜審

[17] 此症, 皆脾氣之逆也, 泄脾土穴, 以舒脾逆.『經穴解』

[18] 胃心痛乃胃脘痛也, 胃與脾爲表裏, 疏脾之土而胃氣自舒.『經穴解』

[19] 肝主筋, 膝股轉筋,皆肝病也. 肝邪旺則脾土虧 宜補脾土穴以防肝邪『經穴解』

用之 無有不驗 造次則幷灸肺兪募 按流注孔穴 壯數如灸陰家法."『千金翼方』

"熱病 滿悶不得臥(千金云不得臥身重骨痛不相知) 太白主之." "脾脹者 脾兪主之 亦取太白." "胸脇脹 腸鳴切痛(一云胸脇支滿 腹中切痛) 太白主之." "大便難 中渚及太白主之." "痿不相知 太白主之 (一云身重骨痿不相知)." "霍亂逆氣 魚際及太白主之."『甲乙經』

"太白 : 主身熱煩滿 腹脹食不化 嘔吐 泄瀉膿血 腰痛大便難 氣逆 癨亂腹中切痛 腸鳴 膝股胻痠轉筋 身重骨痛 胃心痛 腹脹胸滿 心痛脈緩."『大成』

※ 참고

· 본 혈은 위치상 童氏奇穴 가운데 火連(當第一蹠骨內側, 距趾骨與蹠骨關節一寸五分處) 부근에 해당함

SP4 공손 (公孫, Gongson)

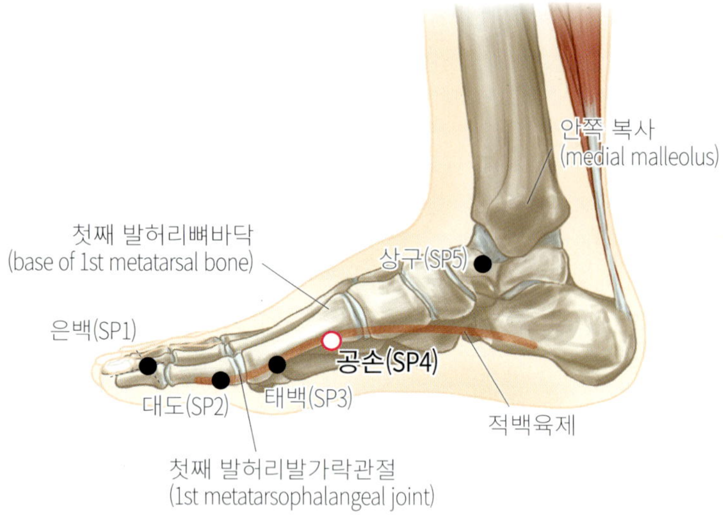

1. 혈명

【意義】公은 公分, 公平을, 孫은 子孫을 뜻하며, 본 혈은 脾經의 絡穴로 足太陰經에서 나뉘어져 連結시켜준다는 의미임

【異名】㊍ 火菊

2. 혈위 근거

① 從太白上行, 足大指本節後一寸, 內踝前陷中.『金鑑』

② 足大趾內側本節後一寸, 內踝前.『大成』

3. 부위 및 취혈

① 발 안쪽면, 첫째발허리뼈바닥(base of the 1st metatarsal bone)의 아래앞쪽, 적백육제. 손가락을 태백(太白, SP3)에서부터 몸쪽으로 움직이면, 첫째 발허리뼈바닥 면쪽에서 촉지되는 오목한 곳에서 취혈

② 제1중족골 저부(底部) 전하연(前下緣)의 요함처이며, 태백혈 후방 1촌 부위의 적백육제상에 취함

【근육】엄지벌림근(拇趾外轉筋, abductor hallucis m.)

【신경】두렁신경의 가지(伏在神經의 枝, br. of saphenous n.), 얕은종아리신경의 가지(淺腓骨神經의 枝, br. of superficial peroneal n.), 고유바닥쪽발가락신경(固有跖側趾神經, proper plantar digital n.)

【혈관】 안쪽발바닥동맥의 얕은가지(內側足跖動脈의 淺枝, superficial br. of medial plantar a.), 안쪽발목동맥의 가지(內側足根動脈의 枝, br. of medial tarsal a.), 등쪽발허리정맥(背側中足靜脈, dorsal metatarsal v.)

【침법】 ■ 직자 0.5~1촌 ■ 사자 1~1.5촌 ■ 湧泉을 향해 1.5~2촌 透刺

【뜸법】 ■ 艾炷灸 3~5장 ■ 溫灸 3~5분

4. 응용

개요

① 속성 : 絡穴, 八脈交會穴의 하나 → 公孫(衝脈), 內關(陰維脈) [脾經之絡穴 別走足陽明胃經, 八脈交會穴 通于衝脈]

② 주치 : 본경의 絡穴에 속하고, 八脈交會穴로 衝脈과 통하므로 理脾胃, 調衝脈의 효능이 있으며, 脾經은 公孫으로부터 別出하여 足陽明經에 들어가고 더불어 公孫은 衝脈과 通하고 衝脈은 氣街로 가서 少陰經과 幷行하여 臍를 끼고 상행하여 胸中에 이르러 퍼지게 되는 바, 衝脈의 氣가 失調되면 逆氣裏急하고 衝逆攻痛하는데[心胸部에 병증 발생], 본혈을 자침하고 뜸을 뜨면 降逆平衝하는 효과가 발휘됨

· 八脈交會穴의 하나 : 通於衝脈(心包經 內關 通於陰維脈) → 治心胸胃腹 疼痛 效佳

· 脾經 絡穴 - 胃病의 要穴[脾絡實則 腸中切痛, 宜瀉公孫 /脾絡虛則 鼓脹, 宜補公孫]

③ 혈성 : 調理脾胃 和胃理中 健脾化濕 理氣機 調血海 和衝脈

임상 해설

① 脾 絡穴(別走足陽明)으로서 內傷으로 因한 腹部 · 소화기질환의 주요 혈위(配 內關) : 中脘以下는 公孫, 中脘以上은 內關이 爲主가 됨. 臨床上 內傷으로 인한 질환은 內關 · 公孫(父母)을 配穴하여 사용

i) 급성胃炎의 보조혈로 사용(配 內關, 四關, 足三里)

ii) 위경련(配梁丘), 膵臟질환으로 인한 心下部 腹痛에 사용

iii) 癨亂에 必用함

· 乾癨亂(嘔吐泄瀉無, 心脾痛甚) : 先委中瀉血, 後內關 公孫

· 濕癨亂(上吐下瀉, 腹痛) : 先內關 三陰交, 後公孫

iv) 眉稜骨痛, 전두통(前頭痛)에 유효

② 脾氣下陷(脾虛), 脾運不能으로 일어나는 제반 脾胃질환에 사용

i) 黃疸(因脾濕), 腹水, 顔面浮腫에 사용

ii) 脾虛로 인한 食慾不振, 脫肛不收에 配用

iii) 糖尿病에 보조혈로 사용

iv) 小便異常, 老人 下焦冷으로 인한 夜間頻尿(刺鍼而禁灸)

③ 八脈交會穴(通于衝脈)로서 心胸질환, 衝脈의 病에 응용

i) 九種心痛, 痰膈涎悶, 胸中刺痛, 痃氣疼痛, 脇肋 동통에 사용

ii) 고혈압관련 제반 병증에 사용

iii) 足心發熱, 足底痛(痛難履地)에 유효

iv) 痃癖, 婦人胎衣不下, 子宮內膜炎, 婦人氣蠱 등에 응용

④ 原絡配穴에 활용 … 胃經原穴 衝陽, 脾經絡穴 公孫

· 項 頸 胸 膺 膀 股 脛 胻 足跗痛(胃), 發狂妄言(胃), 高歌棄衣而走(胃), 惡煙火(胃), 聞木音 卽驚(胃脾)

주요 질환 응용

① 脾實, 脾虛로 인한 병증[虛實에 모두 用]

· 氣滯 霍亂 鼓脹 不嗜食 → 實하면 氣滯가 되므로 본혈을 散泄시켜서 脾氣가 行하게 하고, 氣가 上逆하면 霍亂이 되는데, 霍亂은 곧 脾氣의 上下가 不分한 것으로 본혈을 취하여 脾氣를 調和시키며, 鼓脹, 不嗜食은 脾氣가 虛하기 때문이니, 본혈로서 脾氣를 補함[20]

· 臟疼須是公孫妙 :『席弘賦』

· 腹痛公孫內關爾 :『雜病穴法歌』

· 治脾冷胃痛 - 鍼瀉法 : 脾冷胃疼, 瀉公孫而立愈『標幽賦』

② 心胸 병증에 활용 → 心火를 土 臟腑인 脾를 瀉해서 치료하는데(瀉其子), 脾經의 分支가 心胸部에 연락되므로 脾土經의 絡穴을 취해서 치료함

· 煩心, 狂言 등 → 이 병증은 곧 心火上熾한 것으로 土는 火의 子이므로 본혈을 瀉함으 로써 心火를 衰弱하게 함[21]

③ 胃中痰症, 肝膽部 병증에 활용 → 痰 : 脾經과 胃經 絡穴을 使用하여 치료해야 함 … 豊隆(胃絡), 公孫(脾絡)

· 胃中痰, 寒熱喜嘔 → 脾에 痰積이 오래되어 發하면, 본혈을 취하여 胃中의 痰을 行하게 하고 肝鬱을 舒暢시키며, 寒熱, 汗出, 喜嘔는 肝膽氣가 逆한 것으로 본혈을 취하여 開脾鬱시킴[22]

· 公孫一穴鍼刺 - 胃蠕動 減弱

· 配內關, 梁丘 - 胃酸分泌 抑制

---

[20] 實則氣滯, 故泄此穴以行脾氣. 氣上逆則霍亂, 霍亂者, 乃脾氣上下不分也, 責此穴以調脾氣. 鼓脹, 不嗜食, 則脾氣之虛可知矣, 宜補此穴以補脾氣.『經穴解』

[21] 此症, 乃心火上熾也, 土爲火之子, 泄此穴以衰心火.『經穴解』

[22] 脾之痰積久而發, 取此穴以行胃中之痰, 而舒肝之鬱. 寒熱汗出喜嘔, 皆肝氣之逆也, 取此穴以開脾鬱. 膽虛而責此穴, 以補脾虛.『經穴解』

④ 肺熱로 인한 多飮症에 활용
· 多飮症 → 多飮은 肺熱이므로 본혈을 瀉하여 脾火를 제거함으로써 肺熱로 인한 多飮을 치료[23)]

배혈

· 配 內關 : 腹痛『染病穴法歌』
· 配 巨闕, 關衝, 支溝, 解谿 : 霍亂『千金方』
· 配 太白 : 腹脹食不化, 鼓脹腹中氣大滿, 腹鳴『千金方』
· 配 三里, 絶骨, 崑崙, 陽輔, 申脈 : 脚弱無力『大成』
· 配 衝陽(鍼), 足三里(灸) : 脚氣『大成』

※ 기타문헌

"凡好太息 不嗜食 多寒熱 汗出 病至則善嘔 嘔已乃衰 卽取公孫及井俞. 實則腸中切痛 厥 頭面腫起 煩心 狂 多飮 虛則鼓脹 腹中氣大滿 熱痛不嗜食 霍亂 公孫主之."『甲乙經』
"九種心痛延悶 結胸翻胃難停 酒食積聚腸鳴 水食氣疾膈病 臍痛腹疼脇脹 腸風瘧疾心疼 胎衣不下血迷心 泄瀉公孫立應."『八脈八寶治症歌』
"公孫 : 主寒瘧 不嗜食 癎氣 好太息 多寒熱汗出 病至則喜嘔 嘔已乃衰. 頭面腫起 煩心狂言 多飮 膽虛 厥氣上逆則癨亂 實則腸中切痛瀉之 虛則鼓脹補之."『大成』

주요 질환 응용

※ 참고

① 脾經의 絡穴로 足陽明胃經으로 別走함
② 八脈交會 중 하나로 衝脈과 通함
③ 大都, 太白, 公孫, 商丘 작용 比較
· 大都 … 補 → 虛則補其母[滎火穴]
· 太白 … 補 + 瀉 (補 〉 瀉) → 氣機 調節
· 公孫 … 補 + 瀉 (補 〈 瀉) → 八脈交會穴로 鬱滯를 풀어줌
· 商丘 … 瀉 → 實則瀉其子[經金穴]

※ 참고

· 본 혈은 위치상 童氏奇穴 가운데 火菊(當第一蹠骨內側, 距火連穴後一寸處) 부근에 해당함

23) 多飮者, 肺熱也, 宜泄此穴以去, 脾中之火, 使不淩肺.『經穴解』

SP5 상구 (商丘, Sanggu)

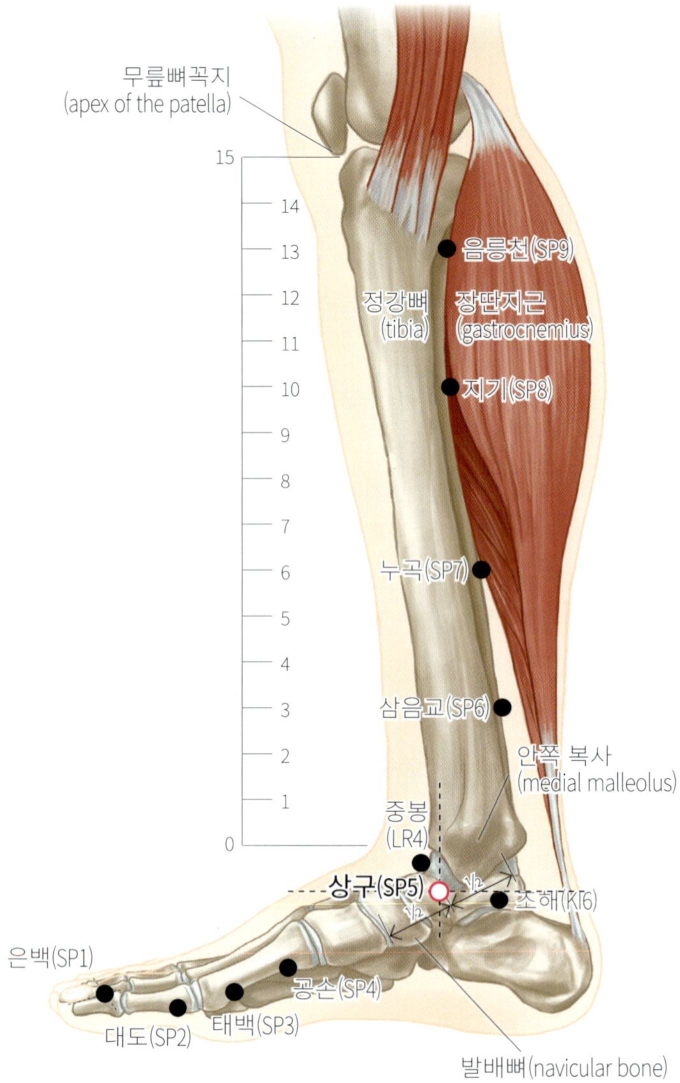

1. 혈명

【意義】商은 金聲을, 丘는 山土를 뜻하며, 본 혈이 脾經의 金穴로 內踝의 前下突起에 該當한다는 의미임

2. 혈위 근거

① 從公孫上行, 內踝下微前陷中.『金鑑』

② 足內踝骨下微前陷中, 前有中封, 後有照海, 其穴居中.『大成』

3. 부위 및 취혈

① 발 안쪽면, 안쪽복사(medial malleolus) 아래앞쪽, 발배뼈거친면(tuberosity of the navicular bone)과 안쪽복사 융기(prominence of the medial malleolus)를 연결하는 선 중간의 오목한 곳. 중봉(中封, LR4)의 뒤쪽, 조해(照海, KI6)의 앞쪽에 위치. 안쪽복사 앞 모서리를 지나는 수직선과 아래 모서리를 지나는 수평선이 만나는 지점에서 취혈

② 족내과 전방 함중 전상방(前上方)에 중봉혈과 사후하방(斜後下方)에 조해혈과의 중간 부위에 취함

③ 상구혈은 내번하면 내과 전하방에서 많이 함몰되는 부위이며, 구허혈은 외번하면 외과 전하방에서 많이 함몰되는 부위임

【근육】 앞정강근(前脛骨筋, anterior tibial m.)

【신경】 두렁신경(伏在神經, saphenous n.), 안쪽발등피부신경(內側足背皮神經, medial dorsal cutaneous n.)

【혈관】 안쪽앞복사동맥(前內踝動脈, medial anterior malleolar a.), 안쪽발목동맥(內側足根動脈, medial tarsal a.), 큰두렁정맥(大伏在靜脈, great saphenous v.)

【침법】 ▪ 직자 0.3~0.5촌 ▪ 사자 0.5~0.7촌

▪ 橫刺時는 침첨을 解谿(ST41)를 향하여 1~1.5촌 透刺

【뜸법】 ▪ 艾炷灸 3~5장 ▪ 溫灸 5~10분

4. 응용

개요

① 속성 : 經金穴[自經瀉穴]

② 주치 : 脚背痛, 麻疾과 脾胃의 병증에 활용되고 脾의 運化失調에 의한 實證性 脾胃질환을 치료하는데, 이는 본 혈이 經金에 속하고 본경의 子穴이므로 '實者瀉其子'의 원칙에 근거한 것이며, 脾失健運하여 발생한 腹脹, 腹痛, 黃疸 등의 질환을 본 혈이 瀉하는 작용을 발휘할 수 있는데, 이를『大成』에서 "脾實商丘瀉之"라 함

· 肝木의 亢盛으로 인한 병증에 대하여 본혈은 肝木의 亢盛을 瀉하는 작용을 발함

· 본혈은 足背腫脹疼痛, 筋攣脚疼 등 筋병증을 주치하는데, 이는 脾經 脈氣가 足大趾 尖起를 따라 상행하여 足內踝前下方의 商丘에 이르게 되는데, 또한 脾가 土가 되고, 四肢를 주관하므로 무릇 經脈에 風寒, 濕熱, 滯留로 인한 동통에 본혈에 刺灸하면 淸熱化濕, 消腫止痛의 효능을 발휘함

· 本經 子穴, 本經 모든 實證에 適用

③ 혈성 : 健脾和胃 化濕滯 肅降肺氣

임상 해설

① 脾運不足으로 인한 제반 병증에 응용

i) 脫腸(hernia), 痔漏의 要穴임(灸, 왼쪽爲主)

ii) 腹鳴腹脹, 胃無力症, 胃下垂症, 消化不良, 溏瘕泄, 裏急後重, 面黃, 體倦 등에 유효

iii) 자궁암, 자궁근종, 월경통 등 여성의 심한 下腹痛에 사용

iv) 小兒不安, 鬼夢, 小兒抽搐 등(配 隱白)

v) 身體拘急(종아리 痙攣), 腰脚內廉疼, 脚氣, 足背腫痛, 水腫에 응용

② 脾經 經金穴로 脾病과 肺·呼吸器 질환을 겸한 경우에 효과적임 : 脾虛而致肺虛之病(肺脾之脈虛)에 사용

i) 小兒百日咳, 喘咳, 舌本强痛 및 聲音改變(連舌本散舌下)

ii) 胸膜炎, 肺結核 등에 사용

☞ 經主喘咳寒熱, 咽喉部病證

iii) 皮膚白色, 乾燥症에 유효

③ 思慮傷脾로 인한 神經病, 신경쇠약, 心臟病 등에 유효

④ 족관절 국소치료의 중심혈로 사용

i) 발목 염좌시 解谿 방향으로 투자(透刺)함(先鍼 後灸) : 丘墟와 더불어 발목 염좌시 반응이 많이 나타나는 부위임

· 脚背疼起丘墟穴, 斜刺出血卽時輕, 解谿再與商丘識, 補瀉行鍼要辨明.『玉龍歌』

ii) 半身不遂로 인한 운동부족으로 足趾가 밑으로 처지며 足腕이 굳는 경우에 응용

⑤ 五行鍼法에 활용

· 脾經의 金穴로 脾(土)勝格의 瀉穴[瀉其子]

주요 질환 응용

① 脾實로 인한 脾病[脾實로 인한 腹部 병변에 대하여 健脾化濕 작용]

· 脾의 運化失調로 인한 급성 腹部 병증 → 腹痛, 腹脹, 黃疸(黃疸 : 脾胃의 완고한 상태 즉 實한 상태의 병증임)

· 腹脹腸鳴不便, 脾積痞氣 → 腹脹不便은 脾實한 것이므로 土의 金穴을 散泄시켜 치료하며, 脾積痞氣는 脾實한 것이므로 역시 본혈을 散泄시킴[24)]

· 身體困重, 腹部脹滿, 黃疸 등 濕盛之證 → 瀉法(配 陰陵泉)

---

24) 腹脹不便, 乃脾實也, 宜泄土之金. 脾積痞氣乃脾實也, 宜泄此穴.『經穴解』

② 腎 병증에 활용(骨痹, 痔疾) [水病에 대하여 金生水하고, 金病에 대하여 土生金함]

· 骨痹 → 土는 肌肉을 주관하고, 水는 骨을 주관하기에, 骨痺의 경우 土의 金穴로 치료(金生水)[25].

· 痔疾 → 痔病이 下焦에 있는 것은 大腸病이니, 大腸은 金에 속하므로 土의 金穴을 散泄시켜 치료[26]. [土生金]

· 脚背痛의 要穴 – 配解谿, 丘墟.

· 治下肢浮腫, 配三陰交, 陰陵泉, 足三里.

③ 肝 병증에 활용(嘔吐, 魘夢, 小兒慢風) [肝木의 亢盛 병증에 대하여 脾金穴로서 金克木하여 肝木의 亢盛을 調節함]

· 寒熱好嘔 → 이 병증은 肝氣가 逆한 것이므로 또한 土의 金穴을 補함으로써 肝病을 치료[27]

· 魘夢 → 肝藏魂으로 惡夢을 꾸는 것은 肝의 邪氣 때문으로 土의 金穴을 補함으로써 肝病을 치료[28]

· 小兒慢風 → 이 병증은 脾가 虛한 것이며, 脾의 金穴을 급히 補함으로써 肝病을 치료[29]

· 胸脇苦滿, 嘔吐, 脈弦 : 肝經의 대표증세로 商丘가 肝木의 상태를 제어함
→ 肝脾不和 : 肝의 疏泄작용 ⇆ 脾의 運化작용

배혈

· 配 完骨, 天容, 氣舍, 天鼎, 尺澤, 合谷, 商陽, 陽谿, 中渚, 前谷, 然谷, 陰交 : 喉痹『甲乙經』

· 配 外關, 內庭, 三里, 大泉 : 僻噤『千金方』

· 配 三里, 章門, 京門, 厲兌, 內庭, 陰谷, 絡却, 崑崙, 陰陵泉, 曲泉 : 腹脹滿不得息『千金方』

· 配 天樞, 關元, 足三里, 三陰交 : 急慢性腸炎

· 配 幽門, 通谷 : 脚攣, 喜嘔『千金方』

---

25) 土爲肉, 水爲骨, 骨痹而責土之金穴, 由外之邪漸至於內也.『經穴解』

26) 痔病在下, 雖爲大腸病, 皆腎火所致, 以大腸屬金, 故泄土之金穴.『經穴解』

27) 此症, 肝氣之逆也, 亦宜補土金以治肝(木克土 ∴土↑ → 不乘).『經穴解』

28) 肝藏魂, 夢魘乃肝邪也, 亦宜補土之金以治肝邪.『經穴解』

29) 此症, 乃脾虛也, 急補脾之金以治肝.『經穴解』

· 配 中極：絶子『大成』
· 配 復溜：痔血泄後重『千金方』
· 配 飛揚, 復溜, 勞宮, 會陰, 承筋, 扶承, 委陽, 委中：治痔『千金翼方』

※ 기타문헌

"商丘痔瘤而最良."『百症賦』

"脚背濕時商丘刺."『勝玉歌』

"寒熱善嘔 商丘主之." "厥頭痛 面腫起 商丘主之." "脾虛令人病寒不樂 好太息 商丘主之." "腹滿響響然 不便 心下有寒痛 商丘主之." "陰股內痛 氣癰 狐疝走上下 引少腹痛 不可俯仰上下 商丘主之." "痔 骨蝕 商丘主之." "骨痺煩滿 商丘主之." "癲疾 狂 多善食 善笑不發於外 煩心 渴 商丘主之." "善魘夢者 商丘主之." "管疸 商丘主之." "絶子 商丘主之. 穴在內踝前宛宛中." "小兒欬而泄 不欲食者 商丘主之." "小兒癇瘈 手足擾 目昏 口噤 溺黃 商丘主之."『甲乙經』

"商丘主偏風痹 脚不得履地 刺風 頭風 熱風 陰痹."『千金翼方』

"商丘：主腹脹 腸中鳴 不便 脾虛令人不樂 身寒善太息 心悲 骨痹 氣逆 痔疾 骨疽蝕 魘夢 癇瘈 寒熱好嘔 陰股內痛 氣壅 狐疝走上下 引小腹痛 不可俯仰 脾積痞氣 黃疸 舌本强痛 腹脹 寒瘧 溏瘕泄水 面黃 善思善味 食不消 體重節痛 怠惰嗜臥 婦人絶子 小兒慢風."『大成』

※ 참고 : 商丘와 陰陵泉

· 商丘(經金穴) : 脾의 運化失調된 것의 急症을 치료함
· 陰陵泉(合水穴) : 滿症(脾의 運化失調가 진행됨으로 인해 헛배가 차오르는 것)의 解消의 要穴. 滿症은 實한 상태가 虛한 상태로 전변된 상태 치료함

SP6 삼음교 (三陰交, Sameumgyo)

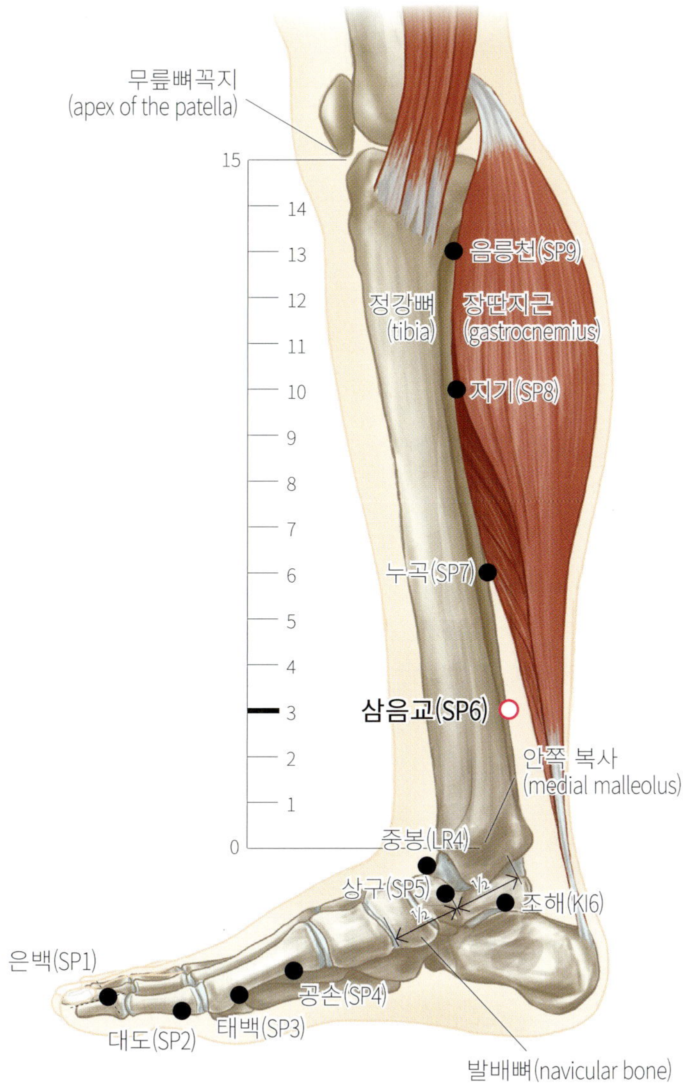

1. 혈명

【意義】三陰은 足三陰經을, 交는 交會함을 뜻하며, 본혈이 足三陰經이 교회(交會)하는 중요 부위라는 의미임

【異名】太陰, 承命, 下三里

2. 혈위 근거

① 從商丘上行, 內踝踝尖上三寸, 夾骨陷中.『金鑑』

② 內踝上三寸, 骨下陷中.『大成』

3. 부위 및 취혈

① 종아리정강뼈면, 정강뼈안쪽모서리(medial border of tibia) 뒤쪽, 안쪽복사융기에서 위쪽으로 3촌. 교신(交信, KI8)에서 위쪽으로 1촌 지점에 위치
② 족내과첨상에서 일부법(一夫法, 手四指橫徑;3촌)으로 경골후연(脛骨後緣)에 취하며, 족외과첨상 3촌에 있는 현종혈과는 맞은편(相對側)에 있음
③ 족내과첨상 3촌으로 경골과 장지굴근 사이에 취함

【근육】 가자미근(soleus m.), 긴발가락굽힘근(長趾屈筋, flexor digitorum longus m.)
【신경】 두렁신경의 안쪽종아리피부가지(伏在神經의 內側下腿皮枝, medial cutaneous br. of the leg of saphenous n.), 깊은층에 정강신경(脛骨神經, tibial n.)
【혈관】 큰두렁정맥(大伏在靜脈, great saphenous v.), 뒤정강동·정맥(後脛骨動·靜脈, posterior tibial a. & v.)
【침법】 ▪ 직자 1~1.5촌
▪ 사자 1~2촌
▪ 孕婦禁鍼
▪ 足部病 치료시는 침첨을 약간 후방으로 향해 1~1.5촌 자입함
▪ 軀幹疾患 치료시는 침첨을 약간 상향하여 1.5~2촌 자입함 또는 懸鍾(GB39)으로 透刺하기도 함
【뜸법】 ▪ 艾炷灸 5~10장
▪ 溫灸 10~30분

4. 응용

개요

① 속성 : 脾肝腎 三經 交會穴(脾 - 消化, 肝 - 生殖, 腎 - 泌尿)
② 주치 : 일반적으로 소화, 비뇨, 생식계 질병에 활용되며, 특별히 여성 질환에 활용되는데, 본혈은 肝脾腎 三條 陰經의 交會穴이 되고, 또한 脾經은 屬脾絡胃하고 心으로 上注하므로 肝, 脾, 腎, 心 질환을 주치함[소화기病, 泌尿系病, 婦科病 및 神志病의 要穴]
· 三陰交가 여성 질환인 經, 帶, 胎, 產病 치료에 활용되는 이유 : 衝脈은 血海이고, 任脈은 胞宮을 主宰하고, 帶脈은 諸經을 約束함으로 이 세 經脈과 肝脾腎의 관계는 밀접한데, 脾胃의 化源이 不足하고 肝腎經의 血이 虧少하면 衝, 任, 帶脈이 充盛할 수 없게 되니, 經을 生成하는 根源이 없어지고, 胎를 滋養하는 근본이 없어지게 되므로 經, 帶, 胎, 產의 문제가 發生하게 되는 것이며, 이에 본혈을 刺灸함으로써 脾胃를 調理하고 肝腎을 補益함. *衝脈 血海, 任脈 主胞宮, 帶脈 主約束諸經 : 脾胃化源不足, 肝腎經 血虧少 →

衝任帶脈 不充盛 → 經帶 不利 … 經帶胎産 病症 發生 : *本穴 → 調理脾胃, 補益肝腎 작용 발휘 → 衝任帶脈 기능 회복]

③ 혈성 : 調補肝腎 利水滲濕 健脾益氣 補血安神 淸血分熱 通經活絡 補益强壯 補脾土, 通氣滯, 調血室精宮

임상 해설

① 陰陽二總穴(合谷, 三陰交) 중 하나로서 제반 血病을 주치

i) 出産 2주정도 전 陰陽二總穴에 피내침(皮內鍼)을 사용하여 順産, 無痛分娩을 誘導함

- 補合谷穴[氣] 瀉三陰交穴[血] : 墮胎(落胎), 通經
- 瀉合谷穴[氣] 補三陰交穴[血] : 安胎

ii) 瘀血, 血滯와 관계된 제반 下腹痛, 疝症으로 인한 下腹痛(配關元)에 응용 : 産後瘀血로 인한 甚痛, 腰部打撲으로 인한 腰痛, 打撲傷으로 인한 두통에 사용

cf. 全身打撲의 경우는 血海를 사용

iii) 癮疹(配 曲池, 血海)에 유효

② 足三陰 交會穴로서 肝脾腎 제반 질환에 다양하게 응용

i) 부인과 및 남녀비뇨생식기병의 활용

· 일명 “婦人의 三里穴”로서 각종 여성 질환(配 照海) : 婦人癥瘕, 月經不調, 婦人漏下不止, 不姙, 經痛, 經閉, 帶下, 産後血暈 · 腹痛, 乳少, 陰挺 등에 사용

☞ 여성 질환은 慢性病이 대부분임

· 陰莖痛, 夢精失精, 疝症, 睾丸炎, 腎臟炎, 遺尿, 勞淋, 轉脬小便不通 등에 사용

ii) 소화기계 제반 병증에 응용되는 常用要穴임 : 脾胃虛弱, 腹鳴腹脹, 消化不良, 寒冷腹痛(下腹), 溏泄에 사용

iii) 小兒舞踏(舞蹈)證, 咳嗽(配 合谷), 고혈압 등에 사용

iv) 足下熱痛, 膝股內廉跗踝腫痛에 사용

③ 思慮傷(脾)心, 心脾積熱에 의한 제반 병증을 치료함 : 신경성不安, 不眠, 怔忡(配隱白), 臟躁에 사용

④ 鍼의 汗吐下三法 중 下法에 해당하는 穴로서 下氣작용이 발휘됨 : 合谷(汗法), 內關(吐法), 三陰交(下法). 孕婦禁鍼穴(合谷, 三陰交)로서 일시적인 月經過多가 발생할 수 있고, 또는 심한 경우에는 閉經이 2~3년 지났는데도 月經이 올 수 있음

⑤ 下肢內側(陰經絡), 坐骨神經痛 中 內側에 異常이 있는 경우 : 下腹部 제반 병증이 원인이며, 足의 전 · 외 · 후측에 이상이 있는 경우 : 腰部의 제반 병증이 원인임

주요 질환 응용

① 부인 병증[調補肝腎(調肝腎, 益精血) 작용 … 脾胃는 水穀의 精微를 吸收·布散시켜 각 장부 氣血生化의 源泉이 됨 → 肝腎의 血과 精도 脾胃의 化源에 의지함 … 衝任脈·帶脈의 充實 여부는 脾胃의 化源이 중요 → 만약 不利하면 經帶胎産病이 발생 : 三陰交는 이의 不利를 회복시킬 수 있는 최적의 혈위임]

· 婦人 羸瘦癥積, 月水不止, 産後惡露不行, 血崩 → 癥瘕는 모두 血의 積聚로 먼저 본혈을 瀉하여 積聚를 없애고, 月水不止는 본혈을 補하여 止血하고, 惡露不行은 본혈을 瀉하며, 血崩에 暈하여 人事不省한 경우 본혈을 補함

· 下胎, 補合谷, 瀉三陰交(孕婦禁鍼) : 陰陽二總穴 … 제반 血病을 주치함 → 출산 2주 전부터 皮內鍼 使用하여 順産, 無痛分娩을 유도함(血 공급 중단하고 氣를 강화시켜 나감)

cf) 安胎 : 合谷(瀉), 三陰交(補) → 지압법이 적당함

② 腎 병증[利水滲濕 작용(陰陵泉과 같이 씀) … 後天之本의 不足 → 腎의 氣化작용 不利 … 水濕病症 발생 : 三陰交는 後天之本을 補益하고 腎의 氣化작용을 도울 수 있는 혈위임 : 泌尿器系 병증에 활용]

· 小便不利, 小便遺, 夢遺失精, 足痿不能行 → 小便不利는 氣滯이고, 遺尿나 夢遺는 모두 三陰經의 氣脫이니 본혈을 補하며, 足痿不能行의 경우 三陰經이 弱한 것이니 본 혈을 灸로 補함[30]

③ 脾虛로 인한 제반 脾病[健脾益氣 작용(足三里, 太白과 같이 씀) … 脾虛로 인한 運化失調에 활용]

· 脹滿不思飮食[運化작용이 停滯] → 이 병증은 脾虛가 甚한 것이니, 급히 본 혈을 補하고 再次 灸함[31]

· 四肢不擧 → 이 병증은 脾氣가 滯한 것이니, 灸하여 溫하게 함[32]

· 腹脹腸鳴, 食不化溏泄 → 이 병증은 脾氣가 下陷한 것으로 본혈을 灸함[33]

· 痃癖 → 이 병증은 上焦에 積이 있는 것으로 腹部가 寒하면 脾虛한 것이니, 급히 본혈을 補함[34][痃癖 : 脾濕이 형성된 것이 오랫동안 積滯되어 없어지지 않을 경우]

---

30) 小便不利, 乃血爲氣滯也, 小便遺, 夢遺, 皆三陰經氣脫也, 宜此穴補之, 足痿不能行, 乃三陰經弱, 補之灸之.『經穴解』

31) 此症, 則脾虛甚矣, 急補此穴, 更宜灸之.『經穴解』

32) 此症, 脾氣之滯也, 宜灸而溫之.『經穴解』

33) 此症, 皆脾氣之下陷也, 宜灸此穴.『經穴解』

34) 此症乃在上之積也, 而腹爲之寒, 脾虛可知也, 急補此穴.『經穴解』

· 食後吐水 → 이 병증은 濕이 있어서 脾의 運化가 不能한 것으로 본혈을 補함으로써 脾의 濕을 運化시킴[35)]

· 霍亂手足厥冷 → 霍亂은 脾氣가 亂한 것이며, 手足厥冷에까지 이른 것은 脾氣陷한 것이니, 본혈을 補하고 다시 灸로 溫하게 함[36)]

④ 肝心 병증[補血安神작용 → 肝血虛 및 心脾積熱로 발생되는 神志病 치료에 작용함]

· 驚悸 → 膽虛하면 多悸하는데, 이는 肝血虛한 것이니, 본혈을 補함으로써 生血함[37)]

· 心脾虛性 失眠[回陽九鍼穴 중 하나…啞門, 中脘, 合谷, 勞宮, 環跳, 足三里, 三陰交, 太谿, 湧泉](配 神門, 內關) → 血量이 중요(운행과도 연관, 血의 不足은 不眠을 유발함)

⑤ 피부 병증에 활용[淸血分熱 작용 … 血分의 熱을 淸泄하는 작용에 의함]

· 三陰交가 피부질환 치료에 활용되는 이유 : "治風先治血, 血行風自灭"하므로 무릇 濕疹, 尋痲疹과 같은 疾病에 대하여 본혈에 刺하면 調血祛風하고, 血分의 熱을 淸泄(三陰交 : 調血祛 風 → 風邪의 침범 및 血熱을 치료)함.

· 多種 皮膚病 → "治風先治血, 血行風自"고 하였듯이 濕疹이나 蕁痲疹 등의 질환에 본 혈을 자침하면 調血祛風하고 健脾利濕하며 血分의 熱을 淸泄하는 효과가 발휘됨[38)]

· 配曲池, 血海.

⑥ 下肢 關節 병증[通經活絡 작용, 配足三里, 陰陵泉, 陽陵泉, 絶骨]

· 脚氣, 脚腫, 膝腫 → 무릇 下肢痿痺나 半身不遂는 風寒濕邪가 經絡을 痺阻하는 것에서 다수 發生하며, 혹은 筋脈이 失養한 所致이기도 하며, 이에 본 혈로서 健脾利濕, 調血養筋함[39)]

배혈

· 配 血海, 氣海, 關元 : 月經不調

· 配 氣海(灸), 關元(灸) : 經閉, 帶下

· 配 關元, 中極 : 産後血暈

---

35) 此症, 則有濕而不能運也, 宜補此穴以運脾中之濕.『經穴解』

36) 霍亂症皆脾氣之亂也, 而至於手足厥冷, 脾氣陷矣, 宜補此穴, 更宜灸以溫之.『經穴解』

37) 膽虛則多悸, 乃肝血虛也, 宜補此穴以生血.『經穴解』

38) 由于 "治風先治血, 血行風自灭" 故凡濕疹, 蕁痲疹之疾, 刺必穴可調血祛風, 又可建脾利濕, 淸泄血分之熱而收效.『經穴集成』

39) 凡下肢痿痺, 半身不遂, 多由風寒濕邪痺阻經絡, 或筋脈失養所致, 而此穴能建脾利濕, 調血養筋, 故可療之.『經穴集成』

· 配 陰陵泉：飱泄補三陰交, 上補陰陵泉, 皆久留之, 熱行乃止『甲乙經』
· 配 氣海 ： 鍼三陰于氣海, 專司白濁久遺精『百症賦』
· 配 三里 ：寒濕脚氣不可熬, 先鍼三里及三陰交『玉龍歌』
· 配 氣海：遺精白濁『百症賦』
· 配 腎兪, 膀胱兪, 關元：遺尿, 尿閉, 陽萎
· 配 膀胱兪(灸)：淋病
· 配 關元：夜尿
· 配 大敦, 足三里：疝氣偏墜
· 配 大敦：小腸疝氣『乾坤生意』
· 配 承山：胸膈痞滿『天星秘訣歌』
· 配 內庭, 三里：腹脹『大成』
· 配 中脘, 關元, 內關, 足三里：腹痛, 腹瀉
· 配 絶骨(灸)：脚疼『千金翼方』
· "凡脚氣初得脚弱 使速灸之梁丘, 犢鼻, 三里, 上廉, 下廉, 解谿, 太衝, 陽陵泉, 絶骨, 崑崙, 陰陵泉, 三陰交 足太陰, 伏溜, 然谷, 湧泉, 承山, 束骨等凡一十八穴"『千金方』
· 配 厲兌, 條口：脛寒不得臥『千金方』
· 配 懸鐘, 崑崙：足跟以上病
· 配 懸鐘, 足三里：膝腫脚痛
· "舌裂出血尋內關 太衝陰交走上部. 冷嗽只宜補合谷 三陰交瀉卽時住"『雜病八法歌』
· "(小兒)若吐不止 灸心主間使, 大都, 隱白, 三陰交各三炷 "『千金翼方』
· 配 合谷, 太衝：產生理不順或橫或胎死腹中, 難產『鍼灸摘英集』
· 配 支溝, 三里：產婦血暈不省人事『鍼灸摘英集』
· "治婦人經血過多不止並崩中者 毫鍼刺三陰交二穴 次鍼行間 次通里二穴, 各灸二七壯." "治女子漏下不止 刺三陰交二穴 太衝二穴." "治婦人經脈不通 刺曲池二穴 支溝二穴 三里二穴 三陰交二穴. 如經脈壅塞不通者 瀉之立通, 如經脈虛耗不行者補之 經脈益盛 卽通行矣."『鍼灸摘英集』

※ 기타문헌

"足下熱痛不能久坐 濕痺不能行 三陰交主之." "飱泄補三陰交 上補陰陵泉 皆久留之 熱行乃止." "驚不得眠 善斷水氣上下 五臟遊氣也 三陰交主之."『甲乙經』

"按宋太子出苑 逢妊婦 診曰 女. 徐文伯曰 一男一女. 太子性急欲視 文伯瀉三陰交

補合谷 胎應鍼而下 果如文伯之診. 後世遂以三陰交·合谷爲妊婦禁鍼. 然文伯瀉三陰交補合谷而墮胎 今獨不可補三陰交瀉合谷而安胎乎? 蓋三陰交腎肝脾三脈之交會 主陰血 血當補不當瀉. 合谷爲大腸之原 大腸爲肺之腑 主氣 當瀉不當補. 文伯瀉三陰交 以補合谷 是血衰氣旺也. 今補三陰交瀉合谷 是血旺氣衰矣. 故劉元賓亦曰 血衰氣旺定無妊 血旺氣衰應有體."『大成』

※ 참고

① 足太陰脾經 및 足厥陰肝經, 足少陰腎經의 交會穴

② 孕婦禁鍼.

③ 陰陽二總穴에서 補合谷穴(氣)瀉三陰交穴(血)하면 通經, 落胎가 되고, 瀉合谷穴補三陰交穴이면 安胎가 됨

④ 본혈은 비뇨생식기統과 소화기統病證에 응용되는 常用要穴이며, 鍼麻醉에 常用됨

⑤ 汗, 吐, 下 三法에 해당하는 穴로서 下氣작용 발휘됨 → 合谷(汗法), 內關(吐法), 三陰交(下法)

※ 참고

· 본 혈은 위치상 童氏奇穴 가운데 人皇(在脛骨之內側後緣, 距內踝上三寸處, 卽三陰交穴) 부근에 해당함

SP7 누곡 (漏谷, Nugok)

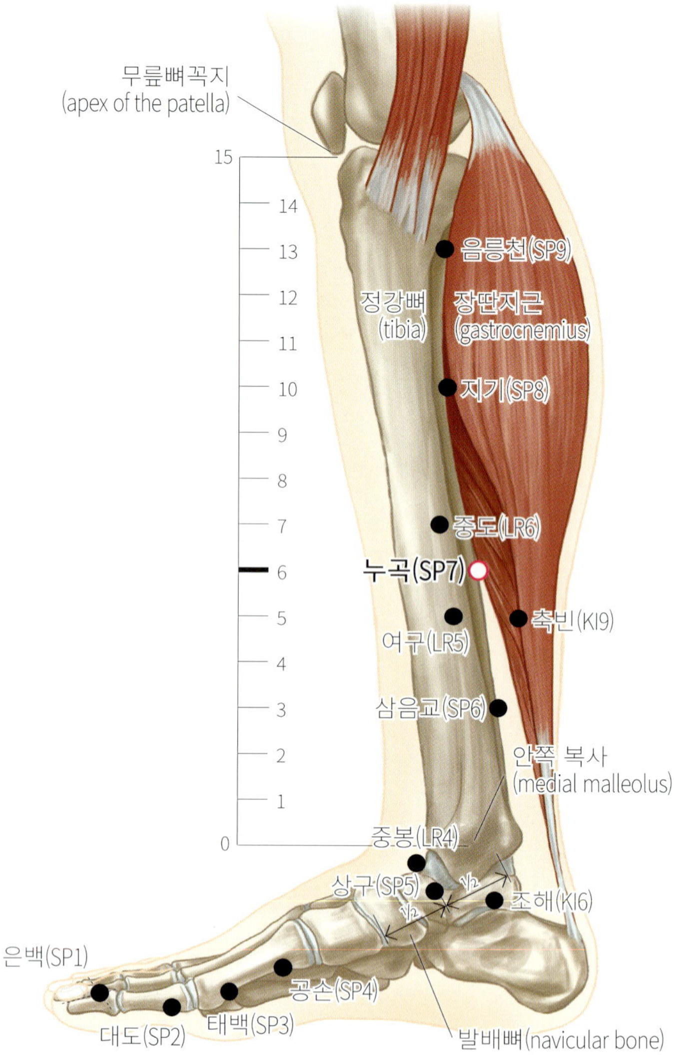

1. 혈명

【意義】漏는 滲漏을, 谷은 凹陷處를 뜻하며, 본 혈의 기능상 滲濕利尿하고 위치상 筋肉間의 요함처에 該當한다는 의미임

【異名】太陰絡

2. 혈위 근거

① 從三陰交上行三寸, 夾骨陷中.『金鑑』

② 內踝上六寸, 胻骨下陷中.『大成』

3. 부위 및 취혈

① 종아리정강뼈면, 정강뼈안쪽모서리뒤쪽, 안쪽복사융기에서 위쪽으로 6촌

② 경골내측연(脛骨內側緣)과 가자미근 사이로 지기혈 아래 4촌, 삼음교혈 위 3촌, 음릉천혈 아래 7촌 부위에서 취혈

③ 누곡혈을 중심으로 중도혈, 여구혈, 축빈혈과 삼각형의 형태로 취함

【근육】 가자미근(soleus m.), 긴발가락굽힘근(長拇趾屈筋, flexor digitorum longus m.)

【신경】 두렁신경의 안쪽종아리피부가지(伏在神經의 內側下腿皮枝, medial cutaneous br. of the leg of saphenous n.), 깊은층에 정강신경(脛骨神經, tibial n.)

【혈관】 큰두렁정맥(大伏在靜脈, great saphenous v.), 뒤정강동 · 정맥(後脛骨動 · 靜脈, posterior tibial a. & v.)

【침법】 ▪ 직자 0.5~1촌 ▪ 사자 1~1.5촌

【뜸법】 ▪ 艾炷灸 3~5장 ▪ 溫灸 5~10분

4. 응용

개요

① 주치 : 濕邪內停, 濕痺不能行, 小便不利, 心腹脹滿을 주치하며, 滲濕利尿, 培土制水 작용을 발휘함

② 혈성 : 健脾消腫 滲濕利尿

임상 해설

① 脾虛(脾運不足, 脾陽虛), 中氣不足으로 인한 제반병증에 응용

i) 腹鳴腹脹, 消化不良, 寒冷小腹痛, 溏泄 등 소화기계 제반 병증에 사용

ii) 久濕痺로 인한 肩胛部疼痛, 腿冷疼不能久立, 脚氣, 足踝腫痛, 足熱痛, 偏墜, 痃癖冷氣에 유효

iii) 痔疾, 陰挺 등에 응용

② 赤白帶下, 失精, 小便不利, 淋病 등 부인과 · 비뇨생식기계 관련 제반 질환에 사용

③ 思慮傷(脾)心, 心悲氣逆으로 인한 癔病, 신경쇠약, 不安 등에 사용

주요 질환 응용

① 足寒濕으로 인한 下肢 병증에 활용

· 膝痺, 足不能行 → 膝下를 지나는 脾經이 寒濕邪를 받으면 痺症이 생겨 걷지 못하게 되니, 본혈을 취하여 脾의 사기(邪氣)를 散함[40]
· 下肢部穴은 散寒溫經 작용이 주로 발휘됨 → 伏兎, 髀關, 陰市 등
② 脾虛性으로 인한 소화병증에 활용 : 補脾, 健脾 祛濕작용에 의함

배혈

· 配 中極, 蠡溝, 漏谷, 承扶, 至陰 : 小便不利, 失精『千金方』
· 配 陷谷, 溫溜, 漏谷, 復溜, 陽綱 : 腸鳴而痛『千金方』
· 配 會陽 : 腹寒冷氣『資生經』
· 配 曲泉 : 血瘕『資生經』
· 配 腎兪, 中極, 三陰交 : 痛經

※ 기타문헌

"腹中熱 若寒 腹善鳴 强欠 時內痛 心悲氣逆 腹滿 漏谷主之. 已刺外踝上 氣不止 腹脹而氣快然引肘脇下 皆主之." "少腹脹急 小便不利 厥氣上頭巓 漏谷主之."『甲乙經』
"漏谷 : 主腸鳴 强欠 心悲逆氣 腹脹滿急 痃癖冷氣 飮食不爲肌膚 膝痺足不能行."『大成』

※ 참고

· 본 혈은 위치상 童氏奇穴 가운데 天皇(當膝下內輔骨下陷中 在脛骨頭之內側 去膝關節二寸五分處), 腎關(在天皇穴直下一寸五分 脛骨之內側), 地皇(當脛骨之內側後緣, 距內踝上七寸處, 卽漏谷穴, 一說卽中都穴), 四肢(當脛骨之內側後緣, 距內踝上四寸處. 三陰交上 1寸), 人皇(在脛骨之內側後緣, 距內踝上三寸處, 卽三陰交穴) 부근에 해당함
· 본 혈은 위치상 경외기혈 가운데 糾外翻一 · 二(外翻一 : 三陰交穴 下 5分, 糾外翻二 : 承山穴 向內側平開 1寸), 肝炎(內踝上緣上一寸五分(卽內踝尖上二寸) 脛骨內側後緣之凹陷處. 三陰交穴下一寸五分), 斷産(右足內踝上一寸處), 治轉筋(內踝骨上中央陷中, 足內踝上緣, 直對內踝高點之凹陷中) 부근에 해당함

---

[40] 脾經在膝之下者, 受寒濕之邪而爲痺, 以致足不能行, 取此穴以散脾邪.『經穴解』

SP8 지기 (地機, Jigi)

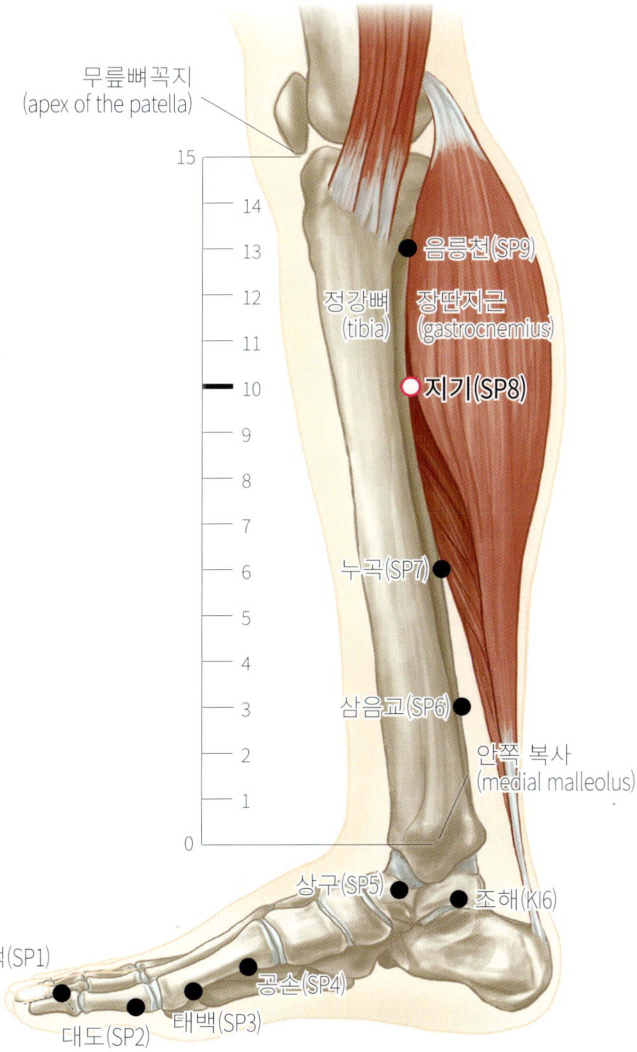

1. 혈명

【意義】地는 土地, 脾土를, 機는 要를 뜻하며, 본 혈이 足太陰經의 郄穴로 經氣가 甚聚하는 要穴이라는 의미임

【異名】脾舍, 地箕

2. 혈위 근거

① 從漏谷上行五寸, 在膝下五寸內側, 夾骨陷中, 伸足取之.『金鑑』

② 膝下五寸 膝內側輔骨下陷中.『大成』

3. 부위 및 취혈

① 종아리정강뼈면, 정강뼈안쪽모서리(medial border of tibia) 뒤쪽, 음릉천(陰陵泉, SP9)에서 아래쪽으로 3촌. 무릎뼈꼭지(apex of patella)와안쪽복사융기(prominence of the medial malleolus)를 연결하는 선위에서 위쪽으로부터 1/3과 아래쪽으로부터 2/3가 되는 지점에서 취혈

② 경골내측연과 비복근 사이의 요함처에 취함

【근육】 오금근(膝窩筋, popliteus m.), 장딴지근(腓腹筋, gastrocnemius m.)

【신경】 두렁신경의 안쪽종아리피부가지(伏在神經의 內側下腿皮枝, medial cutaneous br. of the leg of saphenous n.), 깊은층에 정강신경(脛骨神經, tibial n.)

【혈관】 큰두렁정맥(大伏在靜脈, great saphenous v.), 뒤정강동·정맥(後脛骨動·靜脈, posterior tibial a. & v.), 무릎내림동맥의 두렁가지(下行膝動脈의 伏在枝, saphenous br. of descending genicular a.)

【침법】 ■ 직자 0.5~1촌
■ 사자 1~2촌

【뜸법】 ■ 艾炷灸 3~7장
■ 溫灸 5~10분

4. 응용

개요

① 속성 : 郄穴, 三部穴 중 下部에 해당(三部穴[41] : 上部…大包, 中部…天樞, 下部…地機)

② 주치 : 三部穴 중 하나로서 여성의 月事改常, 精血不足, 生殖不能 등의 下焦病을 주치하며, 본혈을 刺하면 가히 氣血充盛, 生殖暢旺하게 됨

· 여성 질환(血病)에 대해 많이 활용되는 脾經 혈위 중 하나 → 血海, 地機, 三陰交

③ 혈성 : 調理月經 健脾理血 調理胞宮

[41] 三部穴 : "上中下三部也 大包與天樞地機"『標幽賦』. "三部, 大包爲上部 天樞爲中部 地機爲下部."『醫學入門·雜病八法歌』. 脾經之絡穴大包 可治療喘息等上焦病, 胃經之大腸募穴天樞 可治療胃腸等中焦病變, 脾經之郄穴地機 可治療遺精 陽萎 子宮出血等下焦病. 該三穴又有治療작용不局限于各自的部位, 可治全身질환.

임상 해설

· 三部穴 중 하나로서 전신질환, 특히 中 · 下焦 제반 병증에 효과

① 脾經 郄穴로서 腹部內臟腑, 특히 肝 · 脾 · 腎關聯 제반 통증에 대한 鎭痛의 활용 (중초질환)

i) 急 · 慢性膵臟炎(配 四關, 足三里) : 膵臟炎의 경우에는 소화가 안 되면서 지속적인 腹痛이 있음

ii) 胃腸障碍로 인한 腹痛 · 胃痛에 유효 : 胃腸障碍時 진단점 · 치료혈로서 지압만으로도 회복이 잘됨(配 梁丘)

iii) 심한 통증을 수반하는 經痛(配 三陰交)

iv) 食積腰痛(有脾兪 · 胃兪압통) 주요 혈위로 사용 : 腹壁이 당겨서 허리를 펴기 힘든 증세(腰痛不可仰俯)를 보이며 少陰人에 多發함

→ 腰痛 : ⓐ 腎虛腰痛 加 太白 ⓑ 瘀血腰痛 加 三陰交 ⓒ 食積腰痛 加 地機

② 脾虛(脾運失調, 脾不統血)로 인한 모든 下焦 제반 질환에 응용

i) 陽萎, 遺精, 男子精不足, 子宮出血, 月經不調, 白帶過多 等 生殖器系질환에 사용

ii) 痔疾에 응용 : '消痔區'點刺放血

iii) 脾運失調(脾虛)로 인한 腹脹氣脹, 水腫, 身黃瘦, 腹堅不嗜食, 男子溏泄, 女子癥瘕 등에 사용

iv) 膝腫 · 腿浮腫, 鶴膝風腫, 歷節風疼, 中風半身不遂에 효과적임

v) 임파선결핵에 유효 : 膝內結核, 耳下에서 陽明經을 따라 睾丸까지 나타나는 結核, 連脾經筋發赤에 사용

vi) 脾虛失眠, 好臥에 유효

주요 질환 응용

① 月經不調 병증[脾統血인데 본혈은 脾經 郄穴로 속성상 引血歸脾(의미 : 統血+生血), 補脾攝血, 調氣養血하는 효과가 있어서 月經不調를 주치할 수 있음[심한 통증을 수반하는 痛經에 사용 : 配 血海, 三陰交]

· 又論婦人經事改常[月經 조절작용], 自有地機血海.『百症賦』

② 脾氣滯로 인한 腰痛 등 腎 병증[脾氣滯로 인한 食積腰痛, 小便不利 등에 대하여 健脾, 補腎 작용을 발휘함.]

· 腰痛, 不可俯仰, 小便不利, 精不足 → 본혈은 원래 轉動의 機로 위로 腰膝과 관련된 부위로 邪氣가 侵入할 경우 발현되는 병증을 본혈로써 祛邪할 수 있으며, 또

한 小便을 주관하는 바는 비록 腎司이지만 또한 脾氣滯에도 해당하니, 본혈을 泄하여 滯한 것을 通하게 할 수 있고, 精이 비록 腎에 속함고는 해도 실제로는 飮食으로부터 化한 것이므로 精의 不足은 脾虛와 연관되니, 본혈을 補하면 生精할 수 있음[42)]

· 食積腰痛 → 足三里, 地機穴을 사용하고, 식이요법도 병행

i) 腹部의 변화는 잘 느끼지 못하는데 腹部의 근육변화로 인한 腰痛 유발시

ii) 不可俯仰

iii) 웅크리면서 허리가 아프다고 할 때

③ 腹中 氣滯로 인한 병증[脾失健運으로 인한 氣滯, 積聚 병증에 대해 通氣, 散結하는 작용을 발휘함 : 陰陵泉 위주, 配穴로 활용]

· 腹部의 氣滯상태 解消에 쓰는 脾經 局所穴과 배혈(配 腹結, 大橫, 腹哀)

· 腹堅, 女子癥瘕 → 水가 運行하지 못하면 腫이 되고, 腹部가 단단해지면 不嗜食하게 되는데, 脾의 機關과 관련된 본혈을 泄하여 行水하게 하며, 여성 癥瘕가 있을 경우 손으로 눌렀을 때 湯沃이 股內에서 膝까지 이르는 것 같이 느껴지면 氣가 滯한 것으로 본혈을 瀉하여 오래된 滯氣를 통하게 하고, 氣行하면 積聚는 除去됨[43)]

배혈

· 配 太衝, 中封 : 㿗疝, 精不足『千金方』

· 配 血海 : 婦人經事改常『百症賦』

※ 기타문헌

“㿗疝 大巨及地機中郄主之.” “溏瘕 腹中痛 藏痺 地機主之.”『甲乙經』

“地機 : 主腰痛不可俯仰 溏泄 腹脇脹 水腫腹堅 不嗜食 小便不利 精不足 女子癥瘕 按之如湯沃股內至膝.”『大成』

42) 此穴旣轉動之機, 則上與腰膝有相關之所, 而邪客焉, 故病如此, 宜泄此穴以去邪. 小便雖爲腎司, 亦脾氣之滯也, 泄此穴以通滯. 精雖屬腎, 而實爲飮食之所化, 精不足者, 脾虛也, 宜補此穴以生精.『經穴解』

43) 水不運則腫, 而腹爲之堅, 則不嗜食矣, 泄脾中機關之穴, 以行水. 女性癥瘕, 按之如湯沃股內至膝者, 氣滯於上, 而腹從上按之, 則氣還於下, 氣行之所, 遂覺如湯沃矣, 泄此穴以通久滯之氣, 氣行而積自除.『經穴解』

※ 참고 : 三部穴

- "上中下三要穴, 大包與天樞地機"『標幽賦』
- 〈醫學入門〉"三部 大包爲上部, 天樞爲中部, 地機爲下部"『雜病穴法歌』
- 脾經之大絡穴大包, 可治療喘息等上焦病(全身關節病變+胸脇痛 즉, 氣를 胸脇部에서 疏通).
- 胃經之大腸募穴天樞, 可治療胃腸病等中焦病變
- 脾經之郄穴地機, 可治療遺精, 子宮出血, 陽萎等下焦病, 該三穴又有治療작용不局限于各自的部位, 可治療全身疾患

三部穴	三才穴
大包(上部)	百會(天才)
天樞(中部)	璇璣(人才)
地機(下部)	湧泉(地才)

SP9 음릉천 (陰陵泉, Eumneungcheon)

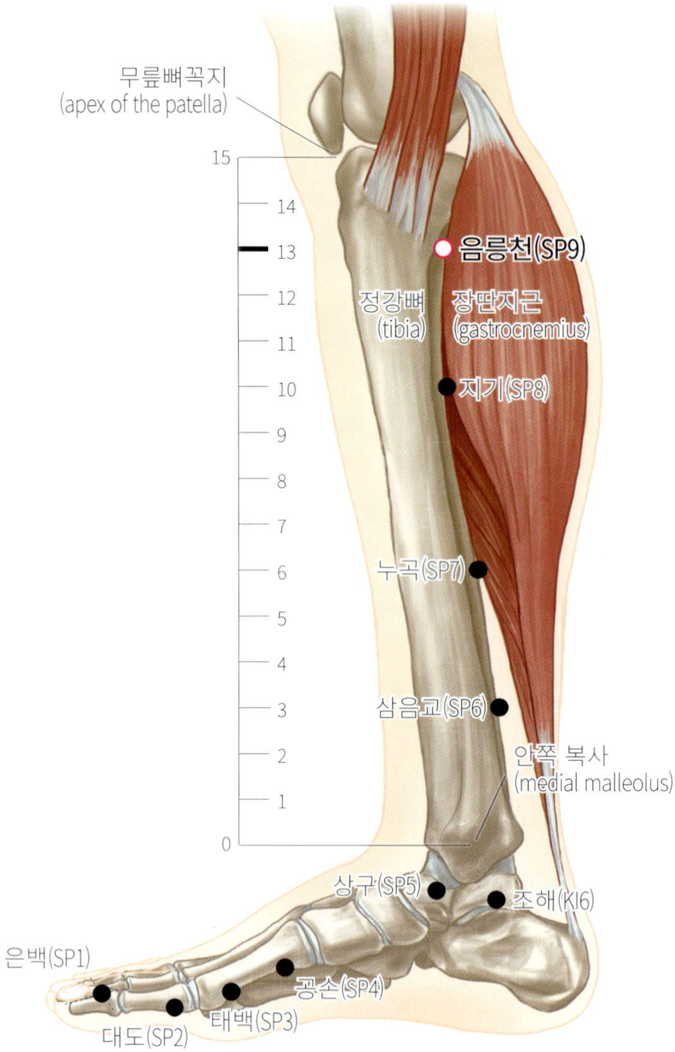

1. 혈명

【意義】陰은 膝內側을, 陵은 大腿骨 內側髁突起을, 泉은 髁下凹陷處를 뜻하며, 본 혈이 脾經의 合(水)穴로 膝內側顆突起 부근에서 經脈水가 出하는 凹陷處라는 의미임

2. 혈위 근거

① 從地機上行膝下, 內側曲膝橫紋頭陷中.『金鑑』

② 膝下內側輔骨下陷中, 伸足取之 或屈膝取之, 在膝橫紋頭下與陽陵泉相對, 稍高一寸.『大成』

3. 부위 및 취혈

① 종아리정강뼈면, 정강뼈안쪽관절융기(medial condyle of tibia) 아래모서리와 정강뼈안쪽모서리 사이의 오목한 곳. 손가락을 정강뼈안쪽모서리를 따라서 몸쪽으로 움직이면 무릎관절 아래에 오목한 곳이 느껴짐. 정강뼈안쪽관절융기의 아래모서리와 정강뼈뒤모서리로 이루어진 각의 오목한 곳에서 취혈

② 경골내과(脛骨內髁) 하연으로 경골내연(脛骨內緣)과 비복근(腓腹筋) 사이의 요함처에 취하며, 양릉천혈과는 맞은편(相對側)에 있음

【근육】 장딴지근(腓腹筋, gastrocnemius m.)

【신경】 두렁신경(伏在神經, saphenous n.), 깊은층에 정강신경(脛骨神經, tibial n.)

【혈관】 큰두렁정맥(大伏在靜脈, great saphenous v.), 뒤정강동 · 정맥(後脛骨動 · 靜脈, posterior tibial a. & v.), 무릎내림동맥의 두렁가지(下行膝動脈의 伏在枝, saphenous br. of descending genicular a.)

【침법】 ■ 직자 0.5~1촌
- 사자 1~1.5촌
- 陽陵泉(GB34)으로 透刺하기도 함

【뜸법】 ■ 艾炷灸 3~5장
- 溫灸 3~5분

【鍼感】 국소에 酸 · 脹感이 있으며 아래쪽으로 확산되기도 함

4. 응용

개요

① 속성 : 合水穴

② 주치 : 通利三焦, 健脾行濕, 開通水道의 효능을 주요하게 발휘하는데, 이는 본혈이 脾經의 合穴이고 五行上 水에 配屬되어 腎에 應하기 때문으로, 水濕과 관련된 병증인 腹脹, 泄瀉, 膝痛, 水腫, 小便不利를 주치함

③ 혈성 : 健脾滲濕 益腎固精 運中焦 調膀胱祛風冷

임상 해설

① 思慮傷脾, 心脾積熱로 인한 제반 신경성 질환의 주요 혈위

i) 중년이상 여성 질환, 血道病 및 비뇨생식기질환의 주요 혈위 : 中年以上 婦人

의 血道病(閉經期 自律神經失調症 · 여성 질환)으로 인한 胸部以上의 제반 병증(眩暈, 眼球充血, 胸滿), 更年期障碍로 인한 제반 병증(고혈압)에 사용

ii) 癔病에 사용 : 여성 질환의 대부분은 鬱火(症)가 원인

iii) 신경성 위장병, 소화불량, 불면 등에 응용

② 脾經合水穴(土經水穴)로서 脾運失調로 인한 제반 병증을 치료함 : 水液代謝失調로 인한 제반 水病(脾能制水, 合水與腎水同氣相求)

i) 心 · 胸脇 · 腹滿 및 설사(配 曲池, 足三里), 소화불량 等 소화기제반 병증에 효과 : "合主逆氣而泄"『難經 · 六十八難』, "治藏者治其兪 治府者治其合"『素問 · 咳論』

ii) 小便不利, 水腫을 치료

iii) 體重切痛, 특히 下肢(腰 · 膝 · 足)腫痛질환의 常用穴임(脾主四末)

· 膝腫(膝關節周圍炎), 脚氣의 주요 혈위(配 足三里, 兩膝眼, 鶴頂, 梁丘, 血海, ㉳ 肝正格[44])

☞ 膝腫痛의 經絡別 隨證選穴

– 膝中腫痛(正中央, 膝蓋骨下) 加足三里(屬胃經)

– 膝內廉腫痛(內側靭帶 · 半月板) 加陰陵泉(屬脾經)

– 膝外廉腫痛(外側靭帶 · 半月板) 加陽陵泉(屬膽經)

· 打撲傷으로 인한 膝痛에 효과적임(配 足三里, 陽陵泉, 太衝) : 膝內側尤痛 加三陰交, 膝外側尤痛 加絶骨.

주요 질환 응용

① 脾 병증[脾經 合水穴로 脾氣不化, 水濕停滯에 의한 脾濕에 대하여 健脾行濕 작용, 治滿의 要穴임]

· '諸濕腫滿, 皆屬於脾'에 적합한 혈위로 運化水穀精微, 水液代謝 작용 촉진

· 脾虛則水濕不化, 濕盛則脾土必困 → 본혈은 水濕運化 작용과 밀접함 : 健脾, 行濕, 利水작용을 强하게 발휘

· 脾經 合水穴 – 脾土 : 能制水 → 水液을 調整하는 效果

· 能治心胸痛.『席弘賦』
能治脇腹滿.『金鑑』] → 心腹胸脇滿에 유효

· 腹中寒, 不嗜食, 暴泄飧泄霍亂 → 腹中 寒은 곧 脾가 濕邪를 받았기 때문으로 급히 脾의 水穴을 瀉하며, 暴泄과 飧泄은 모두 脾가 濕邪를 받은 것이므로 脾의 水

[44] 肝正格 : 陰谷曲泉補 經渠中封瀉. 임상에서는 대부분 中封은 太衝으로 대신함

를 補하여 오랫동안 유침시켜야 하며 鍼下 熱行이 느껴지면 그치게 되며, 霍亂 역시 脾가 濕邪를 받아서 氣逆한 것으로 脾의 水穴을 瀉함[45)]

· 脇下滿, 水脹腹堅 → 脾의 大絡인 大包는 脇下에 있어서 脾經과 脇下는 연계되어 있으며, 이에 脇下滿은 脾氣가 弱하여 水를 運化하지 못하기 때문이니, 급히 脾의 合水穴인 본혈을 취하여 먼저 泄한 후에 補함[46)]

② 腎 병증[脾經의 合水穴로 腎·膀胱 병증에 유효한 작용을 발휘 → 腎水의 寒 및 水濕不利에 대하여 通利三焦, 開通水道 작용, 利水 작용이 강함]

· 小便不利, 氣淋 → 이 症狀은 脾氣가 阻滯된 것으로 본혈을 취하여 滯한 것을 通하게 함[47)]

· 失精, 尿失禁不自知 → 이 症狀은 모두 腎氣가 寒한 것으로 본혈을 補함[48)]

· 腰痛不可俯仰 → 본 혈은 무릎과 가깝고 무릎의 筋은 위로 腰와 이어져 있으며, 寒邪를 받게 되면 서로 끌어당기면서 아프기 때문에 몸을 구부리거나 펼 수 없게 되니, 본 혈을 취하여 寒邪를 제거함[49)]

③ 胸部鬱滯, 脾氣上逆으로 인한 병증[肺熱 : 脾經의 水穴 취함 → '實則瀉其子'(水克火)/ 肺의 火를 脾經의 水穴을 취하여 해소시킬 수 있는 이유는 手太陰肺經의 中府와 足太陰脾經의 周榮이 서로 맞닿아 있어 氣가 이어지므로 肺에 직접적으로 작용하지 않아도 脾를 통해서 調節함]

· 咳逆不得臥, 胸中熱 → 喘逆은 肺熱로 肺金의 子인 水를 瀉하는데, 즉 본혈은 脾經의 水穴로 '實則瀉其子'에 의하여 취하며, 또한 經脈 循行上 脾經은 상행하여 위로 횡격막을 지나 心中으로 흘러가고 胸中熱은 곧 脾氣가 上逆한 것이니, 본혈을 瀉함으로써 上逆하는 氣運을 내리면 火가 自降하게 됨

· 胸部鬱滯 : 腹滿상태에 의거하거나 肺의 문제(肺熱)로 인한 것

---

45) 腹中寒乃脾中濕邪也, 宜急泄脾中之水穴. 暴泄飧泄, 皆脾中濕也, 宜補脾中之水而久留其鍼, 俟鍼下熱行, 乃止. 霍亂, 亦脾有濕邪而氣逆也, 亦泄脾中之水穴.『經穴解』

46) 脾大絡大包, 在於脇下, 脇下滿乃脾氣之弱, 不能運水也, 急取此穴, 先泄而後補之, 以治脾穴之合水.『經穴解』

47) 此症, 皆脾氣之滯也, 宜泄此穴以通滯.『經穴解』

48) 此症, 皆腎氣之寒也, 宜補此穴.『經穴解』

49) 此穴近膝, 膝之筋上連於腰, 受寒邪則痛相引不可俯仰, 宜取此穴, 以去寒邪.『經穴解』

④ 肝腎氣滯로 인한 疝病 [行濕 작용]

· 陰痛疝 → 陰痛은 곧 肝腎 두 經脈의 氣滯로 인한 것이니, 본혈을 취하여 滯한 것을 通하게 하며, 疝 역시 본혈로 脾의 寒濕을 제거함[50)]

배혈

· 配 足三里 : 便癃閉不通『雜病穴法歌』

· 配水分 : 水腫盈臍『百症賦』

· 配 關元 : 寒熱不節腎病, 不可以俯仰, 氣癃尿黃 『千金方』

· 配 陽陵泉(灸) : 失禁遺尿不自知, 虛勞尿精『千金方』

· 配 水分, 中極, 足三里, 三陰交 : 腹水, 癃閉

· 配 足三里, 水分, 中極 : 癃閉, 腹水

· 配 曲泉, 陰谷, 復溜(灸) : 治消渴, 小便數『千金方』

· 小便不通, 陰陵泉, 氣海, 三陰交 ..... 復鍼後穴, 陰谷, 大陵 ; 疝瘕, 陰陵, 太谿, 丘墟, 照海 ; 霍亂, 陰陵, 承山, 解谿, 太白『大成』

· 配 承山, 解谿, 太白 : 治霍亂『大成』

· 配 巨闕, 關衝, 支溝, 公孫 : 治霍亂『千金方』

· 配 京門, 然谷 : 治洞泄不化『千金方』

· "凡脚氣初得脚弱 使速灸之梁丘, 犢鼻, 三里, 上廉, 下廉, 解谿, 太衝, 陽陵泉, 絶骨, 崑崙, 陰陵泉, 三陰交 足太陰, 伏溜, 然谷, 湧泉, 承山, 束骨等凡一十八穴"『千金方』

· 配 陽陵泉 : 膝腫鶴膝風『玉龍歌』

· 膝盖紅腫鶴膝風, 陽陵二穴亦堪攻, 陰陵鍼透尤收效, 紅腫全消見異功.『玉龍歌』

· 配 湧泉 : 小腸連臍痛『天星秘訣』→ 小腹部의 疝症

· 配 隱白 : 胸中熱暴泄

· 配 太谿, 丘墟, 照海 : 治疝瘕『大成』

· "陰蹻陽蹻兩踝邊 脚氣四穴先尋取 陰陽陵泉亦主之."『靈光賦』

※ 기타문헌

"飧泄補三陰之上 補陰陵泉 皆久留之 熱行乃止."『靈樞 · 四時氣』

"熱病挾臍急痛 脅滿 取之湧泉與陰陵泉 取以第四鍼 鍼嗌裏."『靈樞 · 熱病』

---

50) 陰痛乃肝腎二經之氣滯也, 取此穴以通滯. 疝亦責此穴, 以去脾中之寒濕.『經穴解』

"腹中氣盛 腹脹逆(千金作水脹逆) 不得臥 陰陵泉主之." "腹中氣脹 嗑嗑不嗜食 脇下滿 陰陵泉主之." "腎腰痛不可俯仰 陰陵泉主之." "氣癃溺黃 關元及陰陵泉主之(千金云寒熱不節腎病不可以俯仰)." "溏不化食 寒熱不節 陰陵泉主之." "婦人陰中痛少腹堅急痛 陰陵泉主之."『甲乙經』

"陰陵泉 : 主腹中寒不嗜食 脇下滿 水脹腹堅 喘逆不得臥 腰痛不可俯仰 霍亂 疝瘕遺精 尿失禁不自知 小便不利 氣淋 寒熱不節 陰痛 胸中熱 暴泄飧泄."『大成』

SP10 혈해 (血海, Hyeolhae)

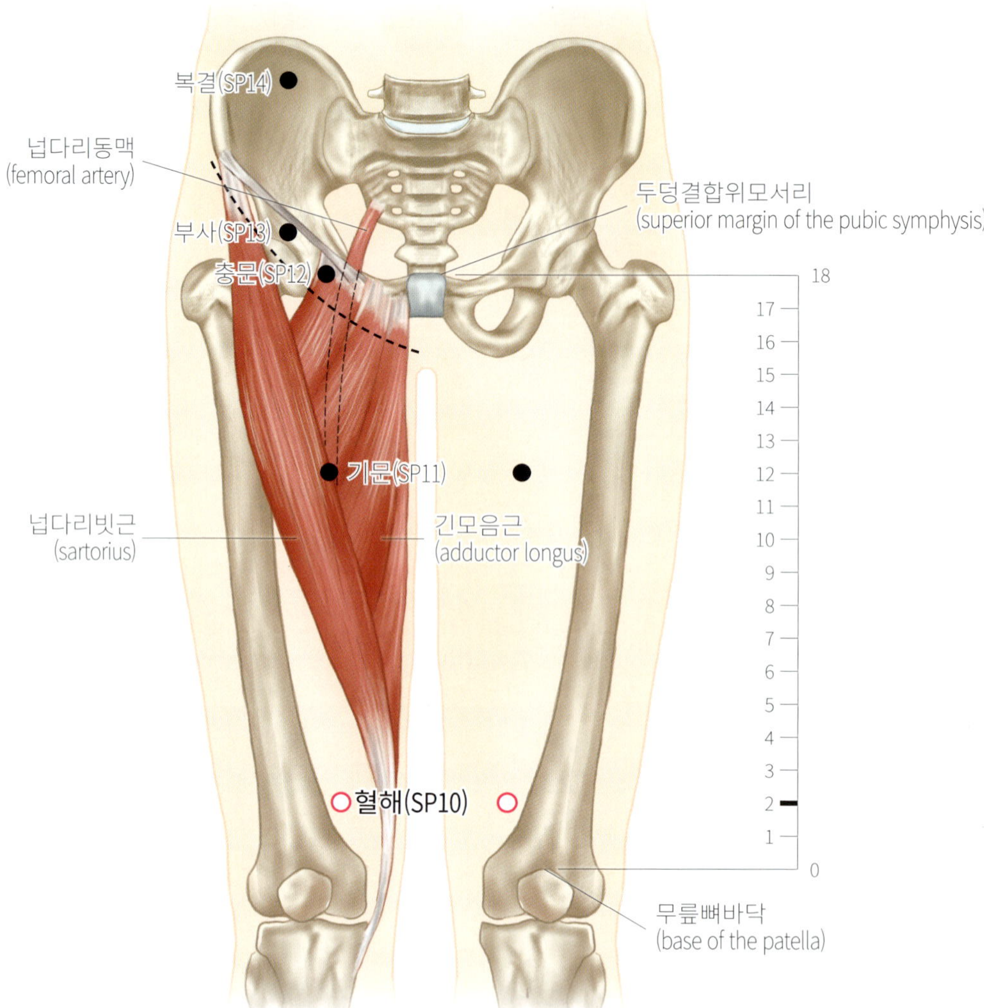

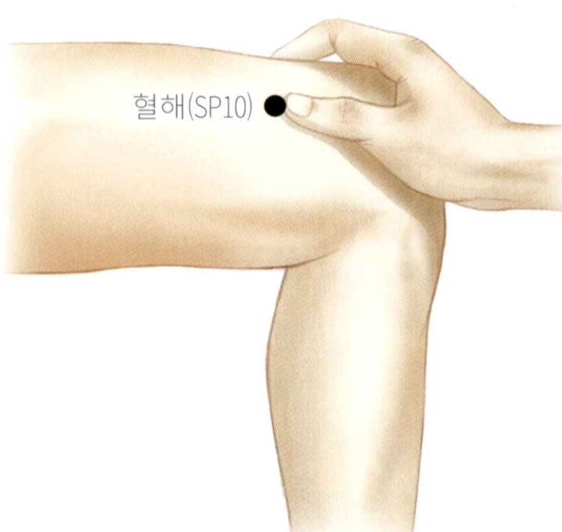

1. 혈명

【意義】血은 血, 血病을, 海는 聚를 뜻하며, 足太陰經氣가 發하는 곳으로 氣血이 歸聚하는 海가 됨은 의미이며, 血病을 治하는 重要穴이라는 의미임

【異名】血郄, 百蟲窩

2. 혈위 근거

① 從陰陵泉上行, 在膝臏上一寸, 內廉白肉際陷中.『金鑑』

② 膝臏上, 內廉白肉際二寸.『大成』

3. 부위 및 취혈

① 넓적다리앞안쪽면, 안쪽넓은근(vastus medialis m.)이 튀어나온 곳, 무릎뼈바닥(base of patella) 안쪽끝에서 위쪽으로 2촌

② 슬개골 상연 내측 상방 2촌의 대퇴골 내측으로 봉공근 외측연의 내측광근 사이에 취함

③ 환자로 하여금 바르게 앉아무릎을 굽히게 하고, 의사의 손바닥을 환자에 무릎에 올려 손바닥을 무릎뼈꼭지 끝에 대고, 엄지손가락과 검지손가락이 이루는 각이 45°가 되도록 벌려서, 엄지손가락을 넓적다리 안쪽으로 향하게 하여 무릎 뼈를 감싸듯이 손을 내렸을 때, 엄지손가락 끝이 닿는 곳에서 취혈

④ 간단한 취혈법으로는 정좌수족(正坐垂足)하고 손바닦(手掌)을 슬개골상에 대고 엄지손가락 끝이 슬개골 내렴(內廉) 상방의 대퇴부 내렴(內廉)에 닿는 점을 혈해혈로 정하기도 함.

【근육】넙다리빗근(縫工筋, sartorius m.), 안쪽넓은근(內側廣筋, vastus medialis m.)

【신경】폐쇄신경(obturator n.), 넙다리신경의 앞피부가지와 근육가지(大腿神經의前皮枝와筋枝, anterior cutaneous & muscular brs. of femoral n.)

【혈관】넙다리동·정맥(大腿動·靜脈, femoral a. & v.), 큰두렁정맥(大伏在靜脈, great saphenous v.)

【침법】▪ 직자 0.5~0.8촌 ▪ 사자 1~1.5촌

【뜸법】▪ 艾炷灸 3~5장 ▪ 溫灸 5~15분

【鍼感】국소에 酸·脹感이 있으며 골반부로 확산되거나 무릎관절로 전도되기도 함

4. 응용

개요

① 주치 : 引血歸脾, 扶脾 統血, 祛風淸熱의 효능이 있어서 血分 질병에 주요하게 활용됨

· 본혈은 月經不調, 血閉不通, 崩血漏下, 瘡瘍濕疹 등을 주치하며, 본혈에 刺灸하면 引血歸脾의 효능이 있음

· 血海는 心主血, 肝藏血, 腎助血과 연관된 혈위로 腎의 陰谷, 肝의 曲泉, 脾의 陰陵泉, 三

陰交과 함께 血과 通하는 主要處임

② 혈성 : 健脾化濕 調經統血 調血淸熱 宣通下焦

임상 해설

① 補腎健脾의 要穴로서 淸熱利水消腫 작용이 있어서 모든 血病을 주치함

i) 여성 질환(月經不順, 月經痛, 子宮出血)(配 三陰交, 地機)

ii) 産後 下肢浮腫이 내리지 않는 경우에 응용

iii) 瘀血과 關聯한 諸血病에 사용

· 全身打撲傷에 주요 혈위(配 四關) : 腰 이하 捻挫時 加三陰交

cf. 肝藏血, 心主血(運行)이 잘되지 않는 血病에는 膈兪穴을 사용

· 瘀血을 隨伴한 皮膚病(配 三陰交, 曲池)

② 슬관절 질환의 患部 周圍穴 중 대표적인 혈위임 : 무릎이 시린 사람, 다리가 떨리는 사람(陰市와 작용이 비슷하나 血海가 더 효과적임).

주요 질환 응용

① 血 관련 병증[調經작용 强하게 발휘]

· 脾主統血, 脾能益氣 – 血液이 脈管에 있을 때의 정상운행은 脾氣統攝 작용에 의지함 → 만약 脾氣虛弱, 統攝不能 – 月經不調, 崩漏, 便血 等이 발생 ∴ 氣血失調로 發하는 諸血證에 본혈을 用

· 여성 질환(月經不調, 月經病)에 유효함(配 三陰交, 地機)

· 瘀血性인 諸血病에 활용(脾統血의 기능을 강화) : 全身打撲傷에 주요 혈위임(配 四關 + 瘀血方)

· 婦人月經不調 → 東垣이 말하길 "女性漏下惡血, 月事不調, 暴崩不止, 多下水漿物의 병증은 모두 飮食不節로 인한 것이거나 과로하여 形體를 傷한 것이거나 혹은 본래 타고남이 부족한 것으로 太陰 脾經에 7壯의 灸를 해야 하는데, 즉 이 穴이 血海임"이고 하였으니, 婦人月經不調에 본혈을 사용[51)]

· 氣逆腹脹 → 血弱하면 氣가 旺盛하게 되고, 氣旺하면 逆이 되며, 逆하면 腹脹이 발생하니, 본혈을 瀉하여 降氣시키며, 또한 血藥을 사용하여 生血하게 함[52)]

51) 東垣曰, 女子漏下惡血, 月事不調, 暴崩不止, 多下水漿之物, 皆由飮食不節, 或勞傷形體. 或素有氣不足, 宜灸太陰脾經七壯, 卽此穴也.『經穴解』

52) 血弱則氣旺, 氣旺則逆, 逆則腹脹, 宜泄此穴以降氣, 外用血藥以生血.『經穴解』

· 配 地機. 『百症賦』

· 配 三陰交, 效佳.

② 淋 병증[血을 맑히는 작용, 配 氣海]

· 五淋血海通男婦. 『雜病穴法歌』

· 氣海, 血海, 療五淋. 『靈光賦』

③ 皮膚病, 腫塊[血熱, 血燥性로 인한 병증에 대하여 祛風淸熱 작용 : 配 曲池, 三陰交]

· 瘡瘍. 『勝玉歌』

· 痃癖. 『百症賦』

④ 膝關節腫痛[무릎이 시리고 다리가 떨리 증상 등 : 配 梁丘, 足三里, 陰陵泉 - 舒筋活絡, 祛痰行血]

배혈

· 配 地機 : 又論婦人經事改常, 自有地機血海 ; 痃癖兮衝門血海强『百症賦』

· 配 氣海 : 五淋『靈光賦』

※ 기타문헌

"氣逆腹脹 先補後瀉 又主腎藏風 兩腿瘡痒濕不可當."『圖翼』

"熱瘡臁內年年發 血海尋來可治之."『勝玉歌』

"婦人漏下 若血閉不通 逆氣脹 血海主之."『甲乙經』

"血海 : 主氣逆腹脹 女子漏下惡血 月事不調. 東垣曰 女子漏下惡血 月事不調 暴崩不止 多下水漿之物 皆由飮食不節 或勞傷形體 或素有氣不足 灸太陰脾經七壯."『大成』

※ 참고

· 鼠蹊部~大腿部 穴은 대부분 疏通, 溫散 작용을 발휘함

※ 참고

· 본 혈은 위치상 童氏奇穴 가운데 通腎(在膝蓋內側上緣之陷處, 膝蓋內側上緣, 按壓有痠痛處取穴), 通胃(在膝蓋內側上緣之上二寸, 卽通腎穴之上二寸處), 通背(在通腎穴直上四寸, 卽通胃穴直上二寸處) 부근에 해당함

SP11 기문 (箕門, Gimun)

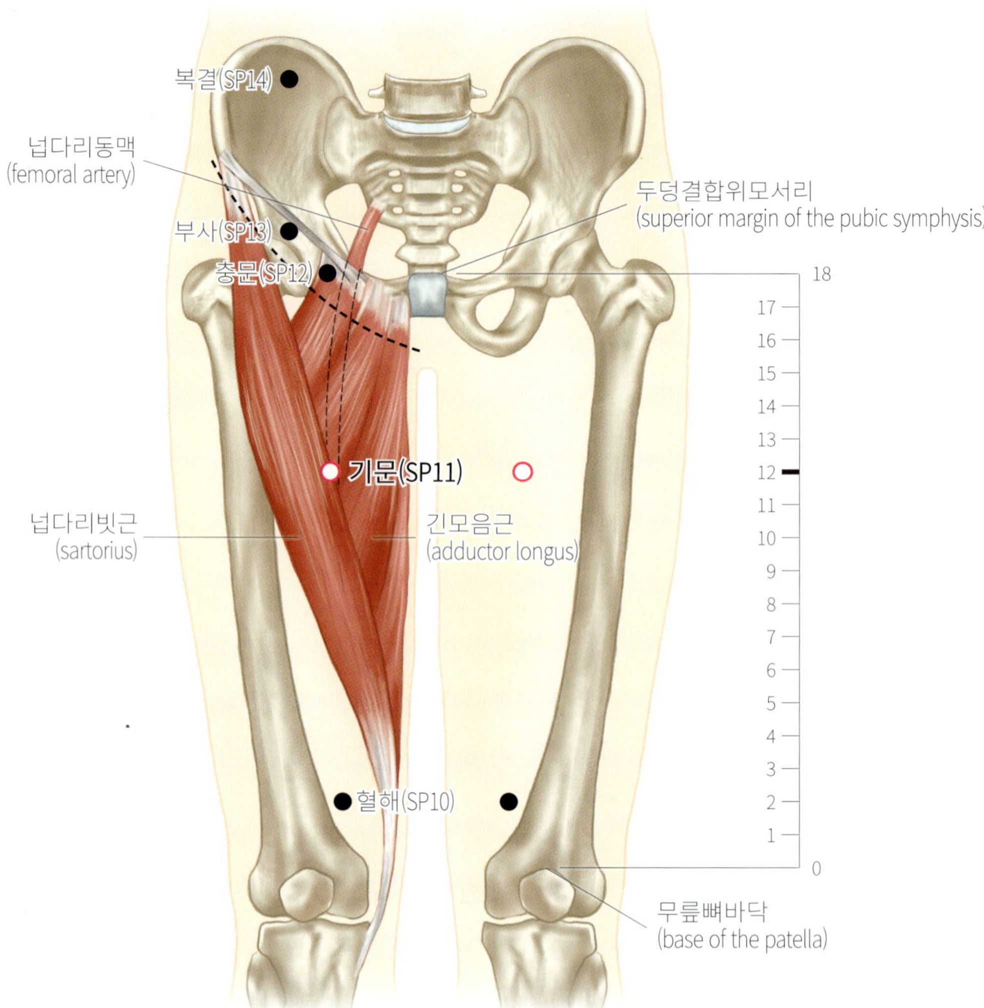

1. 혈명

【意義】箕는 簸箕를, 門은 門戶를 뜻하며, 兩足膝 分開의 형상이 箕와 닮았다는 의미이며, 또한 脾經에 발생하는 異物이나 夾雜物 등을 除去한다는 의미이기도 함

【異名】太陰市內

2. 혈위 근거

① 從血海上行, 在魚腹上越兩筋間, 陰股內廉, 動脈應手, 不禁重按.『金鑑』

② 魚腹上越兩筋間, 陰股內動脈應手, 一云股上起筋間.『大成』

3. 부위 및 취혈

① 넓적다리안쪽면, 무릎뼈바닥안쪽끝과 충문(衝門, SP12)을 연결하는 선에서 위쪽으로부터 1/3과 아래쪽으로부터 2/3가 되는 지점, 긴모음근(adductor longus m.)과 넙다리빗근(sartorius m.)의 사이, 넙다리 동맥이 뛰는 곳

② 슬개골 상연(대퇴골내측상과)과 치골상연(횡골)까지 18촌의 골도법으로 산정할 때 슬개골 상연 내측 상방 12촌으로 봉공근을 지나서 취함. 혈해혈 위 10촌처임

※ 기문(箕門)의 위치에 대한 2가지 견해[53]

i) 슬개골 상연 상방 12寸(혈해혈 상방 10촌) [WHO 기준]

ii) 슬개골 상연 상방 8寸 (혈해혈 상방 6촌) [『楊甲三取穴經驗』, 『經絡腧穴學』 등]

【근육】 넙다리빗근(縫工筋, sartorius m.)

【신경】 두렁신경(伏在神經, saphenous n.)

【혈관】 큰두렁정맥(大伏在靜脈, great saphenous v.), 넙다리동 · 정맥(大腿動 · 靜脈, femoral a. & v.)

【침법】 ▪ 직자 0.3~0.5촌 (動脈을 피하여 刺鍼)
▪ 사자 0.5~0.8촌 ▪ 不可深刺

【뜸법】 ▪ 艾炷灸 3~5장 ▪ 溫灸 5~10분

【鍼感】 국소로 酸 · 脹感이 있거나 샅 부위나 무릎 안쪽으로 전도되기도 함

4. 응용

개요

① 주치 : 腹股腫痛, 小便不通, 淋濁遺尿症을 주치함

② 혈성 : 健脾滲濕 淸熱利尿 利水通淋

임상 해설

① 제반 비뇨생식기질환에 사용

i) 女子의 不感症 치료에 이용함 : 女子의 經道조절 작용이 있음

ii) 利水通淋작용이 있어 小便關聯 제반 병증에 사용 : 淋病, 小便不通을 치료함

[53] 睢明河, 劉溫麗. 最新國家標準 針灸穴位使用詳解. 中國中醫藥出版社. 2013.

② 不眠症 치료에 효과적임(配 陰包)

③ 鼠蹊部 淋巴腺浮腫을 치료에 유효

주요 질환 응용

① 小便 병증[제반 비뇨생식기 병증에 활용하며 利水通淋 작용에 의함]

· 淋, 小便不通, 遺溺 → 淋閉는 모두 肝氣가 逆한 것으로 본혈로 脾氣의 逆을 通하게 치료하는데, 이는 本 經脈과 肝經이 서로 가깝고 모두 入腹하는 곳과 가까운 곳이기 때문이며, 遺溺는 腎寒이니, 土를 灸함으로 溫腎함[54]

② 鼠蹊部 동통[서혜부 임파선 浮腫에 유효]

· 鼠蹊腫痛 → 鼠蹊 부위는 本穴 근처로 본혈을 瀉함으로써 滯氣를 散泄할 수 있고, 氣가 舒暢되면 痛症과 腫한 것이 除去됨[55]

③ 不眠症[配 陰包]

④ 婦人 병증 활용[여성의 不感症 등에 대하여 본혈은 經道조절 작용이 있음]

[肝經 循行노선과 가까이 있어서 生殖器의 氣血疏通을 원활하게 하는 작용 발휘]

배혈

· 配 大敦, 委中, 委陽 : 陰蹻遺溺, 小便難『千金方』

※ 기타문헌

"淋遺尿 鼠鼷腫痛 小便難."『外臺』

"箕門"主淋小便不通 遺溺 鼠鼷腫痛."『大成』

※ 참고

· 본 혈은 위치상 童氏奇穴 가운데 姐妹一(在通山穴向內側橫開一寸再直上一寸. 卽大腿正中線之股骨上 距膝蓋橫紋上八寸 向內側橫開一寸), 姐妹二(在姐妹一穴直上二寸半), 姐妹三(在姐妹二穴之直上二寸半), 感冒一(在姐妹二穴向裡橫開一寸處(卽大腿正中線之股骨上 距膝蓋橫紋上十寸半 向內側橫開二寸處), 感冒二(當姐妹三穴向裡橫開一寸, 亦卽感冒一穴直上二寸半處) 부근에 해당함

---

54) 淋閉, 皆肝氣逆也, 責此穴以通脾氣之逆, 以經與肝近, 而皆爲入腹近地. 遺溺乃腎寒也, 宜灸土以溫腎.『經穴解』

55) 鼠蹊穴去此不遠, 泄此穴以泄三滯氣, 氣舒則痛息腫消.『經穴解』

SP12 충문 (衝門, Chungmun)

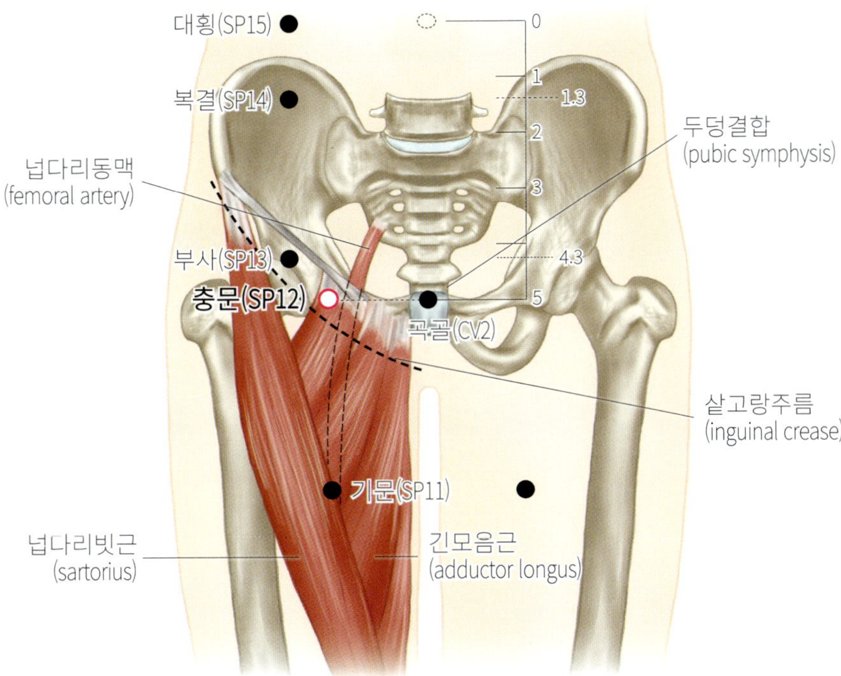

1. 혈명

【意義】衝은 衝動을, 門은 門戶를 뜻하며, 위치 상 動脈의 衝動處로 太陰의 氣가 上衝, 入腹한다는 의미임

【異名】慈宮, 上慈官, 前章門

2. 혈위 근거

① 從箕門上行, 橫骨兩端約紋中動脈, 去腹中行旁開三寸半.『金鑑』

② 府舍下一寸, 橫骨兩端約文中動脈去腹中行各四寸半.『大成』

3. 부위 및 취혈

① 샅부위(groin region), 샅고랑주름(inguinal crease) 위, 넙다리동맥(femoral artery)의 가쪽. 곡골(曲骨, CV2)과 같은 높이, 부사(府舍, SP13)의 아래 안쪽에서 취혈

② 제하(臍下) 5촌의 곡골혈 양방 3.5촌[혹 4촌]처로 서혜인대 아래쪽(대퇴동맥 가쪽)에 취하며, 대횡혈하 5촌, 부사혈 하방 0.7촌에 해당함

· 曲骨(CV2) ←5分→ 橫骨(KI11) ←1.5촌→ 氣衝(ST30) ←5分→ 急脈(LR12) ←1.5촌→ 衝門(SP12)

【근육】 배바깥빗근(外腹斜筋, obliquus abdominis externus m.), 배속빗근(內腹斜筋, obliquus abdominis internus m.)

【신경】 엉덩샅굴신경(腸骨鼠蹊神經, ilioinguinal n.), 넙다리신경(大腿神經, femoral n.)

【혈관】 아랫배벽동 · 정맥(下腹壁動 · 靜脈, inferior epigastric a. & v.), 얕은배벽동 · 정맥(淺腹壁動 · 靜脈, superficial epigastric a. & v.), 넙다리동 · 정맥(大腿動 · 靜脈, femoral a.)

【침법】 ■ 직자 0.5~0.7촌(動脈을 피하여 刺鍼)
■ 사자 0.5~1촌

【뜸법】 ■ 艾炷灸 3~5장
■ 溫灸 5~7분

4. 응용

개요

① 주치 : 足太陰에 속하고 足厥陰, 陰維脈과 交會하며, 理下焦, 調血脈의 효능이 있어서 腹痛, 疝氣, 小便不通, 帶下産崩을 주치함
② 혈성 : 降逆利濕 理氣消痔

임상 해설

① 禁鍼灸穴(大腿動靜脈)임. 지압 · 圓鍼으로 대신함
② 足太陰 · 厥陰經 · 陰維脈의 交會穴로서 부인과 · 남녀비뇨생식기계 질환에 사용
 i) 乳不足, 乳房膿瘍에 사용
 ii) 帶下, 月經困難에 사용
 iii) 陰萎, 陰腫莖痛 등에 사용
③ 脾氣失調, 逆氣上衝으로 인한 諸病에 사용
 i) 脫肛, 痔疾, 疝症에 유효 : 陰疝(睾丸炎), 疝瘕 등으로 腹部가 땅기는 경우에 사용
 ii) 胎氣上衝, 奔豚上攻心腹, 霍亂泄利所傷 煩欲死者에게 사용

주요 질환 응용

① 여성 질환과 비뇨생식기계 질병[足太陰, 足厥陰, 陰維脈과의 交會穴로서 理下焦, 調血脈 작용에 의함.]

· 帶下 및 月經不調에 활용
· 陰痿, 陰腫莖痛에 활용
· 婦人乳不足, 乳癰에 활용
· 婦人難乳 → 婦人의 授乳는 脾氣 작용에 의존하니, 脾弱하면 授乳할 수 없으므로 본 혈을 補함[56)]

② 小腹部 氣滯로 인한 병증[逆氣 上衝으로 인한 병증에 대하여 降逆理氣 작용에 의함.]

· 腹部積聚 동통에 활용
· 脫肛, 痔疾에 활용
· 陰疝(睾丸炎)에 활용
· 腹寒氣滿, 腹中積聚疼痛 → 脾가 寒邪를 받으면 腹滿하게 되고, 腹中의 積聚 病痛은 脾氣가 阻滯되었기 때문이니, 둘 다 脾經이 腹部로 들어가기 시작하는 본혈을 散泄하여 寒氣를 흩어주고 또 氣運을 舒暢시킴[57)]
· 陰疝症 → 本病은 肝經病인데 본혈을 취하는 것은 脾經의 入腹하기 始作하는 穴로서 氣가 少腹으로 逆上되면 逆氣가 능히 疝症을 일으키므로 본혈을 취하여 치료[58)]

배혈

· 配 陰郄 : 疝瘕陰疝『資生經』
· 配 大敦 : 五淋不得尿『資生經』
· 配 氣衝 : 帶下産崩『百症賦』
· 配 血海 : 痃癖『百症賦』
· 配 腎兪, 關元, 中極, 三陰交 : 尿閉
· 配 大敦 : 五淋不得尿『資生經』
· 配 陰郄 : 疝瘕, 陰疝『千金方』

56) 婦人乳子, 以脾氣爲主, 脾弱則不能受乳, 宜補此穴.『經穴解』

57) 脾受寒則腹爲之滿, 宜責脾入腹之始穴. 腹中積聚病痛, 脾氣之滯也, 宜泄其入腹之始穴, 以舒其氣.『經穴解』

58) 疝病當責肝經, 而亦取此穴者, 以脾經入腹之始, 氣逆於小腹, 逆能作疝, 故責此穴.『經穴解』

※ 기타문헌

"寒氣腹滿 癃 淫濼 身熱 腹中積聚疼痛 衝門主之." "陰疝 衝門主之." 『甲乙經』

"衝門 : 主腹寒氣滿 腹中積聚疼 癃 淫濼 陰疝 婦人難乳 姙娠子衝心 不得息." 『大成』

※ 참고 : 鼠蹊部~下腹部의 主治

· 逆上, 衝逆(氣의 升擧가 지나치게 항진된 상태)를 解消함

· 氣血의 疏通이 잘 일어나지 않아서 생기는 병증을 疏通을 원활하게 해줌으로서 치료함

SP13 부사 (府舍, Busa)

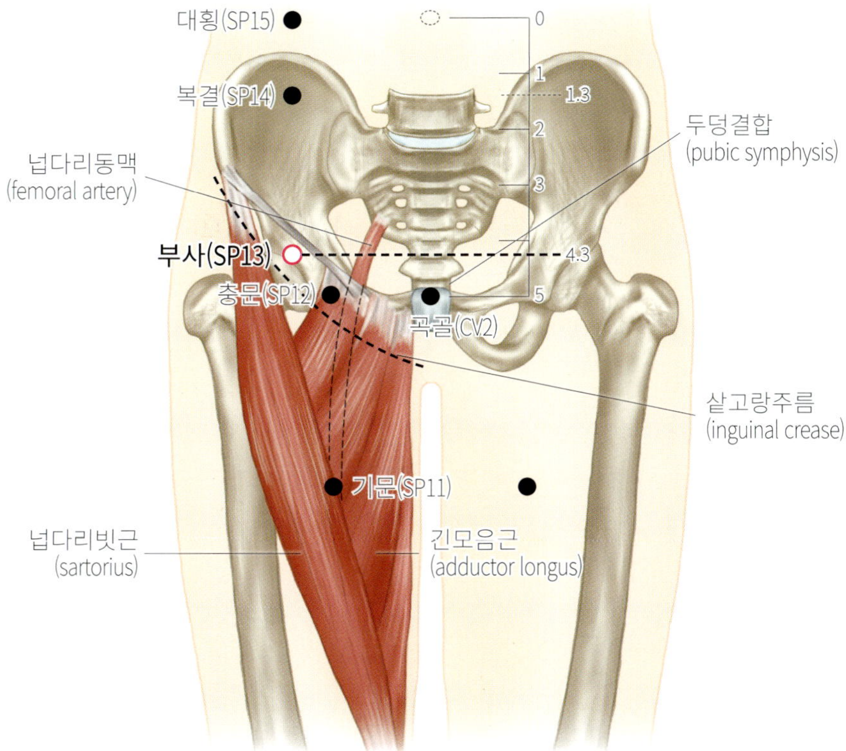

1. 혈명

【意義】府는 聚를, 舍는 居處를 뜻하며, 즉 본혈에서 三條의 經氣가 聚會한다는 의미임

2. 혈위 근거

① 從衝門上行七分, 去腹中行, 亦旁開三寸半.『金鑑』

② 腹結下三寸, 去腹中行各四寸半.『大成』

3. 부위 및 취혈

① 아랫배, 배꼽(umbilicus) 중심에서 아래쪽으로 4.3촌, 앞정중선(anterior median line)에서 가쪽으로 4촌

② 충문혈 상방 0.7촌의 전상장골극 부위로 제하(臍下) 4촌의 중극(中極, CV3)혈 양방 4촌처에서 아래로 0.3촌처에 취함

【근육】 배곧은근(腹直筋, rectus abdominis m.)
【신경】 엉덩아랫배신경(腸骨腹壁神經, iliohypogastric n.)
【혈관】 아랫배벽동 · 정맥(下腹壁動 · 靜脈, inferior epigastric a. & v.)
【침법】 ■ 직자 0.5~1촌
■ 사자 0.5~1촌
【뜸법】 ■ 艾炷灸 5~7장
■ 溫灸 10~30분

4. 응용

개요

① 주치 : [足太陰 · 厥陰經與陰維脈之會穴, 足三陰經與足陽明胃經之別絡]
· 본혈은 足太陰, 足厥陰, 陰維脈이 교회(交會)하는 곳으로 三經의 本穴 부위의 上下에서 入腹하여 結胸, 結心肺하게 되며, 본혈은 腹痛, 疝氣, 痞結을 주치하는데 調下焦, 散結聚의 효능이 있기 때문임
② 혈성 : 健脾消滿 理中化胃 理氣散結

임상 해설

① 자궁 이상의 반응혈 · 치료혈로서 자궁과 관련한 제반 여성 질환(왼쪽 위주, 灸) : 대체적으로 자궁 질환은 왼쪽, 腸 질환은 오른쪽에 반응이 나타남. 왼쪽을 눌러 아랫배를 펴지 못하거나 왼쪽 鼠蹊部에 중압감을 느끼는 여성은 대개 자궁이상(癌, 子宮筋腫 · 囊腫, 子宮內膜炎, 子宮下垂, 子宮位置異常)인 경우가 많음. 만약 양쪽 동시에 심한 통증, 특히 서혜부통증이 올 때는 腎의 이상일 가능성이 있음
② 임신의 반응점으로도 발현될수 있음 : 府舍, 腹結, 大橫 중 대개 2개 혈위 정도에서 반응이 나타나기도 함.
③ 便秘, 闌尾炎(積聚痺痛), 腸炎 · 霍亂, 腹部麻痹에 사용

주요 질환 응용

① 下腹部(小腹) 氣滯로 인한 병증에 활용
· 腹滿積聚, 霍亂逆氣 → 腹滿은 脾氣가 阻滯된 것이고, 脾氣가 阻滯되면 運化를 시키지 못해서 積聚가 되니 본혈을 취하여 그 滯를 제거하며, 厥氣와 霍亂은 氣가 中

焦에서 어지러워져 升降이 불분명해진 바이니, 본혈로 腹中의 逆氣를 내려 치료[59]

- 循脇上下搶心, 痺中急痛 → 脇部 上下는 비록 肝膽의 부위이지만 脾의 大絡 또한 脇部에 있으므로 脾經의 入腹한 시작혈을 瀉함[60]
- 疝瘕 → 疝이나 瘕를 이루어 臍下에서 쌓인 경우 脾經의 入腹한 始作穴을 瀉함으로써 脾氣를 舒暢시킴[61]

※ 기타문헌

"疝瘕 髀中急痛 循脇上下搶心 腹痛積聚 府舍主之." "厥逆霍亂 府舍主之." 『甲乙經』

"府舍 : 主疝瘕 痹中急疼 循脇上下搶心 腹滿積聚 厥氣癨亂." 『大成』

※ 참고

- 본 혈은 위치상 경외기혈 가운데 子宮(中極穴傍 3寸處), 氣門(關元穴傍 3寸處)), 提托(關元穴傍 4寸處) 부근에 해당함

[59] 腹滿者, 脾氣滯也, 脾氣滯則不能運, 而爲積聚, 宜取此穴, 以去其滯. 厥氣霍亂, 乃氣亂於中, 昇降不分之所爲也, 宜責此穴, 以降腹中之逆.『經穴解』

[60] 脇上下雖爲肝膽部, 而脾之大絡, 亦在脇分, 故宜泄入腹之始穴.『經穴解』

[61] 疝而成瘕, 乃積之成於臍下者, 泄脾入腹之始穴以舒脾氣.『經穴解』

SP14 복결 (腹結, Bokgyeol)

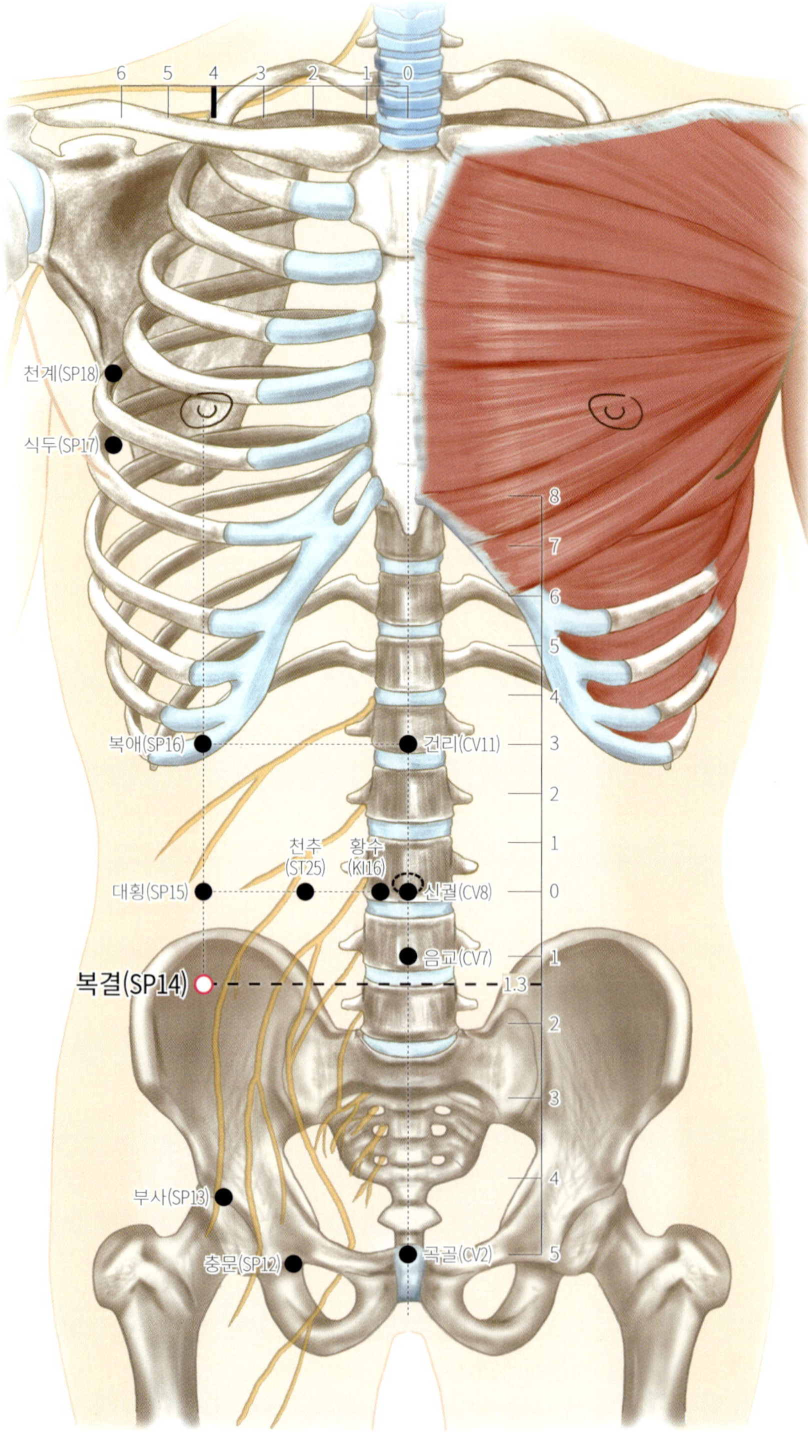

1. 혈명

【意義】腹은 腹部의 氣, 結은 結聚를 뜻하며, 腹部의 氣가 結聚하는 곳으로 腹內의 제반 병증을 치료한다는 의미임

【異名】腹屈, 腹結, 腸窟, 腸屈

2. 혈위 근거

① 從府舍上行三寸, 去腹中行, 亦旁開三寸半.『金鑑』

② 大橫下一寸三分去腹中行各四寸半.『大成』

3. 부위 및 취혈

① 아랫배, 배꼽(umbilicus) 중심에서 아래쪽으로 1.3촌, 앞정중선(anterior median line)에서 가쪽으로 4촌. 기해(氣海, CV6)에서 가쪽으로 4촌, 위쪽으로 0.2촌에 위치

② 유교혈[臍下 1촌] 양방 4촌처에서 아래로 0.3촌되는 곳에 취함

【근육】배곧은근(腹直筋, rectus abdominis m.), 배빗근(腹斜筋, obliquus abdominis m.)

【신경】갈비사이신경(肋間神經, intercostal n.)

【혈관】 아랫배벽동·정맥(下腹壁動·靜脈, inferior epigastric a. & v.)

【침법】
- 직자 0.5~1촌
- 사자 0.5~1촌

【뜸법】
- 艾炷灸 3~7장
- 溫灸 10~30분

4. 응용

개요

① 주치 : 위치상 腹氣가 結聚된 부위이며, 腹痛, 泄痢, 疝痛을 주치함

② 혈성 : 理氣散結 溫脾止泄 鎭痛止咳

임상 해설

① 腹部結積 특히 大腸關聯 제반 병증에 활용

i) 便秘에 單刺術로 사용 : 大巨·腹結 두 穴을 만져보아 痛症, 筋肉緊張, 단단함

이 느껴지는 경우에 효과적임

ii) 傷寒後遺症(餘證未愈)으로 인한 泄瀉, 脾虛溏瀉에 사용

iii) 上衝搶心, 咳逆, 脚氣에 사용

② 繞臍腹痛(腹膜炎), 疼痛, 陽萎에 사용

주요 질환 응용

① 氣結로 인한 병증[腸의 腹部 結積에 대해서 散結작용을 발휘하며, 또한 上搶心을 다스림]

· 上搶心 : 胸部로 逆氣가 밀고 올라오는 상태 → 逆上된 氣를 調節하여 下降시켜야 함

· 咳逆繞臍痛, 泄痛, 上搶心 → 咳逆과 繞臍痛은 氣가 下焦에서 鬱結된 것으로 본혈을 자침하여 上逆하는 氣運을 散할 수 있으며, 腹部가 寒邪를 받으면 泄痢病이 되고 또 위로 心에 이르게 되는 것은 모두 氣逆한 所致인데, 본혈을 泄하여 調理시킴[62]

배혈

· 配 行間 : 痛搶心『資生經』

※ 기타문헌

"治繞臍痛 上衝搶心 腹寒泄痢 咳逆."『銅人』

"咳逆 繞臍腹痛 中寒瀉痢 心痛."『圖翼』

"復結(一名腸窟) : 主咳逆 繞臍痛 腹寒瀉利 上搶心 咳逆."『大成』

---

62) 咳逆繞臍痛, 乃氣結於下, 不由正道逆衝而上, 刺此穴以散上逆之氣. 腹受寒邪, 自成泄利之病, 而又上搶心, 皆氣逆之所致也, 泄其結穴而氣自散.『經穴解』

SP15 대횡 (大橫, Daehoeng)

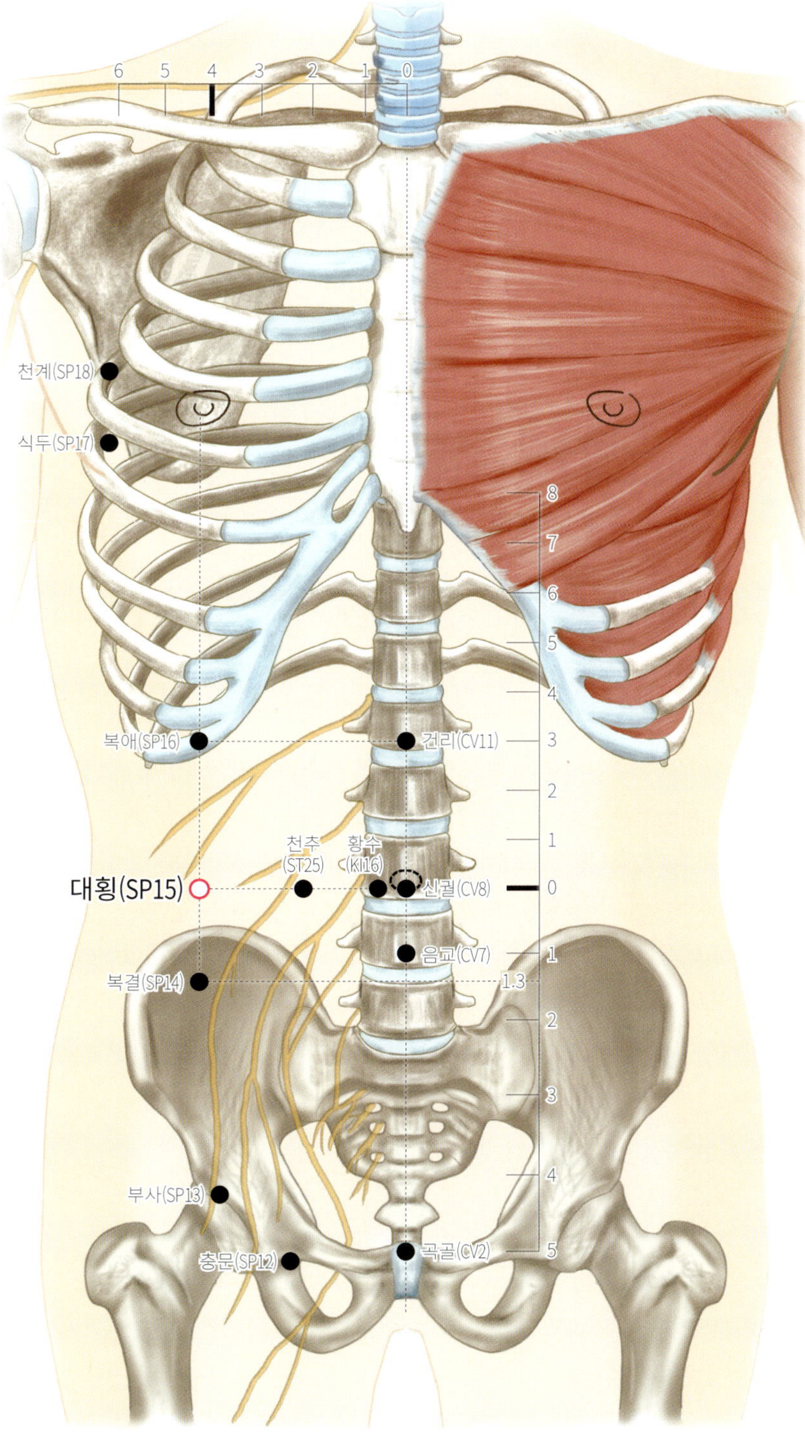

1. 혈명

【意義】大는 長大, 重要함을, 橫은 側旁 平線을 뜻하며, 본 혈이 臍의 側旁 平線에 위치하는 重要穴이라는 의미임

【異名】腎氣, 人橫

2. 혈위 근거

① 從腹結上行一寸三分, 去腹中行, 亦旁開三寸半.『金鑑』

② 腹哀下三寸五分, 去腹中行各四寸半.『大成』

3. 부위 및 취혈

① 윗배, 배꼽중심에서 가쪽으로 4촌. 천추(天樞, ST25), 황수(肓兪, KI16), 신궐(神闕, CV8)의가쪽, 같은 높이에 위치

② 배꼽(臍)를 지나는 수평선과 유두를 지나는 수직선(乳中線)이 교차하는 점으로 신궐혈[臍中] 양방 4촌에 취함

· 神闕(CV8) ←5分→ 肓兪(KI16) ←1.5촌→ 天樞(ST25) ←2촌→ 大橫(SP15)

【근육】배곧은근(腹直筋, rectus abdominis m.), 배속빗근(內腹斜筋, obliquus abdominis internus m.), 배바깥빗근(外腹斜筋, obliquus abdominis externus m.), 배가로근(腹橫筋, transversus abdominis m.)

【신경】갈비사이신경(肋間神經, intercostal n.)

【혈관】위배벽동 · 정맥(上腹壁動 · 靜脈, superior epigastric a. & v.)

【침법】▪ 직자 0.5~1촌 ▪ 사자 0.7~1.5촌 ▪ 橫刺 2~2.5촌
▪ 蛔蟲症 치료시는 臍中을 향해 橫刺함

【뜸법】▪ 艾炷灸 3~5장 ▪ 溫灸 5~7분

4. 응용

개요

① 주치 : 臍旁 4촌이며, 內로 橫行結腸이 위치하고 있어서 大腸질환을 주치하며, 또한 본 혈은 足太陰脾經과 陰維脈이 交會하는 곳으로 주요하게 泄瀉, 痢疾, 腹痛을 주치함

· 足太陰經脈이 위로 橫隔膜을 지나 咽喉를 지나기 때문에 능히 降逆止咳할 수 있으며, 아울러 본혈에 灸를 하면 脾主四肢의 기능을 도와 四肢困倦을 치료할 수 있고, 또한 脾

陽이 振作됨으로써 寒邪로 인한 腹瀉를 멈추게 하며, 津液을 行하게 함으로써 大便燥結을 解消하게 됨

② 혈성 : 通調理氣 調理腸胃 溫中散寒 理氣止痛

임상 해설

① 神闕·天樞의 보조혈로서 腹部 제반 병증을 치료함 : 腸活動, 특히 上·下行結腸 位置異常 증상 조절에 유효함

i) 中焦虛寒으로 인한 小腹寒痛, 洞泄, 慢性下痢에 효과

ii) 習慣性便秘, 闌尾炎, 腸炎 등의 腸질환에 사용

② 肥滿鍼, 특히 腹部 肥滿時에 配用(配 天樞, 腹結, 曲池, 三里)

③ 腹部에서 脆弱한 부위로서 팔의 스프링 작용점에 해당함. 따라서 침을 강자극하면 팔을 들 수 없으며, 이곳을 가격하면 팔에 힘이 빠짐. 자극 양을 조절하고 가급적 뜸법을 함

주요 질환 응용

① 腹部 병증(泄瀉, 便秘 등)[神闕, 天樞의 보조穴로써, 腸 활동 원활히 해줌]

· 大風氣逆, 善悲, 四肢不動, 多汗洞痢 → 大風이 속을 치면, 氣가 逆하게 되고 이어 寒에 이르게 되며, 善悲는 風이 내부로 들어와서 그 臟腑를 흔든 것이고, 바깥을 치게 되면 四肢를 擧動하지 못하게 되며, 風에 傷하면 汗이 많고, 風이 속으로 들어가면 洞痢하게 되니 모두 본혈을 泄하여 그 내부의 風을 瀉함[63)]

② 腹部 肥滿에 활용

· 大橫(腹部 結聚해소) 配 天樞, 腹結, 足三里(腹部의 痰濕제거), 曲池(氣를 疏通, 上部의 氣를 아래로 내려줌), ㊇ 大腸正格

→ 腹部의 비만도는 건강 위험도에 영향을 크게 미치는데, 腹部는 氣가 모여 있는 곳이자 腎陽으로 인해 陽氣를 데워주는 역할을 하기도 하는 곳임. 만약 肥滿이 되면 水火相濟를 막으므로 여러 문제를 파생시키게 되며, 본혈은 腹部의 結聚, 痞氣 등을 제거함

---

63) 大風中於內, 而氣爲之逆, 遂致多寒. 善悲者, 風入於中, 而擾其臟腑, 外則四肢不可擧動. 傷風者則多汗, 風入於中而洞痢, 皆風之爲也, 泄此穴以泄在內之風.『經穴解』

배혈

· 配 日月 : 小腹熱, 欲走太息『千金方』
· 配 天衝 : 反張悲哭, 仗天衝大黃須精『百症賦』

※ 기타문헌

"大風逆氣 多寒善悲 大横主之."『甲乙經』
"大横 : 主大風逆氣 多寒善悲 四肢不可擧動 多汗洞痢."『大成』

SP16 복애 (腹哀, Bogae)

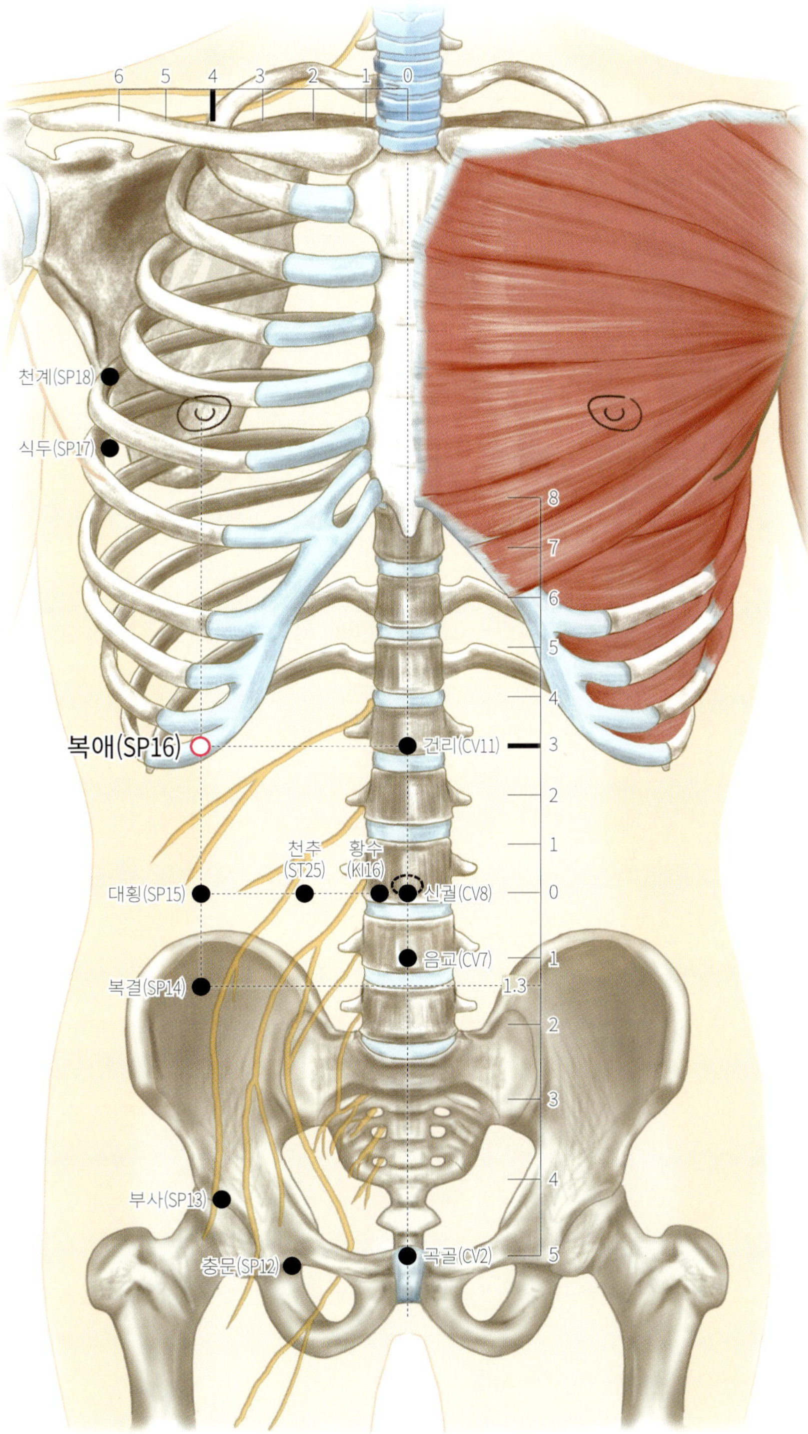

1. 혈명

【意義】腹은 腹部를, 哀는 哀鳴聲을 뜻하며, 腹中痛이 甚하여 哀鳴할 정도의 증상을 본 혈이 解除할 수 있는 혈위라는 의미임

【異名】腸哀

2. 혈위 근거

① 從大橫上行三寸半, 去腹中行, 亦旁開三寸半.『金鑑』

② 日月下一寸五分, 去腹中行各四寸半.『大成』

3. 부위 및 취혈

① 윗배, 배꼽중심에서 위쪽으로 3촌, 앞정중선에서 가쪽으로 4촌. 대횡(大橫, SP15)에서 위쪽으로 3촌, 건리(建里, CV11)와 같은 높이에 위치

② 제상(臍上) 3촌의 건리혈을 지나는 수평선과 유중선(乳中線)이 교차하는 점으로 건리혈 양방 4촌처에 취함

· 建里(CV11) ←5分→ 石關(KI18) ←1.5촌→ 關門(ST22) ←2촌→ 腹哀(SP16)

【근육】배곧은근(腹直筋, rectus abdominis m.), 배바깥빗근(外腹斜筋, obliquus abdominis externus m.)

【신경】갈비사이신경(肋間神經, intercostal n.)

【혈관】위배벽동 · 정맥(上腹壁動 · 靜脈, superior epigastric a. & v.)

【침법】
- 직자 0.5~1촌
- 사자 0.7~1촌

【뜸법】
- 艾炷灸 3~5장
- 溫灸 10~20분

4. 응용

개요

① 주치 : 足太陰과 陰維脈의 交會處로 陰氣가 鬱結되면 寒濕이 留滯하여 병증을 일으키게 되므로, 본혈을 자침하고 뜸을 뜨면 능히 脾胃를 調理하여 寒濕을 溫散시키고 痰飮을 除去함

② 혈성 : 健脾消食 通降腑氣 調理腸胃 溫中散寒

임상 해설

① 腹部에 異常時 소리가 나는 부위로서 虛寒으로 인한 소화기제반 병증에 효과적임 : 鹿鹿有聲(因소화기痰飮阻滯), 寒中食不化에 사용

※大橫, 腹哀는 腹直筋外緣에 위치하여 鍼灸에 신중해야 함

주요 질환 응용

① 寒邪, 風邪에 의한 脾病[虛寒으로 인한 소화계 병증에 유효하며, 痰飮이 鬱滯되어 발생되는 鹿鹿有聲한 상태에 활용. (痰症 – 음식물이 흡수가 안되어 濕한 상태로 있는 것에 의해 발생 / 鹿鹿有聲 – 식사후 배가 출렁출렁한 모양, 뱃속에서 꾸르륵 거리는 소리로, 痰飮이 정체되어 있음을 나타냄)]

· 寒中食不化, 大便膿血, 腹中痛 → 寒中은 곧 脇下가 寒邪를 받았다는 것으로 胃를 침습하게 되면 食不下하며, 大腸이 風邪를 받으면 大便膿血, 腹中痛하게 되는데, 모두 風邪가 氣를 傷한 것이므로 본 혈을 취하여 風邪를 散함[64)]

배혈

· 配 太白 : 治食不化『資生經』

※ 기타문헌

"便膿血 寒中 食不化 腹中痛 腹哀主之." "繞臍痛 搶心 膝寒 注利[65)]腹哀主之."『甲乙經』

"腹哀 : 主寒中食不化 大便膿血 腹中痛."『大成』

※ 참고

· 본 혈은 위치상 경외기혈 가운데 胃上(下脘穴 兩傍 4寸處) 부근에 해당함

---

64) 寒中者, 乃脇下受寒, 而中於胃則食不下, 大腸受風, 大便膿血, 腹中痛, 皆風氣之傷也, 故取此穴以散風邪.『經穴解』

65) 据《外臺》卷三十九改 "泄利"

SP17 식두 (食竇, Sikdu)

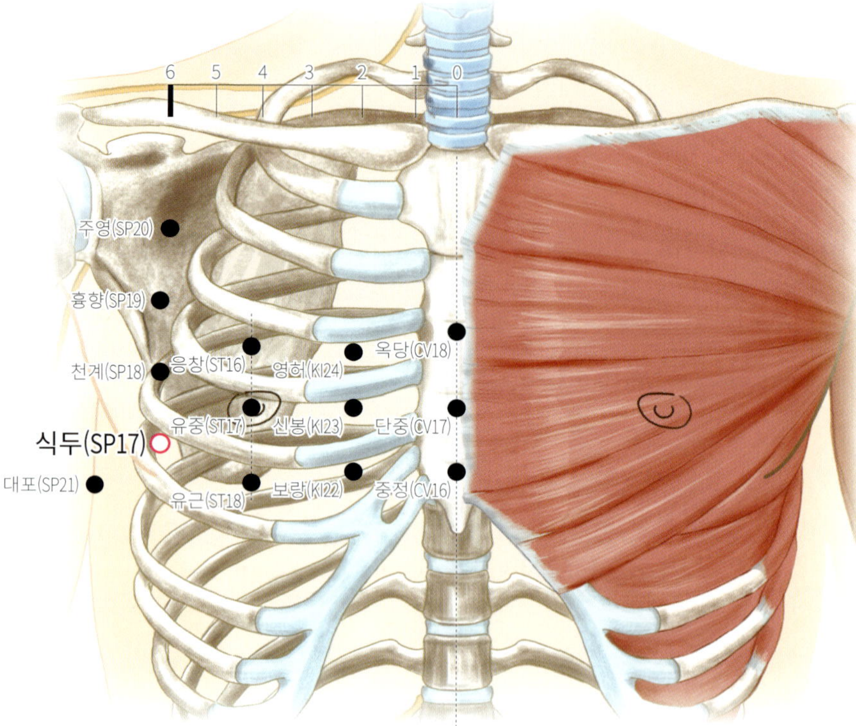

1. 혈명

【意義】食은 飮食, 穀氣를, 竇는 空, 瀆을 뜻하며, 음식을 섭취한 후 穀精의 氣가 入脾하여 肺에 傳해지고, 肺를 養하는 通路가 됨은 의미임

【異名】命關

2. 혈위 근거

① 從腹哀上行三寸, 或從乳上三肋間, 動脈應手處, 往下六寸四分, 去胸中行旁開六寸, 擧臂取之.『金鑑』

② 天谿下一寸六分, 去胸中行各六寸.『大成』

3. 부위 및 취혈

① 앞가슴부위, 다섯째갈비사이공간(intercostal space), 앞정중선(anterior median line)에서 가쪽으로 6촌. 식두(食竇, SP17), 유근(乳根, ST18), 보랑(步廊, KI22)은 다섯째갈비사이공간의 굽은선을 따라 위치

② 중정혈 양방 6촌처로 제5 · 6늑골 사이 함중에 취함.

③ 수평으로 양방 2촌처에 대포혈(6 · 7늑간)이 위치하고 있음.

· 中庭(CV16) ←2촌→ 步廊(KI22) ←2촌→ 乳根(ST18) ←2촌→ 食竇(SP17)

【근육】 큰가슴근(大胸筋, pectoralis major m.), 속갈비사이근(內肋間筋, internal intercostal m.), 바깥갈비사이근(外肋間筋, external intercostal m.)

【신경】 갈비사이신경(肋間神經, intercostal n.)

【혈관】 가슴배벽정맥(胸腹壁靜脈, thoracoepigastric v.), 가쪽가슴동 · 정맥(外側胸動 · 靜脈, lateral thoracic a.)

【침법】 ■ 직자 0.2~0.3촌 (不宜深刺)

■ 사자 0.3~0.4촌

【뜸법】 ■ 艾炷灸 3~5장

■ 溫灸 5~20분

4. 응용

개요

① 주치 : 胸脇支滿, 膈中雷鳴, 察察隱隱, 常有水聲 즉 水穀의 運化不利로 인한 有聲의 병증을 주치하는데, 본혈을 자침함으로써 食物運化를 도와 輸布가 촉진되게 하는 調脾效果를 발휘함

② 혈성 : 運化水穀 和胃下氣 寬胸理氣

임상 해설

① 鎭靜 · 鎭痛 작용이 있어서 모든 慢性病危重諸證에 응용 : 水平 · 直線 바깥 방향으로 2촌처에 大包穴(SP21)이 인접함

i) 肝臟痛(오른쪽 위주), 一切脾病(오른쪽爲主)關聯 동통에 유효한 효과가 있음(灸二三百壯) : 胸脇滿痛, 膈間常有水聲 등에 사용

ii) 胸部에 위치하지만 腹部 제반 질환에 대한 반응이 잘 나타나는 혈위로서 脾氣虛로 인한 소화기제반 병증에 사용

② 天谿穴의 보조혈로서 乳房關聯 제반 병증에 사용

주요 질환 응용

① 脾運化不利, 腸中氣上逆으로 인한 痛症[疏肝調脾 작용이 있으며 脾관련 병증에 활용, 뜸법 활용]

· 胸脇支滿, 膈間雷鳴, 常有水聲, 膈痛 → 이 병증은 脾氣가 아래로부터 위로 올라 胸에 逆上한 氣化聲의 병증으로 본 혈로써 腸中의 上逆하는 脾氣를 瀉함[66]

배혈

· 配 通谷, 章門, 曲泉, 膈兪, 期門, 陷谷, 石門 : 胸脇支滿『千金方』

※ 기타문헌

"食竇…能接脾臟眞氣 治三十六種脾病 凡諸痛困重 尙有一毫眞氣 灸二三百壯 能保固不死 諸般大病屬脾者, 幷皆治之."『扁鵲心書』

→ 食竇가 脾胃의 상태를 疏通시켜주는 길목에 위치하며, 脾와 관련된 여러 병증을 주치함

→ '諸痛困重' : 濕이 鬱滯된 상태로 인한 것

"主膈中雷鳴 察察隱隱 常有水聲."『千金方』

"食竇 : 主胸脇支滿 膈間雷鳴 常有水聲 膈痛."『大成』

[66] 此脾氣自下而上, 逆於胸也, 非水也, 乃氣化聲, 取此穴以泄腸中上逆之脾氣.『經穴解』

SP18 천계 (天谿, Cheongye)

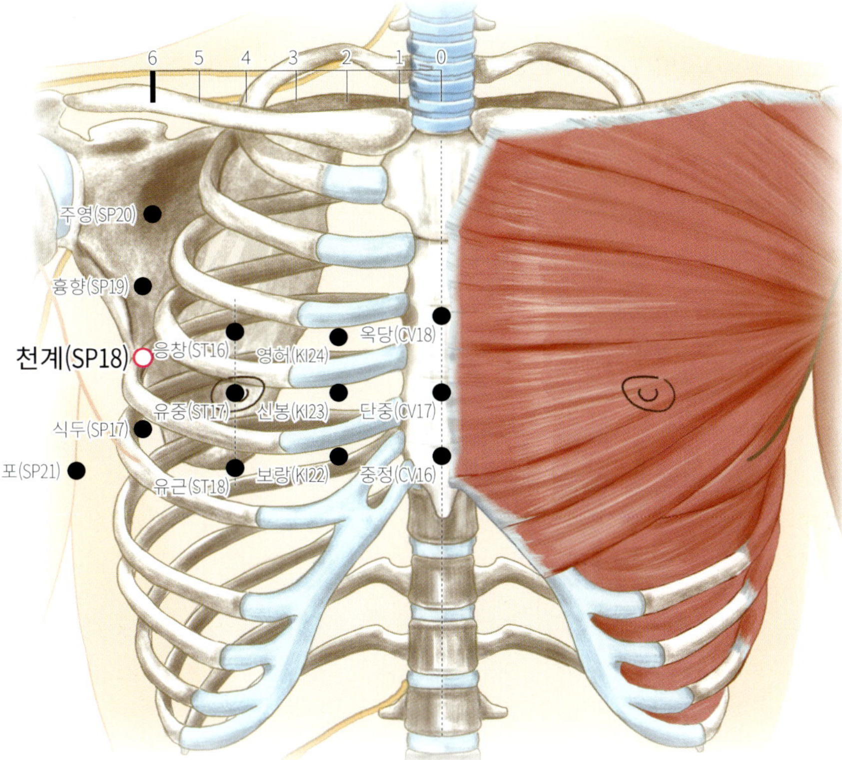

1. 혈명

【意義】天은 上部를, 谿는 兩肋間陷處를 뜻하며, 본 혈이 胸部肋間에 位置한 穴로서 寬胸通乳 작용과 같이 上部 병증 치료에 작용한다는 의미임

2. 혈위 근거

① 從食竇上行一寸六分, 去胸中行旁開六寸, 仰而取之.『金鑑』

② 胸鄕下一寸六分陷中, 去胸中行各六寸, 仰而取之.『大成』

3. 부위 및 취혈

① 앞가슴부위, 넷째갈비사이공간, 앞정중선에서 가쪽으로 6촌. 천계(天谿, SP18), 유중(乳中, ST17), 신봉(神封, KI23)은 넷째갈비 사이 공간의 굽은 선을 따라 위치

② 단중혈 양방 6촌처로 제4 · 5늑골 사이 함중에 취함

· 膻中(CV17) ←2촌→ 神封(KI23) ←2촌→ 乳中(ST17) ←1촌→ 天池(PC1) ←1촌→ 天谿(SP18) ←1촌→ 輒筋(GB23) ←1촌→ 淵腋(GB22)

【근육】큰가슴근(大胸筋, pectoralis major m.), 속갈비사이근(內肋間筋, internal intercostal m.), 바깥갈비사이근(外肋間筋, external intercostal m.)

【신경】갈비사이신경(肋間神經, intercostal n.)

【혈관】가슴배벽정맥(胸腹壁靜脈, thoracoepigastric v.), 가쪽가슴동·정맥(外側胸動·靜脈, lateral thoracic a.), 속가슴동·정맥의 앞갈비사이가지(內胸動·靜脈의 前肋間枝, anterior intercostal br. of internal thracic a. & v.)

【침법】■ 직자 0.2~0.3촌 (不宜深刺)
■ 사자 0.3~0.5촌

【뜸법】■ 艾炷灸 3~5장
■ 溫灸 5~20분

4. 응용

개요

① 주치 : 散瘀通乳의 효능이 있어서 胸中滿痛, 咳逆上氣, 乳少, 乳腫에 활용됨
② 혈성 : 寬胸通乳 止咳消腫 宣通乳絡

임상 해설

① 여성의 乳房關聯 제반 질환(灸法)
i) 여성의 乳腫에 특히 유효 : 乳房이 부어올랐을 경우에 효과
ii) 유방암(灸) : 유방암 발생빈도가 높은 부위(乳房外側上部)이며, 암 발생시 겨드랑이 아래의 임파선으로 전이됨
iii) 産後 乳汁少(配 天宗, 通乳湯 加豬蹄(去瓜甲))
乳腫癰潰 : 七情(肝氣鬱結), 胃熱 혹은 젖을 안먹여 젖이 부는 경우에 발생함
② 胸部의 代表穴로 喉鳴·氣哽(肺炎, 氣管支炎), 胸部疼痛, 肋膜炎, 肋間神經痛 等 胸部 질환에 患部 周圍穴로 사용

주요 질환 응용

① 胸部 氣滯 병증[胸部의 鬱滯된 상태를 해소하는 寬胸利氣 작용이 있음]
· 胸中滿痛 → 脾의 상행하는 穴은 肺에 이르고 바로 위로 肺의 雲門과 中府가 위치하고 있으며, 또한 胸部는 肺의 府이므로 胸中의 逆氣에 의한 병증을 본혈이 치료

하는데, 이는 본 혈이 肺와 가깝기 때문임[67)]

· 賁膺 → 賁膺은 그 氣가 가슴에서 막혔음을 말하는 것으로 본혈을 취하여 胸臆한 氣를 散함

② 乳少, 乳腫 등 乳部 병증에 활용 (散瘀通乳 작용 → 婦人乳 관련 병증에 활용)

배혈

· 配 俠谿 : 乳腫癰潰『千金方』

· 配 少澤 : 乳汁不足

※ 기타문헌

"主胸中滿痛 乳腫 賁膺."『外臺』

"天溪 : 主胸中滿痛 賁膺 咳逆上氣 喉中作聲 婦人乳腫㿉癰."『大成』

[67)] 脾上行之穴至肺, 直上與肺之雲門, 中府相値, 而胸又爲肺之府, 故所治皆胸中氣逆之病, 以與肺近也(亦取金旺則泄其土母之義).『經穴解』

SP19 흉향 (胸鄕, Hyunghyang)

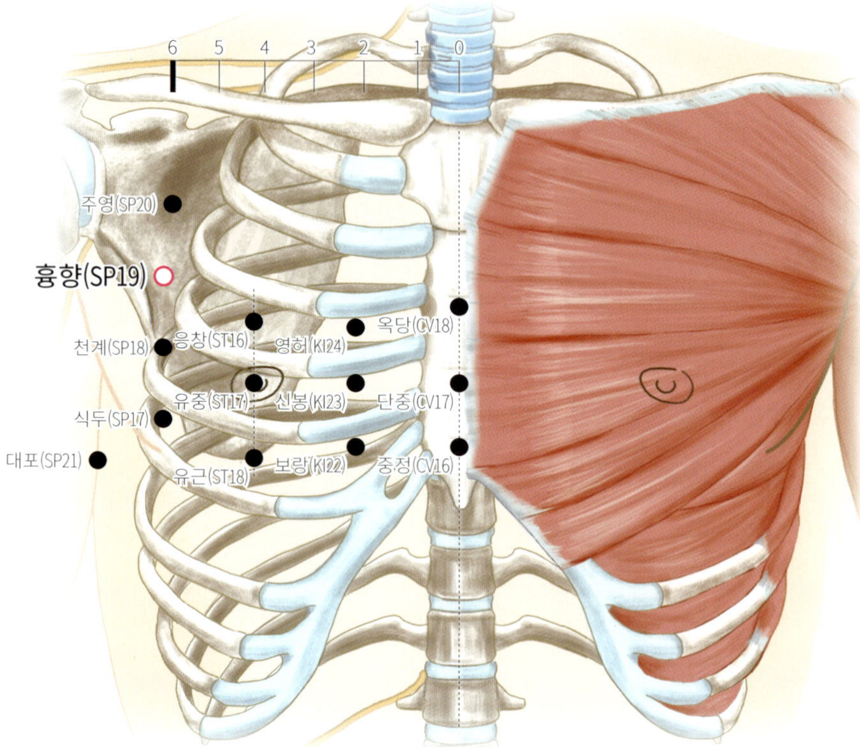

1. 혈명

【意義】胸은 胸部를, 鄕은 鄕村 또는 胸廓의 側을 뜻하며, 본 혈의 位置上 胸中에서 6촌 떨어진 胸膺側部에 위치한다는 의미임

2. 혈위 근거

① 從天谿上行一寸六分, 去胸中行旁開六寸, 仰而取之.『金鑑』

② 周榮下一寸六分, 去胸中行各六寸, 仰而取之.『大成』

3. 부위 및 취혈

① 앞가슴부위, 셋째갈비사이공간, 앞정중선에서 가쪽으로 6촌. 흉향(胸鄕, SP19), 응창(膺窓, ST16), 영허(靈墟, KI24)는 셋째갈비사이공간의 굽은선을 따라 위치

② 옥당혈 양방 6촌처로 제3 · 4늑골 사이 함중에 취함

· 玉堂(CV18) ←2촌→ 靈墟(KI24) ←2촌→ 膺窓(ST16) ←2촌→ 胸鄕(SP19)

【근육】 작은가슴근(小胸筋, pectoralis minor m.), 속갈비사이근(內肋間筋, internal intercostal m.), 바깥갈비사이근(外肋間筋, external intercostal m.)

【신경】 갈비사이신경(肋間神經, intercostal n.)

【혈관】 가쪽가슴동·정맥(外側胸動·靜脈, lateral thoracic a.), 속가슴동·정맥의 앞갈비사이가지(內胸動·靜脈의 前肋間枝, anterior intercostal br. of internal thracic a. & v.)

【침법】 ■ 직자 0.2~0.3촌 (不宜深刺) ■ 사자 0.3~0.5촌

【뜸법】 ■ 艾炷灸 3~5장 ■ 溫灸 5~20분

4. 응용

개요

① 주치 : 胸脇支滿, 氣鬱䐜脹을 주치하며, 行氣散鬱하는 효과

② 혈성 : 理氣散鬱 寬胸利膈, 疏肝止痛

임상 해설

① 胸引背痛, 咳嗽, 咽下困難, 唾液過多(流涎症)·呃逆에 사용

② 肋間神經痛에 壓通點 위주로 사용(內爲肺臟 禁深刺)

주요 질환 응용

① 胸中氣滯로 인한 병증[肋間神經痛에 대한 국소 혈위로서 胸中의 氣滯를 布散시키는 行氣작용에 의함

· 胸脇支滿, 引胸背痛, 不得臥, 轉側難 → 본 혈은 乳의 위쪽에 있는데, 앞으로는 가슴과 가깝고 뒤로는 등과 가깝고 옆으로는 脇과 가깝게 있으므로 胸脇背痛, 不可動轉反側하는 것은 모두 氣가 그 가운데에서 逆한 것이며, 이에 본혈로 胸中의 氣滯를 散하여 치료[68]

· 肋間神經痛 : 膽經, 脾經의 穴位를 함께 활용

※ 기타문헌

"胸脇榰滿 却引背痛 臥不得轉側 胸鄕主之."『甲乙經』

"胸鄕 : 主胸脇支滿 引胸背痛不得臥 轉側難."『大成』

---

[68] 此穴在乳之上旁, 前則近胸, 後則近背, 側則近脇, 故胸脇背痛, 不可動轉反側, 皆氣逆於其中也, 則責此穴, 以泄胸中氣滯.『經穴解』

SP20 주영 (周榮, Juyeong)

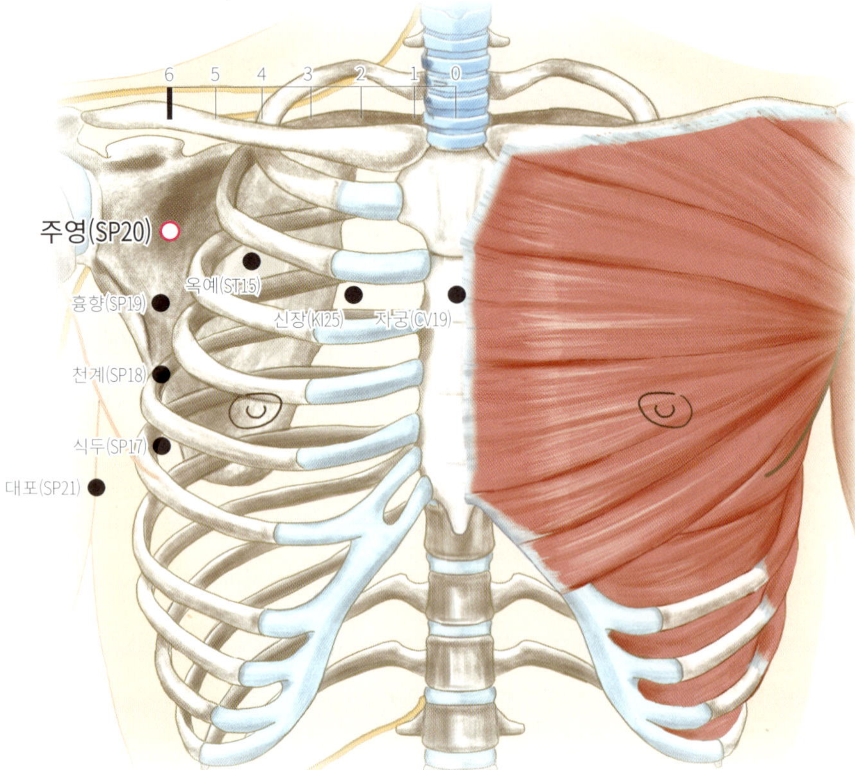

1. 혈명

【意義】周는 周行을, 榮은 榮養을 뜻하며, 본 혈은 脾經의 穴로서 肺 募穴下에 위치하여 脾經, 肺經에 모두 작용하고 周身의 營養을 조절할 수 있다는 의미임

【異名】周營

2. 혈위 근거

① 從胸鄕上行一寸六分, 去胸中行亦旁開六寸, 仰而取之.『金鑑』

② 中府下一寸六分, 去胸中行各六寸, 仰而取之.『大成』

3. 부위 및 취혈

① 앞가슴부위, 둘째갈비사이공간(intercostal space), 앞정중선에서 가쪽으로 6촌. 주영(周榮, SP20), 옥예(屋翳, ST15), 신장(神藏, KI25)은 둘째갈비사이공간의 굽은 선을 따라 위치함

② 자궁혈(紫宮穴) 양방 6촌처로 제2 · 3늑골 사이 함중에 취함

· 紫宮(CV19) ←2촌→ 神藏(KI25) ←2촌→ 屋翳(ST15) ←2촌→ 周榮(SP20)

【근육】 큰가슴근(大胸筋, pectoralis major m.), 속갈비사이근(內肋間筋, internal intercostal m.), 바깥갈비사이근(外肋間筋, external intercostal m.)

【신경】 갈비사이신경(肋間神經, intercostal n.)

【혈관】 가쪽가슴동 · 정맥(外側胸動 · 靜脈, lateral thoracic a.), 속가슴동 · 정맥의 앞갈비사이가지(內胸動 · 靜脈의 前肋間枝, anterior intercostal br. of internal thracic a. & v.)

【침법】 ■ 직자 0.2~0.4촌

■ 사자 0.3~0.5촌

【뜸법】 ■ 艾炷灸 3~5장

■ 溫灸 5~20분

■ 禁灸 (『醫學入門』)

4. 응용

개요

① 주치 : 胸脇支滿, 飮食不下와 咳唾膿血을 주치함

② 혈성 : 寬胸理氣 降逆止咳

임상 해설

· 肋間神經痛에 壓通點 위주로 사용

주요 질환 응용

① 胸部 氣逆症[胸部질환인 氣逆, 食不下喜飮의 병증에 寬胸利氣하는 국부혈로써 활용]

· 胸脇滿, 不得俯仰, 食不下喜飮 → 胸中에 氣逆하면 食不能下하여 단단한 유형의 음식은 阻礙하여 삼키지 못하므로, 물과 같은 음식을 喜飮하게 됨[69]

② 肺部 熱症[肺經의 中府와 교회(交會)하는 穴로써 肺氣를 調節하며, 降逆止咳 작용을 발휘]

[69] 胸中氣逆則食不能下, 食者, 有形阻礙, 故難下, 飮之物軟可以下, 故喜飮.『經穴解』

· 咳唾穢膿, 咳逆 → 咳唾穢膿은 肺熱이고, 咳逆은 모두 氣가 위에서 阻滯된 것으로 본혈을 瀉함

배혈

· 配 大腸兪 : 食不下, 喜飮『千金方』
· 配 庫房, 中府, 尺澤 : 咳逆上氣, 呼吸多吐濁沫膿血『千金方』

※ 기타문헌

"胸脅支滿, 不得俯仰, 飮食不下."『外臺』
"周榮 : 主胸脇滿不得不仰 食不下 喜飮 咳唾穢膿 咳逆 多淫."『大成』

SP21 대포 (大包, Daepo)

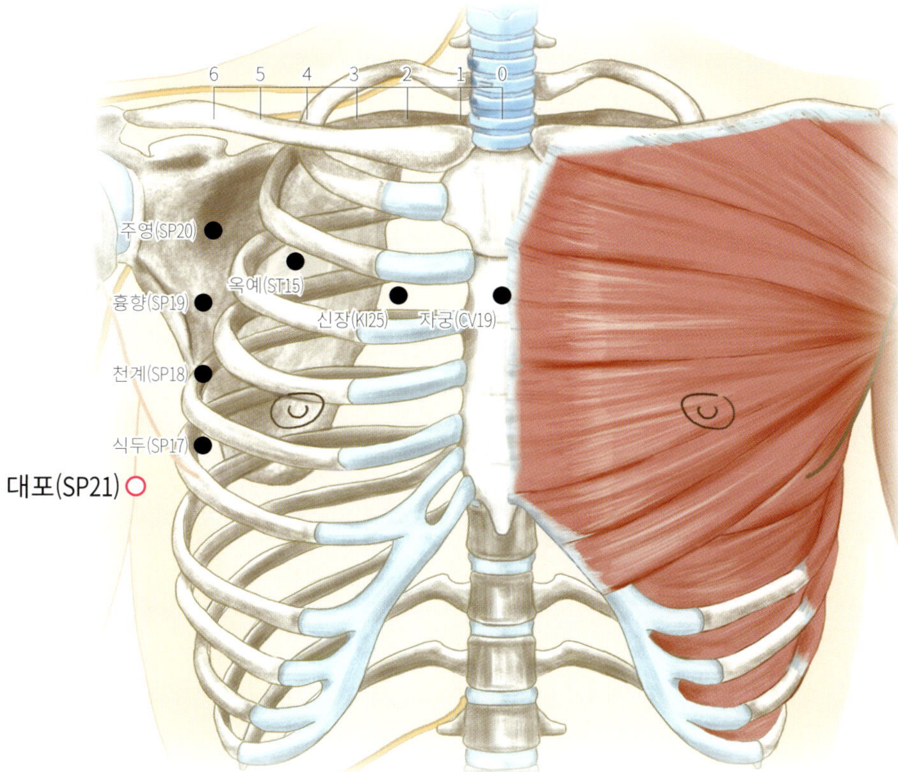

1. 혈명

【意義】大는 重要함을, 包는 에워쌈을 뜻하며, 본혈이 脾의 大絡으로 陰陽諸經을 總統하는 重要穴이라는 의미임

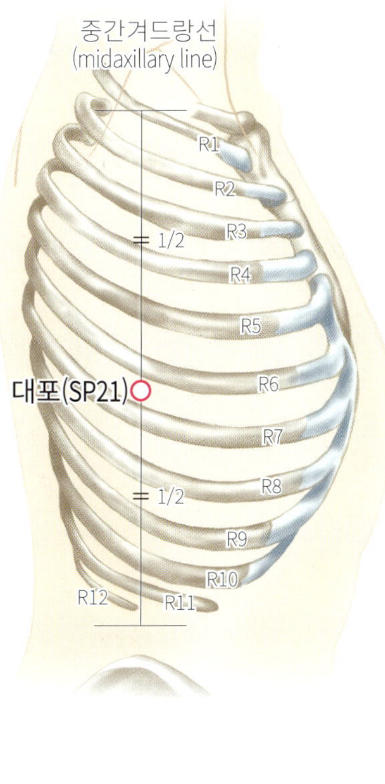

2. 혈위 근거

① 從周榮外斜下行, 過少陽膽經淵腋穴下三寸, 至腋下六寸許, 九肋間 季肋端.『金鑑』

② 淵腋下三寸, 布胸脇中出九肋間.『大成』

3. 부위 및 취혈

① 가쪽가슴부위, 여섯째갈비사이공간, 중간겨드랑선(midaxillary line) 위옆으로, 누워 팔을 외전시켰을

때 중간겨드랑선과 여섯째갈비 사이 공간이 만나는 곳에서 취혈

② 액와(腋窩, 극천혈)에서 계협(季脇, 11늑골단)까지를 1척2촌의 골도법으로 산정하여 그 중간에 취함

③ 연액혈[腋下 3촌, 유중혈 후방 4촌] 하방 3촌처로 제6·7늑골 사이 함중에 취함

④ 중정 양방 8촌처(늑골이 끝에서 위로 올라가므로 6·7늑골 사이가 되며, 단 5·6늑골 사이가 아님을 주의할 것)

【근육】 속갈비사이근(內肋間筋, internal intercostal m.), 바깥갈비사이근(外肋間筋, external intercostal m.)

【신경】 갈비사이신경(肋間神經, intercostal n.), 긴가슴신경(長胸神經, long thoracic n.)

【혈관】 가쪽가슴동·정맥(外側胸動·靜脈, lateral thoracic a.), 속가슴동·정맥의 앞갈비사이가지(內胸動·靜脈의 前肋間枝, anterior intercostal br. of internal thracic a. & v.), 가슴등동·정맥(胸背動靜脈, thoracodorsal a. & v.)

【침법】 ■ 직자 0.2~0.3촌 (不宜深刺)
■ 사자 0.3~0.4촌

【뜸법】 ■ 艾炷灸 3~5장
■ 溫灸 10~20분

4. 응용

개요

① 속성 : 脾의 大絡

② 주치 :

i) 陰陽諸經을 總統하기에 五臟 四肢를 灌漑

ii) 統血하고 散精하는 작용

iii) 經氣를 전신 각처에 散布시켜 몸을 두루 滋養

☞ 본혈은 全身 絡脈病(全身 關節痛)을 주치하고, 또한 胸脇痛을 主要하게 다스림

③ 혈성 : 統血養經 寬胸止痛 統諸絡 束筋骨

임상 해설

① 脾 大絡穴으로서 一身盡痛(實), 百節(脈)盡縱(虛)을 치료함 : "總統陰陽諸絡 由脾灌漑五臟"『大成』 cf. 胃之大絡穴 : 虛里(乳根)

"實則身盡痛, 虛則百節盡皆縱, 皆取之脾之大絡脈也"『靈樞·經脈』

② 多汗症의 주요 혈위로서 특히 腋窩部位의 多汗症, 腋臭症 등에 유효

③ 鎭痛의 주요 혈위로서 특히 重證의 만성질환에 유효

i) 류마티스관절염, 歷節風 등으로 통증이 심한 경우(配 翳風, 人迎)

ii) 심한 喘息으로 胸痛이 심한 경우에 사용 : 피내침 등을 이용하여 지속적 자극을 행하는 것이 효과적임

iii) 암환자의 통증에 진통 효과(灸法)

주요 질환 응용

① 氣逆으로 인한 병증[胸部의 氣를 調節하고 布散시켜 止痛시키는 작용에 의함]

· 胸脇病 → 胸脇中痛은 氣가 胸部에서 逆한 것으로 본혈을 瀉하여 그 가운데의 逆氣를 散함[70](配 支溝, 陽陵泉, 或 配 三陽絡, 透郄門)

② 脾의 虛實로 인한 關節痛, 身盡痛[脾의 大絡으로 諸經을 總統하고, 散精滋養하며 經氣를 布散하는 작용에 의함]

· 百節皆縱 → 正氣가 虛한 것이며, 百節에 資助하는 것이 없기 때문에 縱하여 不收하게 되는 것으로 본혈을 補함[71]

· 身盡痛 → 邪氣가 侵入하여 實한 것으로 全身에 布散되어 때문에 몸에 痛症이 있는 것이며, 본혈을 瀉함[72]

· 뜸법을 활용

※ 기타문헌

"實則身盡痛 虛則百節皆縱 此脈若羅絡之血者 皆取之脾之大絡脈也."『靈樞 · 經脈』

"大包主實則一身盡痛 虛則百脈皆縱." "大氣不得息 息卽胸脇中痛 實則其氣身盡寒 虛則百節盡縱 大包主之."『甲乙經』

"大包 : 主胸脇中痛 喘氣 實則身盡痛 瀉之 虛則百節盡皆縱 補之."『大成』

---

[70] 胸脇中痛, 乃氣逆於中也, 泄此穴以散其中之逆氣.『經穴解』

[71] 虛, 正氣之虛也, 百節無所資助, 故縱而不收, 宜補此穴.『經穴解』

[72] 實, 邪氣之實也, 邪客之故身盡痛, 宜泄此穴.『經穴解』

5

手少陰心經

手少陰心經 流注

『靈樞 · 經脈』心手少陰之脈, ① 起於心中, 出屬心系, ② 下膈, ③ 絡小腸. ④ 其支者, 從心系, 上挾咽, ⑤ 繫目系. ⑥ 其直者, 復從心系, 却上肺, ⑦ 下出腋下, ⑧ 循臑內後廉, 行太陰心主之後, ⑨ 下肘內, ⑩ 循臂內後廉, ⑪ 抵掌後銳骨之端, 入掌內後廉, ⑫ 循小指之內, 出其端.

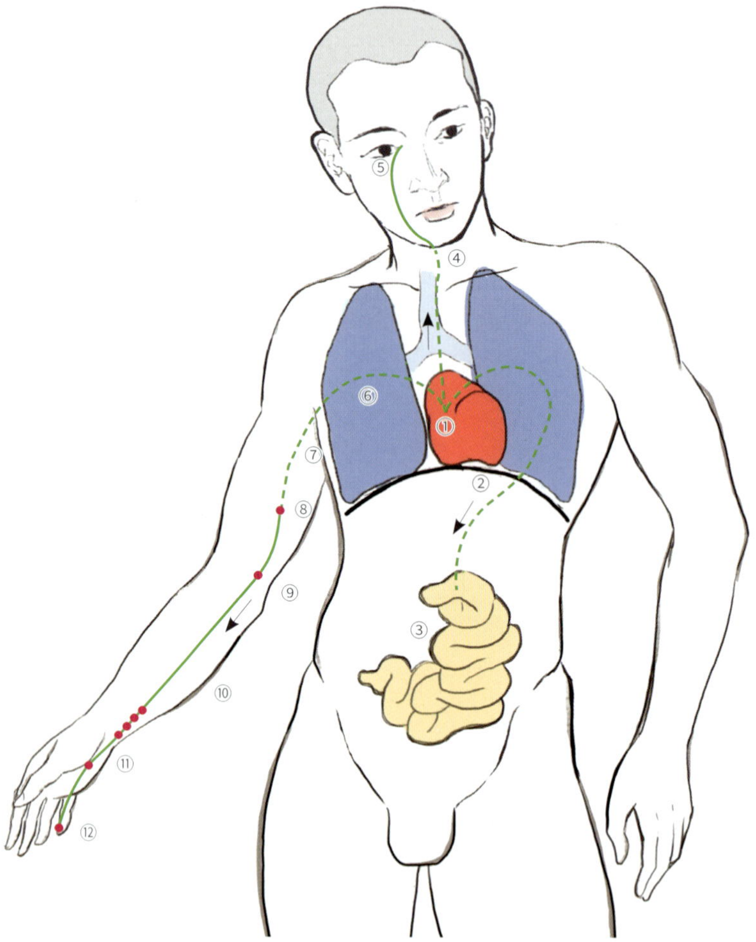

수소음심경은 ① 심중(心中)에서 일어나, 심계(心系)로 나와 소속하고, ② 가로막으로 내려가 ③ 소장(小腸)에 연락한다. ④ 그 가지는 심계(心系)에서 인후두를 끼고 올라가, ⑤ 목계目系로 이어진다. ⑥ 그 직행 경맥은 심계(心系)에서 다시 폐(肺)로 거슬러 올라가, ⑦ 겨드랑 아래로 내려가 나온다. ⑧ 위팔 앞쪽 자쪽모서리를 따라가, 수태음폐경과 수궐음심포경의 안쪽을 지나, ⑨ 팔꿈치 앞부분으로 내려가 나와, ⑩ 아래팔 앞부분 자쪽모서리를 따라, ⑪ 손바닥 콩알뼈끝에 이르고, 손바닥 자쪽모서리으로 들어가, ⑫ 새끼손가락 노쪽을 따라 그 끝으로 나온다.

手少陰心經 病證

『靈樞 · 經脈』
是動則病, 嗌乾, 心痛, 渴而欲飮, 是爲臂厥.
是主心所生病者, 目黃, 脇痛, 臑臂內後廉痛厥, 掌中熱痛.
爲此諸病, 盛則瀉之, 虛則補之, 熱則疾之, 寒則留之, 陷下則灸之, 不盛不虛, 以經取之. 盛者, 寸口大再倍於人迎, 虛者, 寸口反小於人迎也.

수소음심경 시동병(是動病)은 목이 마르고, 심장 부위가 아프고, 갈증으로 물을 자꾸 마시려드는데 이것을 비궐(臂厥)이라 한다.

심(心)을 주관하는 수소음심경 소생병(是主所生病)은 눈의 흰자위(공막) 노랗고, 옆구리가 아프고, 위팔과 아래팔 앞안쪽이 아프고 차고, 손바닥 속에서 열이 난다.

이러한 모든 증상의 세력이 왕성하면 사(瀉)하고, 증상의 세력이 약하면 보(補)한다. 몸에 열(熱)이 있으면 침을 놓았다 바로 빼고, 몸이 차면 침을 놓고 유침시킨다. 병소가 함몰돼있으면 뜸을 뜨고, 증상의 세력이 왕성하지도 약하지도 않으면 해당 경맥을 취하여 치료한다. 증상의 세력이 왕성한 환자는 촌구(寸口)가 인영(人迎)보다 2배 이상 크고, 증상의 세력이 약한 환자는 촌구(寸口)가 인영(人迎)에 비해 그 반대로 약하다.

手少陰經別

《靈樞 · 經別》手少陰之正, 別入于淵腋兩筋之間, 屬于心, 上走喉嚨, 出于面, 合目內眥, 此爲四合也.

手少陰經의 正經은 따로 나뉘어 淵液 兩筋 사이로 들어가 心에 屬하고 위로 喉嚨에까지 올라가 얼굴로 나오고 目內眥에서 合하는데 이를 四合이라고 한다.

手少陰絡脈

《靈樞 · 經筋》手少陰之別, 名曰通里. 去腕一寸半, 別而上行, 循經入于心中, 繫舌本, 屬目系. 其實則支膈, 虛則不能言. 取之掌後一寸, 別走太陽也.

手少陰이 갈라지는 곳은 通里이다. 손목에서 1.5촌 떨어진 곳에서 시작하여, 갈라져 太陽으로 흘러간다. 경맥을 따라 심장 속으로 들어가 혀뿌리를 휘감고 목계(目系)에 당는다. 실하면 명치 부분이 단단하고, 허하면 말을 하지 못한다. 이런 경우 경맥이 갈라지는[別] 곳을 취한다.

手少陰經筋

《靈樞·經筋》手少陰之筋, ①起于小指之內側, ②結于銳骨, ③上結肘內廉, 上入腋, 交太陰, 挾乳裏, ④結于胸中, ⑤循臂, ⑥下繫于臍.

手少陰經筋은 小指 내측에서 시작하여 銳骨에 結하며 위로 팔꿈치 안쪽에 맺히고 위로 腋部로 들어가 太陰經筋과 교차하고 乳房안으로 들어가 胸中에 結하고 膈膜을 따라 臍部와 연계된다.

其病內急, 心承伏梁, 下爲肘綱. 其病當所過者支轉筋, 筋痛. 治在燔鍼劫刺, 以知爲數, 以痛爲輸. 其成伏梁唾血膿者, 死不治. 大凡經筋之病, 寒則反折筋急, 熱則筋弛縱不收, 陰痿不用. 陽急則反折, 陰急則俯不伸. 焠刺者, 刺寒急也, 熱則筋縱不收, 無用燔鍼. 名曰季冬痺也.

그 病症은 胸內가 急하여 心下에 伏梁이 발생하며 아래로는 팔꿈치를 굽히고 펴기 어렵게 된다. 또 經筋이 지나가는 부위에 轉筋과 통증이 있게 된다. 이러한 病證을 季冬痺라고 한다. 치료는 火鍼으로 劫刺하되 치유되는 정도를 보아 횟수를 정하고 아픈 곳을 찾아 刺鍼한다. 이미 伏梁이 형성되어 膿血을 토하는 경우에는 치료할 수 없다. 무릇 經筋病은 寒證에는 反折筋急하고 熱證에는 經筋이 이완되어 수축하지 못하고 陰莖도 무력하여 작용하지 못하게 되고, 陽筋이 急하면 허리가 재껴지고 陰筋이 急하면 구부러져 펴지 못하게 된다. 火鍼은 寒證으로 經筋이 急한 경우에 사용하고 熱證에는 經筋이 이완되어 수축하지 못하는 것이니 火鍼을 사용해서는 안된다.

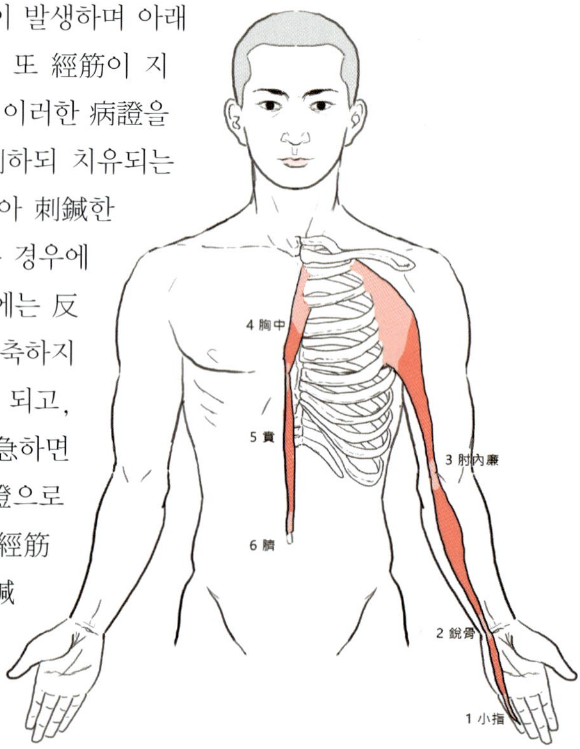

개요

1. 경맥유주 연관부위

- 陰經이지만 頭部(目系)에 연계 [心經+肝經, 任脈]
- 肺를 통과(心主血脈, 肺朝百脈의 근거)
- 尺側手根屈筋의 橈側을 통과 : 靈道, 通里, 陰郄, 神門
- 手根骨中 頭狀骨 통과(心經이 유일)

2. 장부 특성

1) 心 生理
- 主血脈…血을 운행하여 전신을 濡養함
- 主藏神…精神, 思惟活動을 주관, 神志活動은 血 작용에 의지함(밀접…心藏脈, 脈舍神)

2) 心 病理
- 대부분 心病은 血과 神志 문제를 동반함
- 情志方面 … 過喜則傷心, 氣緩 / 悲則傷心肺→心氣虛를 유발→氣滯→鬱而化火

3) 心 辨證
- 虛證 : 心氣虛, 心陽虛(心陽暴脫), 心血虛, 心陰虛
- 實證 : 心火亢盛, 痰火擾心, 痰迷心竅
- 虛實錯雜 : 心血瘀阻

3. 心經 病候

1) 外經病候…上臂內側痛, 咽乾口渴, 眼痛
2) 內臟病候…心痛, 心悸, 手心熱, 失眠, 盜汗, 脇下痛, 眩暈, 精神昏倒
- 怒則傷肝或心(肝火上炎→心火의 원인)

4. 心經 主治

1) 효능 : 淸心火, 寧神志, 理血熄風.
2) 주치 범위 : 胸, 舌, 神志, 心臟 병증 (胸心질환, 循環系病症, 신경정신질환, 心經이 經過하는 부위의 병증(上肢局所部位질환)을 주치함 특히 心痛, 心煩, 不眠, 咽乾, 口渴, 眼黃, 脇痛, 手臂內側痛, 手心發熱, 神志病을 주치함)

3) 주치 병증

- 心胸, 순환계, 精神질환
- 心經 순행부의 병증 : 心痛, 咽乾, 脇痛, 目黃, 手心熱 등
- 水火調節失調病症 : 熱性病證

4) 부위별 주치

- 極泉~少衝 : 胸心病, 神志病, 發熱病, 上肢局所部位질환을 주치함

5) 주요혈 주치

- 靈道, 神門 : 心煩, 煩躁, 精神질환을 주치함
- 少衝 : 上氣, 氣絶의 救急치료혈로 사용

5. 心經 특정혈

<table>
<tr><th colspan="2">속성</th><th>혈명</th><th>비고</th></tr>
<tr><td rowspan="5">五輸穴</td><td>井木</td><td>少衝</td><td>補母穴</td></tr>
<tr><td>滎火</td><td>少府</td><td>自性穴</td></tr>
<tr><td>輸土</td><td>神門</td><td>瀉子穴</td></tr>
<tr><td>經金</td><td>靈道</td><td></td></tr>
<tr><td>合水</td><td>少海</td><td></td></tr>
<tr><td colspan="2">原</td><td>神門</td><td>瀉子穴</td></tr>
<tr><td colspan="2">絡</td><td>通里</td><td></td></tr>
<tr><td colspan="2">郄</td><td>陰郄</td><td></td></tr>
<tr><td colspan="2">募</td><td>巨闕</td><td></td></tr>
<tr><td colspan="2">兪</td><td>心兪</td><td></td></tr>
</table>

HT1 극천 (極泉, Geukcheon)

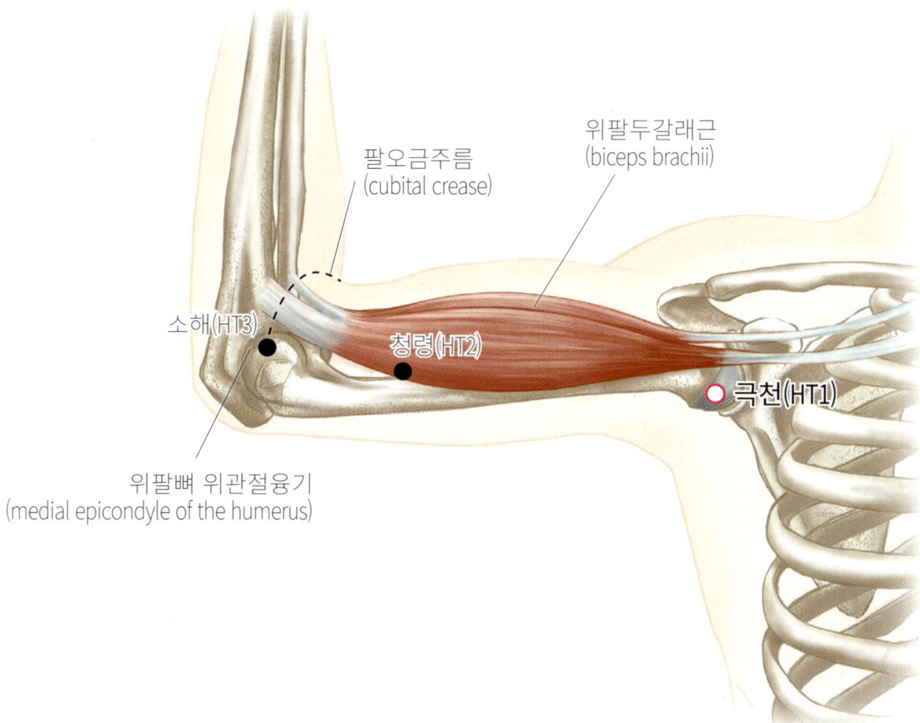

1. 혈명

【意義】極은 高, 最上을, 泉은 水源을 뜻하며, 心經의 上位에 있는 穴로 脈氣 所出하는 源泉이됨은 의미임

2. 혈위 근거

① 在腋下臂內筋間動脈引胸中.『金鑑』

② 臂內腋下筋間, 動脈入胸.『大成』

3. 부위 및 취혈

① 겨드랑, 겨드랑중심(center of the axillary fossa)에서 겨드랑동맥위. 팔꿈치를 구부리고 팔을 들어 손바닥을 머리뒤쪽에 두고, 겨드랑동맥이 뛰는 부위를 취혈

② 상박(上膊)을 들고 액와(腋窩) 중앙부 전방의 대흉근과 후방의 광배근 사이로 제3늑골부 액와(腋窩) 중앙 함처에 취함

【근육】 어깨밑근(肩胛下筋, subscapularis m.), 큰가슴근(大胸筋, pectoralis major m.), 넓은등근(廣背筋, latissimus dorsi m.), 깊은층에 부리위팔근(烏喙腕筋, coracobrachialis m.)

【신경】 겨드랑신경(腋窩神經, axillary n.), 안쪽위팔피부신경(內側上腕皮神經, medial brachial cutaneous n.), 갈비사이위팔신경(肋間上腕神經, intercostobrachial n.), 자신경(尺骨神經, ulna n.), 안쪽아래팔피부신경(內側前腕皮神經, medial antebrachial cutaneous n.)

【혈관】 겨드랑동·정맥(腋窩動·靜脈, axillary a. & v.)

【침법】 ■ 직자 0.2~0.5촌(上向하여 겨드랑이로 향해)
■ 혈관, 신경을 찌르지 않도록 주의함

【뜸법】 ■ 艾炷灸 3~5장
■ 溫灸 5~10분

4. 응용

개요

① 주치 : 肘臂冷痛, 上肢不遂, 心痛 및 脇痛을 주치함
② 혈성 : 疏筋活絡 寬胸寧神 通經活絡

임상 해설

① 腋臭症(狐氣, 因肝膽濕熱), 腋腫에 사용 : 心臟과 가까워 心火症에 민감한 장소임. 따라서 腋汗이 많은 사람은 心火가 많은 사람임. 액와부위를 깨끗이 한 후에 粉을 바르면 땀구멍이 있는 부위가 축축해짐. 바로 이곳에 뜸을 뜸
② 中風으로 인한 手不擧症(患部周圍穴) : 先淸溪, 尺松(健側), 後極泉(或肩髃極泉透刺或肩髎極泉透刺, 患側)
☞ 中風질환에서 極泉穴 부위에 살이 健側보다 患側이 더 늘어진 경우가 있는데, 이는 중풍환자를 이동시킬 때 팔을 잘못 옮겨서 假脫臼되어서 발생함. 따라서 중풍환자를 옮길 때는 脫臼되지 않도록 조심해야 함

주요 질환 응용

① 心氣鬱 및 心氣弱으로 인한 병증에 활용
·心痛, 目黃, 悲愁不樂에 활용 → 本 병증은 모두 心氣가 鬱한 所致이니 본혈을

散泄해 胸脇의 氣를 通하게 하며, 氣가 散하게 되면 치유됨[1]

- 肘厥, 무력증에 활용 → 臂肘는 모두 本經이 行하는 부분이며, 厥寒하여 四肢不收하는 것은 心脈이 약한 것이 심한 것이니, 본 혈을 補해 臂肘와 四肢의 氣를 生하게 함[2]

② 腋臭症 및 腋腫에 활용 : 肝膽의 濕熱 → 灸法(氣血循環을 촉진) 或 瀉血法을 활용

배혈

- 配 俠白 : 心痛乾嘔, 煩滿『資生經』

※ 기타문헌

"噫噦膈中閉塞."『千金方』

"極泉 : 主臂肘厥寒 四肢不收 心痛乾嘔 煩渴 目黃 脇滿痛 悲愁不樂."『大成』

1) 此症, 皆心氣鬱之所致也, 宜泄此穴, 以通胸脇之氣, 氣散則自息.『經穴解』

2) 臂肘皆本經所行部分, 厥寒而四肢不收, 心脈弱甚, 宜補此穴, 以生臂肘四肢之氣.『經穴解』

HT2 청령 (青靈, Cheongnyeong)

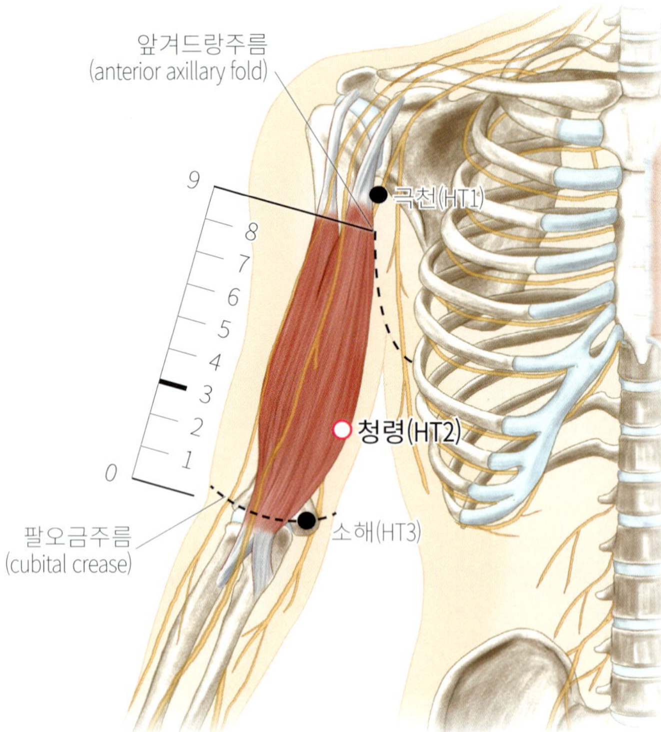

1. 혈명

【意義】青은 青春의 生氣를, 靈은 神明을 뜻하며, 心의 神明이 居하는 곳으로 春節의 草木이 生發하는 것과 같은 중요한 곳임을 의미함

【異名】青靈泉, 青疏泉

2. 혈위 근거

① 從極泉下行至肘, 在肘上三寸, 伸肘擧臂取之.『金鑑』

② 肘上三寸, 伸肘擧臂取之.『大成』

3. 부위 및 취혈

① 위팔안쪽면, 위팔두갈래근(biceps brachii)의 안쪽모서리 바로 안쪽, 팔오금주름(cubital crease)에서 위로 3촌. 팔꿈치를 구부리고 위팔을 외전했을 때, 극천(極泉, HT1)과 소해(少海, HT3)를 연결하는 선에서 위쪽으로부터 2/3, 아래로부터 1/3이 되는 지점에서 취혈

② 소해혈(少海穴) 상방 3촌부로 상완이두근의 내측구(內側溝)에 취함

【근육】 위팔근(上腕筋, brachialis m.), 위팔세갈래근(上腕三頭筋, triceps brachialis m.)
【신경】 자신경(尺骨神經, ulnar n.), 정중신경(正中神經, median n.), 안쪽위팔피부신경(內側上腕皮神經, medial brachial cutaneous n.), 안쪽아래팔피부신경(內側前腕皮神經, medial antebrachial cutaneous n.)
【혈관】 위팔동맥(上腕動脈, brachial a.), 위자쪽곁동맥(上尺側側部動脈, superior ulnar collateral a.), 자쪽피부정맥(尺側皮靜脈, basilic v.)
【침법】 ■ 직자 0.3~0.5촌(臂內側에서 外側으로)
■ 사자 0.5~1촌
【뜸법】 ■ 艾炷灸 5~7장
■ 溫灸 5~10분

4. 응용

개요

① 주치 : 肩臂不擧, 疼痛不能帶衣, 頭痛 및 脇痛을 주치하며, 본혈에 뜸을 뜰 경우 진통 효능을 발휘함
· 뜸법 : 止痛 解鬱 → 肘關節痛의 鬱滯를 해소
② 혈성 : 理血止痛 散風止痛 淸頭明目

임상 해설

① 피부가 연약한 부위로 근육의 탄력성을 민감하게 알 수 있는 곳임
② 제반 肩臂질환에 응용 : 肩臂不擧, 手腕麻木不能着衣, 中風手顫에 사용

주요 질환 응용

① 氣鬱滯, 寒性 병증[心氣의 不行으로 인함]
· 目黃脇痛, 頭痛振寒, 肩臂不擧, 不能帶衣 → 心氣가 鬱하면 目黃하고 脇痛이 발생하므로 본 혈에 뜸을 떠 그 氣를 溫해 行하게 하며, 頭痛振寒 또한 心氣怯으로 뜸을 떠 溫하게 하고, 肩臂不擧, 不能帶衣는 본경의 氣가 肘臂에 이르지 않은 것으로 뜸을 떠 溫하게 함[3]

[3] 心氣鬱於下, 目黃而 脇爲之痛, 宜灸此穴, 以溫其氣, 以使之行. 頭痛振寒, 亦心氣之怯也, 亦宜灸以溫之. 肩臂不擧, 不能帶衣, 則本經之氣不至於肘臂也, 宜灸以溫之.『經穴解』

※ 기타문헌

“頭痛振寒 目黃脇痛.”『銅人』

“青靈：主目黃頭痛 振寒脇痛 肩臂不擧 不能帶衣.”『大成』

※ 참고

· 본 혈은 上腕動脈搏動應手處(brachial pulse)에 해당

HT3 소해 (少海, Sohae)

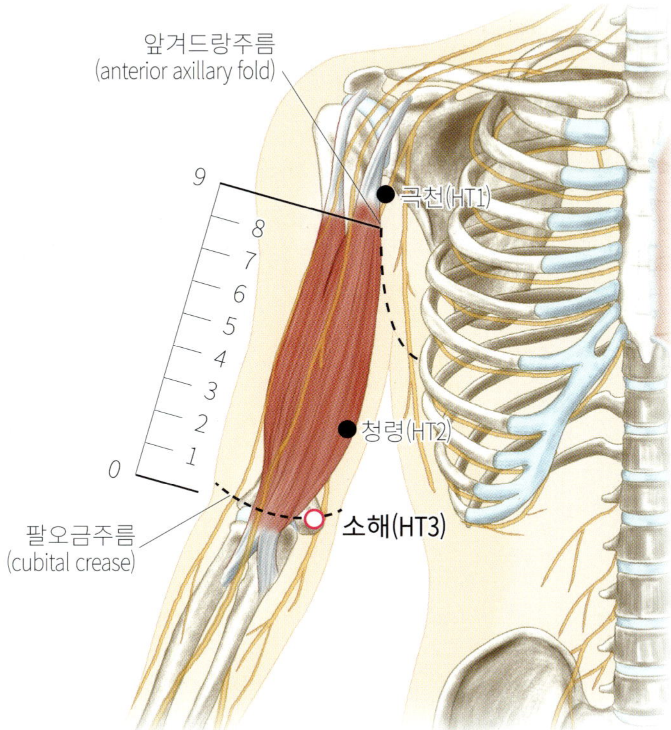

1. 혈명

【意義】少는 작음을, 海는 百川의 匯를 뜻하며, 본 혈이 少陰經의 合水穴로 脈氣가 會匯하는 곳이라는 의미임

【異名】陰少海, 曲節, 曲折

2. 혈위 근거

① 從靑靈下行肘內廉, 節後大骨外上去肘端五分, 肘內橫紋, 屈肘向頭取之.『金鑑』

② 肘內廉節後, 大骨外, 去肘端五分, 屈肘向頭得之.『大成』

3. 부위 및 취혈

① 팔꿈치 앞 안쪽면, 위팔뼈 안쪽위관절융기(medial epicondyle of the humerus) 바로 앞쪽, 팔오금주름(cubital crease)과 같은 높이. 팔꿈치를 구부렸을 때, 팔오금주름 안쪽 끝과 위팔뼈 안쪽위관절융기를 연결하는 선의 중점에 위치

② 손바닥(手掌)을 안면으로 향해 45°로 굽히고 척측상과부의 척측부인대 내측으로 취함

③ 주와(肘窩) 횡문상에 곡지혈, 척택혈, 곡택혈, 소해혈(少海穴)이 횡렬로 위치함

【근육】 위팔근(上腕筋, brachialis m.), 원엎침근(圓回內筋, pronator teres m.).

【신경】 자신경(尺骨神經, ulnar n.), 안쪽아래팔피부신경(內側前腕皮神經, medial antebrachial cutaneous n.)

【혈관】 자쪽피부정맥(尺側皮靜脈, basilic v.), 아래자쪽곁동맥(下尺側側部動脈, inferior ulnar collateral a.), 자쪽되돌이동맥(尺側反回動脈, ulnar recurrent a.)

【침법】 ■ 직자 0.3~0.8촌
■ 사자 0.5~1촌

【뜸법】 ■ 艾炷灸 3~5장
■ 溫灸 5~15분

4. 응용

개요

① 속성 : 合水穴 (水克火)

② 주치 : 手臂麻木을 주치하며, 또한 心痛, 失眠, 腋下瘰癧, 癲狂, 나력(瘰歷) 등의 질병에 활용

· 少海가 瘰癧 主治에 활용되는 이유 : 본혈은 心火經의 合水穴로써 心은 一身의 血脈을 主하고, 瘰癧은 대부분 虛損과 水虧火熾, 肝鬱血熱, 痰涎壅盛 등의 火로 인하므로 心火經의 水穴을 補해 制火함으로써 본혈은 益水瀉火, 淸熱凉血 및 滌化痰涎하는 효과를 발휘하게 하여 腋下瘰癧을 치료. → 天井과 配穴함

③ 혈성 : 疏心氣 淸包絡 寧神志 化痰涎

임상 해설

① 心腎失調(心火, 腎虛)로 인한 질환에 응용 : 깊이 자침(强刺戟)시 鍼暈이 일어나기 쉬움. 특히 左少海穴 刺鍼時 다발

i) 耳鳴의 주요 혈위로서 특히 心火가 원인인 경우(灸, 配 翳風)

ii) 心痛, 협심증(配 神門, 陰郄)

iii) 頭部充血로 인한 風眩頭痛, 齒痛, 頸痛에 사용

iv) 火經의 合水穴로서 腎虛로 인한 健忘, 精神異常 병증에 사용

v) 心虛로 인한 手顫症에 활용

② 肘膝關節 및 尺骨神經관련 제반 병증(患部周圍穴)

i) 肘關節 痛症, 屈伸不利(뜸법 혹은 皮內鍼)

ii) 尺骨神經痛或麻痹, 膝內廉捻挫(接經, 對稱療法)에 활용

③ 太極鍼法으로 少陽人(脾大腎小)에 應用되는 要穴임 : 太極鍼法은 體質, 舍岩(五行)鍼法은 臟腑虛實과 寒熱을 기준으로 삼음

④ 五行鍼法에 활용

· 心經의 水穴로 心(火)正格의 瀉穴[抑其官]

· 心經의 水穴로 心(火)勝格의 補穴[補其官]

주요 질환 응용

① 心氣虛 병증에 활용 – 心痛, 手顫, 健忘 등

· 心痛, 手顫, 健忘 → 心痛은 寒熱虛實의 경우이고 手顫, 健忘은 心虛하여 神昏한 것이며, 手 는 本經이 行하는 부분이고, 顫은 氣不足이니, 本 水穴을 補해 心火가 내려가게 함[4]

· 耳鳴에 유효

– 配翳風, 聽會, 聽宮.

– 小腸經의 小海와 配穴(두 혈위 중 壓痛이 심한 부위를 취하기도 함)

· 兩臂頑麻(配 手三里)

· 手顫(配 後溪)

② 心火로 인한 병증[瀉火 → 化痰涎, 疏心氣 작용]

· 瘰癧 → 本 병증은 비록 少陽症이나 腋下에서 生하는 것은 본경의 부분이며, 또한 諸瘡은 모두 心火에 屬해 心火의 水穴을 補함으로써 制火함[5] / 治瘰癧『金鑑』配天井『勝玉歌』

· 頭痛, 氣逆噫噦 → 心氣는 肺를 지나 위로 頭에 미치며, 腦가 痛하고 氣逆, 噫噦症이 있으면 心氣가 盛한 것(心火)을 나타내니 그 水穴을 補함으로써 心氣를 降하게 함[6](水克火)

· 齒痛 → 무릇 齒痛은 모두 胃火에 속하고, 心火가 有餘하여 胃로 옮기면 本症이 발생하므로 本 水穴을 補하여 心火를 제거함[7]

---

[4] 心痛有寒熱虛實之殊, 以手顫健忘之證之. 則心虛而神昏矣, 手爲本經所行之部分. 顫者, 氣不足也, 宜補此水穴以降心火.『經穴解』

[5] 此症, 雖爲足少陽之症, 而有生於腋下者, 則本經之部分也, 且諸瘡皆屬心火, 宜補心火之水穴以制火.『經穴解』

[6] 心氣過肺而上及於頭,腦爲之痛, 以氣逆噫噦症之, 乃知心氣之盛也, 宜補其水穴以降心氣.『經穴解』

[7] 凡齒痛皆屬胃火, 心火有餘, 下移於胃, 而有是症, 宜補此水穴以制心火.『經穴解』

· 目眩 → 心의 系가 目으로 上通하니 邪熱이 간섭하면 目眩 發狂하고 心火盛하므로 水穴을 補하여 心火를 제거함[8)]
· 牙痛(配 內庭, 合谷)

배혈

· 配 手三里 : 兩臂頑麻
· 配 後溪 : 手顫
· 配 間使, 神門, 合谷, 後谿, 復溜, 絲竹空 : 發狂『大成』
· 配 三里 : 且如兩臂頑麻, 少海就傍于三里『百症賦』
· 配 天井 : 瘰癧『勝玉歌』
· 配 支正, 魚際, 合谷, 曲池, 腕骨 : 狂言, 驚恐『千金方』
· 配 支正 : 熱病先腰脛痠, 喜渴數飮食, 身熱, 項痛而强, 振寒寒熱『千金方』
· 配 陰都, 商陽, 三間, 中渚 : 身熱瘧病『千金方』

※ 기타문헌

"風眩頭痛 少海主之""虐 背膂振寒 項痛引肘掖 腰痛因少腹 四肢不擧 少海主之" "齒齲痛 合谷主之. 又云少海主之"『甲乙經』

"少海…主寒熱齒齲痛 目眩發狂 嘔吐涎沫 項不得回顧 肘攣腋脇下痛 四肢不得擧 齒痛 腦風頭痛 氣逆噫噦 痃癖 心疼 手顫健忘."『大成』

[8)] 心之系上通於目 有邪熱以干之 則目爲之眩而發狂 心火盛 故宜補水穴以除心火.『經穴解』

HT4 영도 (靈道, Yeongdo)

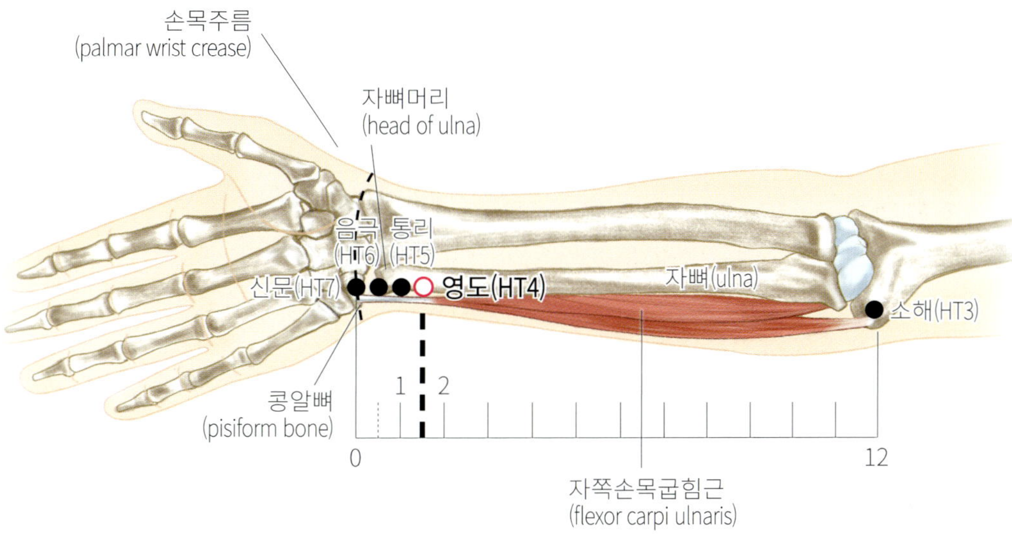

1. 혈명

【意義】靈은 神靈을, 道는 通道를 뜻하며, 본 혈이 寧心安神하는 기능을 발휘하는 穴로써 少陰經의 脈氣가 出入하는 通道라는 의미임

2. 혈위 근거

① 從少海下行掌後一寸五分.『金鑑』

② 掌後一寸五分.『大成』

3. 부위 및 취혈

① 아래팔앞 안쪽면, 자쪽손목굽힘근힘줄(flexor carpi ulnaris tendon)의 노쪽 모서리바로 노쪽, 손바닥쪽 손목주름(palmar wrist crease)에서 몸쪽으로 1.5촌

② 신문(神門, HT7)에서 몸쪽으로 1.5촌, 자뼈머리(head of ulna) 위쪽모서리와 같은 높이. 노쪽콩알뼈윗 모서리에서 몸쪽으로 1.5촌

【근육】자쪽손목굽힘근(尺側手根屈筋, flexor carpi ulnaris m.), 얕은손가락굽힘근(淺指屈筋, flexor digitorum superficialis m.), 깊은손가락굽힘근(深指屈筋, flexor digitorum profundus m.)

【신경】안쪽아래팔피부신경(內側前腕皮神經, medial antebrachial cutaneous n.), 자신경(尺骨神經, ulnar n.)

【혈관】자동 · 정맥(尺骨動 · 靜脈, ulnar a. & v.)

【침법】■ 직자 0.2~0.5촌

■ 사자 0.5~0.8촌

【뜸법】■ 艾炷灸 1~3장

■ 溫灸 10~20분

4. 응용

개요

① 속성 : 經金穴

② 주치 : 手少陰心經의 金穴에 속하고, "經主喘咳寒熱"에 근거하여 心經 및 肺經의 병증에 사용하며, 즉 肺氣를 宣通하게 할 수 있으며, 驚, 恐, 惱, 怒와 心動過速에 대하여 安神寧心하는 효과를 발휘

· 본혈은 능히 開音할 수 있어 暴喑치료에 通里穴과 配하여 활용되는데, 이는 心經의 火盛血壅이 舌本으로 上衝하기 때문이며, '心開竅于舌'하므로 본혈을 자침하면 능히 開鬱瀉火하여 開暗하는 효과를 발휘함(通里가 爲主, 본혈은 보조)

③ 혈성 : 寬胸理氣 寧心安神 調心氣 鎭靜 化痰涎

임상 해설

· 靈道 · 通里 · 陰郄 · 神門의 四穴은 공통적으로 婦人血病, 心煩 · 煩燥, 失音難言, 神經精神系질환(靈道透神門)

① 鎭靜 · 安神작용이 있어서 精神分裂症, 癔病 등 제반 정신신경 질환에 응용

② 心經 經金穴로서 心經病이 咽喉 제반 병증을 겸한 경우에 유효

i) 痰涎 · 咳嗽에 사용

ii) 突發性 失語症, 錯語症 특히 舌骨筋硬直에 의한 言語困難에 효과적임

iii) 太極鍼法으로 太陰人(肝大肺小)에 應用되는 要穴임

주요 질환 응용

① 心經 氣滯로 인한 병증에 활용 → 心經의 金穴로 咽喉 등의 병증에 대해 寬胸理氣 작용

i) 痰涎, 乾嘔, 咳嗽 등에 활용

ii) 급성 失語症에 활용

· 心痛乾嘔, 悲恐, 暴瘖不能言 → 心痛 乾嘔는 곧 心氣의 逆이고, 悲恐은 곧 心氣

의 虛이고, 暴瘖不能言은 곧 心氣가 舌에 도달하지 못한 것이기 때문이며, 이들 병증은 心經의 行하는 부분이니, 본혈을 취하면 그 滯를 通하게 할 수 있음[9)]

배혈

· 配 天突, 天窓 : 暴喑, 不能言, 口噤『資生經』
· 配 支溝, 天窓, 扶突, 曲鬢 : 暴瘖不能言『千金方』
· 配 魚際 : 肘攣柱滿『千金方』

※ 기타문헌

"心痛悲恐 相引瘈瘲 暴喑不能言."『千金方』

"病變於色者 取之滎 病時間時甚者 取之輸 病變於音者 取之經 經滿而血者 病在胃 及以飮食不節得病者 取之於合 故命曰味主合 是謂五變也."『靈樞 · 順氣一日分爲四時』

"靈道 : 主心痛 乾嘔 悲恐 相引瘈瘲 肘攣 暴瘖不能言."『大成』

※ 참고 : "靈道透神門"

· 靈道~神門 : 心煩, 煩躁, 失語難言, 神志病 등에 대한 공통적 치료 작용이 있음

[9)] 心痛乾嘔, 乃心氣之逆也, 悲恐, 乃心氣之虛也, 暴瘖不能言, 乃心氣不至於舌也, 以上症皆心經所行部分, 責之以通其滯.『經穴解』

HT5 통리 (通里, Tongri)

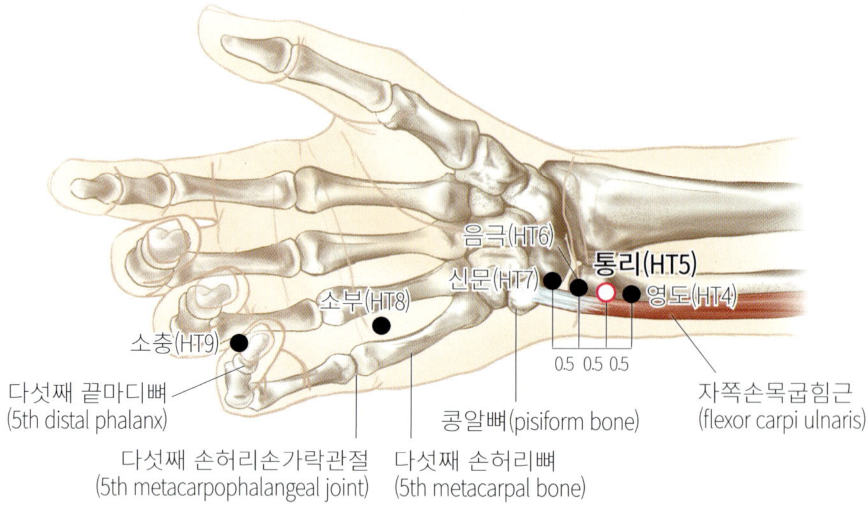

1. 혈명

【意義】 通은 通路를, 里는 虛里(心臟)를 뜻하며, 心臟으로 通하는 穴이라는 의미임

【異名】 通理

2. 혈위 근거

① 從靈道下行五分, 循腕側外腕後一寸陷中. 『金鑑』

② 掌後一寸陷中. 『大成』

3. 부위 및 취혈

① 아래팔앞안쪽면, 자쪽손목굽힘근힘줄의 노쪽, 손바닥쪽 손목주름에서 몸쪽으로 1촌

② 콩알뼈몸쪽 모서리 노쪽에서 몸쪽으로 1촌, 즉 신문(神門, HT7)에서 몸쪽으로 1촌, 경거(經渠, LU8)와 같은 높이에서 취혈

【근육】 자쪽손목굽힘근(尺側手根屈筋, flexor carpi ulnaris m.), 얕은손가락굽힘근(淺指屈筋, flexor digitorum superficialis m.), 깊은손가락굽힘근(深指屈筋, flexor digitorum profundus m.)

【신경】 안쪽아래팔피부신경(內側前腕皮神經, medial antebrachial cutaneous n.), 자신경(尺骨神經, ulnar n.)

【혈관】 자동 · 정맥(尺骨動 · 靜脈, ulnar a. & v.)
【침법】 ■ 직자 0.3~0.5촌
■ 사자 0.5~1촌
【뜸법】 ■ 艾炷灸 2~5장
■ 溫灸 10~20분

4. 응용

개요

① 속성 : 絡穴
② 주치 : 寧血安神 작용이 있어서 驚悸, 怔忡을 주치하며, 또한 祛風除痰, 通暢舌絡 작용이 있어서 咽喉腫痛, 暴喑, 舌强不語 등을 주치함

※ 通里가 言語不利(暴瘖, 舌强不語) 主治에 활용되는 이유
☞ 舌이 心의 苗가 됨은 것과 心氣가 舌에 通하고, 手少陰의 別絡이 舌本에 이어지는 것에 근거하여 心經의 絡穴은 舌病을 주치하는데, 心이 병들면 舌不能轉하고, 무릇 風邪가 虛한 틈을 타 入한 것은 痰濕을 일으켜 舌絡을 막게 되어 舌筋 活動이 不寧하고, 舌强語蹇이 출현하게 되는데, 이때 본혈을 瀉하면 開瘖할 수 있으며, 廉泉, 金津, 玉液, 豊隆, 風府를 配하면 더욱 효과적임
③ 혈성 : 寧志安神 益陰淸心 熄風和營 淸虛熱

임상 해설

① 舌과 관련한 제반 병증을 치료함 : 대개 心脾積熱, 心火熱盛이 원인
i) 舌根麻痺, 中風으로 인한 舌强不語의 주요 혈위(先刺通里, 後刺脾經爲主 隨證選穴)
: 心經의 絡穴로서 絡脈이 虛하면 不能言하므로 補通里, 絡脈이 實하면 支滿膈腫하므로 瀉通里함
"通里…實則支滿膈腫 瀉之, 虛則不能言 補之"『大成』, 『循經考穴編』
"手少陰之別 名曰通里, 去腕一寸半[10] 別而上行 循經入于心中 繫舌本 屬目系. 其實則支膈 虛則不能言, 取之掌[11]後一寸, 別走太陽也."『靈樞 · 經脈』
ii) 芒刺(혓바늘, 配 少衝, 隱白 瀉血), 舌腫 · 舌炎(心脾經爲主 取穴)

---

[10] 一寸半 : 校釋作 一寸.
[11] 掌 : 校釋作 腕.

② 부정맥 치료(조절)[12]의 주요 혈위(通里, 陰郄)로서 (신경성)心悸亢進, 怔忡 등의 心脈動異常證에 常用함

③ 原絡配穴에 활용 … 小腸原穴 腕骨, 心經絡穴 通里

· 顴頷耳腫(小腸), 苦寒熱(小腸, 心), 肩臑肘臂內外側疼痛(小腸, 心), 不能轉動, 腰痛似節(小腸, 心)

주요 질환 응용

① 心 및 腎 병증[心氣不調, 心腎不調로 인한 병증]

i) 心氣不調로 인한 言語不利에 유효 → 心氣虛 로 인하거나 或 中風으로 인한 舌麻痺에 유효하며 舌强不語의 주요 혈위임 : 暴瘖 치료의 주요혈

ii) 心腎不調로 인한 비뇨기(遺尿), 여성 질환(崩漏)에 활용(下焦病)

· 遺尿, 崩中[腎氣脫症] → 心系는 下로 脊裏를 경유해 腎에 通하며, 腎은 二便을 주관하니, 心虛하면 氣가 腎에 내려가지 못해 腎氣가 脫하여 遺溺, 崩中의 병증이 발생하므로, 본 혈을 補함으로써 下脫된 氣를 升提함[13]

㉠ 心熱이 小腸에 전해져서 발생하는 경우 : 小便不利 → 實熱 : 小便自利, 遺尿 : 虛寒 ┐

㉡ 心火가 아래로 腎水를 데워주지 못해 腎水가 조절이 안되는 경우 ┘

☞ 본혈이 이를 치료함

iii) 권언기와(倦言嗜臥)에 활용

· 天星十二穴의 하나 : "通里腕後側, 去腕一寸中, 欲言聲不出, 懊惱及怔忡, 尖則四肢重, 頭顋面頷紅, 虛則不能食, 暴瘖面無容, 毫鍼微微刺, 方信有神功."

· 倦言, 嗜臥에 활용(心腎不交) : 本 병증은 腎(心), 脾의 병증으로써 手少陰心經의 絡穴(通里), 足少陰腎經의 絡穴(大鍾)을 활용하여 치료 … 兩穴을 相配하면 心腎相交하고 心火得明, 腎陽回復하게 되며 또한 心은 小腸과 表裏가 되고 小腸은 脾에 別通하므로 脾土를 健運하게 함(脾土의 運化작용을 돕는 작용)으로써 本 병증을 치료

② 心熱로 인한 병증 [心熱 즉 心火熱盛으로 인한 心胸部 병증에 淸心작용을 발휘함]

· 熱病卒心痛, 先不樂, 懊憹, 數欠頻呻悲 面熱無汗. → 이 병증은 모두 心에 熱邪가 있는 所致이므로 心의 絡穴인 본혈을 散泄해 그 邪를 散하면 汗은 自出하게 됨[14]

---

12) 부정맥 : 心臟의 搏動이 고르지 않아 呼吸과 脈搏이 서로 맞지 않는 것. 呼吸은 빠르고 脈搏이 느린 경우가 豫後가 좋지 않음.

13) 心之系, 下由脊裏而通於腎, 腎司二便, 心虛氣不降於腎, 而腎氣脫, 故有遺溺, 崩中之症, 宜補以提其下脫之氣.『經穴解』

14) 此症, 皆熱邪于心之所致也, 宜泄心之絡穴, 以散其邪而汗自出.『經穴解』

· (心)驚悸의 要穴 －『玉龍歌』,『玉龍賦』,『金鑑』

배혈

· 配 心兪, 內關, 陰郄：心絞痛, 心律不整
· 配 崑崙, 曲泉, 飛揚, 前谷, 少澤：頭眩痛『千金方』
· 配 液門, 中渚：熱病先不樂, 頭痛面熱無汗『千金方』

※ 기타문헌

"連日虛煩面粧 心中驚悸亦難當 若須通里穴尋得 一用金鍼體便康."『玉龍歌』

"通里：主目眩頭痛 熱病先不樂 數日懊憹 數欠頻呻悲 面熱無汗 頭風 暴瘖不言 目痛心悸 肘臂臑痛 苦嘔喉痺 少氣遺溺 婦人經血過多崩中. 實則支滿膈腫 瀉之, 虛則不能言 補之."『大成』

HT6 음극 (陰郄, Eumgeuk)

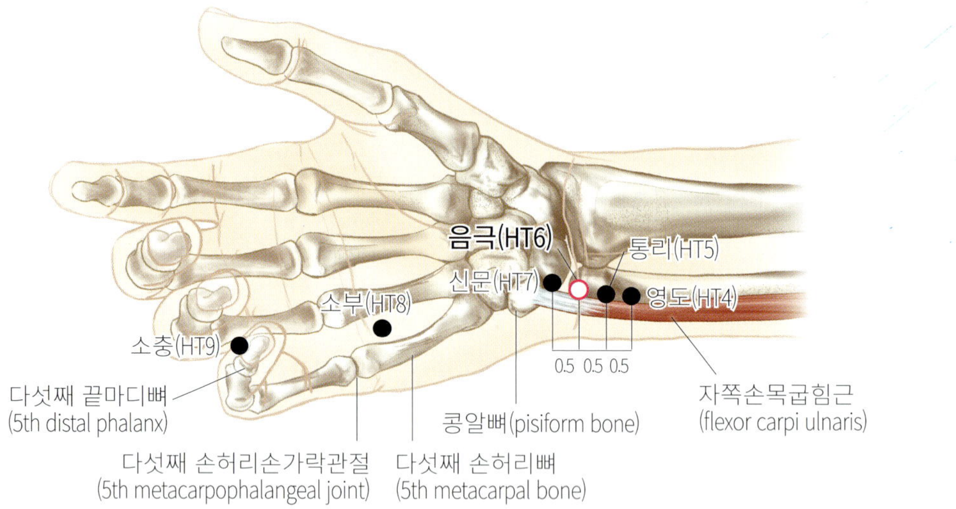

1. 혈명

【意義】陰은 少陰經을, 郄은 隙을 뜻하며, 본 혈이 少陰經 郄穴로 氣血이 深聚하는 곳을 의미함

【異名】少陰郄, 石宮

2. 혈위 근거

① 從通里內行五分, 掌後脈中腕後五分. 『金鑑』

② 掌後脈中, 去腕五分. 『大成』

3. 부위 및 취혈

① 아래팔앞안쪽면, 자쪽손목굽힘근힘줄의 노쪽, 손바닥쪽 손목주름에서 몸쪽으로 0.5촌. 콩알뼈몸쪽 모서리 노쪽에서 몸쪽으로 0.5촌

② 신문(神門, HT7)에서 몸쪽으로 0.5촌에서 취혈. 자뼈머리의 먼쪽 모서리와 같은 높이에 위치

③ 척골경상돌기의 위쪽으로 척측수근굴근(flexor carpi ulnaris tendon)의 요측에서 취함

【근육】자쪽손목굽힘근(尺側手根屈筋, flexor carpi ulnaris m.), 얕은손가락굽힘근(淺指屈筋, flexor digitorum superficialis m.), 깊은손가락굽힘근(深指屈筋, flexor digitorum profundus m.)

【신경】 안쪽아래팔피부신경(內側前腕皮神經, medial antebrachial cutaneous n.), 자신경(尺骨神經, ulnar n.)

【혈관】 자동·정맥(尺骨動·靜脈, ulnar a. & v.)

【침법】 ■ 직자 0.3~0.5촌
■ 사자 0.5~1촌

【뜸법】 ■ 艾炷灸 3~5장
■ 溫灸 10~20분

4. 응용

개요

① 속성 : 郄穴(止汗, 止血에 초점)
② 주치 : 心悸, 驚恐, 心痛을 주치하며, 또한 骨蒸盜汗[15], 吐衄血 등의 제반 병증을 주치함
③ 혈성 : 固表止汗 淸心凉血 潛虛陽 安神志

임상 해설

· 靈道 · 通里 · 陰郄 · 神門의 四穴은 공통적으로 婦人血病, 心煩 · 煩燥, 失音難言, 神經精神系질환(靈道透神門)

① 心經 郄穴로서 제반 심장관련 급성질환에 활용함
 i) 협심증으로 인한 心胸痛에 활용 : 心痛이 먼저 오면 陰郄穴, 怔忡이 먼저 오면 神門穴을 사용
 ii) 부정맥의 주요 혈위(通里, 陰郄)로서 心悸, 怔忡 等 心脈動異常證에 활용함
 iii) 少陰의 郄穴로서 鼻出血, 胃出血(配 六完(卽 俠谿))
② 汗吐下三法 中 合谷과 함께 止汗의 代表穴로 사용됨 : 盜汗에는 配 復溜, 自汗에는 配 合谷(合谷補 復溜瀉 止汗, 復溜補 合谷瀉 發汗).
 "瀉陰郄止盜汗 治小兒骨蒸." 『標幽賦』
③ 神門의 대용혈로서 사용

[15] 陰郄이 盜汗 치료에 활용되는 이유
☞ 이는 心藏神, 汗爲心液에 근거하며, 骨蒸盜汗은 陰虧火旺 血液外泄한 所致로 다발하므로 心의 郄을 瀉하는데, 그 목적은 浮陽을 收斂하고 心液을 固攝해 止汗하는 효과를 거두기 때문임

주요 질환 응용

① 汗病에 활용(郄穴로서 止汗작용에 의함)

· 盜汗 치료에 활용(配 合谷, 復溜)

② 心의 급성 병증[郄穴로서 작용]

· 心痛 : 협심증으로 인한 胸部 痛症(心痛이 먼저 오면 本穴, 怔忡이 먼저 오면 神門을 用)

· 부정맥에 활용(配 通里)

· 出血症에 활용 : 鼻出血, 胃出血에 유효

배혈

· 配 後谿 : 盜汗之多出『百症賦』

· 配 二間 : 寒慄惡寒『百症賦』

※ 기타문헌

"凄凄寒嗽 吐血 逆氣 驚 心痛 手陰郄主之."『甲乙經』

"陰郄 : 主鼻衄吐血 洒淅畏寒 厥逆氣驚 心痛霍亂 胸中滿."『大成』

HT7 신문 (神門, Sinmun)

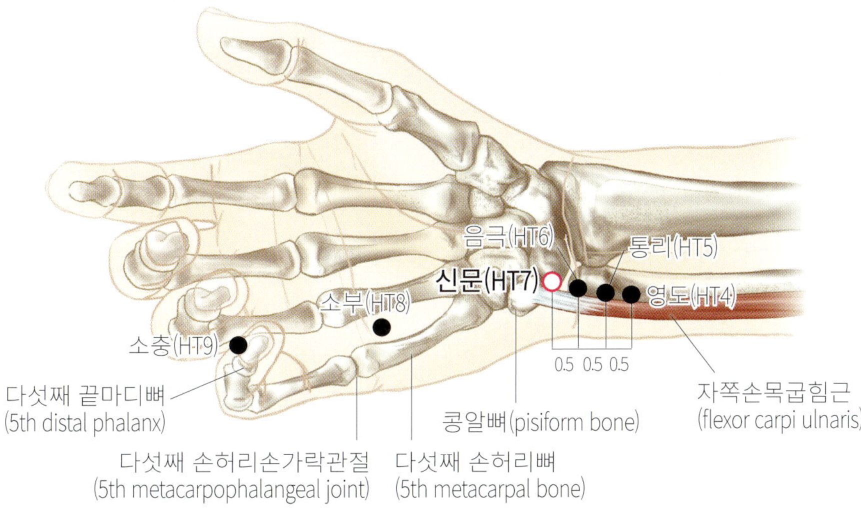

1. 혈명

【意義】神은 神明을, 門은 門戶를 뜻하며, 神明의 출입구로 心에 잘 통하는 穴이라는 의미임

【異名】兌衝, 中都, 銳中, 兌骨

2. 혈위 근거

① 從陰郄行掌後銳骨端陷中.『金鑑』

② 掌後銳骨端陷中.『大成』

3. 부위 및 취혈

① 손목앞안쪽면, 손바닥쪽 손목주름(palmar wrist crease) 위에서 자쪽 손목굽힘근힘줄(flexor carpi ulnaris tendon)의 가쪽 모서리

② 손바닥을 위로 향했을 때, 콩알뼈(pisiform bone) 몸쪽 모서리의 가쪽 오목한 곳으로, 손바닥쪽 손목주름위에서 취혈

③ 완관절 장면소지측(掌面小指側)으로 두상골 전면(前面)에 있음

【근육】자쪽손목굽힘근(尺側手根屈筋, flexor carpi ulnaris m.), 얕은손가락굽힘근(淺指屈筋,

flexor digitorum superficialis m.), 깊은손가락굽힘근(深指屈筋, flexor digitorum profundus m.)

【신경】안쪽아래팔피부신경(內側前腕皮神經, medial antebrachial cutan eous n.), 자신경(尺骨神經, ulnar n.)

【혈관】자동 · 정맥(尺骨動 · 靜脈, ulnar a. & v.)

【침법】■ 직자 0.2~0.5촌
■ 사자 0.5~0.8촌

【뜸법】■ 艾炷灸 2~5장
■ 溫灸 10~20분

4. 응용

개요

① 속성 : 原穴, 輸土穴 [自經瀉穴]

② 주치 : 輸土에 속하는데, 『素問 · 咳論』에 "治臟者, 治其兪"라 하였듯이 본혈은 心臟病, 心經病, 그리고 心과 유관한 장기의 병을 주치하며, 또한 본혈은 原穴로서, "五臟有疾, 當取十二原"이라 하였듯이 心神失養, 心火亢盛, 痰濁蒙心으로 인해 발생하는 恐悸, 失眠, 健忘 및 狂, 癎, 癲 등에 본혈을 활용하며, 淸心安神, 調理心氣 효과를 거둘 수 있음

· 심혈관계통 병증, 神志 병증, 소화계통 병증에 유효

· 心經 子穴 + 原穴… 本經 實證 + 本經 虛證 / 配大陵(心包 子穴) … 本經 實證 爲主.

③ 혈성 : 扶正袪邪 淸心熱 調氣逆

임상 해설

① 自經瀉穴로서 淸心安神 작용이 있어서 심혈관 · 뇌신경계질환에 널리 활용 : "心經或心臟本身有病 則在心經的經穴中取穴, 受他經的影響而發生疾病時 則在心包經中取穴"『鍼灸五輸穴應用』

i) 신경성 心悸亢進, 怔忡, 心痛心煩에 사용함(오른쪽 위주, 配 內關, 陽陵泉(相通))

ii) 정신신경계 질환에 활용함

· 신경성 便秘症의 最高 활용(配 梁丘, 天樞)

· 失眠, 신경쇠약, 精神分裂症 등(配 隱白, 三陰交)

· 癔病症(少氣 · 身熱, 面赤, 發狂 · 喜哭, 上氣)에 유효

② 心 原穴로서 心腎不調(虛)로 인한 제반 병증에 사용

i) (心性)痴呆, 健忘에 효과

ii) 신경성 소화기제반 병증(配足三里) : 心腎不調(虛)로 인해 心煩 · 煩躁, 不眠, 신

경쇠약 등의 神志病變이 일어나게 됨. 이들은 다시 위장기능저하(쇠약)를 가져오게 되어 결국 식욕감퇴 등의 소화기제반 병증을 나타내게 되는데, 이 경우에 특히 유효

③ 여성의 임신여부를 판단하는데 사용 : 여성이 임신시에는 神門 부위의 脈이 끊임없이 크게 느껴짐

④ 腕關節部異常에 환부주위혈로 쓰이는 손목의 六穴 중 代表穴임 : 腕關節炎, 尺骨神經痛(麻痹) 등에 효과

⑤ 太極鍼法으로 少陰人(腎大脾小)에 활용되는 要穴임

⑥ 原絡配穴에 활용 … 心經原穴 神門, 小腸絡穴 支正

· 飮水卽消(心), 背腹引腰疼痛(心, 小腸), 眩暈仆倒(心), 上逆咳吐(心), 下注泄氣(小腸), 熱而心煩(心, 小腸), 好笑(心), 善忘(心), 多驚(心)

⑦ 五行鍼法에 활용

· 心經의 土穴로 心(火)勝格의 瀉穴[瀉其子]

주요 질환 응용

① 心, 神志 병증[心 原穴 – 調理神志, 鎭靜, 安神, 寧心작용이 强]

· 心痛數噫 → 이 병증은 心氣鬱이며, 火의 土穴을 散泄해 그 鬱을 散함[16)]

· 面赤喜笑, 掌中熱而腕, 狂悲狂笑, 健忘 → 面赤喜笑는 心火가 有餘한 것이고, 掌中熱한 것은 본경의 火가 外로 드러난 것이고, 狂悲, 狂笑는 모두 心火의 有餘이고, 心性 癡呆는 心에 痰이 있는 것이고, 健忘은 心血不足인데, 不足者는 補하고, 有餘, 有痰者는 瀉하여 치료[17)]

· 失眠에 활용 … 配三陰交(益心脾, 養心血, 安神志, 治心脾血虧之失眠) / 配大陵(補心寧神, 治心膽氣虛之失眠 / 配三里, 或四縫(消積安神, 治胃氣不和之失眠) / 配豊隆, 或內庭(淸降膽火, 治宿滯痰火之失眠)

· 治痴呆, 不識尊卑. 『玉龍歌』, 『雜病穴法歌』, 『通玄指要賦』, 『金鑑』

· 治發狂奔走(配 上脘) 『百症賦』

· 治五癎(配 後溪) 『勝玉歌』

② 心火로 인한 肺 및 脾胃의 병증[瀉子穴]

16) 此症, 心氣鬱也, 泄其火之土以散其鬱. 『經穴解』

17) 面赤喜笑, 心火有餘也. 掌中熱而腕, 本經之火見於外也. 狂悲狂笑, 皆心火之有餘也. 心性癡呆, 心有痰也. 健忘, 心血不足也. 不足者, 補之, 有餘, 有痰者, 泄之. 『經穴解』

· 喘逆身熱 → 이 병증은 肺症으로 心火가 肺에 上逆하면 身熱 上氣되니, 散泄해 降하게 함[18)]

· 咽乾不嗜食, 嘔血吐血. → 咽乾, 不嗜食은 모두 心火가 脾에 전해진 所致이니, 본혈을 瀉하며, 嘔血吐血은 비록 胃症이나 또한 心火經의 土穴을 瀉하여 치료[19)]

③ 心熱 및 氣滯 병증 [瀉子穴]

· 目黃, 脇痛 → 心系가 위로 目에 通하므로 熱이 있으면 目黃이 되며, 心氣가 脇에 滯하면 脇痛이 발생되므로 본혈을 散泄해 그 氣를 降하게 함[20)]

배혈

· 配 大陵, 魚際 : 心痹悲恐『大成』

· 配 少商, 湧泉, 心兪 : 痴呆『大成』

· 配 後谿, 衝陽 : 發狂, 登高而歌, 棄衣而走『大成』

· 配 後谿, 鳩尾 : 五癎『勝玉歌』

· 配 上脘 : 發狂奔走『百症賦』

· 配 陽谷 : 笑若狂『千金方』

· 配 合谷, 風池 : 喉痺『千金方』

· 配 少海 : 手臂攣『千金方』

· 配 氣戶, 雲門, 天府 : 喘逆上氣『千金方』

· 配 魚際, 太衝, 大敦, 關元 : 遺溺『大成』

· 十二經治症主客原絡: 眞心主小腸客, 少陰心痛幷乾嗌, 渴欲飮兮爲臂厥, 生病目黃口亦乾, 脇臂疼兮掌發熱, 若人欲治勿差求, 專在醫人心審察, 驚悸嘔血及怔忡, 神門, 支正何堪缺. 『大成』

※ 기타문헌

"神門治痴呆笑咷." 『玉龍賦』

"痴呆之症不堪親 不識尊卑枉罵人 神門獨治痴呆病 轉手骨開得穴眞." 『玉龍歌』

"神門去心性之痴呆." 『通玄指要賦』

"神門主治心悸怔忡 痴呆中惡恍惚驚 兼治小兒驚癎證 金鍼補瀉疾安孕." 『十四經』

---

18) 此症, 肺症也, 心火上逆於肺, 而身熱上氣, 宜泄以降之. 『經穴解』

19) 咽乾不嗜食, 皆心火干脾之所致也, 宜泄此穴, 嘔血吐血, 雖胃症, 而亦宜泄火之土穴. 『經穴解』

20) 心系上通於目, 有熱焉而目爲之黃, 心氣滯於脇, 而脇爲之痛, 宜泄此穴, 以降其氣.. 『經穴解』

“神門專治心痴呆.”『雜病穴法歌』

“數噫, 驚恐不足.”『千金方』

“一 心瘧 令人煩心甚 欲得見淸水 寒多(素問作反寒多, 太素作及寒多) 不甚熱 刺手少陰是謂神門.” “遺溺 關門及神門委中主之.” “手及臂攣 神門主之.” “嘔血上氣 神門主之.”『甲乙經』

“神門(一名銳中, 一名中都) : 主瘧心煩 甚欲得冷飮 惡寒則欲處溫中. 咽乾不嗜食 心痛數噫 恐悸 少氣不足 手臂寒 面赤喜笑 掌中熱而啘 目黃脇痛 喘逆身熱 狂悲狂笑 嘔血吐血 振寒上氣 遺溺失音 心性痴呆 健忘 心積伏梁 大小人五癎. 東垣曰 胃氣下溜五臟氣亂 其爲病互相出見. 氣在於心者 取之手少陰之兪神門, 同精導氣以復其本位.”『大成』

“黃帝曰 手少陰之脈獨無腧 何也. 歧伯曰 少陰 心脈也. 心者 五藏六府之大主也 精神之所舍也 其藏堅固 邪弗能容也. 容之則心傷 心傷則神去 神去則死矣. 故諸邪之在於心者 皆在於心之包絡. 包絡者 心主之脈也, 故獨無腧焉. 黃帝曰 少陰獨無腧者 不病乎? 歧伯曰 其外經病而藏不病, 故獨取其經於掌後銳骨之端. 其餘脈出入屈折 其行之徐疾 皆如手少陰心主之脈行也 故本腧者 皆因其氣之虛實疾徐以取之, 是謂因衝而寫 因衰而補, 如是者 邪氣得去 眞氣堅固, 是謂因天之序.”『靈樞 · 邪客』

HT8 소부 (少府, Sobu)

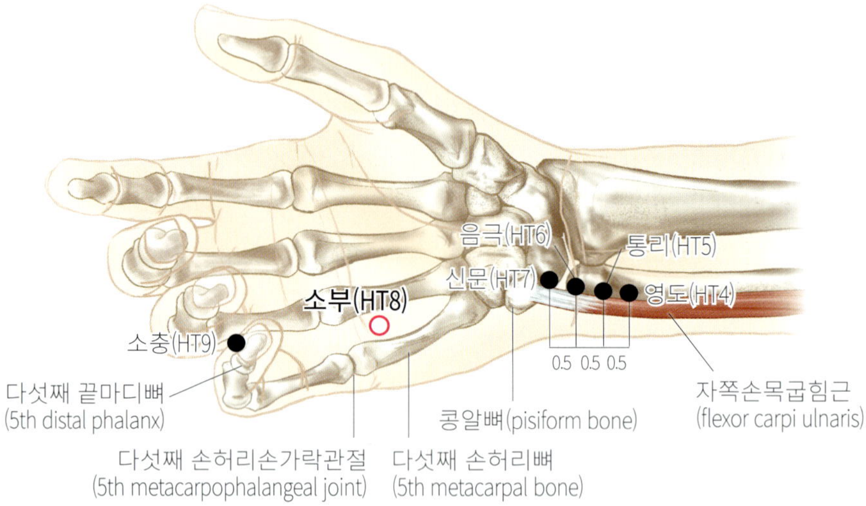

1. 혈명

【意義】少는 少陰經을, 府는 聚함을 뜻하며, 心은 火에 속하므로 火經의 火穴로 心氣가 匯聚하는 곳이라는 의미임

【異名】兌骨

2. 혈위 근거

① 從神門行手小指本節末, 外側骨縫陷中.『金鑑』

② 手小指節後, 骨縫陷中, 直勞宮.『大成』

3. 부위 및 취혈

① 손바닥, 넷째~다섯째손허리뼈(metacarpal bone) 사이, 다섯째 손허리손가락관절(metacarpophalangeal joint)의 몸쪽 오목한 곳

② 주먹을 쥐었을 때(握拳時) 새끼손가락 끝(小指尖)이 닿은 곳으로 노궁혈과 횡으로 일직선상에 위치함

【근육】얕은손가락굽힘근(淺指屈筋, flexor digitorum superficialis m.), 새끼맞섬근(小指對立筋,

opponens digiti minimi m.), 벌레근(蟲樣筋, lumbrical m.), 깊은곳에 뼈사이근(骨間筋, interosseous m.)

【신경】자신경의 얕은가지(尺骨神經의 淺枝, superficial br. of ulnar n.), 온바닥쪽손가락신경(總掌側指神經, common palmar digital n.)

【혈관】얕은손바닥동맥활(淺掌靜脈弓, superficial palmar venous arch), 깊은손바닥동맥활(深掌靜脈弓, deep palmar venous arch), 자동 · 정맥(尺骨動 · 靜脈, ulnar a. & v.)

【침법】■ 직자 0.3~0.5촌(침첨을 손바닥에서 손등을 향해 자입)

■ 사자 0.3~0.5촌

【뜸법】■ 艾炷灸 3~5장

■ 溫灸 5~10분

4. 응용

개요

① 속성 : 滎火穴

② 주치 : 心經의 滎火穴에 속하며, 『難經』에 "滎主身熱"이라 했으니, 본 혈은 淸心導火, 行氣活血하는 효과가 있으며, 이에 본 혈은 心火, 心氣滯로 인한 煩滿, 心悸, 心痛을 주치하며 또한 小指拘攣, 掌中熱 질병에 활용됨

· 또한 心經脈은 下絡小腸하므로 본혈에 자침하면 능히 導火下行, 通利小便 작용이 발휘되니, 濕熱로 인하여 발생되는 尿閉, 陰痒에 본혈을 사용할 수 있음

· 心經 滎火穴 - 淸熱强心 작용

· 通利小便 : 心火가 적절히 小便을 데워줘야 하며, 心火의 온후력에 의해서 代謝가 잘 일어나야 小便이 잘 배출되며, 心熱이 지나치게 많아 小腸에 바로 전해져도 문제가 됨

③ 혈성 : 淸心寧神 調心氣 淸裏熱.

임상 해설

① 火經의 火穴로서 모든 火로 인한 제반 병증을 치료함

i) 모든 火病, 癔病의 기본혈임(少府瀉血, ㊄ 小腸正格)

ii) 각종 피부병, 특히 心因性 熱症에 의한 피부 질환(配 曲池)

cf. 毒性에 의한 피부병 : 築賓, ㊁ 分枝上 · 下

iii) 心腎失調(虛)로 인한 下焦諸病에 응용

ⓐ 陰挺, 陰痛, 陰痿, 月經過多 등 생식기질환에 配用

ⓑ 尿, 小便不利, 膀胱麻痹 등 비뇨기질환에 配用

ⓒ 掌中(虛)熱, 偏墜, 肘腋 · 手指攣急에 사용

② 일명 手解穴로서 暈鍼에 사용 : 足三里에 먼저 자침하면 暈鍼을 예방할 수 있음 : "病變於色者 取之滎"『靈樞 · 順氣一日分爲四時』.

- 手解穴 : 暈鍼으로 어지러운 증상이 있는 경우에 효과(上部)
- 足解穴 : 자침 후 부종, 피하출혈, 마비 증상이 있는 경우에 효과(下部).

단, 解穴은 一穴만 사용(양쪽 사용시에는 차례로 한쪽씩 치료)

③ 太極鍼法으로 太陽人(肺大肝小)에 쓰이는 要穴임

④ 五行鍼法에 활용

· 心經의 火穴로 脾(土)正格의 補穴[補其母]

· 心經의 火穴로 肝(木)勝格의 瀉穴[瀉其子]

· 心經의 火穴로 肺(金)正格의 瀉穴[抑其官]

· 心經의 火穴로 肺(金)勝格의 補穴[補其官]

주요 질환 응용

① 心氣滯, 鬱熱로 인한 병증[火經의 火穴로서 火로 인한 병증에 淸心 작용을 발휘]

· 煩滿少氣 → 煩滿은 氣滯이고, 少氣는 氣弱이니, 먼저 瀉함으로써 그 滯를 通하게 하고 다시 補함으로써 그 氣를 회복하게 함[21]

· 太息 → 이 병증은 心氣鬱이니, 본혈을 瀉함[22]

· 掌中熱 → 掌中은 곧 本經이 行하는 부분으로 본혈을 瀉하면 熱이 解消됨[23]

② 小便 병증[心腎不調로 인한 下焦泌尿器病에 대하여 導火下行, 通利小便 함.]

· 遺尿, 小便不利 → 遺尿는 補火하여 生土해야 하므로 본혈로(온후력을 증강시켜) 下脫을 치료하고, 小便不利는 곧 心火가 下遺한 것이니, 本 火穴을 瀉하며, 또한 心經은 小腸에 下絡하므로 본 혈을 刺하면 능히 火를 이끌어 小腸으로 下行케 함으로써 通利小溲함[24]

③ 鍼暈[본혈은 强心작용이 있어서 鍼暈으로 인한 眩暈을 치료 할 수 있음 → 본혈을 手解라 함]

---

[21] 煩滿者, 氣滯也, 少氣者, 氣弱也, 先泄之以通其滯. 再補之以復其氣.『經穴解』

[22] 此症, 心氣鬱也, 宜泄此穴.『經穴解』

[23] 掌中乃本經所行之部分, 泄之而熱方息.『經穴解』

[24] 遺尿則當補火以生土, 而治其下脫也. 小便不利乃心火下遺也, 宜泄此火穴.『經穴解』
且心之經脈, 下絡小腸, 故刺之能導火下行, 通利小溲.『經穴集成』

· 자침시 발현되는 鍼暈에 사용됨 → 強心작용

배혈

· 配 蠡溝 : 嗌中有氣如息肉狀『千金方』
· 配 三里 : 小便不利 癃.『千金方』
· 配　太衝, 照海, 曲泉 : 陰挺出『大成』

※ 기타문헌

"陰痛 實則挺長 寒熱 陰暴痛遺尿. 偏虛則暴痒氣逆 卒疝 小便不利 嗌中有氣如息肉狀 數噫恐悸氣不足 煩滿少氣 悲恐畏人 掌中熱 臂痠 肘腋攣急 胸中痛 手卷不伸 瘖瘧久不愈 振寒 陰挺出 陰痒陰痛 遺尿偏墜 太息."『千金方』
"少府 : 主煩滿少氣 悲恐畏人 掌中熱 臂痠 肘腋攣急 胸中痛 手踡不伸 瘖瘧久不愈 振寒 陰挺出 陰癢陰痛 遺尿偏墜 小便不利 太息."『大成』

※ 참고

· 본 혈은 위치상 董氏奇穴 가운데 手解(在手掌側小指掌骨與無名指掌骨之間, 握拳時小指尖觸及掌處, 卽少府穴), 增長二(手解穴 直上五分一穴, 再上八分 或一寸) 부근에 해당함

HT9 소충 (少衝, Sochung)

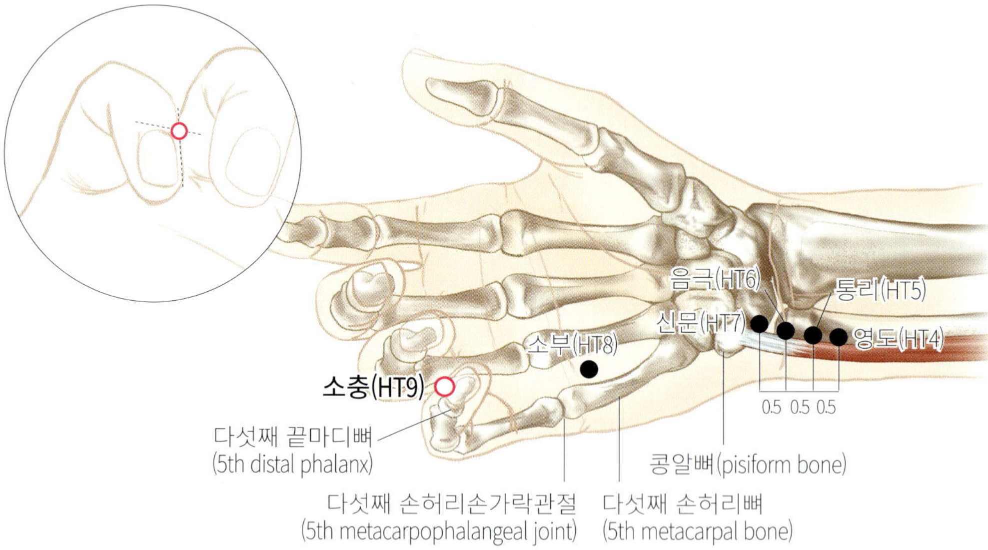

1. 혈명

【意義】少는 少陰經을, 衝은 要衝을 뜻하며, 본 혈이 少陰經의 井穴로 心脈이 衝出한다는 의미와 少陰經과 太陽經이 相交하는 곳으로 陰陽二經氣가 交通하는 요충지라는 의미임

【異名】經始

2. 혈위 근거

① 從少府行小指內, 中行去爪甲角如韮葉.『金鑑』

② 手小指內側, 去瓜甲角如韮葉.『大成』

3. 부위 및 취혈

① 새끼손가락, 끝마디뼈(distal phalanx)의 가쪽, 새끼손톱가쪽뿌리각에서 몸가쪽으로 0.1촌. 새끼손톱의 가쪽 모서리를 지나는 수직선과 손톱뿌리를 지나는 수평선이 만나는 지점에서 취혈

② 새끼손가락 끝 요측 조갑근각과 지요측연(指橈側緣)과의 중점처에 취함

【근육】 깊은손가락굽힘근(深指屈筋, flexor digitorum profundus m.)

【신경】 고유바닥쪽손가락신경(固有掌側指神經, proper palmar digital n.), 등쪽손가락신경(背側指神經, dorsal digital n.)

【혈관】 고유바닥쪽손가락동맥(固有掌側指動脈, proper palmar digital a.), 등쪽손가락동맥(背側指動脈, dorsal digital a.), 바닥쪽손가락정맥(掌側指靜脈, palmar digital v.)

【침법】 ■ 직자 0.1~0.2촌
■ 사자 0.2~0.3촌
■ 삼릉침으로 점자출혈

【뜸법】 ■ 艾炷灸 1~3장
■ 溫灸 5~10분

4. 응용

개요

① 속성 : 井木穴[自經補穴]
② 주치 : 井木에 속하며, 心悸, 心痛, 悲, 驚, 狂, 癲, 熱病 및 昏厥 등을 치료하는 작용이 있음
③ 혈성 : 清熱熄風 寧神醒腦 開心竅 清神志 泄邪熱

임상 해설

① 清熱鎭心 작용이 있어서 救急(應急) 치료혈로 사용(配 少澤)
　i) 心痛胸悶, 腦充血, 고혈압관련 급성제반 병증에 효과
　ii) 精神不安, 驚悸怔忡, 時時有悲感 등에 사용
　　일반적으로 ┌ 氣滯가 위주인 경우 : 肺經井穴인 少商부터 瀉血
　　　　　　　└ 血滯가 위주인 경우 : 心經井穴인 少衝부터 瀉血
② 心 자체의 熱鬱로 인한 혀(舌) 관련 제반 병증, 口中有熱, 手掌熱에 사용(配 隱白瀉血)
③ 五行鍼法에 활용
　· 心經의 木穴로 心(火)正格의 補穴[補其母]

주요 질환 응용

① 熱性 병증[清熱鎭心 작용이 있어서 구급혈로서 활용됨]

· 熱病煩滿 → 熱病으로 煩滿하는 것은 邪가 心에 영향을 미친 것으로 井木을 瀉함[25)]
· 治中暑, 休克, 暈厥(配 中衝, 人中, 足三里(暑病에 활용), 內關)

② 心火上升으로 인한 병증[寧神 淸心작용이 있어서 心火를 해소하는 작용 발휘함]
· 目黃 → 心氣는 위로 目에 通하니 火盛하면 目黃하므로 본혈을 散泄해 散火함[26)]
· 前陰臊臭 → 本 병증을 치료하기 위해서는 肝의 行間穴[肝木의 火穴, 本經 瀉其子穴]을 散泄해 그 本을 治하고 또한 本穴[心火經의 木穴]을 散泄해 그 表를 治하는데, 본혈이 井木穴이기 때문임[27)]
· 口中熱에 활용 → 心鬱熱로 인한 口舌의 熱을 해소하는데 활용
· 悲驚, 胸痛 → 痰氣가 心에 영향을 미치면 悲驚症이 발생하므로 瀉하여 그 痰을 散함.

배혈

· 配 大陵, 腕骨, 陽谷 : 作寒作熱瘧『千金方』
· 配 曲池 : 發熱『百症賦』
· 配 中衝, 人中, 足三里, 內關 : 中暑, 休克, 暈厥
· 配 中衝, 勞宮, 大泉, 經渠, 列缺 : 掌中熱, 肘中痛『千金方』
· 配 中衝, 勞宮, 大陵, 間使, 關衝, 陽谿, 天髎 : 熱病煩心, 心悶而汗不出, 掌中熱, 心痛, 身熱如火, 浸淫, 煩滿, 舌本痛『千金方』

※ 기타문헌

"酸咽, 太息煩滿, 少氣悲驚, 胸痛口熱."『千金方』
"心虛膽寒, 怔忡癲狂."『金鑑』
"少衝(一名經始) : 主熱病煩滿 上氣嗌乾渴 目黃 臑臂內後廉痛 胸心痛 痰氣 悲驚 寒熱 肘痛不伸."『大成』

---

25) 熱病而煩滿, 邪于於心也, 宜泄井木.『經穴解』
26) 心氣上通於目, 火盛而目黃, 泄之以散火.『經穴解』
27) 治此症, 泄肝之行間穴以治其本, 又泄此穴以治其標, 以此穴爲井木也.『經穴解』

경혈학

6

手太陽小腸經

手太陽小腸經 流注

『靈樞 · 經脈』小腸手太陽之脈, ① 起于小指之端, ② 循手外側, ③ 上腕, 出踝中, ④ 直上循臂骨下廉, ⑤ 出肘內側兩骨之間, ⑥ 上循臑外後廉, ⑦ 出肩解, ⑧ 繞肩胛, ⑨ 交肩上, 入缺盆, ⑩ 絡心, 循咽, ⑪ 下膈, ⑫ 抵胃, ⑬ 屬小腸, ⑭ 其支者, 從缺盆, 循頸, ⑮ 上頰, ⑯至目銳眥, 却入耳中, ⑰ 其支者, 別頰, 上䪼, 抵鼻, 至目內眥, 斜絡于顴.

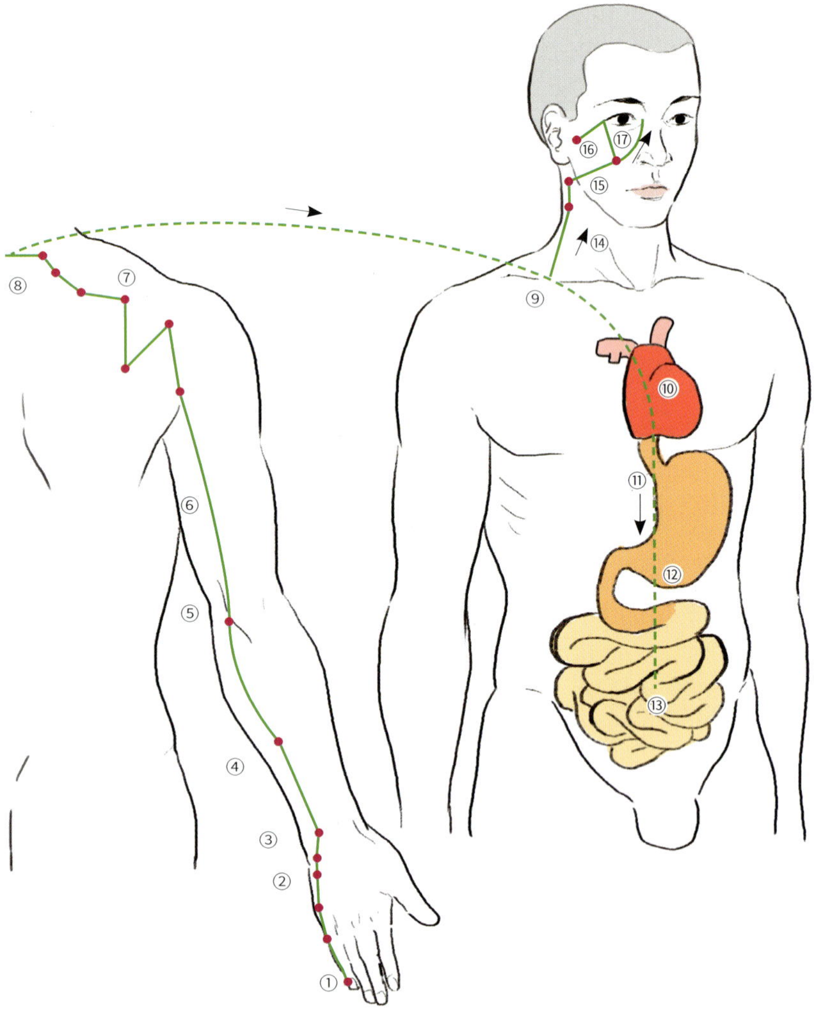

수태양소장경은 ① 새끼손가락끝에서 일어나, ② 손 자쪽을 따라올라가, ③ 손목으로 올라가, 손목자뼈붓돌기로 나와, ④ 아래팔 자쪽모서리로 곧게 따라 올라가, ⑤ 팔꿉뒤부위 자쪽모서리 두 뼈(자뼈팔꿈치머리(olecranon)와 위팔뼈 안쪽위관절융기(medial epicondyle)) 사이로 나와, ⑥ 위팔뒤부위 안쪽모서리를 따라 올라, ⑦ 병풍(秉風, SI12)(견해, 肩解 ; 병풍의 이명)으로 나와, ⑧ 어깨뼈를 돌아, 어깨 위에서 같은 경맥 좌우가 만나고, ⑨ 결분(缺盆, ST12)으로 들어가, ⑩ 심(心)에 연락하고, 인두를 따라, ⑪ 가로막으로 내려가, ⑫ 위(胃)에 다다라, ⑬ 소장

(小腸)에 소속된다. ⑭ 그 가지는 결분(缺盆, ST12)에서, 앞목을 따라, ⑮ 볼로 올라가, ⑯ 가쪽눈구석에 이르고, 귓속으로 되돌아 들어간다. ⑰ 그 가지는 볼에서 갈라져, 위턱뼈 이마돌기(절, 䪼, 코옆부분)로 올라가, 코에 다다라, 안쪽눈구석에 이르고, 광대뼈에 비스듬히 연락된다.

手太陽小腸經 病證

『靈樞 · 經脈』
是動則病, 嗌痛, 頷腫, 不可以顧, 肩似拔, 臑似折.
是主液所生病者, 耳聾, 目黃, 頰腫, 頸頷肩臑肘臂外後廉痛.
爲此諸病, 盛則瀉之, 虛則補之, 熱則疾之, 寒則留之, 陷下則灸之, 不盛不虛, 以經取之. 盛者, 人迎大再倍於寸口, 虛者, 人迎反小於寸口也.

수태양소장경 시동병(是動病)은 목구멍이 아프고, 턱 아래 후두융기 위쪽(함, 頷)이 붓고, 목을 돌리지 못하고 어깨가 빠지는 듯하고, 위팔이 끊어지는 듯하다.

액(液)을 주관하는 수태양소장경 소생병(所生病)은 귀가 안들리고, 눈의 흰자위(공막) 노랗고, 볼이 붓고, 목, 턱, 어깨가 아프고, 팔(위팔, 팔꿉, 아래팔) 뒤 부위 안쪽모서리가 아프다.

이러한 모든 증상의 세력이 왕성하면 사(瀉)하고, 증상의 세력이 약하면 보(補)한다. 몸에 열(熱)이 있으면 침을 놓았다 바로 빼고, 몸이 차면 침을 놓고 유침시킨다. 병소가 함몰돼 있으면 뜸을 뜨고, 증상의 세력이 왕성하지도 약하지도 않으면 해당 경맥을 취하여 치료한다. 증상의 세력이 왕성한 환자는 인영(人迎)이 촌구(寸口)보다 2배 이상 크고, 증상의 세력이 약한 환자는 인영(人迎)이 촌구(寸口)에 비해 그 반대로 약하다.

手太陽經別

《靈樞 · 經別》手太陽之正, 指地, 別于肩解, 入腋走心, 繫小腸也.

手太陽經의 正經은 위에서 아래로 향해 肩解에서 갈라져 겨드랑이로 들어가 心으로 향하고 小腸과 만나게 된다.

手太陽絡脈

《靈樞 · 經脈》手太陽之別, 名曰支正. 上腕五寸, 內注少陰; 其別者, 上走肘, 絡肩髃; 實則節弛肘廢, 虛則生疣, 小者如指痂疥. 取之所別也.

手太陽이 갈라지는 곳은 支正이다. 손목 5촌 위에서 시작하여, 갈라져 少陰으로 흘러간다. 갈라진 가지는 팔꿈치로 올라가 肩髃에 이어진다. 실하면 관절이 빠지며 팔꿈치를 움직일 수 없고, 허하면 우(疣)가 생기는데 작은 것은 마치 손가락에 생긴 痂疥와 같다. 이런 경우 경맥이 갈라지는[別] 곳을 취한다.

手太陽經筋

《靈樞 · 經筋》手太陽之筋, ①起于小指之上, ②結于腕, 上循臂後廉, ③結于肘內銳骨之後, 彈之應小指之上, 入結于腋後; 其支者, ④後走腋後廉, 上繞肩胛, ⑤循頸出走太陽之前, ⑥結于耳後完骨; 其支者, 入耳中; 直者, ⑦出耳上, 下結于頷, ⑧上屬目外眥. 本支者, ⑨上曲牙, 循耳前屬目外眥, 上頷結于角,

手太陽經筋은 小指에서 시작하여 腕關節에 結하고 위로 팔의 안쪽을 따라 팔꿈치 銳骨의 뒷쪽에 結하니 이곳을 튕기면 小指에 반응이 나타나고 위로 옆구리 아래에 結한다. 그 支筋은 뒤로 옆구리 뒷쪽을 지나 肩胛骨을 돌아 목을 따라 太陽經 앞쪽으로 나와서 귀 뒤 完骨에 結하고 그 支筋은 耳中으로 들어가고 直行하는 經筋은 귀 위로 나와 아래로 턱에 結하고 위로 目外眥에 屬한다.

其痛當所過者支轉筋. 其病小指支肘內銳骨後廉痛, 循臂陰, 入腋下, 腋下痛, 肘後廉痛, 繞肩胛引頸而痛, 應耳中鳴痛引頷, 目瞑良久乃得視, 頸筋急, 則爲筋瘻頸腫, 寒熱在頸者, 治在燔鍼劫刺, 以知爲數, 以痛爲輸. 其爲腫者, 復而銳之. 治在燔鍼劫刺, 以知爲數, 以痛爲輸, 名曰仲夏痺也.

그 病證은 小指와 팔꿈치, 銳骨의 뒷쪽이 아프며 팔 안쪽을 따라 옆구리 아래와 뒷쪽에 통증이 있으며 肩胛骨을 돌아 목까지 당기면서 아프며 耳中이 울리면서 아프고 턱까지 당기고 눈이 어두워 한참이 지나야 보이며 頸筋이 뭉치면 筋瘻와 頸腫이 된다. 頸部에 寒熱이 있는 경우에는 火鍼으로 劫刺하는데, 치유되는 정도를 보아 횟수를 정하고 아픈 곳을 刺鍼한다. 腫이 된 경우에는 반복하여 銳鍼으로 자침한다. 이러한 病證을 仲夏痺라고 한다.

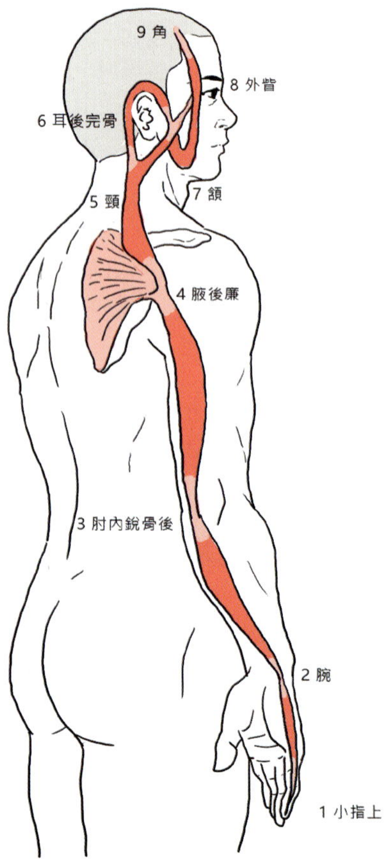

개요

1. 경맥유주 연관부위

- 肩胛窩(肩胛棘 上窩 및 下窩)를 循繞 및 食道 통과
- 目內眥와 目外眥를 모두 循行(小腸經이 유일) → 눈질환에 활용
  ※ 비교 (目內眥…陰蹻脈, 陽蹻脈, 膀胱經, 小腸經, 胃經 : 交會穴 △睛明
  ※ 비교 (目外眥…三焦經, 小腸經, 膽經 : 交會穴 △ 瞳子髎)
- 交會穴 … 附分, 大杼, 大椎, 上脘, 中脘, 瞳子髎, 耳和髎, 睛明

2. 장부 특성

1) 小腸 生理
- 泌別淸濁, 助膀胱氣化
- 脾와 관련하여 음식물 運化를 촉진 ┐
- 腎陽과 관련하여 水液의 運化를 촉진 ┘ 受盛化物

2) 小腸 病理
- 小腸은 음식물 온도에 민감 (生冷한 음식과식…小腸寒 발생/熱性 음식과식…小腸熱발생)
- 小腸은 슬픔에 영향 받음

3) 小腸 辨證
- 虛證…小腸虛寒
- 實證…小腸實熱, 小腸氣痛, 小腸氣閉塞(小腸氣結)

※ 小腹部 疼痛
- · 小腸氣痛→腹痛, 脹滿, 小腹部가 갑자기 사르르 아파옴
- · 小腸氣結 → 小腸氣痛이 발전된 단계 → 腹痛 급박, 胃氣下降을 막아 嘔吐, 便秘 증세

3. 小腸經 病候

- 外經病候…肩臂外側後廉痛(頸項强直), 耳聾, 口舌麻痺, 頰痛
- 內臟病候…目黃, 下腹部脹痛, 睾丸牽引感, 頰腫, 尿黃, 便秘

4. 小腸經 主治

1) 효능 : 淸熱增液, 利濕(體內 水分代謝調節), 寧心安神.

2) 주치 범위 : 小腸 · 胸 · 心 · 咽喉病症, 發熱病, 神經病, 頭 · 頸 · 眼 · 耳病症 및 小腸經이 經過하는 部位의 병증을 주치함 특히 頭痛, 耳聾, 眼充血, 目黃, 口熱, 舌赤裂, 頰腫, 咽喉腫痛, 肩臂外側後緣痛 및 瘧疾, 熱性病을 주치함

3) 주치 병증

- 小腸, 心 질환 병증 : 本臟腑 및 表裏關係 병증을 調節
- 頭頸項, 眼耳咽喉 병증 : 小腸經 순행부 병증을 調節
- 熱性 질환 병증 : 心-小腸 관계에서 心은 少陰君火, 小腸은 太陽寒水를 담당하므로 水와 火의 균형실조로 인한 發熱병증을 調理함.
- 神志病症 : 表裏臟腑인 心이 주관하는 神志를 調節함

4) 부위별 주치

- 少澤~小海 : 頭 · 項 · 耳 · 目 · 鼻 · 咽喉病症, 腦病, 發熱病, 국소病症 주치함
- 肩貞~肩中兪 : 肩胛病 주치함
- 天窓~天容 : 咽喉 및 耳病 주치함
- 顴髎~聽宮 : 口齒 · 耳病 주치함

5) 주요혈 주치

- 少澤 : 小兒發熱, 驚症, 救急치료에 사용
- 後谿 : 解熱, 傷寒感氣, 肺熱, 人體背部질환에 사용

5. 小腸經 특정혈

속성		혈명	비고
五輸穴	井金	少澤	
	滎水	前谷	
	輸木	後谿	補母穴, 八脈交會穴(督脈)
	經火	陽谷	自性穴
	合土	小海	瀉子穴
原		腕骨	
絡		支正	
郄		養老	
募		關元	
兪		小腸兪	

SI1 소택 (少澤, Sotaek)

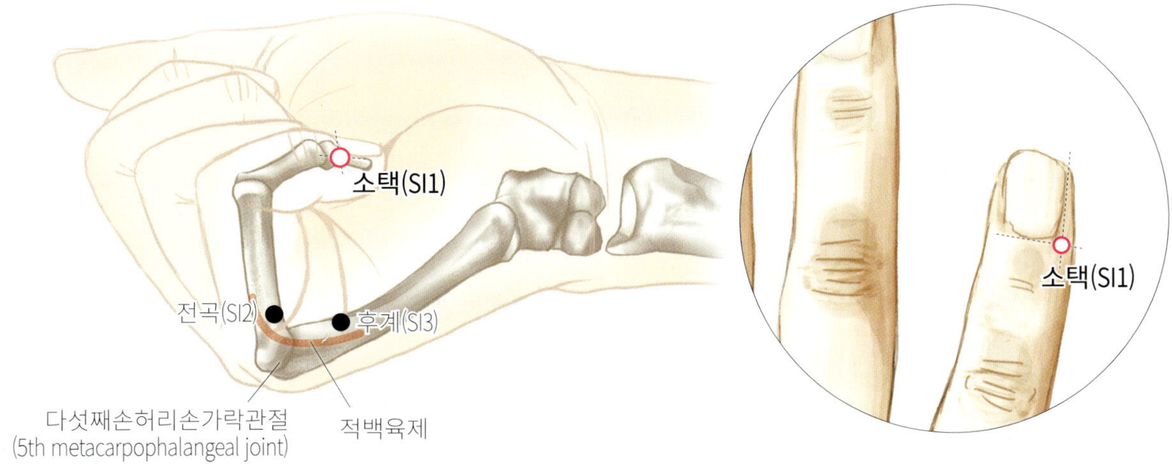

1. 혈명

【意義】少는 작음을, 澤은 潤澤함을 뜻하며, 본 혈은 井穴로 脈氣의 始出이 微小하고, 小腸主液으로 전신을 윤택하게 하는 기능이 있음을 의미함

【異名】小吉

2. 혈위 근거

① 在手小指外側端, 去爪甲角一分陷中.『金鑑』

② 手小指端外側去瓜甲角一分陷中.『大成』

3. 부위 및 취혈

① 새끼손가락, 끝마디뼈(distal phalanx)의 자쪽, 새끼손톱 자쪽 뿌리각에서 몸안쪽으로 0.1촌

② 새끼손톱의 자쪽 모서리를 지나는 수직선과 손톱뿌리를 지나는 수평선이 만나는 지점에서 취혈

【근육】새끼폄근(小指伸筋, extensor digiti minimi m.), 손가락폄근(指伸筋, extensor digitorum m.)

【신경】등쪽손가락신경(背側指神經, dorsal digital n.)

【혈관】등쪽손가락동맥(背側指動脈, dorsal digital a.), 등쪽손허리정맥(背側中手靜脈, dorsal metacarpal v.)

【침법】 ■ 직자 0.1~0.2촌
■ 사자 0.2~0.3촌 (약간 상향)
■ 삼릉침으로 점자출혈
【뜸법】 ■ 艾炷灸 2~3장
■ 溫灸 5~15분

4. 응용

개요

① 속성 : 井金穴
② 주치 : 十二井穴 중의 하나로서 清熱, 開竅 작용에 있어서 熱病, 昏厥, 咽喉腫痛을 주치하며, 또한 通乳 작용으로 유즙분비 촉진 효과[1)]
③ 혈성 : 增液通乳 清熱利竅 醒腦開竅 淸心火 散鬱熱 通經活絡

임상 해설

① 淸熱增液 작용이 있어서 津液不足을 수반한 熱性 질환(是主液)
i) 乳汁不通, 無乳(配 天谿, 天宗, 合谷, 膻中)
ii) 脣·舌·口腔의 諸염증질환(口內炎, 舌强口乾, 喉痺)에 配用
– 舌炎이 위주인 경우(心脾經) : 少衝(心井穴)
– 脣炎이 위주인 경우(脾胃經) : 隱白(脾井穴)
– 口腔炎이 위주인 경우(胃大腸經) : 厲兌(胃井穴)
iii) 攀睛[2)] 치료에 사용 : 陰虛火動이 원인으로 노인에게 다발
② 自經內 氣血凝滯로 인한 제반 頭部질환에 사용 : 少商, 商陽과 함께 활용되는 井穴임
i) 中風, 腦充血, 腦溢血, 心煩 등 應急질환에 구급혈로 이용

---

1) 少澤이 乳疾 치료에 활용되는 이유
☞ 小腸과 心은 表裏關係로, 心經筋은 순행상 上入腋, 交太陰, 夾乳裡, 結胸中하며, 또한 心은 主血脈하고, 乳汁은 氣血에서 化生하니 少澤을 刺하면 능히 表裏經을 調理함으로써 調心氣하고 通血脈하여 通乳 및 乳汁分泌를 촉진하는 효과를 발휘함

2) 攀睛(반정) : 努肉攀睛의 준말. 努肉侵睛外障, 瘀肉攀睛, 赤筋板睛이라고도 함 눈구석에서 삼각형 모양의 군살이 자라나 黑睛(角膜)으로 들어가는 것. 心肺風熱, 脾胃濕熱, 腎陰消耗로 인한 虛火上逆이 원인임.

ⅱ) 目翳(白內障, 녹내장)(點刺放血)

ⅲ) 上肢鍼刺後 重壓感 등의 부작용時 配用함(配 手解)

ⅳ) 肩背痛, 項强, 小指가 저린 경우에 사용 : 대체로 少商은 面·頸部位, 少澤은 肩·項·背, 後頭의 증상을 주치함. 새끼손가락이 저린 경우에는 頸椎, 心, 腦의 이상유무 확인이 필요

주요 질환 응용

① 乳汁分泌 부족 및 乳癰에 활용[增液通乳작용에 의함]

· 유즙분비부족, 無乳에 활용

· 乳癰(配 合谷, 天谿, 膻中 : 胸部의 鬱滯된 상태 풀어줌)

② 脣舌, 口腔內 諸熱症에 활용(淸熱利竅 작용에 의함)

③ 氣血鬱滯로 인한 頭部 병증에 활용

· 中風, 腦充血, 心煩의 구급혈

· 目翳에 활용 : 目內外眥에 모두 交會(분비공에 눈곱이 자주 낌 → 增液을 통해 해결)

· 肩背痛, 項强, 小指痺에 활용

배혈

· 配 勞宮, 三間, 太衝 : 口熱, 口乾, 口中熱『千金方』

· 配 太谿 : 咽中乾, 口中熱, 唾如膠『千金方』

· 配 關衝, 竅陰 : 喉痹, 舌卷, 口乾『千金方』

· 配 尺澤 : 短氣, 脇痛, 心煩『千金方』

· 配 曲池 : 瘈瘲, 癲疾『千金方』

· 配 復溜, 崑崙 : 瘧寒汗不出『千金方』

· 配 肝兪 : 攀睛『百症賦』

· 配 崑崙, 曲泉, 飛揚, 前谷, 通里 : 頭眩痛『千金方』

· 配 前谷, 後谿, 陽谷, 完骨, 崑崙, 小海, 攢竹 : 頭項急痛 不可以顧『千金方』

· 配 勞宮 : 心痛翻胃『雜病八法歌』

· 婦人無乳, 初鍼兩手小指外側, 近爪甲深一分, 兩手液門深三分, 兩手天井深六分. 『千金翼』

· 耳聾不得眠, 鍼小指外端, 近甲外角內際, 入二分半補之, 又鍼關沖入一分半補之. 『千金翼』

※ 기타문헌

"主治鼻衄不止 婦人乳腫."『金鑑』

"婦人吹乳痛難消 吐血風痰稠似膠 少澤穴內明補瀉."『玉龍歌』

"振寒 少指不用 寒熱汗不出 頭痛 喉痺 舌卷 小指之間熱 口中熱 煩心 心痛 臂內廉及脇痛 聾 咳 瘛瘲 口乾 頭痛不可顧 少澤主之."『甲乙經』

"少澤(一名小吉) : 主瘧寒熱 汗不出 喉痺舌强 口乾心煩 臂痛瘈瘲 咳嗽 口中涎唾 頸項急不得回顧 目生膚翳覆瞳子 頭痛."『大成』

※ 참고

· 본 혈은 위치상 童氏奇穴 가운데 火膝(在當小指甲外側角之後二分) 부근에 해당함

· 본 혈은 위치상 경외기혈 가운데 小骨空(手小指背側 遠側指節骨與中指節骨關節之橫紋中點), 夜尿點(手小指掌側 遠側指節橫紋之中央點) 부근에 해당함

SI2 전곡 (前谷, Jeongok)

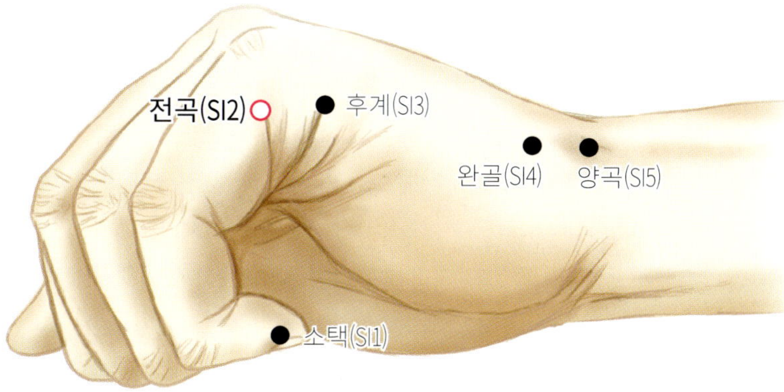

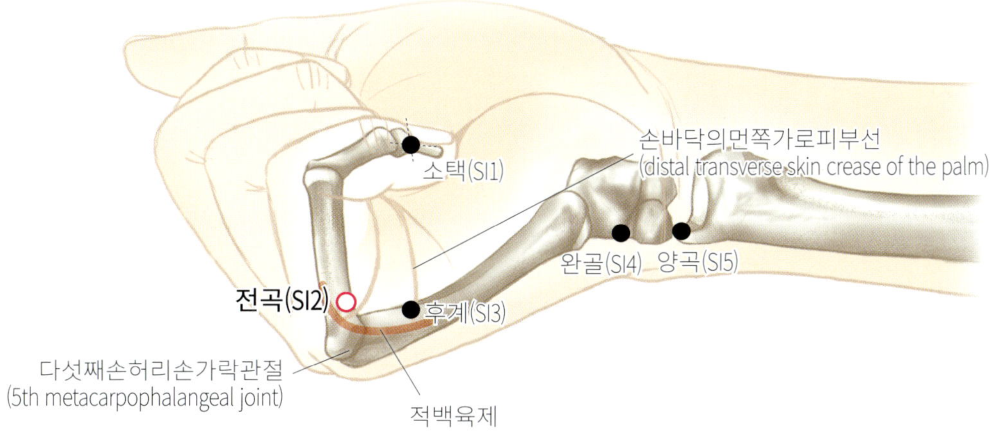

1. 혈명

【意義】 前은 5掌指關節 전방을, 谷은 凹陷處를 뜻하며, 본 혈의 위치상 제5掌指關節 전방에 해당하는 凹陷處를 의미함

2. 혈위 근거

① 從少澤上行, 手小指外側本節前陷中.『金鑑』

② 手小指外側, 本節前陷中.『大成』

3. 부위 및 취혈

① 새끼손가락, 다섯째 손허리손가락관절(5th metacarpophalangeal joint) 자쪽의 먼쪽 오목한 곳, 적백육제. 손을 약간 굽혔을 때, 새끼손가락의 손바닥쪽 손허리손가락주름 자쪽 끝에서 취혈

② 악권시(握拳時) 소지척측(小指尺側)의 본절 전후에 두개의 횡문이 생기는데, 본절 전 제5지 기절골 척측연 횡문두 상방의 적백육제 상 요함처로 취하며, 본절 후 제5중수골 척측연에 생기는 횡문두 상방의 요함처는 후계혈로 취함

【근육】 새끼폄근(小指伸筋, extensor digiti minimi m.), 손가락폄근(指伸筋, extensor digitorum m.)

【신경】 등쪽손가락신경(背側指神經, dorsal digital n.), 고유바닥쪽손가락신경(固有掌側指神經, proper palmar digital n.)

【혈관】 등쪽손가락동맥(背側指動脈, dorsal digital a.), 등쪽손허리동맥(背側中手動脈, dorsal metacarpal a.), 온바닥쪽손가락동맥(總掌側指動脈, common palmar digital a.), 등쪽손허리정맥(背側中手靜脈, dorsal metacarpal v.), 자쪽피부정맥(尺側皮靜脈, basilic v.), 바닥쪽손가락정맥(掌側指靜脈, palmar digital v.)

【침법】
- 직자 0.2~0.3촌
- 사자 0.3~0.5촌

【뜸법】
- 艾炷灸 2~3장
- 溫灸 5~10분

4. 응용

개요

① 속성 : 滎水穴
② 주치 : 咽腫, 乳少 등을 치료하며, 또한 滎水穴이어서 水克火하고 滎主身熱하므로 淸熱瀉火하며, 熱病, 汗不出, 瘧病(瘧疾 : 대체로 陰虛한 상태)등에 활용함
③ 혈성 : 疏肝淸心 明目聰耳 淸熱瀉火

임상 해설

① 小腸經 滎水穴로서 제반 水虛火實症(陰虛, 腎虛)에 활용
  i) 耳鳴, 目翳, 비염 · 鼻塞, 喉痹(편도선염) 등 頭頸部 熱症에 사용 : 津液의 손상 · 부족을 수반하는 경우에 유효. 소아가 鼻塞으로 호흡곤란한 경우에 사용
  ii) 膀胱積熱로 인한 小便赤難(膀胱出血)을 치료
  iii) 間歇熱症(瘧疾, 更年期障碍)의 치료(㉳ 小腸正格)
  iv) 耳下腺炎(痄腮), 편도선염 등에 사용
② 指痛(手五指), 上腕痛, 上 · 下肢麻痺, 膝痛에 사용 : 手五指만 저린 경우는 心臟

질환과 관련이 깊으므로 자침 전 확인과 주의가 필요

③ 五行鍼法에 활용

· 小腸經의 水穴로 小腸(火)正格의 瀉穴[抑其官]

· 小腸經의 水穴로 小腸(火)勝格의 補穴[補其官]

주요 질환 응용

① 心肺部 火盛으로 인한 병증[水虛火實證 … 陰虛證에 쓰임]

i) 陰虛熱(更年期障碍)

ii) 咽喉腫痛 편도선염에 활용

· 癲疾, 咳嗽吐衄 → 이 병증은 모두 心經이 火盛한 所致이므로 본 혈의 水를 補함으로써 心火를 다스림[3)]

· 鼻塞不利 → 肺에 火가 있는 것이니, 본 혈을 취함[4)]

· 熱病汗不出 → 瀉함으로써 去火하면 汗은 自出함[5)]

② 乳病[增液작용(少澤과 유사)]

· 婦人無乳 → 이 병증은 血少인데 본 혈은 水穴이고 血이라는 것은 水이므로 본 혈을 補함[6)]

배혈

· 配 委中 : 尿赤難『千金方』

· 配 京骨 : 目中白翳『千金方』

· 配 後谿, 陽谿 : 臂重痛肘攣『千金方』

· 配 後谿, 水溝, 解谿, 金門, 申脈 : 癲疾『大成』

· 配 後谿, 偏歷, 大陵 : 耳鳴『千金方』

· 配 完骨, 天牖 : 喉痹, 頸項腫不可俛仰, 頰腫引耳後『千金方』

· 配 百會, 頷厭, 顱息, 天窓, 大陵, 偏歷, 後谿 : 耳鳴『甲乙經』

· 配 崑崙, 曲泉, 飛揚, 少澤, 通里 : 頭眩痛『千金方』

· 配 三間 : 目急痛『千金方』

3) 此症 皆心經火盛所致, 宜補此穴之水以治心火.『經穴解』

4) 肺有火也, 宜取此穴.『經穴解』

5) 泄之以去火, 而汗自出矣.『經穴解』

6) 此症, 乃血少也, 本穴爲水穴, 水者血也, 宜補之.『經穴解』

· 配 厲兌, 京骨 : 鼻不利涕黃『千金方』
· 配 巨骨 : 臂不擧『千金方』
· 配 曲泉, 跗陽, 天池, 大巨, 支溝, 小海, 絶骨 : 四肢不擧『千金方』

※ 기타문헌

"欬而胸滿 前谷主之." "勞癉 小便赤難 前谷主之." "臂不可擧 頭項痛 咽腫不可咽 前谷主之." "熱病汗不出 狂互引癲疾 前谷主之." "目中白翳 目痛泣出 甚者如脫 前谷主之." "鼻不利 前谷主之."『甲乙經』

"前谷 : 主熱病汗不出 痎瘧癲疾 耳鳴 頸項腫 喉痺 頰腫引耳後 鼻塞不利 咳嗽吐衄 臂痛不得擧 婦人産後無乳."『大成』

SI3 후계 (後谿, Hugye)

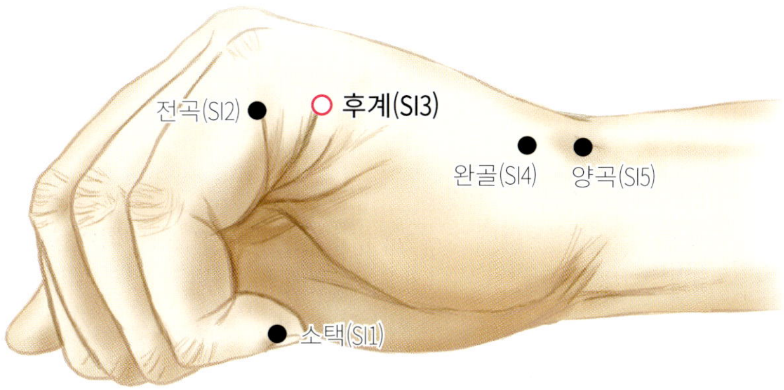

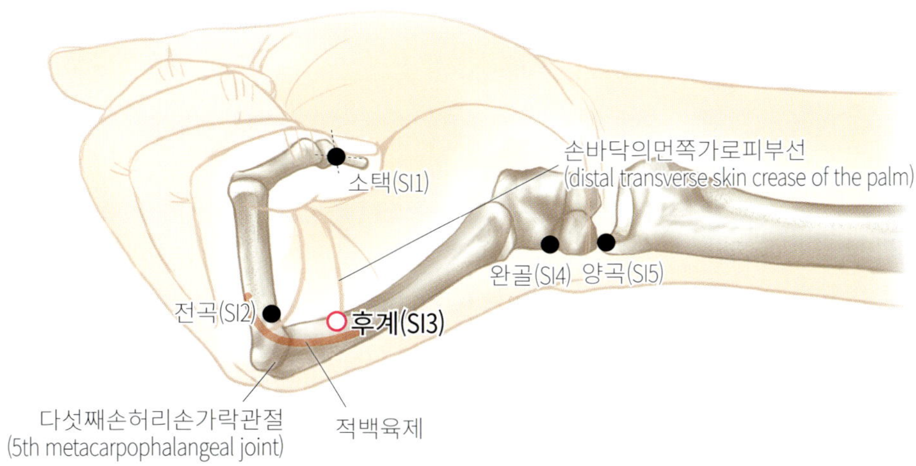

1. 혈명

【意義】後는 후방을, 谿는 계곡, 溝谿를 뜻하며, 본 혈이 혈위상 제5장지관절의 후방 요함처로 握掌時 尺側 橫紋頭外의 형태가 溝谿와 비슷함는 의미임

2. 혈위 근거

① 從前谷上行, 手小指本節後, 外側橫紋尖上陷中, 仰手握拳取之.『金鑑』

② 手小指外側, 本節後陷中, 握拳取之.『大成』

3. 부위 및 취혈

① 다섯째 손허리손가락관절 자쪽의 몸쪽 오목한 곳, 적백육제. 손을 약간 굽혔을 때, 손바닥의 먼쪽 가로피부선(distal transverse skin crease of the palm)의 자쪽 끝, 적백육제에서 취혈

② 악권시(握拳時) 소지 척측의 본절 전후에 두 개의 횡문이 생기는데, 본절후 제5지 중수골 척측연 횡문두 상방의 적백육제 상 요함처로 취하며, 본절전 제5지 기절골 척측연에 생기는 횡문두 상방의 요함처는 전곡혈로 취함

【근육】새끼벌림근(小指外轉筋, abductor digiti minimi m.), 새끼맞섬근(小指對立筋, opponens digiti minimi m.)

【신경】등쪽손가락신경(背側指神經, dorsal digital n.)

【혈관】등쪽손허리동맥(背側中手動脈, dorsal metacarpal a.), 자쪽피부정맥(尺側皮靜脈, basilic v.)

【침법】■ 직자 0.5~1촌

■ 사자 0.5~2촌(주먹을 쥐고 中手骨을 沿해 外側에서 前內方으로)

■ 횡자(橫刺)(手指의 痙攣 治療)時는 合谷穴로 向해 1.5촌~2촌 자입함

【뜸법】■ 艾炷灸 1~3장

■ 溫灸 5~15분

4. 응용

개요

① 속성 : 輸木穴, 八脈交會穴 중 하나

② 주치 : 輸木穴로 經脈 통과 부위의 병증에 활용하는데, 耳, 目, 頸項[7], 肩胛, 肘臂, 腕 및 手指經脈이 所過하는 부위의 痛, 麻를 주치하며 神志病[8]에도 활용

③ 혈성 : 清心解鬱 清熱截瘧 寧心安神, 清熱利濕, 通督脈, 固表分

---

[7] 後谿가 項强 등 頸項病 主治에 활용되는 이유

☞ 본 혈은 八脈交會穴 중 하나로 督脈과 通하니, 小腸經의 循行과 督脈의 순행이 交叉하는 부위인 頸項部의 氣 疏通을 촉진하는 주요 혈위가 되기 때문이며, 또한 督脈은 貫脊하고 腦에 들어가 絡하기에 督脈이 病들면 脊强反折, 頭項强痛, 頸項强直 등이 발현되므로 본 혈은 이러한 병증에 대하여 頸項部의 氣를 잘 調節할 수 있음 → 머리와 體幹의 길목이 되는 頸項部 氣機疏通에 작용함

[8] 後谿가 神志病(狂, 癲 등) 主治에 활용되는 이유

☞ 이들 병증이 흔히 痰, 火로 인한 肝風上擾에 의하거나, 혹은 驚恐으로 인한 神不守舍에 의하므로, 火에 속하는 小腸經의 輸木穴인 본 혈을 瀉하면 木盛이 감소[木病에 子經의 木穴을 瀉함]하게 되어 通經祛邪, 舒筋淸腦, 熄風止癎의 효능을 발휘하며, 소위 "發癲狂兮, 凭後谿而療理"라 한 것과 같은 효과임(神志不安 → 痰, 火를 瀉함으로써 안정을 찾음)

임상 해설

① 小腸經 兪木穴로서 淸熱 작용이 발휘되어 內 · 外傷으로 인한 (表入)裏熱症, 특히 心(臟)관련 질환에 널리 응용(配 行間 : 瀉肝木之火)

i) 感冒, 폐렴, 급성류마티스 등에 사용

ii) 맥립종(因心脾積熱) 치료(配 隱白, 至陰, 厲兌, ⓒ 手掌間, ⓢ 靈骨)

iii) 中年 이상의 婦人제반 병증에 常用穴로서 陰虛 · 腎虛증상을 수반하는 癔病, 更年期障碍, 癲狂症 등(㊄ 小腸正格)

※ 傷寒熱은 後谿 위주, 間歇熱(瘧疾, 更年期障碍)은 前谷 위주로 配穴

iv) 書痙症[9]을 치료(配 少海, 陰市, 腕骨)

v) 手掌火熱에 유효 : 手掌에 땀기가 전혀 없어 갈라지는 때에 사용

② 八脈交會穴 중 하나(通于督脈)로서 頭 · 後背部位 제반 질환 代表穴임 : 臨床的으로 配申脈(陽蹻脈 起始穴, 通于督脈)하여 활용

※ 背部 질환의 常用穴
- 臟腑上 肺之分野 : 列缺, 照海
- 經絡上 膀胱經, 督脈 : 後谿, 申脈
- 腎邪氣로 因한 질환(疼痛) : 中渚

i) 저혈압성을 제외한 모든 後頭痛(stress로 인한 고혈압)의 주요 혈위(配 申脈) : 太陽經을 疏通시키는 방법으로 치료함

"後谿爲八法 중 하나, 以其合督脈而會陽蹻於內眥與頸也," "申脈爲八法之一, 以其合陽蹻, 會督脈於內眥也"『鍼方六集』

ii) 落枕, 不可回顧病(是動病) : 先刺後谿, 申脈, 中渚(健側取之) 後加 人中, 大椎

iii) 경추 관절의 병변으로 인한 제반 병증에 사용 : 손가락이 저리거나 운동장애가 있으면(특히 감각장애를 수반하는 경우) 일단 경추 이상(경추디스크) 유무를 확인해야 함. 心臟 이상은 제7경추, 肺의 이상은 제3경추하에 病變(압통)이 나타남. 만일 새끼손가락만 저리면서 목이 아픈 경우는 腦의 이상 유무를 확인해야 함

iv) 肩背痛, 肩臂痛의 활용(㊄ 小腸正格)

· 小腸經筋 이상(팔이 뒤쪽으로 안 올라감)인 肩臂痛의 활용

· 膀胱 · 督脈經 이상으로 인한 背痛(兩肩胛骨 內側痛)에 주요 혈위(配 中渚)

v) 腰部捻挫, 腰脊痛 등의 腰部제반 병증을 치료 : 手 · 足太陽經 위주로 취함(先刺後谿, 崑崙, 委中 後刺阿是穴)

③ 五行鍼法에 활용

· 小腸經의 木穴로 小腸(火)正格의 補穴[補其母]

---

[9] 書痙症 : 글씨를 쓸 때 손이 떨리는 증상

주요 질환 응용

① 頭部 및 腰下肢 병증[八脈交會穴 – 後谿 通于督脈, 申脈 通于陽蹻脈 – 目內眥, 耳, 頸項, 肩髆 → 頭項痛, 落枕, 目赤痛, 咽喉痛, 手足麻痺拘攣, 腰背腿膝痛에 활용]

i) 後頭痛의 要穴

ii) 落枕, 不可回顧의 주요 혈위

iii) 頸椎關節 병증에 활용

iv) 肩臂痛, 肩背痛에 활용 → 太陽經, 督脈 循行部 병증의 背痛, 肩胛骨 內側部 疼痛

v) 腰部捻挫에 활용 → 先刺委中, 後谿, 崑崙 後刺腰部혈위 ⇒ 氣血疏通 원활, 疼痛 억제

· 頭項痛 → 이는 小腸經의 一條 分支가 循項하면서 膀胱經과 相合하고 있어서인데, 膀胱經은 從巓頂하여 頭項을 경과하고 있으며, 또한 本穴과 督脈은 직접적으로 相連하고 있는데, 督脈은 頭頂을 行하므로 風寒濕熱이 血行鬱滯하여 頭痛項强, 不能回顧에 이르면, 본 혈을 취해 疏通經絡, 止痛散風하게 함(八脈交會穴로서의 의미)[10)]

· 落枕 → 무릇 左右 不能轉側에 취하면 능히 太陽經脈의 壅滯를 宣暢함[11)]

· 治頭項强硬.『通玄賦』,『靈樞 · 雜病篇』– 配承漿 效佳

② 陰虛로 인한 병증 [解表退熱에 의함]

· 治瘧의 要穴(間歇熱…更年期障碍) → 본 혈이 瘧을 治愈하는 이유는 본 혈이 輸木穴이고 小腸經은 火에 속하기 때문이며, 陽經의 輸穴은 木에 속하므로 본 혈을 취하면 본경의 補母穴 작용이 발휘되어 淸虛熱할 수 있으므로 截瘧의 효능이 있음(配 大椎, 間使, ㉳ 小腸正格)[12)]

· 手掌熱에 활용 → 手掌에 땀이 없이 갈라지는 때에 활용

· 治感冒 – 手太陽, 足太陽 : 同氣相通 → 太陽病인"脈浮緊, 頭項强痛, 惡寒發熱"의 증세를 치료

③ 木盛으로 인한 肝陽上亢, 驚恐으로 인한 神志病에 활용

· 神不守舍 → 본 혈은 木穴이고 小腸은 火에 속하므로 본 혈을 瀉하면 木盛을 減

---

10) 是因小腸經一條分支, 循項與膀胱相合, 膀胱經從巓頂經過頭項, 故刺本穴以安然. 另外本穴與督脈直接相連, 督脈行于頭頂, 故風寒濕熱致, 使血行鬱滯之頭痛項强, 不能回顧, 取本穴有疏通經絡, 止痛散風之效.『經穴集成』

11) 凡左右不能轉側, 取之能宣暢太陽經脈之壅滯.『經穴集成』

12) 本穴所以能止瘧, 是因穴屬輸木, 小腸經屬火, 陽經之輸屬木, 刺用瀉法, 可淸熱解表, 故能截瘧. [配大椎, 間使 -『玉龍歌』,『玉龍賦』,『金鑑』].『經穴集成』

弱[瀉其子經의 木穴을 치료]할 수 있고, 通經祛邪, 舒筋淸腦, 息風止癎하며, 이른바 "發癲狂兮, 凭後谿而療理"인 것임[13)]

④ 手掌狗攣에 활용

· 後谿 · 合谷 – 透刺法 시행

· 合谷, 後溪, 少海, 腕骨, 陰市 – 止痛작용 增强 : 手指拘攣 등에 활용

⑤ 麥粒腫(눈다래끼)에 활용

· 後谿, 隱白(또는 厲兌)

배혈

· 配 太谿 : 厥心痛如錐刺其心, 心痛甚(脾心痛)『甲乙經』

· 配 環跳 : 腿痛『百症賦』

· 配 勞宮 : 消渴, 疸消黃『百症賦』

· 配 陰郄 : 盜汗『百症賦』

· 配 大椎 : 解表

· 配 間使, 大椎 : 虛熱

· 配 間使, 大椎, 身柱, 三里, 絶骨, 合谷, 膏肓 : 脾寒發瘧『大成』

· 配 間使, 百勞, 曲池 : 熱多寒少『大成』

· 配 百勞, 曲池 : 寒多熱少『大成』

· 配 鳩尾, 神門 : 五癎『勝玉歌』

· 配 百會, 頷厭, 顱息, 天窓, 大陵, 偏歷, 前谷 : 耳鳴『甲乙經』

· 配 少澤, 前谷, 陽谷, 完骨, 崑崙, 小海, 攢竹 : 項强急痛不可以顧『千金方』

· 配 液門, 前谷, 腕骨, 神庭, 百會, 天柱, 風池, 天牖, 心兪 : 目泣出『千金方』

· 配 承靈, 風門, 譩譆 : 鼻衄, 窒, 喘息不通『千金方』

· 配 前谷, 陽谿 : 臂重痛, 肘攣『千金方』

· 配 大陵, 支溝, 陽谷 : 痂疥『千金方』

· 配 列缺 : 胸項有痛『千金方』

· 配 風池, 太陽, 百會 : 頭痛, 頭暈

[13)] 本穴爲木穴, 小腸屬火, 瀉本穴可減弱木盛, 通經祛邪, 舒筋淸腦, 息風止癎, 正所謂 "發癲狂兮, 凭後谿而療理.『經穴集成』

※ 기타문헌

"振寒寒熱 肩臑肘臂痛 頭不可顧 煩滿 身熱惡寒 目赤痛 眦爛 生翳膜暴痛 鼽衄 發聾 臂重痛肘攣 痂疥 胸中引臑 泣出而驚 頸項强 身寒 頭不可以顧 後谿主之", "寒熱頸頷腫 後谿主之." "厥心痛如錐刺其心 心痛甚者 脾心痛也 取後谿太谿", "狂互癲疾數發 後谿主之."『甲乙經』

"後谿 : 主瘧寒熱 目赤生翳 鼻衄 耳聾 胸滿 頸項强 不得回顧 癲疾 臂肘攣急 痂疥."『大成』

※ 참고

· 본 혈은 위치상 童氏奇穴 가운데 腕順一(在小指掌骨外側, 距手腕横紋二寸五分處, 卽後谿), 腕順二(在小指掌骨外側, 距手腕横紋一寸五分處, 亦卽在腕順一穴後一寸之處) 부근에 해당함

SI4 완골 (腕骨, Wangol)

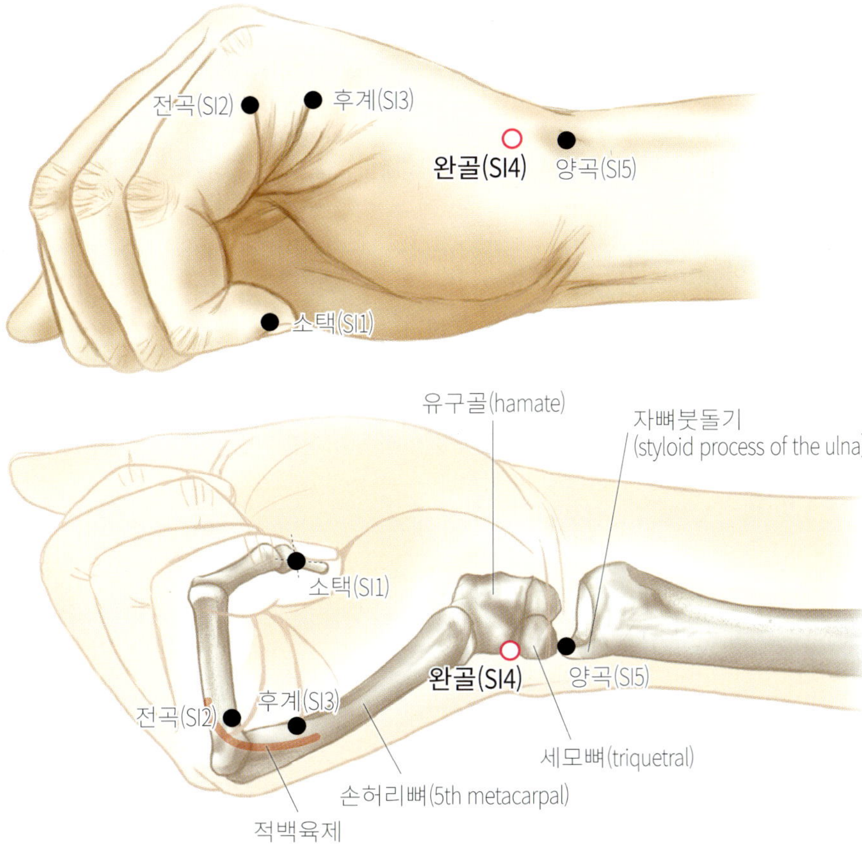

1. 혈명

【意義】본 혈의 위치상 外側 腕骨前 起骨의 下凹陷處라는 의미임

【異名】椀骨

2. 혈위 근거

① 從後谿上行, 手掌外側, 腕前岐骨罅縫陷中.『金鑑』

② 手外側腕前起骨下陷中.『大成』

3. 부위 및 취혈

① 손목 뒤안쪽면, 다섯째 손허리뼈바닥(base of the 5th metacarpal bone)과 세모뼈(triquetrum) 사이의 오목한 곳, 적백육제. 손가락을 후계(後谿, SI3)에서 다섯째 손허리뼈를 따라 몸쪽으로 뼈가 튀어나온 곳까지 밀면, 다섯째 손허리뼈와 세모뼈 사이의 오목한 곳의 적백육제

② 수 제5중수골 척측연 적백육제 부분에서 수근골 쪽으로 밀고 올라갈 시에 제5중수골두 부분을 지난 후 요함처에 취함
③ 수 제5중수골을 지난 후 삼각골을 확인한 후 그 사이 요함처에 취함. 단, 유구골이 크게 튀어나온 경우 유구골을 지난 후 삼각골과의 사이로 적백육제상 요함처 취함

【근육】 새끼벌림근(小指外轉筋, abductor digiti minimi m.), 자쪽손목폄근(尺側手根伸筋, extensor carpi ulnaris m.)
【신경】 등쪽손가락신경(背側指神經, dorsal digital n.)
【혈관】 자동·정맥(尺骨動·靜脈, ulnar a. & v.), 자쪽피부정맥(尺側皮靜脈, basilic v.)
【침법】 ■ 직자 0.3~0.5촌
■ 사자 0.5~1촌
【뜸법】 ■ 艾炷灸 3~7장
■ 溫灸 5~20분

4. 응용

개요

① 속성 : 原穴
② 주치 : 본 혈이 原穴로서 淸濕熱, 退黃疸 작용이 있으므로 黃疸을 주치하며, 中脘을 配穴하여 脾虛發黃을 주치하는데, 소위 『玉龍歌』에서 "黃疸亦須尋腕骨, 金鍼必定奪中脘"이라 한 것과 같음
· 본 혈은 手太陽小腸經의 原穴에 해당하며, 頭痛, 項强, 腕痛, 麻木을 주치함
· 小腸의 原穴 - 泌別淸濁, 分水之官 : 淸濕熱, 退黃疸, 除濕작용 强
· 脾與小腸相通 - 각종 脾病에 유효[脾病宜瀉小腸火, 小腸病宜潤脾土爲主]
③ 혈성 : 增液止渴 利膽退黃 疏太陽經邪 淸小腸濕熱 增液止渴

임상 해설

① 小腸 原穴로서 小腸經의 原氣不足(水液代謝·泌別淸濁失調)으로 인한 제반 병증에 사용
i) 充血性 頭痛, 특히 후두통(足太陽經과 通經, 接經)
ii) 口眼喎斜, 五十肩의 치료혈로 상용함
iii) 增液消渴작용이 있어 津液의 耗損·不足으로 인한 제반 병증을 치료함
· 消渴, 특히 中消(糖尿病)에 응용(配 脊中, 脾兪, 足三里)

· 大腸(下行直腸)運動 促進작용이 있어 양호한 通便 효과
· 이명 · 난청, 유행성 이하선염에 유효

ⅳ) 黃疸의 주요 혈위로서 脾臟관련 제반 병증에 응용(臟腑相通) : 嘔吐, 脾虛黃疸(配中脘)에 사용

② 頸 · 腰 · 腿彎, 坐骨神經痛(配後谿)에 효과
③ 腕關節痛, 手腕無力, 手腕捻挫에 환부주위혈로 사용
④ 原絡配穴에 활용 … 小腸原穴 腕骨, 心經絡穴 通里

· 顴頷耳腫(小腸), 苦寒熱(小腸, 心), 肩臑肘臂內外側疼痛(小腸, 心), 不能轉動, 腰痛似節(小腸, 心)

주요 질환 응용

① 黃疸 및 消渴 [小腸經의 原穴로 泌別淸濁, 分水之官 작용을 원활히 하여 淸濕熱, 退黃疸, 除濕작용 효과를 발휘함. : 津液不足, 耗損을 보충해줌.

· 脾胃濕熱로 인한 黃疸을 치료(配中脘, 或至陽)『玉龍歌』, 『玉龍賦』, 『通玄指要賦』
· 消渴[糖尿] – 脾虛所致(配 足三里, 脾兪, 脊中 : 中消에 활용)

② 關節病症에 활용

ⅰ) 腕關節痛 → 治腕痛(配 大陵, 間使, 三間)『玉龍歌』
ⅱ) 脊背節痛 → 脊背頸項疼痛의 尤效佳
ⅲ) 脇肋痛

· 脇下痛 → 이 병증은 肝病이며, 本經이 循肩하여 腋으로 향하고 下行하여 膻中의 脈으로 향하므로 脇痛은 또한 본 혈을 취함[14]

배혈

· 脾家之症有多般, 致成翻胃吐食難, 黃疸亦須尋腕骨, 金鍼必定奪中脘(脾臟病을 앓는 사람도 흔히 있는데 나중에는 胃翻症과 구토증에 이르면 어려워지며, 黃疸이 생기면 역시 腕骨을 찾아 쓰고, 中脘에 金鍼을 쓰면 반드시 회복될 것임). 『玉龍歌』
· 腕中無力痛艱難, 握物難移體不安, 腕骨一鍼雖見效, 莫將補瀉等閑看(팔이 온통 힘이 없고, 통증을 참기 어려우며, 물건을 쥐기가 힘들고 몸을 움직이기가 편치 않을 때에는 腕骨에 一鍼하는 것이 비록 효과는 보겠지만 補瀉를 등한히 하는 일은 없어야 할 것임). 『玉龍歌』
· 配 通里, 聽宮, 翳風 : 耳鳴, 耳聾『甲乙經』

[14] 此症肝病也, 以本經有循肩向腋, 下行向膻中之脈, 故脇痛亦責之. 『經穴解』

· 配 魚際, 合谷, 支正, 小海, 崑崙 : 狂易『甲乙經』
· 配 天容, 前谷, 角孫, 支正 : 頸腫項痛不可顧『千金方』
· 配 陽谷 : 脇痛不得息『千金方』
· 配 陽谷, 肩貞, 竅陰, 俠谿 : 頷痛引耳嘈嘈, 耳鳴無所聞『千金方』
· 配 中渚 : 五指掣不可屈伸『千金方』
· 配 臑會, 支溝, 曲池, 肘髎 : 肘節痹, 臂痠重, 腋急痛, 肘難屈伸『千金方』
· 配 前谷, 曲池, 陽谷 : 臂腕急, 腕外側痛脫如拔『千金方』
· 配 支正, 魚際, 合谷, 少衝, 曲池 : 狂言驚恐『千金方』

※ 기타문헌

"痓互引 腕骨主之." "偏枯 臂腕發痛 肘屈不得伸手[15] 又風頭痛 涕出 肩臂頸痛 項急 煩滿 驚 五指掣不可屈伸 戰怵 腕骨主之." "消渴 腕骨主之." "衄 腕骨主之." 『甲乙經』

"腕骨 : 主熱病汗不出 脇下痛不得息 頸頷腫 寒熱 耳鳴 目冷淚生翳 狂惕 偏枯 肘不得屈伸 痎瘧 頭痛 煩悶 驚風 瘈瘲 五指掣 頭痛." 『大成』

15) "手"字,《外臺》卷三十九無

SI5 양곡 (陽谷, Yanggok)

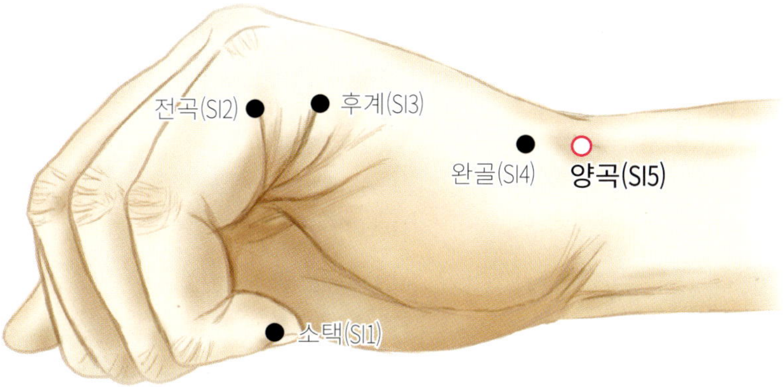

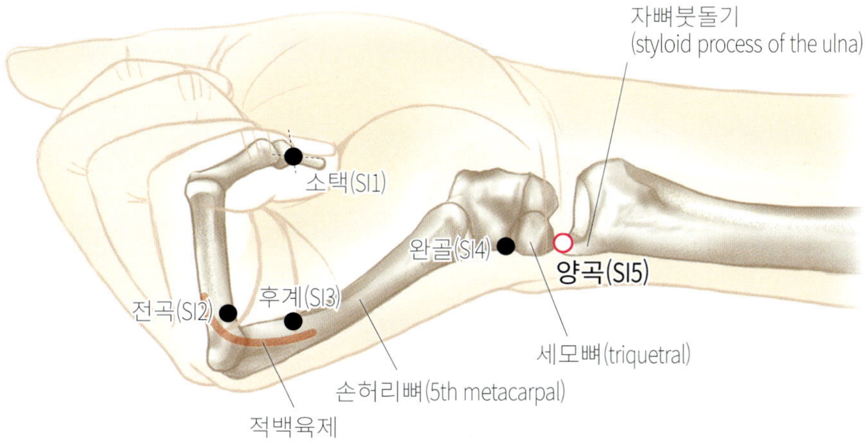

1. 혈명

【意義】陽은 手太陽을, 谷은 山谷을 뜻하며, 본 혈이 手太陽經의 手背側 凹陷部에 위치하여 형태가 山谷과 유사하다는 의미임

2. 혈위 근거

① 從腕骨上行, 手掌外側, 腕下銳骨下陷中.『金鑑』

② 手外側腕中, 銳骨下陷中.『大成』

3. 부위 및 취혈

① 손목 뒤안쪽면, 자뼈붓돌기(styloid process of the ulna)와 세모뼈 사이의 오목한 곳

② 완관절 배면(背面) 척측의 척골경상돌기와 삼각골 사이에 취하며, 양계혈, 양지혈, 양곡혈, 태연혈, 대릉혈, 신문혈이 횡열상으로 있음

[橈側] 陽谿穴(LI5) ↔ 陽池穴(TE4) ↔ 陽谷穴(SI5) [尺側]

【근육】자쪽손목폄근(尺側手根伸筋, extensor carpi ulnaris m.)

【신경】등쪽손가락신경(背側指神經, dorsal digital n.)

【혈관】자동 · 정맥(尺骨動 · 靜脈, ulnar a. & v.), 자쪽피부정맥(尺側皮靜脈, basilic v.)

【침법】■ 직자 0.2~0.4촌
■ 사자 0.3~0.5촌

【뜸법】■ 艾炷灸 3~5장
■ 溫灸 5~20분

4. 응용

개요

① 속성 : 經火穴

② 주치 : 手太陽小腸經의 經火穴[본경의 本穴]에 속하며, 頭, 面, 口, 齒, 頸, 頰病을 주치하고, 또한 淸鬱熱, 熄風, 利濕熱 작용이 있어서 痔瘻, 陽痿를 치료하는 효능이 있음

③ 혈성 : 淸心寧神 明目聰耳 舒筋瀉火

임상 해설

· 대체적으로 腕骨과 주치 · 효능이 유사함

① 手腕關節 이상을 치료, 神門의 보조혈

② 小腸經의 經火穴로서 心 · 小腸經上의 火熱로 인한 頭面部(오관과) 熱性 질환에 응용

i) 頭痛(風熱頭痛)을 치료함

ii) 舌强直(配通里, 廉泉), 口內炎 등에 사용

iii) 耳鳴 · 耳聾에 대단히 효과가 있음(灸)

☞ 尺側手根伸筋의 근육긴장은 上肢, 肩胛帶 근육손상을 유발하고, 이는 다시 胸椎 · 頸椎 근육손상과 자세의 왜곡을 일으켜 경추 전면부 근육(특히 胸鎖乳突筋)의 손상에 이르게 함. 따라서 흉쇄유돌근 증상인 耳聾, 耳鳴과 설골 부착근육과 관련된 언어장애를 유발할 수 있음(手太陽經筋 參照)

③ 風濕熱의 鬱結로 발생한 疥瘡, 生疣, 痔漏(㉮ 大腸正格)

④ 五行鍼法에 활용

· 小腸經의 火穴로 胃(土)正格의 補穴[補其母]

· 小腸經의 火穴로 膽(木)勝格의 瀉穴[瀉其子]

· 小腸經의 火穴로 大腸(金)正格의 瀉穴[抑其官]

· 小腸經의 火穴로 大腸(金)勝格의 補穴[補其官]

주요 질환 응용

① 本經 循行部 火盛으로 인한 병증[小腸經의 經火穴로 小腸經, 心經上의 火熱로 인한 頭面部 熱性 병증에 활용]

· 耳鳴耳聾, 目眩, 頸頷腫, 臂外側痛不擧. → 本經은 火가 되고 본 혈은 또한 經火穴이므로 火로 인해 발생될 경우 본 혈을 취함[16)]

i) 頭痛(風熱性)

ii) 舌强, 口內炎(口瘡)

iii) 耳鳴, 耳聾, 中耳炎(聤耳)

② 痔瘻, 陽痿에 활용 … 淸鬱熱, 利濕熱 작용 발휘

배혈

· 配 俠谿 : 頷腫口噤幷治『百症賦』
· 配 下關, 陽谿, 關衝, 液門 : 耳聾鳴『甲乙經』
· 配 太衝, 崑崙 : 目急痛赤腫『千金方』
· 配 陽谿 : 目痛赤『千金方』
· 配 京骨 : 自齧唇, 自齧頰『千金方』
· 配 正營 : 上牙齒痛『千金方』
· 配 液門, 商陽, 二間, 四瀆 : 下牙齒痛『千金方』
· 配 大陵, 支溝, 後谿 : 痂疥『千金方』
· 配 腕骨, 前谷, 曲池 : 臂腕急, 腕外側痛脫如拔『千金方』
· 配 淸冷淵 : 肩不擧, 不得帶衣『千金方』
· 配 腕骨, 支溝, 膈兪, 申脈 : 脇痛『大成』
· 配 腕骨 : 脇痛不得息『千金方』

※ 기타문헌

"陽谷 主瘧 脇痛不得息."『千金方』

"熱病汗不出 胸痛 不可息 頷腫寒熱 耳鳴聾無所聞 陽谷主之." "泄風汗出 腰項急 不可以左右顧及府仰 肩弛肘廢 目痛 痂疥 生疣 瘈瘲 頭眩目痛 陽谷主之." "胸滿 不得息 頸頷腫 陽谷主之." "風眩驚 手腕痛 泄風汗出至腰 陽谷主之(千金 手腕痛作 手卷)." "肩痛不可自帶衣 臂腕外側痛不擧 陽谷主之." "狂 癲疾 陽谷及築賓通谷主之." "上牙齲痛 陽谷主之."『甲乙經』

"陽谷 : 主癲疾狂走 熱病汗不出 脇痛 頸頷腫 寒熱 耳聾耳鳴 齒齲痛 臂外側痛不擧 吐舌 戾頸 妄言 左右顧 目眩 小兒瘈瘲 舌强不嗍乳."『大成』

16) 本經爲火, 本穴又爲經火, 故此症之火致而然者, 必責此穴.『經穴解』

SI6 양노 (養老, Yangno)

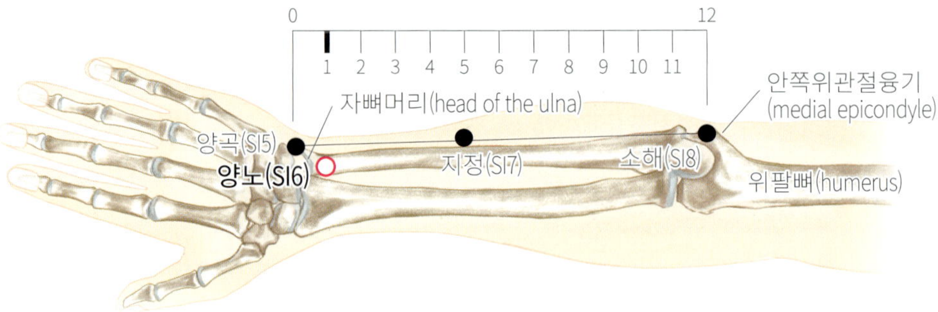

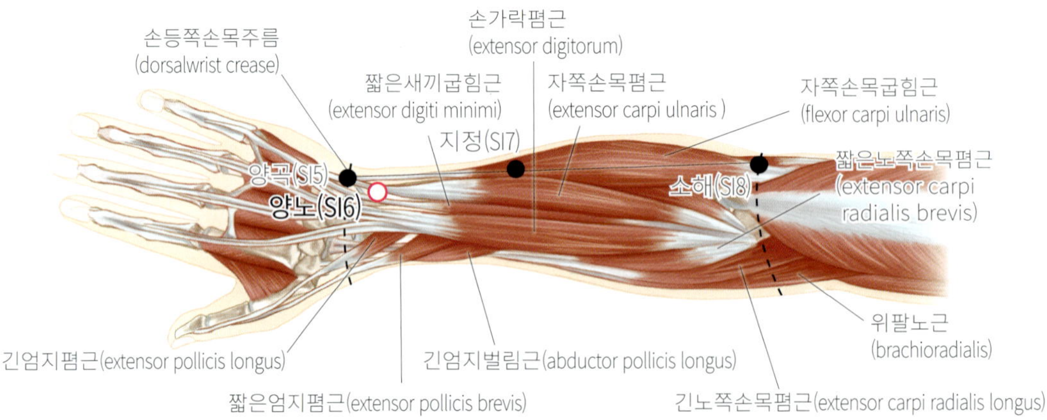

1. 혈명

【意義】養은 奉養을, 老는 노인을 뜻하며, 본 혈이 노인을 봉양하는 기능이 있어서 노인성 질환을 주치한다는 의미임

2. 혈위 근거

① 從陽谷上行, 手下銳骨上, 一空腕後一寸許陷中. 『金鑑』

② 手踝骨前上, 一云腕骨後一寸陷中. 『大成』

3. 부위 및 취혈

① 아래팔뒤안쪽면, 자뼈머리(head of the ulna)의 노쪽, 손등쪽 손목주름(dorsal wrist crease)에서 몸쪽으로 1촌 지점의 오목한 곳. 손바닥을 아래로 향하게 하고, 다른 손의 한 손가락으로 자뼈머리의 높은 지점을 누른 상태에서, 손바닥을 가슴쪽으로 돌리면 손가락이 미끄러져들어가는 뼈 사이의 틈새에서 취혈

② 굴주(屈肘)하고 전완을 회내(回內)할 때, 척골두와 요골 사이에 천구(淺溝)가 나타나는 곳의 함중에 취함
③ 척골경상돌기 사상방 요함처로 양곡혈 상방 1촌처에 취함

【근육】 새끼폄근(小指伸筋, extensor digiti minimi m.), 자쪽손목폄근(尺側手根伸筋, extensor carpi ulnaris m.)
【신경】 자신경의 손등가지(dorsal br. of ulnar n.)
【혈관】 자동·정맥(尺骨動·靜脈, ulnar a.)
【침법】 ■ 직자 0.3~0.5촌 ■ 사자 1~1.5촌 (內關(PC6)을 향해 자입)
【뜸법】 ■ 艾炷灸 3~5장 ■ 溫灸 5~10분

4. 응용

개요

① 속성 : 郄穴
② 주치 : 手太陽小腸經의 郄穴이어서 通經止痛하므로 무릇 급성동통에 유효함
③ 혈성 : 增液養筋 淸上明目 瀉火止痛 舒筋通絡
※ 養老의 明目작용 발휘 이유 : 본 혈이 手太陽의 郄穴로 氣血深聚處가 되며, 小腸經脈이 目銳眥에 到達하고, 心과 小腸은 서로 表裏가 되므로 무릇 心火上炎하여 目에 火가 이르러 目視不明하게 되었을 때 小腸의 郄穴에 자침하면 導火下行, 瀉除濕熱의 효능을 발휘하여 明目함

임상 해설

① 小腸經 郄穴로서 급성 운동기질환, 특히 염좌 초기에 효과
i) 膀胱經上으로 오는 四肢部 염좌의 상용혈임 : 제반 염좌의 치료에 있어 太陽膀胱經上 염좌는 顴髎(養老), 陽明胃經上 염좌는 地倉, 少陽膽經上 염좌는 翳風을 主穴로 삼아 隨證加減함
ii) 급성 腰部 捻挫(腰痛) 등 軀幹部 捻挫에 주요 혈위(配 攢竹, 梁丘) : 膀胱經筋傷 加梁丘(左患右治), 督脈經筋傷 加攢竹(通經)하는 방법으로 配穴하여 활용
iii) 肩臂痛, 肩關節病變, 頸椎關節病變(肩似拔 臑似折), 腕關節痛에 효과 : 팔이 빠지듯이 아픈 경우(肩似拔 臑似折)는 대개 手太陽小腸經의 병변
iv) 頸項强痛, 落枕에 사용
② 肝腎虛(腎陰不足)으로 인한 노인성 제반 질환의 주요 혈위로서 配用
i) 노인들의 손목이 시림에 효과적임 : "手不能自上下 養老主之"『甲乙經』

ii) 視力減退, 眼昏, 目赤痛 등에 사용되며 특히 시신경위축증에 활용

③ 小腸經虛(泌別淸濁機能低下)로 인한 피부질환에 사용

i) 疣病의 활용(灸, 配 僕參) : 疣는 小腸經虛(小腸機能低下)가 原因

ii) 面, 背 부위에 발생하는 疔腫, 癰腫에 유효

주요 질환 응용

① 노인성 병증에 활용 → 특별히 虛火上升으로 인한 눈 질환에 활용

· 目視不明 → 이 병증에 本經을 취하여 火를 瀉하고 養目함[17)]

② 급성關節不利(捻挫) 병증에 활용 → 風寒性 肩臂痛[小腸의 郄穴로 止痛작용이 있어서 급성운동기 질환에 유효함]

i) 太陽經의 염좌에 활용(或 顴髎 / 陽明經의 염좌 : 地倉, 少陽經의 염좌 : 翳風)

ii) 肩臂痛에 활용

iii) 頭項痛(落枕 … 後谿사용시 配穴) 및 腰痛에 활용

· 肩臂疼重, 肩背痛, 肩如折, 臂如拔, 手不能上下. → 이 병증은 곧 風寒이 肩臂에 침입한 所致이며, 본 혈이 臂外에 위치하여 風寒을 제거할 수 있고, 또한 본 혈은 手太陽의 郄穴에 속하여 氣血이 深聚한 곳이니, 본 혈에 자침하면 능히 止疼痛, 舒筋脈함[18)]

· 노인의 腰重, 轉側困難, 筋攣脚痛, 屈伸不利 등을 치료

배혈

· 配 天柱 : 肩痛欲折『千金方』

· 配 天柱 : 目覺𥆨𥆨『百症賦』

※ 기타문헌

"肩痛欲折 臑如撥 手不能自上下 養老主之."『甲乙經』

"張仲文傳灸治仙法, 療腰重痛 不可轉側 起坐艱難 及筋攣脚痹 不可屈伸 養老穴也."『圖翼』

"養老 : 主肩臂疼疼 肩欲折 臂如拔 手不能自上下 目視不明."『大成』

17) 此症, 責此經以泄火爲養目. 因經脈環繞于眼, 加之小腸絡于心, 和心經相表裏, 而心經系目系, 故本穴有通絡祛邪以明目之功效. 由于小腸之脉至目銳眥, 而 心與小腸相表裏, 故凡心火上炎, 刺小腸之郄可導火下行, 瀉除濕熱, 故能明目.『經穴集成』

18) 此症, 乃風寒客於肩臂所致, 此穴在臂之外, 故取之以去風寒.『經穴解』

SI7 지정 (支正, Jijeong)

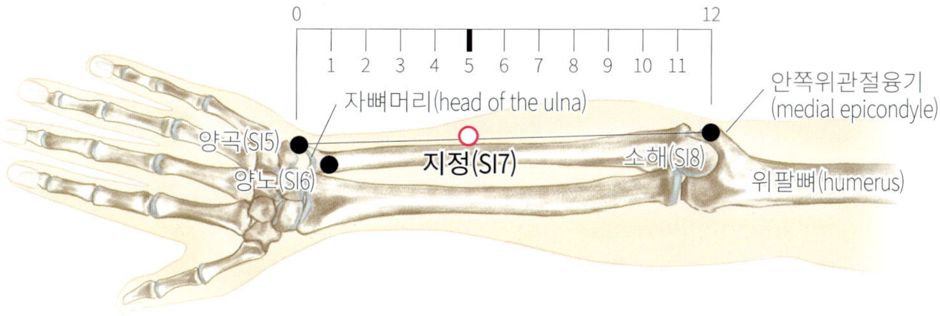

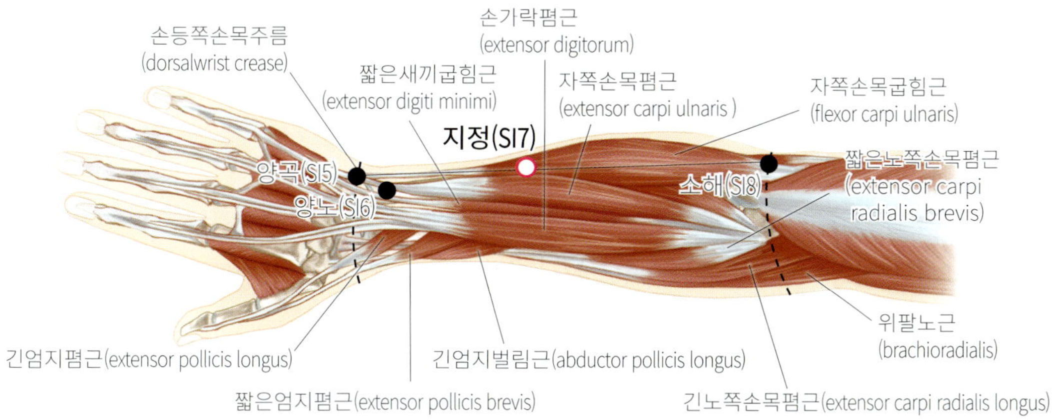

1. 혈명

【意義】 支는 絡脈을, 正은 正經을 뜻하며, 본 혈이 手太陽經의 絡穴로 正經에서 別支하여 小腸經으로 走하는 곳이라는 의미임

2. 혈위 근거

① 從養老上行外廉四寸.『金鑑』

② 腕後五寸.『大成』

3. 부위 및 취혈

① 아래팔뒤안쪽면, 자뼈안쪽모서리(medial border of the ulna)와 자쪽손목굽힘근(flexor carpi ulnaris)의 사이, 손등쪽손목주름에서 몸쪽으로 5촌. 소해(小海, SI8)와 양곡(陽谷, SI5)을 연결하는 선의 중점에서 먼쪽으로 1촌지점에서 취혈

② 尺骨 내측연과 척측수근굴근 사이 양곡혈 상방 5촌에 취함

【근육】 자쪽손목굽힘근(尺側手根伸筋, extensor carpi ulnaris m.), 자쪽손목폄근(尺側手根伸筋, Extensor Carpi Ulnaris)

【신경】 자신경(尺骨神經, ulnar n.)

【혈관】 자동 · 정맥(尺骨動 · 靜脈, ulnar a.)

【침법】 ■ 직자 0.3~0.5촌
■ 사자 0.3~0.5촌

【뜸법】 ■ 艾炷灸 3~5장
■ 溫灸 5~20분

4. 응용

개요

① 속성 : 絡穴
② 주치 : 小腸經의 絡穴로 肘臂, 手指의 攣痛, 痲木과 心痛, 消渴, 多驚, 善忘 등을 주치하며, 또한 본 혈은 小腸絡脈 병증인 체표의 贅物 치료에 활용됨
③ 혈성 : 疏肝寧神 淸熱解毒 淸神志 解表熱 疏經邪 通經絡

임상 해설

① 小腸經의 絡穴로 心病 · 心痛, 肝 · 膽질환을 치료(表裏) : ⓢ 腸門, 肝門, 心門 참조
i) 少陰心病, 驚悸嘔血, 怔忡에 사용
ii) 黃疸, 目黃口乾, 消渴飮不止에 사용
iii) 十指盡痛, 掌發熱, 肘臂不能屈伸, 脇臂疼에 사용
② 疣病의 치료에 사용 : 疣는 小腸經虛(小腸機能低下)가 원인임
i) 先兩側 僕參瀉血, 後刺養老
ii) 次患部周圍瀉血 혹은 크고 먼저 생긴 疣에 뜸을 뜸(3~5壯)
③ 原絡配穴에 활용 … 心經原穴 神門, 小腸絡穴 支正
· 飮水卽消(心), 背腹引腰疼痛(心, 小腸), 眩暈仆倒(心), 上逆咳吐(心), 下注泄氣(小腸), 熱而心煩(心, 小腸), 好笑(心), 善忘(心), 多驚(心)

주요 질환 응용

① 피부질환 [본 혈은 小腸經 絡穴로서 小腸虛(小腸機能低下)로 인한 피부질환의 주치에 활용됨 → 解表淸熱, 疏通經絡 : 瀉(或補)작용에 의함

· 小腸 기능저하 : 火가 잘 鬱積되어 피부에 증상이 나타나면 피부질환이 됨
· 實證 – 肢肘廢 : 宜瀉 / 虛證 – 生疣小如指, 痂疥 : 宜補
· 景岳全書 : 正虛則 血氣不行 大則爲疣 小則爲指間痂疹之類. … 灸法 유효

② 消渴에 활용『金鑑』

③ 七情鬱結不舒로 인한 제반 병증에 활용(疏肝寧心 작용에 의함 : 小腸 絡穴로서 心經의 原穴과 配穴함. 原絡配穴) → 健忘, 多驚, 不安焦燥, 신경쇠약에 활용

배혈

· 配 魚際, 合谷, 少海, 曲池, 腕骨 : 狂言『千金方』
· 配 少海 : 熱病先腰脛痠, 喜渴數飮食, 身熱 項病而强, 振寒寒熱『千金方』,『大成』
· 配 飛揚 : 目眩『百症賦』
· "少陰心病並乾嗌 渴欲飮兮爲臂厥, 生病目黃口亦乾 脇臂疼兮掌發熱, 若人欲治勿差求 專在醫人心審察, 驚悸嘔血及怔忡 神門支正何堪缺."『大成 · 十二經治症主客原絡訣』

※ 기타문헌

"全治七情鬱結不舒 肘臂十指筋攣疼痛及消渴飮水不止等症."『金鑑』

"振寒寒熱 頸項腫 實則肘攣頭項痛 狂易 虛則生疣 小者痂疥 支正主之." "風瘧 支正主之."『甲乙經』

"支正 : 主風瘧 驚恐悲愁 癲狂 五勞 四肢虛弱 肘臂攣難屈伸 手不握 十指盡痛 熱痛先腰頸痠 喜渴 强項 疣目. 實則節弛肘廢 瀉之, 虛則生疣 小如指痂疥 補之."『大成』

※ 참고

· 본 혈은 위치상 董氏奇穴 가운데 腸門(手撫胸取穴. 在尺骨之內側與筋腱之間, 距腕豆骨三寸處是穴), 肝門(手撫胸取穴. 當尺骨之內側中部, 距腕豆六寸處取之), 心門(手撫胸取穴, 在下尺骨內側陷處, 距肘尖一寸五分是穴) 부근에 해당함

SI8 소해 (小海, Sohae)

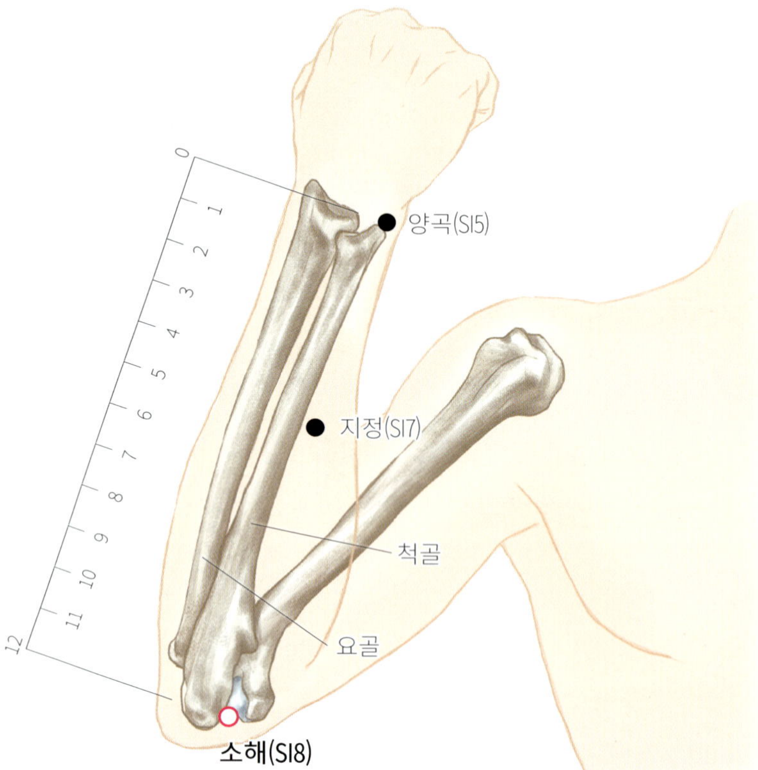

1. 혈명

【意義】 小는 小腸經을, 海는 合海를 뜻하며, 小腸經의 脈氣가 匯合하는 것을 江河水가 入海함에 비유함

【異名】 陽小海

2. 혈위 근거

① 從支正上行, 肘外大骨外, 去肘端五分陷中, 屈手向頭取之.『金鑑』

② 肘內大骨外, 去肘端五分陷中, 屈手向頭之.『大成』

3. 부위 및 취혈

① 팔꿈치뒤안쪽면, 자뼈팔꿈치머리(olecranon)와 위팔뼈안쪽위관절융기(medial epicondyle)사이의 오목한 곳. 팔꿈치를 약간 굽혔을 때, 자신경고랑(groove for the ulnar nerve)에 해당하는 곳에서 취혈. 손가락으로 그곳을 두드리면 전기 통하는 느낌이 새끼손가락까지 전달됨

② 손바닥(手掌)을 안면으로 향해 45도로 굽히고 주두(olecranon)와 상완골내측상과(medial epicondyle) 사이의 함중(척신경 고랑)에 취함
③ 손가락으로 중안(重按)하면 산마감(痠麻感)이 손가락으로 방산되는 부분으로 상완골내측상과에서 주두측(肘頭側) 0.5촌처 함중에 해당함

【근육】 자쪽손목폄근(extensor carpi ulnaris m.)
【신경】 안쪽아래팔피부신경(內側上腕皮神經, medial antebrachial cutaneous n.), 자신경(尺骨神經, ulnar n.)
【혈관】 아래자쪽곁동맥(下尺側側部動脈, inferior ulnar collateral a.), 위자쪽곁동맥(上尺側側部動脈, superior ulnar collateral a.), 자쪽되돌이동맥(尺側反回動脈, ulnar recurrent a.), 자쪽피부정맥(尺側皮靜脈, basilic v.)
【침법】 ■ 직자 0.2~0.5촌
■ 사자 0.3~0.7촌
【뜸법】 ■ 艾炷灸 3~5장
■ 溫灸 5~20분

4. 응용

개요

① 속성 : 合土穴[瀉子穴]
② 주치 : 項引肘痛, 四肢不擧을 주치할 수 있는데, 이는 小腸經의 분포가 手로부터 頭까지 이르기 때문임
· 본경의 循行上 肩胛, 頸項, 面頰을 經過하여 目, 耳, 鼻, 顴骨處에 이르고, 본 혈이 土에 속하여 본경의 子가 되니, 瀉하면 淸熱消腫, 散瘀止痛 작용을 발휘하므로 耳聾, 齒痛, 項腫頷腫에 활용함
③ 혈성 : 疏肝安神 淸熱消腫 散太陽經邪 通小腸熱結

임상 해설

① 小腸經의 合穴, 自經瀉穴로서 小腸經筋上의 諸病症, 특히 熱性 질환에 유효
i) 肩肱肘臂의 筋痙攣 및 尺骨神經痛, 手제3 · 4 · 5指의 屈伸不利(침첨을 手指쪽을 향해 사자하여 사용
ii) 淸熱消腫, 鎭定하는 효과가 있어 全身熱症에 사용하며, 특히 頭部 熱性 질환에 유효

· 小腸熱結로 인한 下腹痛, 腸痙攣(大 · 小腸 과민증상)에 사용
· 少海과 배혈하여 耳鳴症에 사용 : 주위 압통점을 이용
· 風眩頭痛, 頭面腫痛을 치료
② 手掌汗症, 心悸亢進에 효과
③ 精神分裂症, 癲癎에 사용

주요 질환 응용

① 本經 循行部 筋病 및 熱性病症[본 혈은 合土穴로서 瀉子穴로서 淸熱消腫, 散瘀止痛 작용이 있어서 小腸經筋上의 實證性 病變에 활용]
i) 上肢筋痙攣, 手小指屈伸不利에 활용
cf) 痺 : 왼쪽 → 心病症(협심증, 심근경색) ⇒ 肩胛骨쪽으로 아리는 듯한 통증(위급상태)
ii) 斜頸에 활용 : 配後谿, 申脈, 中渚, 足臨泣, 人中, 百會 - 肝正格, 小腸正格
· 斜頸 : 頭部筋의 균형상실 → 과도한 스트레스로 흉쇄유돌근, 승모근의 한쪽이 긴장
· 後谿, 申脈 → 頸部상태 소통
· 中渚 : 止痛, 舒筋, 解鬱(이완시켜주면서 긴장상태 풀어줌) → 脇痛에 활용
iii) 頭部 熱性(風眩頭痛, 頭面腫痛) 병증에 활용 (淸熱消腫에 의함)
iv) 耳部 병증(耳鳴 등)[少海와 함께 用 : 압통이 있는 곳에 취함)
· 耳聾, 目黃, 頸, 頷, 肩, 臑, 肘, 臂外側臁痛, 項引肘痛, 四肢不擧 → 이 병증은 모두 本經 병증이므로 본경의 土穴(本經子穴)을 취해 瀉함[19]
· 治肘痛, 尺神經麻痺(配 神門, 靈道)
② 本臟腑 병증[小腸熱結로 인한 下腹痛(小腹痛), 腸痙攣(大, 小腸過敏症)에 대하여 本經 瀉子穴인 본 혈로 진통작용 발휘
· 小腹痛 → 本經이 下膈하여 小腸에 속하므로 小腹痛에는 본경의 土穴인 본 혈을 瀉함[20]
③ 神志病 [본 혈은 安神鎭定작용이 있어서 心悸亢進, 手掌汗症 등의 神志病에 활용됨. 配 合谷, 大陵, 神門, 行間, 心兪]
④ 五行鍼法에 활용
· 小腸經의 土穴로 小腸(火)勝格의 瀉穴[瀉其子]

---

19) 此症, 皆本經症, 故取本經之土穴(本經子穴)而泄之.『經穴解』

20) 本經之脈下膈屬小腸, 小腸痛, 宜泄其土穴.『經穴解』

배혈

· 配 少澤, 前谷, 後谿, 陽谷, 完骨, 崑崙, 攢竹 : 項强急痛不可顧『千金方』
· 配 厲兌, 三間, 衝陽, 偏歷, 合谷, 內庭, 復溜 : 齲齒『千金方』
· 配 曲泉, 陽輔, 天池, 大巨, 支溝, 絶骨, 前谷 : 四肢不擧『千金方』
· 配 攢竹, 後頂, 强間 : 痛發瘈瘲, 狂走不得臥, 心中煩『千金方』
· 配 天井 : 癲疾, 羊癎吐舌羊鳴, 戾頸『千金方』
· 配 譩譆, 支正 : 風瘧『千金方』

※ 기타문헌

"風眩頭痛 小海[21]主之." "瘧 背膂振寒 項痛引肘腋 腰痛因少腹 四肢不擧 小海[22]主之."『甲乙經』

"小海 : 主頸頷肩臑肘臂外後廉痛 寒熱齒齦腫 風眩頸項痛 瘍腫振寒 肘腋痛腫 小腹痛 癎發羊鳴 戾頸 瘈瘲狂走 頷腫不可回顧 肩似拔 臑似折 耳聾 目黃 頰腫."『大成』

※ 참고

① 手太陽小腸脈가 所入하는 合土임
② 手少陰心經의 少海穴(陰少海;HT3)과 小海穴(陽小海;SI8)은 同音異義穴임

※ 董氏奇穴 : 心門 - 小海 근처

· 부위 : 肘頭下方 1.5촌
· 기능 : 安神鎭定
· 주치 : 胸悶, 心悸

[21] 小海 : 原作 "少海", 據『外臺』卷三十九改.
[22] 小海 : 原作 "少海", 據『外臺』卷三十九改.

SI9 견정 (肩貞, Gyeonjeong)

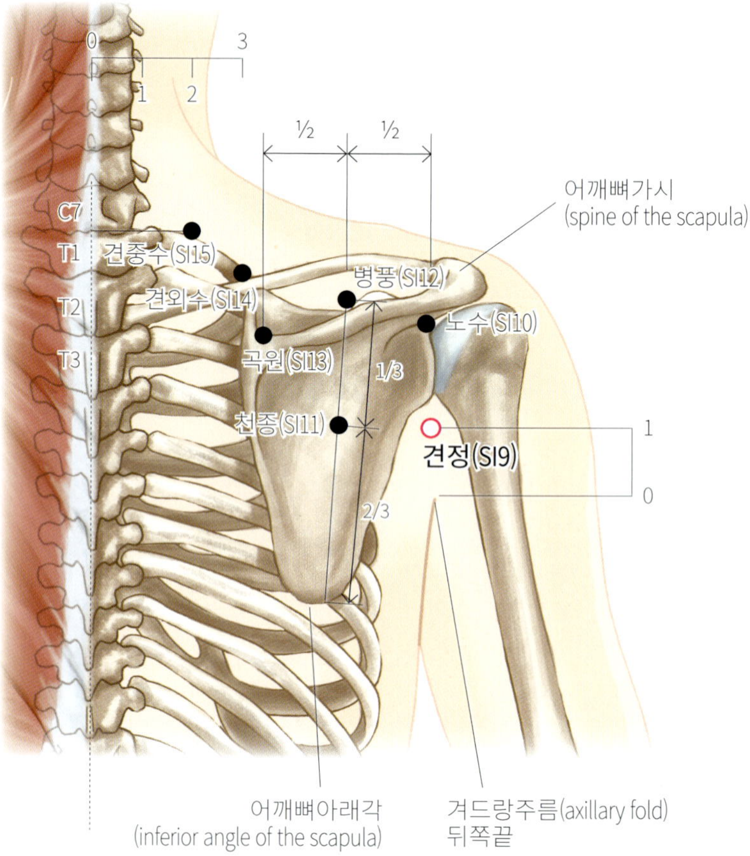

1. 혈명

【意義】肩은 肩部를, 貞은 正, 定을 뜻하며, 上肢肩部의 이상상태를 정상상태로 회복시킴을 나타내는데, 正氣를 도와 사기(邪氣)를 단정하게 함을 의미함

【異名】小腸肩貞

2. 혈위 근거

① 從小海上行, 肩曲胛下, 大骨旁兩骨解間, 肩端後陷中.『金鑑』

② 曲胛下, 兩骨解間, 肩髃後陷中.『大成』

3. 부위 및 취혈

① 팔이음뼈(shoulder girdle), 어깨관절(shoulder joint) 아래뒤쪽, 겨드랑주름(axillary fold) 뒤쪽 끝에서 위쪽으로 1촌

② 팔을 몸통에 붙이고, 뒤겨드랑주름 끝에서 위쪽으로 1촌, 어깨세모근(deltoid) 뒤쪽에서 취혈

【근육】 위팔세갈래근(上腕三頭筋, triceps brachii m.), 어깨세모근(三角筋, deltoid m.), 큰원근(大圓筋, teres major m.)

【신경】 겨드랑신경(腋窩神經, axillary n.), 가슴등신경(胸背神經, thoracodorsal n.), 깊은 곳의 위쪽에는 노신경(橈骨神經, radial n.)

【혈관】 겨드랑동・정맥(腋窩動・靜脈, axillary a. & v.), 위팔동맥(上腕動脈, brachial a.), 어깨휘돌이동・정맥(肩胛回旋動・靜脈, circumflex scapular a. & v.)

【침법】 ■ 직자 0.5~1촌
■ 사자 0.5~1.5촌

【뜸법】 ■ 艾炷灸 2~3장
■ 溫灸 5~20분
■ 禁灸 (『醫學入門』)

4. 응용

개요

① 주치 : 본 혈이 肩部에 있어서 肩部 질환을 주치하는데, 자침하면 驅邪氣, 扶正氣하여 질환이 肩端에서 제거되어 단정하게 되며, 이에 본 혈은 肩疼, 麻木不擧를 주치함. 또한 耳鳴, 項病에도 활용되며, 피부병에도 활용됨

② 혈성 : 化痰消腫 淸熱聽耳 舒筋止痛

임상 해설

① 肩甲痛, 手臂不擧, 風痺로 인한 缺盆中痛에 환부주위혈로 사용. 肩臂不擧에 肩關節部位의 환부주위혈을 사용하면 통증을 더하는 경우가 종종 있으므로 신중을 기함. 원위취혈이 효과적임

② 上焦의 제반 피부병[配 肩中, 臑兪, 分枝上・下(蟲毒에 特效), 至陰(靑春豆에 효과, 治膀胱經熱)]

③ 耳鳴, 耳聾에 사용

주요 질환 응용

① 肩部 병변 [肩臂不擧 등에 의하여 舒筋, 化痰작용에 의하여 발휘]

· 手麻木不擧 → 本經이 行하는 부분이면, 火邪가 침범하기 때문이니, 본 혈을 취하며, 風痹手不擧에도 본 혈을 취함[23)]

· 肩凝不擧시 압통 발생하는 곳 : 치료혈로서 효과(配 天宗, 肩髃, 臑兪)

② 陽維脈 병증에 활용 : 寒熱 … 上焦의 제반 피부병에 활용하며 清熱작용에 의함

· 寒熱 → 本經은 비록 身의 側을 行하지만 足少陽, 陽維脈과 더불어 교회(交會)하므로 寒熱에 본 혈을 취함[24)]

배혈

· 配 完骨 : 耳鳴無聞『甲乙經』

※ 기타문헌

"寒熱 項癧 適耳無聞 引缺盆肩中熱痛 麻痺不擧 肩貞擧之."『甲乙經』

"肩貞 : 主傷寒寒熱 耳鳴耳聾 缺盆肩中熱痛 風痹手足痲木不擧."『大成』

※ 참고

· 본 혈은 위치상 童氏奇穴 가운데 分枝上(在肩峯突起後側直下之腋縫中, 當肩胛關節之下一寸處), 分枝下(當分枝上穴之直下一寸處 再向內橫開五分處) 부근에 해당함

23) 本經所行部分, 有火客焉, 自應責之. 風痹手不擧, 責之是也.『經穴解』

24) 此經, 雖行身之側, 與足少陽, 奇經陽維會, 故寒熱亦責之也.『經穴解』

SI10 노수 (臑兪, Nosu)

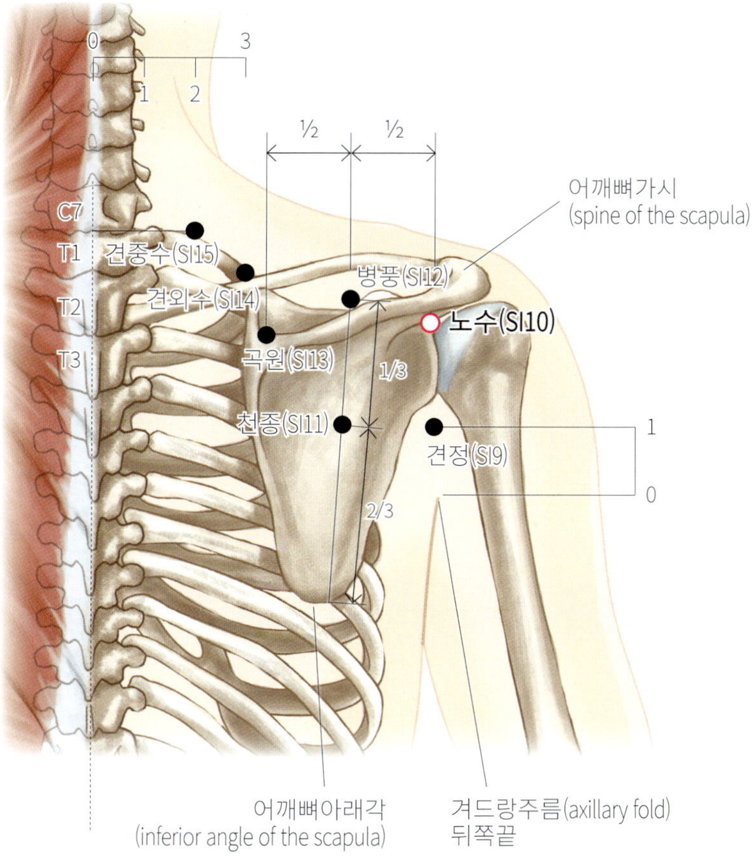

1. 혈명

【意義】臑는 上臂上端을, 兪는 兪穴을 뜻하며, 上臂의 上端에 위치한 兪穴이라는 의미임

【異名】臑臉, 曲掖上骨, 臑穴, 臑門

2. 혈위 근거

① 從肩貞上行肩端, 臑上肩骨下胛骨, 上廉陷中, 擧臂取之.『金鑑』

② 挾肩髎後, 大骨下, 胛上廉陷中, 擧臂取之.『大成』

3. 부위 및 취혈

① 팔이음뼈, 겨드랑주름 뒤쪽 끝에서 위쪽, 어깨뼈가시(spine of the scapula)아래쪽 오목한 곳

② 견갑극 외단 하부의 견봉 후하방 함중으로 견정혈(肩貞穴) 직상 1촌처에 취함. 단 체형에 따라 1촌보다 길게 취할 수도 있음
③ 견봉상에는 견우혈이 있고 견우혈 후하에는 견료혈이 있으며, 견료혈 후하에는 노수혈이 있고 노수혈 하방에는 견정혈(肩貞穴)이 있음

【근육】 어깨세모근(三角筋, deltoid m.), 깊은 층에 가시아래근(棘下筋, infraspinatus m.)
【신경】 겨드랑신경(腋窩神經, axillary n.), 가쪽빗장위신경(外側鎖骨上神經, lateral supraclavicular n.), 깊은층에 어깨위신경(肩胛上神經, suprascapular n.)
【혈관】 어깨위동 · 정맥(肩胛上動 · 靜脈, suprascapular a. & v.), 뒤위팔휘돌이동 · 정맥(後上腕回旋動 · 靜脈, posterior circumflex humeral a. & v.)
【침법】 ■ 직자 0.5~1촌
■ 사자 1~2촌 (약간 前下方으로)
【뜸법】 ■ 艾炷灸 3~7장
■ 溫灸 5~20분

4. 응용

개요

① 주치 : 陽維, 陽蹻脈과 교회(交會)하는 곳에 속하며, 이는 中風 肩背痠麻 및 半身不遂를 치료하는 要穴로 舒筋, 祛風, 止痛하는 효과
② 혈성 : 化痰消腫 舒筋活絡 通利關節

임상 해설

① 陽維脈과 陽蹻脈의 交會穴로서 中風, 半身不遂, 肩臂不擧를 치료 : 臑兪(SI10)~견중수(SI15)의 6穴은 주로 中風, 半身不遂, 肩臂不擧를 치료
② 고혈압에 유효 : 肩貞과 臑兪의 부위는 고혈압의 주요 혈위(灸)임

주요 질환 응용

① 臂, 肩胛部, 上肢病症 병증[舒筋活絡 작용 발휘됨]
· 臂痠無力, 肩痛引胛. → 臂, 肩, 胛은 本經이 지나는 곳이며, 본 혈이 肩下胛上에 위치하므로 本病을 치료[25)]

[25)] 臂, 肩, 胛, 本經之所行也, 穴在肩下胛上, 故責之.『經穴解』

· 治肩凝의 要穴 − 肩凝不擧時 압통이 쉽게 발생하는 곳. 上臂, 肩部 病變(配 肩髃, 天宗, 曲池)

② 下肢 脛部 병증[陽蹻脈(下肢의 운동성, 몸의 균형에 관련)과 교회(交會)하는 것에 의함]

· 脛痛 → 이 병증은 곧 陽蹻脈의 병이며, 本穴과 陽蹻가 교회(交會)하므로 下病에 上取함[26)]

③ 陽維脈 병증에 활용 : 寒熱

· 寒熱 → 寒熱病에 본 혈을 취하는 것은 본 혈이 身의 側에 위치하면서 陽維와 會하기 때문이며, 陽維脈의 病은 寒熱임[27)][難經27難 : 陽維爲病, 苦寒熱, 陰維爲病, 苦心痛. / 太平聖惠方 : 苦寒熱 − 陽爲衛, 衛爲氣, 氣主肺, 苦寒熱. 苦心痛 − 陰爲榮, 榮爲血, 血主心, 苦心痛]

· 頸部 脹硬 : 고혈압 병변시 발생하며 본 혈이 고혈압에 유효함(灸法)

※ 기타문헌

"頸癧."『外臺』

"寒熱 肩腫引胛中痛 肩臂酸 臑兪主之." "寒熱頸癧適 肩臂不可擧 臂臑[28)]兪主之."『甲乙經』

"臑兪 : 主臂痠無力 肩痛引胛 寒熱氣腫脛痛."『大成』

※ 참고

· 본 혈은 위치상 童氏奇穴 가운데 水愈(在上臂之後側. 自肩後直下, 卽背面穴向後橫開(稍斜下)二寸), 上曲(在上臂後側, 卽肩中穴向後橫開一寸處), 下曲(在肩端後直下, 卽後枝穴(消濼穴上二寸, 臑會穴下一寸)向後橫開一寸處) 부근에 해당함

26) 此症, 乃陽蹻之病也, 以此穴與陽蹻會, 故病在下者, 取之上也.『經穴解』

27) 寒熱病, 責之者, 以在身之側會陽維也, (陽維之會於此穴也), 陽維之病爲寒熱也.『經穴解』

28) 臑 : "臑" 原無,《外臺》卷三十九補.

SI11 천종 (天宗, Cheonjong)

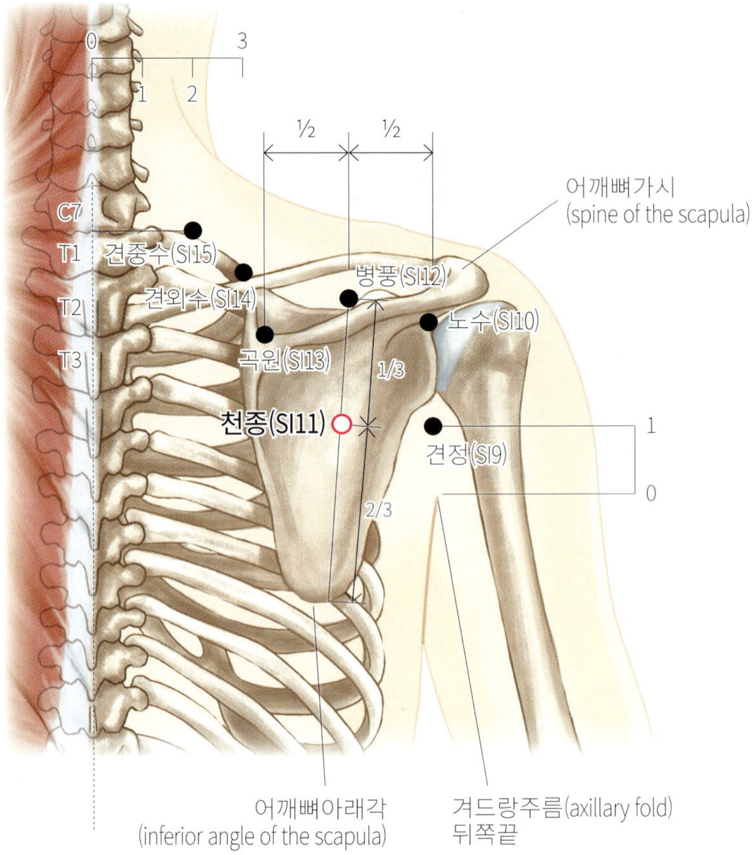

1. 혈명

【意義】天은 上部를, 宗은 中心을 뜻하며, 본 혈이 上部에 위치한 肩胛棘 중점의 下傍 肩胛骨 중심에 위치한다는 의미임

2. 혈위 근거

① 從臑兪上行, 肩骨下陷中.『金鑑』

② 秉風後, 大骨下陷中.『大成』

3. 부위 및 취혈

① 어깨뼈부위, 어깨뼈가시중점과 어깨뼈아래각(inferior angle of the scapula)을 연결하는 선에서 위쪽으로부터 1/3과 아래쪽으로부터 2/3가 되는 지점의 오목한 곳

② 견갑극 삼각내연(三角內緣)과 견봉단(肩峰端)의 중점에서 병풍혈을 취하고, 병풍혈과 견갑골 하각 사이를 3등분하여 상방에서 1/3처에 취함
③ 견갑극 하와(下窩)의 중앙부로, 병풍혈에서 그은 수직선과 제5흉추하 신도혈을 지나는 수평선이 교차하는 점에 해당하며, 병풍혈 직하 1.5촌처임
④ 노수혈과 견정혈(肩貞穴)을 이은 선을 한 변으로 하여 견갑골 쪽으로 삼각형을 만들었을 때 형성되는 점에서 취함

【근육】 어깨세모근(三角筋, deltoid m.), 가시아래근(棘下筋, infraspinatus m.)
【신경】 어깨위신경(肩胛上神經, suprascapular n.), 가쪽빗장위신경(外側鎖骨上神經, lateral supraclavicular n.)
【혈관】 어깨휘돌이동 · 정맥(肩胛回旋動 · 靜脈, circumflex scapular a. & v.)
【침법】 ■ 직자 0.5촌
■ 사자 0.5~1촌 (주위를 향해서)
【뜸법】 ■ 艾炷灸 3~7장
■ 溫灸 5~20분

4. 응용

개요

① 주치 : 肘臂痛麻, 上肢不遂에 대하여 본 혈에 자침하여 치료
② 혈성 : 肅降肺氣 舒筋活絡 解太陽經邪

임상 해설

① 乳癌, 乳腫, 乳不足, 乳腺炎 등 여성의 유방관련 제반질환에 활용(配 膺窓, 乳根)
② 胸痛(肋膜炎, 肋間神經痛)에 유효
- 心臟 虛弱 : 왼쪽 天宗 압통
- 肝의 이상 : 오른쪽 天宗 압통
③ 肩胛疼痛의 치료에 사용 : 痰飮과 小腸經筋 이상이 원인인 경우가 많으며 소화기계의 이상이 있는 사람일수록 압통이 심함. 고혈압 환자는 많은 경우 天宗穴 부위가 융기됨

주요 질환 응용

① 肩部 병증[肩部 鬱滯로 인한 肩背痠痛에 舒筋活絡함]

· 肩背痠痛, 肘外後廉痛 → 이 병증은 모두 본경의 병증으로 本經 局所穴인 본 혈을 취함[29]

· 肩痛, 肩關節周圍疼痛, 上肢運動障碍(配 肩髃, 肩髎, 曲池)

② 胸脇痛[압통이 있는 경우 효과적임]

· 天宗部 압통 : 瀉血 或 乾附缸

③ 乳部病症[乳腫, 乳不足에 본 혈을 配穴함]

· 配 少澤(治乳汁分泌 不足, 乳癰), 天谿, 乳根 → 乳癰

배혈

· 配 肩髎, 陽谷 : 治臂痛『千金方』

※ 기타문헌

"主胸脇支滿 搶心咳逆."『外臺』

"肩重 肘臂痛不可擧 天宗主之."『甲乙經』

"天宗 : 主肩臂痠疼 肘外後廉痛 頰頷腫."『大成』

[29] 此症, 皆本經部分所得之病, 故取此穴.『經穴解』

SI12 병풍 (秉風, Byeongpung)

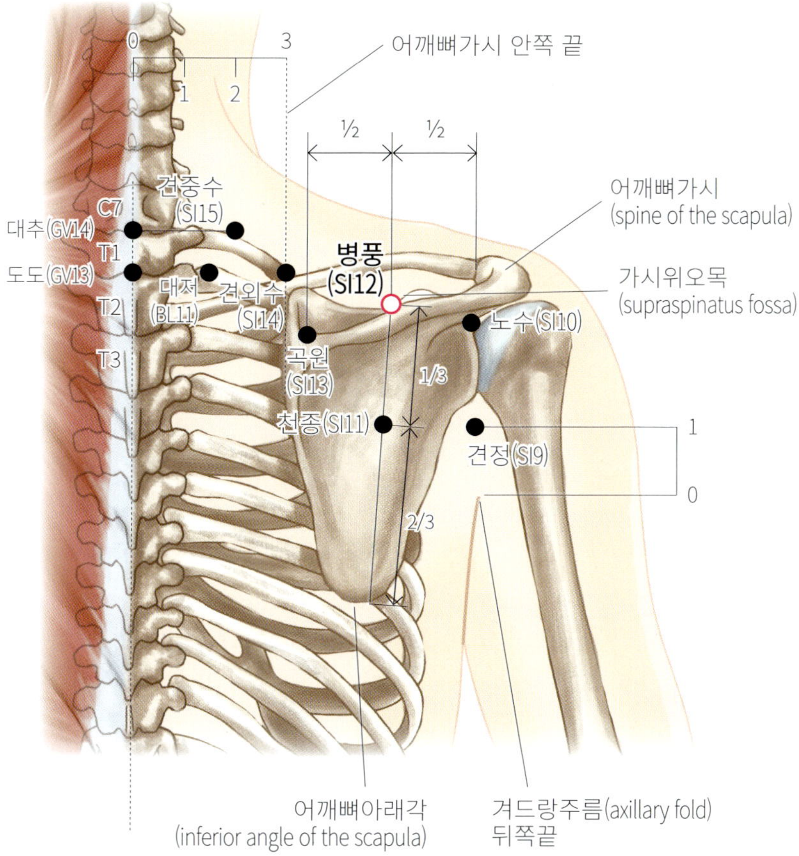

1. 혈명

【意義】秉은 執掌을, 風은 風邪를 뜻하며, 본 혈의 기능상 舒筋散風한다는 의미임

【異名】肩解

2. 혈위 근거

① 從天宗上行, 肩上小髃骨, 擧臂有空.『金鑑』

② 挾天髎外, 肩上小髃後, 擧臂有空.『大成』

3. 부위 및 취혈

① 어깨뼈부위, 가시위오목(supraspinatus fossa), 어깨뼈가시(spine of the scapula) 중점 위쪽의 오목한 곳

② 견갑극 상연의 중앙, 즉 거골혈과 곡원혈 중점(노수혈과 곡원혈 중점)이며, 천종혈 직상 1.5촌에서 취함

【근육】등세모근(僧帽筋, trapezius m.), 어깨세모근(三角筋, deltoid m.), 가시위근(棘上筋, supraspinatus m.)

【신경】가쪽빗장위신경(外側鎖骨上神經, lateral supraclavicular n.), 더부신경의 가쪽가지(副神經의 外枝, external br. of accessory n.), 깊은층에 어깨위신경(肩胛上神經, suprascapular n.)

【혈관】어깨위동 · 정맥(肩胛上動 · 靜脈, suprascapular a. & v.)

【침법】■ 직자 0.3~0.5촌 ■ 사자 0.5~0.7촌

【뜸법】■ 艾炷灸 3~5장 ■ 溫灸 5~15분

4. 응용

개요

① 주치 : 手陽明, 手太陽, 手足少陽의 交會處로 肩痛不能擧를 치료

② 혈성 : 舒筋散風 止痛

임상 해설

① 外感風邪의 침입을 받는 부위로서 傷寒初期 項强症에 사용

☞ 肩周圍 風穴 : [肩] 秉風 ↔ 風門 ↔ 風池 ↔ 風府 [腦]

② 고혈압 치료혈로 응용

③ 견비통에 활용

"秉風…主肩痛不能擧."『大成』

"秉風主肩胛疼痛 項强不得回顧 腠理不得致密 風邪易入 咳嗽頑痰."『循經考穴編』

주요 질환 응용

① 肩臂病症 [外感性 초기의 肩臂 및 項强 병증에 舒筋散風 작용 발휘]

· 肩痛不能擧 → 이 병증은 風寒이 침입하여 본경의 국소에 발생한 것으로 국소 혈위인 본 혈을 취함[30]

배혈

· 配 天容 : 肩痛不可擧『甲乙經』

※ 기타문헌

"穴主肩痛不可擧."『甲乙經』

[30] 此乃本經本穴部分, 有風寒客之, 而有是症, 自應責此穴也.『經穴解』

SI13 곡원 (曲垣, Gogwon)

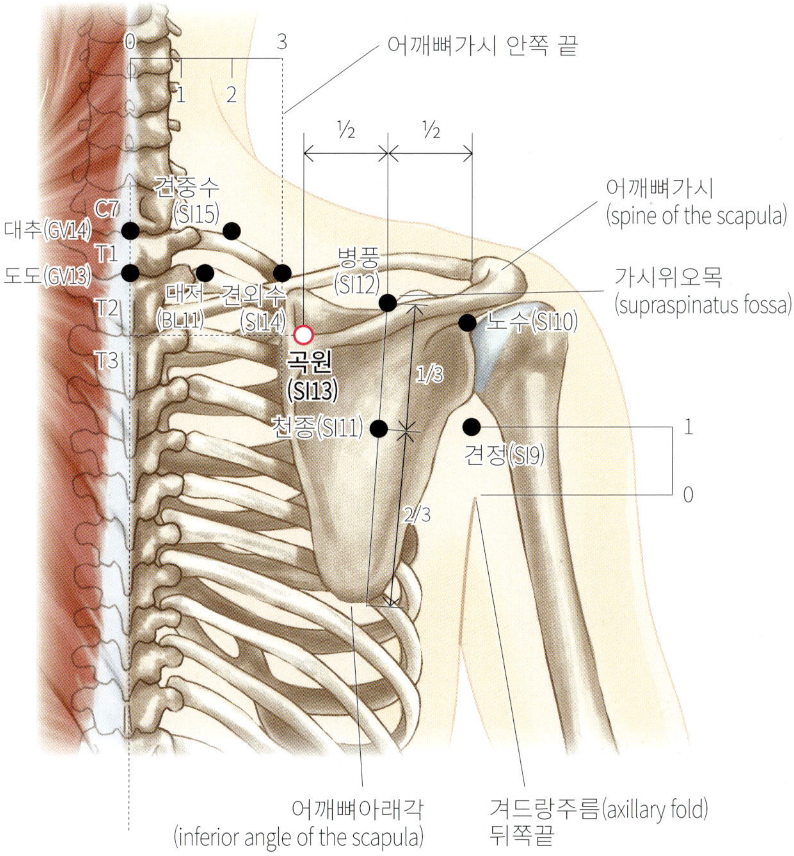

1. 혈명

【意義】曲은 彎曲을, 垣은 垣墻을 뜻하며, 본 혈의 위치상 肩胛棘上窩 내측으로 彎曲되어 있는 垣墻과 유사하다는 의미임

2. 혈위 근거

① 從秉風上行肩中央, 曲胛陷中, 按之應手痛.『金鑑』

② 肩中央曲胛陷中, 按之應手痛.『大成』

3. 부위 및 취혈

① 어깨뼈부위, 어깨뼈가시안쪽끝 위쪽 오목한 곳. 노수(臑兪, ST10)와 둘째등뼈가시돌기를 연결하는 선의 중점에 위치

② 견갑극을 따라 촉지하여 내측으로 밀어가면서 정지하는 부분으로 견갑극 상와 내측의 요함처에 취함

【근육】 등세모근(僧帽筋, trapezius m.), 가시위근(棘上筋, supraspinatus m.)
【신경】 둘째 가슴신경의 뒷가지(胸神經의 後枝, posterior br. of the 2nd thoracic n.), 더부신경의 가쪽가지(副神經의 外枝, external br. of accessory n.), 깊은층에 어깨위신경(肩胛上神經, suprascapular n.)
【혈관】 등쪽어깨동·정맥(背側肩胛動·靜脈, dorsal scapular a. & v.)
【침법】 ▪ 직자 0.3~0.5촌 ▪ 사자 0.5~0.8촌
【뜸법】 ▪ 艾炷灸 3~5장 ▪ 溫灸 5~20분

4. 응용

개요

① 주치 : 肩胛周圍痺를 주치함
② 혈성 : 舒筋活絡 散風止痛

임상 해설

① 肩胛骨 腫痛(肩胛骨 自體가 부어서 痛症이 있는 경우), 肩臂熱痛에 사용
② 項强痛, 斜頸에 사용

주요 질환 응용

① 肩部 병증[肩部의 肩胛骨 腫痛, 項强, 斜頸에 대하여 舒筋活絡 작용 발휘]
· 肩臂寒熱, 氣注肩胛, 拘急痛悶 → 本 병증은 곧 本經 循行 부분의 국소 병증으로 이 병증이 발생하면 국소혈위인 본 혈을 취함[31]

※ 기타문헌

"肩胛周痺 曲垣主之."『甲乙經』
"曲垣 : 主肩臂熱痛 氣注肩胛 拘急痛悶."『大成』

[31] 此症乃本經本穴部分之病, 故應責之者也.『經穴解』

SI14 견외수 (肩外兪, Gyeonoesu)

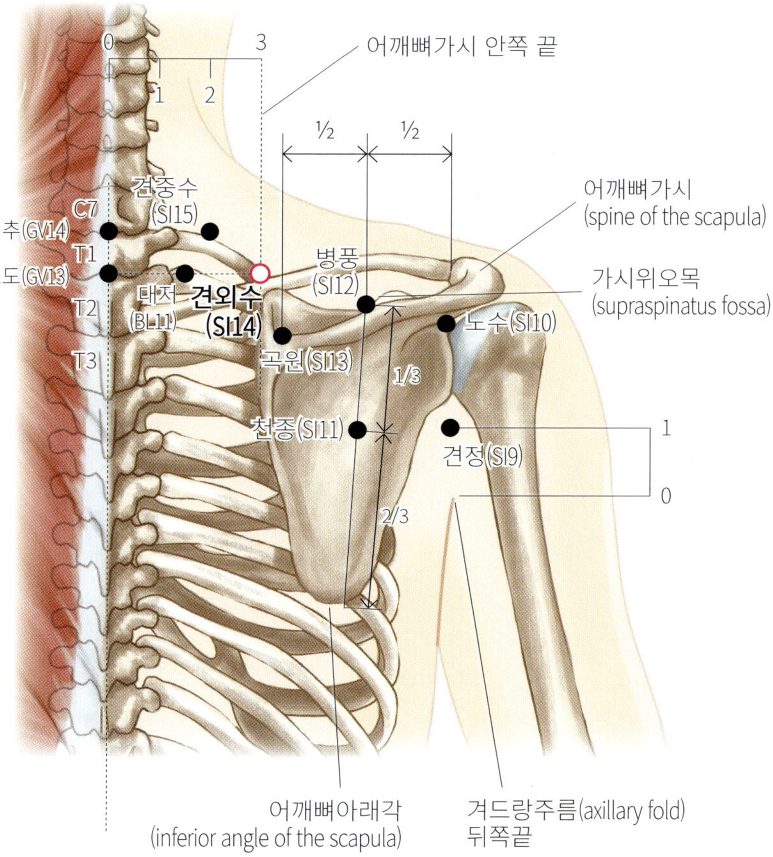

1. 혈명

【意義】肩은 肩胛을, 外는 外傍을, 兪는 혈위를 뜻하며, 본 혈이 肩中兪의 外下方에 위치한다는 의미임

【異名】肩外

2. 혈위 근거

① 從曲垣上行, 肩胛上廉, 去脊傍開三寸陷中. 『金鑑』

② 肩胛上廉, 去脊三寸陷中. 『大成』

3. 부위 및 취혈

① 위쪽등부위, 첫째등뼈가시돌기 아래 모서리와 같은 높이, 뒤정중선(posterior median line)에서 가쪽으로 3촌. 어깨뼈가시의 안쪽 끝을 지나는 수직선과 첫째등뼈가시돌기 아래를 지나는 수평선이 만나는 지점에서 취혈. 대저(大杼, BL11), 도도(陶道,

GV13)와 같은 높이

② 제1흉추극돌기 하방 도도(陶道, GV13)혈 양방 3촌으로 견갑골 내측연의 상방에 취함

· 陶道(GV13) ←1.5촌 → 大杼(BL11) ←1.5촌 → 肩外兪(SI14)

【근육】 등세모근(僧帽筋, trapezius m.), 어깨올림근(肩胛擧筋, levator scapular m.), 목엉덩갈비근(頸腸肋筋, iliocostalis cervicis m.)

【신경】 첫째 · 둘째 가슴신경의 뒷가지(胸神經, posterior br. of the 1st & 2nd thoracic n.), 깊은층에 등쪽어깨신경(肩胛背神經, dorsal scapular n.)

【혈관】 깊은층에 가로목동 · 정맥(頸橫動 · 靜脈, transverse cervical a. & v.)

【침법】 ■ 직자 0.3~0.5촌 ■ 사자 0.5~0.7촌

【뜸법】 ■ 艾炷灸 3~7장 ■ 溫灸 5~10분

4. 응용

개요

① 주치 : 肩胛部의 동통을 주치함

② 혈성 : 舒筋活絡 散風

임상 해설

① 僧帽筋緊張, 肩背痛, 오십견(配肩中兪) : "肩外兪主肩甲中痛熱 而寒至肘"『外臺秘要』

② 고혈압(淺刺, 濕附缸), 저혈압증 등 혈압관련 제반 병증의 치료에 사용

주요 질환 응용

① 肩部 病變[肩部의 肩背痛, 五十肩 등에 대하여 舒筋活絡 작용을 발휘]

· 肩胛痛, 周痺寒至肘. → 本 병증은 곧 本經 循行 부분의 국소 병증으로 이 병증이 발생하면 국소혈위인 본 혈을 취함[32)]

② 혈압 관련 병증[혈압 조절작용. 고혈압, 저혈압에 모두 사용]

· 肩胛部穴 – 조절(긴장되어 굳어있는 상태를 풀어주어 혈압을 낮춰줌)

※ 기타문헌

"肩胛甲痛 而寒至肘 肩外兪主之."『甲乙經』

"肩外兪 : 主肩胛痛 周痹寒至肘."『大成』

---

32) 此症乃本經本穴部分, 有寒客之, 而有是症, 宜取此穴.『經穴解』

SI15 견중수 (肩中兪, Gyeonjungsu)

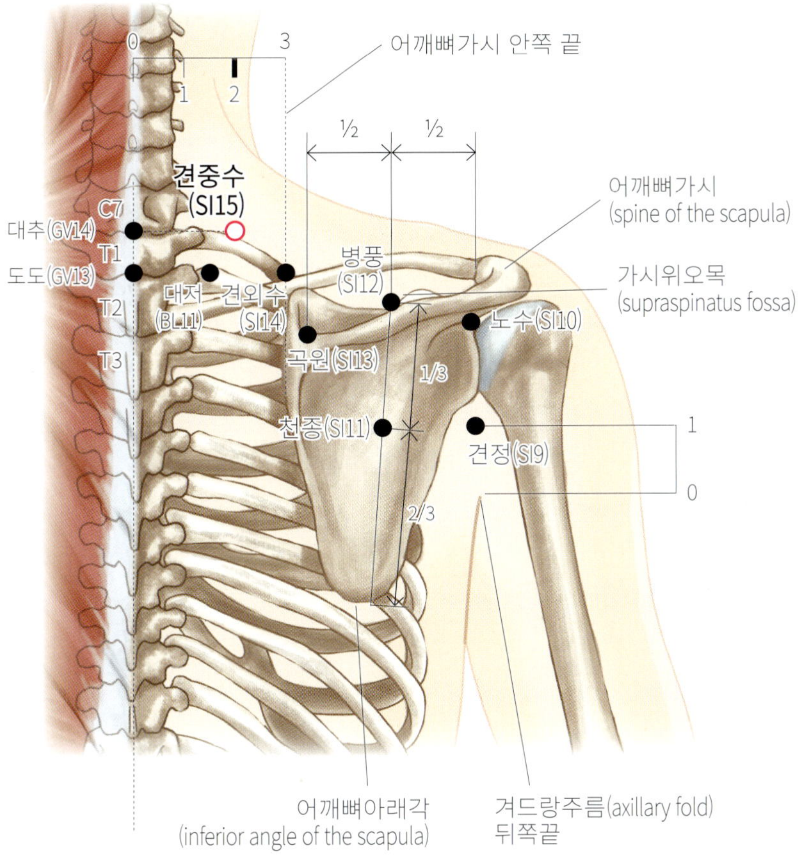

1. 혈명

【意義】肩은 肩部를, 中은 중간을, 兪는 혈위를 뜻하며, 혈위 상 大椎와 肩井의 중간에 위치한다는 의미임

【異名】肩中

2. 혈위 근거

① 從肩外兪上行, 肩胛內廉, 去脊督脈之大椎穴, 傍開二寸陷中.『金鑑』

② 肩胛內廉去脊二寸陷中.『大成』

3. 부위 및 취혈

① 위쪽 등부위, 일곱째목뼈가시돌기(spinous process of the 7th cervical vertebra) 아래모서리와 같은 높이, 뒤정중선에서 가쪽으로 2촌

② 뒤정중선과 어깨뼈안쪽모서리를 연결하는 선에서 가쪽으로부터 1/3과 안쪽으로부터 2/3가 되는 지점을 지나는 수직선과 일곱째 목뼈 가시돌기 아래를 지나는 수평선이 만나는 지점에서 취혈. 대추(大椎, GV14)와 같은 높이

③ 대추혈(大椎穴) 양방 2촌처로 견정혈(肩井穴)과 대추혈을 이은 가상선의 중간점에 취함

· 大椎(GV14) ←2촌→ 肩中兪(SI15) ←2촌→ 肩井(GB21) ←4촌→ 肩髃(LI15)

【근육】얕은층에 등세모근(僧帽筋, trapezius m.), 깊은층에 어깨올림근(肩胛擧筋, levator scapular m.), 목엉덩갈비근(頸腸肋筋, iliocostalis cervicis m.)

【신경】첫째 가슴신경의 뒷가지(胸神經, posterior br. of the 1st thoracic n.), 깊은층에 등쪽어깨신경(肩胛背神經, dorsal scapular n.)

【혈관】가로목동·정맥(頸橫動·靜脈, transverse cervical a. & v.)

【침법】■ 직자 0.3~0.5촌

■ 사자 0.5~0.8촌

【뜸법】■ 艾炷灸 3~7장

■ 溫灸 5~20분

4. 응용

개요

① 주치 : 肩胛, 內臟器官의 질환을 주치

② 혈성 : 解表宣肺 舒筋活絡 止咳平喘

임상 해설

① 僧帽筋 緊張, 肩背痛, 五十肩을 치료(配 肩外兪)

② 고혈압 치료(淺刺, 濕附缸)

주요 질환 응용

① 肺部 및 肩部 병증[본 혈이 肩背部에 위치하여 止咳, 舒筋 작용 발휘에 의함]

· 咳嗽上氣, 唾血 → 背는 肺의 室이며, 본 혈이 肩의 裡에 위치하여 肺에 가깝고,

또 本經은 火經으로 본 병증은 모두 肺中에 火가 있는 병증이니, 본 혈을 瀉함[33]

· 肩背疼痛 치료에 활용(配 大椎, 肩井, 支溝)

② 寒熱 및 目痛[본 혈의 解表 작용에 의함]

· 寒熱, 目視不明 → 膽經은 肩井에서 橫으로 大椎와 交하고 缺盆으로 入하며, 本經은 直上해 頸으로 入하고 膽經이 橫過하여 본 혈에 이르므로 寒熱과 目病에 본 혈을 취함[34]

※ 기타문헌

"寒熱癧 目不明 欬上氣 唾血 肩中兪主之."『甲乙經』

"肩中兪 : 主咳嗽 上氣唾血 寒熱 目視不明."『大成』

[33] 背者, 肺之室也, 此穴在肩之裡, 近乎肺, 本經又爲火, 此症, 皆肺中之有火之症也, 宜泄之.『經穴解』

[34] 膽經由肩井橫交大椎入缺盆者, 本經直上入頸, 而膽經橫過之於此穴, 故寒熱與目病者, 責之.『經穴解』

SI16 천창 (天窓, Cheonchang)

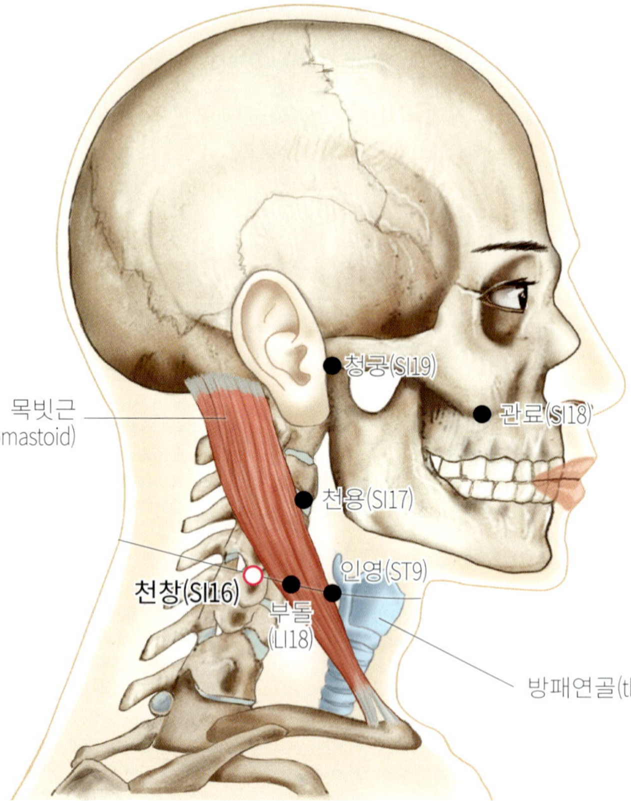

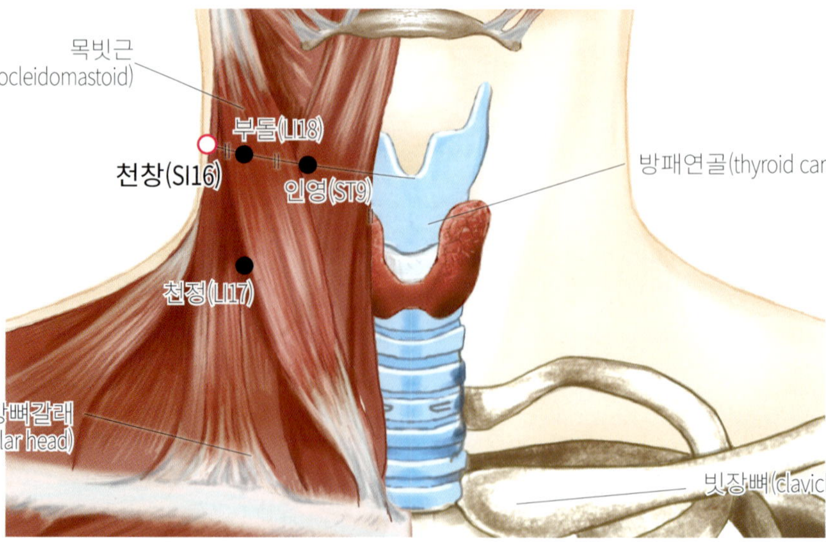

1. 혈명

【意義】 天은 上部를, 窓은 通竅를 뜻하며, 본 혈의 위치 및 주치상 頭頸部 질환인 耳聾, 喉中痛, 暴喑 등을 치료한다는 의미임

【異名】 天窗, 窗籠, 窗龍, 窗聾, 天籠

2. 혈위 근거

① 從肩中兪上行, 頸大筋前曲, 頰下動脈應手陷中.『金鑑』

② 頸大筋間, 前曲頰下扶突後, 動脈應手陷中.『大成』

3. 부위 및 취혈

① 목앞부위, 목빗근(sternocleidomastoid m.)의 뒤쪽, 방패연골(thyroid cartilage) 위모서리와 같은 높이

② 인영(人迎, ST9), 부돌(扶突, LI18), 방패연골위모서리와 같은 높이에 위치. 인영(人迎, ST9)은 목빗근의앞쪽, 천창(天窓, SI16)은 목빗근의뒤쪽, 부돌(扶突, LI18)은 목빗근의 앞뒤 모서리 중간에 위치

③ 흉쇄유돌근 후연 하악우각(下顎隅角) 하방으로 후두융기 정중 외방(갑상연골상연 외방)4.5촌처(흉쇄유돌근 후연)에 취함

④ 후두융기 정중 양방 1.5촌에 인영혈을 정하고, 인영혈에서 약간 수평상으로 1.5촌 외방에 부돌혈을 정하고, 부돌혈에서 약간 수평상으로 1.5촌 외방에 천창혈을 정함

【근육】 목빗근(胸鎖乳突筋, sternocleidomastoid m.), 앞목갈비근(前斜角筋, scalenus anterior m.)

【신경】 빗장위신경(鎖骨上神經, supraclavicular n.), 미주신경(迷走神經, vagus n.), 셋째 · 넷째 목신경(頸神經, the 3rd & 4th cervical n.), 큰귓바퀴신경(大耳介神經, great auricular n.)

【혈관】 가로목동 · 정맥(頸橫動 · 靜脈, transverse cervical a. & v.), 바깥목정맥(外頸精脈, external jugular v.), 바깥목동맥(外頸動脈, external carotid a.), 오름목동맥(上行頸動脈, ascending cervical a.)

【침법】
- 직자 0.3~0.5촌
- 사자 0.5~0.8촌

【뜸법】
- 艾炷灸 2~3장
- 溫灸 5~10분

4. 응용

개요

① 주치 : 頸項病 및 耳病을 주치함
② 혈성 : 軟堅散結 聽耳利竅 熄風寧神

임상 해설

① 耳鳴症에 配用함
② 癭瘤(甲狀腺囊腫), 瘰癧(連珠瘡, 이하선염, 결핵성 · 만성림프절염), 痄症에 사용
③ 斜頸症(配 天容)

주요 질환 응용

① 頸項部 병증[頸項部 병증에 대하여 軟堅散結 작용 발휘]
· 痔漏頸痛, 肩痛引頸不得回顧, 喉中痛, 暴瘖. → 火邪는 頸으로 올라오고 風이 침입하고 지나가는 부분이며, 火가 침입하여 盛한 것은 그 上行의 火를 散泄해서 치료함[35]

배혈

· 配 陽谿, 關衝, 液門, 中渚 : 耳痛耳鳴『千金方』
· 配 支溝, 扶突, 曲鬢, 靈道 : 暴瘖不能言『千金方』
· 配 天突 : 漏頸痛, 面皮熱『千金方』

※ 기타문헌

"狂邪鬼語灸天窓七壯. "『千金方』
"頰腫痛 天窗主之." "耳鳴 百會及頷厭 顱息 天窗 大陵 偏歷 前谷 後谿皆主之." "癭 天窗及臑會主之."『甲乙經』
"天窗(一名窗籠) : 主痔瘻 頸痛 肩痛引項不得回顧 耳聾頰腫 喉中痛 暴瘖不能言 齒噤中風."『大成』

---

[35] 火邪上頸, 凡所及部分, 所過部分, 有火客之而盛者, 應泄其上行之火.『經穴解』

SI17 천용 (天容, Cheonyong)

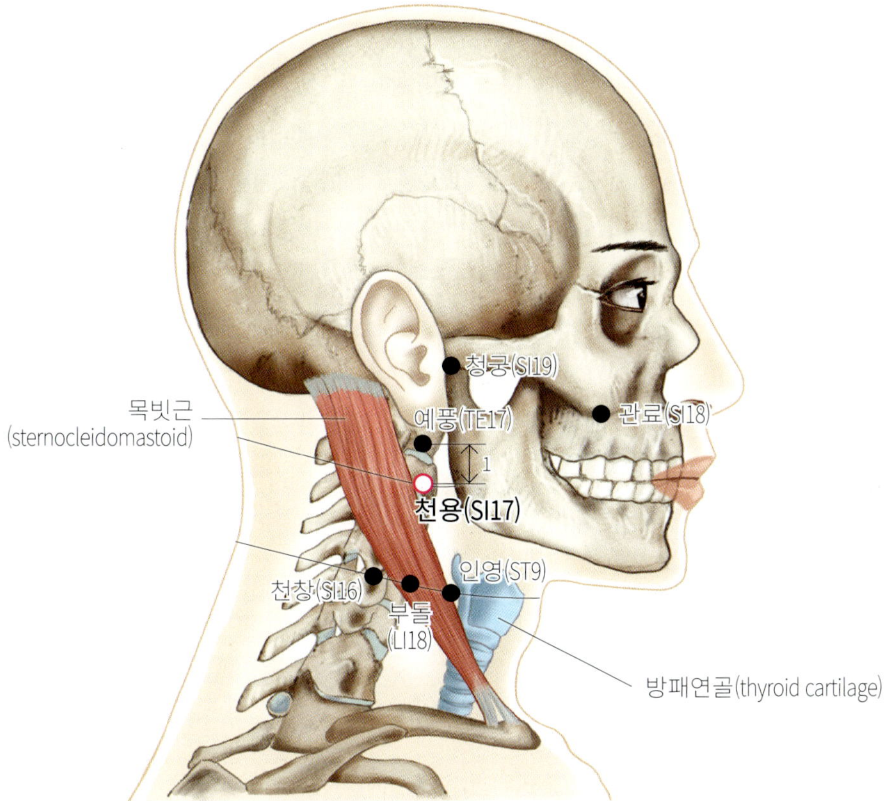

1. 혈명

【意義】天은 天氣를, 容은 面容을 뜻하며, 小腸經은 天氣를 生하는 곳으로 脈氣가 이곳으로부터 面容에 入함을 의미함

2. 혈위 근거

① 從天窓上行, 耳下曲頰後.『金鑑』

② 耳下曲頰後.『大成』

3. 부위 및 취혈

① 목 앞부위, 턱뼈각(angle of the mandible) 뒤쪽, 목빗근 앞쪽 오목한 곳. 저항을 받으며 머리를 반대로 돌렸을 때 목빗근이 현저하게 드러남. 목빗근 뒤쪽의 천유(天牖, TE16)와 같은 높이

② 하악우각(下顎隅角) 후방의 예풍혈 아래 1촌처로 흉쇄유돌근 전렴부(前廉部)에 취하며, 흉쇄유돌근 전방에 천용혈을 취하고, 흉쇄유돌근 후방에 천유혈을 취함

【근육】 목빗근(胸鎖乳突筋, sternocleidomastoid m.)

【신경】 미주신경(迷走神經, vagus n.), 더부신경(副神經, accessory n.), 큰귓바퀴신경(大耳介神經, great auricular n.), 얼굴신경의 목가지(顏面神經의 頸枝, cervical br. of facial n.)

【혈관】 속목동맥(內頸動脈, internal carotid a.), 바깥목동맥(外頸動脈, external carotid a.), 속목정맥(內頸靜脈, internal jugular v.), 바깥목정맥(外頸精脈, external jugular v.), 위턱동·정맥(上顎動·靜脈, maxillary a.), 얼굴동맥(顏面動脈, facial a.)

【침법】 ■ 직자 0.3~0.5촌
■ 사자 0.5~1.5촌(舌根部로 향해)

【뜸법】 ■ 艾炷灸 2~3장
■ 溫灸 5~10분

4. 응용

개요

① 주치 : 頸腫項痛, 咽中如梗, 耳聾, 耳鳴을 주치함
② 혈성 : 利咽消腫 聽耳降逆 軟堅散結

임상 해설

① 斜頸症(配 天窓)
② 咽中如梗에 사용

주요 질환 응용

① 頸部, 胸部 병증에 활용
· 頸部 火熱症에 사용 : 喉痺寒熱, 咽中如梗, 斜頸
· 胸部 鬱症에 사용 : 胸滿不得息, 胸痛
· 喉痛, 편도선염(配 合谷, 少商)

배혈

· 配 前谷, 角孫, 腕骨, 支正 : 頸腫項痛不可顧『千金方』
· 配 聽會, 聽宮, 中渚 : 聾嘈嘈若蟬鳴『千金方』
· 配 廉泉, 魄戶, 氣舍, 譩譆, 扶突 : 咳逆上氣, 喘息嘔沫齒噤『千金方』

※ 기타문헌

"疝積胸中痛 不得窮屈 天容主之." "頭項癰腫不能言 天容主之." "肩痛不可擧 天容及秉風主之." "耳聾嘈嘈無所聞 天容主之."『甲乙經』

"天容 : 主喉痺寒熱 咽中如梗 癭頸項癰 不可回顧 不能言 胸痛 胸滿不得息 嘔逆吐沫 齒噤 耳聾 耳鳴."『大成』

SI18 관료 (顴髎, Gwollyo)

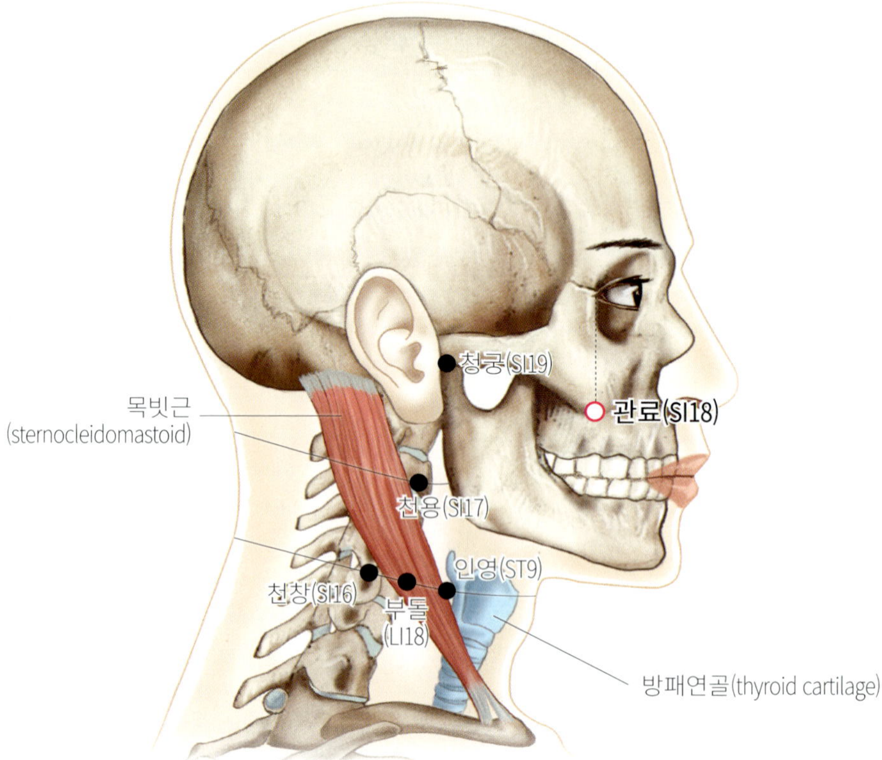

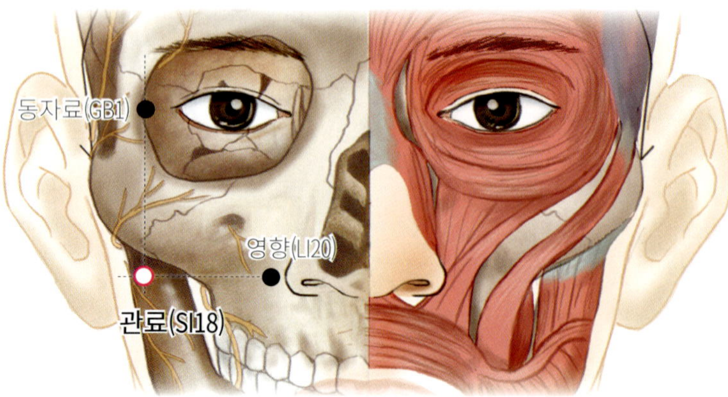

1. 혈명

【意義】顴은 顴骨을, 髎는 空穴을 뜻하며, 본 혈의 위치상 관골하 요함처에 해당함을 의미함

【異名】兌骨, 權髎, 顴窌

2. 혈위 근거

① 從天容上行面鳩骨下廉, 銳骨端陷中.『金鑑』

② 面鳩骨下廉, 銳骨端陷中.『大成』

3. 부위 및 취혈

① 얼굴, 광대뼈(zygomatic bone) 아래쪽, 가쪽눈구석(outer canthus)에서 수직으로 아래쪽 오목한 곳. 광대뼈아래모서리의 수평선과 가쪽 눈구석의 수직선이 만나는 부위의 오목한 곳에서 취혈

② 목외자(目外眥)의 동자료혈에서 그은 수직선과 비공방(鼻孔傍) 높이에서 그은 수평선이 교차하는 점으로 관골하 요함처에서 취함

【근육】 큰광대근(大顴骨筋, zygomaticus major m.), 깨물근(咬筋, masseter m.), 볼근(頰筋, buccinator m.)

【신경】 얼굴신경(顔面神經, facial n.). 볼신경(頰神經, buccinator n.), 깨물근신경(咬筋神經, masseteric n.)

【혈관】 가로얼굴동·정맥(顔面橫動·靜脈, transverse facial a. & v.), 뒤위이틀동맥(後上齒槽動脈, posterior superior alveolar a.)

【침법】
- 직자 0.2~0.3촌
- 사자 0.5~1촌 (下方으로 향해)
- 禁鍼灸 (『醫學入門』)

【뜸법】
- 艾炷灸 1~3장
- 溫灸 5~10분
- 禁灸 (『類經圖翼』)

4. 응용

개요

① 주치 : 口僻, 面赤을 주치함

② 혈성 : 淸熱消腫 牽正鎭痙 鎭痛鎭痙 祛風通絡

임상 해설

① 口眼窩斜로 인한 顔面·眼瞼瞤動不止, 顔面神經痙攣에 효과적임 : 面上의 穴들은 대부분 얕게 자침함(深刺禁止)

② 足關節 염좌(祛風通絡) : 鎭痛鎭痙 작용 발휘

- 少陽經 염좌 : 翳風(丘墟 부위)
- 陽明經 염좌 : 地倉(商丘 부위)
- 太陽經 염좌 : 顴髎

주요 질환 응용

① 顔面部 병증 치료에 활용

· 본 혈은 三焦經, 小腸經의 交會穴로서 顔面部 병증에 대하여 淸熱消腫, 牽正 작용을 발휘함

· 口喎 → 口喎는 곧 足陽明胃經의 症이나, 본 혈이 面에 위치하고 있어서 취함[36)]

· 面赤, 目黃, 眼瞤動, 齒痛, 䪼腫 → 面赤은 面에 火가 있는 故로 赤하고, 目黃은 目에 火가 있어 黃한 것이며, 眼의 瞤動 또한 火로 인한 것이고, 䪼腫도 火로 인함이고, 齒痛 또한 火로 인함이니, 모두 본 혈을 취하여 치료[37)]

② 董氏奇穴 – 馬金水, 治泌尿器系統 病變, 腰痛

배혈

· 配 內關 : 目赤黃『千金方』

· 配 頰車 : 口僻痛, 惡風寒, 不可以嚼『千金方』

· 配 大迎 : 目瞤『百症賦』

· 配 大迎, 聽會, 曲池 : 齒痛惡寒『千金方』

※ 기타문헌

"口僻 顴髎及齦交 下關主之." "䪼腫脣癰 顴髎主之." "目赤黃 顴髎主之." "齒痛 顴髎及二間主之."『甲乙經』

"顴髎 : 主口喎 面赤目黃 眼瞤動不止 䪼腫齒痛."『大成』

---

36) 口喎乃足陽明胃經之症, 以本經在面, 入足陽明經部分而有火, 故責此穴.『經穴解』

37) 面赤亦面有火, 故赤. 目黃, 目有火則黃. 眼瞤動亦火也. 䪼腫亦火也. 齒痛亦火也, 故均責此穴.『經穴解』

※ 참고

· 본 혈은 위치상 童氏奇穴 가운데 馬金水(當外眼角之直下至顴骨下緣一分五陷凹處), 馬快水(在馬金水直下四分, 約與鼻下緣齊處), 鼻翼(當鼻翼中央上端之溝陷中) 부근에 해당함

SI19 청궁 (聽宮, Cheonggung)

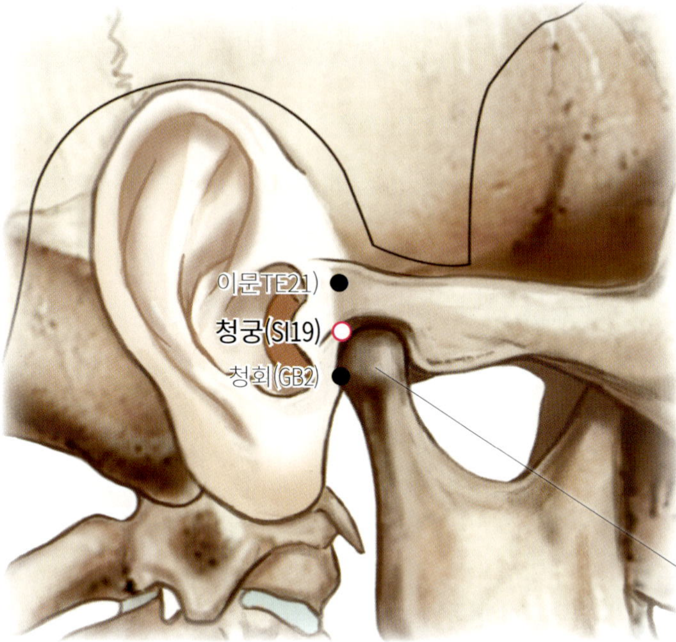

1. 혈명

【意義】聽은 聽內를, 宮은 五音의 首를 뜻하며, 본 혈이 聽耳작용이 있어서 五音을 잘 듣게 해주는 穴이라는 의미임

【異名】听宮, 多所聞

2. 혈위 근거

① 從顴髎上行耳中之珠. 『金鑑』

② 耳中珠子大如赤小豆. 『大成』

3. 부위 및 취혈

① 얼굴, 귀구슬(tragus) 중심의 앞모서리와 아래턱뼈관절돌기(condylar process of the mandible) 사이의 오목한 곳. 입을 약간 벌릴 때 나타나는 귀구슬 중심의 앞쪽오목한 곳으로, 이문(耳門, TE21)과 청회(聽會, GB2)의 사이에서 취혈

② 이주전(耳珠前) 중앙의 요함처에 취함

③ 이병정중(耳屛正中)과 하악관절(下顎關節)의 사이로 개구시(開口時) 요함처에 취하고, 이륜각전(耳輪脚前)에는 이문혈, 이주(耳珠) 전하방으로 병간절흔(屛間切痕)전방에는 청회혈을 취하며, 이문혈과 청회혈 중간에 청궁혈을 정함

· [耳珠前上方] 耳門(TE21) ←5分→ 聽宮(SI19) ←5分→ 聽會(GB2) [耳珠前下方]

【근육】관자근(側頭筋, temporalis m.)

【신경】귓바퀴관자신경(耳介側頭神經, auriculotemporal n.), 얼굴신경(顔面神經, facial n.)

【혈관】얕은관자동 · 정맥(淺側頭動 · 靜脈, superficial temporal a. & v.)

【침법】■ 직자 0.3~0.5촌
- ■ 사자 0.5~1촌(입을 벌리고 약간 下部로 향하여)
- ■ 약간 開口하여 침첨을 약간 下部(或 귀구멍과 같은 방향)로 向하여 자입함(刺鍼時 아파서 患者가 입을 크게 벌리면 鍼이 휘어지게 됨)

【뜸법】■ 艾炷灸 3~5장
- ■ 溫灸 3~5분

4. 응용

개요

① 주치

※ 聽宮이 耳鳴聾 치료에 활용되는 이유

i) 본 혈에서 手太陽經, 手少陽經, 足少陽經 등 三脈이 交會하는데, 手太陽經은 入耳中하고, 手少陽經과 足小陽經은 모두 入耳, 出走耳前하기 때문임

ii) 아울러 小腸과 心은 表裡이니 氣血이 充實하면 耳聰하고 目明하나 氣血이 虛하면 耳鳴 目眩하므로 본 혈을 刺하면 通絡益聽해 耳를 聽耳하게 하고, 眼을 明目하게 함

② 혈성 : 聽耳消腫 益聽止痛, 寧神志

임상 해설

① 귀 질환 치료의 주요 혈위 : 耳周圍穴(耳門, 聽宮, 聽會)

i) 耳鳴, 耳聾, 難聽, 聤耳, 外耳炎 등에 사용

ii) 聾啞 치료에 응용

② 口眼喎斜 치료의 주요 혈위 중 하나로서 顔面神經麻痺症에 효과적임(配 地倉, 頰車, 頭維) : 喎斜症이 오래되고 잘 낫지 않는 경우에는 中脘과 聽宮에 뜸 치료(或 溫鍼)

주요 질환 응용

① 귀 병증[귀 주위 穴로서 각종 귀 질환(耳鳴, 耳聾, 聤耳) 치료에 유효]

· 耳鳴, 耳聾, 如物塡塞無聞, 耳中嘈嘈憹憹如蟲鳴 → 三陽經의 火는 모두 耳中에서 交會하므로 본 혈은 火를 瀉하여 耳症을 치료함[38)]

② 口喎[顔面神經麻痺에 대하여 通絡작용을 발휘함]

· 配 地倉, 頰車, 頭維, 聽宮

배혈

· 配 脾兪 : 心下之悲凄『百症賦』

· 配 天容, 聽會, 中渚 : 聾嘈嘈若蟬鳴『千金方』

· 配 腦戶, 聽會, 風府, 翳風 : 骨痠, 眩, 狂, 瘈瘲, 口噤, 喉鳴沫出, 瘖不能言『千金方』

· 耳聾氣閉, 聽宮, 聽會, 翳風 · · · 復刺後穴, 三里, 合谷.『大成』

※ 기타문헌

"癲疾 狂瘈瘲 眩仆癲疾 瘖不能言 羊鳴沫出 聽宮主之." "耳聾塡塡如無聞 憹憹嘈嘈若蟬鳴 鴳鴂[39)]鳴 聽宮主之. 下頰取之 譬如破聲 刺此. 聾翳風及 會宗下空主之."『甲乙經』

"聽宮(一名多所聞) : 主失音 癲疾 心腹滿 聤耳 耳聾如物塡塞無聞 耳中嘈嘈憹蟬鳴."『大成』

---

38) 三陽經火俱會於耳之中, 故此穴專治耳症, 以泄其火.『經穴解』

39) 鴳鴂 : 原作 "頞頰", 據『外臺』卷三十九改.

경혈학

7

足太陽膀胱經

足太陽膀胱經 流注

『靈樞 · 經脈』膀胱足太陽之脈 ① 起于目內眥, ② 上額, ③ 交巓. ④ 其支者 從巓, 至耳上角. ⑤ 其直者 從巓, 入絡腦, ⑥ 還出別下項, ⑦ 循肩髆內, ⑧ 挾脊, ⑨ 抵腰中, 入循膂, ⑩ 絡腎, ⑪ 屬膀胱. ⑫ 其支者 從腰中, 下挾脊, 貫臀, ⑬ 入膕中. ⑭ 其支者 從髆內左右, 別下, ⑮ 貫胛, ⑯ 挾脊內, ⑰ 過髀樞, ⑱ 循髀外後廉, ⑲ 下合膕中, ⑳ 以下貫踹內, ㉑ 出外踝之後, ㉒ 循京骨, ㉓ 至小指外側.

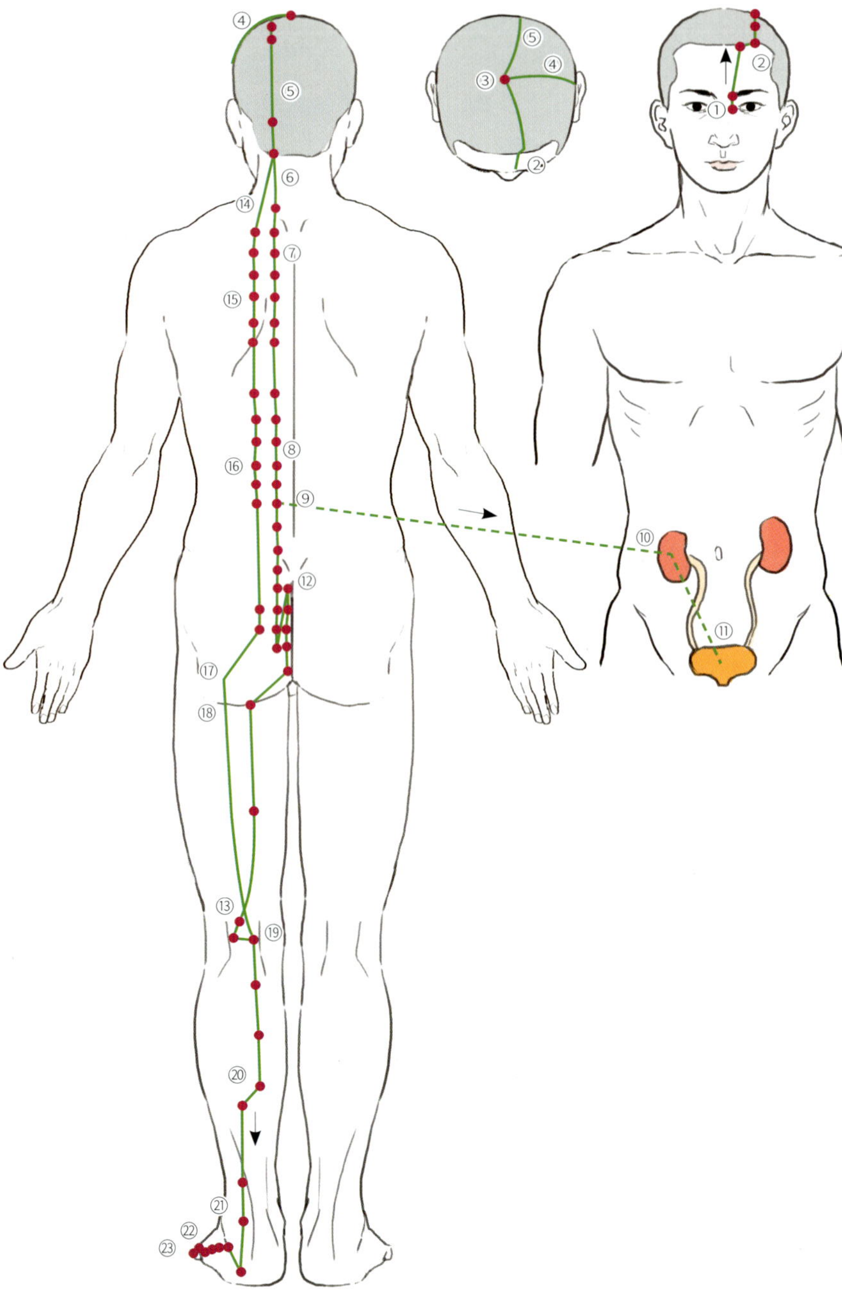

족태양방광경은 ① 눈 안쪽모서리에서 일어나, ② 이마로 올라가, ③ 정수리에서 같은 경맥 좌우가 만난다. ④ 그 가지는 정수리에서 귀 위쪽 머리부위(마루뼈, parietal bone)에 이른다. ⑤ 그 줄기는 정수리에서, 뇌(腦)로 들어가 연락하고, ⑥ 되돌아나와 뒤목에서 갈라져 내려가, ⑦ 어깨 안쪽을 따라, ⑧ 척추를 끼고, ⑨ 허리 속에 다다라, 척추세움근(여, 膂)을 따라 들어가, ⑩ 신(腎)에 연락하고, ⑪ 방광(膀胱)에 소속한다. ⑫ 그 가지는 허리 속에서, 척추를 끼고 내려가, 엉덩이를 뚫고, ⑬ 다리오금으로 들어간다. ⑭ 그 가지는 어깨 안쪽 좌우에서, 갈라져 내려가, ⑮ 어깨부위를 뚫고, ⑯ 척추 안쪽을 끼고가, ⑰ 엉덩관절을 지나, ⑱ 넓적다리 가쪽을 따라가, ⑲ 오금에서 다른 가지와 합쳐져, ⑳ 장딴지를 뚫고 내려가, ㉑ 가쪽복사 뒤로 나와, ㉒ 새깨발가락 발허리뼈를 따라, ㉓ 새끼발가락 가쪽에 이른다.

足太陽膀胱經 病證

『靈樞 · 經脈』

是動則病 衝頭痛, 目似脫, 項如拔, 脊痛, 腰似折, 髀不可以曲, 膕如結, 踹如裂, 是爲踝厥.

是主筋所生病者, 痔, 瘧, 狂, 癲疾, 頭顖項痛, 目黃, 淚出, 鼽衄, 項背腰尻膕踹脚皆痛, 小指不用.

족태양방광경 시동병(是動病)은 머리를 찌르듯이 아프고 눈이 빠질 듯하고, 목이 빠질 듯하고, 척추가 아프고, 허리가 끊어질 듯하고, 넓적다리를 굽히지 못한다, 오금이 맺혀 있는 것 같고, 장딴지가 찢어지는 듯하다. 이것을 과궐(踝厥)이라 한다.

근(筋)을 주관하는 족태양방광경 소생병(所生病)은 치질, 학질, 광증, 전질, 머리, 정수리점 및 뒤목의 통증, 눈의 흰자위(공막) 노랗고, 눈물이 나고, 코가 막히고 코피가 나고, 뒤목, 등, 허리, 꼬리뼈부위, 다리오금, 장딴지 및 발목의 아래부위 모두 아프고 새끼발가락을 움직이지 못한다.

足太陽經別

《靈樞 · 經別》足太陽之正, 別入于膕中, 其一道下尻五寸, 別入于肛, 屬于膀胱, 散之腎, 循膂, 當心入散; 直者, 從膂上出于項, 復屬于太陽, 此爲一經也.

足太陽經의 正經은 別徑이 膕中으로 들어가 한 가지는 엉덩이 아래 5寸 부위로 내려간다. 또 다른 가지는 肛門으로 들어가 膀胱에 屬하고 腎에 흩어졌다가 등뼈를 타고 올라가 心으로 들어가 흩어진다. 직행하는 것은 등뼈를 따라 위로 올라가 뒷목에서 다시 太陽經에 합해지니 이것이 一經이다.

足太陽絡脈

《靈樞 · 經脈》足太陽之別, 名曰飛揚. 去踝七寸, 別走少陰. 實則鼽窒, 頭背痛, 虛則鼽衄. 取之所別也.

足太陽이 갈라지는 곳은 飛陽이다. 바깥 복숭아뼈의 7촌 위에서 시작하여, 갈라져 少陰으로 흘러간다. 實하면 코가 막히며 머리와 등이 아프고, 虛하면 콧물이 흐르거나 코피가 난다. 이런 경우 경맥이 갈라지는[別] 곳을 취한다.

足太陽經筋

《靈樞 · 經筋》足太陽之筋, ①起于足小指, ②上結于踝, ③邪上結于膝, 其下循足外側, ④結于踵, 上循跟, ⑤結于膕, 其別者, ⑥結于踹外, ⑦上膕中內廉, ⑧與膕中幷上結于臀, ⑨上挾脊⑩上項, 其支者, ⑪別入結于舌本, 其直者, ⑫結于枕骨, ⑬上頭⑭下顔, ⑮結于鼻, 其支者, ⑯爲目上綱, ⑰下結于頄, 其支者, ⑱從腋後外廉, 結于肩髃, 其支者, ⑲入腋下, 上出缺盆, ⑳上結于完骨, 其支者, ㉑出缺盆, 邪上出于頄.

足太陽筋은 새끼발가락에서 시작하여 위로 足外踝에 結하고 비스듬히 올라와 무릎에 結하고 아래로 내려가는 經筋은 발의 외측을 따라 뒤꿈치에 結하고 뒷꿈치를 따라 오금에 結한다. 別行 하는 經筋은 장단지 외측에 結하고 오금 안쪽으로 올라가 뒷꿈치에서 올라은 經筋과 함께 올라가 엉덩이에 結하고 척추를 끼고 뒷목까지 올라간다. 支筋은 나뉘어져 들어가 舌本에 結하고 직행하는 經筋은 枕骨에 結하고 정수리로 올라갔다 이마로 내려와 코에 結한다. 支筋은 눈의 上網이 되고 아래로 광대뼈에 結한다. 支筋은 겨드랑이 뒤 바깥쪽으로부터 肩髃부위에 結하고 그 支筋은 겨드랑이에서 내려와 위로 缺盆부위로 올라가 完骨부위에 結한다. 支筋은 缺盆으로 나와 비스듬히 올라가 광대뼈로 나온다.

其病小趾支跟腫痛, 膕攣, 脊反折, 項筋急, 肩不擧, 腋支缺盆中紐痛, 不可左右搖, 治在燔鍼劫刺, 以知爲數, 以痛爲輸, 名曰仲春痺也.

病證은 새끼발가락과 뒷꿈치가 붓고 아프며 오금에 경련이 있고 허리가 재껴지며 뒷목이 당기고 어깨를 들지 못하며 겨드랑이와 缺盆부위가 비트는 듯 아파서 좌우로 들리지 못하는 것이다. 치료는 火鍼으로 劫刺하는데, 치유되는 정도를 보아 횟수를 정하고 아픈 곳을 刺鍼한다. 이러한 病證을 '仲春痺'라고 한다.

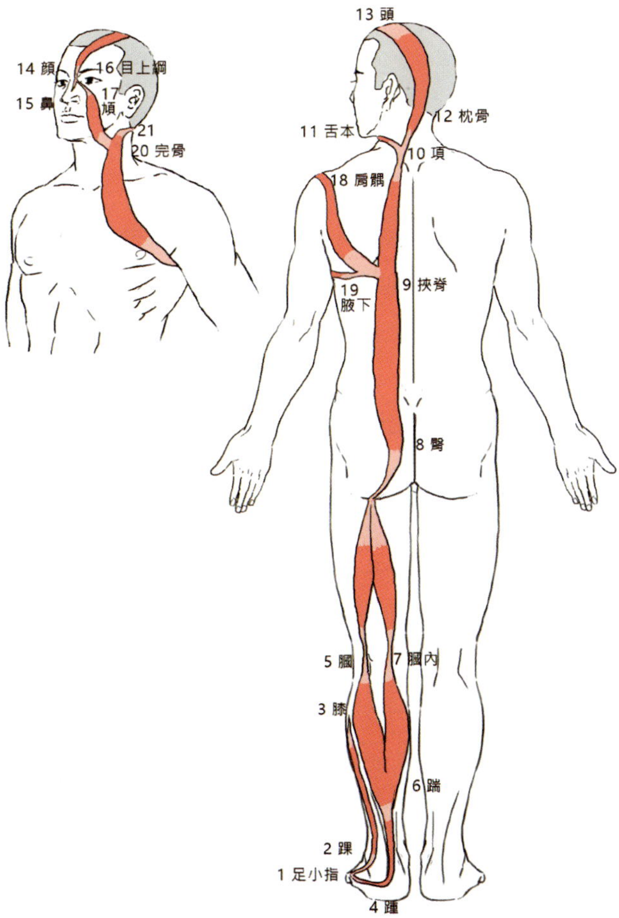

개요

1. 경맥유주 연관부위

- 目內眥 起始：陰陽蹻脈과 交會 意味 … 運動系, 中樞신경계, 臟腑機能 調整
- 入腦하는 經脈：膀胱經, 督脈, 陽蹻脈, 陰蹻脈[腦 연계 經脈 + 肝經, 陽維脈]
- 環跳에서 交會…膽經, 膀胱經이 股關節部에 관련됨
- 耳上角部 연계…膽經과 관련
- 交會穴 … 膽經：頭臨泣, 曲鬢, 率谷, 浮白, 頭竅陰, 完骨, 環跳 / 督脈：神庭, 百會, 腦戶, 大椎, 陶道

2. 장부 특성

1) 膀胱 生理
- 氣化작용…水液傳化 및 小便排出
- 小腸과 연계되어 小腸의 泌別淸濁後 濁한 水液을 받음
- 膀胱의 기능은 腎으로부터 氣를 받음

2) 膀胱 病理
- 濕의 蓄積은 膀胱의 흔한 病因 → 寒濕에 노출(膀胱寒濕), 濕熱에 노출(膀胱濕熱)
- 腎陽虛 → 膀胱虛(寒) 유발(多尿, 夜尿, 尿頻 등)
- 情志：小兒의 불안, 근심 → 膀胱氣下陷(夜尿 유발)
成人의 오랜 질투심, 의심 → 膀胱不調和 초래

3) 膀胱 辨證
- 實證…膀胱濕熱, 膀胱寒濕
- 虛證…膀胱虛寒

3. 足太陽經 病候

- 外經病候…項背腰臀部痛, 下肢後部痛, 頭痛, 目痛
- 內臟病候…小便不利, 遺尿, 癲狂, 瘧疾, 淚出

4. 膀胱經 主治

1) 효능：散風淸熱消腫, 通鼻療目, 通調二便, 淸利濕熱, 鎭靜安神, 益腎調經.

2) 주치 범위：頭項背部, 臍腹, 비뇨생식질환(비뇨생식기 질환, 신경정신질환, 호흡,순환,

소화기 病症, 熱性病, 膀胱經이 經過하는 부위 病症, 특히 背兪穴은 所屬臟器 疾病을 주치하고, 小便不通, 遺尿, 癲狂, 痢疾, 眼痛, 見風淚泪, 鼻塞, 鼻衄, 頭項·腰背·臀·下肢後面部疼痛 등을 주치)

3) 주치 병증

- 膀胱질환, 비뇨생식질환
- 膀胱經 순행부위 병증 – 眼, 鼻, 頭項, 腰背, 臀, 下肢 병증
- 水火調節失調病症 – 熱性病
  - ·腎 – 少陰君火, 膀胱 – 太陽寒水 : 水火 균형 실조 시 방광 太陽寒水를 기능하여 회복함
- 腦, 神志 질환 : 膀胱經이 腦에 絡
  - ·第1선, 2선 穴 : 臟腑, 神志와 연계
- 五臟六腑의 질병 : 장부 背兪穴
  - ·해당 장부의 질병 치료 작용
  - ·해당 장부와 관련 있는 全身질환, 五官 病證 치료
  - ·각 질환 진단에도 활용

4) 부위별 주치

- 睛明(B1)~天柱(B10) : 頭·項·眼·鼻·腦질환을 주치함
- 大杼(B11)~膈兪(B17) : 胸心肺질환 爲主, 胃腸病을 주치함
- 肝兪(B18)~三焦兪(B22) : 胃腸질환 爲主, 胸肺질환을 주치함
- 腎兪(B23)~會陽(B35) : 腸 및 生殖·泌尿·前後二陰病을 주치함
- 承扶(B36)~委中(B40) : 腰臀·腸·痔疾 및 下肢局部病을 주치함
- 附分(B41)~膈關(B46) : 胸肺질환을 주치함
- 魂門(B47)~肓門(B51) : 胃腸질환을 주치함
- 志室(B52)~秩邊(B54) : 生殖·大小便질환을 주치함
- 合陽(B55)~至陰(B67) : 頭項·目鼻·背腰·腸痔·腦질환과 發熱病 및 下肢後側질환을 주치함

5) 主要穴主治

- 申脈穴, 崑崙穴 : 고혈압, 上部衝血, 頭痛, 頭重, 腦後동통을 주치함
- 八髎穴 : 腰痛, 疝骨痛, 尾骨痛, 좌골신경통을 주치함

5. 膀胱經 특정혈

속성		혈명	비고
五輸穴	井金	至陰	補母穴
	滎水	足通谷	自性穴
	輸木	束骨	瀉子穴
	經火	崑崙	
	合土	委中	四總穴(腰背), 六腑下合穴(膀胱), 四彎穴
原		京骨	
絡		飛揚	
郄		金門	
募		中極	
兪		膀胱兪	

BL1 정명 (睛明, Jeongmyeong)

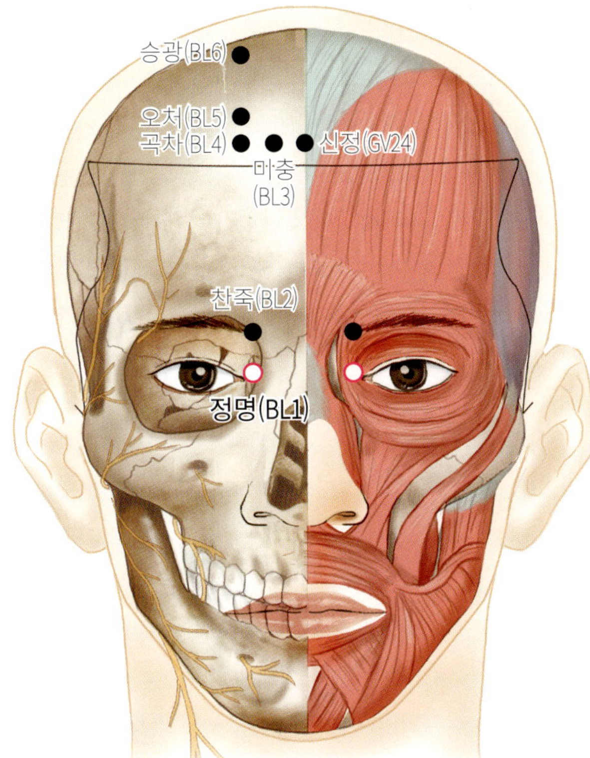

1. 혈명

【의의】睛은 瞳子를, 明은 分明함을 뜻하며, 目內眥에 위치하여 明目의 기능을 발휘하므로 目疾을 主治함을 의미함

【異名】精明, 泪孔, 淚空, 目內眥, 淚孔

2. 혈위 근거

① 在目內眥外一分宛宛中.『金鑑』

② 目內眥. 明堂云, 內眥頭外一分, 宛宛中.『大成』

3. 부위 및 취혈

① 얼굴, 안쪽눈구석(inner medial canthus)의 위안쪽 부분과 눈확(orbit)의 안쪽벽 사이의 오목한 곳. 눈을 감고 눈동자를 반대편으로 돌린 상태에서, 안쪽눈구석에서 위안쪽으로 0.1촌 지점의 오목한 곳에서 취혈

② 목내자(目內眥) 외방 0.1촌 함중, 혹은 목내자(目內眥)와 비근(鼻根)과의 중간부로서 약간 위쪽 함중에 취함

【근육】 눈둘레근(眼輪筋, orbicularis oculi m.)

【신경】 눈신경(眼神經, ophthalmic n.), 코섬모체신경의 눈꺼풀가지(鼻毛樣體神經의 眼瞼枝, palpebral br. of nasociliary n.)

【혈관】 안쪽눈꺼풀동맥(內側眼瞼動脈, medial palpebral a.), 도르래위동 · 정맥(滑車上動 · 靜脈, supratrochlear a. & v.), 눈구석정맥(眼角靜脈, angular v.)

【침법】 ▪ 직자 0.1~0.3촌(不宜深刺)

▪ 사자 0.3~0.7촌, 환자로 하여금 눈을 감게 하고 안구를 가볍게 눌러 외측으로 고정시켜 안와의 비골을 연해 천천히 자입함(1촌~1.5촌 자입 가능)

▪ 본 혈에 대한 자침은 출혈하기 쉬우므로 되도록 細鍼을 사용하며 진퇴나 염전하지 않도록 함

【뜸법】 ▪ 禁灸

4. 응용

개요

① 속성 : 小腸 · 胃 · 陰蹻脈 · 陽蹻脈之會穴, 陰蹻脈 終止穴

② 주치 : 국부 병증인 目疾을 치료함

· 본 혈은 目疾을 치료하는 要穴이며, 이는 본 혈이 눈의 국부에 위치하고 있는 것과 目疾病이 흔히 風熱, 或 心火上炎, 或 氣血虛虧, 或 腎精虧損에 기인함은 것에 근거하며, 目이 所養하는 바를 잃어버릴 경우, 手 · 足太陽과 陽明經이 교회하는 睛明穴에 瀉하면 가히 散風淸熱하고 補하면 가히 益氣養目함. 또한 본 혈은 手太陽, 足太陽, 足陽明, 陰蹻脈, 陽蹻脈 등 五條脈의 交會處로 이는 經氣가 만나서 모이는 곳이며, 睛明穴의 위치가 目內眥에 있기 때문에 안으로는 血輪에 속하고 心에 應하는데, 心은 血脈을 주관하고 五行上 火에 속하므로 心氣가 和하면 心寧內潛하고, 心氣가 盛하면 火炎浮動, 上炎逆行하여 脈絡이 막혀 內眥에 鬱하게 되어 氣輪, 風輪, 水輪을 迫하므로 目疾이 발생하며, 본 혈을 刺하여 瀉하면 능히 散風淸熱, 散瘀退翳하고, 補하면 능히 益氣養目하므로 一切目疾을 치료할 수 있음

③ 혈성 : 散風淸熱 益氣養目 疏風泄火, 滋水明目

임상 해설

① 일절의 안과 질환

i) 유행성결막염 등 외인에 의한 안과 질환

ⓐ 配睛明 太陽 魚腰, 合谷 行間 ⓑ 大骨空[1], 小骨空[2]

[1] 大骨空(大骨孔) : 拇指背側 正中線으로 關節의 中點. 治一切目疾, 嘔吐

[2] 小骨空 : 手小指背側 正中線으로 關節의 中點. 治一切目疾, 耳聾, 手節痛.

ii) 외사시[3](점자출혈) : 정명혈 침 부작용으로 인한 내사시에는 Ⓖ 太陽穴, ㊍ 腎關穴을 사용

iii) 백내장(配 肝兪 腎兪, 風府 太衝 天柱 通里)

iv) 야맹, 색맹

- 夜盲, 雀目(因肝虛血少 小兒肝疳) : 補肝腎(肝·腎正格) 調脾胃+肝兪, 行間, 太衝
- 色盲 : 肝·腎經, 眼球 周圍穴을 刺鍼

② 외감한사의 未盡으로 인한 두통(正頭痛)

③ 영유아의 脾疳 : 사소한 일에도 칭얼대며 우는 경우 지압함

주요 질환 응용

① 안과 질환[疏泄風熱, 明目通經 - 안과 질환의 요혈 … 風熱 實證性 目疾과 肝腎不足으로 인한 目疾]

· 實 : 心火上升 → 血輪壓迫 → 氣, 風, 水迫으로 火熱의 發生을 충동 … 睛明이 散風淸熱

· 虛 : 明目 + 肝腎虛損 補益 → 정명혈 자체가 明目작용을 하는 것은 아님. 肝腎을 補함에 있어서 물꼬를 트는 것과 같은 개념임

· 目不明, 目痛目眩 → 본 혈은 本經이 發源하는 곳이며, 다섯 경락이 모이는 곳이니, 기혈이 盛한 곳이며, 目 病症이 되는 것은 熱이 起함을 따르는 것이 많으므로 본 혈을 瀉하면, 經의 火를 泄하여 明目함[4]

배혈

· 配 合谷 : "睛明治眼未效時, 合谷光明安可缺." 『席弘賦』

☞ 睛明(淸上) + 合谷(降氣[濁]) → 上下呼應, 昇降協和하므로 淸瀉陽明太陽之熱

· 配 太陽 : "兩眼紅腫痛難熬, 怕日差明心自焦, 只刺睛明魚尾穴, 太陽出血自然消." 『玉龍歌』

· 配 行間 : "觀其雀目肝氣, 睛明行間而細推." 『百症賦』

· 配 行間(疏通) : 上下呼應, 淸肝明目(夜盲症 즉, 雀目에 활용)

☞ 行間(調肝氣, 疏通經絡) : 疏通經絡으로 활용시 配 合谷

· 配 合谷, 四白, 太陽, 光明, 大骨空, 小骨空 : 目生翳膜 『大成』

---

[3] 斜視 : 風起喎偏, 肝風內動이 原因임

[4] 此穴爲五經之所聚, 而實爲本經發源之所, 五經所聚之處, 氣血必盛, 目之爲症, 多從熱起, 此穴一泄, 而諸經之火泄, 而明目矣. 『經穴解』

· 配 合谷, 四白, 臨泣, 二間, 三里, 光明 : 風沿眼紅澀爛『大成』
· 配 合谷, 四白, 太陽, 光明, 大骨空, 小骨空 : 目生翳膜, 眼紅腫痛『大成』
· 配 攢竹 : 目痛視不明, 迎風流淚, 胬肉攀睛, 白翳眦癢, 雀目『金鑑』
· 配 臨泣, 風池, 腕骨 : 冷淚『大成』
· 配 睛明, 齦交, 承泣, 四白, 風池, 巨髎, 瞳子髎, 上星, 肝兪 : 目淚出, 多眵目蔑, 內眥赤痛癢, 生白膚翳『千金方』

※ 기타문헌

"目不明 惡風 目淚出憎寒 目痛目眩 內眥赤痛 目䀮䀮無所見 眥癢痛 淫膚白翳 睛明主之."『甲乙經』

"睛明(一名淚孔):主目遠視不明 惡風淚出 憎寒頭痛 目眩內眥赤痛 䀮䀮無見 眥癢 淫膚白翳 大眥攀睛努肉 侵睛雀目 瞳子生瘴 小兒疳眼 大小氣眼冷淚. 按東垣曰 刺太陽 陽明出血 則目愈明. 蓋此經多血少氣 故目翳與赤痛從內眥起者 刺睛明 攢竹 以宣泄太陽之熱. 然睛明刺一分半 攢竹刺一分三分 爲適淺深之宜. 今醫家刺攢竹 臥鍼直抵睛明 不補不瀉 而又久留鍼 非古人意也."『大成』

※ 참고 : 방광경의 頭部穴 작용 및 주치

i) 국부 작용
 · 해당부위 : 局所 병증 主治
 · 頭部 : 頭部氣鬱滯 → 疏通
ii) 오관 부위 작용
 · 鼻病 : 鼻부위는 鬱滯, 鬱熱이 잘 일어남. 소통의 문제에 해당됨 → 방광경의 두부혈 + 독맥의 두부혈 : 鼻주위 鬱熱 解消
 · 目病 : 前頭部 + 後頭部穴
iii) 안면부 근병증 주치작용 → 口喎

※ 참고

· 본 혈은 위치상 경외기혈 가운데 上睛明(睛明穴 上 2分處), 下睛明(睛明穴 下 2分處), 健明(下睛明穴下 眼窩內緣 2分處, 承泣과 睛明의 중간) 부근에 해당함

BL2 찬죽 (攢竹, Chanjuk)

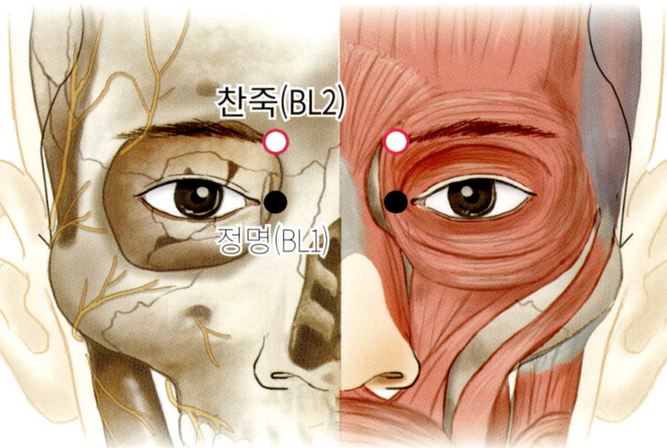

1. 혈명

【의의】 攢은 族聚, 杖을, 竹은 眉毛, 竹葉을 뜻하며, 위치 상 眉頭陷處로 眉毛의 형태가 族聚의 竹과 유사함을 의미함. 또한 竹杖을 짚지 않고는 걸을 수 없는 眼病을 주치한다는 의미도 존재함

【異名】 員柱, 員在, 始光, 夜光, 明光, 眉頭, 眉本

2. 혈위 근거

① 從睛明上直眉頭陷中者.『金鑑』

② 兩眉頭陷中.『大成』

3. 부위 및 취혈

① 머리, 이마뼈패임(frontal notch)의 위쪽, 전발제(anterior hairline)에서 위쪽으로 0.5촌. 신정(神庭, GV24)을 지나는 수평선과 찬죽(攢竹, BL2)을 지나는 수직선이 만나는 곳에서 취혈. 신정(神庭, GV24)과 곡차(曲差, BL4) 사이의 중간에 위치

② 미내측요함처(眉內側端凹陷處, frontal notch)로 정명혈 직상에 취함

③ 인당혈(양미간 함중) 양방 0.5촌, 인당혈과 미내단(眉內端)과의 중간에 취하기도 함

【근육】 눈둘레근(眼輪筋, orbicularis oculi m.), 이마힘살(前頭筋, frontal belly), 눈썹주름근(皺眉筋, corrugator supercilii m.)

【신경】 얼굴신경(顏面神經, facial n.), 이마신경(前頭神經, frontal n.)

【혈관】 도르래위동·정맥(滑車上動·靜脈, supratrochlear a. & v.)

【침법】 ■ 직자 3~5分

■ 上眼瞼, 眼眶질환, 頭痛, 顏面神經麻痺 - 손으로 눈썹 끝을 잡고 눈썹 끝에서 魚腰, 魚尾를 향하여 1촌~1.5촌 횡자(橫刺)함

■ 目疾 - 눈썹 끝에서 정명혈, 즉 목내자를 향하여 沿皮사자(斜刺)함, 즉 眼질환 治療時 침첨을 下向하여 5分~1촌 자입함

■ 삼릉침으로 점자출혈

【뜸법】 ■ 禁灸

4. 응용

개요

① 주치 : 본 혈은 足太陽膀胱經의 脈氣가 所發하는 곳으로 泄太陽熱, 活絡明目 작용이 있어 目內眥, 眼瞼, 前額의 질환을 주치하며, 또한 癲狂, 瘈瘲을 주치함

② 혈성 : 散風鎭痙 淸熱明目 祛風通絡 宣泄太陽熱氣

임상 해설

① 太陽熱로 인한 頭面部 제반 熱性 질환에 응용

ⅰ) 제반 眼질환(患側)

ⓐ 斜視에 사용 : 攢竹透絲竹空

ⓑ 눈이 감기지 않는 경우에 사용 : 陽白透攢竹·魚腰(眉中)·絲竹空

ⓒ 流行性결막염, 角膜炎, 目赤腫痛, 眼睛疲勞 等 外因性 眼질환에 사용 : 先刺太陽(근위취혈) 後刺睛明(代攢竹, 보통 攢竹에서 睛明穴을 向해 사자(斜刺))

ⅱ) 顏面神經麻痺, 口眼喎斜의 보조혈로 사용

ⅲ) 주로 眉稜骨痛(陽明頭痛), 正頭痛 등의 頭痛, 頭重에 사용 : 攢竹透魚腰

ⅳ) 기타 고혈압 등에 응용

② 足太陽膀胱 脈氣 所發穴로서 급성腰部捻挫 치료 주요 혈위

ⅰ) 配養老, 左患右治함 : 兩攢竹穴을 눌러서 압통이 심한 쪽이 患側임. 生理中에도 압통이 나타남

ⅱ) 무거운 물건을 들다가 삐끗한 경우, 風寒邪에 의한 경우에 유효.

cf. 腎虛腰痛 : 委中("腎有邪 其氣留於兩膕" 『靈樞 邪客篇』)

주요 질환 응용

① 일체 目疾[본 혈은 눈썹부위 穴로서 淸熱明目하는 효과가 있어서 火熱로 인한 目疾에 활용]

· 目䀮䀮視物不明, 泪出目眩, 瞳子痒, 目瞢, 眼中赤痛 → 본 혈의 火를 泄하여 目에 이르지 않게 하면 目의 疾病이 치유됨[5]

· 瞼瞤動不得臥 → 눈꺼풀이 움직이면 眼跳라고 하는데, 이는 火, 熱에 이른 것이니 본 혈을 泄하여 火를 散하여야 함[6]

② 頰, 面病 - 본 혈은 祛風通絡 작용이 있어 火, 熱로 인한 顔面部 病症[眼瞼瞤動, 口眼喎斜, 삼차신경통 등이 눈 부위에 발현될 때]

· 頰痛, 面痛 → 頰面痛은 足陽明이 行하는 부분이며, 火가 있거나 風이 있으면 모두 痛하게 되며, 陽明이 睛明에 이르러 太陽과 교회하기 때문에 太陽에 속한 본 혈로 火를 泄하게 함[7]

③ 癲狂, 尸厥[足太陽經은 目內眦에서 起하여 上額交巓하고 腦에 絡하므로 開竅醒腦 效를 발휘함]

· 尸厥癲邪(癲狂) → 모두 火症으로 太陽經別이 心에 直入하는 것에 의하여 太陽의 火를 본 혈로 泄함[8]

④ 급성 腰部捻挫 人中 작용 강화, 配穴로 활용 → 압통이 심한 쪽 指壓 或 刺鍼(配養老, 委中, 人中)

배혈

· 配 攢竹 : 目痛, 視不明, 省目『金鑑』
· 配 後谿, 液門 : 赤翳『大成』
· 配 尺澤, 間使, 陽谿 : 心邪癲狂『大成』
· 配 承光, 腎兪, 絲竹空, 和髎 : 風頭痛『千金方』
· 配 小海, 後頂, 强間 : 癎發瘈瘲, 狂走不得臥『千金方』
· 配 大骨空, 小骨空 : 迎風流淚『大成』

---

5) 泄此穴之火而不及於目, 則目之제반 병증自愈矣.『經穴解』

6) 瞼動卽俗所謂眼跳也, 亦火之所致而熱, 切宜泄此穴以散火.『經穴解』

7) 頰面痛, 足陽明經所行之部分也, 有火有風, 皆能致痛. 然陽明至睛明而交太陽, 泄太陽穴之火, 使不下散於面.『經穴解』

8) 此症, 皆火症也, 泄太陽之火, 而邪自息, 以太陽之別, 有直入心者故也.『經穴解』

· 配 玉枕 : 目系急上揷『千金方』

※ 기타문헌

"頭風痛 鼽衄 眉頭痛 善嚏 目如欲脫 汗出寒熱 面赤頰中痛 項椎不可左右顧 目系急 瘈瘲 攢竹主之." "痔痛攢竹主之." "小兒癎發 目上揷 攢竹主之."『甲乙經』

"攢竹(一名始光 一名員柱 一名光明) : 主目䀮䀮 視物不明 淚出目眩 瞳子癢 目瞢 眼中赤痛及瞼瞤動不得臥 頰痛 面痛 尸厥癲邪 神狂鬼魅 風眩 嚏."『大成』

BL3 미충 (眉衝, Michung)

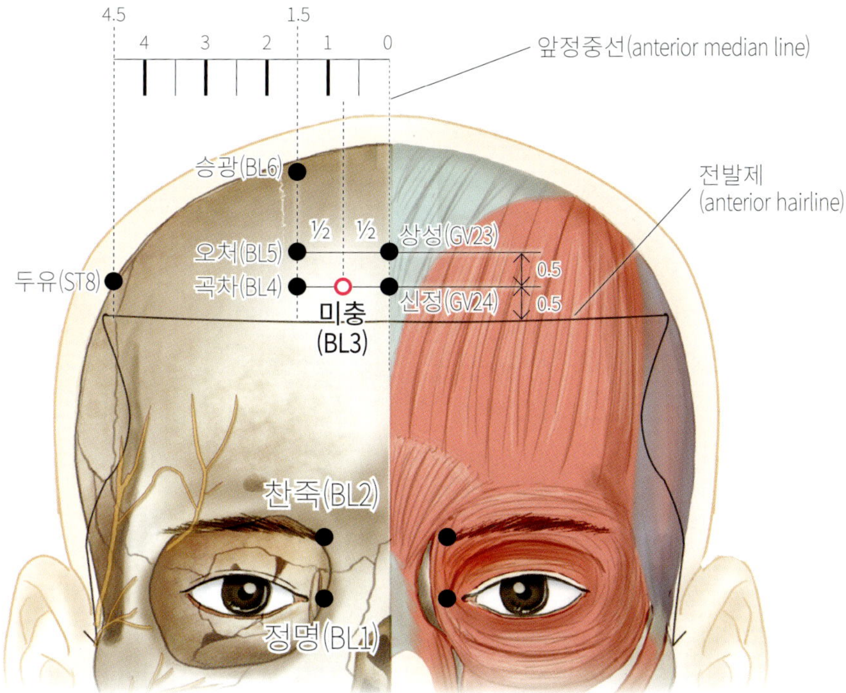

1. 혈명

【의의】眉는 눈썹, 衝은 衝動을 뜻함. 즉 눈썹 위에서 足太陽經脈氣가 衝動하는 곳이라는 의미임

【異名】小竹

2. 혈위 근거

① 直眉頭上神庭, 曲差之間.『大成』

3. 부위 및 취혈

① 머리, 이마뼈패임(frontal notch)의 위쪽, 전발제(anterior hairline)에서 위쪽으로 0.5촌. 신정(神庭, GV24)을 지나는 수평선과 찬죽(攢竹, BL2)을 지나는 수직선이 만나는 곳에서 취혈. 신정(神庭, GV24)과 곡차(曲差, BL4) 사이의 중간에 위치

② 두유혈과 신정혈 사이를 4.5촌의 골도법으로 산정하여, 신정혈 양방 1.5촌에 곡차혈을 정하고 곡차혈과 신정혈과의 중간에 취함. 즉 신정혈 양방 0.75촌에 취함

③ 동자(瞳子) 직상으로 전발제 상방 0.5촌에 두임읍혈을 정하고 두임읍혈과 신정혈 사이를 3등분하여 신정혈에서 1/3처에 취함

④ 전두절흔(前頭切痕, frontal notch) 상방, 전발제입(前髮際入) 0.5촌

· 神庭(GV24) ←7.5分→ 眉衝(BL3) ←7.5分→ 曲差(BL4) ←7.5分→ 頭臨泣(GB15) ←7.5分→ 本神(GB13) ←1.5촌→ 頭維(ST8)

【근육】 이마힘살(前頭筋, frontal belly)

【신경】 얼굴신경(顔面神經, facial n.), 이마신경의 안쪽 가지(前頭神經의 內側枝, medial br. of frontal n.)

【혈관】 도르래위동 · 정맥(滑車上動 · 靜脈, supratrochlear a. & v.)

【침법】 ■ 직자 0.2~0.3촌
■ 사자 0.3~0.5촌(침첨을 상방 혹은 외방으로 향하고 피부를 沿하여 자입)

【뜸법】 ■ 艾炷灸 : 禁灸(『大成』) ■ 溫灸 5~10분

4. 응용

개요

① 주치 : 頭痛, 鼻塞, 癎證
② 혈성 : 散風淸熱 鎭痙開竅(鼻) 泄熱開竅 淸心

임상 해설

① 축농증, 鼻塞(配 上星 神庭(灸刺), 迎香)
② 말초성 안면신경마비

주요 질환 응용

① 頭部 및 鼻 병증[축농증, 鼻塞, 두통에 대하여 疏風開竅]
· 頭痛, 鼻塞 → 본 병증은 모두 본 경이 頭에 上衝하고 鼻塞한 것인데, 이는 본 경이 風邪를 받은 것이므로 본 혈을 취하여 그 火를 泄하고 그 風을 散함[9]
· 五癎 → 風癎痓痙은 모두 독맥의 병인데, 방광경이 독맥과 함께 아래로 내려가므로 독맥의 병을 방광경 혈위로 치료하는데 활용됨[10]

※ 기타문헌

"眉衝: 主五癎 頭痛 鼻塞." 『大成』

9) 此症, 皆本經直上衝頭而鼻塞, 乃本經受風, 故均取此穴, 以泄其火而散其風. 『經穴解』
10) 一切風癎痓痙, 皆督脈之病也, 以膀胱經緊挾督脈而下, 故所治病有與督同者. 『經穴解』

BL4 곡차 (曲差, Gokcha)

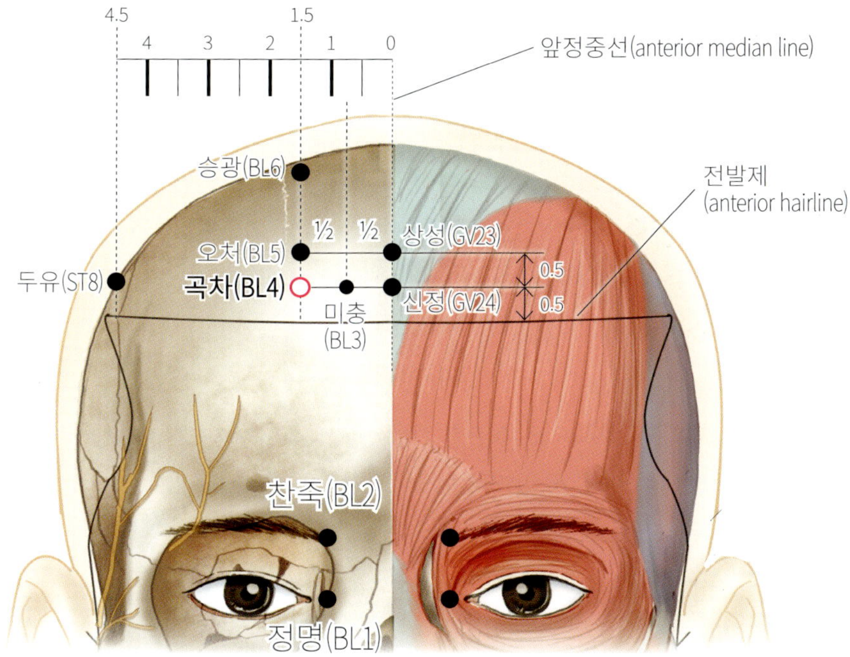

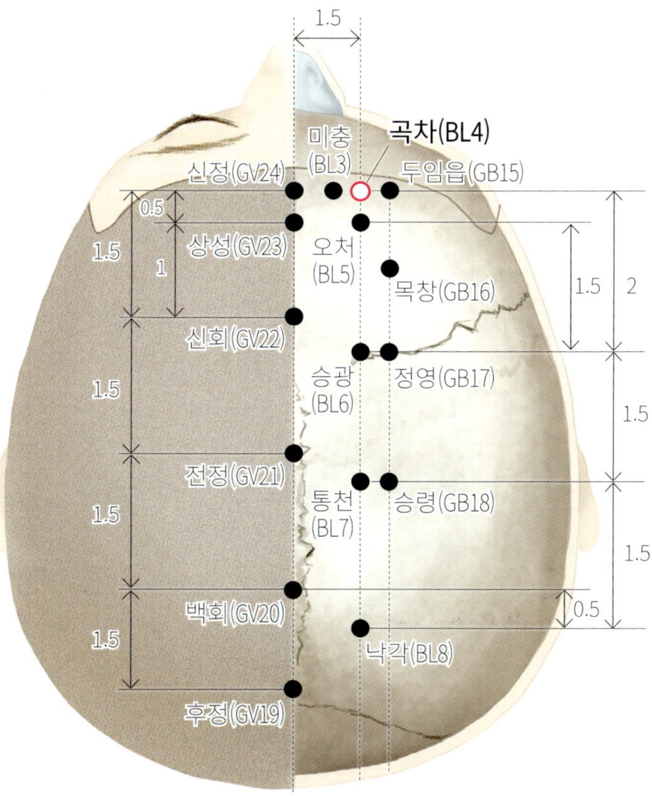

1. 혈명

【의의】曲은 曲折, 差는 差開을 뜻하며, 족태양경맥이 眉衝에서 본 혈로 曲折, 差開함을 의미함

【異名】鼻衝, 息衝

2. 혈위 근거

① 從攢竹上行髮際間, 挾督脈之神庭穴, 旁開一寸五分正頭取之.『金鑑』

② 神庭旁一寸五分, 入髮際.『大成』

3. 부위 및 취혈

① 머리, 전발제에서 위쪽으로 0.5촌, 앞정중선(anterior median line)에서 가쪽으로 1.5촌. 신정(神庭, GV24)과 두유(頭維, ST8)를 연결하는 활모양의 가상선에서 안쪽으로부터 1/3, 가쪽으로부터 2/3가 되는 지점에서 취혈

② 신정혈과 두유혈을 정하고, 신정혈과 두유혈 사이를 4.5촌의 골도법으로 산정하여, 이를 3등분한 후 신정혈 외방으로 1/3처에 곡차혈을 취함. 즉 신정혈 외방 1.5촌에 취함

③ 동자(瞳子) 직상으로 전발제 상방 0.5촌에 두임읍혈을 정하고 신정혈과 두임읍혈 사이를 3등분하여 신정혈 외방 2/3처에 곡차혈을 취함

· 神庭(GV24) ←7.5分→ 眉衝(BL3) ←7.5分→ 曲差(BL4) ←7.5分→ 頭臨泣(GB15) ←7.5分→ 本神(GB13) ←1.5촌→ 頭維(ST8)

【근육】이마힘살(前頭筋, frontal belly)

【신경】얼굴신경(顔面神經, facial n.), 이마신경(前頭神經, frontal n.)

【혈관】얕은관자동 · 정맥의 이마가지(淺側頭動靜脈의 前頭枝, frontal br. of superficial temporal a. & v.), 도르래위동 · 정맥(滑車上動 · 靜脈, supratrochlear a. & v.)

【침법】
- 직자 0.2~0.3촌
- 사자(橫刺) 0.3~0.5촌(침첨은 上方을 향하고 피부를 沿하여 橫刺하거나 頭臨泣(GB15)을 향하여 沿皮刺)

【뜸법】
- 艾炷灸 3~5장
- 溫灸 5~15분

4. 응용

개요

① 주치 : 前頭痛, 鼻塞不通, 目視不明

② 혈성 : 淸頭利竅 泄熱開竅 淸頭明目安神 定喘降氣 鎭靜活絡

임상 해설

① 鼻塞, 축농증 등의 鼻症狀 및 이로 인한 頭痛, 頭重 : 曲差와 天柱의 2穴을 전후 발제에서 취하여 치료하면 유효함(配 天柱, 風池, 迎香, 通天)

② 視力障害나 眼底出血, 고혈압 등

· 眉衝과 효능 유사함

주요 질환 응용

① 頭面部 病症[目病 : 睛明穴과 通 / 鼻病 : 鼻와 通 / 頭頂痛 : 정수리와 通]

· 目不明 : 脈이 睛明穴로 下注하니, 目이 不明한 경우에 취함[11]

· 鼻塞 : 脈이 山根을 따라 下注하여 鼻와 서로 통하니, 鼻病에 취함[12][利竅작용에 의함]

· 頭頂痛 : 본 혈은 본경의 上頭에서의 시작이 되니, 본 혈을 취하여 頭頂痛을 치료[13]

배혈

· 配 上星 : 鼻中臭涕出『大成』

☞ 腦瀉(鼻淵), 鼻中鼻涕出에 대하여 曲差(明目通鼻)와 上星(淸熱通鼻)을 배합하면 明目通鼻의 효능을 강화시킴 → 축농증으로 인한 頭重, 두통에 활용

※ 기타문헌

"頭痛身熱 鼻窒 喘息不利 煩滿 汗不出 曲差主之."『甲乙經』

"曲差: 主目不明 鼽衄 鼻塞 鼻瘡 心煩滿 汗不出 頭頂痛 項腫 身體煩熱."『大成』

11) 以脈下注睛明穴, 故目不明者, 責此穴.『經穴解』

12) 以脈下注山根, 與鼻相通, 故鼻病責此穴.『經穴解』

13) 此穴初爲本經上頭之始, 故取此穴, 以治頭頂痛.『經穴解』

BL5 오처 (五處, Ocheo)

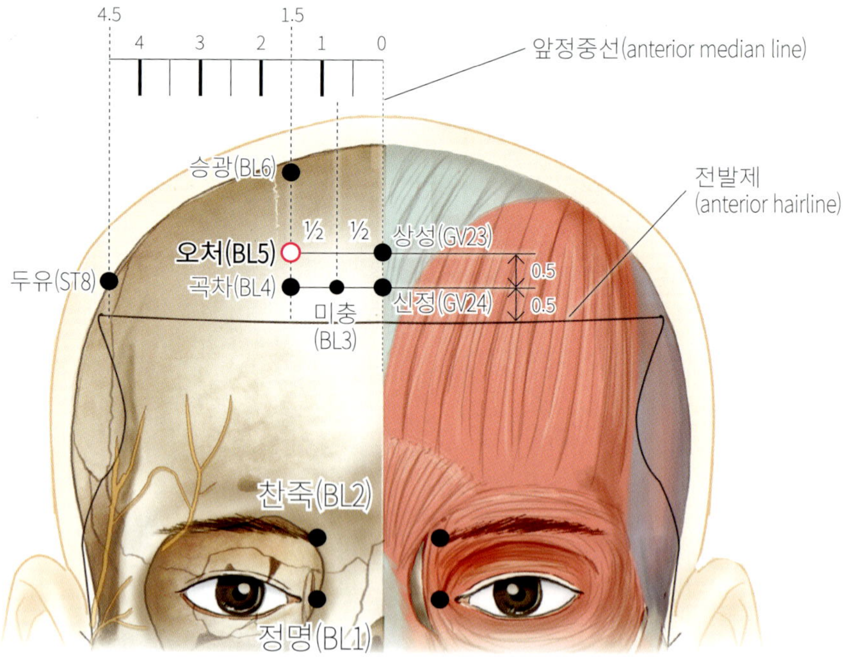

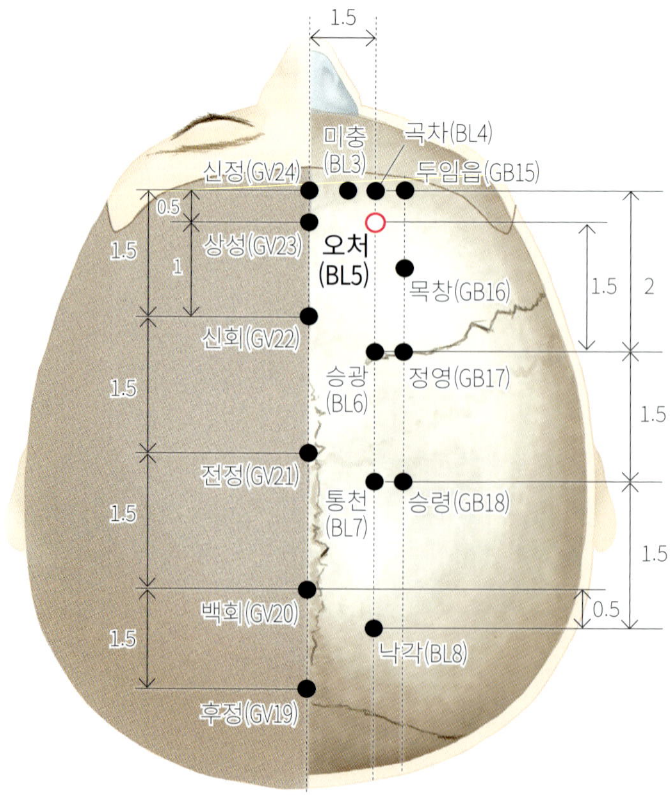

1. 혈명

【의의】五는 다섯째를, 處는 處所를 뜻하며, 足太陽經의 다섯번째 穴位에 該當함을 나타냄

【異名】巨處

2. 혈위 근거

① 挾曲差後行五分, 挾督脈之上星, 旁開一寸五分.『金鑑』

② 挾上星一寸五分, 入髮際.『大成』

3. 부위 및 취혈

① 머리, 전발제에서 위쪽으로 1촌, 앞정중선에서 가쪽으로 1.5촌. 곡차(曲差, BL4)에서 수직으로 0.5촌, 상성(上星, GV23)과 같은 높이에 위치

· 上星(GV23) ←1.5촌→ 五處(BL5)

【근육】이마힘살(前頭筋, frontal belly)

【신경】이마신경(前頭神經, frontal n.)

【혈관】얕은관자동·정맥의 이마가지(淺側頭動靜脈의 前頭枝, frontal br. of superficial temporal a. & v.)

【침법】■ 직자 0.2~0.3촌 ■ 사자 0.3~0.5촌

■ 橫刺時는 침첨을 상향하거나 하향하여 皮下를 沿하여 0.3~0.5촌 자입

【뜸법】■ 艾炷灸 3~5장 ■ 溫灸 5~15분

4. 응용

개요

① 주치 : 頭頂 앞쪽에 위치하고 있고 目과 腦에 가까워서 頭痛, 目眩과 癎證 치료에 활용됨

② 혈성 : 散風淸熱 明目鎭痙 宣泄風熱 淸頭淸神

임상 해설

① 上星의 보조혈 : 鼻질환

② 頭痛, 眩暈, 頭風熱 脊强反折, 脊柱上痛, 癲癎 등

주요 질환 응용

① 督脈病

· 脊强反折, 瘈瘲, 癲疾 → 이는 督脈의 病인데, 本經이 脊을 끼고 아래로 내려와 督脈과 서로 가까우니, 督脈病에 본 혈을 취함[14)]

· 目上戴不識人 → 太陽經이 絶한 자는 本症이 발생하므로 太陽經 本病이 되며, 本經은 睛明穴에서 시작되므로 目上載不識人에는 본 혈을 취하여 치료함[15)]

배혈

· 配 身柱, 委中, 委陽, 崑崙 : 脊强反折, 瘈瘲癲疾頭痛『千金方』

· 配 攢竹, 正營, 上管, 缺盆, 中府 : 汗出寒熱『千金方』

· 配 合谷 : 風頭熱『千金方』

☞ 合谷(疏風解表), 五處(清頭目, 泄風熱)

· 配 前頂 : 頭風目眩, 目載上『資生』

※ 기타문헌

"痓 脊强反折 瘛瘲 癲疾 頭重 五處主之."『甲乙經』

"五處: 主脊强反折 瘈瘲癲疾 頭風熱 目眩 目不明 目上戴不識人."『大成』

14) 此督脈病, 以本經挾脊下行, 與督相近, 故督經病亦責之.『經穴解』

15) 太陽經絶者, 發本症, 此太陽經本病也, 以本經自睛明穴發脈, 故目上戴不識人, 責此穴.『經穴解』

BL6 승광 (承光, Seunggwang)

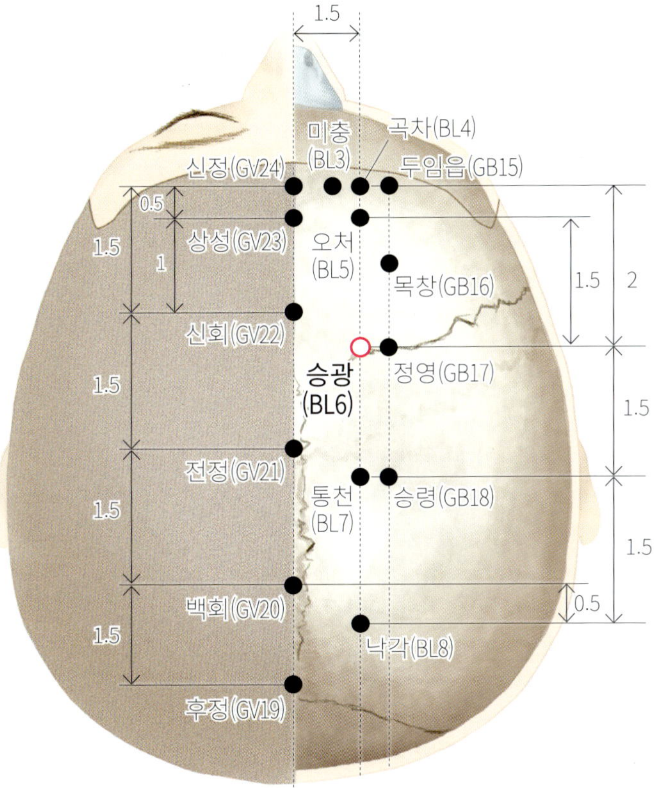

1. 혈명

【의의】承은 承受를, 光은 光明을 뜻함. 主治上 目疾을 치료하여 眼目으로 하여금 承受光明하게 함을 의미

2. 혈위 근거

① 從五處後行一寸五分.『金鑑』

② 五處後行一寸五分.『大成』

3. 부위 및 취혈

① 머리, 전발제(anterior hairline)에서 위로 2.5촌, 앞정중선(anterior median line)에서 가쪽으로 1.5촌. 오처(五處, BL5)에서 위쪽으로 1.5촌, 곡차(曲差, BL4)에서 위쪽으로 2촌 부위로 정영(正營, GB17)과 같은 높이에 위치

② 오처혈 후방 1.5촌(전발제상 2.5촌)으로 액발제(額髮際) 상방 2.5촌에 취함

【근육】 이마힘살(前頭筋, frontal belly)

【신경】 이마신경(前頭神經, frontal n.)

【혈관】 얕은관자동 · 정맥의 이마가지(淺側頭動靜脈의 前頭枝, frontal br. of superficial temporal a. & v.)

【침법】 ■ 직자 0.2~0.3촌

■ 사자 0.3~0.5촌(沿皮刺)

【뜸법】 ■ 艾炷灸 : 禁灸

■ 溫灸 2~5분

4. 응용

개요

① 주치 : 目疾(目生雲翳, 近視不明), 鼻疾(鼻塞不聞香臭, 鼻多淸涕)

② 혈성 : 祛風淸熱 明目通鼻 淸頭明目 降逆

임상 해설

① 제반 眼질환 : 특히 視力과 관계된 目疾에 활용

② 鼻질환 및 偏頭痛, 眉稜骨痛에 활용

주요 질환 응용

① 鼻病, 眼病[본 혈이 前頭部에 위치하고, 太陽經이 鼻根部와 目內角을 지나므로 明目, 通鼻 작용 발휘]

· 鼻塞不聞香臭, 鼻多淸涕 → 本經이 山根을 따라 下注하고 상행하여, 위에서 風邪를 받으면 아래로 鼻에 病이 나타나니, 鼻病에 본 혈을 취함[16]

② 風으로 인한 頭部 病症

· 風眩頭痛 → 本經이 風邪를 받으면 目眩하니, 본 혈을 취하여 그 風邪를 散함[17]

③ 嘔吐, 心煩 병증

· "治風眩, 嘔吐, 心煩"『鍼灸逢源』

· 配解谿(調和腸胃) … 除煩止嘔 : 嘔吐, 心煩, 目眩

---

16) 本經下注山根而上行, 上受風則下見病於鼻, 故鼻病責之.『經穴解』

17) 本經受風而目爲之眩, 頭爲之痛, 取此穴而散其風.『經穴解』

- "解谿 · 承光, 治眩頭痛, 嘔吐, 心煩"『資生』

배혈

- 配 大都 : 嘔吐『資生經』
- 配 攢竹, 臂俞, 絲竹空, 和髎 : 風頭痛『千金方』
- 配 商陽, 巨髎, 上關, 瞳子髎, 絡却 : 青盲無所見『千金方』

※ 기타문헌

"熱病汗不出 而苦嘔煩心 承光主之." "青盲遠視不明 承光主之."『甲乙經』
"治鼻塞不聞香臭 口喎鼻多清涕 風眩頭痛 嘔吐心煩 目生白翳."『銅人』
"承光: 主風眩頭痛 嘔吐心煩 鼻塞不聞香臭 口喎 鼻多清涕 目生白翳."『大成』

※ 참고

- 본 혈은 위치상 경외기혈 가운데 州崙(當州圓穴直前一寸五分處) 부근에 해당함

BL7 통천 (通天, Tongcheon)

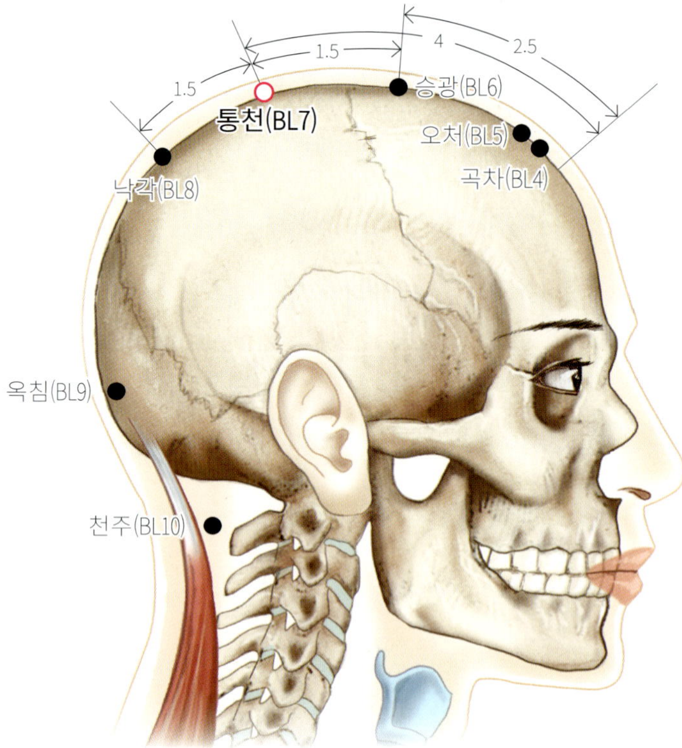

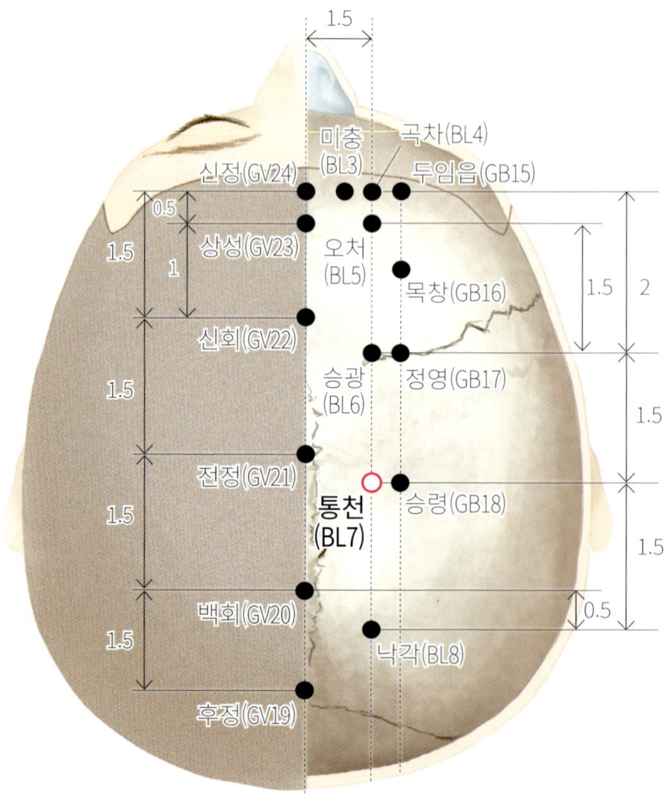

1. 혈명

【의의】通은 通達을, 天은 高位를 뜻하며, 太陽經脈 穴位 中 높은 곳에 위치함을 의미함

【異名】天白, 天伯, 天日, 天臼, 天舊

2. 혈위 근거

① 從承光後行一寸五分, 挾督脈之百會穴, 旁開一寸五分.『金鑑』

② 承光後一寸五分.『大成』

3. 부위 및 취혈

① 머리, 전발제에서 위쪽으로 4촌, 앞정중선에서 가쪽으로 1.5촌. 승광(承光, BL6)과 낙각(絡却, BL8) 사이의 중점으로, 승령(承靈, GB18), 사신총(四神聰)의 앞 경혈과 같은 높이에 위치

【근육】이마힘살(前頭筋, frontal belly), 머리덮개널힘줄(帽狀腱膜, galea aponeurotica)

【신경】이마신경(前頭神經, frontal n.), 뒤통수신경(後頭神經, occipital n.)

【혈관】얕은관자동·정맥의 마루가지(淺側頭動·靜脈의 頭頂枝, parietal br. of superficial temporal a.), 뒤통수동·정맥(後頭動·靜脈, occipital a. & v.)

【침법】■ 직자 0.2~0.3촌
■ 사자 0.3~0.5촌(沿皮刺)
■ 橫刺(前方 혹은 後方으로 0.5~1촌)

【뜸법】■ 艾炷灸 3~5장
■ 溫灸 5~15분

4. 응용

개요

① 주치 : 본 혈은 頭頂部에서 足太陽經이 腦로 絡하는 부위로써 腦에 通하고, 아래로는 鼻와 通하므로 頭部 病症(神志病)과 鼻病을 주치함

② 혈성 : 散風清熱 清肺利鼻 祛風通絡 清頭開竅

임상 해설

· 百會와 함께 頭부위의 대표적인 혈임

① 偏頭痛(太陽頭痛)의 주요 혈위(환측)임(配 頭維穴 : 胃腸障碍로 인한 偏頭痛)

i) 配崑崙(원위취혈)

ii) 配竅陰 俠谿 臨泣(膽經)

② 散風淸熱작용이 있어서 風熱로 인한 제반 질환에 응용

i) 고혈압(配 百會, 前會 後會), 項强, 中風(腦卒中)의 전구증상인 顔面神經麻痺, 口眼喎斜 등

ii) 비염, 鼻塞에 사용 : 配上星 眉衝 曲差. 鼻粘膜이 부은 경우(風熱性)에 사용

iii) 癭氣(갑상선 질환), 面腫에 사용 : "癭氣面腫 灸通天五十壯"『千金方』

iv) 喘息, 身痛

주요 질환 응용

① 鼻病[頭頂部에서 鼻와 通하고, 祛風淸熱, 通利鼻竅 작용이 있어서 鼻塞多淸涕, 鼻衄, 鼻淵 주치]

· 鼻衄鼻瘡, 鼻窒, 鼻多淸涕 → 본 병증은 비록 肺病이나 太陽經이 背, 額에서 風邪를 받아서 발생한 것이니 본 혈을 취하여 風邪를 받은 것을 散함[18)]

· 通天去鼻內無聞之苦.『百症賦』

② 風으로 인한 頭, 頸項部 病症[祛風通絡 작용에 의함]

· 頭旋尸厥, 頭重暫起僵臥 → 本經이 風邪를 받아 頭旋하며, 風이 極하면 尸厥하니 본 혈을 취해서 그 風邪를 散하며, 頭重僵臥 또한 風邪에 의한 것이니 본 혈을 취하며, 또한 督脈의 病이므로 太陽經에 속한 본 혈을 취함[19)]

· 頸項轉側難 → 비록 太陽經의 病이나 足少陽經과 함께 사기(邪氣)를 받은 것이니, 본 혈을 취하고 少陽經의 穴과 配하여 치료[20)]

· 口喎 : "通天 口喎 頸項重"『鍼灸聚英』

---

18) 此症, 雖爲肺病, 而實爲太陽經在背者, 在額者, 受風邪而致, 故責此穴, 以散前後所受之風邪.『經穴解』

19) 本經受風邪, 故頭爲之旋. 尸厥者, 風之極也. 故取此穴, 以散其風. 頭重僵臥, 亦風之爲也, 幷責此穴, 此亦督經之病, 故亦責太陽.『經穴解』

20) 此症, 雖爲太陽之病, 而實爲足少陽兩經共受之邪, 故取此通少陽之穴而幷治之.『經穴解』

배혈

· 配 上星 : 鼻淵, 鼻塞, 息肉, 鼻痔, 左鼻灸右, 右鼻灸左, 左右鼻俱病者, 左右俱灸.....『金鑑』

※ 기타문헌

"頭項痛重 暫起僵仆 鼻窒鼽衄 喘息不得通 通天主之."『甲乙經』

"通天主鼻痔 左鼻灸右 右鼻灸左 左右鼻左右灸. 鼻中去一塊如朽骨鼻氣自愈."『入門』

"通天:主頸項轉側難 癭氣 鼻衄 鼻瘡 鼻窒 鼻多清涕 頭旋 尸厥 口喎 喘息 頭重 暫起僵仆 癭瘤."『大成』

※ 참고

· 본 혈은 위치상 동씨기혈 가운데 州圓(當正會-百會穴向右及左旁開一寸三分處), 正會(在頭頂之正中央. 正坐, 以細繩豎放頭頂中行, 前垂鼻尖, 後垂頸骨正中, 另以一繩橫放頭頂, 左右各垂耳尖, 此兩繩在頭頂之交叉點), 後會(當正會穴直後一寸六分處) 부근에 해당함

BL8 낙각 (絡却, Nakgak)

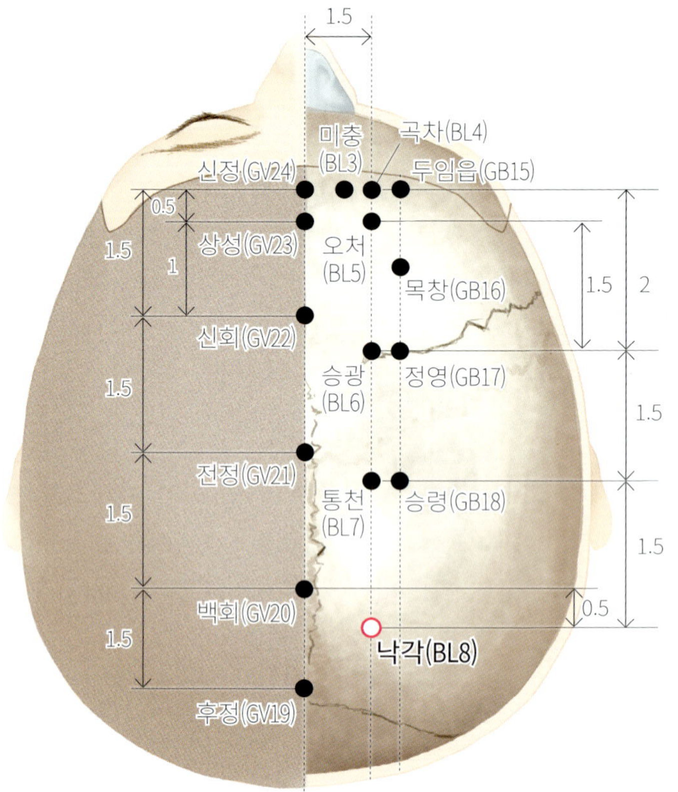

1. 혈명

【의의】 絡은 聯絡을, 却은 還却, 還出을 뜻하며, 太陽經脈이 정수리에서 腦에 들어가 다시 還出하는 곳이라는 의미

【異名】 强陽, 腦盖, 腦蓋, 絡郄

2. 혈위 근거

① 從通天後行一寸五分.『金鑑』

② 通天後行一寸五分.『大成』

3. 부위 및 취혈

① 머리, 전발제에서 위쪽으로 5.5촌, 앞정중선에서 가쪽으로 1.5촌. 백회(百會, GV20)에서 뒤쪽으로 0.5촌, 가쪽으로 1.5촌이 되는 지점에서 취혈

② 통천혈 후방 1.5촌(전발제상 5.5촌, 후발제상 6.5촌)에 취함. 백회혈 후방 0.5촌에서 양방 1.5촌처에 취함

【근육】 뒤통수힘살(後頭筋, occipital m.)
【신경】 뒤통수신경(後頭神經, occipital n.)
【혈관】 뒤통수동 · 정맥(後頭動 · 靜脈, occipital a. & v.)
【침법】 ▪ 직자 0.2~0.3촌
▪ 사자 0.3~0.5촌 (沿皮刺)
【뜸법】 ▪ 艾炷灸 3~5장
▪ 溫灸 5~10분

4. 응용

개요

① 주치 : 본 혈은 頭頂部에서 腦와 通하는 穴로서 腦絡氣血을 조화하는 작용이 있어서 後頭痛 등 頭部의 병증을 주치할 수 있으며, 또한 자침하면 血絡의 目赤이 消退되고 翳障이 제거됨
② 혈성 : 熄風平肝 淸心安神 醒腦寧神 熄風平肝 淸頭目

임상 해설

① 고혈압(百會의 보조혈)
② 後頭痛, 肩背痛 : 僧帽筋(trapezius m.)을 검사하여 보다 긴장된 쪽에 刺鍼함. 指壓으로도 효과(대부분의 後頭痛은 僧帽筋纖維의 短縮 · 弛緩과 관련이 깊음. 그리고 僧帽筋 상부의 纖維는 後頭筋과 바로 연결됨. 따라서 絡却穴 刺鍼時에는 僧帽筋을 검사하여 함께 치료함)

주요 질환 응용

① 頭部 병증[百會의 보조혈로 활용 … 後두통이 있을 경우 승모근의 상태를 검사하여 승모근의 긴장이 심한 쪽에 刺鍼 함]
· 頭旋耳鳴, 狂走瘈瘲, 恍惚不樂. → 모두 督脈의 病인데, 督脈과 太陽經은 同治하니 본 혈을 취하며, 본 혈은 또한 腦盖라고도 하여 腦髓의 上에 위치하니 腦가

風邪를 받으면 이러한 病症이 발생하므로 본 혈을 취함[21)]

② 眼病[太陽은 表를 主하므로 目, 鼻 등의 風熱證에 대하여 疏散 작용을 발휘함]

· 靑盲內障 → 본 혈은 頭頂部에 위치하여 督脈에 가까우며, 足厥陰肝經과 巓에서 만나므로 본 혈을 취해서 目內障을 치료[22)]

배혈

· 配 聽會, 身柱 : 狂走瘈瘲, 恍惚不樂『千金方』

· 配 通天 : 暫起僵仆『千金方』

※ 기타문헌

"治靑風內障 目無所見 頭旋耳鳴."『銅人』

"癲疾僵仆 目妄見 恍惚不樂 狂走瘈瘲 絡却主之."『甲乙經』

"絡却(一名强陽, 一名腦蓋) : 主頭旋耳鳴 狂走瘈瘲 恍惚不休 腹脹 靑盲內障 目無所見."『大成』

※ 참고

· 본 혈은 위치상 童氏奇穴 가운데 州昆(當州圓穴-通天穴 直後一寸五分處) 부근에 해당함

21) 此症, 皆督脈病也, 督, 太陽同治, 故取此穴. 此穴又名腦盖, 正在腦髓之上, 腦受風邪, 而有是病, 故責之.『經穴解』

22) 此穴下將近目係, 上則近督脈 肝脈, 會於巓之所, 故取此穴, 以治目內障也.『經穴解』

BL9 옥침 (玉枕, Okchim)

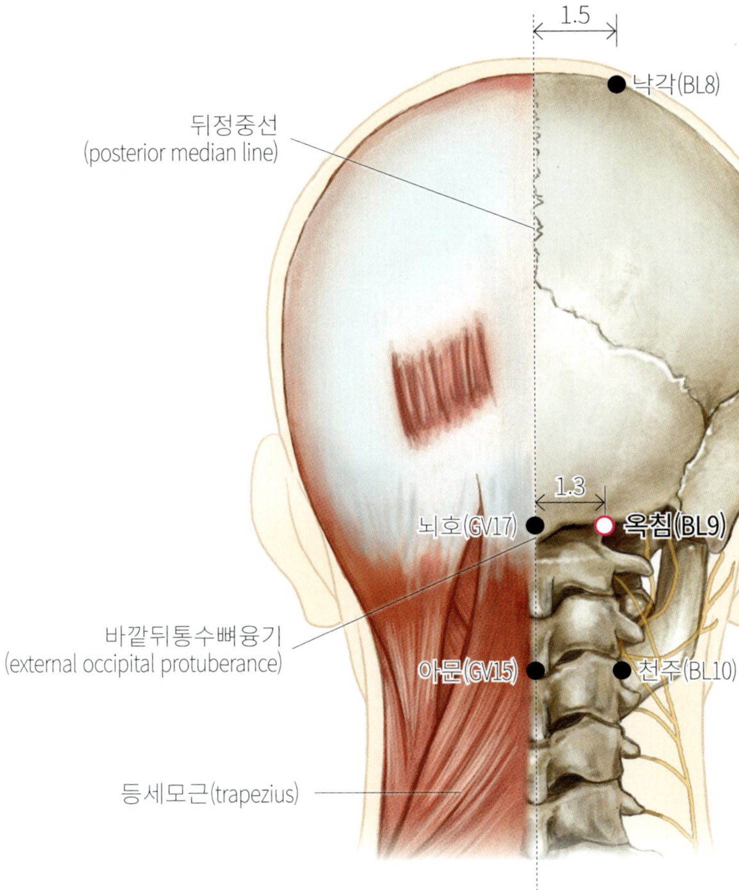

1. 혈명

【의의】 玉은 貴, 구슬을, 枕은 橫骨을 뜻하며, 穴位의 위치상 枕骨兩傍突起 部分으로 玉枕骨에 該當하고, 枕骨痛에 효과를 발휘하는 것이 寶玉과 같다는 의미

2. 혈위 근거

① 從絡却後行一寸五分.『金鑑』

② 絡却後一寸五分, 俠腦戶傍一寸三分, 起肉枕骨上, 入髮際二寸.『大成』

3. 부위 및 취혈

① 머리, 바깥뒤통수뼈융기(external occipital potuberance) 위모서리와 같은 높이, 뒤정중선(posterior median line)에서 가쪽으로 1.3촌. 뇌호(腦戶, GV17), 뇌공(腦空, GB19)과 같은 높이에 위치. 등세모근(trapezius)가쪽모서리를 지나는 수직선과 바깥뒤통수뼈융기위모서리를 지나는 수평선이 만나는 지점에서 취혈

② 뇌호혈(external occipital proturberance 상연의 함요처) 양방 1.5촌처(혹 1.3촌처)에 취함. 낙각혈 하방 3촌처에 취함

【근육】 뒤통수힘살(後頭筋, occipital m.)
【신경】 뒤통수신경(後頭神經, occipital n.)
【혈관】 뒤통수동 · 정맥(後頭動 · 靜脈, occipital a. & v.)
【침법】 ■ 직자 0.2~0.3촌
■ 사자 0.3~0.5촌(下로 향하고 피부를 沿하여 자입)
【뜸법】 ■ 艾炷灸 3~5장
■ 溫灸 5~15분
■ 禁鍼禁灸穴이라고 언급되기도 함 … 玉枕주위 枕骨은 급소 부위로 충격을 받으면 腦震蕩 및 眼球脫出이 발생될 수 있기에 주의하라는 의미

4. 응용

개요

① 주치 : 頭痛, 目痛, 鼻塞不通 등
② 혈성 : 解表淸熱 明目降逆

임상 해설

① 後頭痛(특히 枕骨부위의 동통에 유효), 不眠症, 耳鳴 등
② 禁鍼灸穴 : 枕骨의 玉枕주위는 急所로 충격을 받으면 腦震蕩 및 眼球脫出이 일어날 수 있음

주요 질환 응용

① 頭痛에 활용
· 頭風痛不可忍 → 風邪가 入腦하여 발생된 病으로 본 혈을 취하여 風邪를 散함[23)]
② 目病에 활용
· 目痛如脫, 不能遠視, 內連系急 → 目系處에 痛이 발생한 것으로 앞의 병증을 뒤

23) 風入腦遂有是症, 故取此穴以散風.『經穴解』

에서 취하여 치료하는 원리임[24)]

배혈

· 配 風池, 曲池 : 혈압降下 작용『經穴治病明理』
· 配 大杼, 肝兪, 心兪, 膈兪, 陶道 : 汗不出, 凄厥惡寒『千金方』
· 配 顖會 : "顖會連於玉枕 頭風療以金鍼."『百症賦』

※ 기타문헌

"頭項[25)]惡風汗不出 凄厥惡寒 嘔吐 目系急 痛引頞 頭重項痛 玉枕主之."『甲乙經』
"玉枕: 主目痛如脫 不能遠視 內連系急 頭風痛不可忍 鼻窒不問."『大成』

24) 此症, 正前通目系處, 故前有病而求之後.『經穴解』
25) "頭項" 此下『千金方』有 "痛"字

BL10 천주 (天柱, Cheonju)

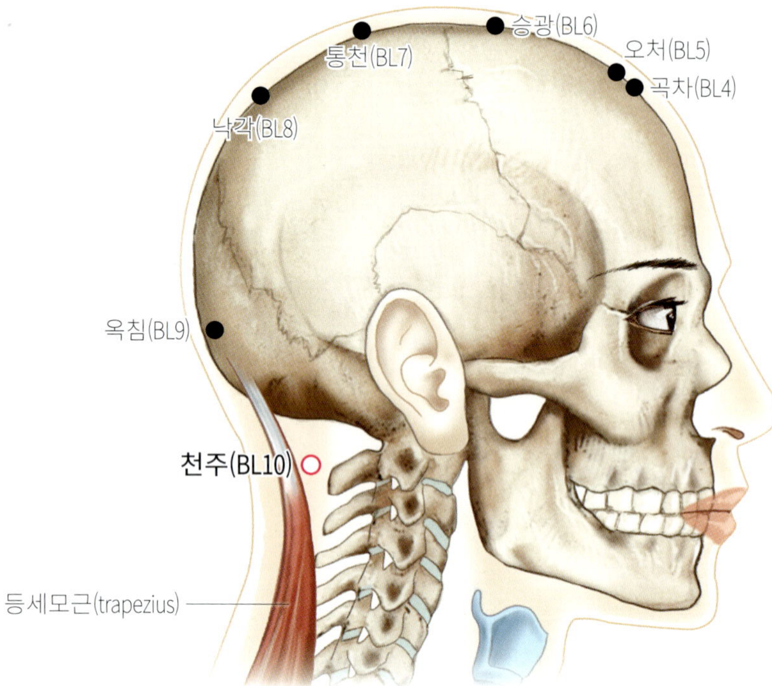

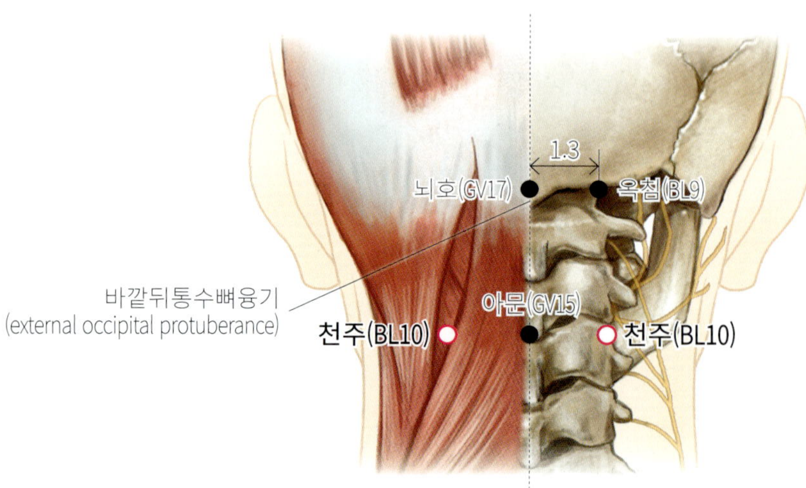

1. 혈명

【의의】天은 天部, 頭部를, 柱는 기둥을 뜻하며, 頭部에서 重要穴이라는 의미이며, 또한 頸椎를 天柱骨이라 하여 穴位가 頸椎部에 該當함을 나타내기도 함

2. 혈위 근거

① 從玉枕俠項後大筋外廉, 下行髮際陷中.『金鑑』

② 俠項後髮際, 大筋外廉陷中.『大成』

3. 부위 및 취혈

① 목뒤부위, 둘째목뼈가시돌기(spinous process of the 2nd cervical vertebra)위모서리와 같은 높이, 등세모근가쪽모서리 오목한 곳. 아문(瘂門, GV15)과 같은 높이에 위치

② 제2경추극돌기 상연(atlas와 axis사이) 후발제상 0.5촌에 아문혈을 정하고, 아문혈 양방 1.5촌처에 취함

③ 후두골 하방의 승모근 사이 함중에서 풍부혈을 취하고 하방으로 밀고 내려갈 시 융기된 제2경추극돌기 상연을 촉지하여 아문혈을 취하고, 아문혈 외방 1.5촌으로 승모근 융기부를 지난 부위에서 함몰된 부위를 취함

· 瘂門(GV15) ←1.5촌→ 天柱(BL10)

【근육】등세모근(僧帽筋, trapezius m.), 깊은층에 머리반가시근(頭半棘筋, semispinalis capitis m.)

【신경】큰뒤통수신경(大後頭神經, great occipital n.)

【혈관】뒤통수동 · 정맥(後頭動 · 靜脈, occipital a. & v.)

【침법】
- 직자 0.3~0.5촌
- 사자 0.5~1촌
- 延髓를 傷하게 할 수 있으므로 內上方을 향해 深刺禁止

【뜸법】
- 艾炷灸 5~10장
- 溫灸 5~15분

4. 응용

개요

① 주치 : 본 혈은 외감발열로 인한 項强惡風, 頭暈目眩, 狂癎 等症을 주치하며, 특히 頭眩目昏를 치료할 수 있는데, 目은 宗脈이 모이는 곳이고 液精이 위로 오르는 길목으로, 精氣가 흐르지 않으면 目昏하니 본 혈은 目病을 주치함

i) 明目작용 : 본 혈을 刺하면 培本扶元하고 精氣가 目으로 上灌하는 것을 촉진하여 視覺增强, 明目하는 효과를 발휘함

ii) 기억력 강화, 혈압降下 작용 : 본 혈이 頭項部에 내려와서 督脈의 大椎, 陶道穴과 교회하고 膀胱經 제 1, 2선으로 나뉘어 背部를 循行하는 길목에 위치하므로 頭部 및 全身기능을 조정할 수 있어서 평상시에 按摩하면 頭腦淸松하게 하여 記憶力을 增强시키거나 鬱滯를 해소하여 항진된 혈압을 降下시킬 수 있음

② 혈성 : 熄風寧神 祛風散寒 散風淸熱 淸頭目

임상 해설

① 項部의 대표적인 穴로서 僧帽筋緊張과 관련한 제반 症狀에 사용

i) 落枕의 보조혈

ii) 後頭痛, 고혈압, 項强症 : 고혈압으로 인해 융기되는 부분(天柱, 肝兪)임. 天柱穴의 융기가 있으면 대부분 고혈압환자이며, 項强症을 수반함

iii) 五十肩, 차멀미

iv) 後頭神經痛, 힘이 없어 목을 제대로 가누지 못하는 경우 : 僧帽筋(trapezius m.) 緊張이 深層의 다른 筋에 緊張을 轉移시켜 頸椎神經筋, 脊椎動脈(vertebral a.) 등을 閉塞시킬 수 있음 몸을 가누지 못하는 경우는 身柱穴을 사용

② 風熱性 頭部질환(眼 · 鼻 · 咽喉질환)의 주요 혈위

i) 止血의 주요 혈위로서 특히 衄血에 효과가 있음 : 코피 날 때 지혈을 위해 뒷머리를 치는 부위에 해당함

ii) 不聞香臭, 축농증 및 이로 인한 頭重에 사용

③ 平素에 본 혈을 按摩하면 精神이 爽快해지고 記憶力이 增强

☞ 膀胱經은 天柱穴에서 내려가서 督脈의 大椎, 陶道穴과 合하고 大杼로 나가서 背部 제2行이 됨. 따라서 天柱穴은 頭部의 제반 질환은 물론이고, 전신의 상태를 원활하게 하는데 도움이 됨. 중장년층에서 혈압安定에 주요하게 작용

④ 足의 浮腫에 응용

주요 질환 응용

① 頭, 脊柱 병증[혈압亢進으로 인한 頭眩, 頸項强痛의 要穴 – 按摩 : 頭腦淸醒, 혈압亢進 時 降下]

- 項强落枕 … 僧帽筋 긴장으로 인한 제반 병증
- 肩背痛欲折, 腦痛如脫, 項如拔, 項强不可回顧 → 風邪가 본 혈에 入한 것으로 본 혈을 취하여 祛風시킴[26)]
- 治項强惡風(配 束骨)『百症賦』→ 一上一下, 上下呼應 : 疏通經絡, 解表散邪
- 治目覺眩眩(配 養老)『百症賦』→ 同爲太陽, 同氣相求, 一上一下 : 通調經脈, 聰耳明目

② 鼻病[太陽은 表를 주관함 → 鼻塞 등의 鼻病에 대하여 開鼻竅 작용을 발휘함]

- 鼻不知香臭 → 본 혈은 風邪가 들어오고 위로 鼻에 通하기 때문에 이러한 症이 있을 때 본 혈을 취함[27)]
- 衄血[코피날 때 本穴 부근의 뒷머리를 두드려 止血시킴]
- 비후성비염

배혈

- 配 風池, 商陽, 關衝, 液門 : 熱病汗不出『甲乙經』
- 配 養老 : 肩痛欲折, 目中䀮䀮『千金方』『百症賦』
- 配 束骨 : 項强多惡風『百症賦』
- 配 陶道, 崑崙 : 目眩 又目不明如脫『千金方』
- 配 風池, 商陽, 關衝, 液門 : 熱病汗不出『甲乙經』
- 配 陶道, 大杼, 孔最, 後谿 : 頭痛『千金方』
- 配 行間 : 足不任身『千金方』

※ 기타문헌

"痓 取顖會 百會及天柱 鬲兪 上關 光明主之." "眩頭痛重 目如脫項似拔 狂見鬼 目上反 項直不可以顧 暴攣足不任身 痛欲折 天柱主之." "暴拘攣 癎眩 足不任身 取天柱主之." "癲疾互引 天柱主之." "咽腫難言 天柱主之." "熱病汗不出 天柱及風池 商陽 關衝 液門主之." "曰 人之哀而泣涕者何? 曰 心者五藏六府之主也 目者

26) 此症, 皆邪入本穴部分, 故責此穴.『經穴解』

27) 此穴入風上通於鼻, 而有是症, 故責之.『經穴解』

宗脉之所聚也 上液之道也 口鼻者氣之門戶也. 故悲哀愁憂則心動 心動則五藏六府皆搖 搖則宗脉感 宗脉感則液道開 液道開故涕泣出焉 液者所以灌精濡空竅者也 故上液之道開則泣 泣不止則液竭 液竭則精不灌 精不灌則目無所見矣 故名曰奪精. 補天柱經俠頸. 俠頸者頭中分也." "目𥆧𥆧赤痛 天柱主之." "小兒驚癎 本神及前頂顖會 天柱主之, 如反視 臨泣主之."『甲乙經』

"天柱: 主足不任身體 肩背痛欲折 目瞑視 頭旋腦痛 頭風 鼻不知香臭 腦重如脫 項如拔 項强不可回顧."『大成』

※ 참고

① 足太陽膀胱脈之所發

② 평소에 본 혈을 按壓하면 精神이 爽快하여지고 記憶力을 增强시키는 효과

BL11 대저 (大杼, Daejeo)

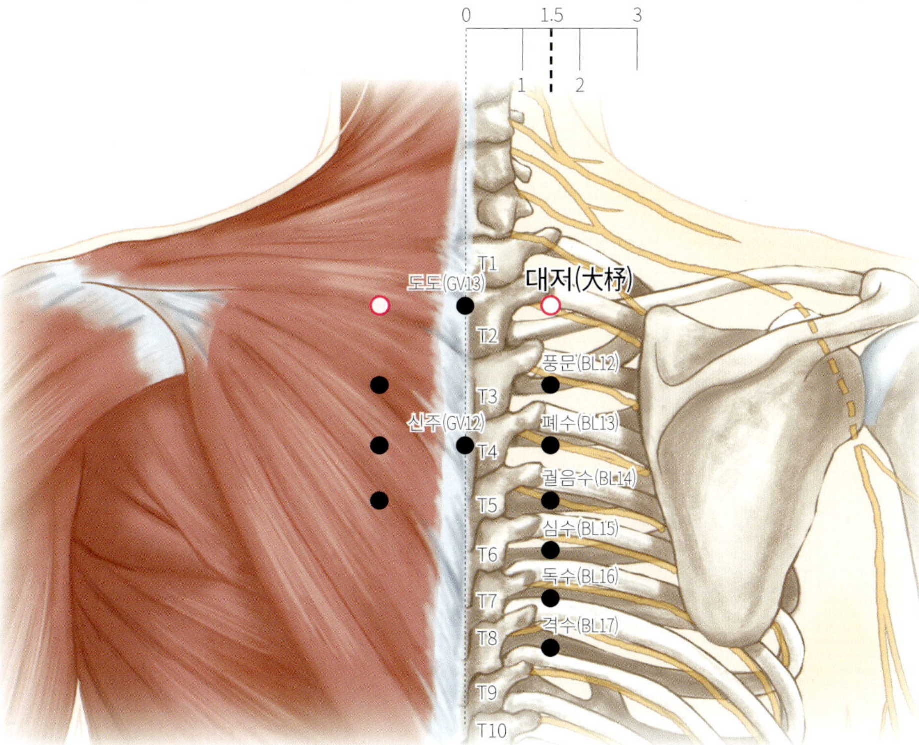

1. 혈명

【의의】大는 高位를, 杼는 梭(베틀북)子를 뜻하며, 脊椎 兩側에 橫突起가 크게 돌출된 형상을 의미함

【異名】骨會, 背兪, 百勞, 大腧, 杼骨

2. 혈위 근거

① 從天柱下行, 以項後第一椎下, 兩旁相去, 脊中各二寸陷中, 正坐取之.『金鑑』

② 項後第一椎, 兩旁相去各一寸五分陷中, 正坐取之.『大成』

3. 부위 및 취혈

① 위쪽등부위, 첫째등뼈가시돌기(spinous process of the 1st thoracic vertebra) 아래모서리와 같은 높이, 뒤정중선(posterior median line)에서 가쪽으로 1.5촌

② 도도(陶道, GV13)와 견외수(肩外兪, SI14) 사이의 중점에서 취혈

· 陶道(GV13) ←1.5촌→ 大杼(BL11) ←1.5촌→ 肩外兪(SI14)

【근육】등세모근(僧帽筋, trapezius m.), 큰마름근(大稜形筋, rhomboideus major), 작은마름근(小稜形筋, rhomboideus minor m.), 위뒤톱니근(上後鋸筋, serratus posterior superior m.), 깊은층에 긴근(最長筋, longissimus m.)

【신경】첫째 가슴신경의 뒷가지(第1胸神經의 後枝, posterior br. of the 1st thoracic n.), 어깨위신경(肩胛上神經, suprascapular n.)

【혈관】가로목동맥(頸橫動脈, transverse cervical a.), 첫째 뒤갈비사이동·정맥(第1後肋間動·靜脈, the 1st posterior intercostal a. & v.)

【침법】■ 직자 0.3~0.5촌
■ 사자 0.5~1촌(斜下方 또는 椎體 方向)

【뜸법】■ 艾炷灸 3~7장
■ 溫灸 10~20분
■ 禁灸(『明堂』)

4. 응용

개요

① 속성 : 骨會[28]

② 주치 : 腰背脊强, 項强痛, 不可俯仰, 筋攣瘛瘲, 感冒頭痛, 身熱咳嗽 등의 骨關節 및 熱證 제반 병증의 主治에 활용되며, 强筋壯骨, 淸熱解表하는 효과를 가지고 있음

③ 혈성 : 强筋骨 解表淸熱 祛風邪 舒筋脈 調骨節

임상 해설

① 督脈의 別絡, 八會穴 中 骨會穴로 骨病, 腎病, 久痛 등에 유효

i) 椎骨異常에 활용(추간판협착증 : 配 骨刺一·二·三)

---

28) ※ 大杼가 骨會인 이유

☞ 骨은 髓가 기르는 바이고 髓는 腦에서부터 아래로 大杼穴에 흘러 脊內로 스며들어가 아래로 尾骶를 貫하여 모든 骨節에 스며드는 과정을 거치게 되니 骨의 氣가 모두 본 혈에서 만나서 각 부위 骨로 전해주는 요충지이기 때문임. 그러므로 본 혈은 능히 骨病을 치료할 수 있어 八會穴 중 骨會에 속함

i) 骨은 髓가 養生함

ii) 髓의 骨節 이동 : 腦 → 大杼部 [脊內로 滲入→尾骶에 도달] : 全身 骨節에 布散

∴大杼 : 脊髓 전달의 요충지 → 骨會가 됨

ii) 腰脊痛환자 중 목이 당기기 때문에 고개를 숙이지 못하는 경우(重症)에 사용

② 手·足太陽與少陽 交會穴로 解表清熱 작용 : 감기로 인한 肩部疲勞 및 뻐근한 痛症을 치료함(配 風門)

③ 小兒解熱 : 身柱, 陶道, 風門(成人)

주요 질환 응용

① 骨病[骨會로서 强筋骨작용이 있어서 關節痛, 頸項痛, 腰脊痛 등 각종 骨病에 유효]

- 筋攣癲疾, 身踡急大, 腰脊痛, 項强不可俯仰, 不能久立 → 본 혈은 骨會이니, 오래 설수 없는 病症과, 頭項部가 强直되어 俯仰할 수 없는 病症에 본 혈을 泄하여 사기(邪氣)를 去함[29]

② 熱病[發熱, 頭痛, 目眩, 鼻塞 등]

- 본 혈은 手足太陽, 少陽經이 교회하는 부위로서 解表清熱 작용이 발휘되는 것에 의함
- 目眩 → 본 혈은 目系에 가까운데, 밖으로 風邪를 感受하면 目眩하므로 본 혈을 취하여 風邪를 散함[30]
- 氣亂 → 五臟의 氣가 頭에서 亂하면, 天柱穴, 大杼穴을 취하여 補瀉하지 않고 氣를 導함[31][東垣]
- 煩滿裏急, 身不安 → 邪氣의 몸 안으로 침습으로 인함이니 본 혈을 취하는 것은 밖으로 사기(邪氣)를 散하기 위함임[32]

배혈

- 配 心輸 : 胸中鬱鬱『千金方』
- 配 長强[利腰背, 清熱利濕] : 治脫肛, 痔瘡(肛門부위 氣血문제 해소. 小腸氣痛卽行鍼)『席弘賦』
- 配 曲泉(除濕) 眞妙穴 : 風痹痿厥 → 散寒濕通絡 작용 强化『肘後歌』(大杼는 清熱祛風)
- 配 間使(和解少陽) 眞妙穴 ; 五瘧寒多熱更多 → 和解少陽, 退虛熱 작용 强化『勝

---

29) 本穴爲骨之所會, 故有不能久立之病, 項强不可俯仰之病, 應責此穴而泄之, 以去其邪而出其汗.『經穴解』

30) 此穴尙近目系, 外受風而目爲之眩, 故取此穴以散風.『經穴解』

31) 五臟氣亂在於頭, 取之天柱, 大杼, 不補不瀉, 以導氣而已.『李東垣』

32) 此症, 乃內有邪也, 而取此穴者, 引之而散於外也.『經穴解』

玉歌』(大杼는 清熱解表)

· 配 膺兪 缺盆 背兪 : 胸中之熱『素問 · 水熱穴論』

· 配 神道, 脊中, 腰兪, 長强, 膈兪, 水分, 脾兪, 小腸兪, 膀胱兪 : 腰脊急强『千金方』

· 配 天牖, 缺盆, 神道, 天突, 水道, 巨骨 : 肩背痛『千金方』

※ 기타문헌

"頸項痛 不可以俯仰 頭痛 振寒 瘈瘲 氣實則脇滿 俠脊有寒氣 熱汗不出 腰背痛 大杼主之." "瘖虐 上星主之 先取譩嘻 後取天牖 風池 大杼."『甲乙經』

"大杼主僵仆 不能久立 煩滿狂急 身不安席."『千金方』

"大杼主遍身發熱及疸 瘧 咳嗽."『入門』

"大杼: 主膝痛不可屈伸 傷寒汗不出 腰脊痛 胸中鬱鬱 熱甚不已 頭痛振寒 項强不可俯仰 痎瘧 頭旋 勞氣咳嗽 身熱目眩 腹痛 僵仆不能久立 煩滿裏急 身不安 筋攣癲疾 身踡急大. 東垣曰 五臟氣亂 在於頭取之 天柱 · 大杼不補不瀉 以導氣而已."『大成』

※ 참고

① 督脈의 別絡

② 手太陽小腸經 · 手少陽三焦經 · 足太陽膀胱經 · 足少陽膽經의 交會穴

③ 八會穴 中 骨會穴

④ 大杼 + 大椎, 風門, 肺兪 : 清熱작용

⑤ 목덜미 아래 肩胛骨의 부분에 해당되는 督脈과 膀胱經의 穴位 특성:
清虛熱解表 + 補虛

(例) 膏肓穴 → 清虛熱 작용(膏肓은 虛損질환의 대표 치료혈

BL12 풍문 (風門, Pungmun)

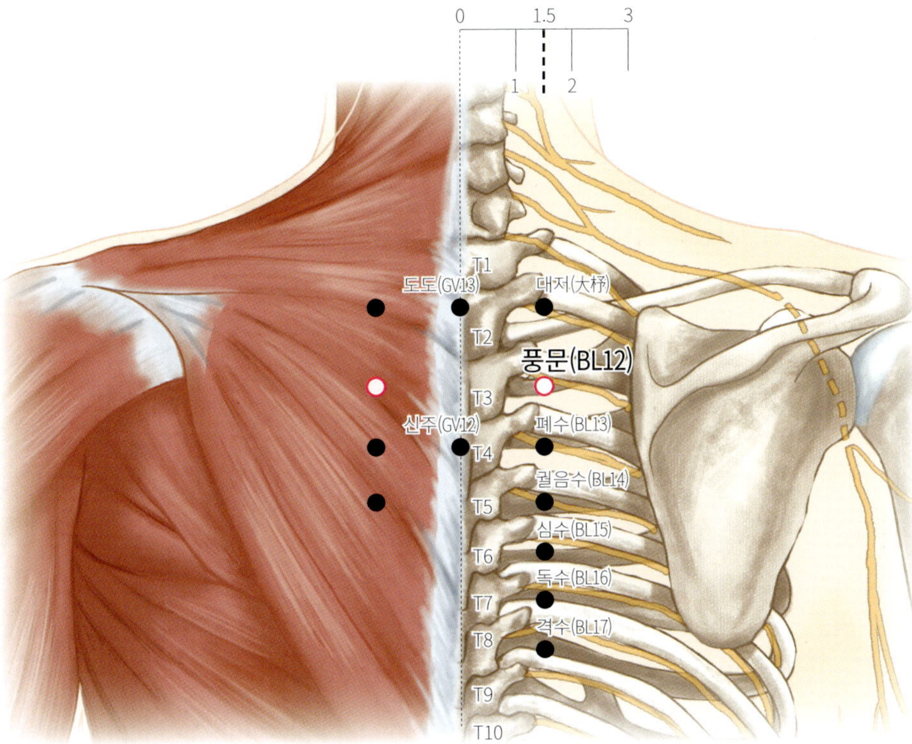

1. 혈명

【의의】 風은 風邪를, 門은 門戶을 뜻하며, 본 혈이 風病을 주치하는 곳으로 風邪가 出入하는 門戶라는 의미임

【異名】 熱府(左爲風門 右爲熱府)

2. 혈위 근거

① 從大杼下行二椎下兩旁, 各去脊中二寸, 正坐取之. 『金鑑』

② 二椎下兩旁相去脊各一寸五分, 正坐取之. 『大成』

3. 부위 및 취혈

① 위쪽등부위, 둘째등뼈가시돌기(spinous process of the 2nd thoracic vertebra) 아래모서리와 같은 높이, 뒤정중선에서 가쪽으로 1.5촌

② 부분(附分, BL41)과 둘째등뼈가시돌기아래모서리 사이의 중점에서 취혈

· 제2흉추극돌기下 ←1.5촌→ 風門(BL12) ←1.5촌→ 附分(BL41)

【근육】등세모근(僧帽筋, trapezius m.), 큰마름근(大稜形筋, rhomboideus major), 작은마름근(小稜形筋, rhomboideus minor m.), 위뒤톱니근(上後鉅筋, serratus dorsalis cranialis m.), 깊은층에 긴근(最長筋, longissimus m.)

【신경】둘째 가슴신경의 뒷가지(第2胸神經의 後枝, posterior br. of the 2nd thoracic n.), 등쪽어깨신경(背側肩胛神經, dorsal scapular n.)

【혈관】가로목동맥(頸橫動脈, transverse cervical a.), 둘째 뒤갈비사이동·정맥(第2後肋間動·靜脈, the 2nd posterior intercostal a. & v.)

【침법】■ 직자 0.3~0.5촌
■ 사자 0.5~1촌 (약간 비스듬히 척추를 향해)
■ 橫刺 위에서 아래로 筋層을 沿해 1~2촌 透刺

【뜸법】■ 艾炷灸 5~10장 ■ 溫灸 10~30분

4. 응용

개요

① 주치 : 본 혈은 消散風寒, 宣泄諸熱, 調理肺氣 작용이 있어 腠理不密로 인한 外感寒症에 활용되는 穴位임

· 風門의 發汗解表 작용 발현 이유 : 風은 陽邪이고 上部를 침범하기 쉬운데, 본 혈이 項背에 위치하여 膀胱經에 속하고 膀胱經은 一身의 表를 주관하므로 본 혈은 風邪가 上犯하는 門戶가 되어 外感 風邪로 인한 表證 질환에 대하여 發汗解表하는 효과를 발휘함. [本穴, 督脈과 太陽經이 交會 … 督脈은 諸陽經을 통솔 ⊕太陽 - 主開司表]

· 風門의 感冒豫防 작용 발현 이유 : 본 혈은 足太陽膀胱經과 督脈이 만나는 곳이니, 太陽은 開를 주관하고 一身의 表를 司하며 督脈은 모든 陽經을 통솔하므로 본 혈을 灸하면 능히 益陽固衛하고 衛氣의 기능을 增强하여 感冒를 예방하는 效能에 도달할 수 있음. [本穴, 風邪 … 陽邪로 太陽經, 督脈을 침범 … 諸陽經과 太陽, 督脈의 防禦작용(衛氣)이 발동 → 風門의 益陽固衛 작용강화 → 衛氣의 기능 강화 → 感冒豫防]

② 혈성 : 解表宣肺 護衛固表 疏散風寒 祛風解熱 宣泄諸陽之熱 調理肺氣

임상 해설

① 풍열이 모이는 곳으로 외감풍사의 침입경로가 되는 혈, 외감 질환의 대표적 치료혈(左爲風門 右爲熱府)

i) 일체 외감으로 인한 제반 頭痛·項强·身熱에 많이 응용 특히 유행성감모의 예방과 치료에 특효를 나타냄(灸 治療가 대단히 유효). 後頭部의 風字가 들어가는 穴

은 대부분 外感 風熱 질환(秉風, 風門, 風池, 腦戶)

ii) 해열작용이 있어서 제반 熱病(實證)을 치료함 : 성인은 風門, 소아는 身柱 陶道를 활용

iii) 평소 뜸을 뜨면 背部의 瘡瘍(疥), 癰疽를 예방

② 식도 · 기관지염에 효과

주요 질환 응용

① 외감 태양병 병증에 활용

· 傷寒頭痛, 項强目瞑, 胸中熱, 臥不安 → 이는 傷寒病 중 太陽經에 처음 發하는 症이며, 寒邪는 風門穴부터 들어오고, 본 혈로 風寒邪를 散함[33]

· 咳嗽, 噴嚏, 鼻流淸涕(『玉龍歌』, 『玉龍賦』. 配 肺兪, 效尤佳 『行鍼指要歌』)

② 풍열 병증[解熱 작용이 있어서 제반 熱症을 치료]에 활용

· 發背癰疽 → 본 혈을 刺하여 모든 陽經의 熱氣를 泄하고 風熱이 去하면 毒氣가 解하게 되어 癰疽가 治癒되고, 背에 癰疽가 發하지 않음[34][灸法을 활용]

· 身熱, 上氣喘急, 咳逆胸背痛 → 모두 肺中에 熱이 있는 症狀이며, 背는 肺의 府이고, 본 혈이 背部에 있으므로 이 부위에 肺症이 발생하며, 本經이 一身의 巨陽이고, 또한 본 혈이 다른 背兪穴의 上部에 위치하고 있어서 본 혈을 泄하면 背部의 熱이 泄하게 됨[35]

배혈

· 配 合谷, 行間, 絶骨 : 傷寒熱退後餘熱 『大成』

· 配 肩井, 中渚, 支溝, 後谿, 腕骨, 委中 : 肩背痠痛 『大成』

· 配 天牖, 崑崙, 關元, 關衝 : 風眩頭痛 『千金方』

· 配 五處 : 時時嚏不已 『千金方』

· 配 神庭, 攢竹, 迎香, 合谷, 至陰, 通谷 : 鼻鼽淸涕出 『千金方』

※ 기타문헌

33) 此傷寒中太陽經初發之症也. 寒從風門入, 還責本穴, 以散風寒. 『經穴解』

34) 刺此穴, 泄諸陽熱氣, 背永不發癰疽. 『經穴解』

35) 此症, 皆肺中熱而有各症. 背者, 肺之府也, 穴在背之部分, 故所生皆肺症. (蓋以本經爲一身之巨陽, 而此穴又在諸腧穴之上, 此穴一泄, 而諸腧穴之熱俱泄, 風熱去則毒氣解, 而癰疽何由生哉.). 『經穴解』

"腠理不密 易感風寒 咳嗽吐痰 咯血鼻衄 及一切鼻中諸病."『金鑒』

"腠理不密咳嗽頻 鼻流淸涕氣昏沈 須知噴嚏風門穴 咳嗽宜加艾火深."『玉龍歌』

"風眩頭痛 鼻不利 時嚏 淸涕自出 風門主之."『甲乙經』

"此穴能瀉一身熱氣 常灸之 永無癰疽瘡疥等患."『圖翼』

"風門主易感風寒 咳嗽 痰血 鼻血 一切鼻病."『入門』

"風門(一名熱府): 主發背癰疽 身熱 上氣喘氣 咳逆胸背痛 風勞嘔吐 多嚏 鼻鼽出淸涕 傷寒頭項强 目瞑 胸中熱 臥不安."『大成』

※ 참고

· 風門 － 熱府(素門 · 水熱穴論)

· 膝陽關 － 寒府(素門 · 骨空論)

· 感冒 － 風寒感冒 : 風門 + 合谷, 列缺, 風池
風熱感冒 : 尺澤, 魚際, 曲池, 內庭, 大椎, 外關
通治方 : 大椎, 合谷, 足三里

※ 참고

· 본 혈은 위치상 童氏奇穴 가운데 感冒三(第7頸椎下 安全穴-大椎穴, 제2胸椎下 兩傍3寸 金斗穴-膏肓穴, 計3穴), 外感(在姐妹二穴向裡平行一寸), 重魁(手背의 大白穴上 1寸, 食指 本節前 陷中) 부근

· 본 혈은 위치상 경외기혈 가운데 感冒點(手掌橈側緣, 第1掌骨基底內側 後方 1寸處) 부근

BL13 폐수 (肺兪, Pyesu)

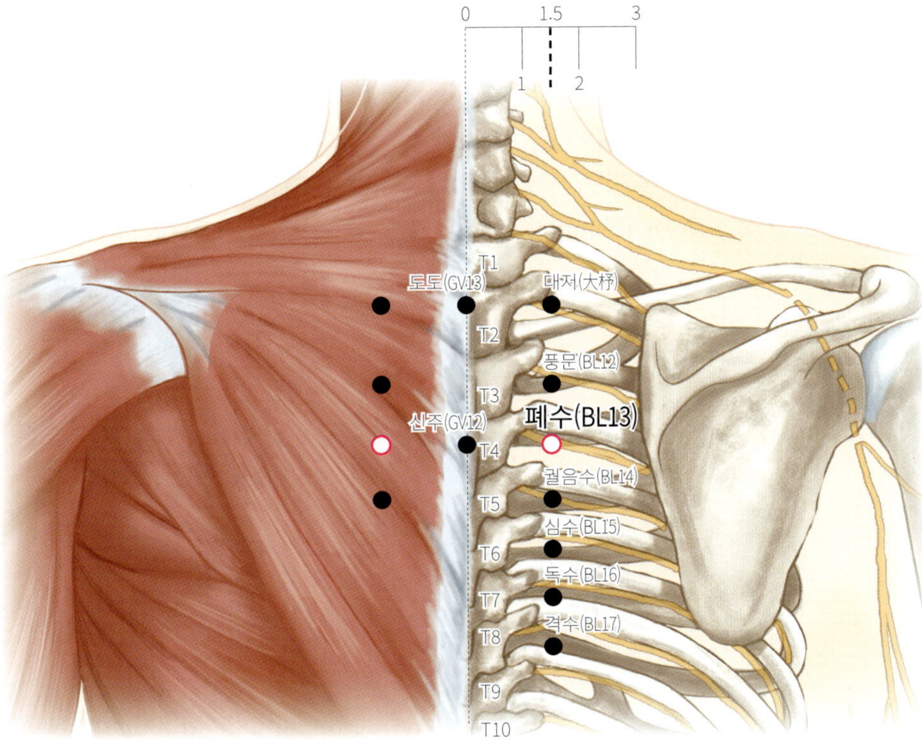

1. 혈명

【의의】肺는 肺臟의 氣, 肺 疾病를, 兪는 輸注處, 腧穴을 뜻하며, 본 혈이 肺臟의 氣가 輸注하는 곳으로 肺疾病에 관계되는 주요 穴位라는 의미임

2. 혈위 근거

① 從風門下行三椎, 去脊中各二寸, 又以手搭背, 左取右, 右取左, 當中指末, 是穴之處, 正坐取之.『金鑑』

② 第三椎下兩傍相去 各一寸五分.『大成』

3. 부위 및 취혈

① 위쪽등부위, 셋째등뼈가시돌기(spinous process of the 3rd thoracic vertebra) 아래모서리와 같은 높이, 뒤정중선에서 가쪽으로 1.5촌

② 신주(身柱, GV12)와 백호(魄戶, BL42) 사이의 중점에서 취혈

· 身柱(GV12) ←1.5촌→ 肺兪(B13) ←1.5촌→ 魄戶(B42) ←1촌→ 曲垣(SI13)

【근육】등세모근(僧帽筋, trapezius m.), 큰마름근(大稜形筋, rhomboideus major m.), 깊은층에 긴근(最長筋, longissimus m.)

【신경】셋째 가슴신경의 뒷가지(第3胸神經의 後枝, posterior br. of the 3rd thoracic n.), 등쪽어깨신경(背側肩胛神經, dorsal scapular n.), 더부신경의 가쪽가지(副神經의 外枝, external br. of accessory n.)

【혈관】가로목동맥(頸橫動脈, transverse cervical a.), 셋째 뒤갈비사이동·정맥(第3後肋間動·靜脈, the 3rd posterior intercostal a. & v.)

【침법】■ 직자 0.3~0.5촌
■ 사자 0.5~1촌 (脊椎를 향해 上方 30°이나 下斜方으로)

【뜸법】■ 艾炷灸 5~10장

4. 응용

개요

① 속성 : 肺의 背兪穴

② 주치 : 폐의 背兪穴로 宣熱, 疏風, 調理작용이 있어서 일체 肺臟질환 要穴이 됨. 즉 본 혈은 邪氣가 폐에 있는 경우를 주치하는데, 肺寒熱이 있을 때 본 혈에 鍼刺하면 宣肺淸肅의 기능을 발휘함

③ 혈성 : 解表宣肺 淸虛熱 養陰凉血 肅降肺氣 補勞損 和營血

임상 해설

① 肺의 背兪穴로 일체 肺와 關聯한 질환

i) 呼吸器질환(咳嗽, 喘息, 肺炎, 氣管支炎, 呼吸困難 等)에 사용 : 募穴(中府穴, L1)과 配合하여 응용하면 더욱 효과적임(兪募配穴法)

ii) 虛勞, 癆瘵, 骨蒸潮熱, 肺虛怕冷症 等 慢性消耗性 질환에 사용 : 灸를 많이 할수록 좋음 (多多益善)

iii) 肺氣不足으로 인한 痿躄(配 膈兪, ㊕ 肺正格)

- 筋肉弛緩이 원인인 痿躄의 경우 : ㊕ 肝正格
- 關節弛緩이 원인인 痿躄의 경우 : ㊕ 肺正格

☞ 兪募配穴法 : 臟腑에 병이 있을 때 그 장부에 해당하는 募穴과 背兪穴을 배합하여 취혈함으로써 병을 치료하는 것. 일반적으로 背兪穴에 반응이 오면 募穴을 취혈하고 募穴에 반응이 오면 背兪穴을 취혈하여 치료

- 背兪穴 : 神經發達, 鍼刺 위주
- 腹募穴 : 血管發達, 灸法 위주

② 肩背痛, 특히 肘關節질환[36](Tennis elbow), 頸椎디스크 : 肺兪~心兪에 압통點에 刺鍼, 頸椎患者의 대부분에서 肺兪~心兪穴 부위에 硬結點이 나타남(점자출혈, 附缸)

주요 질환 응용

① 肺部 병증[肺 자체의 기능을 강화, 肺部 병변에 대하여 肺臟의 기능을 運行시켜 줌. 兪募配穴法 : 配中府(肺募) 效果 상승 / 灸法 - 寒性 질환을 治. 灸後 再灸足三里 - 調氣 增强작용] / 呼吸器 질환[肺의 背兪穴, 宣肺, 解表 작용으로 咳嗽, 氣喘, 胸滿 등에 활용]

· 肺痿咳嗽 → 喘과 嗽 이 두 症은 發病하게 되면 肺를 傷하지 않는 경우가 없으니, 본 혈로서 肺의 火와 風을 散함[37]

· 肺中風偃臥, 胸滿短氣 → 肺가 안에서 風에 적중되어 氣滿偃臥하면 肺葉이 閉塞되어 氣가 通하지 않게 되어 胸滿氣短하게 되므로 본 혈을 취하여 그 氣가 鬱한 것을 散함[38]

· 瞀滿汗出 → 肺가 風에 傷하면 汗出하고 瞀하며 目悶하는데, 모두 風邪에 의한 것이니, 본 혈을 瀉함[39]

· 勞瘵, 口舌乾, 勞熱上氣 → 勞瘵와 口舌乾은 모두 上氣하고 熱이 위로 蒸하여 氣逆이 極한 것이니, 본 혈을 泄하여 肺中의 火와 氣를 散함[40]

· 癭氣 → 肺氣가 鬱한 것이니, 본 혈을 泄하여 肺氣를 散함[41]

② 上部 脊部 병증[虛勞性 만성소모성 病症] … 淸虛熱 養陰 작용

· 腰脊强痛 → 氣가 아래로 逆한 것인데, 肺가 一身의 氣를 통솔하기 때문에 그 腧穴을 취하여 下逆한 氣를 散함[42]

· 背僂 → 背는 肺의 室이고, 먼저 氣가 안에 鬱하면 후에 背가 구부러지니, 우선 본

---

36) “岐伯曰 肺心有邪 其氣留於兩肘, 肝有邪 其氣留於兩腋, 脾有邪 其氣留於兩髀, 腎有邪 其氣留於兩膕”『靈樞, 邪客篇』

37) 喘嗽二症, 所得之始雖不同, 而成病未有不傷肺者, 故宜責此穴, 以散肺之火與風.『經穴解』

38) 肺中風於內, 而氣滿偃臥, 則肺葉閉塞而氣不通, 遂胸滿氣短矣, 故取此穴以散其中鬱之氣.『經穴解』

39) 肺傷風則汗出瞀而目悶, 皆風氣爲之, 宜泄此穴.『經穴解』

40) 勞瘵口舌乾幷上氣, 熱上蒸而氣逆極矣, 泄此穴以散肺中之火與氣.『經穴解』

41) 此症, 肺氣之鬱也, 泄此穴以散肺氣.『經穴解』

42) 此症, 氣逆在下也, 肺統一身之氣, 取腧穴以散下逆之氣.『經穴解』

혈을 泄하여 鬱된 氣를 散함[43].[압박골절(등이 굽거나, 척추가 내려앉은 것) : 그 곳에 氣血의 공급이 현저히 부족한 것(대개 上胸部에 많이 발생하는데 淸虛熱 시킴)]

③ 胃 濕熱로 인한 黃疸에 활용(肺 淸肅작용의 도움으로 胃에 영향을 줌)

· 黃疸 → 胃에 濕熱이 있으면 蒸하여 黃疸이 되니 본 혈을 泄하여 胃의 熱을 散하고 胃의 濕熱을 풀어줌[44]

배혈

· 配 天突(再配風門, 中府, 膻中, 尺澤) : 咳嗽不止『百症賦』
· 配 中府(調肺氣 瀉胸熱) : 止咳平喘 效果 增强 … 感冒咳嗽, 鼻塞
· 配 豊隆(祛痰) : 化痰止咳 작용 强化 … 咳嗽, 痰多
· 配 期門(調肝氣) : 調肝, 凉血 작용 强化 … 胸脇脹滿, 胸中熱
· 配 陶道(淸虛熱) : 養陰淸熱, 平喘 작용 强化 … 骨蒸潮熱
· 配 風府(祛風開竅) : 開竅醒神 작용 强化 … 鬱症, 癲狂
· 配 風門 : 咳嗽『行鍼指要賦』
· 配 豊隆 : 痰嗽稱奇『玉龍賦』
· 配 腎兪 : 咳喘少氣百病『千金方』
· 配 肝兪 : 丹毒牽病, 頭項强痛, 心下痞『千金方』
· 配 陶道, 身柱, 膏肓 : 虛損五勞七傷『乾坤生意』
· 配 三陰交, 期門 : "水痓口中涌水 經云 肺來乘腎 食後吐水 灸肺兪 又灸三陰交 又灸期門…瀉肺補腎也 各隨年壯."『千金方』
· 配 太衝 : "下氣 灸肺兪百壯 又灸太衝五十壯."『千金方』

※ 기타문헌

"內傷外感 咳嗽吐血 肺痿肺癰 小兒龜背."『金鑒』

"痓 反折互引 腹脹腋攣 背中怏怏引脇痛 內引心中膂內 肺兪主之." "肺氣熱 呼吸不得臥 上氣嘔沫 喘氣相追逐 胸滿脇膺急息難 振慄 脈鼓 氣膈胸中有熱 支滿不嗜食 汗不出 腰脊痛 肺兪主之." "肺脹者 虛滿而喘咳 肺兪主之 亦取太淵." "癲疾憎風 時振寒 不得言 得寒益甚 身熱狂走 欲自殺 目反妄見 瘈瘲泣出 死不知人 肺兪主之."『甲乙經』

---

43) 背者, 肺之室也, 先氣鬱在內, 而後背爲之僂, 故先泄此穴, 以散其中鬱之氣.『經穴解』

44) 胃有濕熱, 蒸爲黃疸, 泄此穴以散胃之熱, 更宜解胃之濕熱.『經穴解』

"肺兪主內傷外感 咳嗽吐血 肺癰肺痿 小兒龜背."『入門』

"肺兪:主癭氣 黃疸 勞瘵 口舌乾 勞熱上氣 腰脊强痛 寒熱喘滿 虛煩 傳屍骨蒸 肺痿咳嗽 肉痛皮癢 嘔吐 支滿不嗜食 狂走欲自殺 背僂 肺中風 偃臥 胸滿短氣 瞀悶汗出 百毒病 食後吐水 小兒龜背. 仲景曰 太陽與少陽並病 頭項强痛或眩冒 時如結胸 心下痞硬者 當刺太陽肺兪·肝兪."『大成』

※ 참고

· 본 혈은 肺의 背兪穴로서 肺臟의 精氣가 轉輸出入, 流注聚結하는 요충지이며 肺募穴인 中府穴과 內外 相對작용이 있음

· 본 혈은 위치상 신혈 가운데 肺熱(第3胸椎下 兩傍 各 5分, 肺兪穴 內側 1寸處) 부근에 해당

BL14 궐음수 (厥陰兪, Gworeumsu)

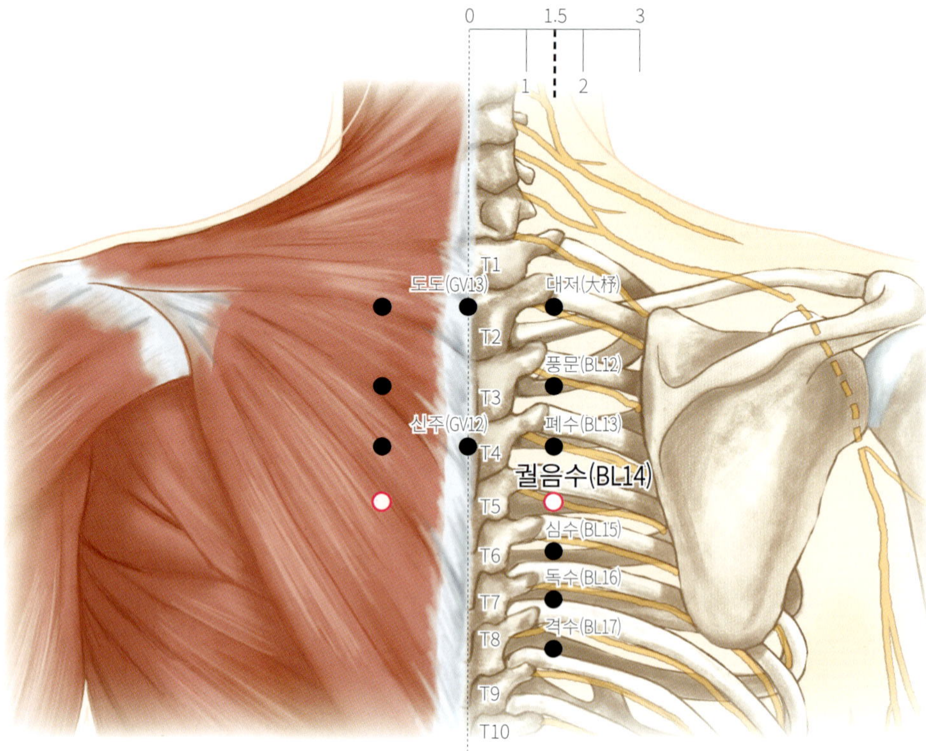

1. 혈명

【의의】 厥陰은 心包이 氣를, 兪는 輸注處를 뜻하며, 본 혈이 手厥陰心包經氣가 輸注하는 곳으로 心包질환에 관계되는 重要穴임을 의미함

【異名】 厥兪, 闕兪

2. 혈위 근거

① 從肺兪行四椎下, 去脊中二寸, 正坐取之. 『金鑑』

② 四椎下兩旁去脊各一寸五分, 正坐取之. 『大成』

3. 부위 및 취혈

① 위쪽등부위, 넷째등뼈가시돌기(spinous process of the 4th thoracic vertebra) 아래모서리와 같은 높이, 뒤정중선에서 가쪽으로 1.5촌

② 고황(膏肓, BL43)과 넷째등뼈가시돌기아래모서리 사이의 중점에서 취혈

· 제4흉추극돌기下 ←1.5촌→ 厥陰兪(B14) ←1.5촌→ 膏肓(B43)

【근육】등세모근(僧帽筋, trapezius m.), 큰마름근(大稜形筋, rhomboideus major m.), 깊은층에 긴근(最長筋, longissimus m.)

【신경】넷째 가슴신경의 뒷가지(第4胸神經의 後枝, posterior br. of the 4th thoracic n.), 등쪽어깨신경(背側肩胛神經, dorsal scapular n.), 더부신경의 가쪽가지(副神經의 外枝, external br. of accessory n.)

【혈관】가로목동맥의 깊은가지(頸橫動脈의 深枝, transverse cervical a.), 넷째 뒤갈비사이동·정맥(第4後肋間動·靜脈, the 4th posterior intercostal a. & v.)

【침법】■ 직자 0.3~0.5촌
■ 사자 0.5~1촌(척추를 향해 30° 上方이나 下斜方으로)
■ 横刺하여 침첨을 위에서 아래로 筋層을 沿해 1~2촌 透刺

【뜸법】■ 艾炷灸 5~7장
■ 溫灸 10~20분

4. 응용

개요

① 속성 : 心包의 背兪穴
② 주치 : 心率調整, 心臟機能 改善 작용이 있으며, 胸膈, 心臟 제반 병증을 주치함
③ 혈성 : 寬胸降逆 寧心止痛 通經活絡 舒肝理氣

임상 해설

① 心包絡의 背兪穴로 일체 心包와 관련한 心臟질환, 精神질환에 사용
i) 不整脈, 狹心症(配 內關, 巨闕, 心兪, 神門)
→ 厥陰兪, 心·督·膈兪에 압통이 심한 경우 대개는 心臟 질환일 가능성 있음
ii) 心外膜炎(胸中膈氣聚痛), 心臟肥大(心痛胸滿)에 사용
iii) 神經性 心悸亢進 等 心因性질환(配 膈兪, 陰都)

② 일절의 慢性·消耗性질환에 응용
i) 循環器障碍로 일어나는 제반증상을 치료 : 특히 血液循環障碍로 冷症인 사람에게는 유효
ii) 肺結核 등(灸)

③ 肋間神經痛, 胸肋痛에 사용 : 乳中 이상의 胸痛(대체로 頸椎關節病變)에 사용 乳中以下의 胸肋痛(대체로 因痰飮)에는 支溝, 陽陵泉을 사용

주요 질환 응용

① 心[心包絡] 관련 병증[心包의 氣가 輸注하여 寬胸利氣 작용 발휘 … 心悸, 心痛, 胸悶 등에 활용]

- 心痛 → 心에 病이 있는 것은 手厥陰 작용이니, 心痛에 본 혈을 瀉함[45)]
- 胸滿嘔吐 → 胸은 心肺의 室이고 또한 心包絡의 室이므로 본 혈을 취함[46)]
- 留結煩滿 → 留가 있고 結이 있는 것은 모두 氣가 舒하지 않은 것이니, 留結은 곧 滯가 있는 것이며, 厥陰心包는 心을 도와 血을 主하므로 본 혈로 留結한 사기(邪氣)를 散하면 煩悶한 것이 치유됨[47)]

배혈

- 配 神門, 臨泣 : 心痛『資生經』

※ 기타문헌

"主逆氣嘔吐 心痛 留結胸中煩悶."『銅人』

"厥陰俞(一名厥俞):主咳逆 牙痛 心痛 胸滿嘔吐 留結煩悶. 或曰 臟腑皆有俞在背 獨心包絡 無俞何也? 曰厥陰俞卽心包絡俞也."『大成』

※ 참고

- 본 혈은 위치상 신혈 가운데 胃熱(第4胸椎下 兩傍 各 5分. 厥陰俞穴 內側 1寸處) 부근에 해당함

---

45) 心不主事, 心之病責手厥陰, 故心痛者, 責此穴以泄之.『經穴解』

46) 此症, 亦責此穴者, 胸爲心肺之室, 亦心包絡之室也, 故亦責之.『經穴解』

47) 有留有結, 皆氣之不舒, 而留結則有滯血矣, 心厥陰主血者, 故責此穴以散留結之邪, 而煩悶愈矣.『經穴解』

BL15 심수 (心兪, Simsu)

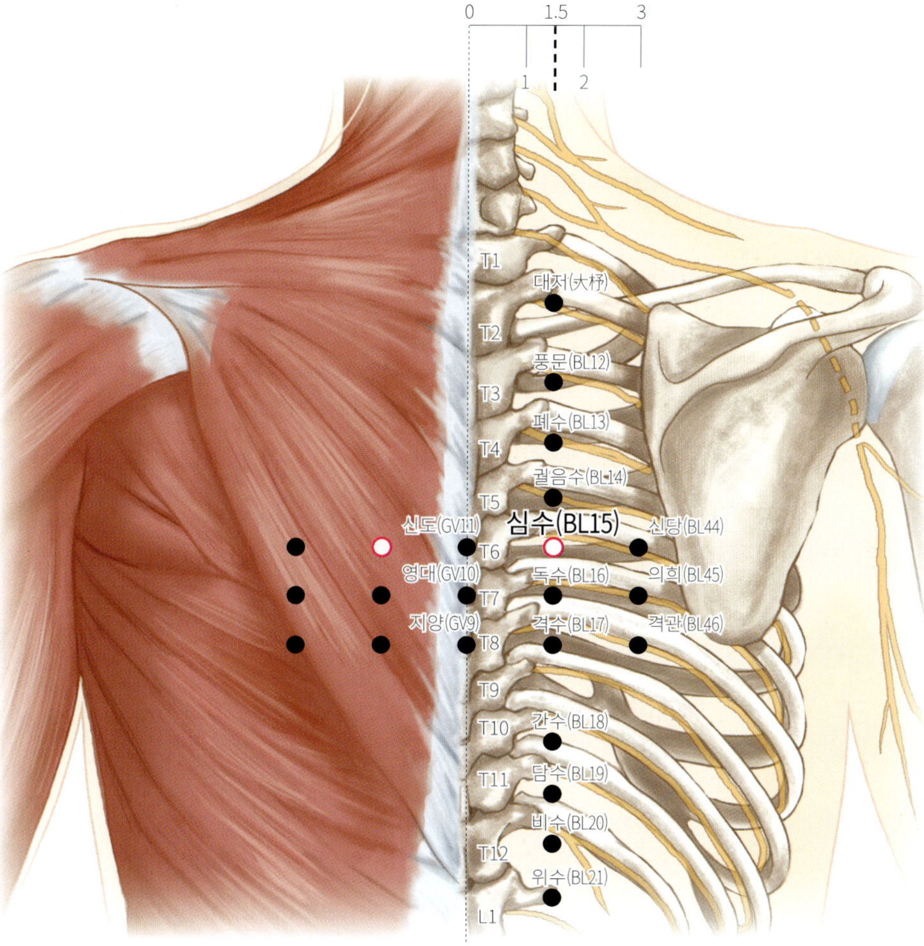

1. 혈명

【의의】心은 心臟의 氣, 心질환을 뜻하며, 兪는 輸注處, 腧穴을 뜻하며, 본 혈이 手少陰陰心經氣가 輸注하는 곳으로 心질환에 관계되는 重要穴임을 의미함

【異名】背兪

2. 혈위 근거

① 從厥陰兪行五椎下, 去脊中二寸, 正坐取之.『金鑑』

② 五椎下兩旁去脊各一寸五分, 正坐取之.『大成』

3. 부위 및 취혈

① 위쪽등부위, 다섯째등뼈가시돌기(spinous process of the 5th thoracic vertebra) 아래모서리와 같은 높이, 뒤정중선(posterior median line)에서 가쪽으로 1.5촌

② 신도(神道, GV11)와 신당(神堂, BL44)사이의 중점에서 취혈

③ 겨드랑이 뒤쪽의 연장선으로 天宗과 비슷한 위치

· 神道(GV11) ←1.5촌→ 心兪(BL15) ←1.5촌→ 神堂穴(BL44)

【근육】등세모근(僧帽筋, trapezius m.), 큰마름근(大稜形筋, rhomboideus major m.), 깊은층에 긴근(最長筋, longissimus m.)

【신경】다섯째 가슴신경의 뒷가지(第5胸神經의 後枝, posterior br. of the 5th thoracic n.), 등쪽어깨신경(背側肩胛神經, dorsal scapular n.), 더부신경의 가쪽가지(副神經의 外枝, external br. of accessory n.)

【혈관】가로목동맥의 깊은가지(頸橫動脈의 深枝, transverse cervical a.), 다섯째 뒤갈비사이동·정맥(第5後肋間動·靜脈, the 5th posterior intercostal a. & v.)

【침법】■ 직자 0.3~0.5촌

■ 사자 1.5촌(척추를 향해 30°上方이나 斜下方으로)

■ 橫刺하여 위에서 아래로 筋層을 뚫고 1~2촌 透刺

【뜸법】■ 艾炷灸 5~15장

■ 溫灸 3~15분

4. 응용

개요

① 속성 : 心의 背兪穴

② 주치 : 본 혈이 心臟에 가깝고 心은 血脈을 主하니, 心陽이 虛衰하고 心陰이 不足하여 발생한 질병에 본 혈을 취하고 뜸을 뜨면 通心絡, 安心神, 疏心氣, 養心血, 壯心陽하는 효과를 거둘 수 있으며, 따라서 심장 제반 병증을 주치함. 心의 陰陽氣血을 보충함

③ 혈성 : 寬胸降氣 安神寧心 調理氣血

임상 해설

① 心의 背兪穴로 일체 心臟病, 血脈病에 응용 : 心痛, 狹心症, 胸中隔期, 半身不遂 等 心臟질환에 사용되며 구급혈로도 이용함(配 巨闕)

心臟에 문제가 있는 경우 대개는 左側 厥陰兪, 心兪, 督兪, 膈兪에 압통이 甚하게 나타남

② 神志病에 유효 : 癔病, 驚悸 等 神經性질환에 사용 : "婦人心痛 心兪穴"『席弘賦』

③ 水火不交로 인한 遺精, 白濁에 사용 : "遺精白濁 心兪治"『勝玉歌』

주요 질환 응용

① 心 病症(心氣가 輸注하는 곳으로 心 의 병증을 調理함)

[心臟의 背兪穴 - 疏通心絡, 調理氣血, 寧心安神 → 一切 心臟疾病 치료의 주요혈]

[心에 病症이 있는 경우 : 左側 厥陰兪, 心兪, 督兪, 膈兪 부위에 압통이 甚하게 나타남]

- 心胸悶亂 → 心氣를 痰이 迷한 것이니 본 혈을 灸함[48)]
- 健忘 → 心氣가 不足한 것이니, 본 혈을 灸하여 補함[49)]
- 心中風, 偃臥不得傾側 → 痰氣가 心에 滯한 것이니, 본 혈을 灸하여 心의 痰을 開함[50)]
- 汗出脣赤 → 汗은 心의 液이고, 赤色은 火의 色이니, 본 혈을 취함[51)]
- 小兒心氣不足, 數歲不能言語 → 小兒의 心氣가 不足하면 말을 할 수 없으니, 본 혈을 灸하여 心氣를 補함[52)]
- 偏風半身不遂 → 風症은 心氣를 亂하게 하니, 邪氣가 盛하고 心氣가 不足하면 본 혈을 灸하여 心氣를 補함[53)]
- 目瞤目昏 → 모두 心火가 上逆한 것이니, 본 혈을 灸하여 火를 밖으로 나가게 하여 위로 침범하지 않게 함[54)]
- 夢遊病 治療 特效穴(配 腎兪, 白環兪, 效佳)『玉龍歌』, 『玉龍賦』, 『勝玉歌』
- 治癲癎(配 神道『百症賦』/ 或配 神門, 百會, 大陵, 巨闕)
- 水火不交로 인한 遺精, 白濁에 활용『勝玉歌』

48) 此症, 心氣爲痰所迷也, 亦宜灸此穴. 『經穴解』

49) 此症, 乃心氣之不足, 灸以補之. 『經穴解』

50) 此症, 痰氣滯於心也, 灸以開心之痰. 『經穴解』

51) 汗者, 心之液也, 赤者, 火之色也, 故取此穴. 『經穴解』

52) 小兒心氣不足, 不能語, 宜灸此穴, 以補心氣. 『經穴解』

53) 風症, 而至於心氣亂, 固爲邪之盛, 然亦心氣之虛也, 灸以補心氣. 『經穴解』

54) 此症, 皆心火之上逆也, 灸此穴, 使火外出而不上淩. 『經穴解』

배혈

· 配 腎兪 : 腰腎虛乏之夢遺『玉龍賦』
· 配 神道 : 風癎『百症賦』
· 配 天井, 神道 : 悲愁恍惚, 悲傷不樂『千金方』
· 配 大杼 : 胸中鬱鬱『千金方』
· 配 神門, 臨泣 : 心痛『資生經』
· 配 肝兪 : 筋急手相引『千金方』

※ 기타문헌

"寒熱心痛 循循然與背相引而痛 胸中悒悒不得息 咳唾血 多涎 煩中善饐 食不下 咳逆汗不出如瘧狀 目䀮䀮 淚出悲傷 心兪主之." "心脹者 心兪主之 亦取列缺."『甲乙經』

"心兪:《資生》云 刺中心一日死 其動爲噫 豈可妄鍼.《千金》言 中風心急 灸心兪百壯 當權其緩急可也. 主偏風半身不遂 心氣亂恍惚 心中風 偃臥不得傾側 汗出唇赤 狂走發癎 語悲泣 心胸悶亂 咳吐血 黃疸 鼻衄 目瞤目昏 嘔吐不下食 健忘 小兒心氣不足 數歲不語."『大成』

※ 참고

· 患門(經外奇穴) – "心兪"를 가리킴
· "按此穴合五椎兩旁各一寸五分, 心兪二穴也. 心主血, 故灸之."『大成』,『資生經』
· "患門穴在背部五六椎之間, 去脊外幷一寸五分左右, 爲全身衰弱羸瘦無神之特效穴."『經外奇穴研究』

※ 참고

· 본 혈은 위치상 신혈 가운데 肝熱(第5胸椎下 兩傍 各 5分. 心兪穴 內側 1寸處) 부근에 해당함

BL16 독수 (督兪, Doksu)

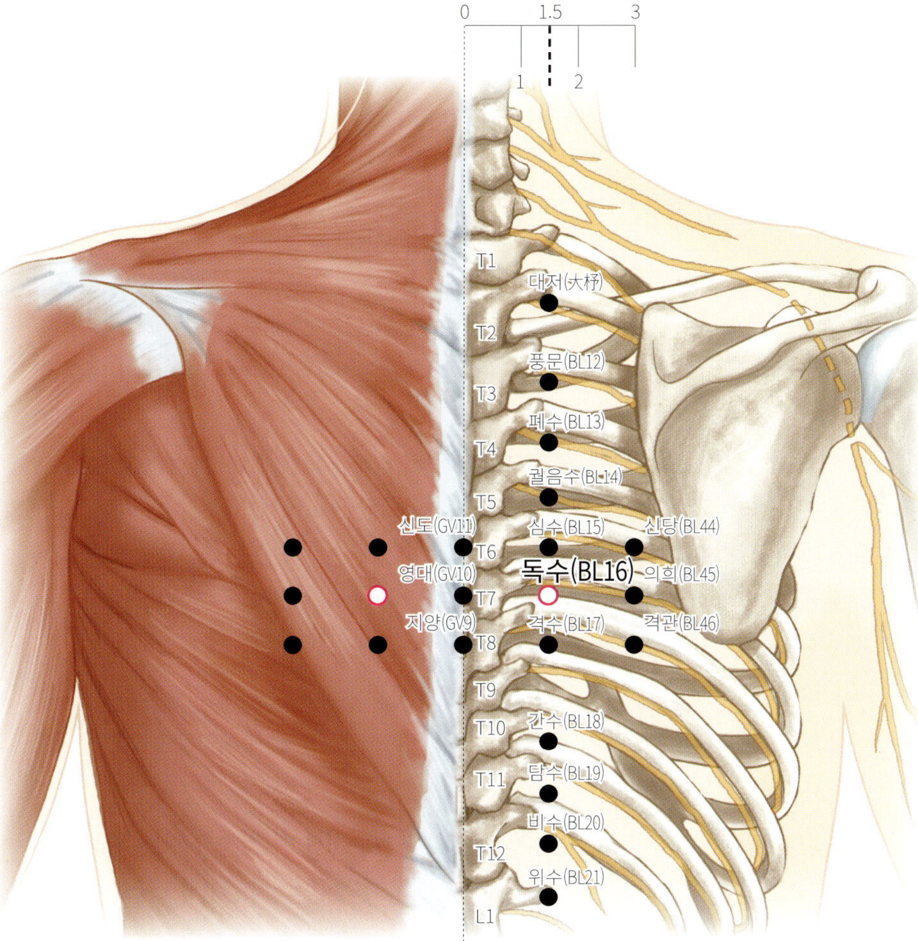

1. 혈명

【의의】督은 督脈을, 兪는 輸注處, 腧穴을 뜻하며, 督脈의 氣가 輸注하는 곳이라는 의미임

【異名】高盖, 高蓋, 高益

2. 혈위 근거

① 從心兪行六椎下, 去脊中二寸, 正坐取之.『金鑑』

② 六椎下兩旁去脊各一寸五分, 正坐取之.『大成』

3. 부위 및 취혈

① 위쪽등부위, 여섯째등뼈가시돌기(spinous process of thr 6th thoracic vertebra) 아래모서리와 같은 높이, 뒤정중선에서 가쪽으로 1.5촌

② 영대(靈臺, GV10)와 의희(譩譆, BL45)사이의 중점에서 취혈

· 靈臺(GV10) ←1.5촌→ 督兪(BL16) ←1.5촌→ 譩譆(BL45)

【근육】 등세모근(僧帽筋, trapezius m.), 큰마름근(大稜形筋, rhomboideus major m.), 깊은층에 긴근(最長筋, longissimus m.)

【신경】 여섯째 가슴신경의 뒷가지(第6胸神經의 後枝, posterior br. of the 6th thoracic n.), 등쪽어깨신경(背側肩胛神經, dorsal scapular n.), 더부신경의 가쪽가지(副神經의 外枝, external br. of accessory n.)

【혈관】 가로목동맥의 깊은가지(頸橫動脈의 深枝, transverse cervical a.), 여섯째 뒤갈비사이동·정맥(第6後肋間動·靜脈, the 6th posterior intercostal a. & v.)

【침법】
- 직자 0.3~0.5촌
- 사자 0.5~1촌(척추를 향해 30°上方이나 斜下方으로)
- 橫刺하여 위에서 아래로 筋層을 뚫고 1~2촌 透刺

【뜸법】
- 艾炷灸 3~7장
- 溫灸 5~10분

4. 응용

개요

① 주치 : 心이 生血하여 膈에 注하고, 血은 眞陽과 合하여 督兪를 따라 貫脊하여 補腦, 化百血, 升生氣함으로써 독맥이 모든 陽을 통솔할 수 있는 바, 본 혈은 족태양경이 지나가는 부위로 陽氣를 통하게 하여 督脈의 系와 通하게 하는 작용을 발휘하며, 흉복부의 氣機 逆亂에 대하여 조절작용을 함. 본 혈은 腹痛, 氣逆, 腸鳴을 주치함

② 혈성 : 寬胸止痛 理氣降逆 消腫脹

임상 해설

① 腰痛, 요척통, 특히 薦·尾骨痛에 사용

② 심 질환(心內外膜炎, 心絞痛), 소화기 질환(위경련, 腸鳴氣逆), 피부 질환(皮膚濕疹, 水腫), 호흡기 질환(咳嗽喘息) 등에 사용

주요 질환 응용

① 흉, 복부 기기 실조 병증[諸陽을 통솔하는 기능을 강화 - 陽氣를 잘 통하게 해줌]

- 寒熱心痛 → 督脈과 心이 通하기 때문에 본 혈을 취하여 灸를 하여 心의 逆氣를 散함[55]
- 腹痛, 雷鳴氣逆 → 督脈이 陽氣와 通하고 氣를 主하는데, 氣가 腹에 逆하면 痛하며 雷鳴하면 氣가 逆한 것을 알 수 있으니, 본 혈을 灸해서 督脈의 氣가 腹에 入한 것을 散함[56]

※ 기타문헌

"主理寒熱 腹中痛雷鳴 氣逆心痛."『聖惠』

"寒熱心痛 腹痛雷鳴 氣逆."『大成』

※ 참고

- "禁鍼"이라 하기도 함 → 시술 시 주의하라는 의미, 不宜過深
- 《甲乙經》·《銅人》·《發揮》皆缺此穴. 類經에는 奇穴로 배속함

※ 참고

- 본 혈은 위치상 신혈 가운데 脾熱(第6胸椎下 兩傍 各 5分. 督兪穴 內側 1寸處) 부근에 해당함

55) 以督之通心, 故寒熱心痛, 取此穴灸之, 以散入心之逆氣.『經穴解』

56) 督通陽而主氣, 氣逆於腹而痛, 至於雷鳴, 則氣之逆可知, 灸此穴以散督氣之入腹.『經穴解』

BL17 격수 (膈兪, Gyeoksu)

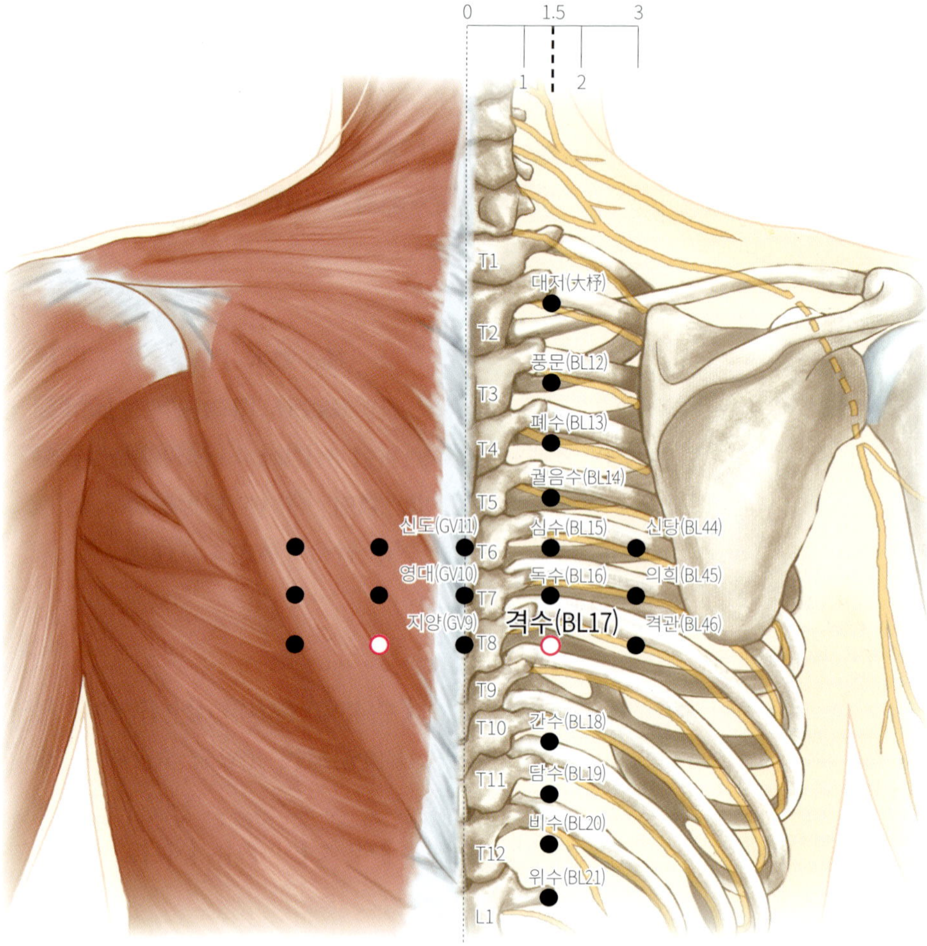

1. 혈명

【의의】膈은 橫膈을, 兪는 輸注處, 腧穴을 뜻하며, 본 혈이 內로 膈膜에 相應함을 의미함

【異名】血會

2. 혈위 근거

① 從督兪行七椎下, 去脊中二寸, 正坐取之.『金鑑』

② 七椎下兩旁去脊各一寸五分, 正坐取之.『大成』

3. 부위 및 취혈

① 위쪽등부위, 일곱째등뼈가시돌기(spinous process of the 7th thoracic vertebra) 아래모서리와 같은 높이, 뒤정중선에서 가쪽으로 1.5촌

② 지양(至陽, GV9)과 격관(膈關, BL46)사이의 중점에서 취혈

· 至陽(GV9) ←1.5촌→ 膈兪(BL17) ←1.5촌→ 膈關(BL46)

【근육】 등세모근(僧帽筋, trapezius m.), 깊은층에 긴근(最長筋, longissimus m.)

【신경】 일곱째 가슴신경의 뒷가지(第7胸神經의 後枝, posterior br. of the 7th thoracic n.), 등쪽어깨신경(背側肩胛神經, dorsal scapular n.), 더부신경의 가쪽가지(副神經의 外枝, external br. of accessory n.)

【혈관】 가로목동맥의 깊은가지(頸橫動脈의 深枝, transverse cervical a.), 일곱째 뒤갈비사이동·정맥(第7後肋間動·靜脈, the 7th posterior intercostal a. & v.)

【침법】 ■ 직자 0.3~0.5촌

■ 사자 0.5~1촌 (척추를 향해 30°上方이나 斜下方으로)

■ 橫刺하여 위에서 아래로 筋層을 뚫고 1~2촌 透刺

【뜸법】 ■ 艾炷灸 5~15장

■ 溫灸 20~30분

4. 응용

개요

① 속성 : 血會

② 주치 : 본 혈은 血會에 속하며, 膈筋(횡격막)가까이에 위치하므로 血症과 呃逆을 주치함. 즉 『圖翼』에 諸血病, 즉 吐血, 衄血不已, 虛損暈眩, 血熱妄行, 心肺二經嘔血, 臟毒便血不止와 같은 경우에 본 혈을 취하라고 하였으며, 『金鑑』에 "본 혈은 胸脇肋동통을 주치하고, 灸를 하면 痃癖痃癖을 다스릴 수 있으며, 아울러 一切 失血症을 주치할 수 있음"이고 하였음

· 膈兪가 血病 主治의 血會인 이유:

☞ 첫째, 太陽脈氣가 所生하는 곳으로 太陽이 多血한 것을 본 혈에서 많이 받고 있음은 것과 위치상에 있어서 膈兪는 7椎下에 위치하고 있고, 上으로 (5椎下에) 心兪(心主血)가, 下로 (9椎下에) 肝兪(肝臟穴)가 각각 위치하고 있어서 膈兪가 血의 會所가 될 수 있음. 둘째, 본 혈은 작용 상 血脈을 通暢할 수 있고 肝의 受血 能力을 增强시키고 造血 기능을 促進하므로 血症을 치료할 수 있어서 본 혈이 血會가 됨

☞ 太陽經 多血, 膈兪는 太陽脈氣 所生處 → 膈兪 多血 속성 많이 가짐 / 위치상 心兪(5추하, 心主血), 肝兪(9추하, 肝藏血) → 血會 / 膈兪 자극 → 血脈通暢, 肝藏血 촉진, 조혈기능 촉진 → 諸血病 치료 / ∴ 膈兪는 血會

③ 혈성 : 和血止血 寬胸降氣 清血熱 理虛損 和胃氣

임상 해설

① 八會穴 중 血會穴로서 肝兪(肝藏血)와 心兪(心主血)의 중간에 위치하여 일절의 血病을 치료함(配 三陰交) : 모든 血病, 婦人病의 주요 혈위

i) 일절의 出血性질환의 주요 혈위 : 上半身 血症(衄血, 心肝과 관계가 깊음), 慢性으로 온 出血性疾病, 血熱로 인한 寒熱에 사용

– 血海(SP10) : 下半身血症, 婦女血病

– 三陰交(SP6) : 全身性血症, 婦女血病

ii) 婦人의 不感症(配 至陽)

② 四花穴 중 하나로서 慢性 呼吸器질환(肺結核, 氣管支炎, 喘息 等)에 사용 : 가슴이 답답하고 脇腹滿이 있는 경우에는 配 內關, 神門, 郄門

"胸脇疼痛 兼灸痰瘧痃癖 更治一切失血症"『金鑑』

"此血會也, 諸血病者 皆宜灸之, 如吐血衄血 虛損昏暈 血熱妄行 心肺二經嘔血藏毒便血不止"『圖翼』

iv) 瘀血로 인한 諸病症(打撲傷)(灸)

v) 女子의 不感症의 주요 혈위(配 大赫)

③ 胃病, 특히 慢性 소화기症狀의 활용 : 모든 胃病을 本治하며 胃腸障碍가 원인으로 일어나는 제반 병증(是動病)의 주요 혈위

④ 橫膈膜痙攣으로 인한 吃逆(呃逆)에 사용 : "勞噎 灸膈兪."『太平聖惠方』

주요 질환 응용

① 一切 血 및 汗 관련 병증[八會穴 중 血會 : 血病治此, 蓋骨蒸勞熱, 血虛火旺, 故取此以補之『難經』. 貧血에 本穴 灸法이 필수적임『金鑑』]

· 血病[57)]

· 自汗盜汗 → 汗은 心의 液이며, 自汗과 盜汗이 오래되면 잃는 것은 모두 津液(血포

57) 血病治此. 蓋上則心兪, 心生血, 下則肝兪, 肝藏血, 故膈爲血會.『經穴解』

함)이므로 본 혈을 補하여 막아야 하는데, 이는 곧 膈兪가 血會이기 때문임[58]

· 熱病汗不出 → 榮氣가 和하지 않으면 汗이 밖으로 통하지 않아 열이 나며, 榮은 血이니 血會인 본 혈을 취하여 汗을 통하게 함[59]

· 周痺 → 一身이 아주 아픈 것인데, 膈은 一身 經絡의 上下를 통솔하므로 본 혈을 취함[60]

· 骨蒸 → 熱이 甚하고 血이 不足한 것이니, 血會를 補하여 生血함[61]

② 胃病[翻胃(胃酸過多), 呃逆에 유효, 膈에서 胃를 調節함]

: 본 혈은 橫隔膜에 가까이 있어서 寬胸降氣(和胃)하는 효과가 있어 胃病을 주치함

· 吐食翻胃 → 膈은 胃를 두루 끼고 형성되어 있는데 飮食이 오르내리는 것은 모두 膈을 지나 出入하므로 吐食翻胃, 咳逆嘔吐는 본 혈을 취하여 氣가 膈에 逆하지 않게 하여 치료[62]

· 痃癖 → 膈의 아래에 有形의 積聚物質이 있고, 膈의 위에 없는 경우에 본 혈을 취하여 腸胃의 氣를 通하게 해서 그 有形의 痃癖을 散함[63]

· 身常濕, 不能食, 食則心痛, 心痛腫脹, 脇腹滿 → 身이 濕하면 汗出하는데, 汗出이 오래되면 胃의 진액이 적어져서 음식이 내려가면 胃가 燥하여 그것을 담아 化하지 못하여 痛하는데, 心痛처럼 느껴지나 실제 心痛과는 다르며, 본 혈을 灸해서 胃를 溫하게 함. 胸脇 사이에 氣가 暴逆하여 腫脹腹痛의 病이 있을 때에는 본 혈을 취해서 脇腹의 氣를 散함[64]

· 膈胃寒痰, 飮食不下 → 胃膈에 寒痰이 있으면 胃脘에 쌓이니, 膈兪에 灸하여 쌓인 것을 散함[65]

· 四肢怠惰嗜臥 → 비록 脾의 病이나, 膈이 一身의 經絡을 統屬하기 때문에 이 症

58) 汗者, 心之液也, 自汗盜汗之久, 所失者皆血也, 宜補此穴以閉之, 乃血會膈兪故也.『經穴解』

59) 榮氣不和, 汗不通於外而熱. 榮者, 血也, 故責血會之穴而通其汗.『經穴解』

60) 此症, 一身盡痛也, 膈統一身經絡之上下, 故責之.『經穴解』

61) 此症, 熱甚也, 血不足也, 補血會之穴, 而生血.『經穴解』

62) 膈周匝環胃而生, 飮食之上下, 皆歷膈而出入, 故吐食翻胃, 咳逆嘔吐者, 必責之, 氣不逆於膈, 則此症可愈.『經穴解』

63) 膈以下及有形積聚之所, 膈之上無焉, 取此穴以通腸胃之氣而散之.『經穴解』

64) 身常濕, 則汗也, 汗久則胃之津液少, 食下則胃燥, 而不能容而化之, 故痛非心痛, 宜灸此穴以溫胃, 暴逆於胸脇之間, 遂有腫脹腹痛之病, 宜取此穴, 以散脇腹之氣.『經穴解』

65) 胃膈有寒痰者, 乃積於胃脘之上, 正當膈處, 宜灸以散之.『經穴解』

에도 본 혈을 취함[66)]

· 横隔膜 痙攣으로 인한 呃逆에 유효함

③ 虛勞 병증

· 崔氏四花穴 (崔知悌) – 膈兪, 膽兪 二穴配用 : 虛勞羸瘦(비교 : 騎竹馬穴 – 膈兪, 肝兪 부근, 一切 疔瘡, 癰疽를 치료)

배혈

· 配 內關 : 寬胸理氣 → 胸部 鬱滯 病症치료에 효과적임(胸悶, 脇痛, 氣短)

· 配 章門, 胃管 (灸) : 吐食

· 配 陰谷 : 腹脹, 胃管暴痛, 及腹積聚, 肌肉痛『千金方』

· 配 譩譆, 京門, 尺澤 : 肩背寒痓, 肩胛內兼痛『千金方』

· 配 中府 : 寒熱, 皮肉骨痛, 少氣不得臥, 支滿『千金方』

※ 기타문헌

"此血會也 諸血病者 皆宜灸之 如吐血衄血 虛損昏暈 血熱妄行 心肺二經嘔血 藏毒便血不止."『圖翼』

"凄凄振寒 數欠伸 膈兪主之." "背痛惡寒 脊强俯仰難 食不下 嘔吐多涎 膈兪(千金作陽關)主之." "大風汗出 膈兪主之 又譩譆主之 (素問骨空論)云 大風汗出 灸譩譆." "癲疾 膈兪及肝兪主之." "癲疾 多言耳鳴 口僻頰腫 實則聾齲 喉痺不能言 齒痛 鼻鼽衄 虛則痺 膈兪偏歷主之."『甲乙經』

"腹脹 脇腹滿 灸膈兪百壯 三報之."『千金翼方』

"膈兪主胸脇心痛 痰瘧 痃癖 一切血疾."『入門』

"膈兪:《素問》刺中膈 皆爲傷中 其病難愈 不過一歲必死. 主心痛 周痺 吐食翻胃 骨蒸 四肢怠惰 嗜臥 痃癖 氣逆 嘔吐 鬲胃寒痰 食飮不下 熱病汗不出 身重常溫 不能食 食則心痛 身痛腫脹 脇腹滿 自汗盜汗."『大成』

※ 참고

① 八會穴의 하나로 血病을 주치함

① 四花穴의 하나(膈兪與膽兪合四花穴)로 看做되기도 함

66) 此症, 雖爲脾病, 而膈之爲形, 統屬一身之經絡, 故此症亦責之.『經穴解』

BL18 간수 (肝兪, Gansu)

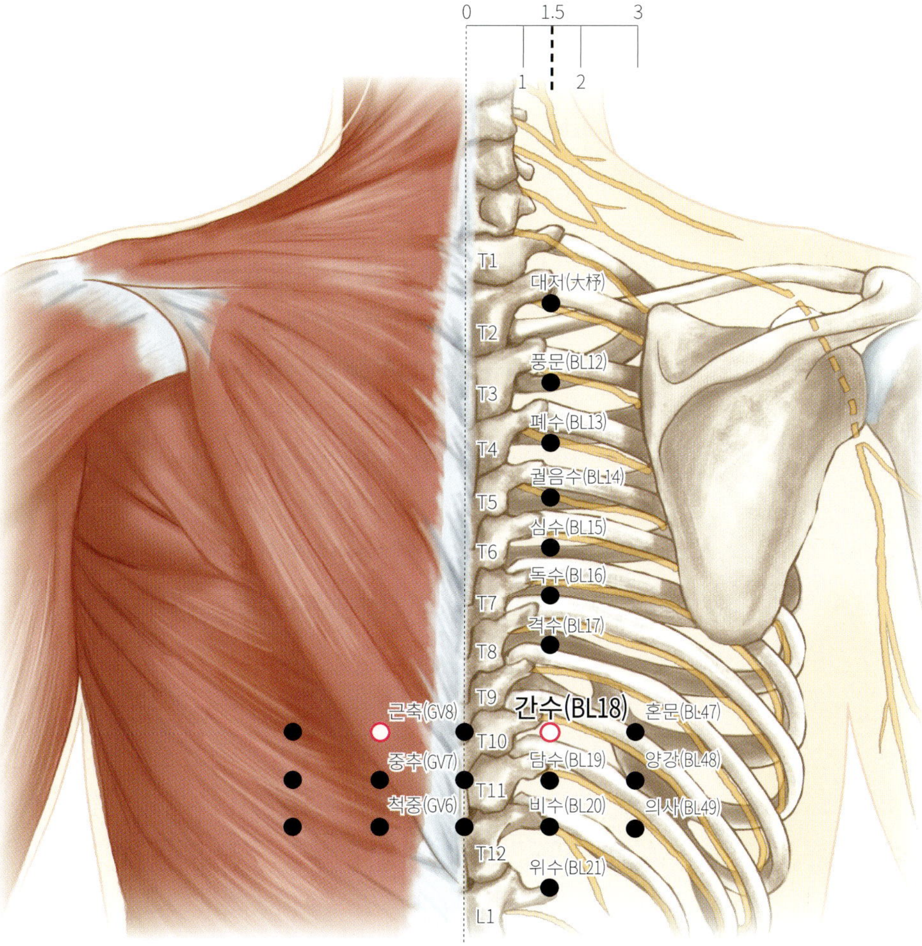

1. 혈명

【의의】肝은 肝臟의 氣를, 兪는 輸注處, 腧穴을 뜻하며, 본 혈이 內로 肝臟의 氣에 輸注하는 곳으로 肝臟 질환을 치료하는 주요한 곳이라는 의미임

2. 혈위 근거

① 從膈兪行九椎下, 去脊中二寸, 正坐取之.『金鑑』

② 九椎下兩旁去脊各一寸五分, 正坐取之.『大成』

3. 부위 및 취혈

① 위쪽등부위, 아홉째등뼈가시돌기(spinous process of 9th thoracic vertebra) 아래모서리와 같은 높이, 뒤정중선(posterior median line)에서 가쪽으로 1.5촌

② 근축(筋縮, GV8)과 혼문(魂門, BL47)사이의 중점에서 취혈

· 筋縮(GV8) ←1.5촌→ 肝兪(BL18) ←1.5촌→ 魂門(BL47)

【근육】 등세모근(僧帽筋, trapezius m.), 등허리근막(胸腰筋膜, thoracolumbar fascia), 넓은등근(廣背筋, latissimus dorsi m.), 엉덩갈비근(腸肋筋, iliocostalis m.), 긴근(最長筋, longissimus m.)

【신경】 아홉째 가슴신경의 뒷가지(第9胸神經의 後枝, posterior br. of the 9th thoracic n.), 등쪽어깨신경(背側肩胛神經, dorsal scapular n.),

【혈관】 아홉째 뒤갈비사이동 · 정맥(第9後肋間動 · 靜脈, the 9th posterior intercostal a. & v.)

【침법】 ■ 직자 0.3~0.5촌

■ 사자 0.5~1촌 (척추를 향해 30°上方이나 斜下方으로)

■ 橫刺하여 위에서 아래로 筋層을 뚫고 1~2촌 透刺

【뜸법】 ■ 艾炷灸 5~15장

■ 溫灸 20~30분

4. 응용

개요

① 속성 : 肝의 背兪穴

② 주치 : 肝膽 系統의 一切 病變에 유효하며, 본 혈이 肝臟에 가까워서 肝經脈의 氣가 轉輸하는 곳으로 疏肝理氣의 효능을 발휘함

· 肝兪가 目疾 主治로 활용되는 이유 : 生理機能上 肝氣는 目에 通하고, 肝脈의 순행상 위로 目系에 연계되므로, 肝이 血을 얻으면 能히 볼 수 있으며, 肝和하면 目은 能히 五色을 구별하므로 본 혈을 刺하면 眼疾을 주치할 수 있음

· 肝兪가 筋骨질환 主治로 활용되는 이유 : 肝은 罷極의 本이고 그 體는 筋이므로 전신의 筋骨關節의 屈伸運動과 관계되며 본 혈은 筋骨關節 질환을 치료할 수 있음

③ 혈성 : 疏肝利膽 安神明目 補營血 除肝膽濕熱

임상 해설

① 肝의 背兪穴로 일체 肝 · 膽관련 질환을 치료 : 대부분의 肝 · 膽관련 질환은 肝兪穴 부위의 융기 혹은 압통 등의 반응이 나타남. 期門穴(LR14, 肝募穴)

i) 黃疸, 肝硬化症, 肝炎, 膽石症 等 肝 · 膽病의 주요 혈위

ii) 모든 眼질환(肝主目) : 夜盲症, 視力減退 등을 치료

iii) 일체 근 관련 질환에 활용(肝主筋) : 심한 腰痛, 견비통, 구안와사, 반신불수에 사용

☞ 심한 腰痛에 한쪽 肝兪穴 부위가 융기된 경우에는 융기된 쪽에 침 치료를 하면 빠른 효과를 볼 수 있음. 腰痛이 잘 낫지 않을 때 반드시 확인함

iv) 肝氣鬱結, 肝陽上亢 等 肝氣失調로 인한 제반 병증에 사용 : 대부분 肝兪穴 부위의 융기가 나타남

ⓐ 肝氣鬱滯로 인한 不眠에 사용

ⓑ 肝氣鬱結, 或 肝氣犯胃로 인한 脇痛, 肩臂痛에 사용

ⓒ 肝氣犯胃(木克土)로 인한 胃病에 사용 : 先四關 後肝兪 脾兪

② 흉추관절 이상으로 인한 늑간신경통(阿是穴)

주요 질환 응용

① 肝 病症[筋 : 肝主筋, 肝主風 - 마비성 질환, 반신불수, 구안와사에 유효 / 風 / 怒 / 目]

· i) 筋 관련 병증[肝主筋, 肝主風 - 麻痺性질환, 半身不遂, 口眼喎斜 등] : 筋寒熱, 脛筋急, 相引轉筋 → 肝의 用은 筋에 있는데, 寒熱의 症은 筋의 寒熱이니, 그 寒熱症狀은 脛筋이 轉筋하는 등의 病이니, 본 혈을 취해서 筋을 치료[67)]

· ii) 風 관련 병증을 主治 : 肝中風, 踞坐不得低頭, 繞兩目連額上微青 → 肝은 木에 속하고 그 令은 風이 되고 그 色은 青色이고, 그 部分은 目이 되니, 肝이 風에 적중되어 踞坐不得低頭한 것은 곧 風에 肝이 傷한 것이니, 본 혈을 취하여 肝의 風을 散함[68)]

· iii) 怒氣 관련 병증을 主治 : 多怒 → 肝의 性은 怒하므로 자주 怒하면 肝氣가 有

---

67) 肝之用在筋, 寒熱之症, 有爲筋寒熱, 其症寒熱而脛筋急轉筋等病, 故責此穴以治筋.『經穴解』

68) 肝屬木, 其令爲風, 其色爲青, 其部分在目, 肝中風而踞坐不得低頭者, 乃風傷筋, 故責此穴以散肝之風.『經穴解』

餘하니, 본 혈을 瀉함[69]

- iv) 目 관련 병증을 主治 : 目暗目眩, 目上視 → 肝의 竅는 目이니, 目眩, 目上視는 모두 肝의 本症이므로 본 혈을 취하여 이를 泄함[70] / 眼病의 要穴(肝開竅於目)『玉龍歌』,『玉龍賦』,『百症賦』,『標幽賦』
- ☞ 肝氣鬱結, 肝陽上亢 등 肝氣失調로 인한 제반病症에 使用 → 肝氣鬱結로 인한 不眠症에 활용 / 肝氣鬱結로 인한 脇痛에 활용 / 肝氣犯胃 로 인한 胃痛에 활용

② 出血 病症[肝藏血, 主魂 - 不正出血症, 鼻衄 및 血虛로 인한 多夢, 失眠에 유효]

- 衄衄 → 肺의 症狀이며, 目䀮䀮, 生白翳이 있은 즉 血이 虛한 것으로 이는 또한 肝病이므로 본 혈을 취해서 虛實을 살펴 補瀉해야 함[71]

③ 積病

- 積聚 → 積聚가 좌측에 있는 것은 肝의 積이니, 본 혈을 취함[72]

④ 疔瘡癰疽

- 奇穴 - 騎竹馬穴 : 膈兪, 肝兪를 의미 ☞ 灸治療 : 一切 疔瘡癰疽, 頸項部 瘰癧 治療

배혈

- 配 胞盲 : 少腹滿『千金方』
- 配 脾兪, 志室 : 兩脇急痛『千金方』
- 配 命門, 瞳子髎, 合谷, 商陽 : 目生翳『大成』
- 配 商陽(左取右, 右取左) : 青盲無所見『大成』
- 配 三里 : "肝家血少目昏花, 宜補肝兪力便加, 更把三里頻瀉動, 還光益血自無差[73]"『玉龍歌』
- 配 三里(調和氣血) → 淸肝明目 강화 … 頭暈, 目眩, 失眠, 耳鳴에 활용
- 配 命門 : 使瞽士視秋之末『標幽賦』

---

69) 肝之性爲怒, 多怒則肝氣有餘矣, 宜泄此穴.『經穴解』

70) 肝之竅通於目, 及目眩, 目上視, 皆肝之本症也, 故取此穴而泄之.『經穴解』

71) 此症, 肺症也, 而目䀮䀮生白翳, 則血虛而 病肝矣, 宜責此穴, 審其虛實而補泄焉.『經穴解』

72) 積聚在左者, 乃肝之積也, 可責此穴.『經穴解』

73) 肝病으로 血이 부족하고 눈이 가물거리는 데는 마땅히 肝兪에 補法을 쓰면 힘이 생김. 다시 三里를 자주 瀉해주면 눈이 밝아지고 血이 충만하기가 이루 말할 수 없음

· 配 命門(補益壯陽) → 明目固澁 강화 … 雀目, 視物不明에 활용
· 配 少澤 : 攀睛『百症賦』
· 配 少澤(淸心瀉火) → 淸熱明目 강화 … 目翳, 目赤腫痛에 활용
· 配 心兪 : 筋急手不引, 轉筋入腹『千金方』
· 配 脾兪, 志室 : 兩脇急痛『千金方』
· 配 肺兪 : 丹毒牽病『千金方』
· 配 胞肓 : 小腹滿『千金方』
· 配 玉枕, 大杼, 心兪, 膈兪, 陶道 : 汗不出, 悽厥惡寒『千金方』

※ 기타문헌

"五臟兪傍五 此十者 以瀉五臟之熱也."『素問 · 水熱穴論』

"痓筋痛急互引肝兪主之." "欬而脇滿急不得息 不得反側 腋脇不與臍相引筋急而痛 反折 目上視 眩 目中循循然 肩項痛 驚狂 衄 少腹滿 目䀮䀮生白翳 欬引胸痛 筋寒熱 唾血 短氣 鼻酸 肝兪主之." "肝脹者 肝兪主之 亦取太衝." "癲疾 膈兪及肝兪主之."『甲乙經』

"肝兪主吐血 目暗 寒疝."『入門』

"肝兪:《素問》刺中肝五日死 其動爲欠. 主多怒 黃疸 鼻痠 熱病後目暗淚出 目眩 氣短咳血 目上視 咳逆 口乾 寒疝 筋寒 熱痓[74] 筋急相引 轉筋入腹將死.《千金》云 咳引兩脇急痛不得息 轉側難 撅肋下與脊相引而反折 目戴上 目眩循眉頭 驚狂 衄衄起則目䀮䀮 生白翳 咳引胸中痛 寒疝小腹痛 唾血短氣 熱病差後 食五辛目暗 肝中風 踞坐不得低頭 繞兩目連額上色微靑. 積聚痞痛."『大成』

※ 참고

· 肝膽관련 病症에 肝兪부위 압통 혹은 융기가 있을 수 있음

※ 참고

· 본 혈은 위치상 경외기혈 가운데 至明五(제9흉추극돌기 양방 1.5촌. 肝兪穴上 5分) 부근에 해당하고, 斜差(男左肝兪 右脾兪, 女右肝兪 左脾兪 2穴) 중 하나에 해당함

[74] 痓 : 原作 脛, 據『鍼灸聚英』改.

BL19 담수 (膽兪, Damsu)

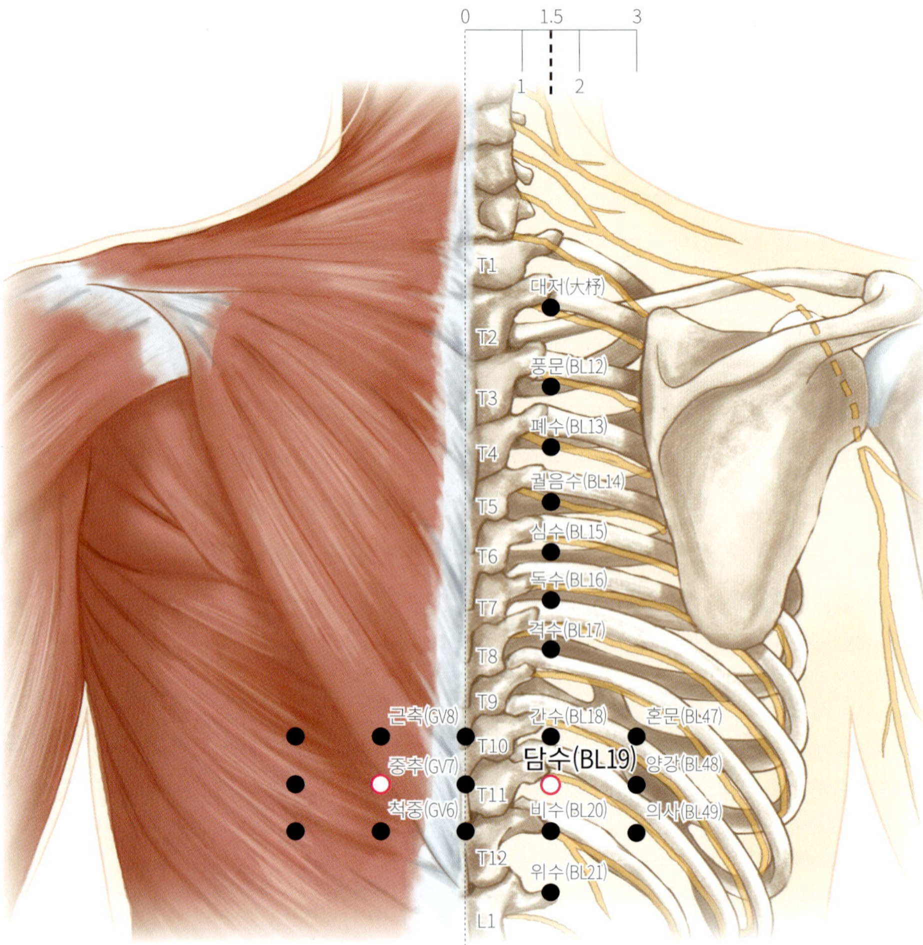

1. 혈명

【의의】 膽은 膽腑를, 兪는 輸注處, 腧穴을 뜻하며, 본 혈이 內로 膽에 應하는 곳으로 膽 질환을 치료하는 주요한 곳이라는 의미임

2. 혈위 근거

① 從肝兪行十椎下, 去脊中二寸, 正坐取之. 『金鑑』
② 十椎下兩旁去脊各一寸五分, 正坐取之. 『大成』

3. 부위 및 취혈

① 위쪽등부위, 열째등뼈가시돌기(spinous process of the 10th thoracic vertebra) 아래모서리와 같은 높이, 뒤정중선에서 가쪽으로 1.5촌

② 중추(中樞, GV7)와 양강(陽綱, BL48)사이의 중점에서 취혈

· 中樞(GV7) ←1.5촌→ 膽兪(BL19) ←1.5촌→ 陽綱(BL48)

【근육】 등세모근(僧帽筋, trapezius m.), 아래뒤톱니근(下後鋸筋, serratus posterior inferior m.), 넓은등근(廣背筋, latissimus dorsi m.), 엉덩갈비근(腸肋筋, iliocostalis m.), 등허리근막(胸腰筋膜, thoracolumbar fascia), 긴근(最長筋, longissimus m.)

【신경】 열째 가슴신경의 뒷가지(第10胸神經의 後枝, posterior br. of the 10th thoracic n.), 등쪽어깨신경(背側肩胛神經, dorsal scapular n.)

【혈관】 열째 뒤갈비사이동·정맥(第10後肋間動·靜脈, the 10th posterior intercostal a. & v.)

【침법】 ■ 직자 0.3~0.5촌
■ 사자 0.3~1촌(척추를 향해 30°上方이나 斜下方으로)
■ 橫刺하여 위에서 아래로 筋層을 뚫고 1~2촌 透刺

【뜸법】 ■ 艾炷灸 5~15장
■ 溫灸 10~20분

4. 응용

개요

① 속성 : 膽의 背兪穴

② 주치 : 본 혈은 膽腑에 가깝고 膽腑 經氣가 轉輸하는 곳이며 본 혈은 口苦, 黃疸, 脇痛의 병증에 대하여 疏肝利膽의 효능이 있음

③ 혈성 : 淸熱化濕 利膽止痛 淸泄肝膽邪熱 利膽化濕 和胃寬膈 明目

임상 해설

① 肝兪의 보조혈로서 骨蒸勞熱(結核), 腋下腫 等 慢性·消耗性 질환에 유효

② 肝膽질환(肝炎, 膽囊炎, 黃疸, 腹滿 等)의 반응점 및 치료혈임

- 췌장질환 : 좌측 담수혈 부위에 반응이 많이 나타남.
- 간담질환(膽囊炎, 膽石症, 痰熱多睡 膽寒不寐, 膽虛氣上溢而口爲之苦) : 우측 담수혈 부위에 반응이 강함. 우측 견배부로 방산통이 심하게 나타남

주요 질환 응용

① 膽病症[膽의 背兪穴 – 淸泄肝膽邪熱, 理氣寬膈 작용]

· 黃疸, 脇痛, 口苦咽痛, 腋下腫 등이 이에 해당함 … 肝兪 작용 강화

· 頭痛振寒, 腋下腫脹, 口苦舌乾, 咽痛乾嘔 → 두통이 側頭部에 있고 겸하여 腋下에 腫痛이 있으며, 口苦咽痛 한 것은 모두 足少陽膽經이 지나는 부분의 症狀이기 때문에 본 혈을 취하여 少陽의 火를 泄함[75)]

· 目黃 → 膽의 症이고, 胃의 熱이 肝으로 옮겨진 것이며, 肝과 膽은 서로 表裏이기에 본 혈을 취함[76)]

② 少陽火로 인한 骨蒸熱에 활용 : 만성소모성질환에 활용(四花穴…膈兪, 膽兪 : 虛勞羸瘦에 활용)

· 骨蒸勞熱 → 骨蒸의 熱은 熱이 極한 것으로 少陽 相火를 泄하여야 하니, 본 혈을 취하여 少陽의 火를 泄하여야 함[77)]

③ 虛勞 병증

· 崔氏四花穴 – 膈兪, 膽兪 二穴을 의미함 ☞ 虛勞羸瘦 치료에 활용

배혈

· 配 章門 : 脇痛不得臥, 胸滿嘔無所出『千金方』

· 配 陽綱 : 目黃『百症賦』

※ 기타문헌

"此人者 數謀慮不決 故膽虛氣上溢而口爲之苦 治之以膽募兪."『素問 · 奇病論』

"睡臥不安及酒疸, 目睛發黃, 面發赤班等證."『金鑒』

"胸滿嘔無所出 口苦 舌乾 飮食不下膽兪主之."『甲乙經』

"膽兪主脇滿乾嘔 驚怕 睡臥不安 酒疸目黃 面發赤班."『入門』

"膽兪:《素問》刺中膽一日半死 其動爲嘔. 主頭痛 振寒汗不出 腋下腫脹 口苦舌乾 咽痛乾嘔吐 骨蒸勞熱食不下 目黃. 按《資生經》所載, 崔知悌平取四花穴, 上二穴是膈兪 下二穴是膽兪 四穴主血 故取此以治勞瘵. 後世誤以四花爲斜取, 非也."『大成』

75) 頭痛必在頭之側, 而兼腋下腫痛, 口苦咽痛, 皆足少陽膽經, 所歷部分應有之症, 宜責此穴以泄少陽之火.『經穴解』

76) 此症, 膽之症也, 胃移熱於肝也, 肝與膽爲表裏, 故應責此穴.『經穴解』

77) 骨蒸之熱, 熱極矣, 少陽之相火, 亦所當泄者, 取此穴以泄少陽之火.『經穴解』

BL20 비수 (脾兪, Bisu)

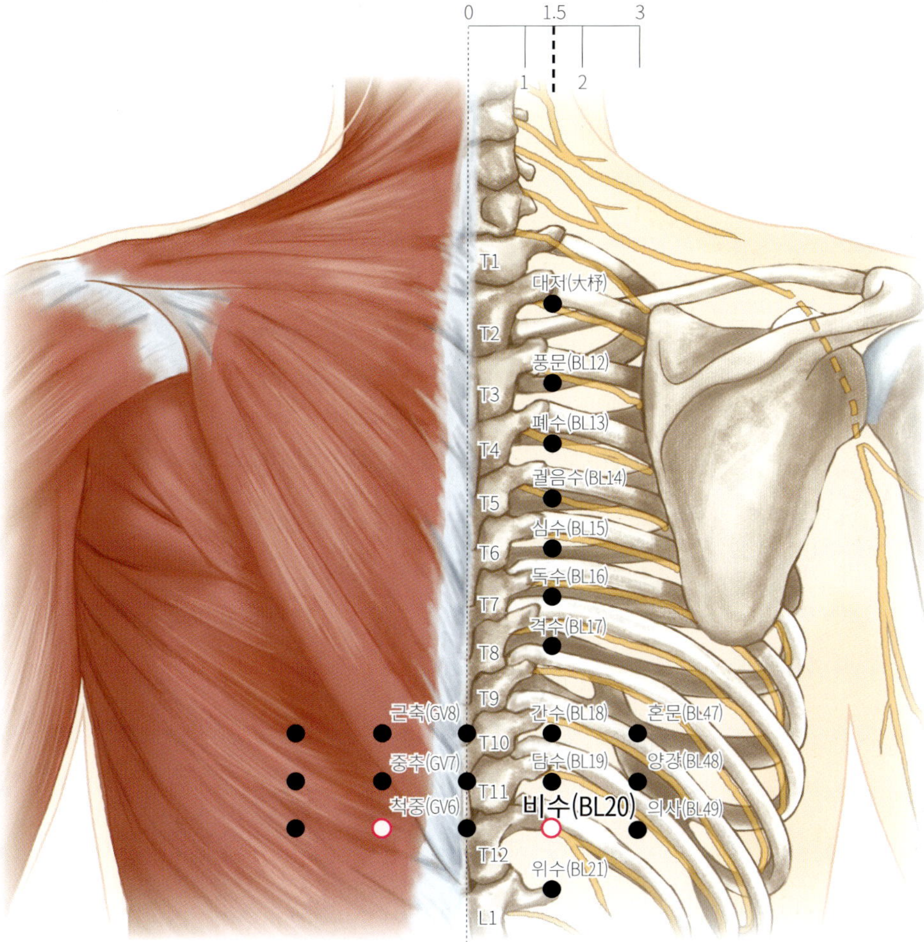

1. 혈명

【의의】脾는 脾臟의 氣를, 兪는 輸注處, 腧穴을 뜻하며, 본 혈이 內로 脾臟의 氣에 輸注하는 곳으로 脾臟 질환을 치료하는 주요한 곳이라는 의미

2. 혈위 근거

① 從膽兪行十一椎下, 去脊中二寸, 正坐取之.『金鑑』

② 十一椎下兩旁去脊各一寸五分, 正坐取之.『大成』

3. 부위 및 취혈

① 위쪽등부위, 열한째등뼈가시돌기(spinous process of the 11th thoracic vertebra)아래모서리와 같은 높이, 뒤정중선에서 가쪽으로 1.5촌

② 척중(脊中, GV6)과 의사(意舍, BL49)사이의 중점에서 취혈

· 脊中(GV6) ←1.5촌→ 脾兪(BL20) ←1.5촌→ 意舍(BL49)

【근육】 아래뒤톱니근(下後鉅筋, serratus posterior inferior m.), 넓은등근(廣背筋, latissimus dorsi m.), 등허리근막(胸腰筋膜, thoracolumbar fascia), 긴근(最長筋, longissimus m.)

【신경】 열한째 가슴신경의 뒷가지(第11胸神經의 後枝, posterior br. of the 11th thoracic n.)

【혈관】 열한째 뒤갈비사이동·정맥(第11後肋間動·靜脈, the 11th posterior intercostal a. & v.)

【침법】 ■ 직자 0.3~0.5촌
■ 사자 0.5~1촌(척추를 향해 30°上方이나 斜下方으로)
■ 橫刺하여 위에서 아래로 筋層을 뚫고 1~2촌 透刺
■ 深刺禁止(深刺時 內部 臟器에 損傷을 줄 수 있음)

【뜸법】 ■ 艾炷灸 5~15장
■ 溫灸 20~30분

4. 응용

개요

① 속성 : 脾의 背兪穴

② 주치 : 본 혈은 脾臟에 가까이 있고, 위치상 제 11 胸椎의 傍으로 脾 經氣가 轉輸하는 곳임. 본 혈은 脾病을 주치할 수 있는 바, 脾는 運化를 주관하고 있고, 또한 脾는 虛하기 쉬워서 濕困, 食滯, 勞倦, 水犯, 木乘, 火衰, 胃虛의 病症이 발생할 수 있기에, 본 혈은 建脾和胃 기능(위의 病症들을 調節)을 발휘하여 이를 다스림

③ 혈성 : 健脾利濕 升淸止泄

임상 해설

① 脾의 背兪穴로서 일절의 脾胃관련 질환에 주요 혈위(配 章門)

i) 肝膽·脾胃질환의 通治方, 養生穴(灸)로서 慢性소화기질환에 효과(配 斜差(男左肝兪 右脾兪, 女右肝兪 左脾兪), 胃病六之灸)

☞ ┌ 肝膽질환(膽囊炎, 膽石症) : 右側肝兪, 脾兪에 반응(압통, 硬結)이 强함.
│ 肩胛上部까지 痛症이 甚하게 발현
└ 膵臟 · 소화기(脾胃)질환 : 左側肝兪 · 脾兪에 반응(압통, 硬結)이 强함. 肩胛下部까지 痛症이 발현

ii) 黃疸에 사용 : "脾兪 胃管 主黃疸"『千金方』

iii) 痃癖, 積聚, 癥瘕를 풀어주는 효과가 양호(配 血海, 衝門)

iv) 脾虛(脾氣虛로 인한 運化機能失調, 脾統血機能失調)症狀에 응용 : 虛勞, 尿血, 白濁, 腹脹水腫에 사용 "虛勞尿白濁 灸脾兪一百壯, 又灸三焦兪百壯, 腎兪百壯, 章門百壯"『千金方』

② 糖尿病(中消, 下消)의 주요 혈위(配 足三里, 脊中)
"脾兪 大腸兪 主腹中氣脹引脊痛, 食飮多而身羸瘦 名曰食晦 先取脾兪 後取季肋"
"腹脹水腫 灸脾兪隨年壯"『千金方』

③ 축농증이 아닌 肥厚性 비염에 사용

주요 질환 응용

① 脾病症[脾經의 背兪穴 - 除水濕, 助運化, 補脾陽, 益營血 작용 → 脾胃諸病의 要穴, 氣血雙虛, 心脾兩虛로 인한 眩暈, 心悸症의 要穴 : 氣血生成의 원천인 脾가 작용 못해 心血虛가 유발됨(脾의 기능 저하로 인해 氣血不足이 초래되어 心의 기능이 떨어지게 됨)]

- 脾胃 臟器의 機能失調로 痃癖積聚(脾胃 작용이 안되어 멈춰버린 것)에 활용
- 善欠不嗜食, 水腫氣脹引脊痛 → 脾는 飮食의 運化를 주관하는데, 善欠不嗜食한 것은 脾의 火가 약한 것이고, 水腫氣脹한 것은 脾가 약하여 水를 運化하지 못한 것이니, 먼저 泄하고 그 후에 補해야 함[78]
- 痰瘧寒熱 → 痰이 없으면 瘧하지 않는데, 胃에 痰이 쌓이는 것은 脾가 運化하지 못하기 때문이니 본 혈을 취함[79]
- 腹脹引胸背痛 → 脾가 滯한 것이 極한 것이니, 본 혈을 泄하여서 脾氣를 舒하여야 함[80]
- 多食身瘦(食晦), 痃癖積聚 → 中焦의 火熱이 極한 것이니, 본 혈을 泄하여 脾氣를 舒

78) 脾主化飮食者也, 善欠不嗜食 乃脾之火弱也, 水腫氣脹, 脾弱不能運水也, 先泄而後補之.『經穴解』

79) 無痰不作瘧, 胃有積痰, 乃脾之不能運化所致也, 宜責此穴.『經穴解』

80) 此症, 則脾之滯極矣, 宜泄此穴以舒脾氣.『經穴解』

하여야 하는데, 脾가 健하면 積聚痃癖이 없으니, 우선 補하고 그 후에 瀉해야 함[81]

· 기타 : 黃疸, 久瘧, 嘔吐, 嬰兒消化不良에 유효『金鑑』

배혈

· 配 太白(健脾化濕) : 健脾理濕 작용 强化

· 配 膀胱兪(通調水道) : 脾, 膀胱의 利水작용 强化, 水濕除去 强化

· 配 陰陵泉(健脾利濕) : 消脹(浮腫), 健脾, 化濕 强化

· 配 胃兪(和胃消滯, 降濁) : 升降協助 機能 强化

· 配 膀胱兪 : 食穀不化『百症賦』

· 配 胃兪 : 食多身瘦, 中消『大成』

· 配 聽宮 : 心下悲凄『百症賦』

※ 기타문헌

"熱痓 脾兪及腎兪主之." "欬而嘔 鬲寒 食不下 寒熱 皮肉膚痛 少氣不得臥 胸滿支兩脇 膈上兢兢脇痛 腹膜胸脘暴痛 上氣 肩背寒痛 汗不出 喉痺 腹中痛 積聚 默然嗜臥 怠惰不欲動 身常濕濕 心痛無可搖者 脾兪主之." "脾脹者(苦噦, 四肢悶, 體重不能衣) 脾兪主之 亦取太白." "腹中氣脹引脊痛 食飮多身羸瘦 名曰食㑊 先取脾兪後取季脇." "大腸轉氣 按之如覆杯 熱引胃痛 脾氣寒四肢急 煩不嗜食 脾兪主之." "黃疸善欠 脇下滿欲吐(千金云身重不動作) 脾兪主之."『甲乙經』

"脾兪 大腸兪 主腹中氣脹引脊痛 食飮多而身羸瘦 名曰食晦 先取脾兪 後取季肋. 虛勞 尿白濁: 灸脾兪一百壯 又灸三焦兪百壯 腎兪百壯 章門百壯 脾兪 胃管 主黃疸. 脾兪, 膀胱兪, 主熱痓引骨痛."『千金方』

"脾兪主內傷脾胃 吐瀉瘧痢 喘及黃疸 食癥 吐血 小兒慢脾風."『入門』

"脾兪:《素問》刺中脾十日死 其動爲呑. 主腹脹 引胸背痛 多食身瘦 痃癖積聚 脇下滿 泄利 痰瘧寒熱 水腫氣脹引脊痛 黃疸 善欠 不嗜食."『大成』

"大腸轉氣 按之如復杯 熱引胃痛 脾氣寒四肢 不嗜食 脾兪主之. 黃疸善欠 脇下滿欲吐 脾兪主之."『大成』

---

81) 此症, 中焦之火熱極矣, 宜泄此穴以舒脾氣, 脾健則無積聚痃癖矣, 宜先補而後泄之.『經穴解』

※ 참고 : 脾兪와 胃兪

i) 脾兪 : 健脾利濕, 升淸(運化작용이 잘 되지 않아 흡수가 잘 안될 때 運化를 촉진시키는 작용을 함 → 利濕, 升淸)

ii) 胃兪 : 和胃, 降濁(六腑 작용 강화 → 疏通, 下降)

☞ 脾兪와 胃兪는 升降不利에 사용되어 升淸降濁 작용을 함
[脾 : 생리 : 水穀의 精 → 營血 / 병리 : 濕 → 痰]

※ 참고

· 본 혈은 위치상 경외기혈 가운데 胃六穴(膈兪, 肝兪, 脾兪 共六穴) 중 하나에 해당함

BL21 위수 (胃兪, Wisu)

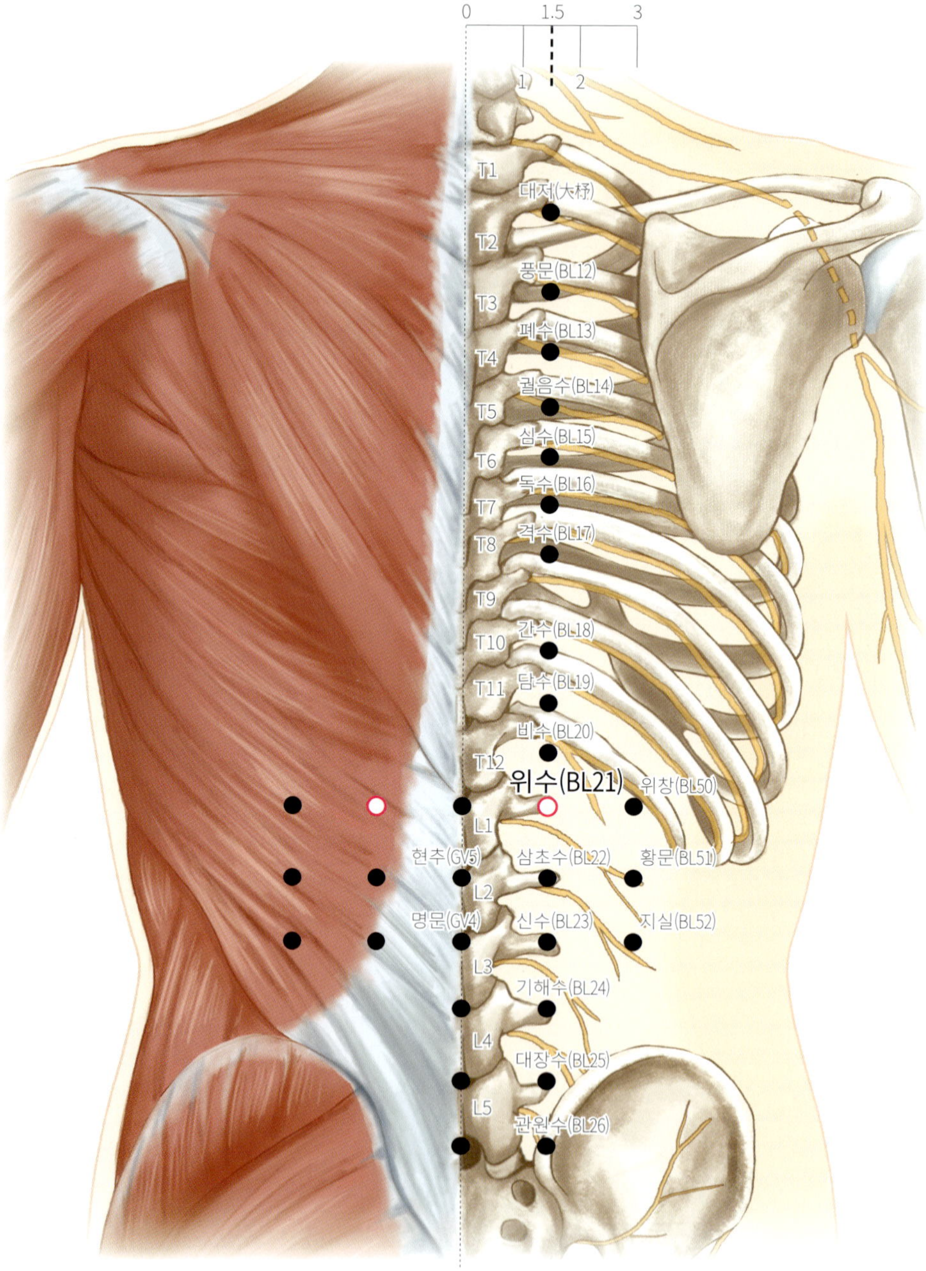

1. 혈명

【의의】胃는 胃腑를, 兪는 輸注處, 腧穴을 뜻하며, 본 혈이 內로 胃에 應하는 곳으로 胃질환을 치료하는 주요한 곳이라는 의미임

2. 혈위 근거

① 從脾兪行十二椎下, 去脊中二寸, 正坐取之.『金鑑』

② 十二椎下兩旁去脊各一寸五分, 正坐取之.『大成』

3. 부위 및 취혈

① 위쪽등부위, 열두째등뼈가시돌기(spinous process of the 12th thoracic vertebra) 아래모서리와 같은 높이, 뒤정중선(posterior median line)에서 가쪽으로 1.5촌

② 위창(胃倉, BL50)과 열두째등뼈가시돌기 아래 모서리 사이의 중점에서 취혈

· 제12흉추극돌기하 ←1.5촌→ 胃兪(BL21) ←1.5촌→ 胃倉(BL50)

【근육】아래뒤톱니근(下後鋸筋, serratus posterior inferior m.), 등허리근막(胸腰筋膜, thoracolumbar fascia), 긴근(最長筋, longissimus m.)

【신경】열두째 가슴신경의 뒷가지(第12胸神經의 後枝, posterior br. of the 12th thoracic n.)

【혈관】갈비아래동·정맥의 뒷가지(肋下動·靜脈, posterior br. of subcostal a. & v.)

【침법】▪ 직자 0.3~0.5촌

▪ 사자 0.5~1촌(척추를 향해 30°上方이나 斜下方으로)

▪ 橫刺하여 위에서 아래로 筋層을 뚫고 1~2촌 透刺

【뜸법】▪ 艾炷灸 5~15장

▪ 溫灸 20~30분

4. 응용

개요

① 속성 : 胃의 背兪穴

② 주치 : 본 혈은 胃腑에 가깝고 胃 經脈의 氣가 轉輸하는 곳이므로 胃腑의 질환을 주치하며, 胃는 水穀의 海이고 受納을 주관하므로 東垣은 脾胃가 傷하면 百病이 生함이고 하였으니, 본 혈에 刺灸하면 健脾和胃, 降逆하는 효과가 발휘됨

· 무릇 命門火가 不足하고, 胃陽虛乏하면 본 혈에 命門을 加하여 壯眞火, 培脾土함[胃火와 命門과 연계]

③ 혈성 : 和胃健脾 理中降逆

임상 해설

① 胃 背兪穴로 제반 胃腸질환의 診斷 · 치료혈임

i) 대체로 中脘(CV12, 胃募穴)은 實證에 瀉法으로 사용하고 胃兪는 (裏)虛證에 補法으로 활용(配 脾兪)

ii) 위궤양 치료(配 公孫(火光, 火菊), Ⓖ 潰瘍, Ⓢ 姐妹三穴)

② 脾兪의 보조혈로서 中濕, 胃中寒으로 인한 소화기제반 병증에 사용 : “東垣曰 中濕者 治在胃兪”『大成』. “治胃補胃 灸胃兪百壯. 主胃中寒 不能食 食多身羸瘦 腸鳴 腹滿 胃脹”『千金翼方』

주요 질환 응용

① 胃病[胃府의 背兪穴 - 振奮胃陽, 化濕消滯 → 각종 胃病 치료의 주요혈]

· 霍亂 → 胃中의 氣가 揮霍混亂한 것이니, 본 혈을 취해서 氣가 亂한 것을 조절하고 上下의 症勢(上吐下瀉)에 본 혈을 취해서 瀉해야 함[82] [위에서 막히고 정체된 상태에서 아래로 내려가지 못해 상부로 올라와 토하고, 하부를 비우기 위해 설사 → 上吐下瀉(정상을 회복하기 위한 작용으로 볼 수 있음)]

· 胃寒腹脹而鳴 → 본 혈을 補해서 胃火를 生하게 한 후에 寒氣를 泄함[83]

· 多食羸瘦, 至於目不明 → 胃中에 火가 있는 것이니, 본 혈을 취해서 泄함[84]

· 小兒羸瘦, 不生肌膚 → 본 병증에는 能食하면 熱한 것이니 泄하고, 不能食하면 寒한 것이니 補해야 함[85]

· 황달치료에 유효『金鑑』

② 흉협 및 척부 병증

· 胸脇支滿, 脊痛筋攣 → 이는 肝病이니, 본 혈을 補하여 肝木이 旺한 것을 막는 것임[86]

배혈

· 配 脾兪 : 腹不嗜食『資生經』

· 配 幽門, 商丘, 中府, 石門, 膈兪, 陽關(灸) : 惡心因痰, 熱, 虛『大成』

---

82) 此症, 胃中之氣揮霍混亂也, 宜取此穴, 以調其亂氣, 而後取其上下之症, 而補泄焉.『經穴解』

83) 此症, 宜補此穴, 以生胃火, 而後泄其寒氣.『經穴解』

84) 此症, 乃胃中有火也, 宜取此穴 以泄之.『經穴解』

85) 此症, 能食則爲熱, 宜泄, 不能食則爲寒, 宜補.『經穴解』

86) 此肝病也, 而取此穴者, 宜補之以禦肝木之旺.『經穴解』

· 配 魂門 : 胃冷食而難化『百症賦』
· 配 腎兪 : 嘔吐, 胃中寒脹, 多食身羸瘦『千金方』
· 配 魂門 : 胃冷食而難化『百症賦』

※ 기타문헌

"胃中寒脹 食多身體羸瘦 腹中滿而鳴 腹䐜 風厥 胸脇榰滿 嘔吐 脊急痛 筋攣 食不下 胃兪主之."『甲乙經』
"胃兪主黃疸 食畢頭眩 瘧疾 善饑不能食."『入門』
"胃兪:主霍亂 胃寒 腹脹而鳴 翻胃嘔吐 不嗜食 多食羸瘦 目不明 腹痛 胸脇支滿 脊痛筋攣 小兒羸瘦 不生肌膚. 東垣曰 中濕者 治在胃兪."『大成』

※ 참고 : 부위별 복모혈, 배수혈의 응용

· 배수혈은 淺刺多穴, 복모혈은 深刺少穴로 시술함을 원칙으로 함
 – 上焦질환 : 복모혈보다 배수혈이 효과(背兪穴 〉 腹募穴)
 – 中焦질환 : 배수혈, 복모혈을 상황에 따라 적절히 응용(背兪穴 = 腹募穴)
 – 下焦질환 : 배수혈보다 복모혈이 효과(背兪穴 〈 腹募穴)

※ 참고

· 본 혈은 위치상 董氏奇穴 가운데 潰瘍(第十二胸椎棘突下 兩傍 6寸, 胃倉穴 外旁 3寸) 부근에 해당함

BL22 삼초수 (三焦兪, Samchosu)

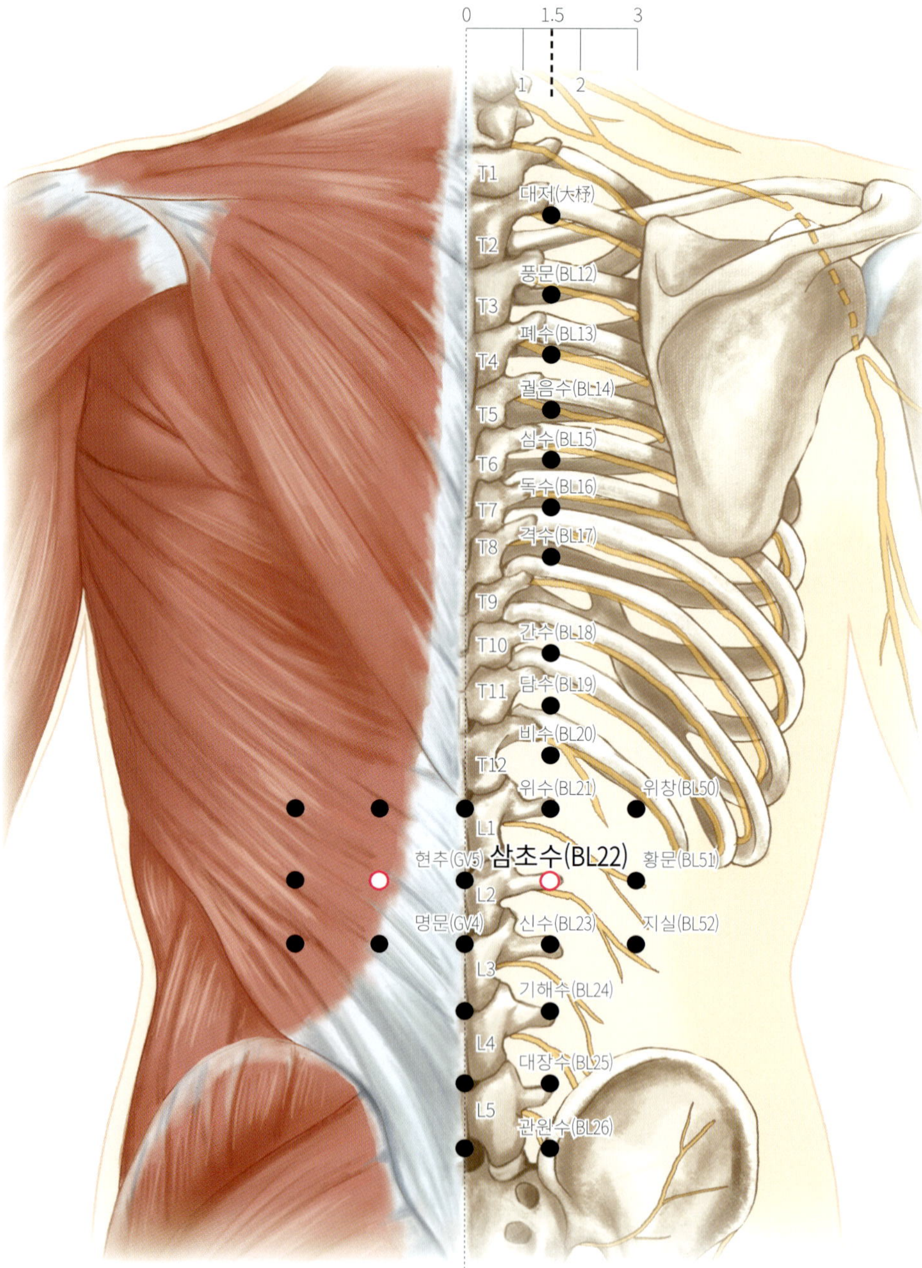

1. 혈명

【의의】 三焦는 三焦腑, 兪는 輸注處, 腧穴을 뜻하며, 본 혈이 內로 三焦에 應하는 곳으로 三焦질환을 치료하는 주요한 곳이라는 의미임

2. 혈위 근거

① 從胃兪行十三椎下, 去脊中二寸, 正坐取之.『金鑑』

② 十三椎下兩旁去脊各一寸五分, 正坐取之.『大成』

3. 부위 및 취혈

① 허리부위, 첫째허리뼈가시돌기(spinous process of the 1st lumbar vertebra) 아래모서리와 같은 높이, 뒤정중선에서 가쪽으로 1.5촌

② 현추(懸樞, GV5)와 황문(肓門, BL51)사이의 중점에서 취혈

· 懸樞(GV5) ←1.5寸→ 三焦兪(BL22) ←1.5寸→ 肓門(BL51)

【근육】 아래뒤톱니근(下後鋸筋, serratus posterior inferior m.), 긴근(最長筋, longissimus m.), 등허리근막(胸腰筋膜, thoracolumbar fascia)

【신경】 첫째 허리신경의 뒷가지(第1腰神經의 後枝, posterior br. of the 1st lumbar n.)

【혈관】 첫째 허리동 · 정맥의 뒷가지(第1腰動 · 靜脈, posterior br. of the 1st lumbar a. & v.)

【침법】 ▪ 직자 0.3~0.5촌

▪ 사자 0.5~1촌 (척추를 향해 30° 上方이나 斜下方으로)

▪ 橫刺하여 위에서 아래로 筋層을 뚫고 1~2촌 透刺

【뜸법】 ▪ 艾炷灸 5~15장

▪ 溫灸 20~30분

4. 응용

개요

① 속성 : 三焦의 背兪穴

② 주치 : 본 혈은 三焦와 相應하고, 三焦 經脈의 氣가 轉輸하는 곳인데, 三焦는 능히 通調水道하고 水의 運行은 陽火의 助行에 의지하니, 본 혈은 三焦의 火를 조절함

③ 혈성 : 調理三焦 健脾利水 調三焦氣化 利水濕 調理三焦

임상 해설

① 三焦 背兪穴로 해당 장부의 氣化機能 전반을 조절

i) 급만성 신장질환(신장염)에 사용

ii) 臟腑積聚를 치료

ⓐ 通調水道 작용이 있어 신 · 방광결석 치료에 사용

ⓑ 담즙분비 장애로 인한 위염, 담질환(담낭염, 담결석) 등에 사용

② 津液生成, 清熱 작용이 있어 폐결핵 등의 만성 질환에 사용 : 결핵으로 인해 미열이 있는 경우에 사용

주요 질환 응용

① 上焦病에 활용

· 傷寒頭痛, 飮食吐逆, 目眩頭痛 → 上焦는 霧와 같은데, 이는 氣가 蒸한 것이며, 본 병증은 上焦의 氣가 鬱한 것이므로 본 혈을 泄하여 逆上한 氣를 降하여야 함[87)]

② 中焦病에 활용

· 腑積聚, 脹滿羸瘦, 不能飮食, 肩背急, 腰脊强不得俯仰 → 中焦는 漚와 같은데, 이는 氣가 化하는 것으로 본 병증은 곧 中焦의 氣가 化하지 못한 것이니, 본 혈을 泄하여 中焦의 氣를 調節하여야 함[88)]

③ 下焦病에 활용

· 穀不化, 注泄下痢, 腹脹腸鳴 → 下焦는 瀆과 같은데, 이는 氣가 決하는 것이며, 이 병증은 泄注下痢인데 氣가 決하여 매우 신속한 것이니 본 혈을 補해야 하며, 腹脹腸鳴은 氣가 滯하여 決하지 않은 것이니 본 혈을 泄하여야 함[89)]

· 腰滿, 痢疾『金鑑』

· 당뇨병에 활용

배혈

· 配 小腸兪, 下髎, 意舍, 章門 : 腸鳴腹脹慾泄注『千金方』

· 配 胃管 : 小腹積聚, 堅大如盤, 胃脹食飮不消『千金方』

※ 기타문헌

"頭痛食不下 腸鳴 臚脹 欲嘔 時泄 三焦兪主之."『甲乙經』

"三焦兪:主臟腑積聚 脹滿 羸瘦 不能飮食 傷寒頭痛 飮食吐逆 肩背急 腰脊强不得

87) 上焦如霧, 乃氣之所蒸也, 此症乃上焦之氣滯而然也, 故泄此穴, 以降逆上之氣.『經穴解』

88) 中焦如漚, 氣之化也, 此症乃中焦之氣不化而然也, 宜泄此穴, 以調中焦之氣.『經穴解』

89) 下焦如瀆, 氣之決也, 此症泄注下利, 乃氣決太速, 宜補此穴. 腹脹腸鳴, 乃氣滯不決, 宜泄此穴.『經穴解』

俛仰 水穀不化 泄注下痢 腹脹腸鳴 目眩頭痛."『大成』

"三焦兪主脹滿 積塊 痢疾."『入門』

※ 참고 : [三焦兪 : 三焦의 氣를 調節]

· 上焦 : 通調水道(肺) → 寬胸解鬱

· 中焦 : 健脾和胃(脾兪, 胃兪와 유사) → 健運調理

· 下焦 : 通調水道(腎, 膀胱) → 利水補益

【參考】

· 三焦兪, 石門, 膻中, 中脘의 四穴은 三焦를 調節하는 重要한 穴임

※ 참고

· 본 혈은 위치상 董氏奇穴 가운데 水中(當第十三椎下旁開一寸五分處) 부근에 해당함

BL23 신수 (腎兪, Sinsu)

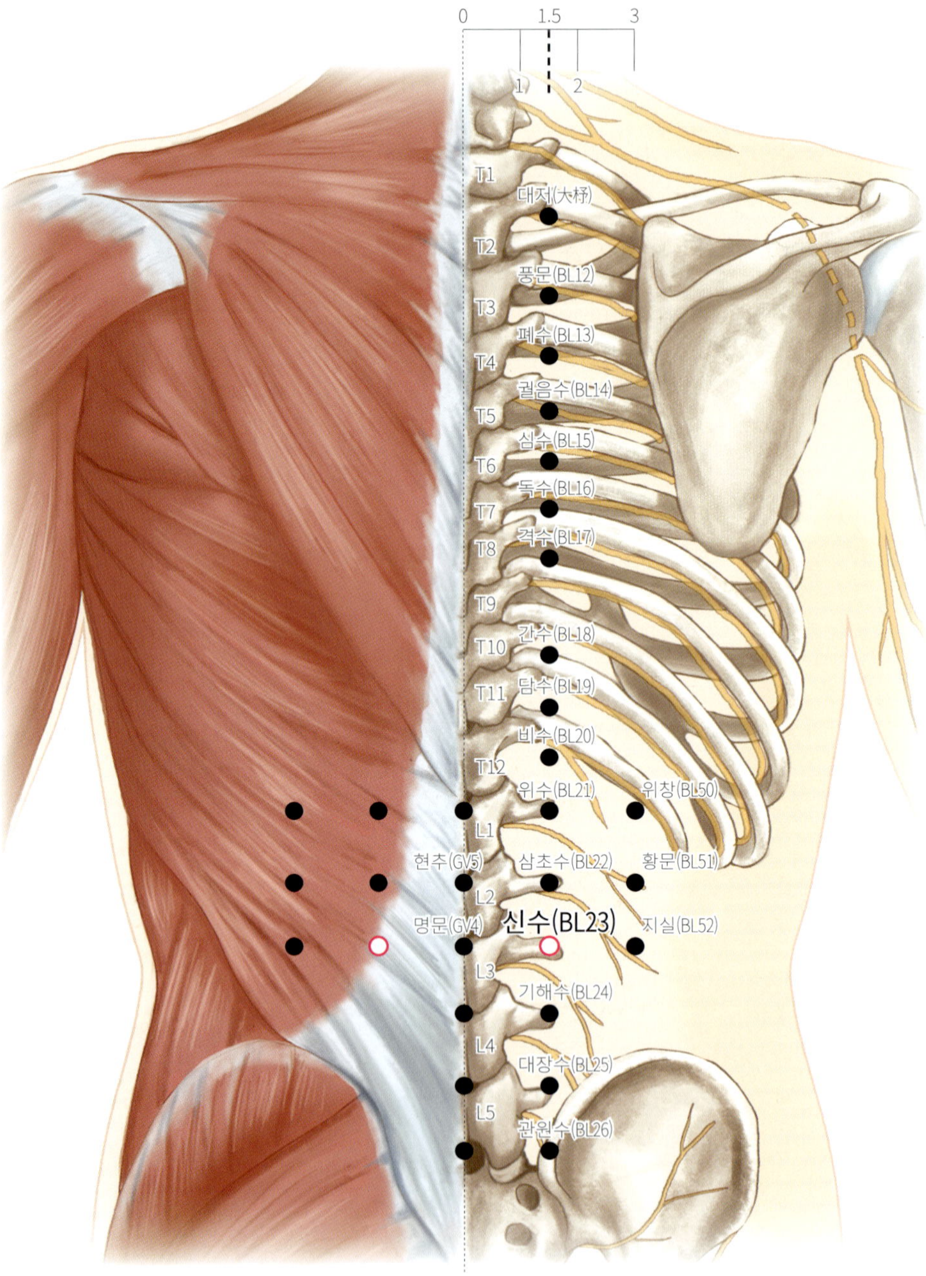

1. 혈명

【의의】腎은 腎臟의 氣를, 兪는 輸注處, 腧穴을 뜻하며, 본 혈이 內로 腎臟의 氣에 輸注하는 곳으로 腎臟질환을 치료하는 주요한 곳이라는 의미임

2. 혈위 근거

① 從三焦兪行十四椎下, 去脊中二寸, 正坐取之.『金鑑』

② 十四椎下兩旁去脊各一寸五分, 前與臍平, 正坐取之.『大成』

3. 부위 및 취혈

① 허리부위, 둘째허리뼈가시돌기(spinous process of the 2nd lumbar vertebra) 아래모서리와 같은 높이, 뒤정중선에서 가쪽으로 1.5촌

② 명문(命門, GV4)과 지실(志室, BL52) 사이의 중점에서 취혈

· 命門(GV4) ←1.5寸→ 腎兪(BL23) ←1.5寸→ 志室(BL52)

【근육】긴근(最長筋, longissimus m.), 등허리근막(胸腰筋膜, thoracolumbar fascia)

【신경】둘째 허리신경의 뒷가지(第2腰神經의 後枝, posterior br. of the 2nd lumbar n.)

【혈관】둘째 허리동·정맥의 뒷가지(第2腰動·靜脈, posterior br. of the 2nd lumbar a. & v.)

【침법】■ 직자 0.3~1촌 ■ 사자 0.5~1촌(척추를 향해 30°上方이나 斜下方으로)

■ 橫刺하여 위에서 아래로 筋層을 뚫고 1~2촌 透刺

【뜸법】■ 艾炷灸 5~15장 ■ 溫灸 10~25분

4. 응용

개요

① 속성 : 腎의 背兪穴

② 주치 : 腎臟의 背兪穴로 滋補腎陰, 强健腦髓, 聰耳明目, 利腰脊 작용이 있어서 비뇨생식기 질환, 下肢風濕性病 및 腎 관련 병증에 유효함[90]

③ 혈성 : 益腎助陽 納氣利水 滋補腎陰 振氣化 納氣祛水濕 强腰脊 益水壯火 益聽明目

---

90) ※ **腎兪가 脊, 髓, 腦, 齒, 耳, 目과 腰部(腎精의 공급을 받아야 하는 기관)의 病症에 유효한 이유**

☞ 본 혈은 腎과 相應하고 腎經脈의 氣가 轉輸하는 곳임. 한편 腎은 先天의 本이고 生殖의 源泉으로, 男子는 精을 藏하고 女子는 胞와 이어지는데 腎病은 대부분 虛한 것이 원인이니 不足한 것을 補해야 하되, 有餘한 것으로 보아 伐해서는 안되며, 또한 固藏해야 하되 泄露해서는 안됨. 이에 본 혈은 腎虛로 인한 병증에 활용되는 바, 胎, 産, 月經, 帶와 같은 疾病에 활용되며, 또한 腎의 津이 위로 舌下로 出하고 그 竅는 耳이고 腎精이 虧하면 髓海가 不足하므로 모두 본 혈의 主治 범위에 속하게 됨

☞ 腎病 - 대부분 虛, 제시된 병증은 腎精虛가 원인 / 腎 특성 - 先天之本, 生殖之源 / 穴 특성 - 相應腎, 腎精의 조절(수도꼭지) 역할 / ∴ 腎兪(命門, 志室) 用 → 腎精 공급 원활 → 病證 회복

임상 해설

① 腎의 背兪穴로 신·방광, 비뇨생식기, 하초의 제반 질환을 주치

i) 허로로 인한 浮腫, 水腫에 사용

ii) 不姙症(灸), 月經不調, 小便頻數, 尿失禁 등에 사용 : 下元虛冷일 때 下焦를 따뜻하게 함

iii) 腎機能 低下로 생기는 小便困難(전립선비대증 등)에 사용

☞ 症狀에 따른 腎兪, 志室의 구분사용 : 腎兪, 命門은 腎虛로 인한 제반 병증에 사용하며, 志室, 京門(G25, 腎募穴)은 腎臟 자체의 질환인 경우에 사용

- 압통이 腎兪 〉 志室인 경우 : 腎陰虛(六味症)
- 압통이 腎兪 〈 志室인 경우 : 腎陽虛(八味症)

② 腎虛·腎虧로 인한 만성적인 제반증상에 사용

i) 腰痛, 특히 腎虛로 인한 腰痛의 주요 혈위 : 허리 아프면서 委中에 압통이 있거나 통증이 띠를 두른 듯이 좌우로 나타나는 증상(腎虛腰痛)에 반드시 사용

"腎弱腰痛不可當, 施爲行止甚非常, 若知腎兪二穴處, 艾火頻加體自康"『玉龍歌』

"腎有邪 其氣留於兩膕."『靈樞, 邪客篇』

cf. - 腎虛腰痛 : 통증이 좌우로 대맥을 따라 나타남.
- 좌골신경통 : 통증이 다리를 따라 아래로 전달됨.

ii) 腎虛로 인한 面赤熱(配 內關, 足少陰腎經의 腹部經穴(橫骨 K11~幽門 K21), 淸上防風湯 加竹瀝)

iii) 腎虛로 인한 泄瀉(鷄鳴泄)(八味地黃湯)

iv) 腎虛性 耳鳴에 사용

v) 각종 腎虛症狀에 八味地黃湯加鹿茸 약침 사용하면 효과적임

주요 질환 응용

① 腎 病症[腎虛로 인한 제반 病證에 활용함]

i) 滋補腎陰 : 腎氣가 輸注하는 곳으로 腎氣(腎陰)로 인한 遺精, 陽痿, 遺尿, 小便頻數 등에 활용 … "腎兪治下元諸虛, 精冷無子"『醫宗金鑑』

ii) 益腎聰耳(耳鳴, 耳聾 등) : 腎은 開竅於耳

· 虛勞羸瘦, 耳聾腎虛 → 腎의 外竅는 耳이며, 虛勞하면 耳聾하게 되니, 腎虛가 極한 것이므로 灸하여 補해야 함[91]

---

[91] 腎之外竅爲耳, 虛勞而至於耳聾, 則腎之虛極矣, 宜灸以補之.『經穴解』

iii) 溫腎利水(水濕) : 腎主水하므로 水腫, 小便不利 등을 치료

· "虛勞浮腫, 灸腎兪"『備急千金要方』

iv) 補腎納氣 : 腎主納氣하므로 腎虛喘咳를 치료(配 肺兪 : 治喘咳少)

· 氣百病『千金要方』

v) 補腎强腰 : 腰는 腎의 府이므로 腎虛腰膝病을 치료

· "腎弱腰痛不可當, 施爲行止甚非常, 若知腎兪二穴處, 艾火頻加體自康."『玉龍歌』(腎虛로 허리가 아파서 참기 힘든 데는 치료하여 아픔을 멎게 하는 것이 심히 어려우니 특별히 腎兪穴을 찾아서 뜸을 자주 뜨면 몸이 스스로 편안해진다)

vi) 滋陰(補腎)止血 : 滋腎陰, 止血하는 효과로 인해 吐血, 尿血을 치료

· "療小便出血, 灸腎兪百壯"『外臺秘要』

· 水臟久冷 → 腎은 水臟이니, 오랫동안 冷한 경우에는 본 혈을 灸하여 補해야 함[92)]

· 出精夢泄 → 灸하는데, 먼저 鍼刺한 후에 灸하여야 함[93)]

· 腰寒如冰 → 腎이 寒한 것이니, 灸하여서 溫하게 해야 함[94)]

· 小便淋, 少氣溺血, 小便濁 → 腎熱한 症이니, 본 혈을 泄하여서 그 熱을 제거해야 함[95)]

· 消渴 → 腎水가 虛한 症이니, 본 혈을 補하고 또한 藥을 복용하여 腎水를 滋潤하여야 함[96)]

② 脾病症[虛火 散泄 및 補虛 작용]

· 食多羸瘦 → 火가 있어서 形이 瘦하게 된 것이니, 腎命門의 火(虛火)를 泄하여서 逆上한 熱을 消해야 함[97)]

· 洞泄食不化 → 腎이 大小便을 司하는데, 腎이 虛해서 발생한 것이니, 灸하여 補해야 함[98)]

③ 寒熱 病症[少陰病에 대하여 補虛 및 發汗 작용]

· 頭重身熱, 戰慄 → 頭重身熱은 太陽에 病이 든 것이고, 또한 戰慄하는 것은 少陰

---

92) 水臟者腎也, 久冷者亦宜灸以補之.『經穴解』

93) 此症, 亦宜灸者, 必先鍼而後灸.『經穴解』

94) 此症, 腎之寒也, 宜灸以溫之.『經穴解』

95) 此症, 腎熱之症, 宜泄此穴以除其熱.『經穴解』

96) 此症, 腎水虛之症也, 宜補此穴, 更以藥以滋腎水.『經穴解』

97) 此症, 有火以消之也, 宜泄腎之命門火, 以消逆上之熱.『經穴解』

98) 此症, 腎司二便者也, 此腎之虛也, 宜灸以補之.『經穴解』

에 病이 든 것이니, 본 혈을 補하고 땀을 내야 함[99]

배혈

· 配 ┌三間 : 通腑行氣 淸瀉大腸 ┐
　　└腎兪 : 補腎滋陰 ┘→ 補腎收澁 機能 강화 … 泄瀉를 치료

· 配 ┌內關 : 寬胸理氣 ┐
　　└腎兪 : 補腎滋陰 ┘→ 通理心包, 寬胸 機能 강화 … 驚悸, 怔忡, 面赤 등을 치료

· 配 ┌命門 : 補益壯陽 ┐
　　└腎兪 : 補腎滋陰 ┘→ 益腎利尿澁精 機能 강화 … 遺尿, 遺精, 陽痿 등을 치료

· 配 命門 : 腎虧小便頻數, 腰痛『玉龍歌』,『勝玉歌』
· 配 陽陵泉, 三陰交 : 老人性腰痛, 多尿『玉龍歌』
· 配 心兪 : 腎虛乏之夢遺『玉龍賦』
· 配 關元, 三陰交 : 遺精白濁『大成』
· 配 三里, 合谷, 太谿, 聽會 : 耳內虛鳴『大成』
· 配 章門 : 寒中洞泄不化『千金方』
· 配 內關 : 面赤熱『千金方』
· 配 大陵, 復溜, 雲門 : 心痛如懸『千金方』
· 配 委中, 太谿, 白環兪 : 腎虛腰痛『大成』
· 配 陽陵泉, 陽輔, 絶骨 : 足攣『大成』
· 配 三間 : 肩背浮風勞『席弘賦』

※ 기타문헌

"熱痓 脾兪及腎兪主之." "寒熱 食多身羸瘦 兩脇引痛 心下賁痛 心如懸 下引臍 少腹急痛 熱 面急(一本作黑) 目䀮䀮 久喘欬 小氣 溺濁赤 腎兪主之." "骨寒熱 溲難 腎兪主之." "腎脹者(腹滿引背, 怏怏然腰髀痛) 腎兪主之 亦取太谿."『甲乙經』

"腎兪主諸虛 令人有子 及耳聾 吐血 腰痛 女勞疸 婦人赤白帶下."『入門』

---

[99] 頭重身熱, 此太陽經病也, 而又戰慄, 則又至少陰腎矣, 宜補此穴以出汗.『經穴解』

“腎兪:《素問》刺中腎六日死 其動爲嚏. 主虛勞羸瘦 耳聾腎虛 水臟久冷 心腹䐜滿脹急 兩脇滿引小腹急痛 脹熱 小便淋 目視䀮䀮 少氣 溺血 小便濁 出精夢泄 腎中風 踞坐而腰痛 消渴 五勞七傷 虛憊 脚膝拘急 腰寒如冰 頭重身熱 振慄 食多羸瘦面黃黑 腸鳴 膝中四肢淫濼 洞泄食不化 身腫如水 女人積冷氣成勞 乘經交接羸瘦寒熱往來.”『大成』

※ 참고

· 본 혈은 위치상 董氏奇穴 가운데 水腑(第十四脊椎骨下旁開一寸五分處) 부근에 해당함
· 본 혈은 위치상 경외기혈 가운데 腸風(第2腰椎下 兩傍 各1寸處) 부근에 해당함

BL24 기해수 (氣海兪, Gihaesu)

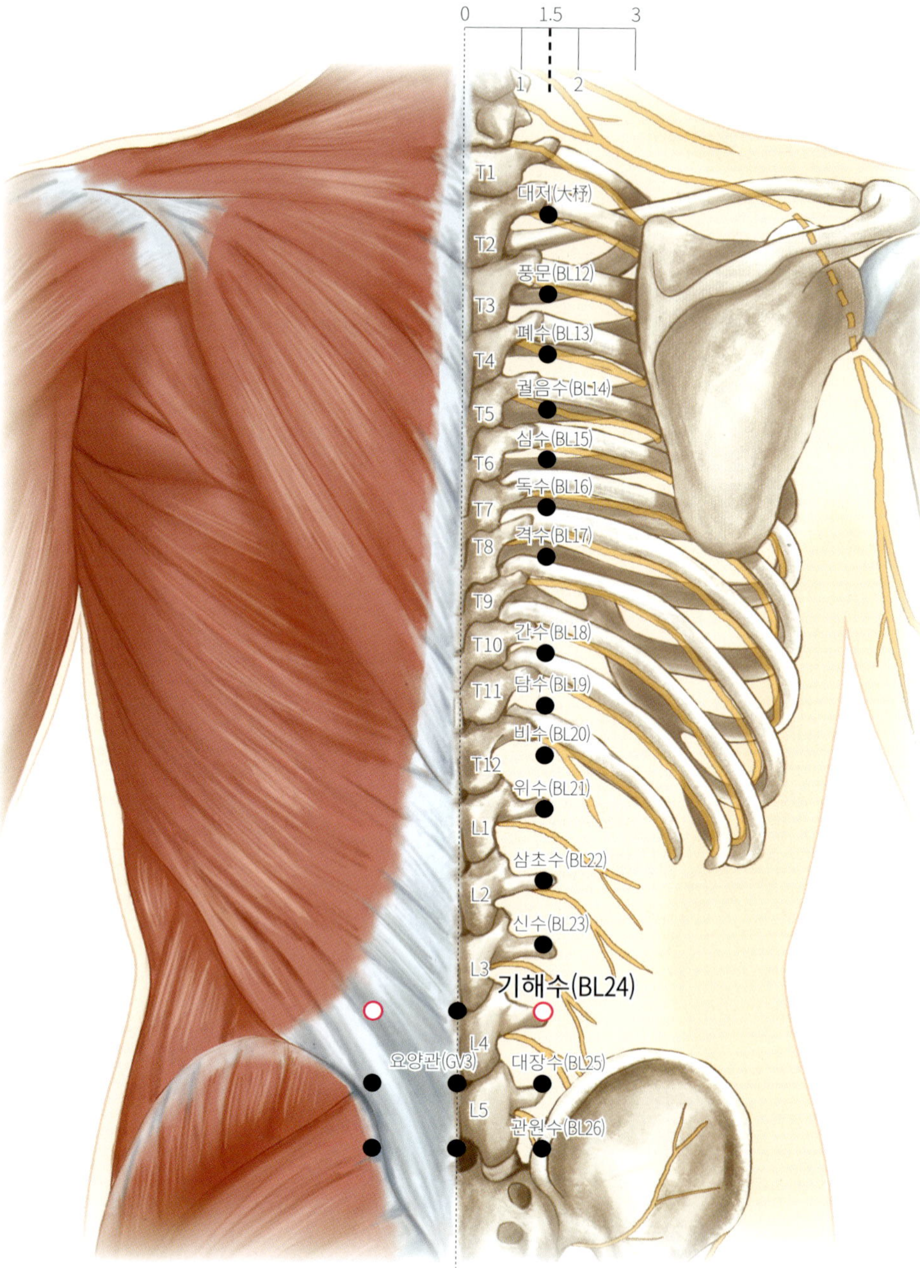

1. 혈명

【의의】 氣海는 氣의 源泉을, 兪는 輸注處, 腧穴을 뜻하며, 任脈 氣海에 應하는 곳으로 元氣가 輸注하는 곳이라는 의미임

2. 혈위 근거

① 從腎兪行十五椎下, 去脊中二寸, 正坐取之.『金鑑』
② 十五椎下兩旁去脊各一寸五分, 正坐取之.『大成』

3. 부위 및 취혈

① 허리부위, 셋째허리뼈가시돌기(spinous process of the 3rd lumbar vertebra) 아래모서리와 같은 높이, 뒤정중선(posterior median line)에서 가쪽으로 1.5촌

【근육】등허리근막(胸腰筋膜, thoraco lumbar fascia), 긴근(最長筋, longissimus m.), 엉덩갈비근(腸肋筋, iliocostalis m.)
【신경】셋째 허리신경의 뒷가지(第3腰神經의 後枝, posterior br. of the 3rd lumbar n.)
【혈관】셋째 허리동 · 정맥의 뒷가지(第3腰動 · 靜脈, posterior br. of the 3rd lumbar a. & v.)
【침법】■ 직자 0.3~0.5촌 ■ 사자 0.5~1촌(척추를 향해 30°上方이나 斜下方으로)
【뜸법】■ 艾炷灸 5~15장 ■ 溫灸 10~20분

4. 응용

개요

① 주치 : 본 혈은 腹部의 氣海穴과 마주보고 있고 陽氣가 傳輸하는 곳이니, 腎의 納氣 기능을 도와주는 효능이 있으며 腰痛, 痔漏를 주치하는데 활용됨
② 혈성 : 益腎健腰 理氣活血 舒筋活絡 調氣血 健腰膝 補氣益腎 調經止痛

임상 해설

① 氣虛下陷으로 인한 제반 병증을 치료함 : 補氣益腎, 升擧下陷작용이 우수
 i) 子宮下垂, 子宮出血, 月經不調 等 婦人病에 사용
 ii) 痔疾, 痔漏, 脫肛 下痢 등에 효
 iii) 下元虛冷으로 인한 不姙症에 사용
② 요통의 要穴임 : 몸을 앞으로 굽힐 때 脊骨 사이가 많이 벌어지는 부위임. 따라서 요통이 多發함

주요 질환 응용

① 腎虛로 인한 腰部 병증[舒筋活絡에 의함]

· 腰痛 → 腰는 腎의 府이니, 氣가 滯하면 痛하므로 본 혈을 취하여 腰中의 滯한 氣를 散해야 함[100)]

② 痔瘡[理氣活血에 의함]

· 痔漏 → 또한 본 혈을 취하는데, 이는 대장에 熱이 쌓인 症이며, 본 혈의 아래에는 大腸兪가 있고 앞에는 대장이 위치하므로 본 혈을 灸하여 대장의 滯한 것을 散함[101)]

· 治機能性子宮出血(配 腎兪, 關元, 照海, 三陰交)

※ 기타문헌

"氣海兪:主腰痛 痔漏."『大成』

"理腰痛 痔漏 瀉血 通灸之."『聖惠』

100) 腰者, 腎之府也, 氣滯焉亦作痛, 宜取此穴, 以散腰中之滯氣.『經穴解』

101) 此症, 而亦取此穴者, 此症爲大腸積熱之症, 此穴之下卽爲大腸兪, 直前正大腸之所, 宜灸此本穴, 以散大腸之滯.『經穴解』

BL25 대장수 (大腸兪, Daejangsu)

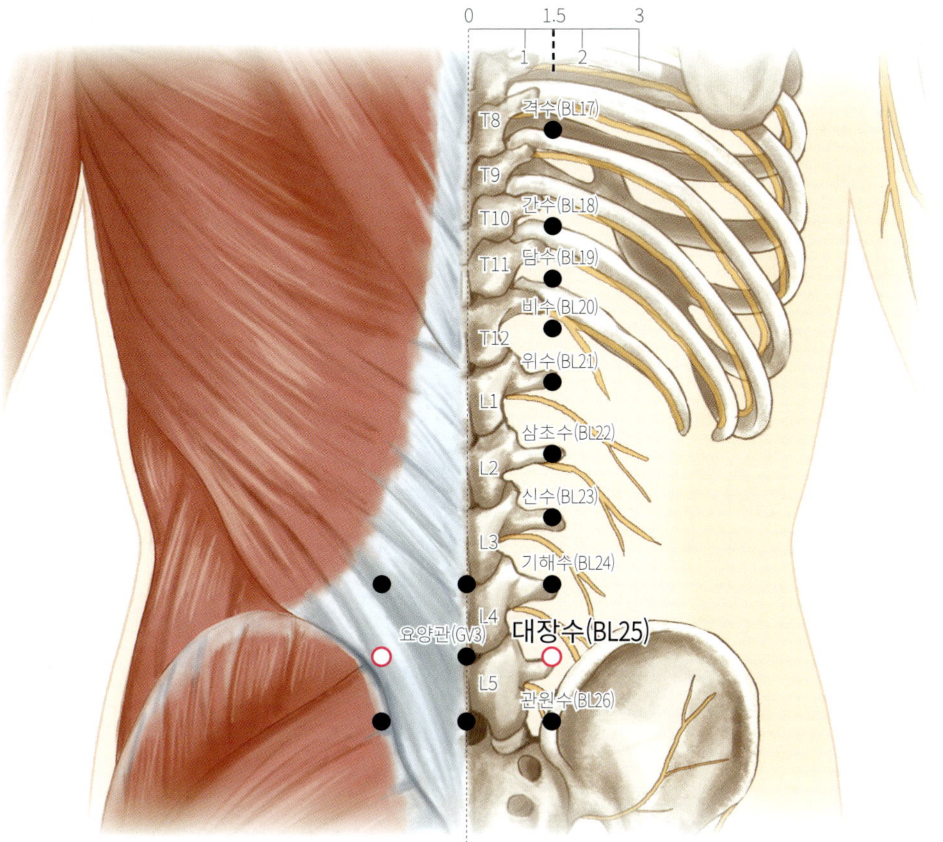

1. 혈명

【의의】大腸은 大腸腑를, 兪는 輸注處, 腧穴을 뜻하며, 본 혈이 內로 大腸에 應하는 곳으로 大腸질환을 치료하는 주요한 경혈이라는 의미임

2. 혈위 근거

① 從氣海兪行十六椎下, 去脊中二寸, 伏而取之. 『金鑑』

② 十六椎下兩旁去脊各一寸五分, 伏而取之. 『大成』

3. 부위 및 취혈

① 허리부위, 넷째허리뼈가시돌기(spinous process of the 4th lumbar vertebra) 아래모서리와같은높이, 뒤정중선에서가쪽으로1.5촌

② 요양관(腰陽關, GV3)과 같은 높이에 위치.

· 腰陽關(GV3) ←1寸→ Ⓖ 腰靈 ←5分→ 大腸兪(BL25) ←2寸→ Ⓖ 腰眼

【근육】 등허리근막(胸腰筋膜, thoracolumbar fascia), 긴근(最長筋, longissimus m.), 엉덩갈비근(腸肋筋, iliocostalis m.)

【신경】 넷째 허리신경의 뒷가지(第4腰神經의 後枝, posterior br. of the 4th lumbar n.)

【혈관】 넷째 허리동·정맥의 뒷가지(第4腰動·靜脈, posterior br. of the 4th lumbar a. & v.)

【침법】 ■ 직자 0.5~1촌

■ 사자 1~2촌(좌골신경통 치료시는 약간 外斜方으로)

■ 橫刺 薦腸關節炎에는 침첨을 下向하여 小腸兪(BL27)로 透刺

【뜸법】 ■ 艾炷灸 5~15장 ■ 溫灸 20~30분

4. 응용

개요

① 속성 : 大腸의 背兪穴 → 鬱滯된 大腸氣를 풀어줌

② 주치 : 본 혈은 대장에 가깝고 大腸 經脈의 氣가 轉輸하는 곳이므로 대장 질환을 주치하며, 大腸兪를 補하면 쉽게 滯塞되지 않게 하는 작용을 발휘하여 本腑의 허증을 치료할 수 있고, 瀉하면 大腸을 疏通시켜 傳導의 기능을 도와줌

i) 大腸氣 疏通으로 전방과 후방의 부조화 상태를 개선

ii) 大腸兪가 腰部 痛症에 주요 穴位로 활용되는 이유

· 穴 위치상 → 4~5 요추간, 힘을 많이 받는 위치

· 穴 효능상 → 大腸 疏通力 增强

· 요부통증 원인 → 좌우⊕ 전후 균형 失調인 경우가 주요 원인

∴ 大腸兪 刺灸 → 전후 불균형 해소 → 腰痛 회복

③ 혈성 : 通降臟腑 理氣止痛 疏調二腸 理氣化滯止痛 强健腰膝

임상 해설

① 大腸의 背兪穴로 天樞穴(ST25, 大腸募穴)과 함께 대장질환의 주요 혈위 : 大腸兪, 天樞는 自律神經 조절 작용, 內臟의 기능성 병변을 치료

i) 泄瀉, 便秘의 要穴임(灸) : "大腸兪 主腰脊痛 大小便難 或瀉痢."『入門』

ii) 臍部激痛(痙攣), 小腹絞痛에 유효

② 제반 腰痛, 腰脊痛의 주요 혈위

i) 腰痛이 심한 경우는 腸機能檢査를 하고, 만일 腸이 나쁘면서 腰痛이 오면 天樞穴을 함께 취혈함

ii) 氣海兪~小腸兪는 요통 빈발처로서 요통의 근위취혈로 활용

ⓐ 굴신시 많이 사용되는 부위

ⓑ 침 치료 시에는 유침하지 않고 수기자극 후 바로 발침함 : 오래동안 腹臥상태로 치료 시 더 심해지는 수가 있음

주요 질환 응용

① 腰, 腹의 繞切痛[强腰脊, 壯筋骨, 祛風濕, 通經絡, 止痹痛 : "主脊强不得俛仰腰痛"『鍼灸聚英』]

· 脊强不可俯仰, 腰痛, 腹中氣脹, 繞臍切痛 → 배꼽의 위치는 대장의 위치와 같으므로, 脹하고 배꼽 주위에 切痛이 있는 것은 대장의 氣가 滯한 것이며, 뒤로는 요통이 있고 앞으로는 繞臍痛이 있는 것은 대장의 氣가 滯한 것이니, 본 혈로 대장의 滯氣를 泄하면 요통이 치유됨[102)]

· 腰脊疼痛『金鑑』, 膝部질환에 유효 – 治坐骨神經痛(配 腎兪, 環跳, 風市, 委中)

② 一切 腸胃 병증[大腸의 背兪穴 – 調理腸胃, 泄熱通便]

· 大小便不利, 洞泄食不化, 小腹絞痛 → 大小便이 不利한 것은 대장의 氣가 不化한 것이고, 小腹에 絞痛이 있는 것은 바로 대장의 本症이니, 寒熱을 살펴 補益하거나 散瀉해야 함[103)]

· 治便秘(配 中脘, 天樞, 支溝, 足三里, 三陰交, 照海)

· 治痢疾, 腹痛(配 小腸兪, 足三里)

배혈

· 配 周榮 : 食不下, 喜飮『千金方』

· 配八髎 : 大小便利『千金方』

· 配 次髎 : 大小便利『資生經』

· 配 小腸兪 : 大小便『靈光賦』

※ 기타문헌

"腸中虛脹不消 灸大腸兪四十九壯."『千金方』

"大腸兪主腰脊痛 大小便難 或瀉痢."『入門』

"大腸兪:主脊强不得俛仰 腰痛 腹中氣脹 繞臍切痛 多食身瘦 腸鳴 大小便利 洞泄食不化 小腹絞痛. 東垣云 中燥治在大腸兪."『大成』

※ 참고

· 본 혈은 위치상 경외기혈 가운데 腰靈(第4腰椎棘突下 腰陽關穴 兩傍 各 1寸), 腰眼(第4腰椎棘突下 腰陽關穴 兩傍 3.5~4寸 凹陷處) 부근에 해당함

[102)] 臍之處, 正爲大腸之處也, 脹而繞臍切痛, 乃大腸之氣滯也, 後則腰痛, 前則繞臍痛, 此大腸氣滯也, 宜責此穴, 以泄大腸之滯氣而腰痛愈.『經穴解』

[103)] 大小便不利, 正大腸之氣不化也, 小腹絞痛, 正大腸之本症也, 宜審其寒熱而補泄之.『經穴解』

BL26 관원수 (關元兪, Gwanwonsu)

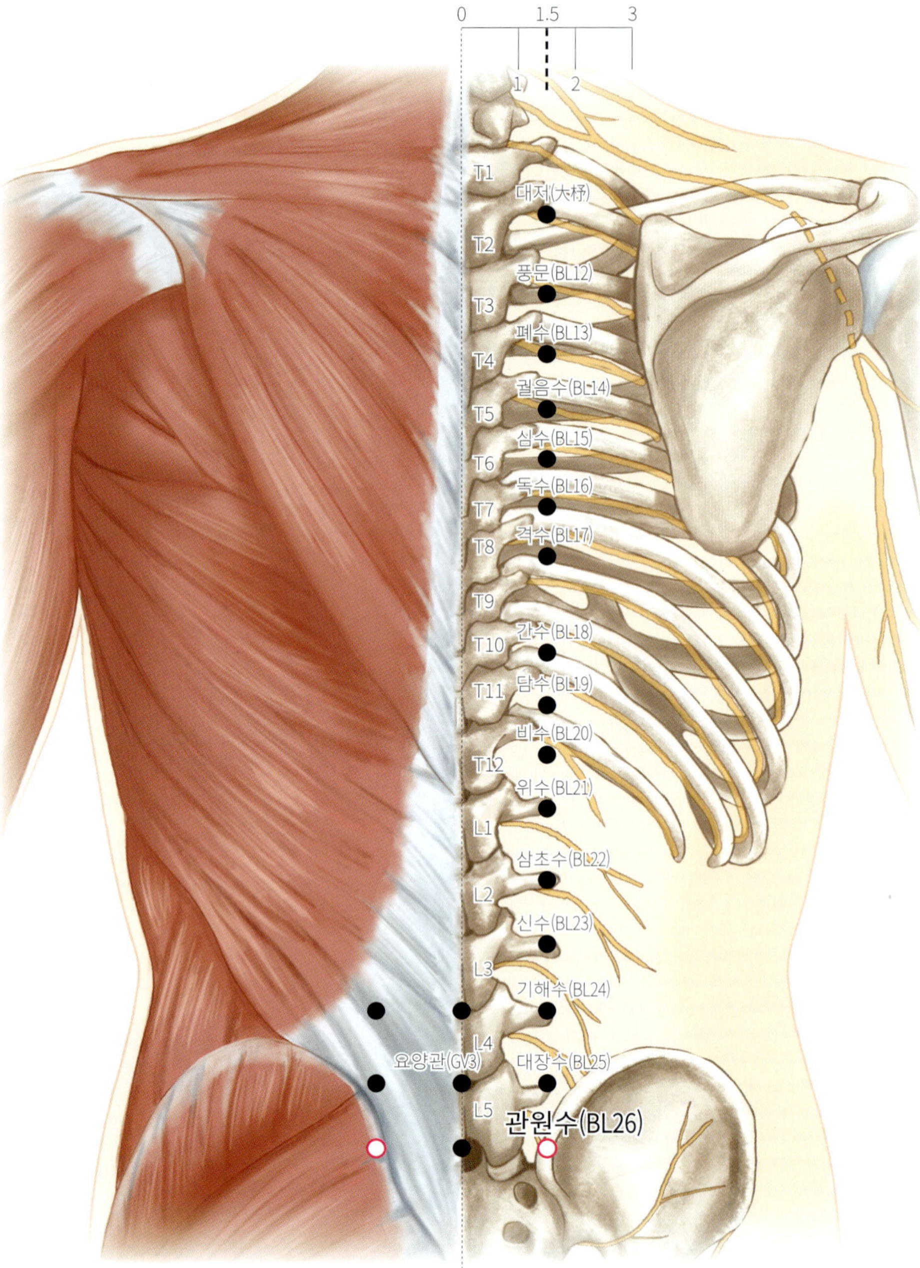

1. 혈명

【의의】關元은 氣始를, 兪는 輸注處, 腧穴을 뜻하며, 任脈 關元에 應하는 곳으로 人身元氣가 輸注함을 의미함

【異名】腰眼

2. 혈위 근거

① 從大腸兪行十七椎下, 去脊中二寸, 伏而取之.『金鑑』
② 十七椎下兩旁去脊各一寸五分, 伏而取之.『大成』

3. 부위 및 취혈

① 허리부위, 다섯째허리뼈가시돌기(spinous process of the 5th lumbar vertebra) 아래모서리와 같은 높이, 뒤정중선에서 가쪽으로 1.5촌

【근육】 등허리근막(胸腰筋膜, thoracolumbar fascia), 긴근(最長筋, longissimus m.), 엉덩갈비근(腸肋筋, iliocostalis m.)
【신경】 다섯째 허리신경의 뒷가지(제5요신경의 뒷가지, posterior br. of the 5th lumbar n.)
【혈관】 다섯째 허리동·정맥의 뒷가지(제5요동·정맥, posterior br. of the 5th lumbar a. & v.)
【침법】 ■ 직자 0.5~1촌
■ 사자 1~2촌
【뜸법】 ■ 艾炷灸 10~15장
■ 溫灸 10~15분

4. 응용

개요

① 주치 : 본 혈은 關元穴과 마주보고 있으며 陽氣가 交關하는 곳이므로 虛損한 疾病을 치료하고 元陽을 固攝하는 작용을 발휘함
② 혈성 : 培補元氣 通調二便 疏風散寒 調理下焦 强健腰膝

임상 해설

① 비뇨생식기계를 비롯한 下焦의 제반질환에 주치
i) 만성장염으로 인한 下痢腸炎, 泄痢虛脹에 사용
ii) 婦人의 下焦 癥瘕積聚(卵巢炎)와 이로 인한 제반 질환에 주요 혈위
iii) 성욕감퇴 치료
iv) 小便難, 帶下, 膀胱生石을 주치
② 요통, 좌골신경통에 유효
– 좌골신경통, 요통 치료 시 제4요추하 압통이 있는 경우 : 大腸兪, 關元兪

– 좌골신경통, 요통 치료 시 제5요추하 압통이 있는 경우 : 關元兪, 小腸兪

주요 질환 응용

① 요부 및 하초부 병증

i) 요척통[通經絡, 補元氣 작용에 의함]

ii) 비뇨기병증 및 下焦 제반 病症[小便難, 婦人癥瘕, 泄痢 등에 대하여 通調二便 작용에 의하며, 성기능 장애에도 효과적임]

· 風勞腰痛 → 腰와 腎에 風寒邪가 적중한 것으로 灸하여 溫하게 함[104)]

· 泄痢虛脹 → 下焦에 氣가 滯한 것으로 우선 자침하여 泄한 후에 灸하여 溫하게 함[105)]

· 小便難 → 氣가 滯한 것이니, 灸하여 그 氣를 通하게 하여야 함[106)]

· 婦人瘕聚 → 모두 그 疾病이 臍下에 있는 것이니, 灸하여 散함[107)]

배혈

· 配 膀胱兪 : 風勞腰痛『資生經』

※ 기타문헌

"主風勞腰痛." 『大成』

"關元兪:主風勞腰痛 泄痢虛脹 小便難 婦人瘕聚." 『大成』

104) 此症, 乃腰腎中風寒也, 宜灸此穴以溫之. 『經穴解』

105) 此症, 乃氣滯下焦也, 先鍼泄, 而後灸以溫之. 『經穴解』

106) 此症, 乃氣滯, 灸以通其氣. 『經穴解』

107) 此症, 제반 병증在臍下者, 宜灸此穴以散之. 『經穴解』

BL27 소장수 (小腸兪, Sojangsu)

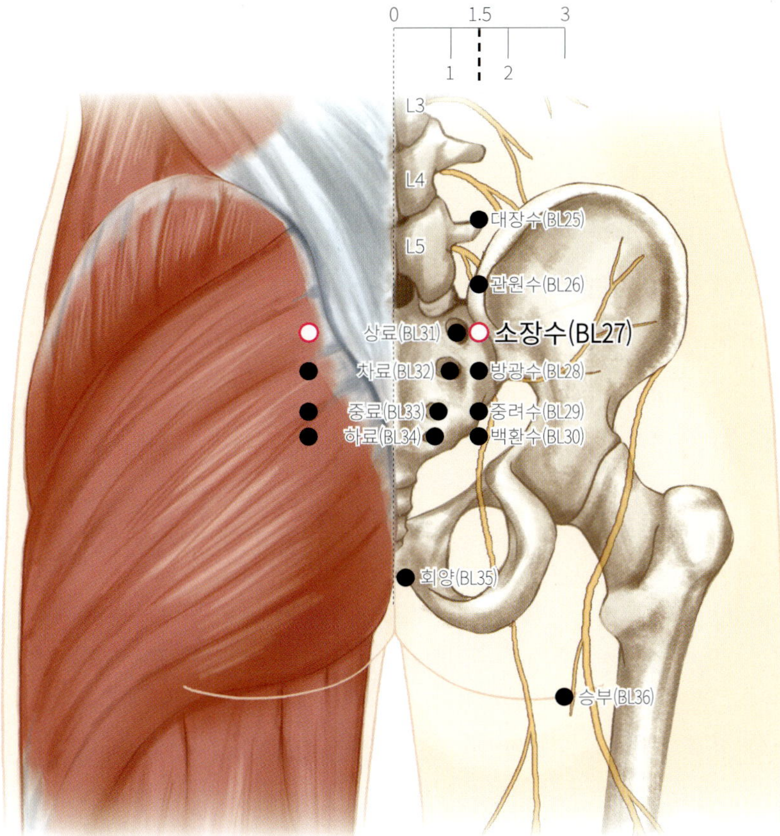

1. 혈명

【의의】소장은 小腸腑, 兪는 輸注處, 腧穴을 뜻하며, 본 혈이 안으로 소장에 응하는 곳으로 소장질환을 치료하는 주요한 경혈이라는 의미임

2. 혈위 근거

① 從關元兪行十八椎下, 去脊中二寸, 伏而取之.『金鑑』

② 十八椎下兩旁去脊各一寸五分, 伏而取之.『大成』

3. 부위 및 취혈

① 엉치부위, 첫째뒤엉치뼈구멍(the 1st sacral foramen)과 같은 높이, 정중엉치뼈능선(median sacral crest)에서 가쪽으로 1.5촌. 상료(上髎, BL31)와 같은 높이에 위치

· 上髎(BL31) ←5分→ 小腸兪(BL27)

【근육】긴근(最長筋, longissimus m.), 엉덩갈비근(腸肋筋, iliocostalis m.), 큰볼기근(大臀筋, gluteus maximus m.)

【신경】첫째 엉치신경의 뒷가지(第1薦骨神經의 後枝, posterior br. of the 1st sacral n.), 위볼기신경(上臀神經, superior gluteal n.), 아래볼기신경(下臀神經, inferior gluteal n.)

【혈관】위볼기동·정맥(上臀動·靜脈, superior gluteal a. & v.), 가쪽엉치동·정맥(外側薦骨動·靜脈, lateral sacral a. & v.)

【침법】■ 직자 0.5~1촌

■ 사자 1~1.5촌(薦腸關節尖이나 여자 생식기질환 치료시는 1~2촌)

【뜸법】■ 艾炷灸 10~15장 ■ 溫灸 20~30분

4. 응용

개요

① 속성 : 소장의 背兪穴

② 주치 : 본 혈은 소장과 상응하고 소장 경맥의 氣가 轉輸하는 곳이므로 淸熱利濕, 通調二便 작용이 있어서 소장의 질환을 주치하는 바, 小腹痛, 控睾引腰脊疝痛, 上衝心, 腰脊强, 尿黃赤, 口乾 등의 질환에 활용됨

③ 혈성 : 淸熱利濕 通調二便 升擧津液 理小腸 淸利下焦濕熱

임상 해설

① 小腸의 背兪穴로 소장과 관련한 제반증상을 치료 : 하복부(대장, 소장, 방광)질환은 복모혈이 보다 효과적임. 따라서 이들 증상에는 반드시 關元(CV4, 小腸募穴)과 배오하여 치료함

i) 설사 및 급만성장염, 변비에 유효 : 배꼽을 중심으로 하는 복통이 있을 때에 소장병변으로 인한 경우에는 심한 下痢를 수반하며, 대장병변으로 인한 경우에는 裏急後重의 증상을 보임

ii) 비뇨생식기 질환, 小腹部질환에 응용 : 小便赤澁, 小腹脹滿에 사용

② 요통, 좌골신경통에 주로 근위 취혈로 사용

- 좌골신경통 : 腰骶部으부터 臀部·下肢部까지 放散刺痛 및 압통점이 있으며, 온도에 따라통증이 경감됨
- 추간판탈출증(디스크) : 환부에만 통증, 자세에 따라 통증경감, 저린 듯한 둔통이 발작

※ 좌골신경통의 壓通點 : 小腸兪, 次髎, 坐骨, 坐骨神經點

③ 급만성관절염, 급성류마티스성 관절염(配 脾兪)

주요 질환 응용

① 小腸熱에 의한 병증 : 소장의 背兪穴로 소장의 氣가 輸注하며 소장의 병증을 치료 … 淸熱利濕 작용(配 關元 : 小腸募穴) [본 혈은 소장의 分別淸濁 기능을 도와 淸化濕熱, 通調二便 작용을 발휘]

i) 泄痢, 便秘 등 : 배꼽 주위 동통

ii) 小便赤澁, 小腹脹滿 등 : 小腹部, 泌尿器 病變(泌尿 및 小腹部 疼痛)

· 小便赤不利, 淋瀝遺溺 → 소장의 熱이 膀胱에 전이되어 소변이 붉고 不利한 경우에는 본 혈로 熱을 泄하고, 淋瀝遺溺, 小腸氣不足의 경우에는 본 혈을 補해야 함[108)]

· 婦人帶下 → 본 병증은 小腸濕熱의 症狀이니, 본 혈을 泄하여 그 熱을 제거함[109)]

· 消渴, 口乾不可忍 → 소장의 熱이 아래로 轉移되면 痢가 되고, 위로 胃에 침범하면 消渴이 되니, 본 혈을 泄하여 그 上凌한 火를 下降시켜야 함[110)]

· 泄利膿血, 下重腫痛, 脚重 → 泄利膿血과 脚重의 증상이 발생되는 것은 소장의 火가 아래 대장으로 침범한 것이 극한 것이니, 본 혈을 泄하여 소장의 火를 散하여야 함[111)]

② 風濕性 병증 : 關節痛, 肩凝不擧, 腰脚痛 등에 유효

배혈

· 配 腎兪, 關元, 中極, 三陰交 : 尿閉, 遺尿

· 配 大腸兪, 天樞, 關元, 足三里, 三陰交 : 便秘, 腹瀉, 痢疾

· 配 膽兪, 商陽 : 口舌乾, 飮食不下『千金方』

· 配 長强 : 大小便難, 淋癃『千金方』

· 配 完骨, 白環兪, 膀胱兪 : 小便赤黃『千金方』

· 配 三焦兪 下髎, 意舍, 章門 : 腸鳴, 臚脹, 欲泄注『千金方』

· 配 膀胱兪, 中膂兪, 白環兪 : 腰脊疝痛, 腰脊急强『千金方』

---

108) 小腸之熱移於膀胱, 而小便赤不利, 宜泄此穴之熱. 淋瀝遺溺, 小腸氣不足也, 宜補此本穴.『經穴解』

109) 此症, 小腸濕熱也, 宜泄此穴, 而去其熱, 而用藥以導其濕.『經穴解』

110) 小腸之熱下移則爲痢, 上凌於胃則爲消渴, 宜泄此穴, 而降其上凌之火.『經穴解』

111) 泄利膿血至於脚重, 則小腸之火下凌大腸極矣, 宜泄此穴, 以散小腸之火.『經穴解』

· 配 魂舍 : "魂舍灸一百壯 主小腸泄痢膿血, 小兒減之, 又灸小腸兪七壯." 『千金翼方』

※ 기타문헌

"小腸痛控睾引腰脊 疝痛 上衝心 腰脊强 溺黃赤 口乾 小腸兪主之." 『甲乙經』

"小腸兪主便血下痢 小便黃赤." 『入門』

"小腸兪: 主膀胱三焦津液少 大小腸寒熱 小便赤不利 淋瀝遺溺 小腹脹滿 疝痛 泄利 膿血 五色赤痢下重 腫痛 脚腫 五痔 頭痛 虛乏消渴 口乾不可忍 婦人帶下." 『大成』

※ 참고

· 小腸兪 이하의 혈들은 대둔근(gluteus maximus m.)과 밀접한 관련이 있음 대둔근의 근력저하 및 양측 불균형은 다른 고관절 부착근육 및 소둔근(gluteus minimus m.)의 무리와 천골의 變位(짝궁둥이)를 일으킬 수 있음. 또한 대둔근의 단축성 긴장은 요추후만과 고관절 신전을 일으키며, 결국 만성적인 요추신전근육(脊椎起立筋 erector spinae m., 腰方形筋 quadratus lumborum m.)의 피로를 발생시킴. 이 때 대둔근 심부의 이상근(piriformis m.)은 좌골신경과 타 신경들에 대한 폐색을 일으켜 다양한 증상을 야기하며 고관절신전은 대퇴직근(rectus femoris m.)과 장요근(iliopsoas m.)을 이완시켜 장요근 관련 증상과 무릎 손상을 쉽게 함

BL28 방광수 (膀胱兪, Banggwangsu)

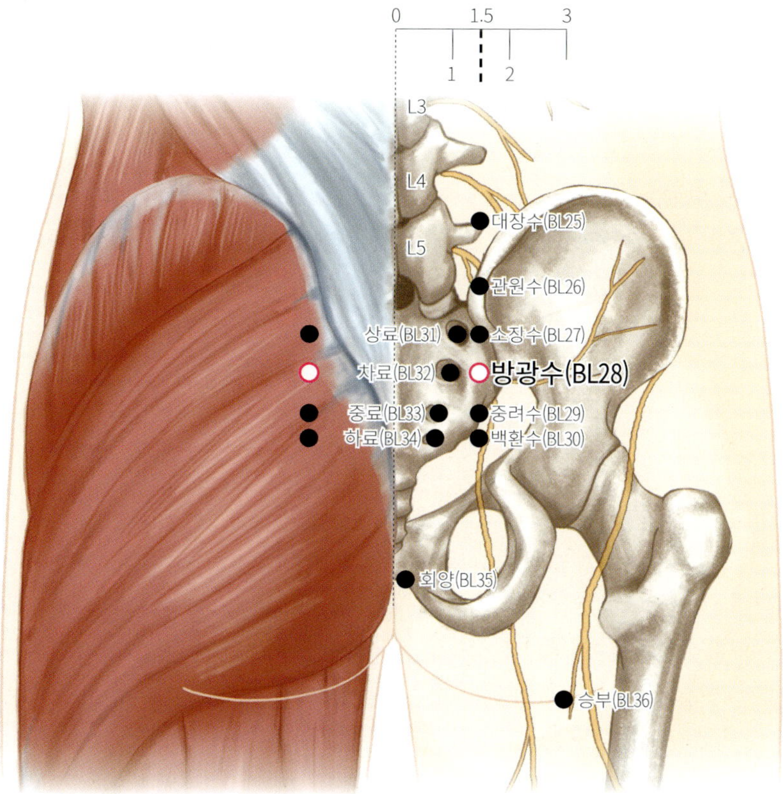

1. 혈명

【의의】 방광은 膀胱腑를, 兪는 輸注處, 腧穴을 뜻하며, 본 혈이 內로 방광에 응하는 곳으로 방광질환을 치료하는 주요한 경혈이라는 의미임

2. 혈위 근거

① 從小腸兪行十九椎下, 去脊中二寸, 伏而取之.『金鑑』

② 十九椎下兩旁去脊各一寸五分, 伏而取之.『大成』

3. 부위 및 취혈

① 엉치부위, 둘째뒤엉치뼈구멍(the 2nd sacral foramen)과 같은 높이, 정중엉치뼈능선에서 가쪽으로 1.5촌. 차료(次髎, BL32)와 같은 높이에 위치

② 제2 · 3천추 사이 요함처 양방 1.5촌처에 취하며, 제2 · 3천추 사이 요함처 양방 0.9촌에는 차료혈이 있고, 3촌에는 포황혈이 있음

· 第2仙推棘突下 ←9分→ 次髎(BL32) ←6分→ 膀胱兪(BL28) ←1.5寸→ 胞肓(BL53)

【근육】긴근(最長筋, longissimus m.), 엉덩갈비근(腸肋筋, iliocostal m.), 큰볼기근(大臀筋, gluteus maximus m.)

【신경】둘째 엉치신경의 뒷가지(第2薦骨神經의 後枝, posterior br. of the 2nd sacral n.), 위볼기신경(上臀神經, superior gluteal n.), 아래볼기신경(下臀神經, inferior gluteal n.)

【혈관】위볼기동·정맥(上臀動·靜脈, superior gluteal a. & v.), 가쪽엉치동·정맥(外側薦骨動·靜脈, lateral sacral a. & v.)

【침법】■ 직자 0.5~1촌 ■ 사자 1~1.5촌

【뜸법】■ 艾炷灸 5~15장 ■ 溫灸 20~30분

4. 응용

개요

① 속성 : 방광의 背兪穴

② 주치 : 본 혈은 방광의 背兪穴로 膀胱 氣機를 轉輸하고 約束하여 通利小便하기에 비뇨생식계통 병증 치료의 주요혈이 되며, 寒熱의 모든 邪氣는 방광의 氣化를 失調케 하여 수액의 배출에 장애를 일으키게 되어 小便不利, 癃閉, 失禁과 같은 증상을 야기하므로, 膀胱兪에 자침하면 방광을 이롭게 하여 氣化기능을 회복시키고, 또한 腰脊을 강하게 함

③ 혈성 : 淸熱利濕 疏經活絡 通利水道

임상 해설

① 膀胱의 背兪穴로 비뇨생식기 질환에 사용 : 大小便不利, 消渴에 응용

② 요통, 좌골신경통에 사용

③ 脾虛로 인한 소화불량을 치료 : "脾虛穀以不消 脾兪膀胱兪覓"『百症賦』

주요 질환 응용

① 방광 병증[방광의 背兪穴로 膀胱의 氣機를 調節하여 通利小便함 … 비뇨기계 병증의 要穴]

· 小便赤黃, 遺溺 → 소변은 방광 작용에 의지하며, 그 색이 적황색이면 熱한 것이니 泄하고, 遺溺한 것은 寒한 것이니 補해야 함[112)]

· 治尿頻, 尿閉, 遺精, 陽萎, 痛經(配 腎兪, 關元, 中極, 陰陵泉, 三陰交)

· 治小腹滿, 穀食不消化(配 脾兪)

112) 小便乃膀胱之本司也, 赤黃者, 熱也, 宜泄之. 遺溺者, 寒也, 宜補之.『經穴解』

② 대장 병증(수액대사를 조절함으로써 복통, 설사, 변비 등을 치료)

· 腹滿大便難 → 대변이 難한 것은 곧 대장의 병이며, 방광의 氣가 滯하면 脹痛하고 대변이 阻滯하여 難하니 본 혈을 泄하여 방광의 氣를 散하여 腹滿을 消하면 대변이 自行함[113)]

· 泄痢腹痛 → 泄痢 또한 대장의 病이고, 복통은 氣滯에 의한 것이니, 또한 방광의 氣를 泄하여야 하므로 본 혈을 瀉함[114)]

· 脾虛穀以不消, 脾兪膀胱兪覓.『百證賦』

③ 요부 병증[强腰脊 작용에 의함 … 腰脊痛에 委中, 腎兪, 大腸兪 등과 配穴하여 활용]

· 風勞脊急强 → 脊急强은 太陽經이 司하는 바이니, 본 혈을 泄하여 風勞를 제거함[115)]

배혈

· 配 脾兪 : 熱痓引骨痛, 脾虛穀以不消『千金方』『百症賦』
· 配 完骨, 小腸兪, 白環兪, 陽綱 : 小便赤黃『資生經』
· 配 石關 : 腹痛大便難『資生經』
· 配 箕門, 通里, 大敦, 太衝, 委中, 神門 : 遺溺『資生經』
· 配 太谿, 次髎 : 足淸不仁『千金方』
· 配 小腸兪 : 腰脊急强『千金方』
· 配 腰兪, 長强, 氣衝, 上髎, 下髎, 巨髎 : 腰痛『千金方』

※ 기타문헌

"熱痓互引 汗不出反折 尻臀內痛 似痹瘧狀 膀胱兪主之." "腰脊痛强引背少腹 俯仰難 不得仰息 脚痿重 尻不擧 溺赤 腰以下至足淸不仁 不可以坐起 膀胱兪主之."『甲乙經』

"膀胱兪主堅結積聚."『千金方』

"膀胱兪主腰脊强 便難腹痛."『入門』

"膀胱兪: 主風勞脊急强 小便赤黃 遺溺 陰生瘡 少氣 脛寒拘急 不得屈伸 腹滿 大便難 泄利腹痛 脚膝無力 女子瘕聚."『大成』

---

113) 大便難乃大腸之病也, 然膀胱之氣滯而脹痛, 遂致大便阻滯而難, 故宜泄此穴, 而散膀胱之氣, 以消腹滿, 則大便自行.『經穴解』

114) 泄利亦大腸病也, 而腹痛則氣滯所致, 亦宜泄膀胱之氣, 故泄此穴.『經穴解』

115) 脊急强, 太陽經之所司也, 泄此穴以去風勞.『經穴解』

BL29 중려수 (中膂兪, Jungnyeosu)

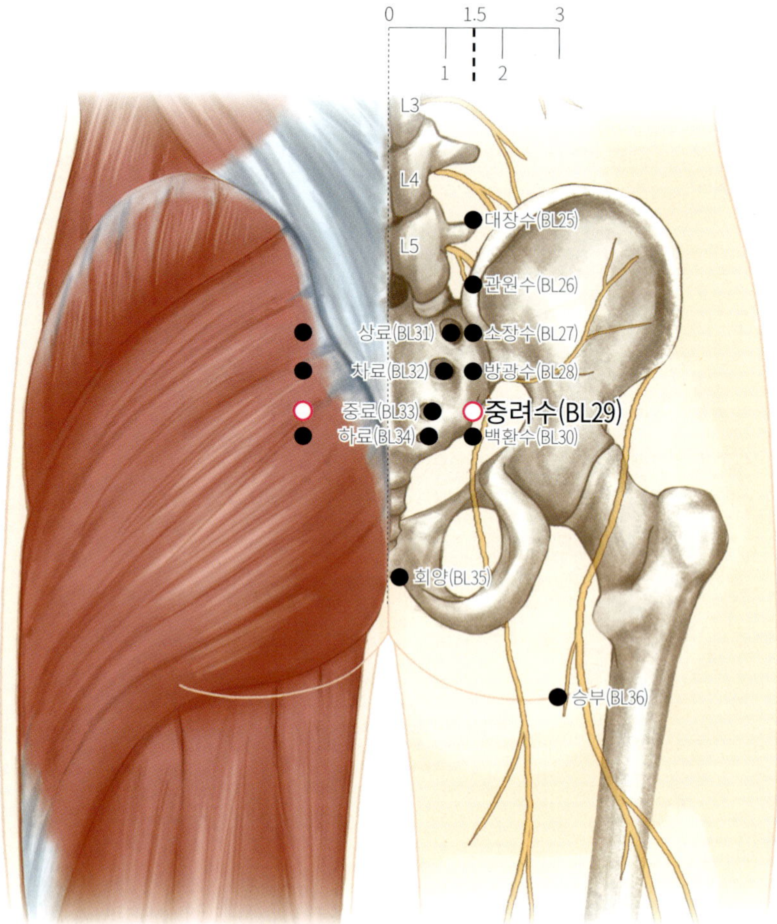

1. 혈명

【의의】中은 중간을, 膂는 脊旁 筋肉을, 兪는 腧穴을 뜻하며, 본 혈이 척추 양측의 근육융기부(엉덩이)사이에 있는 兪穴이라는 의미임

【異名】中膂, 中膂內兪, 脊內兪

2. 혈위 근거

① 從膀胱行二十椎下, 去脊中二寸, 俠脊胛起肉間, 伏而取之.『金鑑』

② 二十椎下兩旁去脊各一寸五分, 俠脊胛起肉, 伏而取之.『大成』

3. 부위 및 취혈

① 엉치부위, 셋째뒤엉치뼈구멍(the 3rd sacral foramen)과 같은 높이, 정중엉치뼈능선에서 가쪽으로 1.5촌. 중료(中髎, BL33)와 같은 높이에 위치

② 제3·4천추 사이 요함처의 양방 1.5촌처에 취하며, 제3·4천추 사이 요함처의 양방 0.8촌에는 중료혈이 있음

· 第3仙推棘突下 ←8分→ 中髎(BL33) ←7分→ 中膂兪(BL29) ←1.5寸→ 秩邊(BL54)

【근육】 긴근(最長筋, longissimus m.), 엉덩갈비근(腸肋筋, iliocostal m.), 큰볼기근(大臀筋, gluteus maximus m.)

【신경】 셋째 엉치신경의 뒷가지(第3薦骨神經의 後枝, posterior br. of the 3rd sacral n.), 위볼기신경(上臀神經, superior gluteal n.), 아래볼기신경(下臀神經, inferior gluteal n.)

【혈관】 위볼기동·정맥(上臀動·靜脈, superior gluteal a. & v.), 가쪽엉치동·정맥(外側薦骨動·靜脈, lateral sacral a. & v.)

【침법】 ■ 직자 0.5~1촌
■ 사자 0.7~1촌

【뜸법】 ■ 艾炷灸 3~7장
■ 溫灸 20~30분

4. 응용

개요

① 주치 : 본 혈은 腰脊强을 주치할 뿐만 아니라 痢疾, 下消의 疾病에 사용됨

② 혈성 : 通降腑氣 補腎陰 益腎健腰 調下焦止瀉 通降腸氣

임상 해설

① 비뇨생식기질환, 특히 남성의 비뇨생식기질환에 사용
  i) 腎虛로 인한 消渴에 응용
  ii) 남성의 성기(陰莖), 요도 등 비뇨생식기에 邪氣가 注入하는 혈로서 性機能障碍(勃起不全)에 응용(中髎의 보조혈)

② 직장염, 직장염으로 인한 裏急後重에 유효

③ 요통, 좌골신경통, 仙骨痛에 사용

주요 질환 응용

① 消渴 병증[補腎陰 작용에 의함(腎水의 부족을 보충하여 虛火의 상승을 억제함)]

· 腎虛消渴 → 腎에는 水火 작용이 각각 있으며, 腎水가 부족하면 火가 홀로 旺하고 위로 胃를 蒸하는데, 이는 消渴의 源이니, 우측 혈은 火를 泄하고 좌측 穴은 水를 補하는 작용이 있음[116]

② 하초부 병증[通降腑氣에 의하여 下焦의 氣機를 강하시키는 작용에 의함(下氣작용)]

· 腸冷, 赤白痢 → 赤白痢는 대장에 熱이 있는 것으로 본 혈을 瀉하며, 腸冷이라 함은 痢症이 오래된 것을 의미하니, 본 혈을 灸하여 溫하게 함[117]

· 疝病 → 본 병증은 肝氣가 滯한 것이며, 본 혈을 취하는 것은 본 혈이 後下(小腹部 뒤쪽)에 있기 때문에 灸하여 그 冷한 것을 溫하게 하는 것임[118]

· 痢疾合谷三里宜, 甚者必須兼中膂『雜病穴法歌』

③ 腰部 病症(腰脊强痛)

배혈

· 配 譩譆 : 腋攣『千金方』

· 配 長强, 腎俞 : 寒熱痓反折『千金方』

· 配 合谷, 足三里 : 痢疾『雜病八法歌』

· 配 小腸俞, 白環俞 : 腰脊疝痛『千金方』

※ 기타문헌

"腰痛 不可以俯仰 中膂內俞主之."『甲乙經』

"痢疾合谷三里宜 甚者必須兼中膂(雜病八法歌). 白痢鍼合谷 赤痢鍼小腸俞 赤白鍼三里中膂俞."『入門』

"中膂俞(一名脊內俞):主腎虛消渴 腰脊强不得俛仰 腸冷赤白痢 疝痛 汗不出 腹脹脇痛."『大成』

---

116) 腎有水火二司, 腎水不足而火獨旺, 上蒸於胃, 此消渴之源也, 宜泄右穴之火, 而補左穴之水, 方爲宜.『經穴解』

117) 赤白痢, 大腸之熱, 而曰腸冷, 必痢之久, 方有是症, 宜灸此穴以溫之.『經穴解』

118) 此症, 乃肝氣滯也, 責此穴者, 亦以此穴在後而下, 灸以溫其冷耳.『經穴解』

BL30 백환수 (白環兪, Baekwansu)

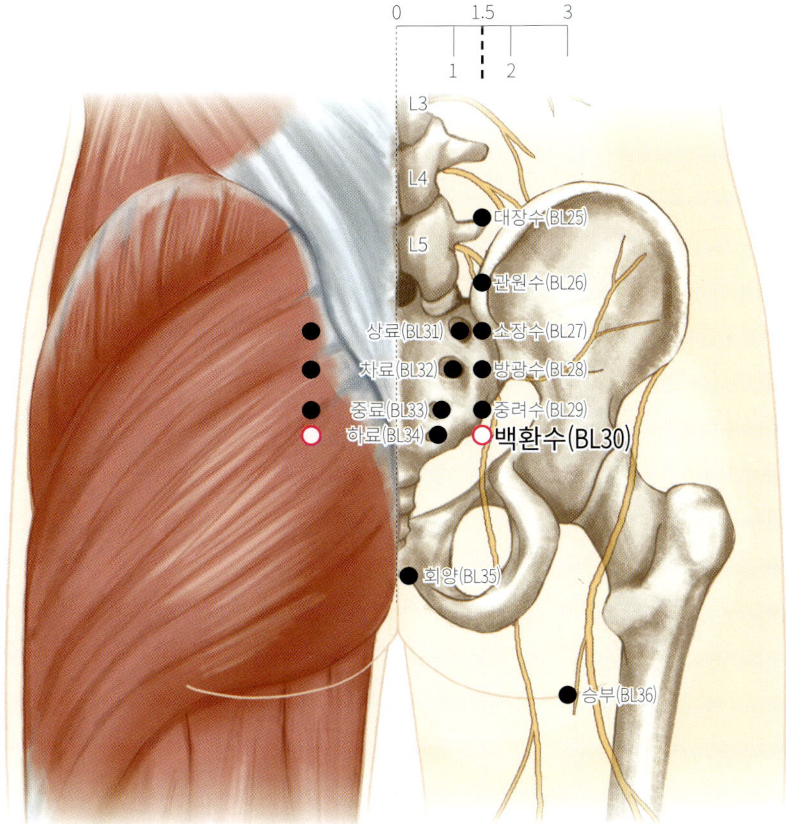

1. 혈명

【의의】人身의 藏精하는 곳으로 內로 精室에 應하여 人體 精氣가 輸注하는 곳이며, 婦女 白帶, 男子遺精, 白濁을 주치함을 의미

【異名】玉環兪, 玉房兪

2. 혈위 근거

① 從中膂兪行二十一椎下, 去脊中二寸, 伏而取之.『金鑑』

② 二十一椎下兩旁去脊各一寸五分, 伏而取之.『大成』

3. 부위 및 취혈

① 엉치부위, 넷째뒤엉치뼈구멍(the 4th sacral foramen)과 같은 높이, 정중엉치뼈능선(median sacral crest)에서 가쪽으로 1.5촌. 하료(下髎, BL34)와 같은 높이에 위치

② 제4 · 5천추 사이 요함처에 요수혈을 定한 다음, 요수혈 양방 0.7촌에는 하료혈이 있으며, 요수혈 양방 1.5촌에 백환수혈이 있음

· 腰兪(GV2) ←7分→ 下髎(BL34) ←8分→ 白環兪(BL30)

【근육】 큰볼기근(大臀筋, gluteus maximus m.), 엉치결절인대(薦骨結節靭帶, sacrotuberous lig.)

【신경】 넷째 엉치신경의 뒷가지(第4薦骨神經의 後枝, posterior br. of the 4th sacral n.), 아래볼기신경(下臀神經, inferior gluteal n.), 깊은층에 음부신경(陰部神經, pudendal n.)

【혈관】 아래볼기동 · 정맥(下臀動 · 靜脈, inferior gluteal a. & v.), 가쪽엉치동 · 정맥(外側薦骨動 · 靜脈, lateral sacral a. & v.), 깊은층에 속음부동 · 정맥(內陰部動 · 靜脈, internal pudendal a. & v.)

【침법】 ■ 직자 0.5~1촌

■ 사자 0.7~1촌

【뜸법】 ■ 艾炷灸 3~7장

■ 溫灸 5~10분

■ 不宜灸(『鍼灸甲乙經』)

4. 응용

개요

① 주치 : 본 혈은 요척통을 주치하고, 또한 白帶, 月經不調 등의 병증에 활용

② 혈성 : 益腎健腰 調理下焦(補下元, 補腎) 益腎固精 調理經帶 健腰腿利濕熱 利二便

임상 해설

① 비뇨생식기질환, 특히 여성질환(부인과질환) : 白濁, 白帶下를 주치

- 中膂兪 : 남성 비뇨생식기 질환 위주
- 白環兪 : 여성 비뇨생식기 질환 위주

② 직장, 항문근경련에 사용

③ 퇴행성 요통, 좌골신경통, 하지탄탄에 사용

주요 질환 응용

① 縱欲過度로 인한 허손 병증[腰脊痛, 遺精, 白濁, 崩帶 등 병증을 치료 … 補下元, 補腎하는 효과에 의함]

· 腰脊痛 → 縱欲過度로 인한 腰脊痛에 해당하는 경우로, 본 혈을 補함[119)]
· 勞損虛氣, 腰背不便, 手足不仁 → 縱欲이 過한 것이니, 본 혈을 補함[120)]
· 大便不利, 虛熱閉塞 → 본 혈의 火를 瀉해야 함[121)]
· 治脊連腰痛(配 委中)『百症賦』
· 治遺精, 帶下, 子宮出血(配 腎兪, 關元, 中極, 三陰交)『鍼灸學簡編』

배혈

· 配 心兪 : "膽寒由是怕驚心, 遺精白濁實難禁, 夜夢鬼交心兪治, 白環兪治一般鍼"『玉龍歌』

┌ 心兪 : 寬胸安神 ┐ → 補益安神 작용 강화
└ 白環兪 : 補下元 ┘

∴心悸, 心煩, 遺精, 遺尿에 활용

· 配 委中 : "背連腰痛, 白環, 委中曾經"『百症賦』

┌ 委中 : 舒筋活絡 ┐ → 通絡止痛 강화
└ 白環兪 :調理下焦 ┘

∴腰脊腰骶동통에 활용

· 配 完骨, 小腸兪, 膀胱兪 : 小便赤黃『千金方』
· 配 小腸兪, 中膂兪 : 腰脊疝痛『千金方』

※ 기타문헌

"腰背不便 筋攣痺縮 虛熱閉塞."『千金方』
"白環兪:主手足不仁 腰脊痛 疝痛 大小便不利 腰髖疼 脚膝不遂 溫瘧 腰脊冷疼 不得久臥 勞損虛風 腰背不便 筋攣臂縮 虛熱閉塞."『大成』

119) 縱欲之人, 未有不腰脊痛者, 宜補此穴.『經穴解』
120) 此症, 皆縱欲之過也, 皆宜補之.『經穴解』
121) 此症, 宜泄此穴之火.『經穴解』

BL31 상료 (上髎, Sangnyo)

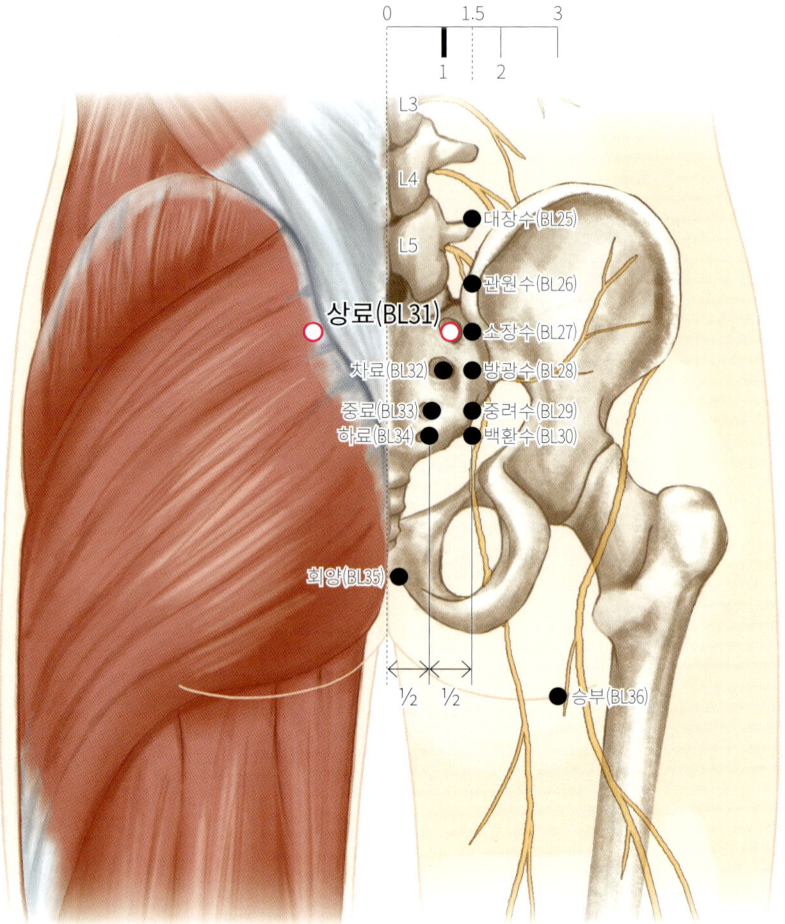

1. 혈명

【의의】上은 上部를, 髎는 骶骨後空을 뜻하며, 骶骨 第一空으로 위에 있는 腧穴로 八髎穴 중 상부에 위치함을 의미

【異名】上窌

2. 혈위 근거

① 從白環兪行腰髁骨下一寸, 俠脊兩旁, 第一空陷中.『金鑑』

② 第一空腰髁下, 挾脊陷中.『大成』

3. 부위 및 취혈

① 엉치부위, 첫째뒤엉치뼈구멍(the 1st sacral foramen). 첫째뒤엉치뼈구멍은 손가락을 차료(次髎, BL32)에서부터 위쪽으로 움직이면서 찾으면 오목하게 촉지되는 부위

② 제1 · 2천추 사이 양방 1촌에 있는 제1천골공처에 취하며, 1.5촌에 소장수혈을 취함

· 第1仙骨正中下 ←1촌→ 上髎(BL31) ←5分→ 小腸兪(BL27)

【근육】 긴근(最長筋, longissimus m.), 엉덩갈비근(腸肋筋, iliocostal m.), 큰볼기근(大臀筋, gluteus maximus m.)

【신경】 첫째 엉치신경의 뒷가지(第1薦骨神經의 後枝, posterior br. of the 1st sacral n.), 아래볼기신경(下臀神經, inferior gluteal n.)

【혈관】 위볼기동 · 정맥(上臀動 · 靜脈, superior gluteal a. & v.), 가쪽엉치동 · 정맥(外側薦骨動 · 靜脈, lateral sacral a. & v.)

【침법】 ■ 직자 0.5~1.2촌(刺入仙骨後孔內)

【뜸법】 ■ 艾炷灸 5~15장 ■ 溫灸 20~30분

4. 응용

개요

① 주치 : 본 혈은 腰骶疼痛에 주로 사용되며 經帶의 제반 질병에 활용되며, 특별히 調經種子 작용이 있어서 발기부전, 불임에 활용함

② 혈성 : 調經種子 益腎固脫

임상 해설

① 골반 내 자율신경 조절작용이 있어 비뇨생식기질환, 부인과질환에 응용 : 불임, 성기능장애(발기부전)에 사용

② 腎虛腰痛, 좌골신경통을 치료함

주요 질환 응용

① 不妊, 帶下 등 부인과 병증(調經種子 작용에 의함)

· 白瀝絶嗣 → 下焦寒으로 인하여 발생된 것으로 灸하여 溫하게 해줌

② 二便病 및 腰痛

· 大小便不利 → 二便은 腎이 맡으며, 不利한 것은 腎氣가 滯한 것이니 腎에 가까이 위치한 본 혈을 泄하여 腎氣를 疏通시키고 滯氣를 散함[122)]

---

122) 腎司二便, 不利者, 乃腎氣滯也, 此穴近腎, 泄之以通腎氣散滯氣.『經穴解』

· 요통 → 左右의 八髎는 모두 요통을 치료[123)]

③ 胃病

· 嘔逆 → 胃에 病이 있는 것인데, 본 혈을 취하는 것은 아래의 氣를 泄하여 上逆하지 못하게 하는 것임[124)]

배혈

· 配 孔最 : 熱病汗不出『甲乙經』

· 配 環跳, 陽陵泉, 下巨虛 : 偏風, 不能起跪『大成』

· "大小便不利, 灸八髎百壯"『千金方』

※ 기타문헌

"熱病汗不出 上髎及孔最主之(千金作臂厥熱病汗不出 皆灸刺之 此穴可以出汗)." "腰足痛而淸 善偃 睾跳拳 上髎主之." "女子絶子 陰挺出不禁白瀝 上髎主之."『甲乙經』

"大小便不利 灸八髎百壯."『千金方』

"上髎:主大小便不利 嘔逆 膝冷痛 鼻衄 寒熱瘧 陰挺出 婦人白瀝 絶嗣. 大理趙卿患偏風 不能起跪 甄權鍼上髎 環跳 陽陵泉 巨虛下廉 卽能起跪. 八髎總治腰痛."『大成』

※ 참고 : "八髎"穴 작용

· 八髎 : 治腰痛, 골반강내기관 병증의 요혈(골반내 자율신경조절 작용 … 비뇨생식기질환, 부인과질환에 활용)

· 大小便不解灸八髎 上次 主婦人帶下 腰腿疼通 中下 主大小便질환 腰腿疼通"『千金方』

· 治腰痛, 下肢癱瘓, 配腎兪, 環跳, 陽陵泉, 下巨虛.

· 上髎, 次髎, 中髎, 下髎, 治腰痛.『素問』,『聚英』,『大成』,『逢源』

八髎 공통점	八髎 구별점			
	上 髎	次 髎	中 髎	下 髎
· 腰痛 · 骨盤腔內 病症 (泌尿器病+婦人病)	上次主婦人帶下『千金』		中下主大小便『千金』	
	調經種子 위주 : 陽萎, 不妊 (生殖器機能 强化)	强腰脊, 利濕熱 위주 : 腰脊痛, 大小便不利 (配大腸兪)	調理下焦 위주 : 二便病, 五勞七傷	淸熱化濕 위주 : 二便病, 皮膚病

123) 大抵左右四髎, 總治腰痛.『經穴學』

124) 此症, 宜責胃, 而取此穴者, 在下之氣泄, 則不能上逆矣.『經穴解』

BL32 차료 (次髎, Charyo)

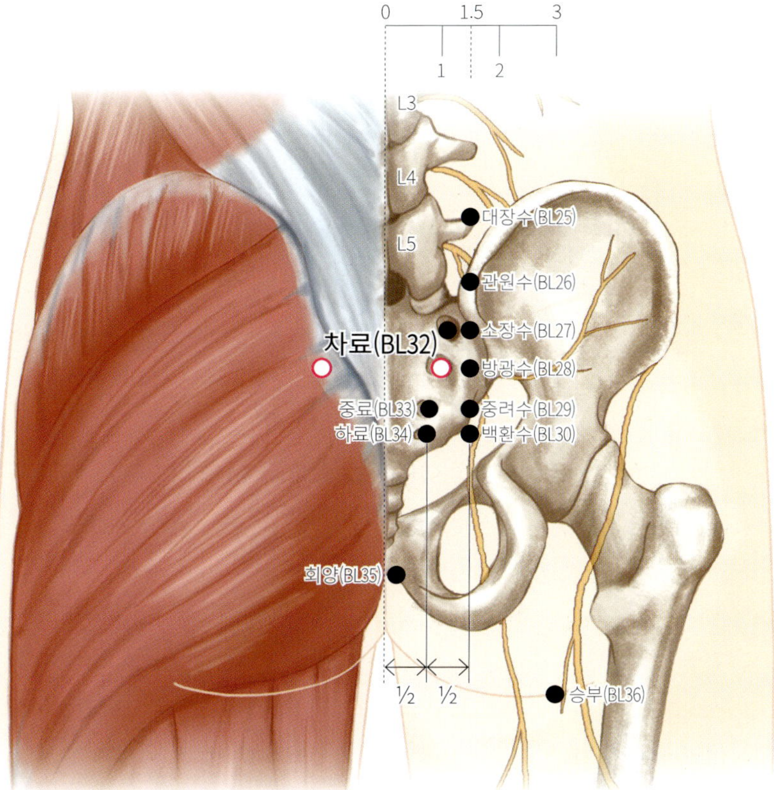

1. 혈명

【의의】 次는 次上을, 髎는 骶骨後空을 뜻하며, 骶骨 第二空에 있는 腧穴로 八髎穴 중 두 번째 부위에 위치함을 의미

【異名】 次窌

2. 혈위 근거

① 從上髎行俠脊旁, 第二空陷中. 『金鑑』

② 第二空 挾脊陷中. 『大成』

3. 부위 및 취혈

① 엉치부위, 둘째뒤엉치뼈구멍(the 2nd sacral foramen). 둘째뒤엉치뼈구멍은 위뒤엉덩뼈가시(posterior superior iliac spine)와 둘째엉치뼈가시돌기(spinous process of the 2nd sacral vertebra)를 연결하는 선의 중점, 오목한 곳에서 촉지되는 부위

② 제2 · 3천추 사이 양방 0.9촌에 있는 제2천골공처에 취하며, 1.5촌에 방광수혈, 3촌에 포황혈을 취함

· 第2仙推正中下 ←9分→ 次髎(B32) ←6分→ 膀胱兪(B28) ←1.5촌→ 胞肓(B53)

【근육】 긴근(最長筋, longissimus m.), 엉덩갈비근(腸肋筋, iliocostal m.), 큰볼기근(大臀筋, gluteus maximus m.)

【신경】 둘째 엉치신경의 뒷가지(第2薦骨神經의 後枝, posterior br. of the 2nd sacral n.), 아래볼기신경(下臀神經, inferior gluteal n.)

【혈관】 위볼기동 · 정맥(上臀動 · 靜脈, superior gluteal a. & v.), 가쪽엉치동 · 정맥(外側薦骨動 · 靜脈, lateral sacral a. & v.)

【침법】 ■ 직자 0.5~1촌(刺入仙骨後孔內)

【뜸법】 ■ 艾炷灸 7~15장 ■ 溫灸 20~30분

4. 응용

개요

① 주치 : 본 혈은 足太陽이 結하는 곳에 속하는데, 자침하면 침감이 前陰, 肛門, 小腹에서 盆腔部에 이르므로 盆腔部의 질환을 치료하는데 활용하며, 大腸兪와 配하여 大小便不利, 腰脊痛에 활용하며, 氣機通利 작용을 강화함

② 혈성 : 淸利濕熱 理氣調經

임상 해설

· 전체적으로 八髎穴은 여성의 제반 前陰질환, 요통에 효과

① 八髎穴의 대표혈로 남녀비뇨생식기질환, 부인과질환의 주요 혈위

i) 자궁후굴에 활용

ii) 자궁수축 작용 있음 : 임산부, 붕루환자에게는 금함

iii) 발기부전, 성기능장애에 응용

② 仙骨痠痛, 좌골신경통, 요통에 사용

i) 대개 만성요통에 활용 : 환측직자

ii) 薦骨部(八髎穴 부위) 및 좌골 내부 병변으로 인한 좌골신경통에 사용 : 천자 시 하지병변을 치료하고, 심자 시 비뇨생식기계 병변을 치료함

주요 질환 응용

① 요통 및 疝症[强腰脊 機能 疏通하는 효과에 의함]
- 腰痛不得轉搖 急引陰器 → 腎氣가 逆하고 滯한 것이 極한 것이니, 본 혈을 瀉해야 함[125)]
- 疝氣下墜 → 肝病이며, 본 혈을 泄하여 그 氣를 散하고 또한 灸하여 溫하게 해야 함[126)]

② 二便病[淸利濕熱 작용에 의함]
- 小便赤淋 → 腎에 火가 있는 것이니, 본 혈을 瀉해야 함[127)]
- 腸鳴泄注 → 下焦에 火가 있는 것이니, 본 혈을 瀉해야 함[128)]

배혈

- 配 大腸兪(傳化機能 촉진) : 大小便不利『資生經』
- 配 太溪, 膀胱兪 : 足淸不仁『千金方』
- 配 胞肓, 承筋 : 腰背痛惡寒『千金方』
- "大腸兪 八髎主大小便不利"『千金方』

※ 기타문헌

"腰痛怏怏不可以俯仰 腰以下至足不仁 入脊腰背寒 次髎主之 先取缺盆 後取尾骶與八髎." "筋急身熱 少腹堅腫 時滿 小便難 尻股寒 髀樞痛引季脇內控 八髎委中主之." "女子赤白瀝 心下積脹 次髎主之."『甲乙經』

"次髎: 小便赤淋 腰痛不得轉搖 急引陰氣痛不可忍 腰以下至足不仁 背膝寒 小便赤 心下堅脹 疝氣下墜 足淸氣痛 腸鳴注瀉 偏風 婦人赤白帶下."『大成』

125) 此症, 腎氣逆而滯極矣, 宜泄.『經穴解』

126) 此症, 肝病也, 此穴近肝, 宜泄以散其氣, 又宜灸以溫之.『經穴解』

127) 此症, 腎有火也, 宜泄此穴.『經穴解』

128) 此症, 下焦有火也, 宜泄此穴.『經穴解』

BL33 중료 (中髎, Jungnyo)

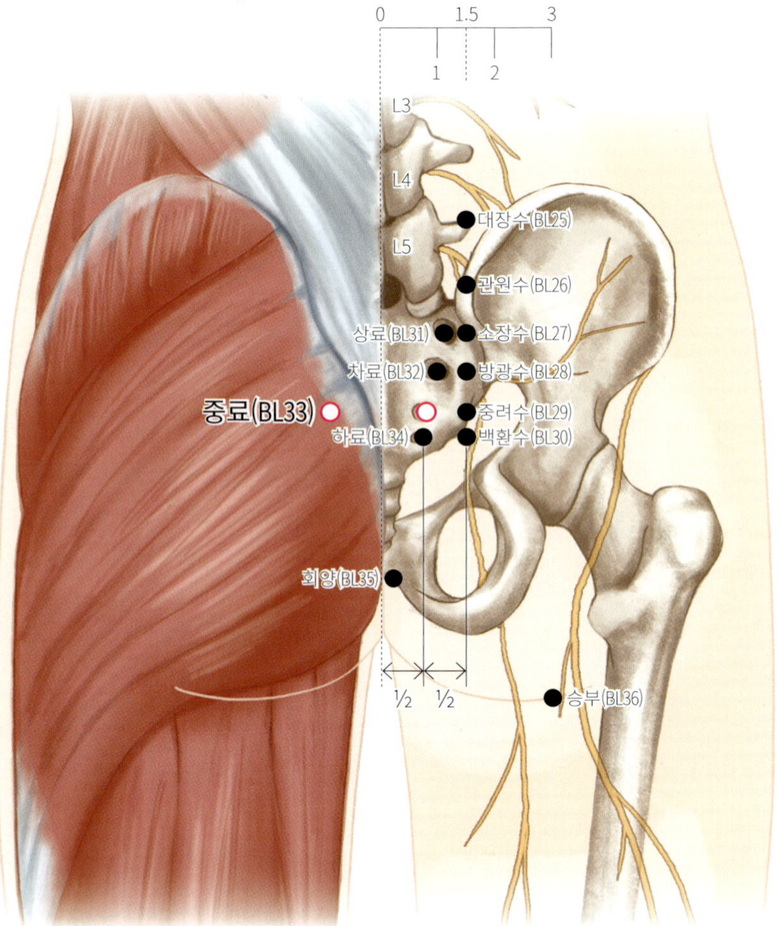

1. 혈명

【의의】中은 居中을, 髎는 骶骨後空을 뜻하며, 骶骨 第三空에 있는 腧穴로 薦骨의 가운데 부위에 위치함을 의미

【異名】中空

2. 혈위 근거

① 從次髎行俠脊旁第三空陷中.『金鑑』

② 第三空挾脊陷中.『大成』

3. 부위 및 취혈

① 엉치부위, 셋째뒤엉치뼈구멍(the 3rd sacral foramen). 셋째뒤엉치뼈구멍은 손가락을 차료(次髎, BL32)에서부터 아래쪽으로 움직이면서 찾으면 처음으로 촉지되는 오목한 곳

② 제3 · 4천추 사이 양방 0.8촌에 있는 제3천골공처에 취하며, 1.5촌에 중려수를 취함

· 第3仙推正中下 ←8分→ 中髎(BL33) ←7分→ 中膂兪(BL29) ←1.5寸→ 秩邊(BL54)

【근육】 긴근(最長筋, longissimus m.), 엉덩갈비근(腸肋筋, iliocostal m.), 큰볼기근(大臀筋, gluteus maximus m.)

【신경】 셋째 엉치신경의 뒷가지(第3薦骨神經의 後枝, posterior br. of the 3rd sacral n.), 아래볼기신경(下臀神經, inferior gluteal n.)

【혈관】 아래볼기동 · 정맥(下臀動 · 靜脈, inferior gluteal a. & v.), 가쪽엉치동 · 정맥(外側薦骨動 · 靜脈, lateral sacral a. & v.)

【침법】 ■ 직자 0.5～1촌(刺入仙骨後孔內)

【뜸법】 ■ 艾炷灸 7～15장

■ 溫灸 20～30분

4. 응용

개요

① 주치 : 본 혈은 足太陽, 少陽, 厥陰 三脈이 좌우로 交結하는 곳으로 腰骶, 盆腔 제반 병증에 사용되며, 便秘, 飧泄, 腹脹, 下痢, 痔瘡, 虛勞에 활용 됨

② 혈성 : 通降二便 調經止痛 强腰膝

임상 해설

① 上髎 · 次髎와 동일하게 비뇨생식기계질환, 부인과 질환에 활용

i) 특히 치질, 방광염에 유효

ii) 성기능을 항진시키는 작용

ⓐ 발기부전, 성기능장애에 활용(配 上髎, 次髎)

ⓑ 불임증(婦人絶子)(灸)

② 仙骨痠痛, 좌골신경통, 요통에 사용

③ 습진, 피부염에 응용

주요 질환 응용

① 二便病 및 虛勞病[調理下焦(灸法을 사용)]

· 大小便不利, 大便難, 小便淋瀝, 大便飧泄, 腹脹下利. → 中髎가 主하는 병증은 모두 二便의 病으로, 泄利하거나 便難하는데 그 利泄便難을 살피고서 補瀉해야 함[129)]

· 痔瘡 치료에 유효 + 五勞六極七傷에 활용(灸法)

② 婦人病[調經작용에 의함]

· 帶下, 月水不調, 絶子 → 본 혈을 灸하여 그 寒冷한 것을 溫하게 함[130)]

배혈

· 配 石門, 承山, 太衝, 中管, 大鍾, 太溪, 承筋 : 大便難『千金方』

※ 기타문헌

"小腸脹者 中髎主之." "腰痛 大便難 飧泄 腰尻中寒 中髎主之." "癃 中髎主之." "女子赤淫時白 氣癃 月事少 中髎主之."『甲乙經』

"中髎: 主大小便不利 腹脹下利 五勞七傷六極 大便難 小便淋瀝 飧泄 婦人絶子 帶下 月事不調."『大成』

※ 참고

· 본 혈은 위치상 경외기혈 가운데 營衛四穴(骶部正中線旁開2촌, 與一·二·三·四骶背側孔分別相平, 每側4穴, 左右計8穴) 부근에 해당함

---

129) 中髎所主之病, 皆二便之病, 或泄利, 或便難, 當察其利泄便難而補泄之.『經穴解』

130) 此症, 灸之以溫其寒冷.『經穴解』

BL34 하료 (下髎, Haryo)

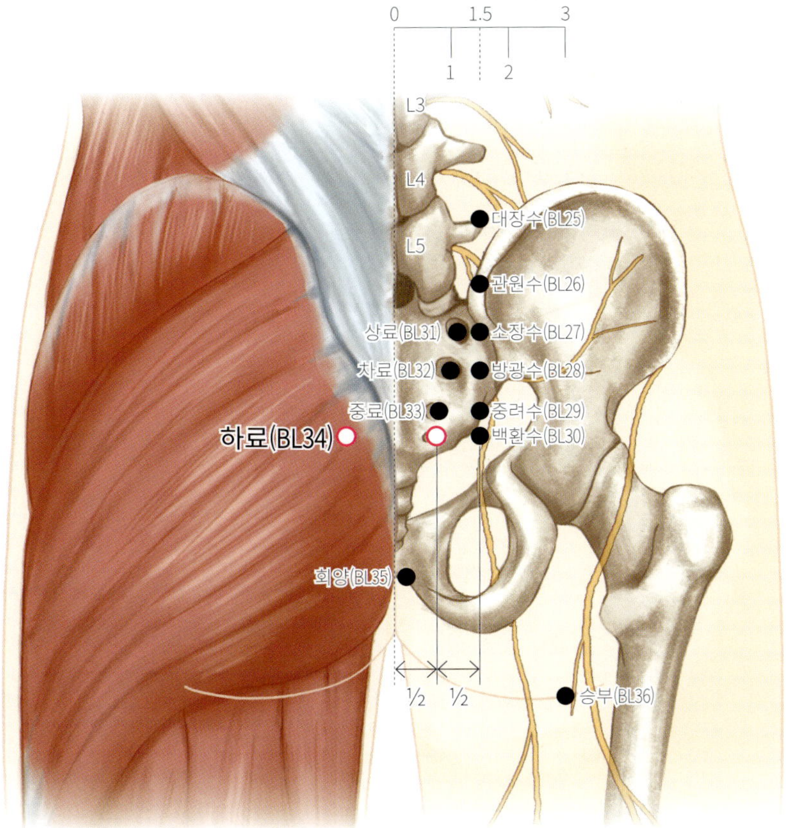

1. 혈명

【의의】 下는 居下를, 髎는 骶骨後空을 뜻하며, 骶骨 第四空에 있는 腧穴로 八髎穴 中 아래에 위치함을 의미

2. 혈위 근거

① 從中髎行俠脊旁第四空陷中.『金鑑』

② 第四空 挾脊陷中.『大成』

3. 부위 및 취혈

① 엉치부위, 넷째뒤엉치뼈구멍(the 4th sacral foramen). 넷째뒤엉치뼈구멍은 손가락을 차료(次髎, BL32)에서부터 아래쪽으로 움직이면서 찾으면 두 번째로 만져지는 오목한 곳으로, 엉치뼈틈새(sacral hiatus)와 같은 높이에 위치

② 제4 · 5천추 사이의 요수혈 양방 0.7촌에 있는 제4천골공처에 취함
· 腰兪(GV2) ←7分→ 下髎(BL34) ←8分→ 白環兪(BL30)

【근육】 긴근(最長筋, longissimus m.), 엉덩갈비근(腸肋筋, iliocostal m.), 큰볼기근(大臀筋, gluteus maximus m.)
【신경】 넷째 엉치신경의 뒷가지(第4薦骨神經의 後枝, posterior br. of the 4th sacral n.), 아래볼기신경(下臀神經, inferior gluteal n.)
【혈관】 아래볼기동 · 정맥(下臀動 · 靜脈, inferior gluteal a. & v.), 가쪽엉치동 · 정맥(外側薦骨動 · 靜脈, lateral sacral a. & v.)
【침법】 ■ 직자 0.5~1촌(刺入仙骨後孔內)
【뜸법】 ■ 艾炷灸 7~15장
■ 溫灸 20~30분

4. 응용

개요

① 주치 : 본 혈은 足太陽, 少陽, 厥陰 三脈이 좌우로 交結하는 곳이므로 腰骶痛에 사용되고, 淸熱化濕 작용이 있어서 腸鳴擗泄 등 항문질환에 사용되며, 또한 습진 등 피부질환에도 활용됨
② 혈성 : 淸熱化濕 通調二便

임상 해설

① 비뇨생식기질환, 직장 · 항문질환에 사용 특히 치질에 효과 : 下髎, 白環兪는 항문질환(痔疾, 大便下血)을 주치
② 좌골신경통, 요통에 사용
③ 소화 · 흡수력을 높여서 체력을 강화시키는 작용이 있으므로 만성(허성)질환에 응용
i) 결핵성 질환에 효과
ii) 陽虛로 인한 호흡기 질환에 응용
iii) 淸熱化濕 작용이 있어 흔히 피부병에 사용 : 습진, 피부염, 아토피성피부염, 접촉성피부염, 피부소양증, 진행성 指掌角皮症을 치료

주요 질환 응용

① 下焦濕熱로 인한 항문병, 피부병[清熱化濕 작용에 의함]

- 寒濕內傷, 大便下血 → 寒濕에 內傷한 것이 오래되면 熱이 되어 下血하니, 본 혈을 灸하여 下焦의 濕熱을 散해야 함[131)]
- 腸鳴注泄 → 大腸에 火가 있는 것이니, 본 혈을 瀉함[132)]
- 濕寒濕熱病症에 유효.『百症賦』→ 습진, 피부소양증 등에 활용

② 下焦氣滯 및 氣逆으로 인한 병증[疏通氣機의 효능에 의함]

- 大小便不利 → 下焦의 氣가 滯한 것이니, 본 혈을 瀉함[133)]
- 腰不得轉, 痛引卵 → 氣가 逆한 것이니, 본 혈을 瀉함[134)]

배혈

- 配 三焦兪, 小腸兪, 意舍, 章門 : 腸鳴臚脹欲泄注『千金方』
- 配 腰兪, 長强, 膀胱兪, 氣衝, 上髎, 居髎 : 腰痛『千金方』

※ 기타문헌

"腰痛 少腹痛 下髎主之." "腸鳴澼泄 下髎主之." "女子下蒼汁不禁 赤瀝 陰中癢痛 少腹控眇 不可俛仰 下髎主之 刺腰尻交者 兩胂上 以月死生爲痏數 發鍼立已." "腸鳴泄注 下髎主之."『甲乙經』

"濕寒濕熱 下髎定."『百症賦』

"下髎: 主大小便不利 腸鳴注瀉 寒濕內傷 大便下血 腰不得轉 痛引卵 女子下蒼汁不禁 中痛引小腹急痛."『大成』

---

131) 寒濕內傷者, 其始也, 久變爲熱, 乃始下血, 宜灸之, 以散下焦之濕熱.『經穴解』

132) 此症, 大腸有火也, 宜泄之.『經穴解』

133) 此症, 下焦之氣滯也, 宜泄之.『經穴解』

134) 此症, 氣逆也, 宜泄之.『經穴解』

BL35 회양 (會陽, Hoeyang)

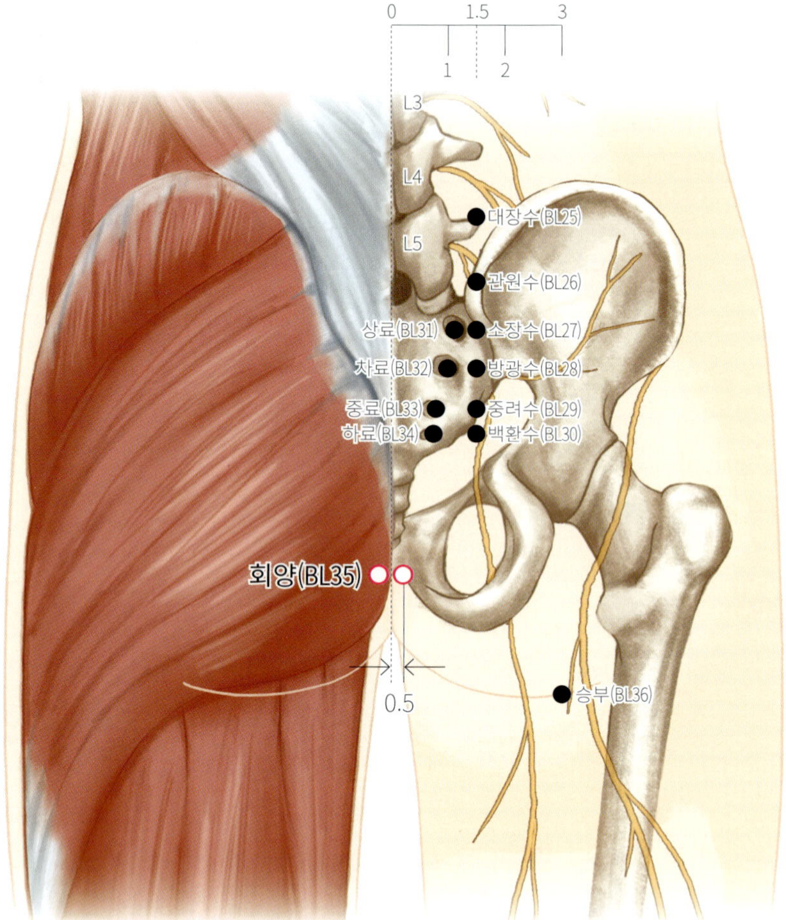

1. 혈명

【의의】 會는 會合을, 陽은 陽經을 뜻하며, 足太陽經과 督脈이 교회하고, 또한 會陰穴의 반대편에 위치한 혈이라는 의미

【異名】 利機

2. 혈위 근거

① 從下髎行陰尾, 尻骨兩旁五分許.『金鑑』

② 陰尾, 尻骨兩旁.『大成』

3. 부위 및 취혈

① 엉덩이부위, 꼬리뼈끝(extremity of the coccyx)에서 가쪽으로 0.5촌. 무릎을 가슴에 댄 자세를 하고, 꼬리뼈 끝에서 가쪽으로 약간 오목한 곳에서 취혈

② 미골단과 항문의 중간에 장강혈을 정한 다음, 장강혈 양방 0.5촌처에 회양혈을 취하며, 궤복취혈(跪伏取穴)함

【근육】 큰볼기근(大臀筋, gluteus maximus m.), 항문올림근(肛門擧筋, levator ani m.)

【신경】 엉치신경(薦骨神經, sacral n.), 꼬리신경의 뒷가지(尾骨神經의 後枝, posterior br. of coccygeal n.)

【혈관】 아래곧창자동 · 정맥(下直腸動 · 靜脈, inferior rectal a. & v.)

【침법】 ■ 직자 0.3~0.8촌

【뜸법】 ■ 艾炷灸 7~15장

■ 溫灸 10~20분

4. 응용

개요

① 주치 : 본 혈은 督脈의 脈氣가 發하는 곳으로 益腎培元하는 효과가 있어서 腸澼, 便血, 帶下, 陽痿의 병증을 치료하는데 사용됨

② 혈성 : 益腎固帶 通調二便 調理下焦

임상 해설

① 비뇨생식기질환, 직장 · 항문부위질환에 사용

i) 치창, 치질에 효과가 있음(灸)

ii) 腸癖便血, 痢疾, 泄瀉에 사용

iii) 음부소양증을 치료함 : 냉대하는 비습열 체질에 다발함

② 요통, 특히 經行腰痛에 사용

- 月經前痛 : 氣血滯가 원인
- 月經行痛 : 血滯(陰虛, 血虛와 竝行)가 원인
- 月經後痛 : 氣血兩虛가 甚한 것이 원인

주요 질환 응용

① 陽氣虛로 인한 병증[補陽虛損, 益腎培元하는 효과로 인해 陽虛衰 증상을 치료. →『古法新會元鍼灸學』"主治三陽虛損, 精關不固, 二便虛滑, 陰不化陰, 腹寒熱, 腸澼下血, 陽氣虛乏, 陰汗濕, 久痔等証."]

· 腹寒, 冷氣, 泄瀉 → 陽氣가 虛한 것이니, 본 혈에 灸를 하여 太陽의 氣를 補함[135]

· 腸癖下血 → 오래 下焦가 寒한 것이니, 본 혈에 灸하여 溫하게 하고 초기이면 자침하여 泄함[136]

· 陰汗出 → 前陰이 汗濕한 것은 下焦의 濕熱이 아래에 있는 것이고 또한 이는 腎虛의 병증이니, 본 혈에 灸하여 燥하게 함[137]

※ 기타문헌

"腸中有寒熱泄注 腸澼便血 會陽主之."『甲乙經』

"會陽(一名利機) : 主腹寒 熱氣冷氣 泄瀉 腸癖下血 陽氣虛乏 陰汗濕 久痔."『大成』

---

135) 此症, 皆陽氣之虛也, 宜多灸, 以補太陽之氣.『經穴解』

136) 此症, 久則下焦必寒, 灸以溫之, 初起則鍼以泄之.『經穴解』

137) 前陰汗濕, 乃濕熱在下, 亦腎虛之症也, 宜灸以燥之.『經穴解』

BL36 승부 (承扶, Seungbu)

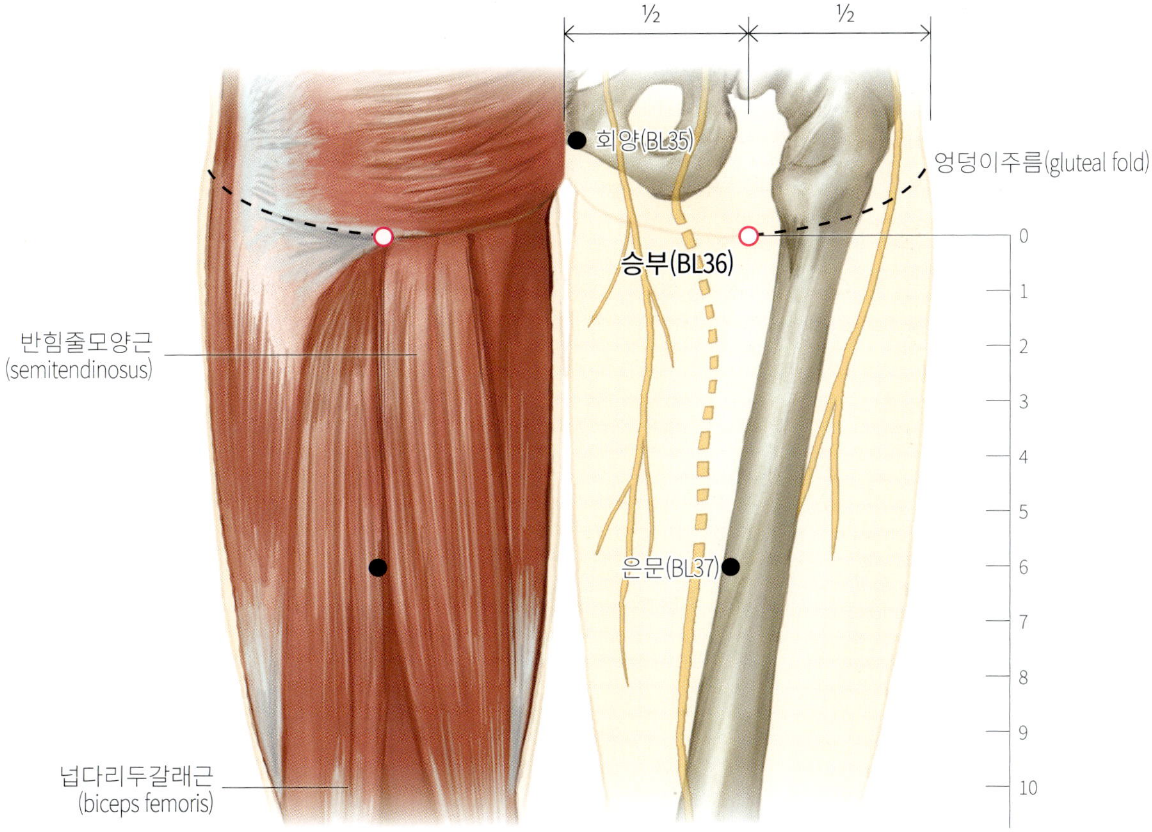

1. 혈명

【의의】承은 承受를, 扶는 扶持를 뜻하며, 臀部下橫紋 正中에 위치하여 上身을 承受하고 下肢를 扶持함을 의미

【異名】肉郄, 陰關, 皮部, 皮郄, 扶承

2. 혈위 근거

① 從秩邊下行在尻臀下陰骨上約紋中.『金鑑』

② 尻臀下陰股上紋中.『大成』

3. 부위 및 취혈

① 엉덩이부위, 엉덩이주름(gluteal fold)의 중점

② 대둔근 하구횡문(下溝橫紋) 정중점으로 대퇴후면의 정중선과 둔하횡문(臀下橫紋, gluteal fold)이 교차되는 지점에 취함

【근육】 큰볼기근(大臀筋, gluteus maximus m.), 넙다리두갈래근(大腿二頭筋, biceps femoris m.), 반힘줄근(半腱樣筋, semitendinosus m.), 반막근(半膜樣筋, semimembranosus m.)

【신경】 뒤넙다리피부신경(後大腿皮神經, posterior femoral cutaneous n.), 깊은층에 궁둥신경(坐骨神經, sciatic n.)

【혈관】 깊은넙다리동・정맥(大腿深動・靜脈, deep femoral a. & v.)

【침법】 ■ 직자 0.5~1.5촌

【뜸법】 ■ 艾炷灸 3~5장
■ 溫灸 5~10분
■ 禁灸 (『醫學入門』)

4. 응용

개요

① 주치 : 본 혈은 下肢疼痛, 麻木을 주치하며, 또한 痔痛, 便秘에도 활용함
② 혈성 : 消痔通便 舒筋活絡 利腰腿

임상 해설

① 비뇨생식기질환, 직장・항문부위질환에 사용
 i) 치창, 치출혈에 효과: 承扶의 止血작용은 痔出血에 대한 止血을 의미
 ii) 會陰部(前陰~後陰사이) 冷痛, 전립선질환에 사용
② 좌골신경통(激症), 요통 치료의 주요 혈위: 腿後側에서 足에 걸쳐 당기는 듯한 통증을 수반하는 좌골신경통에 유효. 또한 이와 관련된 슬통에도 활용(일반적으로 둔부에서 압통점을 찾아서 이로부터 承扶穴을 향해 皮下透刺를 함, 환측)
 cf. 학슬풍 : 양방에서는 류마티스로 진단(㊀ 腎正格)
③ 薦骨의 이상유무 진단점으로 이용 : 이상이 확인되면 先整骨 後隨證鍼治함
 - 左右臀部가 수평을 이루지 못하고 양쪽 承扶穴 위치가 서로 차이나는 경우 : 薦骨(미골)이 좌우로 비뚤어진 것
 - 伏臥姿勢에서 양 다리의 길이가 차이나는 경우: 장골이 상하로 비뚤어진 것
 - 仰臥姿勢에서 무릎을 굽혀 슬관절 높이가 차이나는 경우: 腸骨이 좌우로 비뚤어진 것

주요 질환 응용

① 대장병[항문부 질환]

· 久痔, 大便難 → 熱이 大腸에 結한 것이고, 膀胱 經別이 항문으로 別走하니, 본 혈을 泄하여 항문의 火를 下降시킴[138)]

② 방광병

· 陰包有寒, 小便不利 → 소변이 行하는 것은 모두 下焦의 氣化에 의지하니, 熱하면 閉하고 寒하면 또한 不行하니, 본 혈을 灸하여 溫하게 함[139)]

※ 기타문헌

"腰脊痛 尻脊股臀陰寒大痛 虛則血動 實則幷熱痛 痔篡[140)]痛 尻脽中痛 大便直出 承扶主之." "陰胞有寒 小便不利 承扶主之."『甲乙經』

"承扶(一名肉郄, 一名陰關, 一名皮部) : 主腰脊相引如解 久痔尻臀腫 大便難 陰胞有寒 小便不利."『大成』

---

138) 此症, 熱結大腸也, 此支之別脈, 由肛門而下行, 宜泄之, 以降肛門之火.『經穴解』

139) 小便之行, 全借下焦之氣化, 熱則成閉, 寒亦不行, 宜灸以溫之.『經穴解』

140) "篡" : 原無, 据『外臺,卷三十九』補

BL37 은문 (殷門, Eunmun)

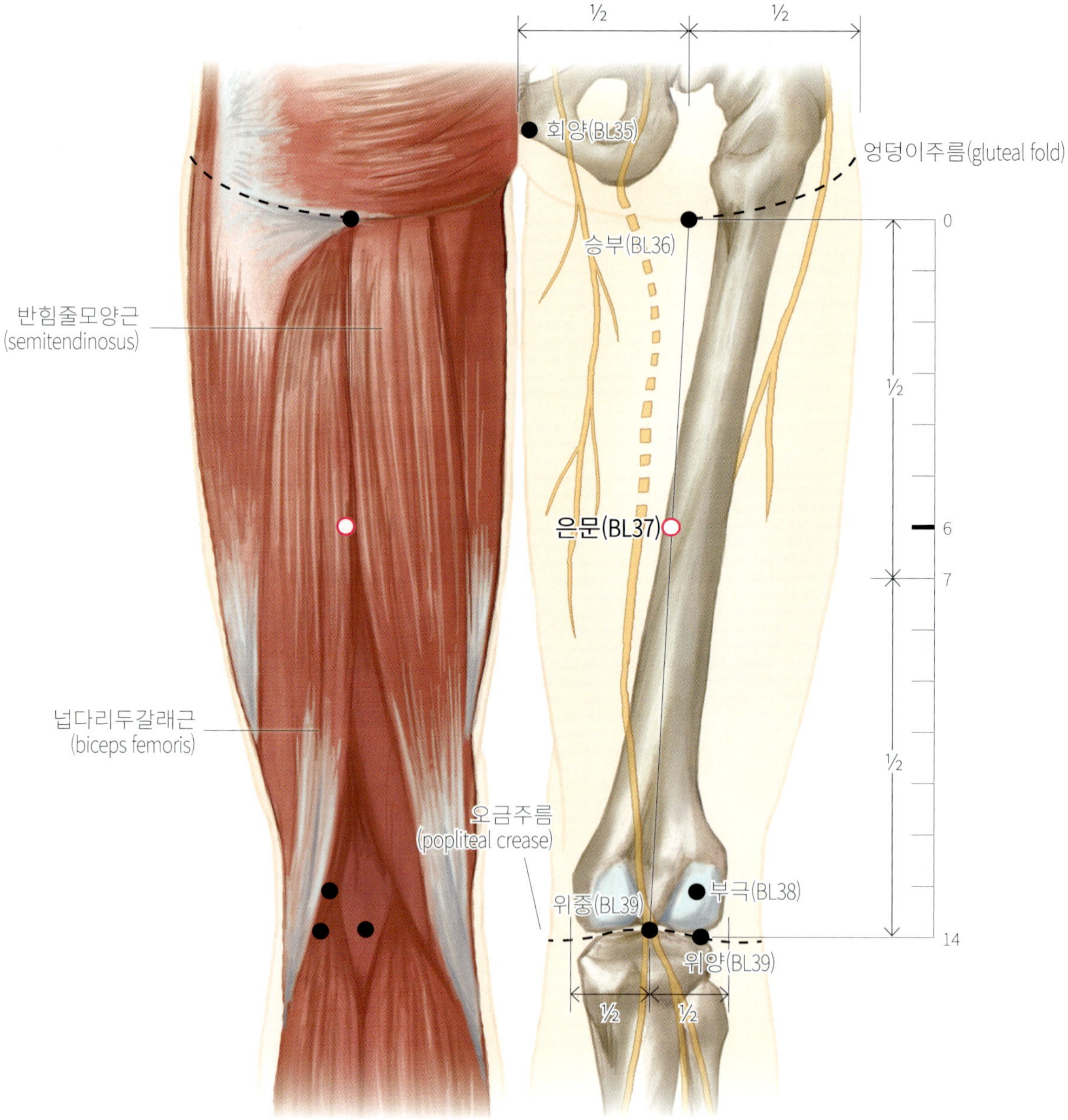

1. 혈명

【의의】殷은 盛大를, 門은 門戶를 뜻하며, 기육이 풍성한 곳으로 방광경 경기가 중요하게 出하는 곳이라는 의미

2. 혈위 근거

① 從缺.『金鑑』

② 肉郄(卽承扶)下六寸.『甲乙經』

③ 浮郄下三寸.『大成』

3. 부위 및 취혈

① 넓적다리뒤쪽면(posterior aspect of the thigh), 넙다리두갈래근(biceps femoris m.)과반힘줄모양근(semitendinosus m.)의 사이, 엉덩이주름에서 아래쪽으로 6촌

② 승부(承扶, BL36)와 위중(委中, BL40)을 연결하는 선(12촌 혹 14촌)의 중점에서 위쪽으로 1촌 지점에서 취혈. 반힘줄모양근과 넙다리두갈래근은 엎드린자세에서 저항을 받으며 무릎을 굽혔을 때 현저하게 드러남. 또한 이두근육은 엉덩이를 내회전하거나 외회전할 때 더욱 쉽게 찾을 수 있음

③ 대둔근 하구횡문(下溝橫紋) 중앙에 있는 승부혈과 슬와횡문(膝窩橫紋) 중앙에 있는 위중혈 사이를 1척2촌의 골도법으로 산정하여, 승부혈하 6촌처로 반건양근(semitendinoeus muscle)과 대퇴이두근(biceps femoris muscle) 사이에 취함(중간에 해당)

【근육】 넙다리두갈래근(大腿二頭筋, biceps femoris m.), 반힘줄근(半腱樣筋, semitendinosus m.), 반막근(半膜樣筋, semimembranosus m.)

【신경】 뒤넙다리피부신경(後大腿皮神經, posterior femoral cutaneous n.), 깊은층에 궁둥신경(坐骨神經, sciatic n.)

【혈관】 깊은넙다리동 · 정맥(大腿深動 · 靜脈, deep femoral a. & v.)

【침법】 ▪ 직자 0.5~1.5촌 ▪ 사자 1~2촌

【뜸법】 ▪ 艾炷灸 3~5장 ▪ 溫灸 5~10분 ▪ 禁灸(『醫學入門』)

4. 응용

개요

① 주치 : 본 혈은 요척, 하지동통, 마목과 같은 제반 병증을 치료하는데 주로 사용되므로 "腰背殷門求"라고 함

※ 委中&殷門 : 委中 - 腰背 鬱滯 해소 / 殷門 - 委中 작용을 강화

② 혈성 : 通經絡 止痺痛 健腰腿

임상 해설

① 좌골신경통의 요혈임 : 좌골신경통의 압통점, 아시혈로 사용되며 압통점 위주로 취혈함. 殷門穴을 좌골신경통에 사용할 때에는 좌골신경이 정중앙에서 1촌 바깥쪽으로 지나가므로 1촌 외측에 취혈하며, 이 부위를 外殷門穴이라고 함. 따라서 殷門穴에 자침 시 정중앙부에서부터 눌러 압통점 위주로 취혈하도록 하면 자연히 외측으로 기울어짐

② 좌섬·어혈요통을 주치 : 擧重傷腰 및 이로 인한 瘀血留滯於內가 원인이 되어 일어나는 제반요통, 요부 굴신장애에 사용

주요 질환 응용

① 요척병[委中 작용을 강화 및 보조하며, 通經絡, 止痺痛 작용을 발휘 – 腰背殷門求]

· 腰脊不可俯仰 → 血이 腰脊間에 滯하면 俯仰할 수 없으니, 본 혈을 刺하여 滯血을 散해야 함[141)]

② 泄利病

· 泄注, 外股腫 → 氣가 모두 下注한 것으로 본 혈을 刺하여 下注한 氣를 散해야 함[142)]

배혈

· 配 委陽, 太白, 陽陵泉, 行間 : 腰痛不可俛仰『千金方』

※ 기타문헌

"腰痛得俯不得仰 仰則恐仆 得之擧重 惡血歸之 殷門主之(是前衡絡之脉腰痛者)."『甲乙經』

"殷門: 主腰脊不可俯仰 擧重 惡血 泄注 外股腫."『大成』

141) 血滯於腰脊間, 不可俯仰, 刺之以散滯血.『經穴解』

142) 此症, 氣皆下注也, 宜刺此穴, 以散下注之氣.『經穴解』

BL38 부극 (浮郄, Bugeuk)

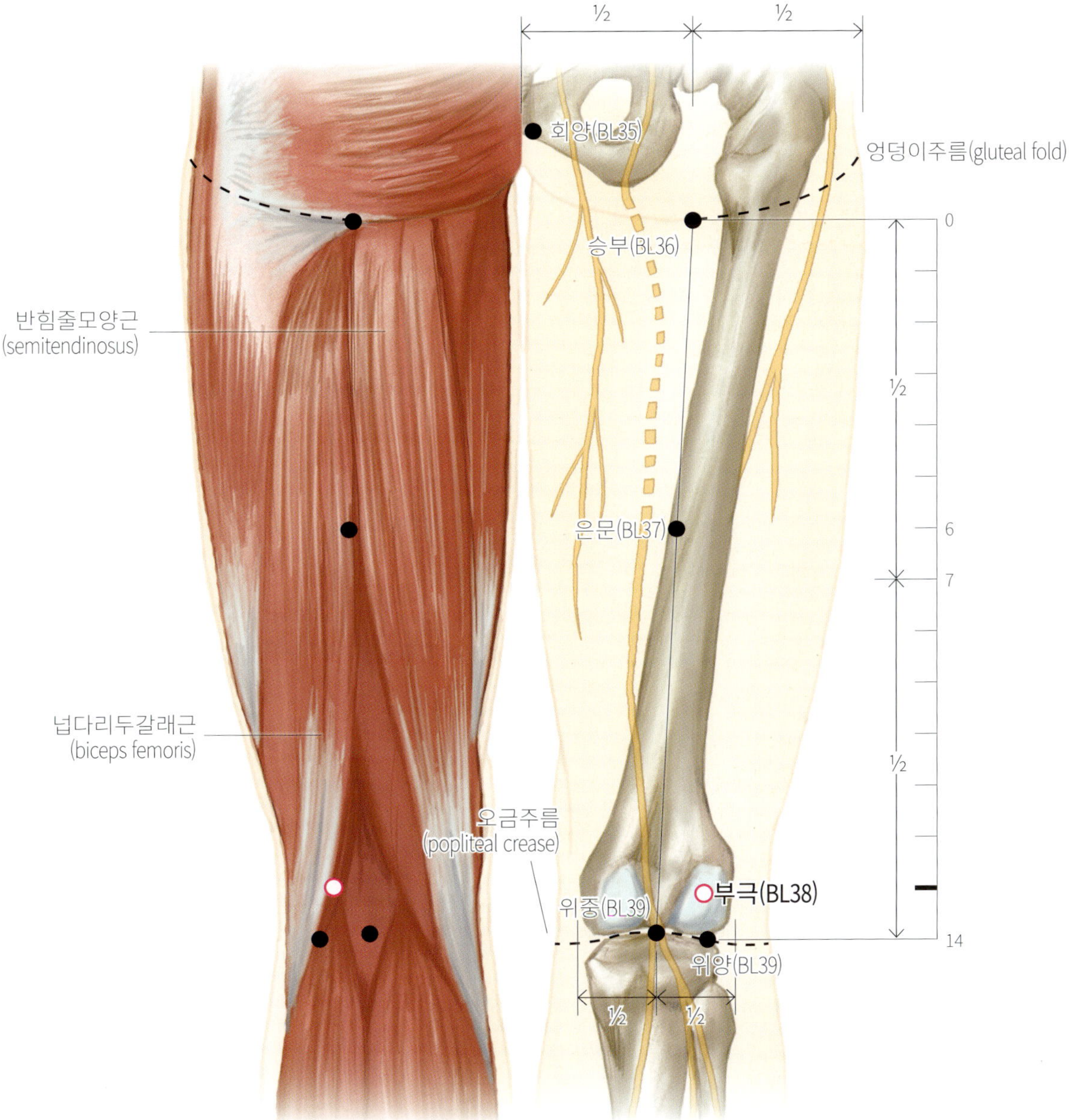

1. 혈명

【의의】浮는 上方을, 郄은 空隙을 뜻하며, 委陽穴 上方으로 大腿二頭筋 內側 隙陷處에 해당함을 의미함

2. 혈위 근거

① 從股門外循斜上一寸, 屈膝得之. 故在委陽穴上一寸.『金鑑』
② 委陽上一寸, 展膝得之.『大成』

3. 부위 및 취혈

① 무릎뒤쪽면, 넙다리두갈래근힘줄(biceps femoris tendon) 안쪽모서리 바로 안쪽, 오금주름(popliteal crease)에서 위쪽으로 1촌
② 무릎을 살짝 굽혔을 때, 넙다리두갈래근힘줄의 안쪽, 위양(委陽, BL39)에서 몸쪽으로 1촌에서 취혈

【근육】넙다리두갈래근의 긴갈래(大腿二頭筋의 長頭, long head of biceps femoris m.), 장딴지근의 가쪽갈래(腓腹筋의 外側頭, lateral head of gastrocnemius m.), 반힘줄근(半腱樣筋, semitendinosus m.), 장딴지빗근(足蹠筋, plantaris m.)
【신경】뒤넙다리피부신경(後大腿皮神經, posterior femoral cutaneous n.), 온종아리신경(總腓骨神經, common peroneal n.)
【血管】오금동·정맥(膝窩動·靜脈, popliteal a. & v.), 위가쪽무릎동·정맥(內側上膝動·靜脈, lateral superior genicular a. & v.)
【침법】■ 직자 0.5~1촌
■ 사자 1~2촌
【뜸법】■ 艾炷灸 3~7장
■ 溫灸 5~10분

4. 응용

개요

① 주치 : 본 혈은 太陽經 表의 郄에 해당하므로 股 外部 질환을 주치함
② 혈성 : 淸熱鎭痙 舒筋活絡

임상 해설

① 하지외측의 근경련성 질환, 麻木不仁에 사용 : '陰氣虛而陽氣盛, 陽氣不能入于陰'으로 인한 不能安臥에 사용

주요 질환 응용

① 筋病[舒筋活絡 작용에 의함 … 氣機의 不利를 치료하는데 활용. 承山과 配穴로 활용]

· 霍亂轉筋 → 복중의 氣가 滯하고 상하가 淆亂하면 방광경에 들어가야 하는 氣가 방광경에 들어가지 않고 대장경으로 들어가고, 안에 있는 병이 밖으로 나오려 하므로, 뒤에 있는 것은 轉하여 앞에 있으려 하고, 밖의 形은 안의 氣를 따라 변하려 하니, 一身의 巨陽에 속하여 근을 주관하는 태양경의 혈들을 취하면 前後가 亂動하려는 것을 바로 잡을 수 있음[143)]

② 熱症[陽氣를 調理하여 陽結便秘를 치료]

· 小腸熱, 大腸結 → 이는 방광에 火가 있는 것이니, 泄하여서 그 火를 散해야 함[144)]

배혈

· 配 中注 : 少腹熱『千金方』

※ 기타문헌

"不得臥 浮郄主之." 『甲乙經』

"浮郄: 主霍亂轉筋 小腸熱 大腸結 脛外筋急 髀樞不仁 小便熱 大便堅." 『大成』

---

143) 太陽之經, 爲一身之巨陽, 腹中之氣滯, 而上下淆亂, 應入膀胱者, 不入膀胱入大腸, 內有病而及於外, 故太陽所主之筋, 在後者亦欲轉而在前, 外之形欲隨內之氣變也, 取其穴以正前後欲動之亂. 『經穴解』

144) 此膀胱有火也, 泄之以散其火. 『經穴解』

BL39 위양 (委陽, Wiyang)

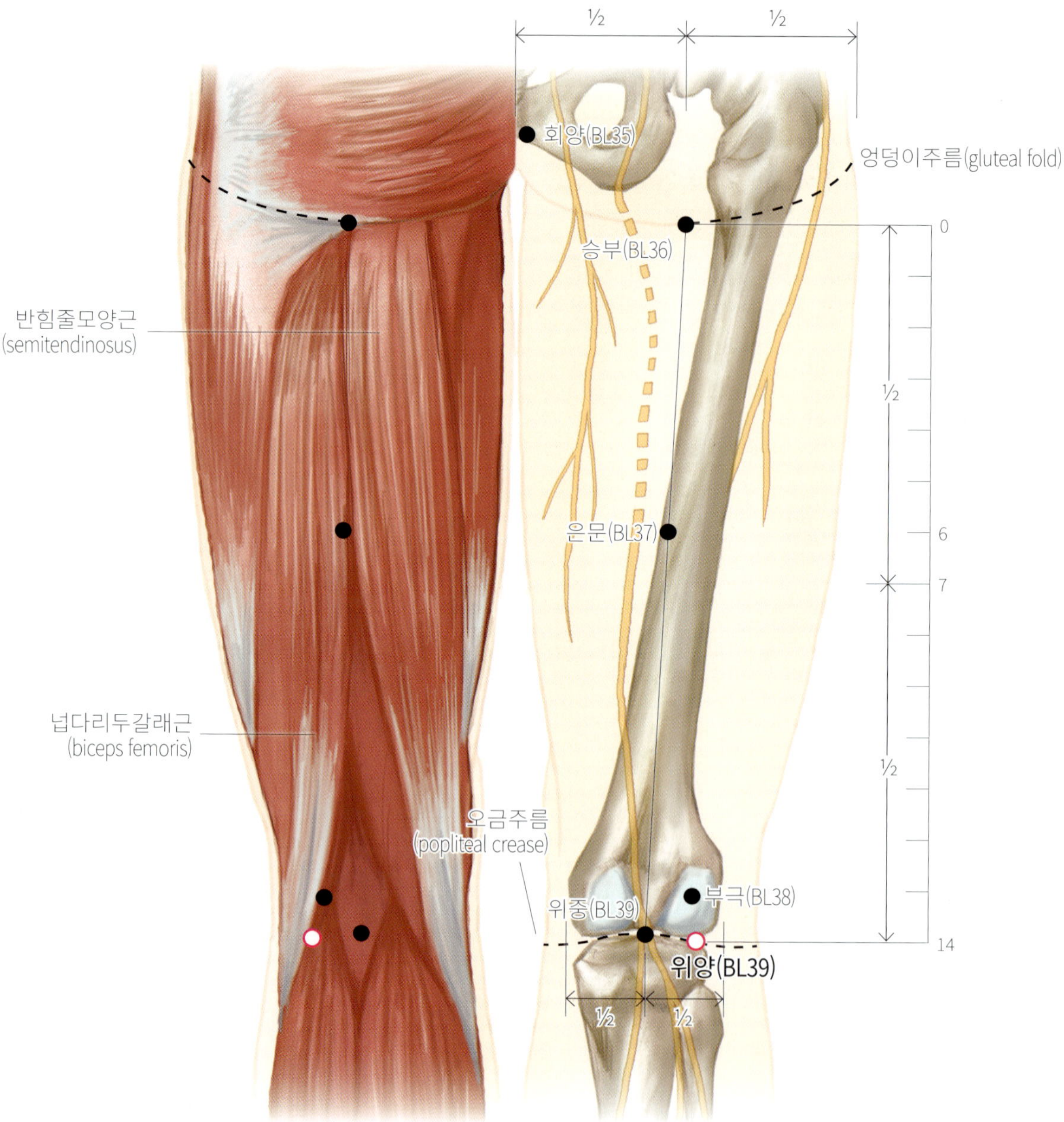

1. 혈명

· 委는 委曲, 委中을, 陽은 外側을 뜻하며, 본 혈이 膝膕外側端으로 委中穴 外側에 위치함을 의미함

2. 혈위 근거

① 從浮郄下行, 仍在承扶穴下六寸, 屈伸取之.『金鑑』

② 承扶下一尺六寸, 穴在足太陽之前, 少陽之後, 出於膕中外廉兩筋間.『大成』

3. 부위 및 취혈

① 무릎뒤가쪽면, 오금주름에서 넙다리두갈래근힘줄의 바로 안쪽. 넙다리두갈래근힘줄은 무릎을살짝 굽혔을 때 현저히 드러남

② 굴슬시 슬와횡문 외단함처(外端陷處)로 위중혈 외방 2촌처로 비복근외측두(gestrocnemius m.)와 대퇴이두근(biceps femoris m.) 사이에 취함

【근육】넙다리두갈래근(大腿二頭筋, biceps femoris m.), 장딴지근의 가쪽갈래(腓腹筋의 外側頭, lateral head of gastrocnemius m.), 장딴지빗근(足蹠筋, plantaris m.)

【신경】뒤넙다리피부신경(後大腿皮神經, posterior femoral cutaneous n.), 온종아리신경(總腓骨神經, common peroneal n.)

【혈관】오금동·정맥(膝窩動·靜脈, popliteal a. & v.), 위가쪽무릎동·정맥(內側上膝動·靜脈, lateral superior genicular a. & v.)

【침법】■ 직자 0.3~1촌

■ 사자 1~2촌

【뜸법】■ 艾炷灸 3~7장

■ 溫灸 3~5분

4. 응용

개요

① 속성 : 六腑下合穴의 하나(三焦下合穴), 足太陽膀胱經之別絡

② 주치 : 본 혈은 三焦의 下合穴로 小便不利, 癃閉遺尿의 질환을 치료하는데 사용되며 腰脊强痛을 치료에도 활용됨

③ 혈성 : 通利水道 調理氣機 通絡止痛 通三焦 利膀胱

임상 해설

① 三焦의 下合穴로서 通利水濕 작용이 있어 수분대사 이상에 응용

i) 요통환자가 委陽穴 부위에 경결이나 압통이 있는 경우에는 手少陽三焦經에서

반드시 취혈함 : 先瀉血(靑筋刺絡), 委陽, 委中 後翳風, 中渚, 頰車

ⅱ) 小便不利, 신장염, 방광염 등에 응용

② 노화로 인한 변형성 슬관절통, 하지마비성 질환에 활용

주요 질환 응용

① 三焦 病症[調理三焦 작용에 의함 … 수액대사를 촉진시킴] → 三焦의 下合穴로 通利三焦, 祛濕利水하는 효과가 있어서 小便不利 등을 치료

· 小便淋瀝 → 膀胱이 寒한 것이고 또한 三焦의 氣가 化하지 못한 것이니, 본 혈을 灸하여 三焦의 氣를 疏通시키고 膀胱의 寒을 溫하게 함[145)]

② 筋骨 病症[通絡止痛 작용에 의함 : 委中 옆에 있는 혈로서 요배, 근골 병변에 작용]

☞ 太陽經氣를 通暢시킴 → 腰脊强痛, 痿厥不仁 등을 치료

· 痿厥不仁 → 太陽은 一身의 巨陽이고, 본 혈은 三焦의 別絡이며 온몸의 氣를 調하는데, 본 혈을 취하여 痿厥을 치료하는데 사용[146)]

· 腋下腫痛, 胸滿膨脹, 筋急身熱 → 肝病으로 본 혈은 少陽의 後에 있고 本經은 髀樞를 橫過하여 이 부위에 모이기 때문에 본 혈을 취하여 肝膽 二經의 熱을 泄함[147)]

배혈

· 配 陰交, 石門 : 小腹堅痛引陰中『資生經』

· 配 陰谷, 大敦, 箕門, 委中 : 陰跳遺小便難『資生經』

· 配 委中 : 筋急身熱『千金方』

· 配 殷門, 太白, 陰陵泉, 行間 : 腰痛不可俯仰『千金方』

· 配 天池 : 腋腫『百症賦』

· 配 地五會, 陽輔, 申脈, 天池, 臨泣 : 腋下腫『千金方』

· 配 五處, 身柱, 委中, 崑崙 : 脊强反折, 瘈瘲, 癲疾, 頭痛『千金方』

※ 기타문헌

"三焦病者 腹氣滿 小腹尤堅 不得小便 窘急 溢則水 留卽爲脹 候在足太陽之外大

145) 此症, 膀胱寒也, 亦三焦之氣不能化, 灸此穴以通三焦之氣, 而溫膀胱之寒.『經穴解』

146) 太陽爲一身之巨陽, 此穴乃三焦之別絡, 周身之氣調, 而痿厥起矣.『經穴解』

147) 此症, 乃肝病也, 以此穴在 少陽之後, 而本經橫過髀樞之支, 將與此會, 故責此穴, 以泄肝膽二經之熱, 且肝之在上會四髎者, 其氣亦泄也.『經穴解』

絡 大絡在太陽 少陽之間 亦見于脈 取委陽."『靈樞 · 邪氣藏府病形』

"三焦下腧 在於足太陽[148]之前 少陽之後 出於膕中外廉 名曰委陽 是太陽絡也 手少陽經也. 三焦者 足少陽太陰之所將 太陽之別也 上踝五寸 別入貫腨腸 出於委陽 並太陽之正 入絡膀胱 約下焦. 實則閉癃 虛則遺溺 遺溺則補之 閉癃則寫之."『靈樞 · 本輸』

"胸滿膨膨然 實則癃閉 腋下腫 虛則遺溺 脚急兢兢然 筋急痛 不得大小便 腰痛引腹 不得俯仰 委陽主之." "三焦病者 腹脹氣滿 小腹尤甚堅 不得小便 窘急 溢則爲水 留則爲脹. 候在足太陽之外大絡 絡在太陽 少陽之間 亦見於脈 取委陽.[149]"『甲乙經』

"委中 委陽主筋急身熱."『千金方』

"委陽: 主腋下腫痛 胸滿膨膨 筋急身熱 飛屍遁疰 痿厥不仁 小便淋瀝."『大成』

---

[148] "太陽" : 原作 "大指". 據『甲乙經』卷三 第三十五, 『太素』卷十一 本輸, 『千金方』卷二十九, 『外臺』卷三十九 改

[149] "委陽" : 原作 "委中". 據『靈樞 · 邪氣藏府病形偏』, 『太素 · 腑病合輸』, 『脈經』卷六第十一 改

BL40 위중 (委中, Wijung)

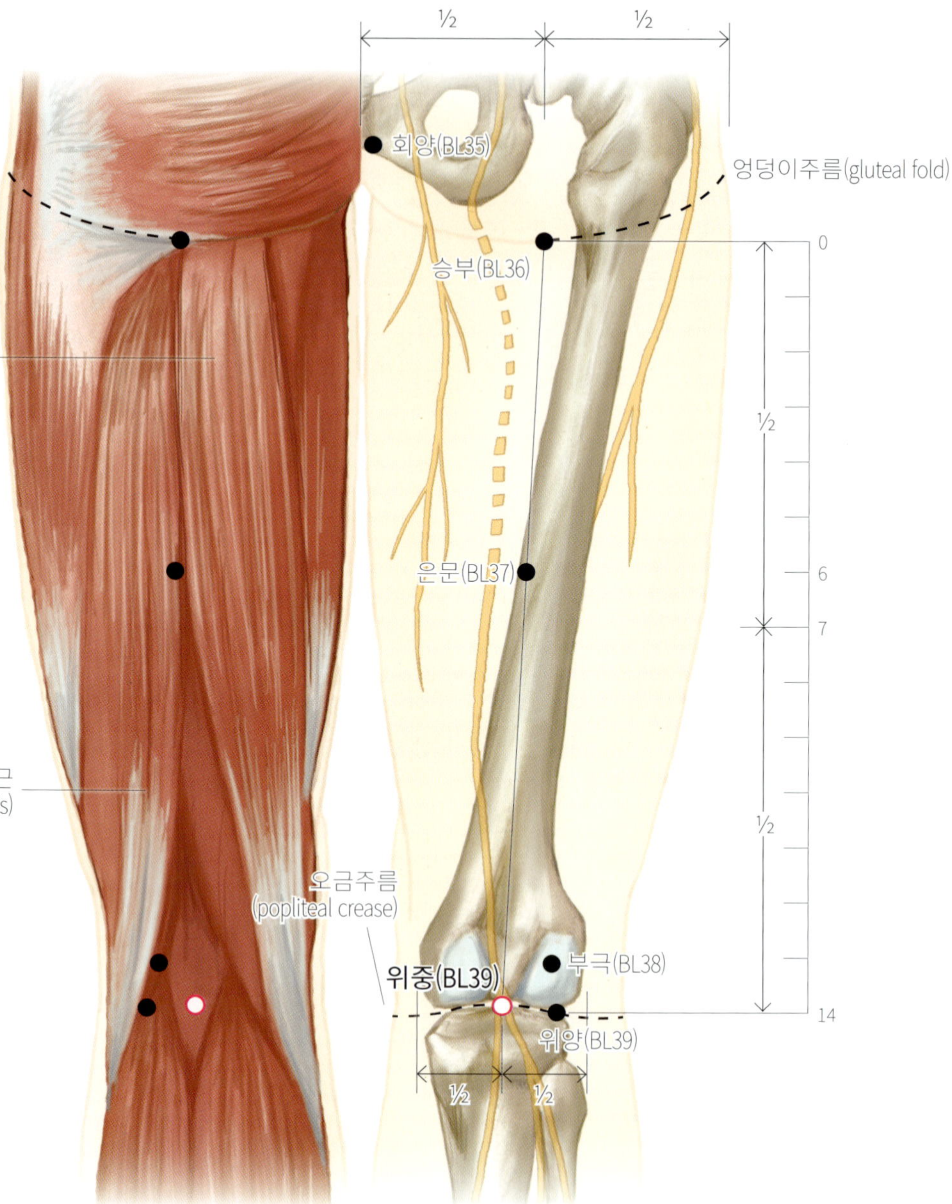

1. 혈명

【의의】委는 委曲을, 中은 중앙을 뜻하며, 본 혈의 위치상 膝膕窩橫紋 中央으로 委曲取之함을 의미

【異名】血郄, 膕中, 郄中, 中郄, 委中央, 腿凹

2. 혈위 근거

① 以委陽下行, 膕中央約紋動脈陷中, 令人仰頰至地, 臥取之.『金鑑』

② 膕中央約紋動脈陷中, 令人面挺伏地, 臥取之.『大成』.

3. 부위 및 취혈

① 무릎 뒤쪽면, 오금주름의 가운데. 넙다리두갈래근힘줄(biceps femoris tendon)과 반힘줄근힘줄(semitendinosus tendon)사이의 오금주름 중점에서 취혈

② 슬와횡문(popliteal crease)중앙으로 취하며, 슬와동맥(popliteal artery) 응수처(應手處)에 해당함

③ 슬와(膝窩)의 비복근내측두에는 음곡혈이 있고, 비복근외측두에는 위양혈이 있으며, 비복근의 내측두와 외측두 중간 부근에 위중혈이 있음

· [內側] 曲泉(LI8) ⟷ 陰谷(KI10) ⟷ 委中(BL40) ⟷ 委陽(BL39) [外側]

【근육】오금근(膝窩筋, popliteal m.), 장딴지근의 안쪽갈래 및 가쪽갈래(腓腹筋의 內側頭 및 外側頭, medial head or lateral head of gastrocnemius m.)

【신경】뒤넙다리피부신경(後大腿皮神經, posterior femoral cutaneous n.), 정강신경(脛骨神經, tibial n.)

【혈관】오금동 · 정맥(膝窩動 · 靜脈, popliteal a. & v.)

【침법】■ 직자 0.6~1.5촌

■ 급성 요부염좌에는 삼릉침으로 점자출혈 / 禁灸穴(甲乙經)

【뜸법】■ 艾炷灸 3~5장 ■ 溫灸 3~5분

4. 응용

개요

① 속성 : 膀胱經 合土穴, 膀胱 下合穴, 四總穴 중 하나

② 주치 : 舒筋活絡, 强健腰腿 작용이 있어 요척병증에 상용되는 혈로써 요통을 치료함

※ 委中이 요통을 주치하는 이유

i) 경맥 순행 상 : 膀胱經의 두 支脈이 腰背面을 따라 내려와 膕中에서 만나기 때문으로『靈樞 · 終始』에 "病在腰者, 取之膕"이라고 하였으며, 또한 膝은 "筋之府"라 하였듯이 膝膕에 위치한 본 혈이 太陽經氣 疏通의 主要 부위기에 腰部 병증을 주치할 수 있음

ii) 혈위 작용 상 : 본 혈이 血郄에 해당하므로 刺하여 출혈시킴으로써 淸熱瀉火, 淸血毒 작용이 있어 어혈성 병증, 실증성 병증 치료에 활용됨(요부 병변이 어혈성으로 인해 다발함).

[四總穴, "腰背委中求" → 腰背部 病症 치료에 활용]

③ 혈성 : 清熱醒腦 理血消腫 舒筋活絡 强健腰腿 凉血止痛 清熱瀉火 解毒

임상 해설

① 太陽經의 合土穴, 四彎穴[150] 중 하나로서 제반 출혈성 질환, 열성(風·濕熱)질환에 瀉血刺法으로 응용

i) 고혈압(項强, 後頭痛), 腦溢血, 中風, 乾霍亂에 구급혈로 사용 : 先瀉血委中 曲澤, 十宣穴, 後刺人中 百會 太衝

ii) 제반 급성열성 질환을 주치

ⓐ 특히 급성슬관절염, 류마티스 등 하반신의 熱性·陽症性 질환을 유효

ⓑ 급성上部充血(鼻·眼病, 편도선염, 頭痛) 및 모든 출혈성 질환에 유효 : 吐血에는 配 內關, 衄血에는 配 合谷

ⓒ 婦人病, 內臟·腰背腹腔之鬱血, 痔瘡 등에 유효

iii) 慢性痼疾에 유효 : 變形性膝關節痛, 遺尿를 주치

② 四總穴 중 하나로서 背腰股腿膝脚 急·慢性疼痛질환을 치료

i) 중풍으로 인한 반신불수로 환자가 일어서지 못하는 경우에 사용

ii) 腎虛로 인한 제반 요통, 閃腰, 좌골신경통의 주요 혈위(配 後谿 崑崙 申脈)

ⓐ 腎虛腰痛 加腎兪, 志室, 中渚

ⓑ 退行性 腰痛 加腰八處, 次髎

ⓒ 督脈異常 腰痛 加人中(급성), 長强(慢性)

iii) 肝腎虛弱으로 인한 膝질환(鶴膝風), 膝關節痛, 膝內廉痛(膝靭帶 異常), 운동부족으로 인한 膝關節 異常(㉳ 腎正格, 肝正格)

iv) 脫水(電解質代謝의 平衡喪失)로 인한 轉筋, 腓腹筋痙攣(委中 瀉血)

v) 脚踝扭傷, 脚跟痛에 효과

③ 五行鍼法에 활용

· 膀胱經의 土穴로 膀胱(水)正格의 瀉穴[抑其官]

· 膀胱經의 土穴로 膀胱(水)勝格의 補穴[補其官]

---

[150] 四彎穴 : 네 곳의 굽은 자리에 위치하는 穴. 관절에 위치하는 委中, 尺澤(曲澤)을 일컬음. 瀉血刺法으로써 모든 出血性질환, 熱性(風·濕熱) 질환에 응용

주요 질환 응용

① 腰背, 股, 腿, 膝, 脚 病症[본 혈은 舒筋活絡, 强健腰腿 작용이 있으며, 四總穴로서 "腰背委中求"라고 하였듯이 腰背部 病症에 대하여 활용]

- 腰挾脊沉沉然. → 腰挾脊은 太陽이 行하는 부분으로 腰重不能擧, 腰脊沉沉은 모두 안에 風濕邪가 있어 血이 腰脊內에 滯한 것이므로 본 혈을 泄하여 위의 氣血熱邪를 모두 아래로 泄함[151]
- 治腰背攣痛『百症賦』
- 治腰痛『雜病』, 『靈光賦』, 『席弘賦』
- 治腰脚痛『通玄指要賦』
- 治腿股風『玉龍歌』
- 治股膝筋攣『金鑑』
- 治脚風『肘後歌』

② 四肢熱病[본 혈은 清熱瀉火 작용이 있어서 본 혈을 瀉하면 熱病을 치료]

- 四肢熱, 熱病汗不出 → 太陽이 온몸의 巨陽이 되고, 行하는 부분이 모두 背에 있는데, 寒邪가 처음 이에 적중하면 본경의 아래에서 鬱血이 되므로 瀉血하여 치료[152]

③ 급성 上部充血, 腦充血, 內臟·腰背部 鬱血[凉血止血, 清血毒 작용에 의하여 上焦部 이상의 부위에 充血된 상태나 內部 臟器 및 腰背部에 鬱滯, 鬱血된 상태를 解消하는데 응용 … 腹痛, 吐瀉 및 膀胱經 循行部의 疔瘡, 丹毒, 癰疽 등을 치료]

④ 소변장애 등 방광열증[瀉膀胱熱] – 본 혈은 膀胱의 下合穴로 膀胱腑의 병증을 주치하는 작용을 발휘함
[膀胱의 下合穴로 利小便 작용에 의하여 遺尿, 小便困難, 癃閉 등을 치료]

- 熱病汗不出, 小便困難, 脊强反折, 瘈瘲 증상 치료

배혈

- 配 尺澤(瀉血) : 急救霍亂
- 配 足三里, 申脈 : 動脈硬化
- 配 膈兪 : 丹毒
- 配 白環 : 背連腰痛『百症賦』
- 配 環跳 : 腰痛『雜病穴法歌』

---

151) 腰挾脊, 乃太陽上行部分, 腰重不能擧, 乃腰脊沉沉, 皆內有風濕之邪, 及血滯於腰脊之內, 一泄此穴, 氣血邪熱之在上者, 盡泄於下矣. 『經穴解』

152) 太陽爲周身之巨陽, 其所行皆在背, 乃肺部分也, 寒邪初中之, 刺此經出血於下, 則汗作於上矣, 出血多, 不汗亦愈. 『經穴解』

· 配 崑崙, 環跳：坐骨神經痛
· 配 腎兪, 關元兪, 環跳, 足三里, 三陰交：下肢痲痺, 下肢癱瘓
· 配 氣海, 丹田："或鍼虛, 氣海丹田委中奇"『行鍼指要歌』
· 配 前谷：尿赤難『千金方』
· 配 足三里, 三陰交：股膝內痛『大成』
· 配 足三里, 承山：足弱, 脚痛『大成』
· 配 人中：腰脊閃痛『玉龍賦』
· 配 居髎, 環跳：腿風濕痛『玉龍賦』
· 配 崑崙：腰痛 "腰痛 崑崙及委中出血"『雲岐子論經絡迎隨補瀉法』
· 配 委陽：筋急身熱『千金方』
· 配 三里, 陽輔, 解谿, 承山：膝胻股腫『大成』
· 配 三里, 曲泉, 陽陵, 風市, 崑崙, 解谿：脚膝痛『大成』
· 配 隱白：衄血劇不止『千金方』
· 配 五處, 身柱, 委陽, 崑崙：脊强反折, 瘈瘲, 癲疾, 頭痛『千金方』
· 配 大敦, 箕門, 委陽：陰跳遺, 小便難『千金方』
· 配 承筋, 承扶, 陽谷：痔痛, 腋下腫『千金方』
· 配 飛揚, 商丘, 復溜, 勞宮, 會陰, 承筋, 承扶, 委陽："鍼痔法"『千金方』

※ 기타문헌

"熱病 俠脊痛 委中主之." "風痓 身反折 先取太陽及膕中 及血絡出血." "虐 頭重 寒背起 先寒後熱 渴不止 汗乃出 委中主之." "腰痛俠脊至頭 几几然 目𥆧𥆧 委中主之(是前刺足太陽郄中出血者)." "膀胱病者[153] 少腹偏腫而痛 以手按之則欲小便而不得 眉(一本作肩)上熱 若脈陷 及足小指外側及脛踝後皆熱者 取委中." "筋急身熱 少腹堅腫 時滿 小便難 尻股寒 髀樞痛引季脇 內控八髎 委中主之." "遺溺 關門及神門委中主之." "痔篡痛 飛揚委中及扶承主之." "癲疾 反折 委中主之." "衄血不止 承漿及委中主之."『甲乙經』

"委中主小腹堅腫." "委中主熱病俠脊痛." "委中 委陽主筋急身熱." "委中主腰痛俠脊至頭几几然 凡腰脚重痛於此刺出血 久痼宿疹亦皆立已."『千金方』

"委中(一名血郄)：主膝痛及拇指 腰俠脊沈沈然 遺溺 腰重不能擧體 小腹堅滿 風痺 髀樞痛 可出血 痼疹皆愈. 傷寒四肢熱 熱病不汗出 取其經血立愈." "委中者 穴郄也, 大風髮眉墮落 刺之出血."『大成』

[153] "者"：原作 "在". 据『靈樞』邪氣藏府病形偏 改

BL41 부분 (附分, Bubun)

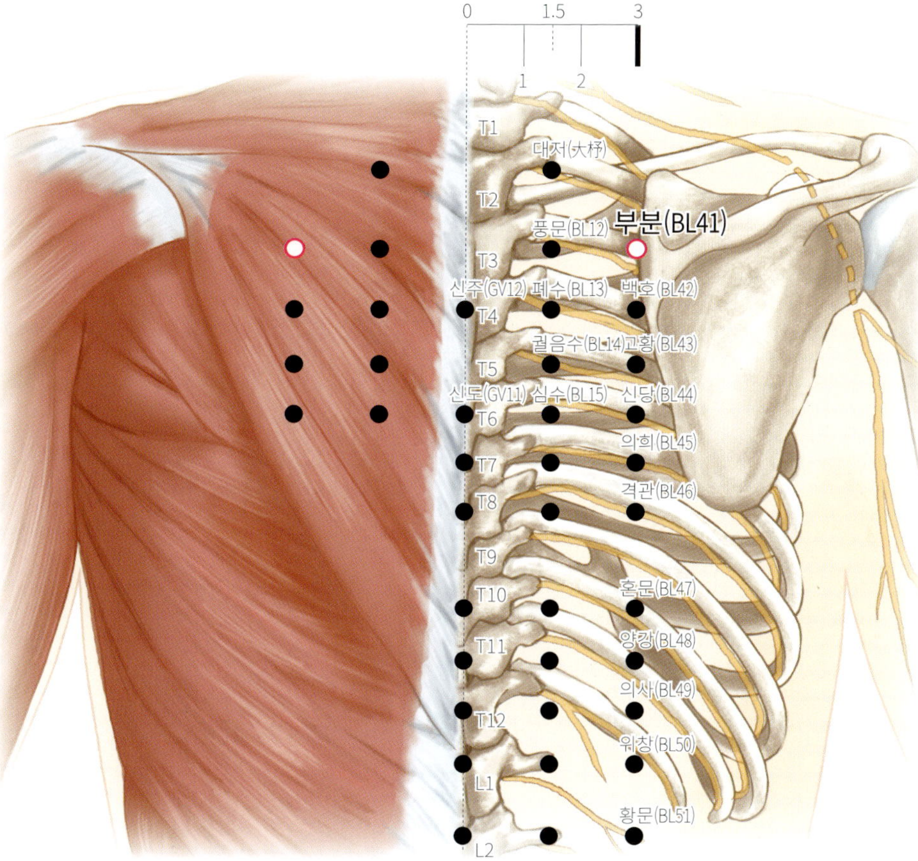

1. 혈명

【의의】附는 靠近을, 分은 分支를 뜻하며, 본 혈의 위치상 項部內廉附近으로 膀胱經 第二行이 分支하는 곳이라는 의미

2. 부위

① 自大杼別脈, 其支者, 從肩膊內循行第二椎下, 附項內廉兩旁, 相去脊中各三寸半, 正坐取之. 『金鑑』

② 二椎下, 附項內廉, 兩旁相去脊各三寸, 正坐取之. 『大成』

3. 부위 및 취혈

① 위쪽등부위, 둘째등뼈가시돌기(spinous process of the 2nd thoracic vertebra) 아래모서리와 같은 높이, 뒤정중선(posterior median line)에서 가쪽으로 3촌

② 풍문(風門, BL12)과 같은 높이에 위치
· 第2胸椎棘突下 ←1.5寸→ 風門(BL12) ←1.5寸→ 附分(BL41)

【근육】 등세모근(僧帽筋, trapezius m.), 어깨올림근(肩胛擧筋, levator scapulae m.), 작은마름근(小稜形筋, rhomboideus minor m.), 위뒤톱니근(上後鋸筋, serratus posterior superior m.), 엉덩갈비근(腸肋筋, iliocostalis m.)

【신경】 둘째 가슴신경의 뒷가지(第2胸神經의 後枝, posterior br. of the 2nd thoracic n.), 어깨위신경(肩胛上神經, suprascapular n.)

【혈관】 가로목동맥(頸橫動脈, transverse cervical a.), 둘째 뒤갈비사이동 · 정맥(第2後肋間動 · 靜脈, the 2nd posterior intercostal a. & v.), 어깨위동 · 정맥(肩胛上動 · 靜脈, suprascapular a. & v.)

【침법】 ▪ 직자 0.3~0.5촌
▪ 사자 0.5~0.8촌(下斜方)

【뜸법】 ▪ 艾炷灸 3~7장
▪ 溫灸 10~20분

4. 응용

개요

① 주치 : 본 혈은 手足太陽經이 만나는 곳에 속하므로 肩背, 頸項痛麻를 치료하는데 주로 사용됨
② 혈성 : 疏風散寒 舒筋活絡

임상 해설

① 강직성 척추염과 상완신경통 등에 응용
② 下毒작용이 있어 配膏肓 譩譆하여 매독 치료에 사용

주요 질환 응용

① 風邪로 인한 病症[본 혈이 상부에 위치하고, 수족태양경 交會處이므로 祛風散寒, 舒筋活絡 작용이 발휘됨 → 頸項痛, 肩背痛을 主治]

· 肩背拘急 → 背가 風邪를 받은 것이므로 灸하여 그 風邪를 제거함[154)]
· 風冷客於腠理, 頸項不得回顧 → 風邪에 傷한 것이니, 먼저 자침하여 泄하고 後에 灸하여 溫하게 함[155)]

※ 기타문헌

"附分主背痛引頭."『千金方』

"附分:主肘不仁 肩背拘急 風冷客於腠理 頸痛不得回顧."『大成』

154) 此症, 乃背受風邪也, 宜灸以去其風.『經穴解』

155) 此症, 皆風邪之傷也, 先鍼以泄之, 而後灸 以溫之.『經穴解』

BL42 백호 (魄戶, Baekho)

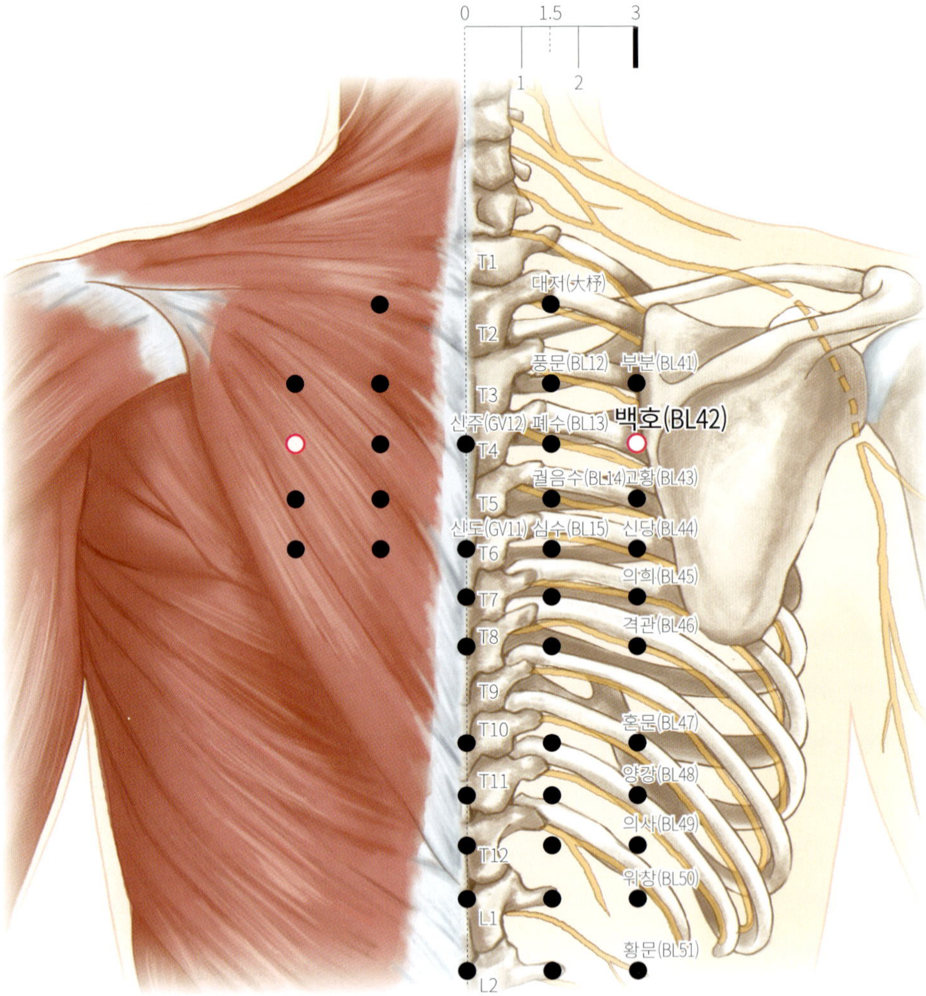

1. 혈명

【의의】 魄은 肺魄를, 戶는 門戶를 뜻하며, 본 혈이 肺兪의 양방에 위치함을 의미함

2. 혈위 근거

① 從附分下行第三椎下, 去脊中各三寸半, 正坐取之.『金鑑』

② 直附分下, 三椎下兩旁相去脊各三寸, 正坐取之.『大成』

3. 부위 및 취혈

① 위쪽등부위, 셋째등뼈가시돌기(spinous process of the 3rd thoracic vertebra) 아래모서리와 같은 높이, 뒤정중선에서 가쪽으로 3촌

② 신주(身柱, GV12), 폐수(肺兪, BL13)와 같은 높이에 위치

· 身柱(GV12) ←1.5寸→ 肺兪(BL13) ←1.5寸→ 魄戶(BL42)

【근육】 등세모근(僧帽筋, trapezius m.), 어깨올림근(肩胛擧筋, levator scapulae m.), 작은마름근(小稜形筋, rhomboideus minor m.), 위뒤톱니근(上後鋸筋, serra- tus posterior superior m.), 엉덩갈비근(腸肋筋, iliocostalis m.)

【신경】 셋째 가슴신경의 뒷가지(第3胸神經의 後枝, posterior br. of the 3rd thoracic n.), 등쪽어깨신경(背側肩胛神經, dorsal scapular n.)

【혈관】 가로목동맥(頸橫動脈, transverse cervical a.), 셋째 뒤갈비사이동 · 정맥(第3後肋間動 · 靜脈, the 3rd posterior intercostal a. & v.), 어깨위동 · 정맥(肩胛上動 · 靜脈, suprascapular a. & v.)

【침법】
- 직자 0.3~0.5촌
- 사자 0.5~1촌(下斜方)
- 宜久留鍼(『銅人鍼灸腧穴圖經』)

【뜸법】
- 艾炷灸 7~15장
- 溫灸 20~30분

4. 응용

개요

① 주치 : 본 혈은 肺兪의 근방에 위치하고, 肺는 魄을 藏하므로 주로 肺疾에 사용되며, 본 혈을 자침하면 宣肺平喘할 수 있음

② 혈성 : 肅降肺氣 滋陰淸肺 止咳平喘 舒筋活絡

임상 해설

① 肺兪의 보조혈 : 肺癆[156], 咳喘, 嘔吐 등 慢性消耗性 질환에 사용

② 肺氣不足으로 인한 膝蓋痛(痿症), 項背髆痛에 사용

[156] 肺癆 : 虛勞, 勞瘵, 勞漸, 勞瘵, 勞症으로도 불리며 現在의 肺結核과 유사함.

주요 질환 응용

① 肺部 病症[肺兪와 평행 – 肺兪 작용 보조 : 通肺氣, 止喘咳, 補虛勞 작용]
- 虛勞肺痿, 喘息咳逆, 背膊痛 → 모두 風邪, 火邪, 寒邪에 의한 것인데, 자침하여 泄하거나 灸하여 溫하게 하는데 모두 표증에 해당하는 것임[157)]
- 治虛勞(肺結核 등)의 要穴(常配 膏肓)『百症賦』

배혈

- 配 氣舍(淸肺化痰) : 淸肺, 止咳 작용 강화 → 咳嗽氣喘, 肺癆, 盜汗 등에 활용
- 配 膏肓兪(補腎納氣) : 滋陰平喘의 機能 강화 → 肺癆, 骨蒸潮熱, 盜汗, 咳喘 등을 主治
- 配 中府 : 肺寒熱, 呼吸不得臥, 咳逆上氣, 嘔沫喘氣相追逐『千金方』
- 配 膏肓(灸) : 勞瘵傳尸『百症賦』
- 配 天容, 廉泉, 氣舍, 譩譆, 扶突 : 咳逆上氣, 喘息嘔沫, 齒噤『千金方』
- 配 肺兪, 中府, 膻中, 尺澤 : 咳嗽哮喘『簡編』

※ 기타문헌

"肩髆間急 淒厥惡寒 魄戶主之." "項背通引頸 魄戶主之." "咳逆上氣 魄戶及氣舍主之." "嘔吐煩滿 魄戶主之."『甲乙經』

"魄戶:主背膊痛 虛勞肺痿 三屍走疰 項强急不得回顧 喘息咳逆 嘔吐煩滿."『大成』

※ 참고

- 본 혈은 위치상 董氏奇穴 가운데 三金(包括金斗, 金吉, 金陵三穴 : 金斗, 金吉, 金陵三穴分別位於第三四五椎外開三寸處, 相當於膀胱經之魄戶 膏肓 神堂穴) 부근에 해당함

157) 此症, 皆風邪, 火邪, 寒邪所致, 或鍼以泄之, 或灸以溫之, 俱宜表之也.『經穴解』

BL43 고황 (膏肓, Gohwang)

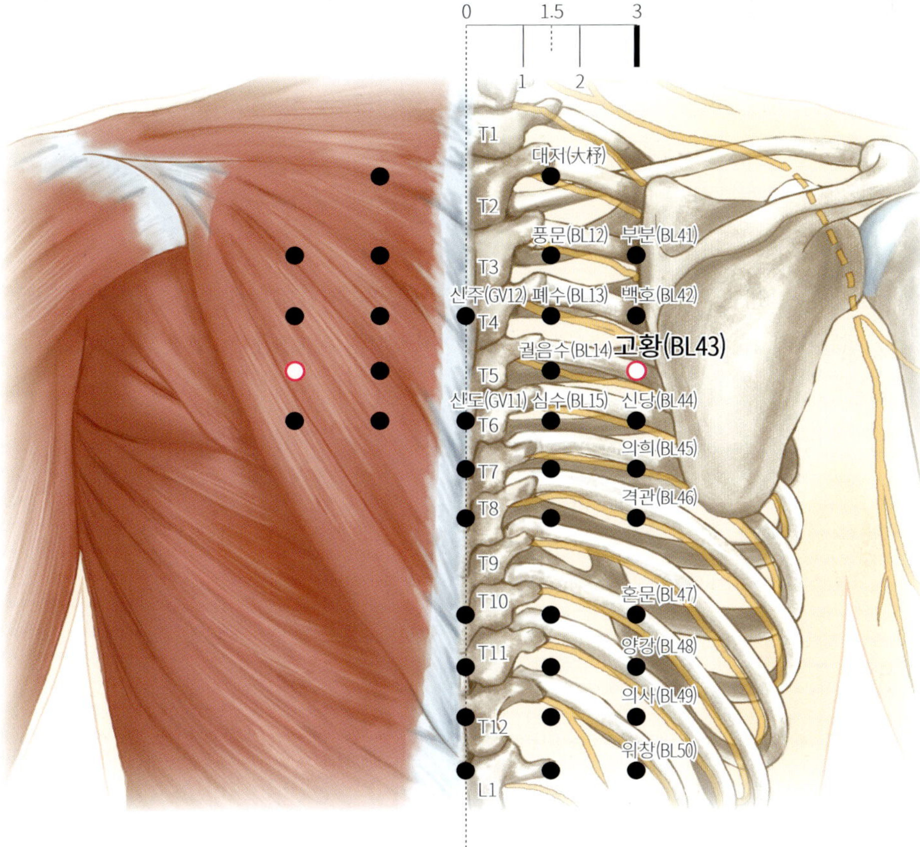

1. 혈명

【의의】膏는 心下膈上을, 肓은 肓膜을 뜻하며, 본 혈이 心下膈上에 위치하여 肓膜의 氣가 輸注하는 곳이라는 의미

【異名】膏肓兪

2. 혈위 근거

① 從魄戶下行第四椎下, 五椎上, 此穴居中, 去脊中各三寸半, 正坐曲脊取之.『金鑑』

② 四椎下一分, 五椎上二分, 兩旁相去脊各三寸, 四肋三間, 正坐屈脊, 伸兩手以臂着膝前令端直, 手大指與膝頭齊, 以物支肘, 毋令搖動取之.『大成』

3. 부위 및 취혈

① 위쪽등부위, 넷째등뼈가시돌기(spinous process of the 4th thoracic vertebra) 아래모서리와 같은 높이, 뒤정중선에서 가쪽으로 3촌

②. 궐음수(厥陰兪, BL14)와 같은 높이에 위치
· 제4흉추극돌기下 ←1.5촌→ 厥陰兪(BL14) ←1.5촌→ 膏肓(BL43)

【근육】 등세모근(僧帽筋, trapezius m.), 큰마름근(大稜形筋, rhomboideus major m.), 엉덩갈비근(腸肋筋, iliocostalis m.)

【신경】 넷째 가슴신경의 뒷가지(第4胸神經의 後枝, posterior br. of the 4th thoracic n.), 등쪽어깨신경(背側肩胛神經, dorsal scapular n.)

【혈관】 가로목동맥(頸橫動脈, transverse cervical a.), 넷째 뒤갈비사이동·정맥(第4後肋間動·靜脈, the 4th posterior intercostal a. & v.), 어깨위동·정맥(肩胛上動·靜脈, suprascapular a. & v.)

【침법】 ■ 직자 0.3~0.5촌
■ 사자 0.3~0.8촌(背側에서 前外傍을 향하거나 肩胛骨下를 향해 자입)
■ 不宜深刺

【뜸법】 ■ 艾炷灸 7~15장
■ 溫灸 20~50분

4. 응용

개요

① 주치 : 본 혈은 구병허손 등의 허로로 인한 제반 병증을 주치함
※ 膏肓이 久病虛損, 虛勞를 主治 하는 이유
i) 본 혈이 魄戶穴과 神堂穴 사이에 있어서 肺의 主氣와 心의 主血하는 기능을 도와 본 혈이 心肺氣血 교환의 樞紐가 됨은 것과 足太陽膀胱經의 主表 機能은 이를 도움으로써 氣血을 잘 생성하게 하고 운행하게 하여 補虛 작용을 발휘하게 함
ii) 본 혈 작용상 益氣補虛, 寧心安神작용이 강함. 古籍에는 본 혈에 灸를 千壯까지 하고 足三里에 灸하여 引血下行시키면 虛火上泛, 上焦作熱이 治療됨이고 함
② 혈성 : 益陰淸心 止咳定喘 補肺健脾 益氣補虛 治勞益損 寧心培腎

임상 해설

① 만성소모성 질환에 활용되며 심폐질환의 진단점이 됨 : 强壯작용을 나타내어 萬病通治, 起死回生 작용을 발휘
i) 久病으로 인한 신체쇠약, 五勞七傷, 諸虛百損, 盜汗夢精 등을 치료함
ii) 협심증으로 인한 흉통, 동맥경화로 인한 제반 병증을 치료
iii) 폐암에 효과 : 肺兪, 膏肓兪에 隔蒜灸를 많이 함

iv) 소모성 폐질환(폐결핵), 기관지염에 灸法을 사용(多多益善) : 병이 이미 중증에 이른 경우 肺兪보다 膏肓을 활용(火膿이 생길 정도로 灸함). 대개 감기를 제외한 모든 폐병에 폐의 募穴이 中府이지만 膏肓을 사용

v) 養生穴로 사용(灸之無疾不愈)함 : 만성수족냉증에 효과

☞ 養生穴(灸) : 氣海 關元 中에서 擇 1穴, 膏肓, 足三里

② 급만성 眼 질환에 유효 : 膏肓에서 견중수(SI15)로 沿皮 透刺함(清明術)

③ 大橫穴(SP15) 강자극으로 인한 부작용(手臂不擧), 腹部에 충격이 심하여 팔을 움직이는데 지장이 있는 경우에 回生穴로 유효

주요 질환 응용

① 허손병[宣通理肺, 益氣補虛 작용 强. 灸法-强壯, 補虛勞『玉龍歌』/ 灸治百病『靈光賦』/ 一般 慢性病治療의 常用穴]

i) 補虛潤肺 : 위치상 魄戶와 神堂사이에 위치 → 心主血, 肺主氣의 機能 회복 ∴ 通調心肺, 益氣補虛 작용 발휘 → 諸虛勞損 治療

ii) 補虛益髓(健腦) : 補虛 작용이 있어서 精을 보충하는 작용이 强한 穴로서 陰精의 耗損으로 인한 肺癆, 骨蒸潮熱, 盜汗, 咳喘 등을 치료 (津液이 손상되면 결국은 精이 고갈되게 됨)

· 羸瘦虛損, 骨蒸, 夢中失精, 上氣咳逆, 發熱健忘, 痰病 → 무릇 羸瘦虛損은 心血 손상 때문이니, 心血이 상하면 神明이 主하는 바가 없게 되고, 脾腎이 그 化生하는 氣機를 잃어 음식을 통한 영양작용을 잃어 매일 점점 羸瘦하여 百病이 生하니, 그러므로 骨蒸虛損의 증상은 본 혈을 灸해야 나을 수 있으며, 또한 足陽明 胃經의 足三里를 자침하고 본 혈에 灸하면 引血下行, 淸心絶欲하여 허손 질병이 治癒됨[158)]

· 本穴灸後, 再灸足三里 : 火氣下行 效果.『扁鵲心書』

---

158) 凡羸瘦虛損之症, 其始也, 無不從心血傷起, 心血傷而神明無主, 則脾腎失其化生之機, 飮食不爲脂膏, 日漸羸瘦, 而百病生矣. 故骨蒸虛損之症, 莫不以灸此穴而愈.『經穴解』

배혈

- 配 魄戶(滋陰淸肺 止咳平喘) : 滋陰平喘의 機能 강화 → 肺癆, 骨蒸潮熱, 盜汗, 咳喘 등을
- 配 陶道, 身柱, 肺兪 : 虛損五勞七傷『乾坤生意』
- 配 大椎, 曲池, 氣海, 關元, 足三里 : 氣虛血虛體弱形瘦
- 配 肺兪, 膻中, 足三里 : 哮喘
- 配 足三里 : 骨蒸癆熱

※ 기타문헌

"主治諸虛百損 五勞七傷 身形羸瘦 夢遺失精."『金鑑』

"膏肓兪無所不治 主羸瘦虛損 夢中失精 上氣咳逆 狂或忘誤."『千金方』

"膏肓主陽氣虧弱 諸虛痼冷 夢遺 上氣呃逆膈噎 狂惑忘誤百病. 取穴 須令患人就床平坐 曲膝齊胸 以兩手 圍其足膝使胛骨 開離 勿令動搖 以指按四椎微下一分 五椎微上二分 點墨記之 卽以墨平畵 相去六寸許 四肋三間胛骨之裏 肋間空處 容側指許 摩膂肉之表筋骨空處 按之 患者 覺牽引胸戶 中手指痺 卽眞穴也. 灸至百壯千壯 灸後覺氣壅盛 可灸氣海及足三里 瀉火實下 灸後令人陽盛 當消息 以自保養不可縱慾."『入門』

"膏肓兪:主無所不療 羸瘦 虛損 傳尸骨蒸 夢中失精 上氣咳逆 發狂 健忘 痰病."『大成』

BL44 신당 (神堂, Sindang)

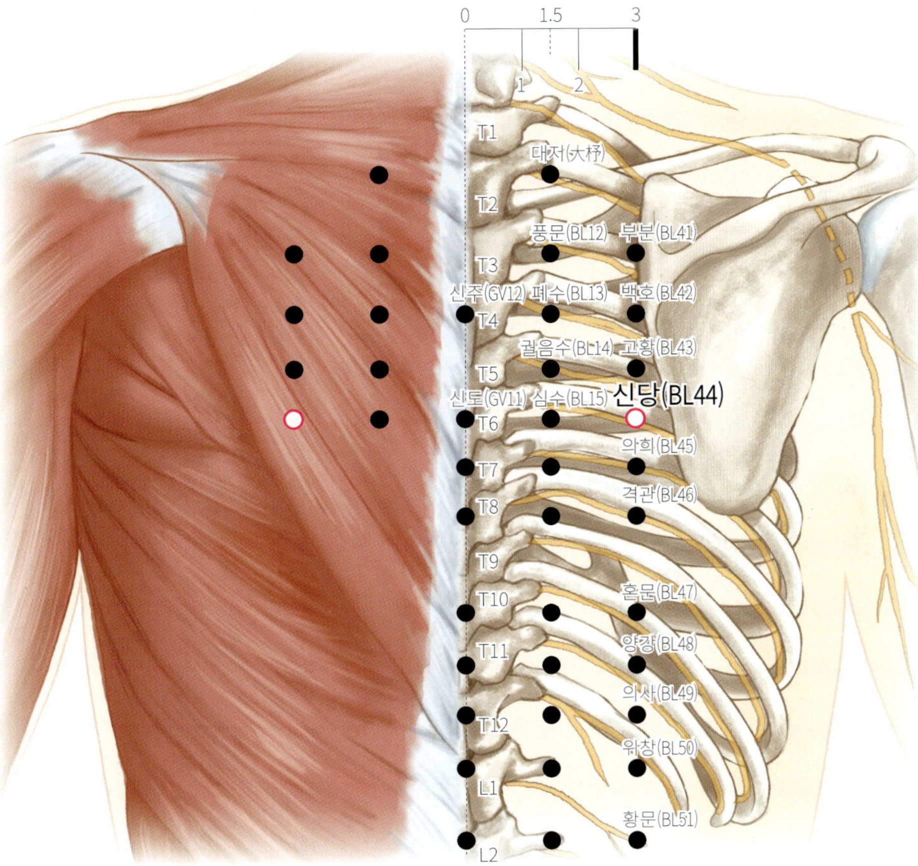

1. 혈명

【의의】 神은 神明을, 堂은 堂殿을 뜻하며, 본 혈이 心兪 양방에 위치하여 應心하고 心臟질환을 주치한다는 의미

2. 혈위 근거

① 從膏肓下行第五椎下, 去脊中各三寸半, 正坐取之.『金鑑』

② 五椎下兩旁相去脊各三寸陷中, 正坐取之『大成』

3. 부위 및 취혈

① 위쪽등부위, 다섯째등뼈가시돌기(spinous process of the 5th thoracic vertebra) 아래모서리와 같은 높이, 뒤정중선에서 가쪽으로 3촌

② 신도(神道, GV11), 심수(心兪, BL15)와 같은 높이에 위치
· 神道(GV11) ←1.5寸→ 心兪(BL15) ←1.5寸→ 神堂(BL44) ⟷天宗(SI11)

【근육】 등세모근(僧帽筋, trapezius m.), 큰마름근(大稜形筋, rhomboideus major m.), 엉덩갈비근(腸肋筋, iliocostalis m.)

【신경】 다섯째 가슴신경의 뒷가지(第5胸神經의 後枝, posterior br. of the 5th thoracic n.), 등쪽어깨신경(背側肩胛神經, dorsal scapular n.)

【혈관】 가로목동맥(頸橫動脈, transverse cervical a.), 다섯째 뒤갈비사이동·정맥(第5後肋間動·靜脈, the 5th posterior intercostal a. & v.), 어깨위동·정맥(肩胛上動·靜脈, suprascapular a. & v.)

【침법】 ■ 직자 0.3~0.5촌
■ 사자 0.5~0.8촌(向外사자)

【뜸법】 ■ 艾炷灸 5~10장
■ 溫灸 5~10분

4. 응용

개요

① 주치 : 본 혈이 心兪의 근방에 위치하고 心은 神을 藏하므로 心疾에 주로 이용되며, 본 혈에 자침하면 安神寬胸함
② 혈성 : 寬胸理氣 寧心定喘

임상 해설

· 膀胱經 第1線과 동일하게 神堂(BL44)~肓門(BL51)의 제2선의 혈위들은 해당 장부의 병증을 주치함
① 心兪의 보조혈로 심장 질환으로 인한 제반 병증을 주치 : 심장 이상 시 먼저 膻中穴에 압통이 나타나며 다음으로 心兪穴, 神堂穴, 天宗穴 부위에 반응이 있음
i) 협심증(配 心兪, 內關)
ii) 胸痛, 胸悶(先刺出血 少澤 後隨證選穴)
iii) 정신질환(心藏神)
② 근위취혈로 肩腰背强痛에 사용 : 무리한 운동으로 발생하는 頸椎·胸椎關節病變으로 인한 배통에 사용

주요 질환 응용

① 胸中氣失調 병증[心兪와 평행하여 心氣를 調理하므로 胸部 병증을 주치함]

· 胸滿 → 肺氣가 逆한 것이며, 본 혈과 폐와 가까우므로 본 혈로 肺氣를 泄함[159)]

· 氣逆上攻 → 肝氣, 衝脈, 胃氣와 관련이 있으니, 본 혈을 泄하여 그 氣를 散함[160)]

· 時噫 → 때때로 噫한 것으로 氣에 病이 있는 것이니, 본 혈을 泄하여 胸中의 滯를 散함[161)]

② 腰脊病[太陽主表와 通痺止痛 작용에 의함 … 胸背强急 등을 主治]

· 腰脊背强急 → 이는 太陽經과 督脈에 寒邪가 적중한 증이며, 본 혈이 背에 있으므로 본 혈을 灸하여 風寒邪를 제거함[162)]

※ 기타문헌

"肩痛胸腹滿 淒厥 脊背急强 神堂主之."『甲乙經』

"神堂: 主腰背脊强急不可俯仰 洒淅寒熱 胸滿氣逆上攻 時噫."『大成』

159) 此症, 肺氣逆也, 穴與肺近, 宜取此穴以泄肺氣.『經穴解』

160) 此症, 有肝氣焉, 有衝脈焉, 有胃氣焉, 泄之以散其氣.『經穴解』

161) 此症, 尙未常噫, 乃氣病也, 泄之以散胸中之滯.『經穴解』

162) 此太陽經及督經中寒之症也, 而本穴所處部分正在背, 故宜灸此穴以去風寒.『經穴解』

BL45 의희 (譩譆, Uihui)

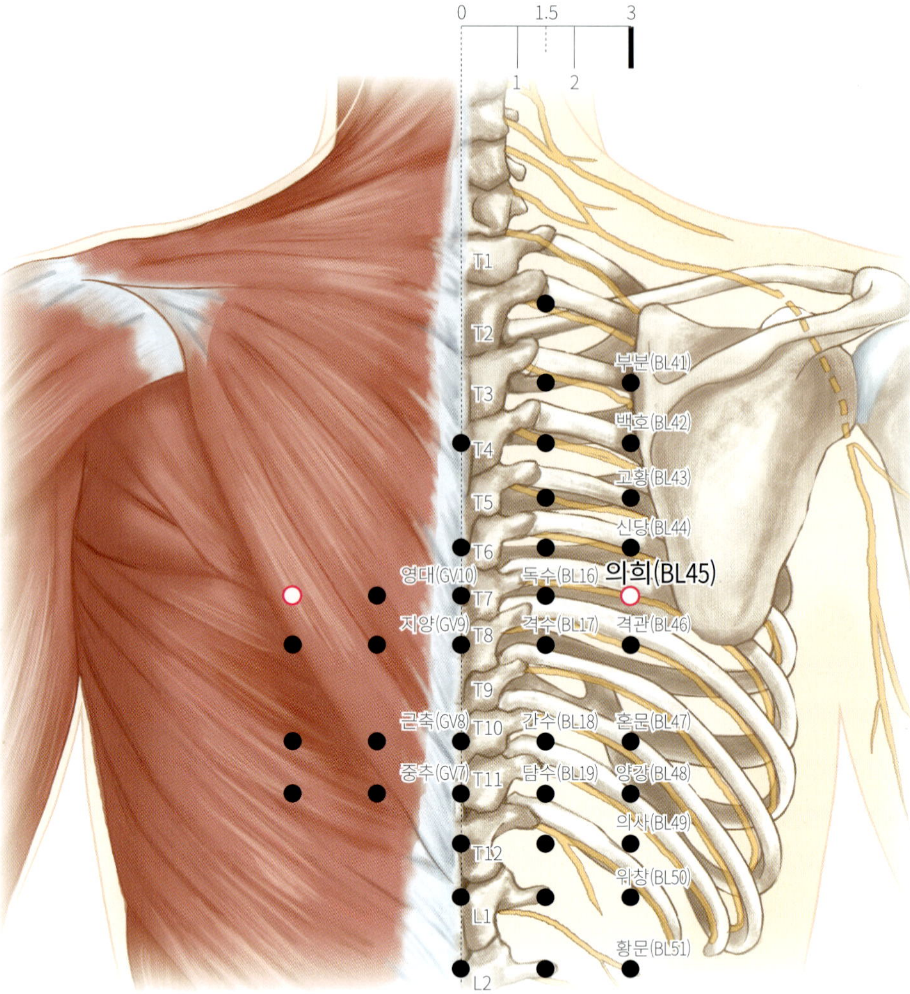

1. 혈명

【의의】譩는 嘆聲을, 譆는 病聲를 뜻하며, 본 혈을 按壓하거나 刺鍼時 歎息聲을 發함을 의미. 手指로 重按하면 患者가 '이히, 이히' 함이고 하여 譩譆로 명명

【異名】噫嘻, 五胠兪

2. 혈위 근거

① 從神堂下到第六椎下, 去脊中 各三寸半, 正坐取之. 譩譆穴也, 以手重按病人呼譩譆, 是其穴處, 蓋咽其痛也.『金鑑』

② 肩髆內廉, 俠六椎下兩旁相去脊 各三寸, 正坐取之. 以手重按, 病人言「譩譆」, 譩譆應手.『大成』

3. 부위 및 취혈

① 위쪽등부위, 여섯째등뼈가시돌기(spinous process of the 6th thoracic vertebra)아래모서리와 같은 높이, 뒤정중선(posterior median line)에서 가쪽으로 3촌

② 영대(靈臺, GV10), 독수(督兪, BL16)와 같은 높이에 위치

· 靈臺(GV10) ←1.5寸→ 督兪(BL16) ←1.5寸→ 譩譆(BL45)

【근육】 등세모근(僧帽筋, trapezius m.), 큰마름근(大稜形筋, rhomboideus major m.), 엉덩갈비근(腸肋筋, iliocostalis m.)

【신경】 여섯째 가슴신경의 뒷가지(第6胸神經의 後枝, posterior br. of the 6th thoracic n.), 등쪽어깨신경(背側肩胛神經, dorsal scapular n.)

【혈관】 가로목동맥(頸橫動脈, transverse cervical a.), 여섯째 뒤갈비사이동 · 정맥(第6後肋間動 · 靜脈, the 6th posterior intercostal a. & v.), 어깨위동 · 정맥(肩胛上動 · 靜脈, suprascapular a. & v.)

【침법】 ■ 직자 0.3~0.5촌
■ 사자 0.5~1촌(向外사자)

【뜸법】 ■ 艾炷灸 3~7장
■ 溫灸 10~30분

4. 응용

개요

① 주치 : 본 혈은 足太陽膀胱經의 脈氣가 所發하는 곳이며,『素問 · 骨空論』에 "治大風汗出, 胗絡季脇, 引少腹而痛脹"이라 함.

② 혈성 : 理氣止痛 淸熱宣肺

임상 해설

① 폐병변으로 인한 이상음(異常音)을 확인할 수 있는 부위

② 흉배통, 호흡곤란, 구토 등에 사용

주요 질환 응용

① 熱性 병증

[본 혈은 督兪와 평행 … 陽氣虧虛, 氣血의 淸頭不營으로 인한 眩暈, 熱病 등을 주치]

· 腹脹氣眩, 小兒食時頭痛, 五心熱 → 脾氣가 舒하지 못하면 腹이 脹하는데, 본 혈을 취하는 것은 氣를 위로 散하기 위함이며, 소아가 먹지 않으면 두통이 발생하지 않고 먹으면 발생하는 것은 곧 熱이 위로 떠오르는 것이므로 본 혈을 泄하여 위로 떠오른 熱을 散함으로써 치료함. 脾는 四末을 主하는데, 양손의 가운데, 양발의 가운데 그리고 心中에 熱이 있는 것을 五心煩熱이라고 하며, 본 혈을 泄하여 胸心의 氣를 散하면 熱이 解消됨[163)]

② 肺部 병증[肺氣와 通함 → 肺氣를 宣通시켜 止咳平喘케 함]

· 背悶氣滿, 胸中痛, 引腰背腋抱, 脇痛 → 肺의 氣가 逆한 것이니, 본 혈을 瀉함[164)]

· 衄血, 喘逆 → 衄은 肺에 熱이 있는 것인데, 본 혈이 肺에 가깝기 때문에 본 혈을 취하여 肺火를 泄하며, 喘逆은 肺氣가 滯한 것이니 본 혈을 취하여 滯한 肺氣를 通하게 함[165)]

배혈

· 配 上星, 天牖. 風池 : 胕腫『甲乙經』
· 配 然谷 : 痓互引身熱『甲乙經』
· 配 支正, 小海 : 風瘧, 風症『千金方』
· 配 上星, 天牖, 風池 : 熱病汗不出『甲乙經』
· 配 承靈, 風池, 風門, 後谿 : 鼻衄, 窒, 喘息不通『千金方』
· 配 膈兪, 京門, 尺澤 : 肩背寒痓『千金方』
· 配 天容, 廉泉, 魄戶, 意舍, 扶突 : 咳逆上氣, 喘息嘔沫, 齒噤『千金方』

※ 기타문헌

"大風汗出 灸譩譆 譩譆在背下俠脊傍三寸所 厭之令病者呼譩譆 譩譆應手…眇絡季脇 引少腹而痛脹 刺譩譆."『素問 · 骨空論』

163) 脾氣不舒, 則腹爲之脹, 取此穴者, 令氣上散也. 不食則不頭痛, 食則痛, 乃熱越在上也, 宜泄之以散上越之熱. 脾主四末, 兩手心, 兩足心及心中熱, 謂五心熱, 泄之以散胸心之氣, 而熱自息.『經穴解』

164) 此症, 皆肺氣之逆也, 宜泄此穴.『經穴解』

165) 衄者, 肺之火也, 此穴近肺, 取之以泄肺火. 喘逆, 肺氣滯也, 取此穴以通肺氣.『經穴解』

"喘逆鼽衄肩甲內廉痛不可俯仰 眇季脇引少腹而痛脹譩譆主之." "咳逆上氣噫嘻主之." "大風汗出 膈兪主之 又譩譆主之." "小兒食晦[166]頭痛 譩譆主之." "痓互引身熱 然谷譩譆主之." "面胕腫上星主之 先取譩譆 後取天牖風池主之." "風眩善嘔煩滿 神庭主之. 如顔青者上星主之 取上星者先取譩譆 後取天牖風池." "癲疾 上星主之, 先取噫嘻 後取天牖風池." "目中痛不能視 上星主之, 先取譩譆 後取天牖風池." "鼻鼽衄 上星主之 先取譩譆 後取天牖風池."『甲乙經』

"噫譆主諸瘧 久瘧 眼暗. 凡五臟瘧 灸五臟兪."『入門』

"譩譆: 主大風汗不出 勞損不得臥 溫瘧寒瘧 背悶氣滿 腹脹氣眩 胸中痛引腰背 腋拘脇痛 目眩 目痛 鼻衄 喘逆 臂膊內廉痛 不得俯仰 小兒食時頭痛 五心熱."『大成』

[166] 食晦(식회) : 嗜臥, 食多身瘦 名曰食晦 *晦(회) : 그믐, 어둠, 밤, 깜깜함.

BL46 격관 (膈關, Gyeokgwan)

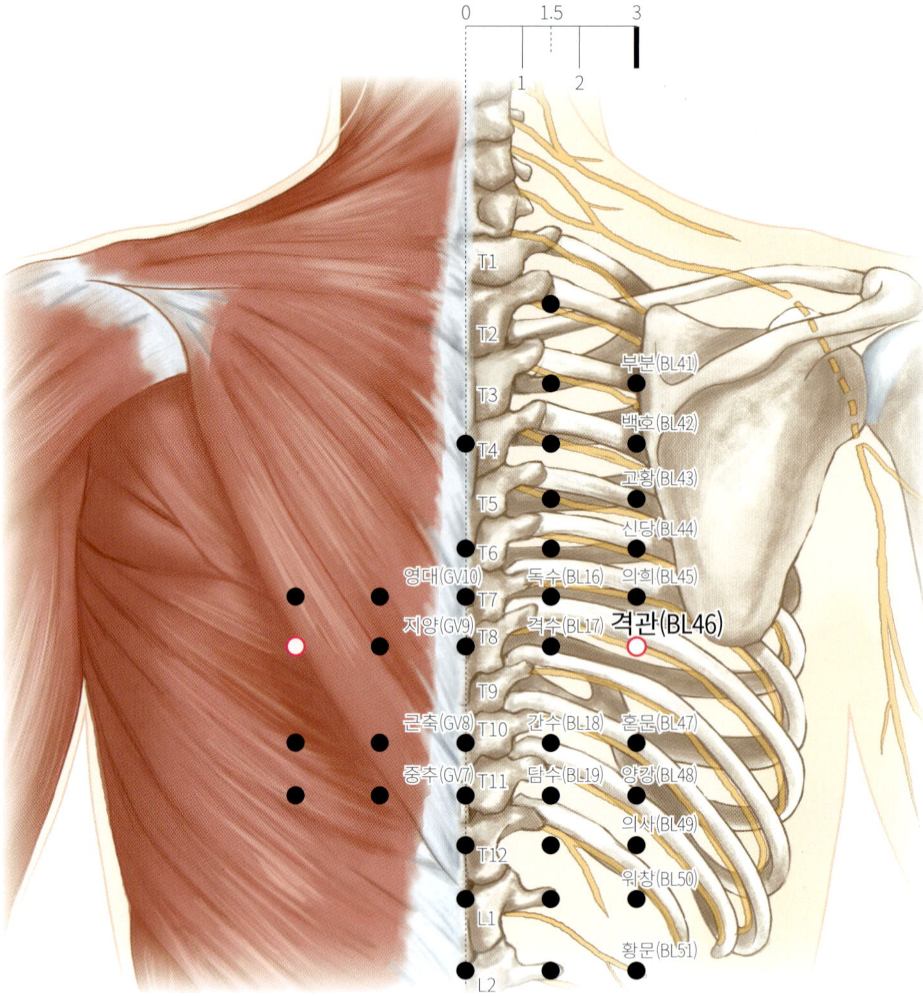

1. 혈명

【의의】膈은 橫膈을, 關은 關內를 뜻하며, 본 혈이 膈兪 양방에 위치하여 應胸膈하고 橫膈 질환을 주치하므로 명명

2. 혈위 근거

① 從譩譆下行第七椎下, 去脊中各三寸半陷中, 正坐開肩取之.『金鑑』

② 七椎下兩旁相去脊各三寸陷中, 正坐開臂取之.『大成』

3. 부위 및 취혈

① 위쪽등부위, 일곱째등뼈가시돌기(spinous process of the 7th thoracic vertebra)아래모서리와 같은 높이, 뒤정중선에서 가쪽으로 3촌

② 지양(至陽, GV9), 격수(膈兪, BL17)와 같은 높이에 위치

· 至陽(GV9) ←1.5寸→ 膈兪(BL17) ←1.5寸→ 膈關(BL46)

【근육】 넓은등근(廣背筋, latissimus dorsi m.), 엉덩갈비근(腸肋筋, iliocostalis m.), 등허리근막(腰背筋膜, fascia lumbodorsalis)

【신경】 일곱째 가슴신경의 뒷가지(第7胸神經의 後枝, posterior br. of the 7th thoracic n.)

【혈관】 어깨밑동·정맥(肩胛下動·靜脈, subscapular a.), 일곱째 뒤갈비사이동·정맥(第7後肋間動·靜脈, the 7th posterior intercostal a. & v.)

【침법】 ■ 직자 0.3~0.5촌

■ 사자 0.5~0.8촌(向下사자)

【뜸법】 ■ 艾炷灸 3~7장

■ 溫灸 5~20분

4. 응용

개요

① 주치 :

· 본 혈은 呃逆, 膈膜의 모든 질병을 주치하고, 본 혈을 灸鍼하면 능히 降逆, 利氣寬胸하며, 본 혈은 膈兪 작용을 돕는 효능이 있음

· 膈關 : 膈兪의 血 조절 작용을 보조하는 역할도 있음

② 혈성 : 寬胸降氣 順氣和胃

임상 해설

① 膈兪의 보조혈로 血로 인한 제반 질환(鼻衄, 胃出血)에 사용

② 횡격막 제반 병증을 치료

i) 飮食不化로 인해 생기는 胸中滿感을 치료

ii) 소화기계 질환(위하수, 구토, 소화불량, 장염)에 사용 : 체했을 때 등을 두드리는 부위(膈兪, 膈關)에 해당함

주요 질환 응용

① 膈中 痰으로 인한 병증[膈兪 傍으로 橫膈膜 가까이에 위치 → 和胃降逆 작용 발휘 : 食不下, 噯氣, 嘔吐 등에 활용]

· 飮食不下, 嘔吐多涎唾 → 飮食이 不下하는 증은 모두 胃에 해당하며, 膈中에 痰이 있어서 胃에 음식물이 오래 머물면 乾滯하여 음식이 不下하게 되니, 본 혈을 취하여 치료[167)]

· 膈의 기능 : 至陽, 膈兪, 膈關은 和胃降逆의 의미가 있으며, 調氣(肺主氣) 작용, 消化 작용을 도울 수 있음(膈은 특성상 자주 上逆되거나, 疏通不利가 발생될 수 있음)

② 二便病

· 大便不節, 小便黃 → 肺는 大腸과 相通하고 心은 小腸과 相通하는데, 이 둘은 모두 膈을 중심으로 上下에 있으며, 痰病이 있을 때에 본 혈을 취하는데, 이는 본 혈이 上下를 疏通시키는 작용을 발휘함에 의하며, 大便이 不節하면 補하고 小便이 黃하면 泄함[168)]

배혈

· 配 膈關, 秩邊, 京骨 : 背惡寒脊强, 難以俯仰 · · · 大便不節, 小便黃『千金方』
· 配 神道, 脊中, 腰兪, 長强, 大杼, 水分, 脾兪, 小腸兪, 膀胱兪 : 腰脊急强『千金方』

※ 기타문헌

"此亦血會 刺五分 灸五壯 治諸血病."『經穴圖考』
"鬲關:主背痛惡寒 脊强俯仰難 食飮不下 嘔噦多涎唾 胸中噎悶 大便不節 小便黃."『大成』

167) 飮食不下之症, 皆知責胃, 而不知膈中有痰, 環胃久而乾滯, 則飮食不下矣.『經穴解』
168) 肺通大腸, 心通小腸, 二者 皆在膈心之上下, 有痰病責之, 上下之關, 不節者補, 黃者則泄.『經穴解』

BL47 혼문 (魂門, Honmun)

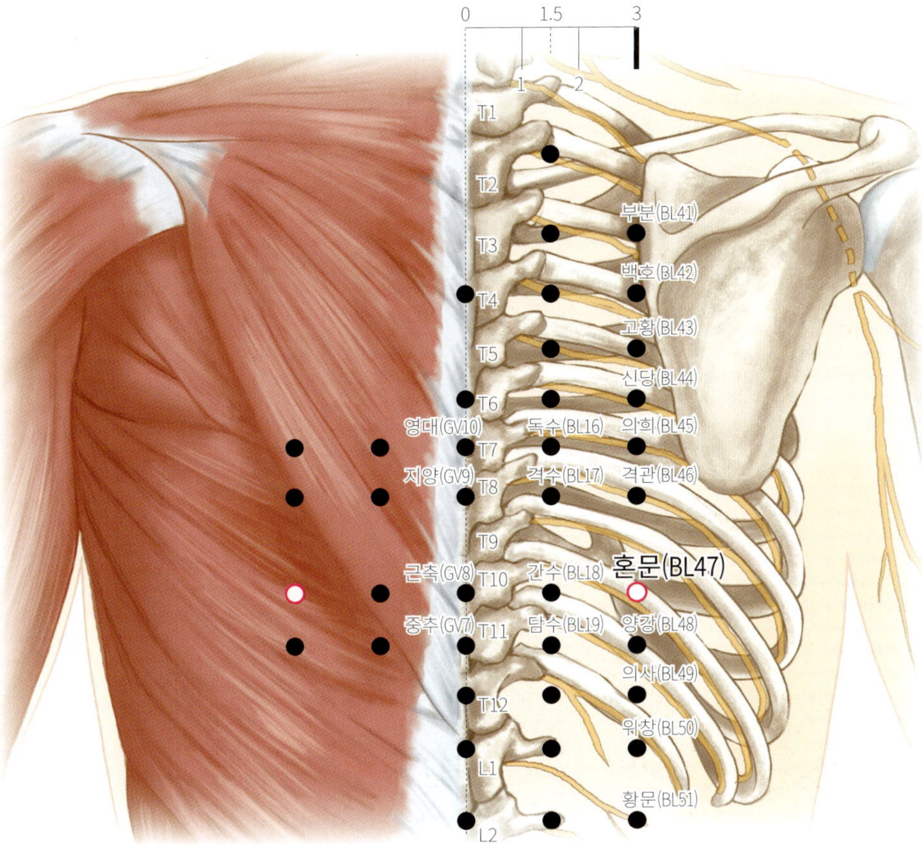

1. 혈명

【의의】 魂은 肝魂을, 門은 門戶를 뜻하며, 肝兪의 양방에 위치하여 應肝하고, 肝臟 질환을 주치함을 의미

2. 혈위 근거

① 以膈關下行第九椎下, 去脊中各 三寸半陷中, 正坐取之. 『金鑑』

② 九椎下兩旁相去脊各三寸陷中, 正坐取之. 『大成』

3. 부위 및 취혈

① 위쪽등부위, 아홉째등뼈가시돌기(spinous process of the 9th thoracic vertebra) 아래모서리와 같은 높이, 뒤정중선에서 가쪽으로 3촌

② 근축(筋縮, GV8), 간수(肝兪, BL18)와 같은 높이에 위치

· 筋縮(GV8) ←1.5寸→ 肝兪(BL18) ←1.5寸→ 魂門(BL47)

【근육】 넓은등근(廣背筋, latissimus dorsi m.), 아래뒤톱니근(下後鋸筋, serratus posterior inferior m.), 엉덩갈비근(腸肋筋, iliocostalis m.)

【신경】 아홉째 가슴신경의 뒷가지(第9胸神經의 後枝, posterior br. of the 9th thoracic n.)

【혈관】 아홉째 뒤갈비사이동 · 정맥(第9後肋間動 · 靜脈, the 9th posterior intercostal a. & v.)

【침법】
- ■ 직자 0.3~0.5촌
- ■ 사자 0.5~1촌(向下사자)

【뜸법】
- ■ 艾炷灸 3~7장
- ■ 溫灸 5~30분

4. 응용

개요

① 주치 : 본 혈은 肝病, 脇痛脹滿을 주치하며, 鍼刺하면 理氣舒肝의 효능을 발휘함

② 혈성 : 疏肝解鬱 降逆和胃 舒筋活絡(肝主筋) 疏肝利逆, 和中健胃

임상 해설

① 肝兪의 보조혈로 사용 : 肝兪穴(BL18)이 보다 많이 사용

② 肝질환의 반응부위로서 肝과 관련한 병증을 치료(配 心門, 肝門, 腸門)

주요 질환 응용

① 肝과 유관한 병증[肝兪와 平行 ; 肝主筋, 肝主魂 → 筋攣背痛.『標幽賦』, 胸脇脹滿, 飮食不下, 腸鳴泄瀉 등을 치료 … 疏肝解鬱, 舒筋活絡 작용에 의함]

· 飮食不下, 腸鳴泄瀉 : 脾의 運化에 영향을 미친 것

· 胸背連心痛, 飮食不下 → 肝經의 分支는 期門을 따라 屬肝하고 그 別支는 膈을 貫하여 食竇의 바깥을 行하며, 本經은 체내에서 上部의 肺로 흐르고 下部의 中脘을 끼고 中焦(胃)에 注하고 있는데, 肝의 병 중에 肝肺干胃로 인한 것은 본 혈을 瀉함[169)]

169) 肝之支, 從期門屬肝處, 別貫膈, 行食竇之外, 本經之裏, 上注肺, 下行注中焦, 挾中脘之分, 故肝之病,有肝肺干胃者, 應泄此穴.『經穴解』

· 腹中雷鳴 → 肺는 一身의 氣를 主하고 肝氣가 有餘하면 肺에 上逆하니, 腹中의 氣가 反動하면 鳴하게 되며, 본 혈을 취하여 치료[170)]

· 大便不節, 小便赤黃 → 大便 小便은 모두 肺가 맡는데, 肝에도 그 책임이 있는 것은 肝이 아래에서 또한 그 일을 맡기 때문이니, 본 혈을 취함[171)]

· 屍厥走注(疰) → 魂과 서로 관계가 있으므로 본 혈을 취함[172)]

배혈

· 配 陽關 : 嘔吐不住多涎『千金方』

· 配 胃兪(消食化滯) : "胃冷食而難化, 魂門胃兪堪責"『百症賦』: 疏肝和胃 작용 강화 → 胸脇脹痛, 胃脘冷痛, 飮食不下에 활용

· 配 雲門, 中府, 隱白, 期門, 肺兪, 大陵 : 胸中痛『千金方』

※ 기타문헌

"胸脇脹滿背痛 惡風寒 飮食不下 嘔吐不留住 魂門主之."『甲乙經』

"魂門: 主屍厥走疰 胸背連心痛 食飮不下 腹中雷鳴 大便不節 小便赤黃."『大成』

"筋攣骨痛而補魂門."『標幽賦』

170) 肺主一身之氣者也, 肝氣有餘, 則亦能上逆於肺, 反動腹中之氣而鳴.『經穴解』

171) 大便, 小便皆肺之司也, 而責肝者, 以肝在下亦司者也, 故責之.『經穴解』

172) 此症, 與魂相關者也, 責此穴.『經穴解』

BL48 양강 (陽綱, Yanggang)

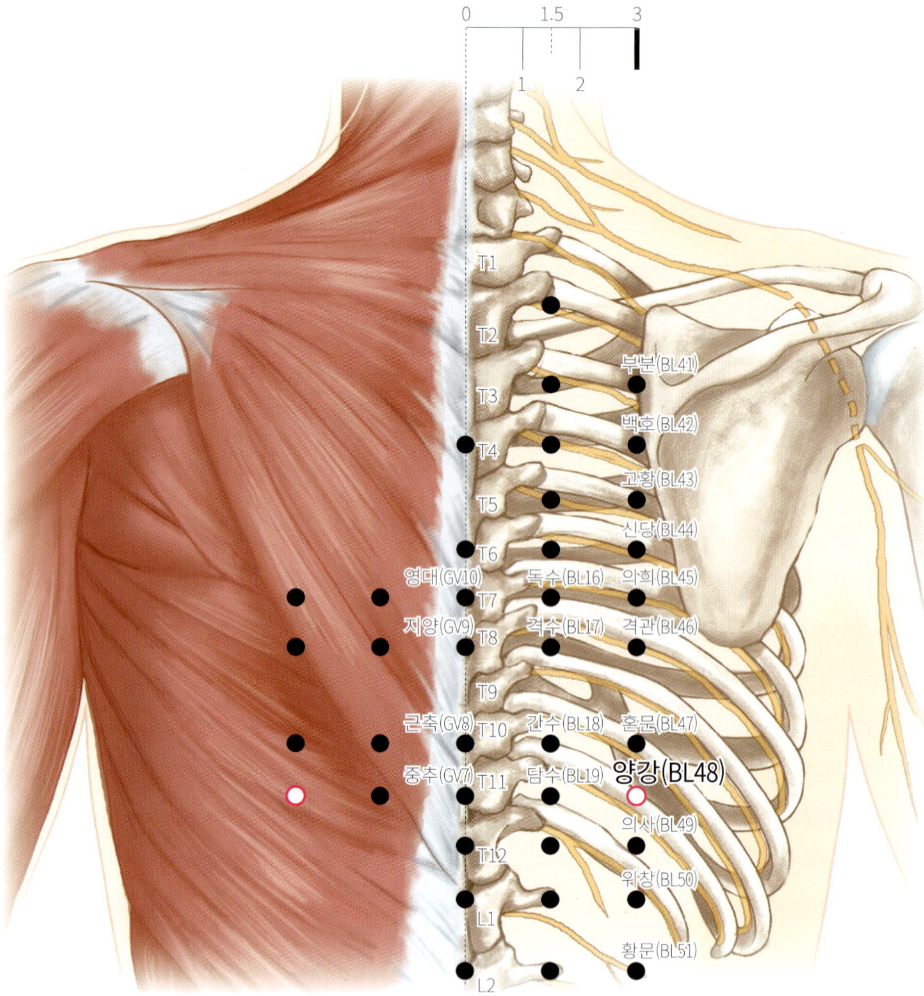

1. 혈명

【의의】陽은 陽氣를, 綱은 統領을 뜻하며, 본 혈의 위치상 膽兪의 양방으로 應膽하고, 膽은 甲木으로 少陽升發의 氣를 품어서 統領陽氣함을 의미

【異名】陽剛

2. 혈위 근거

① 以魂門下行第十椎下, 去脊中 各三寸半陷中, 正坐取之.『金鑑』

② 十椎下兩旁相去脊各三寸, 正坐濶肩取之.『大成』

3. 부위 및 취혈

① 위쪽등부위, 열째등뼈가시돌기(spinous process of the 10th thoracic vertebra) 아래모서리와 같은 높이, 뒤정중선에서 가쪽으로 3촌

② 중추(中樞, GV7), 담수(膽兪, BL19)와 같은 높이에 위치

· 中樞(GV7) ←1.5촌→ 膽兪(BL19) ←1.5촌→ 陽綱(BL48)

【근육】 넓은등근(廣背筋, latissimus dorsi m.), 아래뒤톱니근(下後鋸筋, serratus posterior inferior m.), 엉덩갈비근(腸肋筋, iliocostalis m.)

【신경】 열째 가슴신경의 뒷가지(第10胸神經의 後枝, posterior br. of the 10th thoracic n.)

【혈관】 열째 뒤갈비사이동 · 정맥(第10後肋間動 · 靜脈, the 10th posterior intercostal a. & v.)

【침법】 ■ 직자 0.3~0.5촌
■ 사자 0.5~1촌(向下사자)

【뜸법】 ■ 艾炷灸 3~7장
■ 溫灸 5~20분

4. 응용

개요

① 주치 : 본 혈은 膽兪의 清熱利胆을 돕는 효능이 있음

② 혈성 : 疏肝利膽 健脾化濕

임상 해설

① 일절의 肝膽 질환(간염, 담낭염, 황달, 腹滿 등)에 사용되며 담 질환의 반응점 : 담낭염에 膽兪보다 陽綱이 효과적임

☞ 췌장 질환 : 좌측 膽兪穴 부위에 반응이 많이 발현
간담 질환(담낭염, 담석증) : 우측 膽兪穴 부위에 반응이 강함. 右側肩背部로 방산통이 심하게 나타남

② 肝膽不調로 인한 소화기계 질환에 응용

주요 질환 응용

① 膽과 유관한 병증[膽兪와 平行 : 疏泄肝膽濕熱(疏肝利膽, 淸利濕熱 작용 발휘) − 少

陽火로 인한 病症에 활용 → 黃疸, 腹痛, 腸鳴에 활용]

· 腸鳴腹痛, 飮食不下 → 肝木이 旺盛하고 上焦의 氣가 虧하면 이러한 증이 발생하니, 본 혈을 취하여 肝木의 火를 瀉해야 함[173)]

· 小便赤澁, 腹脹身熱 → 下焦에 火熱이 있으면 小便赤澁, 腹脹身熱하므로 少陽의 火를 泄해야 하니, 본 혈을 취함[174)]

· 大便不節, 泄利黃赤, 不嗜食, 怠惰 → 大腸에 火가 있으면 泄利赤黃하고 오래되면 不嗜食 怠惰하니, 본 혈을 취하여 少陽의 火를 瀉해야 함[175)]

배혈

· 配 期門, 少府, 勞宮 : 飮食不下『千金方』

· 配 膽兪 : 目黃『百症賦』

· 配 大椎, 至陽, 肝兪, 脾兪, 足三里, 三陰交 : 身熱『簡編』

※ 기타문헌

"食飮不下 腹中雷鳴 大腸不節 小便赤黃 陽綱主之."『甲乙經』

"陽綱:主腸鳴腹痛 飮食不下 小便赤澁 腹脹身熱 大便不節 泄痢赤黃 不嗜食 怠惰."『大成』

173) 肝木旺而上氣虧, 遂有此症, 宜泄肝木之火.『經穴解』

174) 火熱於下焦, 而小便赤澁, 至於腹脹身熱, 宜泄少陽之火, 故責此穴.『經穴解』

175) 大腸有火, 泄利赤黃, 久則不嗜食 怠惰矣, 責此穴者, 泄少陽在下之火也.『經穴解』

BL49 의사 (意舍, Uisa)

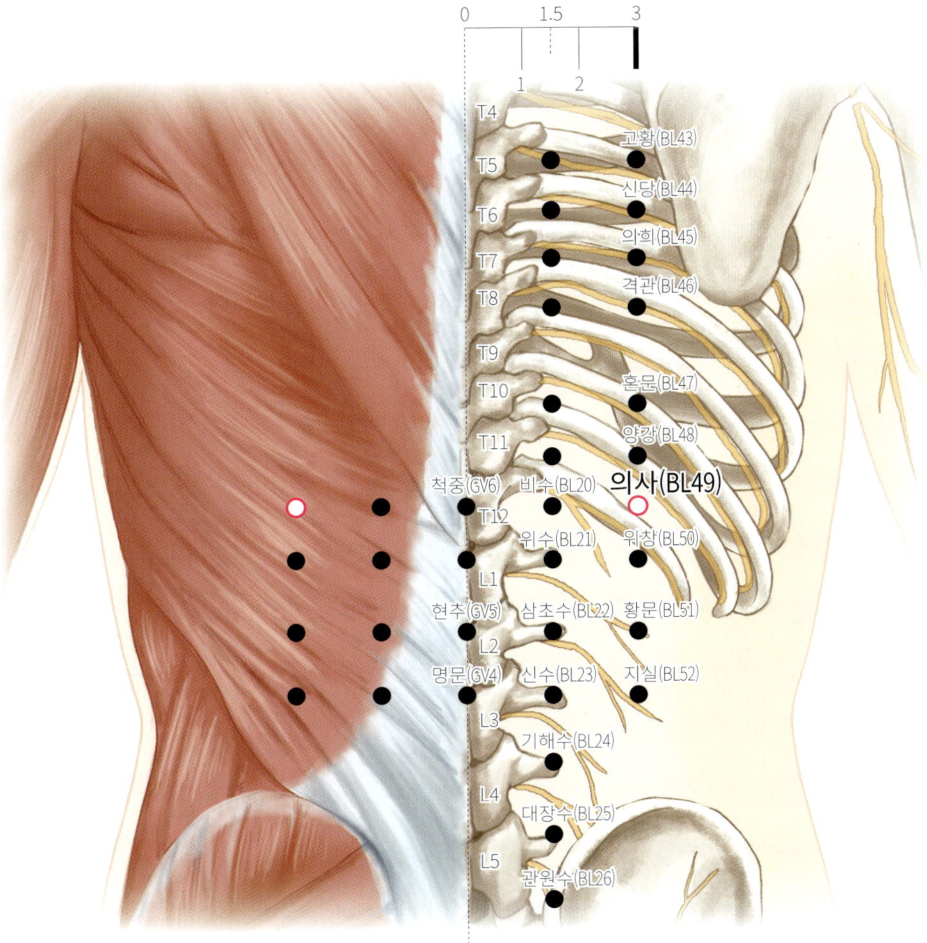

1. 혈명

【의의】 意는 意志를, 舍는 居處를 뜻하며, 즉 본 혈이 脾兪와 平行하며, 脾主意하므로 명명

2. 혈위 근거

① 從陽綱下行第十一椎下, 去脊中 各三寸半, 正坐取之. 『金鑑』

② 十一椎下兩旁相去脊各三寸, 正坐取之. 『大成』

3. 부위 및 취혈

① 등부위, 열한째등뼈가시돌기(spinous process of the 11th thoracic vertebra) 아래모서리와 같은 높이, 뒤정중선(posterior median line)에서 가쪽으로 3촌

② 척중(脊中, GV6), 비수(脾兪, BL20)와 같은 높이에 위치

· 脊中(GV6) ←1.5촌→ 脾兪(BL20) ←1.5촌→ 意舍(BL49)

【근육】 넓은등근(廣背筋, latissimus dorsi m.), 아래뒤톱니근(下後鋸筋, serratus posterior inferior m.), 엉덩갈비근(腸肋筋, iliocostalis m.)

【신경】 열한째 가슴신경의 뒷가지(第11胸神經의 後枝, posterior br. of the 11th thoracic n.)

【혈관】 열한째 뒤갈비사이동 · 정맥(第11後肋間動 · 靜脈, the 11th posterior intercostal a. & v.)

【침법】 ■ 직자 0.3~0.5촌 ■ 사자 0.5~1촌(向下사자)

【뜸법】 ■ 艾炷灸 3~7장 ■ 溫灸 5~30분

4. 응용

개요

① 주치 : 본 혈은 脾兪의 傍에 위치하고 있어서 脾氣의 住所하는 부분으로 脾病을 주치하는데 활용되며, 본 혈에 鍼刺하면 健脾理氣하는 효과를 발휘하며, 본 혈은 脾兪 작용을 돕는 효능이 있음

② 혈성 : 健脾利濕 和胃利膽

임상 해설

① 脾兪의 보조혈로 일절의 비위관련 질환에 사용

i) 위경련의 요혈임 : 급성소화기질환에 진정작용이 발휘

ii) 급만성위장염, 황달, 담석증, 위 · 십이지장궤양 등에 유효

② 당뇨병(中消)(配 脾兪, 脊中, 足三里)

주요 질환 응용

① 脾胃火로 인한 병증[脾兪와 平行(脾兪 작용을 도움) : 脾의 水濕運化 작용을 도움 → 疏泄濕熱, 健運脾陽 작용을 발휘함]

· 腹滿虛脹, 大便滑泄, 小便赤難, 飮食不下, 嘔吐消渴, 身熱目黃 → 전반부 병증은 胃中에 火가 심한 것이니, 본 혈을 泄하여 胃火를 淸하게 하고, 또한 나머지는 모두 胃의 濕熱이니 灸하여 燥하게 함[176)]

176) 此症爲胃中火甚, 宜泄此穴以淸胃火, 餘皆胃之濕熱也, 宜灸以燥之.『經穴解』

배혈

- 配 脾兪, 肺兪, 腎兪, 足三里, 太溪 : 消渴(糖尿病)
- 配 中府(宣胸利氣): 胸滿噎塞『百症賦』: 寬胸健脾消滯 작용을 강화 → 胸滿, 氣短, 腹脹에 활용
- 配 中膂兪 : 腎虛消渴, 汗不出, 腰脊不得俯仰, 腹脹脇痛『資生經』
- 配 三焦兪, 小腸兪, 下髎, 章門 : 腸鳴臚脹欲泄注『千金方』
- 配 承漿, 關衝, 然谷 : 消渴嗜食『千金方』

※ 기타문헌

"腹滿 臚脹 大便泄 意舍主之." "消渴身熱 面赤黃 意舍主之."『甲乙經』

"意舍主脇滿嘔吐."『入門』

"意舍:主腹滿虛脹 大便滑泄 小便赤黃 背痛 惡風寒 食飮不下 嘔吐消渴 身熱目黃."『大成』

BL50 위창 (胃倉, Wichang)

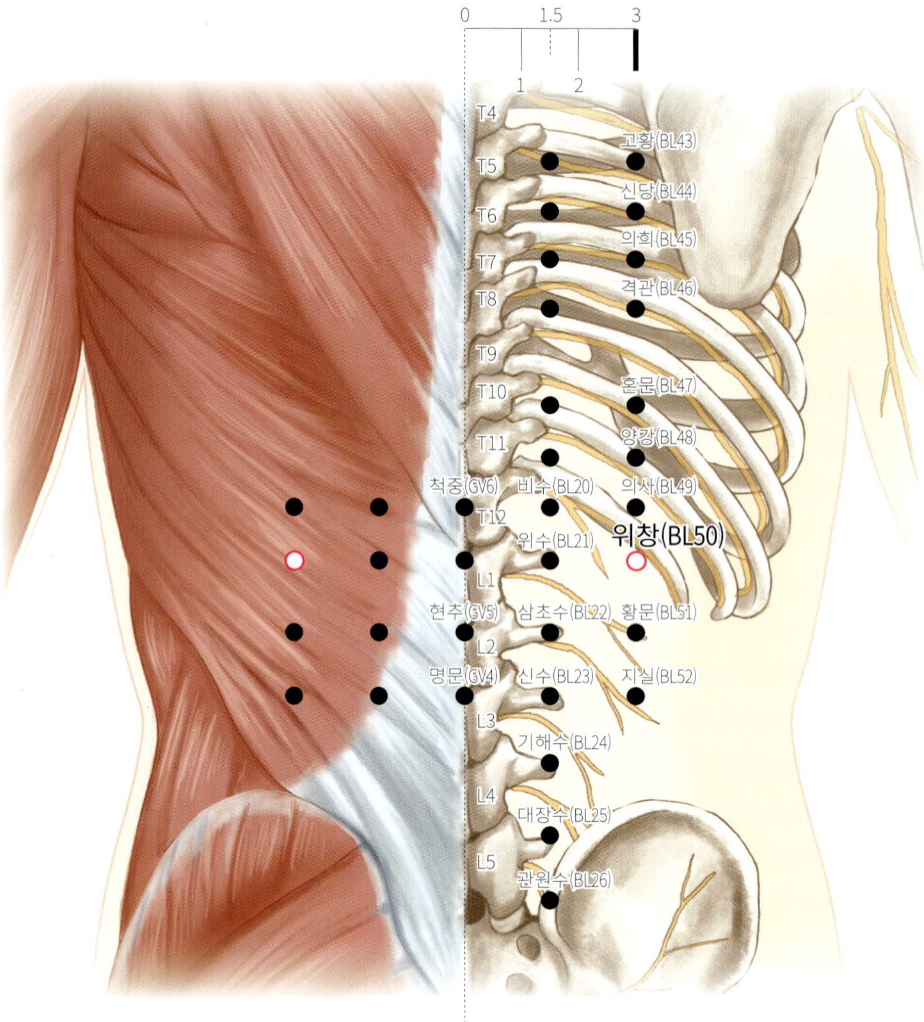

1. 혈명

【의의】 胃는 胃部를, 倉은 倉庫를 뜻하며, 胃의 倉庫라는 의미임

2. 혈위 근거

① 從意舍下行第十二椎下, 去脊中各三寸半, 正坐取之.『金鑑』

② 十二椎下兩旁相去脊各三寸, 正坐取之.『大成』

3. 부위 및 취혈

① 등 부위, 열두째등뼈가시돌기(spinous process of the 12th thoracic vertebra) 아래모서리와 같은 높이, 뒤정중선에서 가쪽으로 3촌

② 위수(胃兪, BL21)와 같은 높이에 위치

· 第12胸椎棘突下 ←1.5寸→ 胃兪(BL21) ←1.5寸→ 胃倉(BL50)

【근육】 넓은등근(廣背筋, latissimus dorsi m.), 아래뒤톱니근(下後鋸筋, serratus posterior inferior m.), 엉덩갈비근(腸肋筋, iliocostalis m.)

【신경】 열두째 가슴신경의 뒷가지(第12胸神經의 後枝, posterior br. of the 12th thoracic n.)

【혈관】 열두째 뒤갈비사이동·정맥(第12後肋間動·靜脈, the 12th posterior intercostal a. & v.)

【침법】 ■ 직자 0.3~0.6촌
■ 사자 0.5~1촌(向下사자)

【뜸법】 ■ 艾炷灸 3~7장
■ 溫灸 10~30분

4. 응용

개요

① 주치 : 본 혈은 胃氣가 所注하는 곳으로 胃疾, 納少不食에 대하여 본 혈에 자침하면 健脾强胃의 효력을 발휘하며, 본 혈은 胃兪 작용을 돕는 효능이 있음

② 혈성 : 消積導滯 理氣和胃化濕 健脾和胃

임상 해설

① 胃兪의 보조혈로 理氣和胃작용이 발휘되어 제반 소화기질환에 사용

i) 심한 腹痛, 胃痛, 食積에 사용되며 특히 위경련에 유효

ii) 담석산통 발작에 유효

② 당뇨병에 사용

주요 질환 응용

① 胃寒으로 인한 병증

[胃兪와 平行 : 理氣和胃 작용 → 胃痛, 腹脹, 食積 등 腸胃病에 활용]

· 腹滿虛脹, 水腫, 飮食不下 → 胃가 寒한 症이니, 灸하여 溫하게 함[177)]

② 水濕의 병증[腎兪, 膀胱兪 등 작용을 도와 水腫 등을 치료]

· 治水腫虛脹, 水食不消『普濟方』

배혈

· 配 意舍, 膈關 : 飮食不下『資生經』

· 配 脾兪, 胃兪, 內關, 足三里, 三陰交 : 胃痛, 腹脹, 腹痛『簡篇』

※ 기타문헌

"臚脹水腫 食飮不下 多寒 胃倉主之."『甲乙經』

"胃倉:主腹滿虛脹 水腫 食飮不下 惡寒 背脊痛不得俛仰."『大成』

177) 此症, 乃胃之寒也, 宜灸以溫之.『經穴解』

BL51 황문 (肓門, Hwangmun)

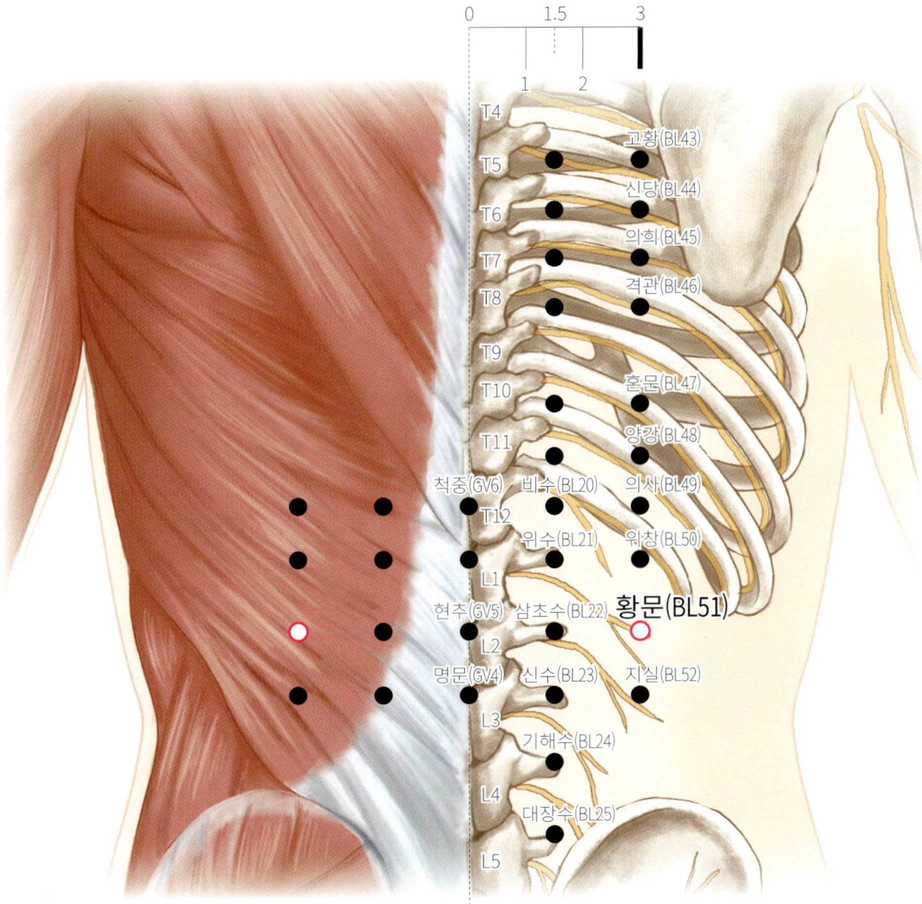

1. 혈명

【의의】肓은 肓膜을, 門은 門戶를 뜻함. 본 혈은 三焦兪 양방에 위치하여 應三焦하며, 三焦가 陽氣의 父되고 陽氣가 肓膜을 熏하므로 본 혈이 三焦 氣가 出入하는 門戶라는 의미

2. 혈위 근거

① 從胃倉下行第十三椎下, 去脊中各三寸半, 正坐取之.『金鑑』

② 十三椎下兩旁相去脊各三寸, 正坐取之.『大成』

3. 부위 및 취혈

① 허리부위, 첫째허리뼈가시돌기(spinous process of the 1st lumbar vertebra) 아래모서리와 같은 높이, 뒤정중선에서 가쪽으로 3촌

② 현추(懸樞, GV5), 삼초수(三焦兪, BL22)와 같은 높이에 위치

· 懸樞(GV5) ←1.5촌→ 三焦兪(BL22) ←1.5촌→ 肓門(BL51)

【근육】 넓은등근(廣背筋, latissimus dorsi m.), 엉덩갈비근(腸肋筋, iliocostalis m.)

【신경】 첫째 허리신경의 뒷가지(第1腰神經의 後枝, posterior br. of the 1st lumbar n.)

【혈관】 첫째 허리동·정맥의 뒷가지(第1腰動·靜脈, posterior br. of the 1st lumbar a. & v.)

【침법】 ■ 직자 0.3~0.6촌
■ 사자 1~1.5촌
■ 내부에 腎臟이 있으므로 禁深刺

【뜸법】 ■ 艾炷灸 5~10장
■ 溫灸 10~30분

4. 응용

개요

① 주치 : 본 혈은 三焦의 氣가 往來出入하는 곳으로 三焦의 제반 병증을 주치함. 즉 上焦의 氣機不暢으로 인한 乳疾, 胸悶, 中焦의 鬱滯로 인한 腹痛, 痞塊, 下焦의 積熱로 인한 便秘 등을 주치

② 혈성 : 理氣解鬱 淸熱消腫

임상 해설

① 三焦兪의 보조혈로 사용 : 痃癖·積聚, 婦人乳餘疾(Ⓖ 痞根)

② 제반 만성적인 장위질환에 유효

i) 通便작용이 있어 변비치료에 유효

ii) 위염과 위·십이지장궤양, 요통에도 응용되어 효과를 발휘

주요 질환 응용

① 氣滯로 인한 病症[上中下 三焦의 氣機鬱滯를 해소하는 작용 발휘 … 上腹痛, 便秘 등을 主治]

· 心下痛 → 氣가 膈上에 滯하면 心下痛이 있으니, 본 혈을 泄하여 膈上의 氣를 散함[178)]

178) 氣滯於膈上, 爲心下痛, 泄此穴以散膈上之氣. 『經穴解』

· 婦人乳疾 → 膈의 氣가 滯해서 발생한 경우 본 혈을 취하여 膈中의 滯를 散함[179)]

※ 기타문헌

"婦人乳餘疾 肓門主之." 『甲乙經』
"肓門: 主心下痛 大便堅 婦人乳疾." 『大成』

※ 참고

· 본 혈은 위치상 경외기혈 가운데 痞根(第1腰椎下 兩傍 各3.5寸. 肓門外傍 5分處) 부근에 해당함

179) 此症, 膈之氣滯亦有是症也, 取此穴以散膈中之滯. 『經穴解』

BL52 지실 (志室, Jisil)

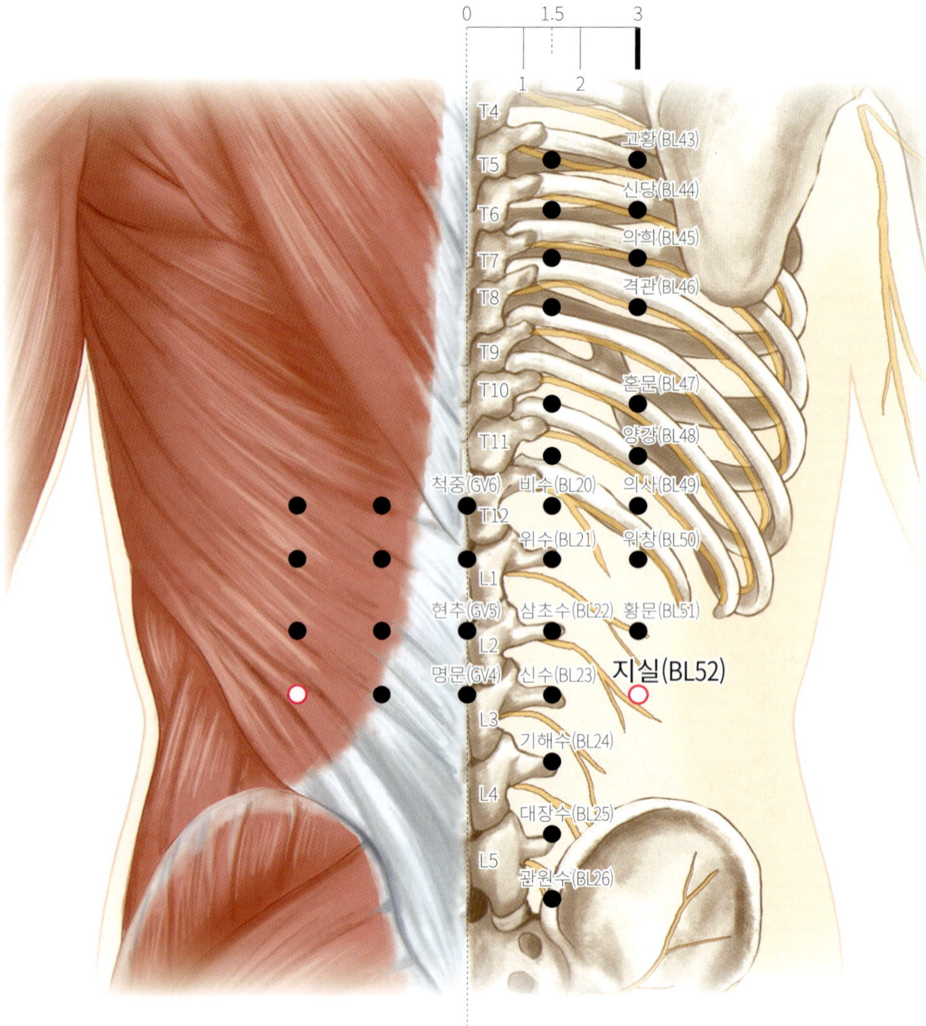

1. 혈명

【의의】志는 腎志를, 室은 居處를 뜻하며, 腎의 居處라는 의미

【異名】精宮

2. 혈위 근거

① 從肓門下行第十四椎下, 去脊中各三寸半陷中, 正坐取之.『金鑑』

② 十四椎下兩旁相去脊各三寸, 正坐取之.『大成』

3. 부위 및 취혈

① 허리부위, 둘째허리뼈가시돌기(spinous process of the 2nd lumbar vertebra) 아래모서리와 같은 높이, 뒤정중선에서 가쪽으로 3촌

② 명문(命門, GV4), 신수(腎兪, BL23)와 같은 높이에 위치

· 命門(GV4) ←1.5寸→ 腎兪(BL23) ←1.5寸→ 志室(BL52)

【근육】 넓은등근(廣背筋, latissimus dorsi m.), 엉덩갈비근(腸肋筋, iliocostalis m.)

【신경】 둘째 허리신경의 뒷가지(第2腰神經의 後枝, posterior br. of the 2nd lumbar n.)

【혈관】 둘째 허리동·정맥의 뒷가지(第2腰動·靜脈, posterior br. of the 2nd lumbar a. & v.)

【침법】 ■ 직자 0.5~1촌(禁深刺)

■ 사자 1~2촌

【뜸법】 ■ 艾炷灸 7~15장

■ 溫灸 10~30분

4. 응용

개요

① 주치 : 본 혈은 腎兪와 평행한 穴로서 腎兪를 도와 滋補腎陰, 淸利下焦濕熱 작용을 발휘하며, 또한 腎虛로 인한 失精夢遺, 記憶力減退 등의 병증을 주치함. 즉 본 혈에 자침하면 壯腎, 益精, 添髓할 수 있음(※ 命門, 腎兪, 志室 灸 → 補腎精)

② 혈성 : 益腎固精 淸熱利濕

임상 해설

① 腎臟 자체의 병변으로 인한 제반 증상의 반응점 및 치료혈임 : 腎兪와 同治이지만, 腎臟 자체의 병변으로 인한 病은 志室이 위주가 됨. 낙태수술을 많이 한 여성은 특히 압통이 심함

i) 신·방광, 비뇨생식기의 제반 질환을 주치

ⓐ 허로로 인한 浮腫, 水腫에 사용

ⓑ 신기능 저하로 생기는 소변곤란, 전립선비대증 등에 사용

ii) 신장하수(腎兪穴 쪽을 向해 사자(斜刺)함)

② 腎虛·腎虧로 인한 제반증상에 사용 : 본 혈은 일반적 灸法 외에 隔蒜灸·隔薑灸 등 溫補를 중심으로 하는 치료법을 사용

ⅰ) 요통, 특히 腎虛로 인한 요통에 주요 혈위 : 허리 아프면서 委中이 압통이 있거나 통증이 띠를 두른 듯이 좌우로 나타나는 증상(腎虛腰痛)에 반드시 사용

cf. ┌ 신허요통 : 통증이 좌우로 帶脈을 따라 발현됨
   └ 좌골신경통 : 통증이 다리를 따라 아래로 전달됨

ⅱ) 腎虛로 인한 복통설사(鷄鳴泄)(八味地黃湯)

ⅲ) 遺精을 치료(灸)

ⅳ) 신허요통의 경우 八味地黃湯加鹿茸 약침 사용

☞ 압통점에 따른 腎虛의 구분

- 腎兪에 압통이 심한 경우에는 腎水不足(腎陰虛)임 : 六味地黃丸
- 志室에 압통이 심한 경우에는 腎陽不足(腎陽虛)임 : 八味地黃丸(腎氣丸)

주요 질환 응용

① 腎 병증[滋補腎陰 작용 발휘 → 腎兪의 補腎滋陰 작용을 강화하며 遺精, 陽痿, 失精, 月經不調 등을 치료 / 益精添髓 작용 발휘 → 腎의 主骨生髓 작용 강화하며 健忘, 多夢 등을 치료]

· 夢遺失精 → 腎이 藏함을 잃은 것이므로 腎이 火가 있는지 없는지를 尺脈에서 살펴 그 虛實을 定한 후에 實한 경우에는 자침하여 泄하고 虛한 경우에는 火灸함[180)]

· 背痛脊强 → 腎虛症이니 灸하여 寒濕邪를 제거함[181)]

· 淋瀝 → 腎氣가 虛한 것이니, 灸하여 溫하게 함[182)]

② 소화계 병증[益腎, 溫腎 작용으로 脾陽을 돕는 것과 下焦氣機 조절 작용에 의함]

· 飮食不消, 腹滿 → 음식을 소화하는 것은 脾胃이며, 腎이 寒하면 飮食이 소화되기 힘드니 灸하여 溫하게 해야 함[183)]

· 霍亂 → 上下의 氣가 淆亂하여 정상기능이 실조된 것으로 본 혈을 泄하여 下焦의 氣運을 下降시키고 下焦의 氣運이 下降하면 上焦의 氣運이 정상기능을 회복하여 淆亂하지않게 됨[184)]

---

180) 此症, 腎失藏也, 然腎有無火者, 有有火者, 診其尺脈, 而定其虛實, 實則鍼泄, 虛則火灸.『經穴解』

181) 此症, 腎虛也, 宜灸之而去寒濕之邪.『經穴解』

182) 此症, 腎氣之虛, 宜灸以溫之.『經穴解』

183) 消飮食者, 脾胃也, 腎寒則食亦難消, 亦宜灸以溫之.『經穴解』

184) 此症, 乃上下之氣淆亂而 不順其正也, 宜泄之以降下氣, 下氣降則上氣順, 而不淆亂矣.『經穴解』

배혈

- 配 京門 : 腰痛脊急『千金方』
- 配 胞肓(利膀胱) : 陰痛下腫『資生經』– 益精止泄 消腫 작용 강화 → 遺精, 陰部痛症, 小便不利에 활용

※ 기타문헌

"腰痛脊急 脇中滿 小腹堅急 志室主之."『甲乙經』

"精宮 專主夢遺 十四椎下 各開三寸 灸七壯 效."『入門』

"志室:主陰腫陰痛 背痛 腰脊强直 俯仰不得 飮食不消 腹强直 夢遺失精 淋瀝 吐逆 兩脇急痛 霍亂."『大成』

BL53 포황 (胞肓, Pohwang)

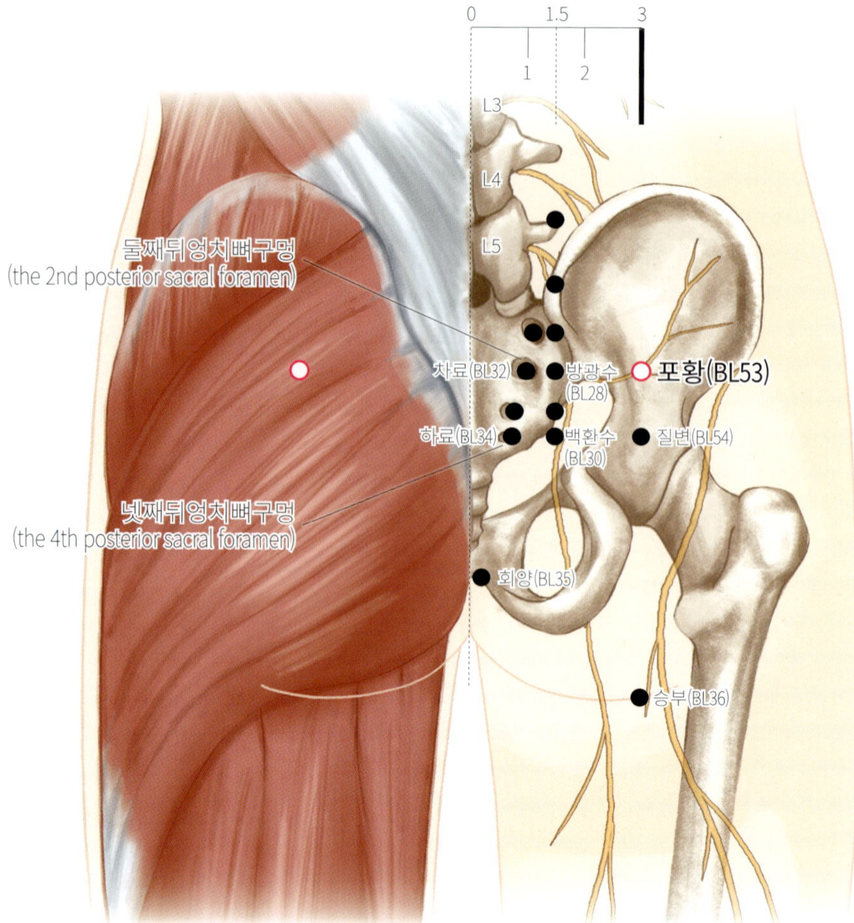

1. 혈명

【의의】 胞는 脬(포), 膀胱을, 肓은 膀胱의 脂膜을 뜻하며, 본 혈이 膀胱兪 양방에 위치함을 의미

2. 혈위 근거

① 從志室下行第十九椎下, 去脊中各三寸半, 正坐取之. 『金鑑』

② 十九椎下兩旁相去脊各三寸陷中, 伏而取之. 『大成』

3. 부위 및 취혈

① 엉덩이부위, 둘째뒤엉치뼈구멍(the 2nd posterior sacral foramen)과 같은 높이, 정중엉치뼈능선(median sacral crest)에서 가쪽으로 3촌

② 방광수(膀胱兪, BL28), 차료(次髎, BL32)와 같은 높이에 위치

· 第2仙推棘突下 ←9分→ 次髎(BL32) ←6分→ 膀胱兪(BL28) ←1.5寸→ 胞肓(BL53)

【근육】 큰볼기근(大臀筋, gluteus maximus m.)

【신경】 엉치신경의 뒷가지(薦骨神經의 後枝, posterior br. of sacral n.), 깊은층에는 위볼기신경(上臀神經, superior gluteal n.)

【혈관】 위볼기동 · 정맥(上臀動 · 靜脈, superior gluteal a. & v.)

【침법】 ■ 직자 0.5~1.5촌
■ 사자 1~2촌

【뜸법】 ■ 艾炷灸 3~7장
■ 溫灸 10~30분

4. 응용

개요

① 주치 : 본 혈은 膀胱兪의 行水道, 利小便을 돕는 효능이 있고, 癃閉, 不得小便에 활용

② 혈성 : 淸熱利濕 通降二便

임상 해설

① 방광 질환, 부인병, 남녀 생식기 질환에 관한 병증을 치료

i) 방광염, 배뇨장애(癃閉, 小便不利) 등에 사용

ii) 자궁염, 고환염, 전립선염 등에 효과가 있음 : 임신 시 압통이 있음

② 요척통, 좌골신경통에 사용 : 胞肓穴 바로 밑이 좌골신경이 모여 내려오는 곳이 됨. 좌골신경통에 하지방향으로 자침함

☞ 外胞肓穴 : 胞肓穴 外傍 1촌 부위로 좌골신경통 환자가 제일 통증을 많이 느끼는 곳임. 환자가 느끼지 못할 초기증세에도 누르면 예민한 통증이 있는 반응점으로 치료부위가 됨. 따라서 좌골신경통에 胞肓에 자침할 수 있다는 의미는 外胞肓穴을 의미함

주요 질환 응용

① 二便 病症[利膀胱 → 膀胱兪 옆에 위치하므로 膀胱의 기능을 調理하여 小便病을 주치함 / 理腸通腑 → 대장 가까이에 위치하므로 腸鳴, 便秘 등을 주치함]

· 不得大小便, 癃閉下腫 → 大小便은 방광이 主하는 바인데, 大小便이 閉한 것은 氣가 中焦에 滯한 것이고, 下腫한 것은 便이 閉한 것이니, 본 혈을 泄하여 滯氣를 通하게 함[185]

배혈

· 配 秩邊 : 癃閉下重不得小便『千金方』
· 配 腎兪, 關元, 次髎, 三陰交 : 尿失禁
· 配 肝兪 : 少腹滿『千金方』
· 配 次髎, 承筋 : 腰脊痛, 惡寒『千金方』

※ 기타문헌

"腰脊痛 惡風 少腹滿堅 癃閉下重 不得小便 胞肓主之."『甲乙經』
"秩邊 胞肓 主癃閉下重 大小便難."『千金方』
"胞肓:主腰脊急痛 食不消 腹堅急 腸鳴 淋瀝 不得大小便 癃閉下腫."『大成』

[185] 大小便乃膀胱所主, 大小便閉, 乃氣滯於中也, 下腫, 乃便閉之故也, 宜泄之以通滯氣.『經穴解』

BL54 질변 (秩邊 Jilbyeon, Zhibian)

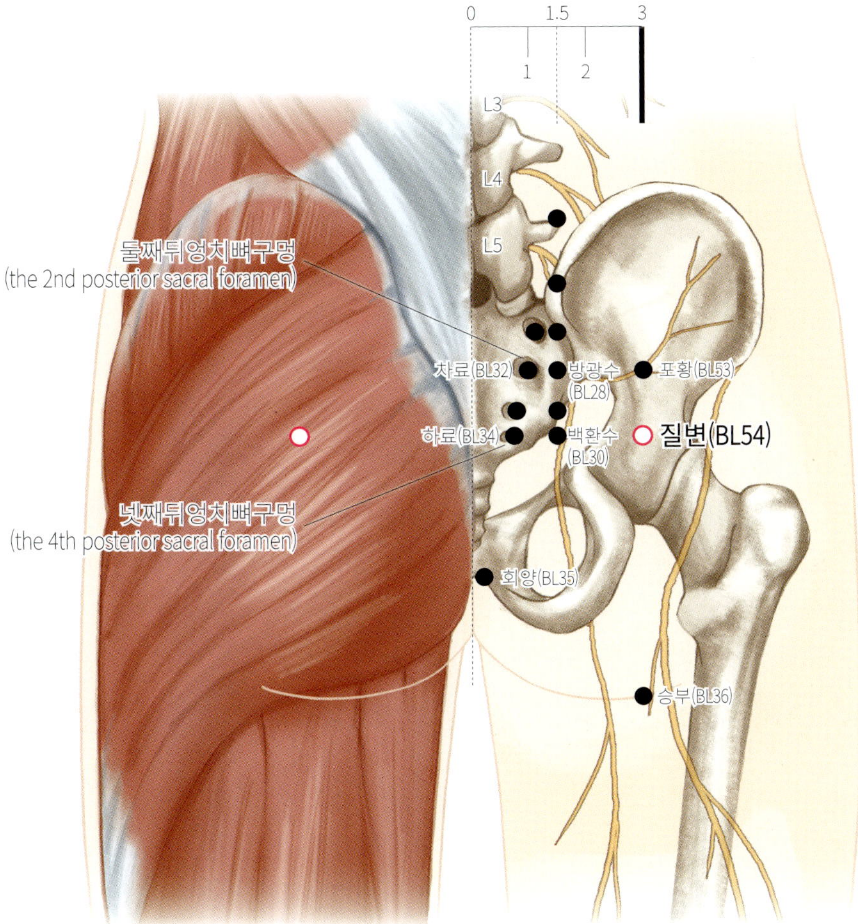

1. 혈명

【의의】 秩은 秩序를, 邊은 止境을 뜻하며, 足太陽經脈 背部諸穴이 秩序있게 배열된 상태로 본 혈이 膀胱經 第1, 2線의 마지막 穴이라는 의미

2. 혈위 근거

① 從胞肓下行第二十椎下, 去脊中各三寸半陷中, 伏坐取之. 『金鑑』

② 二十椎下兩旁相去脊各三寸陷中 伏取之. 『大成』

③ 在第二十一椎下, 양방各三寸陷者中. 『甲乙經』

④ 在二十一椎下, 去脊中各三寸半陷中, 伏而取之. 『圖翼』

3. 부위 및 취혈

① 엉덩이부위, 넷째뒤엉치뼈구멍(the 4th posterior sacral foramen)과 같은 높이, 뒤정중선에서 가쪽으로 3촌

② 백환수(白環兪, BL30), 하료(下髎, BL34)와 같은 높이에 위치, 엎드린자세에서, 엉치뼈틈새(천골열공, sacral hiatus)에서 가쪽으로 3촌에서 취혈

③ 제3천추 극돌기하 양방 3촌처 함중에 취함(『大成』, 『金鑑』)

④ 제4천추 극돌기하 양방 3촌처 함중에 취할 수 있음(『甲乙經』, 『圖翼』)

※ 둔부의 형상을 고려할 때 질변혈의 위치는 3천추하 혹은 4천추하 양방 3촌은 비슷한 위치에 해당함

· 제3仙推棘突下 ←8分→ 中髎(BL33) ←7分→ 中膂兪(BL29) ←1.5촌→ 秩邊(BL54)

【근육】 큰볼기근(大臀筋, gluteus maximus m.), 궁둥구멍근(梨狀筋, piriformis m.)

【신경】 엉치신경의 뒷가지(薦骨神經의 後枝, posterior br. of sacral n.), 깊은층에 아래볼기신경(下臀神經, inferior gluteal n.), 뒤넙다리피부신경(後大腿皮神經, posterior femoral cutaneous n.)

【혈관】 아래볼기동·정맥(下臀動·靜脈, inferior gluteal a. & v.)

【침법】
- 직자 0.5~1.5촌
- 사자 2~3촌
- 생식기질환 치료시는 내측을 향해 45°의 각도로 2~3촌 자입
- 항문질환 치료시는 내하방으로 약 45°의 각도로 2~3촌 자입
- 둔부근육의 피로·손상 치료 시 외측을 향해 環跳穴 쪽으로 透刺함

【뜸법】
- 艾炷灸 3~7장
- 溫灸 20~30분

4. 응용

개요

① 주치 : 본 혈은 足太陽膀胱經의 脈氣가 發하는 곳이며, 五痔腫痛, 腰痛骶寒, 俯仰困難의 질환 치료에 활용됨

② 혈성 : 淸利濕熱 消腫平痔 强健腰膝

임상 해설

① 제반 항문 관련질환을 주치
　ⅰ) 裏急後重의 활용
　ⅱ) 치질의 주요 혈위
② 요통, 좌골신경통에 사용

주요 질환 응용

① 肛門 및 小便病[足太陽膀胱經別이 항문으로 入하며, 본 혈은 항문 및 전음 가까이에 위치하므로 調腸利肛 및 通利小便 작용을 발휘]
· 五痔發腫, 小便赤 → 본 혈은 會陽穴, 長强穴에서부터 멀지 않은데, 이들 穴은 痔 치료에 요혈로서 痔腫에 취하며, 또한 小便赤은 下焦에 火가 있는 것으로 본 혈을 瀉함[186]

배혈

· 配 胞肓 : 癃閉下重, 大小便難『千金方』
· 配 膈關, 京骨 : 背惡寒痛, 脊强難以俛仰『千金方』

※ 기타문헌

"腰痛骶寒 俯仰急難 陰痛下重 不得小便 秩邊主之."『甲乙經』
"秩邊 胞肓 主癃閉下重大小便難."『千金方』
"秩邊: 主五痔發腫 小便赤 腰痛."『大成』

※ 참고

· 본 혈은 위치상 경외기혈 가운데 腸風(第2腰椎下 兩傍 各1寸處) 부근에 해당함

[186] 此穴去會陽, 長强不遠, 二穴皆治痔之要穴, 故痔之腫者, 亦責此穴. 小便赤, 下焦有火也, 泄之.『經穴解』

BL55 합양 (合陽, Habyang)

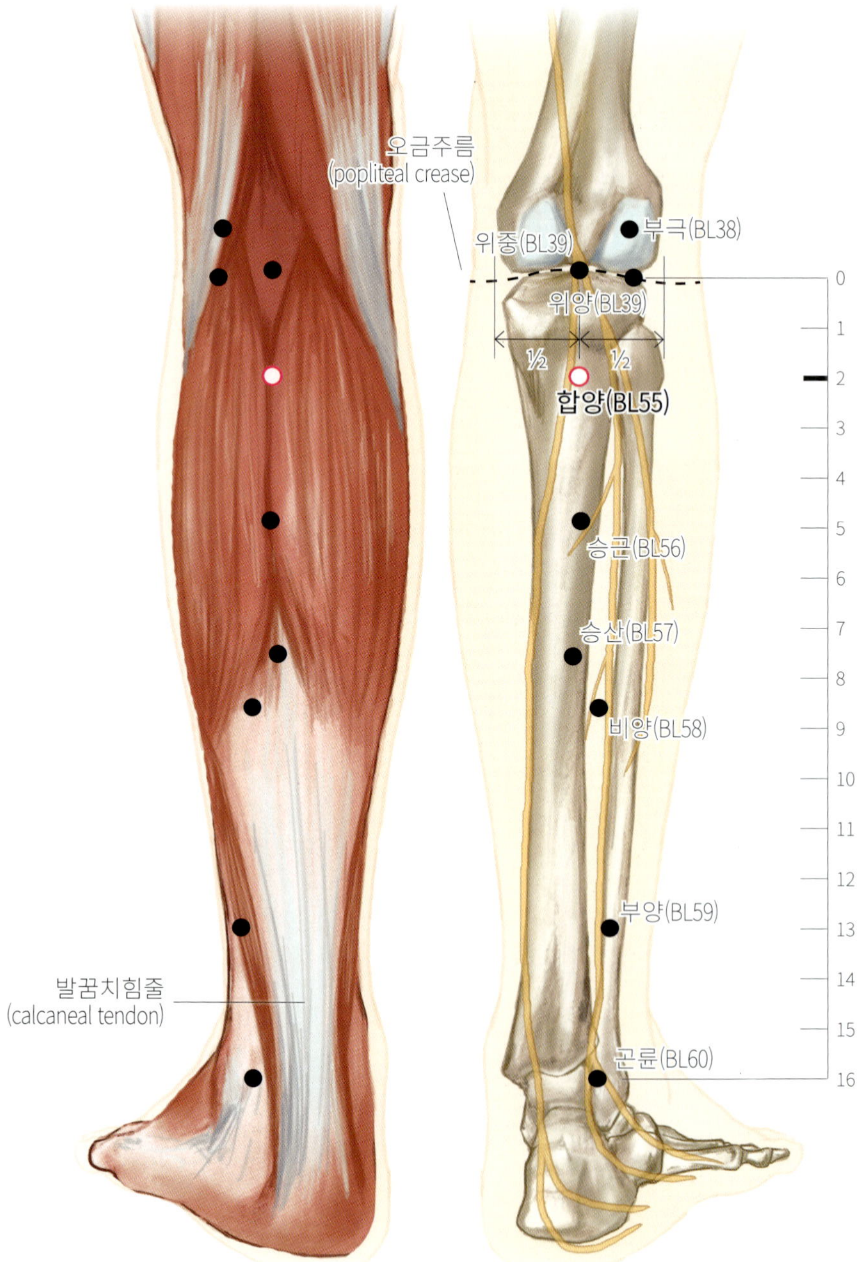

1. 혈명

【의의】合은 會合을, 陽은 小腿後上部를 뜻하며, 小腿後上部에서 腓腹筋二頭가 會合하고 膀胱經 第1線과 제2線이 會合함을 의미

2. 혈위 근거

① 從委中下行, 膝約紋下三寸.『金鑑』

② 膝約紋三寸.『大成』

3. 부위 및 취혈

① 종아리 뒤쪽면, 장딴지근(gastrocnemius m.) 가쪽갈래(lateral head)와 안쪽갈래(medial head)의 사이, 오금주름(popliteal crease)에서 먼쪽으로 2촌

② 위중(委中, BL40)과 승산(承山, BL57)을 연결하는 선위, 위중(BL40)에서 먼쪽으로 2촌에서 취혈

【근육】장딴지근(腓腹筋, gastrocnemius m.)

【신경】안쪽장딴지피부신경(內側腓腹皮神經, medial sural cutaneous n.), 정강신경(脛骨神經, tibial n.)

【혈관】뒤정강동・정맥(後脛骨動靜脈, posterior tibial a. & v.)

【침법】■ 직자 0.5~1촌
■ 사자 1~2촌

【뜸법】■ 艾炷灸 3~7장
■ 溫灸 5~20분

4. 응용

개요

① 주치 : 본 혈은 腰脊痛, 下肢疼痛, 麻木, 疝氣, 崩漏, 帶下 등의 병증에 사용할 수 있음

② 혈성 : 散寒導氣 調經止崩 利腰腿 調下焦 止漏泄

임상 해설

① 委中의 보조혈(委陽, 合陽)로 제반 출혈성 질환, 열성(風・濕熱)질환에 응용

ⅰ) 여성의 崩漏, 小便赤을 치료

ⅱ) 각종 치질, 대하, 자궁내막염에 효과

② 腰脊股腿膝脚 동통 질환을 치료 : 요통, 좌골신경통에 응용

주요 질환 응용

① 腰, 下肢痛 – 健腰腿[膀胱經氣를 通하게 하고 祛寒 작용을 발휘함으로서 腰, 下肢痛에 활용] … 委中의 보조 작용

· 腰脊强引腹痛(胻痠痛)→ 太陽과 腎이 서로 表裏이기에 太陽寒水의 邪氣가 腎에 넘쳐서 발생된 것이므로 본 혈을 泄하여 太陽, 少陰의 寒邪를 제거하고 또한 灸하여 溫하게 함[187)]

② 疝, 崩漏 – 理下焦[下焦를 調理하는 작용이 있어서 疝, 崩漏 등을 치료]

· 寒疝 → 肝病이며, 腎中에 寒邪가 있으면 반드시 이러한 病症이 발생되니, 灸하여 그 사기(邪氣)를 溫하게 함[188)]

· 女子崩中漏下 → 太陽經의 血이 下盛하고 氣가 아래로 脫하여 발생한 증이니, 본 혈을 灸하고, 補하여야 함[189)]

배혈

· 配 中極 : 癩疝崩中, 腹上下痛, 腸澼陰暴敗痛『千金方』

· 配 交信 : 女子少氣漏血, 無不交信合陽『百症賦』

※ 기타문헌

"跟厥膝急 腰脊痛引腹 簒陰股熱 陰暴痛 寒熱膝痠重 合陽主之."『甲乙經』

"合陽主腰脊痛引腹." "合陽主膝股重." "合陽 中郄主癩疝崩中腹上下痛 腸澼陰暴敗痛."『千金方』

"女子少氣漏血 無不交信合陽."『百症賦』

"合陽: 主腰脊强引腹痛 陰股熱 胻痠腫 步履難 寒疝陰偏痛 女子崩中帶下."『大成』

---

187) 此症, 太陽與腎相爲表裏, 此太陽寒水之邪溢於腎矣, 宜泄此穴 以去太陽, 少陰之寒邪, 而復灸以溫之.『經穴解』

188) 此症, 肝病也. 必腎中寒邪, 方有此症. 灸之以溫其邪.『經穴解』

189) 此症, 太陽之經血下盛, 氣脫於下, 而有此症, 宜灸此穴, 而復補之.『經穴解』

※ 참고 : 委中 ~ 崑崙 穴位 특성

i) 血行촉진 … 비복근과 정맥 사이 펌프작용

ii) 腰下肢 病症 … 筋(骨)의 痙攣性, 麻痺性 病症 완화(痙攣性 〉 麻痺性) → 筋肉이 앞쪽보다 뒤쪽에 많이 분포되어 있고, 氣血 疏通이 안되어 痙攣오는 것을 해소(舒筋活絡)

iii) 肛門部 病症 … 經別이 肛門部에 入→ 혈순환 촉진 → 理肛 → 痔疾, 痔瘡을 治

BL56 승근 (承筋, Seunggeun)

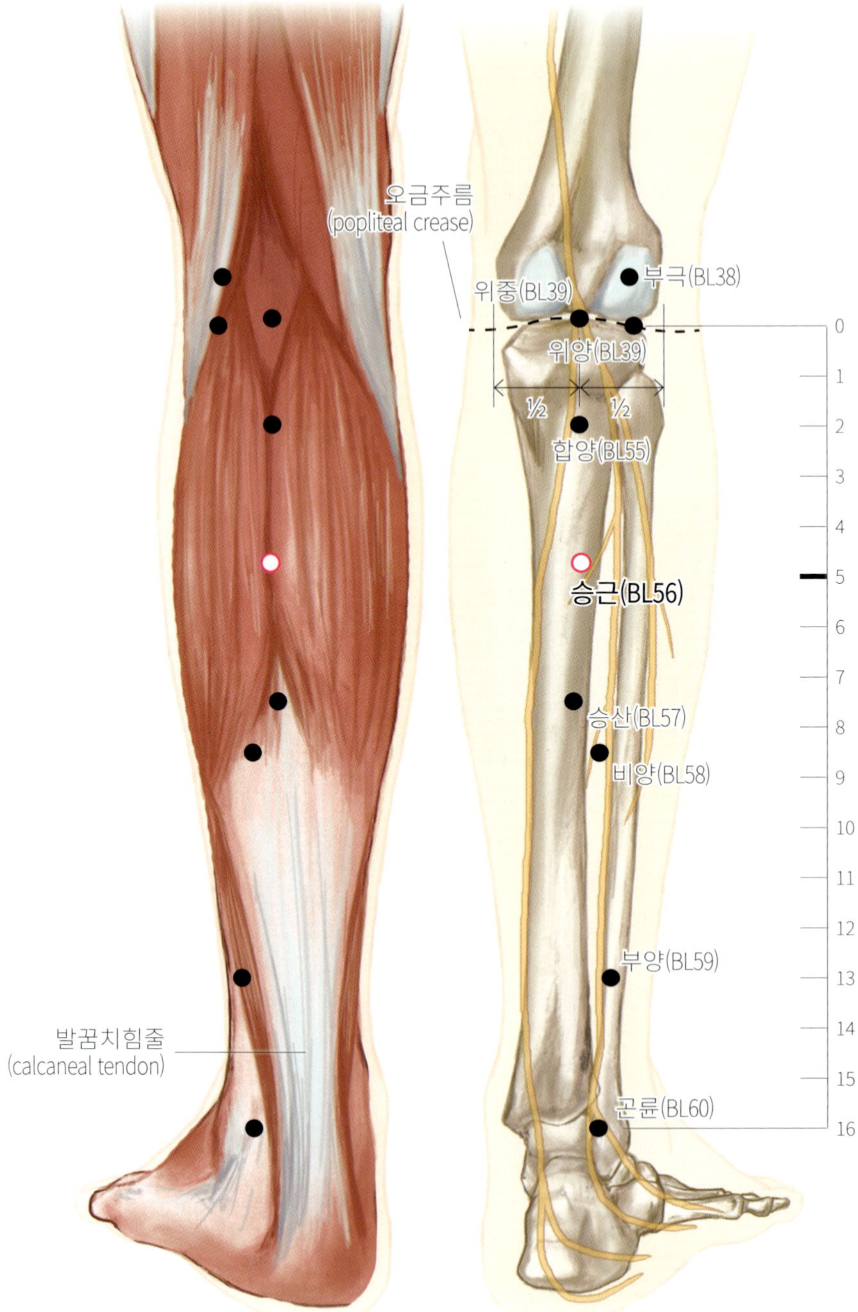

1. 혈명

【의의】承은 承接을, 筋은 腓腹筋을 뜻하며, 腓腹筋의 筋을 받는 곳으로 足太陽經筋이 結하는 곳이고, 근질환을 주치함을 의미

【異名】腨腸, 直腸, 直陽

2. 혈위 근거

① 從合陽下行腨腸中央陷中, 脚跟上七寸.『金鑑』

② 腨腸中央陷中, 脛後從脚跟上七寸.『大成』

3. 부위 및 취혈

① 종아리 뒤쪽면, 장딴지근의 두 힘살들 사이, 오금주름에서 먼쪽으로 5촌

② 합양(合陽, BL55)과 승산(承山, BL57)을 연결하는 선의 중점, 장딴지근힘살의 중앙에 취혈

【근육】장딴지근(腓腹筋, gastrocnemius m.), 가자미근(soleus m.)

【신경】안쪽장딴지피부신경(內側腓腹皮神經, medial sural cutaneous n.), 깊은층에는 정강신경(脛骨神經, tibial n.)

【혈관】뒤정강동·정맥(後脛骨動靜脈, posterior tibial a. & v.)

【침법】
- 직자 0.3~1촌
- 사자 1~2촌
- 『鍼灸大成』: 禁鍼

【뜸법】
- 艾炷灸 3~7장
- 溫灸 5~20분

4. 응용

개요

① 주치 : 본 혈은 霍亂轉筋, 小腿痲痺不仁을 주치하고 또한 痔痛, 便秘의 질환에 사용될 수 있음

② 혈성 : 調理中焦 舒筋活絡 理肛散瘀清熱 清泄腸熱 利腰腿 調大腸

임상 해설

① 전해질대사 평형실조로 인한 霍亂轉筋, 근경련(配 承山 : 鍼刺爲主)

☞ 筋縮, 承筋·承山, 陽陵泉의 隨證選穴

i) 筋縮(GV8) : 强直性筋痙攣, 筋肉이 攣縮되거나 萎縮된데 사용

ii) 承筋(BL56), 承山(BL57) : 電解質代謝 平衡失調(脫水)로 인한 筋痙攣(霍亂轉筋)에 사용

iii) 陽陵泉(GB34, 筋會穴) : 虛實에 관계없이 모든 일반적인 筋痙攣, 筋無力症, 捻挫에 응용하며, 특히 筋弛緩으로 인한 下肢無力症에 효과

② 痔疾, 痔簒痛에 사용

주요 질환 응용

① 腰下肢 근골의 경련성, 마비성 병증[舒筋骨, 祛風寒에 의해 발휘 … 養筋(영양, 전해질대사) 실조로 인한 腰背痛, 霍亂, 轉筋, 小腿痛 등 경련성 병증에 유효함(配 承山 : 小腿부근 痙攣의 국소혈로서 의미)

· 霍亂, 轉筋 : 灸五十壯 → 자주 발생시 사후 혹은 사전에 시행하여 예방함

· 腰背拘急, 脛痺不仁, 腨痠腰痛, 脚跟急痛 → 모두 본경이 行하는 부분에 風寒邪가 침입하여 발생한 병증이니 灸하여 溫하게 함[190)]

· 霍亂 → 본 혈은 筋을 主하므로 霍亂轉筋과 같은 病에 본 혈을 취하여 灸하여야 함[191)]

② 항문 병증[理肛散瘀淸熱 작용에 의함 … 承山과 함께 配穴]

· 痔瘡 → 비록 대장의 병이나, 太陽經이 항문에서부터 委中穴과 아래의 혈위들과 만나므로 본 혈을 灸하여 그 熱을 散하고 下行하도록 함[192)]

· 大便秘 → 三焦는 아래로 膀胱에 通하는데, 氣가 下行하지 않으면 大便秘하니, 본 혈을 灸하여 그 氣를 통하게 해야 함[193)]

배혈

· 配 足三里, 委中, 三陰交 : 小腿麻痺不仁

· 配 僕參, 中都, 築賓 : 腓腸筋痛

---

190) 此症, 皆本經所行部分, 有風寒客之, 故有是症, 宜灸以溫之.『經穴解』

191) 此穴所主者筋也, 故霍亂轉筋之病, 亦責此穴而灸之.『經穴解』

192) 此症, 雖大腸病, 而太陽經去肛門而下合於委中以下諸穴, 故宜灸以撤其熱, 而使之下行.『經穴解』

193) 三焦下通膀胱, 氣不下行, 則大便秘, 宜灸以通其氣.『經穴解』

· 配 承扶, 委中, 陽谷 : 痔痛腋下腫『千金方』

※ 기타문헌

"寒熱篡[194]後出 瘈瘲 脚腨痠重 戰栗不能久立 脚急腫 跗痛筋足攣 少腹引喉嗌 大便難 承筋主之." "大腸實則腰背痛 痺寒轉筋 頭眩痛 虛則鼻衄 癲疾 腰痛濈濈然汗出 令人欲食而走 承筋主之 取脚下三折 橫視盛者出血." "痔 篡痛 承筋主之." "霍亂轉筋 金門 僕參 承山 承筋主之." "霍亂 脛痺不仁 承筋主之(千金云 主瘈瘲脚痠)." 『甲乙經』

"承筋: 主腰背拘急 大便秘 腋腫 痔瘡 脛痺不仁 腨痠 脚急跟痛 腰痛 鼻鼽衄 霍亂轉筋." 『大成』

194) 篡 : 張介賓云 "交篡之義, 謂兩便交爭之所 卽前後二陰之間也."

BL57 승산 (承山, Seungsan)

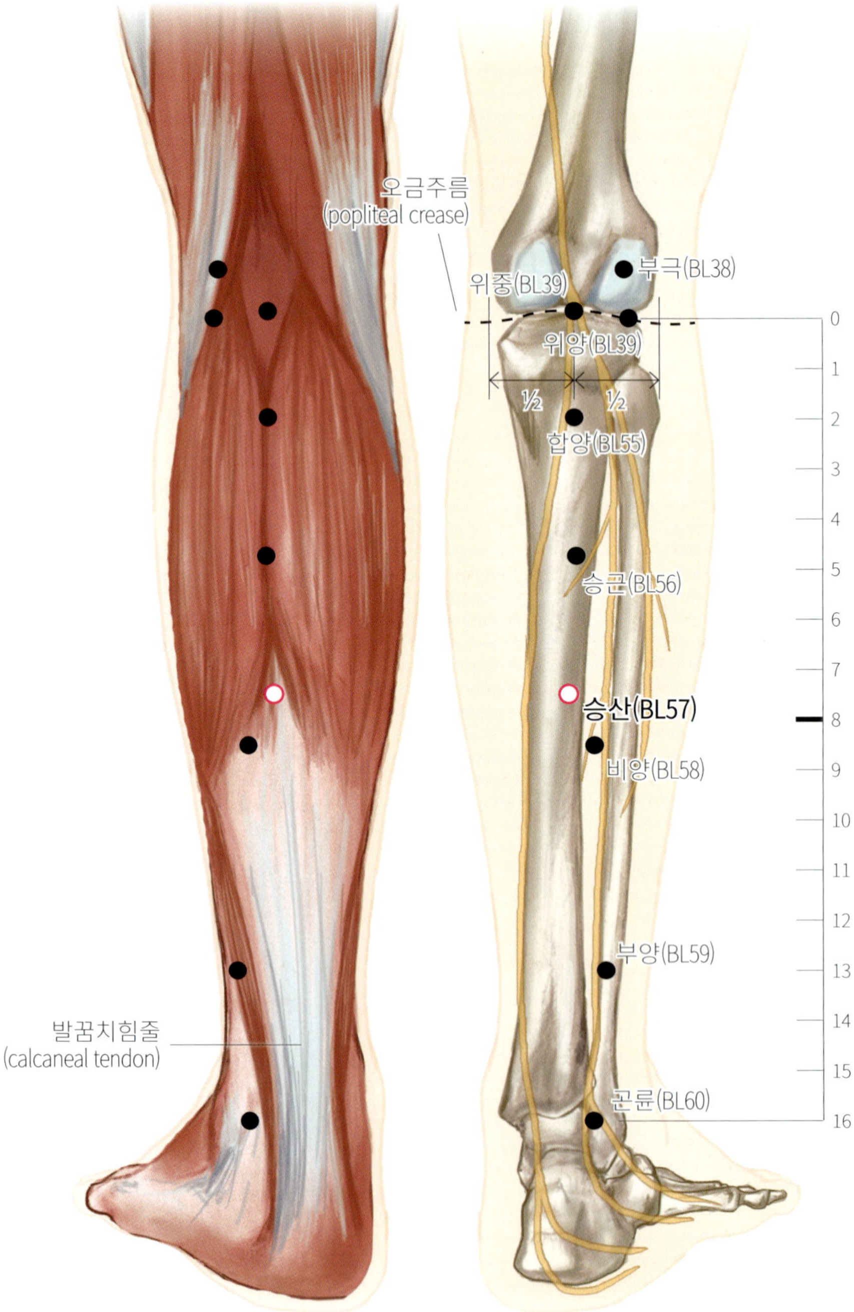

1. 혈명

【의의】承은 承接을, 山은 山谷을 뜻하며, 본 혈이 위치한 筋肉의 형태가 山谷과 같다는 의미

【異名】魚腹, 肉柱, 腸山

2. 혈위 근거

① 從承筋下行, 腿肚下尖分肉間陷中.『金鑑』

② 銳腨腸下分肉間陷中. 一云腿肚下分肉間.『大成』

3. 부위 및 취혈

① 종아리뒤쪽면, 장딴지근의 두힘살들과 발꿈치힘줄(calcaneal tendon)이 연결되는 오목한 곳. 종아리를 쭉 펴거나 발꿈치를 위로 들 때, 장딴지근의 힘살 아래에 나타나는 예리한각도의 오목한 곳, 즉 장딴지근의 안쪽갈래와 가쪽갈래가 "ㅅ"자 모양으로 갈라지는 곳에서 취혈

② 슬와횡문(膝窩橫紋) 중앙에 있는 위중혈에서 족외과후 곤륜혈까지를 1척6촌의 골도법으로 산정하여, 위중혈하 8촌처로 비복근내측두와 비복근외측두간 "人"형태(字紋) 함중에 취함

【근육】장딴지근(腓腹筋, gastrocnemius m.), 긴엄지굽힘근(長拇趾屈筋, flexor hallucis longus m.), 뒤정강근(後頸骨筋, tibialis posterior m.), 가자미근(soleus m.)

【신경】안쪽장딴지피부신경(內側腓腹皮神經, medial sural cutaneous n.), 깊은층에는 정강신경(脛骨神經, tibial n.)

【혈관】뒤정강동・정맥(後脛骨動靜脈, posterior tibial a. & v.)

【침법】■ 직자 0.5~1.5촌
■ 사자 1~2촌

【뜸법】■ 艾炷灸 5~10장
■ 溫灸 5~15분

4. 응용

개요

① 주치 : 본 혈은 舒筋活絡 작용이 있어서 腰背腿足拘攣과 寒濕腿足腫痛을 주치함

※ 承山이 肛疾인 痔疾, 便秘, 便血에 활용되는 이유

i) 經脈과 經別의 循行이 연계된 것에 의함. 즉 足太陽經의 支脈이 腰下를 따라 貫脊하고 膕中에 入하는 것과, 『靈樞 · 經別』 中에 "足太陽經別은 膕中으로 들어가는데, 그 하나의 분지가 尻 아래 5촌에서 별도로 肛門으로 入하여 膀胱에 속하고 腎에 散하고, 膂를 따라 心에 入하여 散함"이라고 하였듯이 承山에서 足太陽經別을 따라 肛門으로 入함을 나타내며, 이에 肛疾을 주치함. (足太陽經別 : 肛門部 入)

ii) 본 혈은 直腸痔靜脈의 收縮을 촉진하므로 肛門疾病 치료에 활용됨[凉血止血 작용에 의함 … 직장 痔靜脈 수축작용]

∴ 肛門病에 활용

② 혈성 : 舒筋活絡 理肛通腑 凉血止血

임상 해설

① 舒筋凉血 작용이 있어 근육질환, 특히 하지 질환에 주요 혈위

i) 비장근 · 비복근의 심한 통증, 足跟痛에 요혈임(配 承筋). 심한 脫水로 인한 筋痙攣(霍亂轉筋), 근무력증에 사용

ii) 좌골신경통, 腰脊脚膕疼痛에 응용

iii) 아킬레스 건염에 사용

iv) 낙침(配 後谿, 復溜, 中渚, 陽陵泉, 人中, ㉾ 落枕)

② 和腸消痔작용이 있어서 항문관련질환 및 제반 출혈성 질환에 사용

i) 치질, 치루, 탈항에 주요 혈위

ii) 便血, 藏毒下血, 泄瀉腹痛, 大便下重 등에 응용

iii) 鼻出血에 사용

주요 질환 응용

① 근 병증에[舒筋活絡 작용]

i) 비복근 동통, 경련 주치

ii) 좌골신경통(腰下肢 疼痛)

iii) 근건염, 족근통(太谿~崑崙 사이의 疼痛) → 承筋, 承山 부위의 압통이 방산

iv) 낙침 : 後谿, 申脈 +承山(膀胱經 氣血疏通 원활히 함)

· 配穴 - 承山, 承筋 : 委中 작용을 강화 → 舒筋, 强腰脊

· 脚氣膝腫, 脛痿, 脚跟痛, 筋急痛, 轉筋 → 本穴과 承筋穴은 근병을 主하는 데에 있어서 자주 같이 사용하는데, 하지근을 통솔하는 작용을 발휘하며 자침하여 泄하

고 灸하여 溫함[195]

· 轉筋(勝玉歌, 靈光賦, 通玄指要賦)

· 타박손상에 의한 어혈 병증 → 아시혈 先鍼, 再灸承山.『肘後歌』: 疏氣導滯散瘀

② 장 병증 및 울체 병증[理肛通腑, 凉血止血, 調理臟腑 작용에 의함]

ⅰ)痔瘡, 痔漏

ⅱ)便血, 藏毒下血

ⅲ)鼻出血

· 配穴 – 長强(調任督 – 調理下焦), 承筋(理肛, 凉血)

· 大便不通, 急食不通, 傷寒水結 → 本穴과 앞에 있는 上巨虛, 下巨虛는 앞뒤로 상대되므로 위병과 대장병을 주치하며, 大便不通하면 下焦의 氣가 不化하니 灸하여 下焦의 氣를 통하게 하며, 急食不通, 傷寒水結은 모두 병이 胃脘에 있으니 下焦의 氣를 泄하여 上焦의 氣가 下降하도록 하며, 不通한 경우에는 下法을 쓸 수 있는데, 水結의 경우에도 그러함[196]

· 痔疾(肘後歌, 百症賦, 靈光賦, 金鑑)에 常用 → 본 혈이 便秘, 肛疾을 치료하는 것은 足太陽의 支脈이 腰에서부터 아래로 貫하여 膕中으로 入하고, 또한 그 經別이 大腿後側에서 상행하여 肛門으로 入하기 때문인데, 이에 대하여『席弘賦』에 "九般痔漏, 必須承山效若神"이라 함[197]

· 治胸膈痞悶(滿), 促進食欲, 配陰陵泉.『席弘賦』,『天星秘訣』

배혈

· 配 長强(調陰陽 調淋毒) : 疏理腸道, 清熱止血 작용 강화 → 痔瘡, 脫肛, 腸風下血에 활용

· 配 委中(舒筋活絡, 强健腰腿) : 强健腰腿, 消腫止痛 강화 → 腰部捻挫, 腰脊强痛, 肛門腫痛을 치료

· 配 委中, 陽陵泉, 三陰交 : 腰背脚腿痛

· 配 長强 : 腸風新下血『百症賦』

---

[195] 此穴與承筋所主筋病多同, 以在下而統諸筋者也, 宜鍼以泄之, 灸而溫之.『經穴解』

[196] 此穴與在前之上巨虛, 下巨虛前後相対, 故亦主胃病, 大腸病. 大便不通, 下焦之氣不化也, 灸之而通下焦之氣. 急食不通, 傷寒水結, 病皆在胃脘也, 泄下之氣, 而上之氣自降. 不通者可下, 而水結, 亦有矣.『經穴解』

[197] 本穴所以治便秘, 肛疾, 是因足太陽的支脈, 從腰下貫脊入膕中, 加之經別自大腿後側上行, 入于肛門, 故有 "九般痔漏最傷人, 必須承山效若神"之說.『經穴集成』

· 配 長强 ："九般痔漏最傷人, 必刺承山效若神, 更有長强一穴是, 呻吟大痛穴爲眞."『玉龍歌』
·"轉筋目眩魚腹, 承山崑崙立便消;陰陵泉治心胸滿, 鍼到承山飮食思."『席紅賦』
· 配 然谷(或照海) ：轉筋『雜病』
· 配 中管, 三間, 偏歷, 厲兌, 承筋, 京骨, 崑崙, 飛揚, 隱白 ：頭熱, 鼻鼽衄『千金方』
· 配 條口, 三里, 承筋 ：足下熱不能久立『千金方』
· 配 復溜, 中封, 腎兪, 承筋, 陰包, 大敦 ：小腹痛『千金方』
· 配 中封 ：霍亂轉筋『大成』
· 配 魚際, 崑崙 ：轉筋, 目眩『席弘賦』
· 配 金門 ：渾身戰掉, 胻痠『大成』
· 配 崑崙 ：腨腫, 足跟痛『大成』
· 配 長强 ："刺長强與承山 善主腸風新下血."『百症賦』
· 配 長强 ："長强 承山 灸痔最妙"『玉龍賦』
· 配 商丘 ：痔疾, 骨疽蝕『大成』
· 配 脾兪, 長强, 精宮 ：藏毒下血『大成』
· 配 復溜, 太衝, 太白 ：便血『大成』
· 配 解谿, 太白, 帶脈 ：大便下重『大成』
· 配 太谿, 照海, 太衝, 小腸兪, 太白, 章門, 膀胱兪 ：大便不通『大成』
· 配 陰陵泉 ："陰陵泉治心胸滿 鍼到承山飮食思"『席弘賦』
· 配 內踝, 陰交 ："脚若轉筋並眼花 先鍼承山次內踝. 胸膈痞滿先陰交 鍼到承山飮食喜."『天星秘訣歌』
· 配 中髎, 石門, 太衝, 中管, 大鍾, 太谿, 承筋 ：大便難『千金方』
· 配 京骨, 承筋, 商丘 ：脚攣『千金方』

※ 기타문헌

"承山筋轉幷久痔."『靈光賦』

"九般痔漏最傷人 必刺承山效若神."『玉龍歌』

"長强承山灸痔最妙 豊隆肺兪痰嗽稱奇."『玉龍賦』

"筋轉而疼 瀉承山而在早 大抵脚腕痛 崑崙解愈."『通玄指要賦』

"陰陵泉治心胸滿 鍼到承山飮食思. 轉筋目眩鍼魚腹 承山 昆侖立便消."『席弘賦』

"承山名魚腹 腨脹分肉間 善治腰疼痛 痔疾大便難 脚氣關膝腫 輾轉戰疼痠 霍亂及轉筋 穴中刺便安."『馬丹陽天星十二穴治雜病歌』

“鼽衄 腰脊脚腨疼重 戰慄不能久立 腨如裂 脚跟急痛 足攣引少腹痛 喉咽痛 大便難 䐜脹 承山主之.” “寒熱篡反出 承山主之.” “霍亂轉筋 金門 僕參 承山 承筋主之.” 『甲乙經』

“脚若轉筋眼發花 然谷承山 法自古.” “承山主痔漏.” 『入門』

“承山(一名魚腹, 一名肉柱, 一名腸山) : 主大便不通 轉筋 痔腫 戰慄不能立 脚氣膝腫 脛疼脚跟痛 筋急痛 霍亂 急食不通 傷寒水結.” 『大成』

※ 참고

· 본 혈은 위치상 童氏奇穴 가운데 搏球(平臥, 脚跟用軟墊墊高當下腿後側, 在正士穴正上二寸五分, 腓腸肌之下緣, 卽承山穴下 1.5寸) 부근에 해당함

BL58 비양 (飛揚, Biyang)

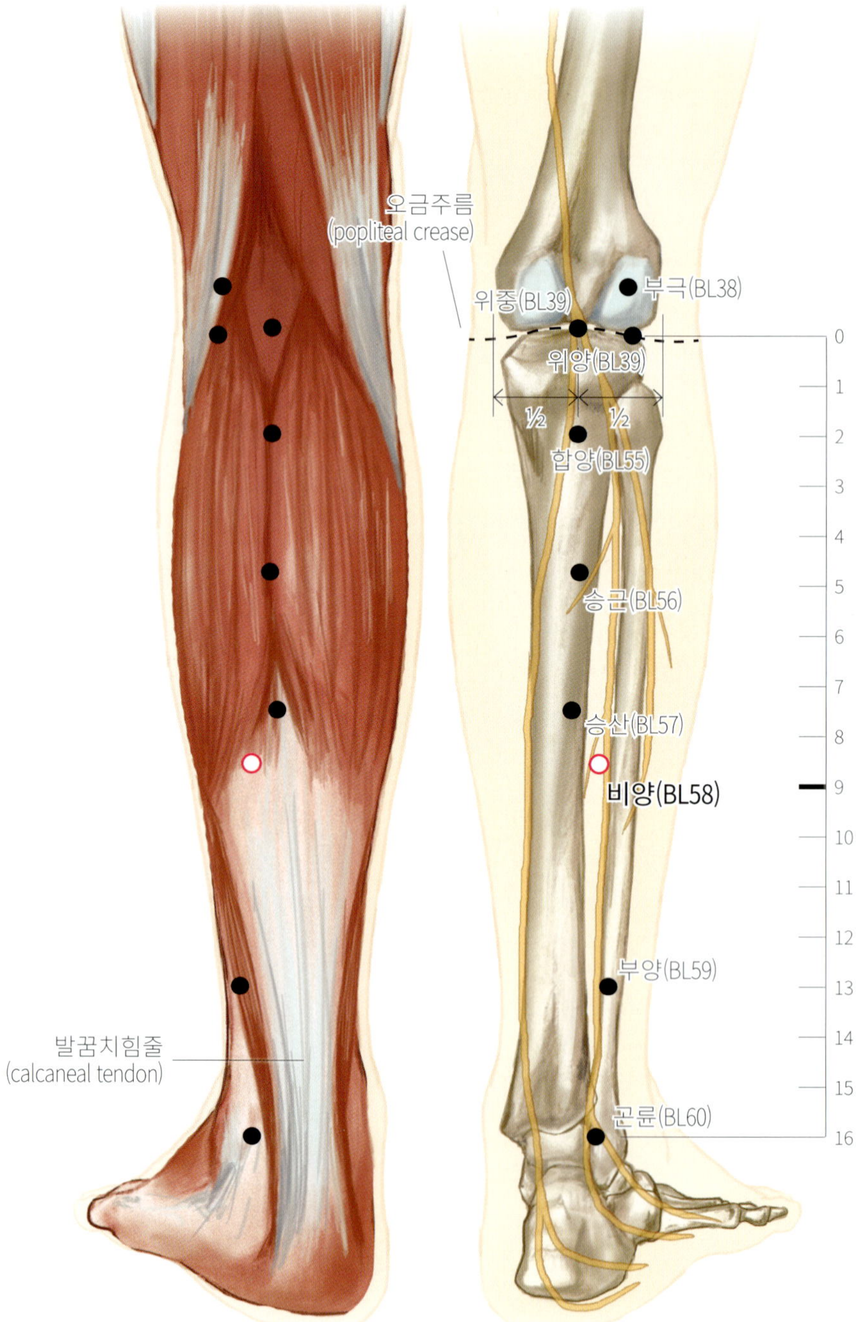

1. 혈명

【의의】 飛는 신속함을, 揚은 들어올림을 또는 足太陽을 뜻하며, 본 혈이 足太陽의 絡穴로 足少陰經으로 飛走하는 것을 의미이며, 또한 형태가 大飛揚의 勢와 유사함을 의미

【異名】 厥陽, 厥揚, 飛陽

2. 혈위 근거

① 從承山斜行, 足外踝後上七寸陷中.『金鑑』

② 外踝上七寸, 足太陽絡脈, 別走少陰.『大成』

3. 부위 및 취혈

① 종아리뒤가쪽면, 장딴지근가쪽갈래의 아래모서리와 발꿈치힘줄의 사이, 곤륜(崑崙, BL60)에서 몸쪽으로 7촌과 같은 높이. 승산(承山, BL57)에서 가쪽 먼쪽 1촌에서 취혈, 곤륜(崑崙, BL60)의 몸쪽에서 취혈

② 위중혈하 8촌처로 비복근내측두와 비복근외측두 사이에 승산혈을 정하고, 승산혈 외사하방(外斜下方) 1촌처에 비양혈을 취함

· 飛揚(BL58) ←···→ 陽交(GA35) ←3分→ 外丘(GA36) ←···→ 下巨虛(ST39)

【근육】 장딴지근의 가쪽갈래(腓腹筋의 外側頭, lateral head of gastrocnemius m.), 가자미근(soleus m.), 긴엄지굽힘근(長拇趾屈筋, flexor hallucis longus m.)

【신경】 가쪽장딴지피부신경(外側腓腹皮神經, lateral sural cutaneous n.)

【혈관】 종아리동·정맥(腓骨動·靜脈, peroneal a. & v.), 작은두렁정맥(小伏在靜脈, small saphenous v.)

【침법】 ■ 직자 0.5~1.2촌 ■ 사자 1~2촌

【뜸법】 ■ 艾炷灸 3~7장 ■ 溫灸 5~20분

4. 응용

개요

① 속성 : 絡穴

② 주치 : 본 혈은 足太陽膀胱經의 絡穴이며, 별도로 足少陰 腎經으로 走行하며, 腨腿, 足趾不能屈伸 病症과 癲狂, 鼻衄 치료에 사용

③ 혈성 : 散風通絡 淸熱消腫 寧神却痔

임상 해설

① 膀胱經의 絡穴로서 방광 질환, 비뇨생식기 질환을 주치하는 동시에 신 질환을 치료

i) 足太陽絡脈이 實하면 腰背疼痛, 虛하면 鼻衄이 生하므로, 구별하여 사용(實則瀉 虛則補) : "實則鼻窒頭背痛 虛則鼻衄 取之所別也"『靈樞 · 經脈篇』

ii) 陰虛火動으로 인한 견비통의 압통점 · 치료점 : 飛揚穴에 압통이 있으면 신장이상의 가능성이 있음

iii) 痔篡痛, 腎炎 등에 사용

② 脚腨痠痛, 腿軟無力 等 하지근육 질환을 치료

i) 承山穴의 보조혈 : 운동, 보행, 등산 등으로 인한 근육 피로에 사용

ii) 좌골신경통(腰椎病變)으로 인해 飛揚부위에 압통이 나타나는 경우에 사용

iii) 요통으로 인해서 脚에 갑자기 厥症이 발생한 경우에 사용 : 하지의 委中, 委陽 飛揚穴에 압통 · 경결이 있으면 先刺瀉血함

☞ 하지통 시 飛揚穴, 委陽穴의 진단

- 飛揚穴과 委陽穴을 함께 눌러 委陽에 압통이 있으면 三焦經의 이상을 의미
- 飛揚穴과 委陽穴을 함께 눌러 飛揚에 압통이 있으면 腎(腎經)의 이상을 의미

③ 原絡配穴에 활용 … 腎經原穴 太谿, 膀胱絡穴 飛揚

· 大腹少腹脊背疼痛(腎, 膀胱), 大便燥結(腎), 臍下氣逆上衝(腎), 口渴吐血(腎), 兩足寒冷(腎)

주요 질환 응용

① 腰背, 下肢 질환에 병증[太陽經絡穴 : 實證 - 鼽窒, 頭背病 ; 宜瀉之. / 虛證 - 鼽衄 ; 宜補之]

· 體重不能起坐, 步履不收, 脚腨痿, 戰慄不能久坐久立, 足指不能屈伸 → 太陽, 少陰 두 經脈의 병증으로, 우선 그 寒濕邪를 泄하고 나중에 灸하여 溫하게 함[198)]

· 寒瘧 → 寒만 있고 熱이 없는 것으로 少陰症이니, 太陽의 絡穴을 灸하여 그 寒을 溫하게 함[199)]

② 關節痛 … 陰虛火動으로 인한 관절통에 활용하며, 특히 견비통(설명 : 條口 참조)에 대한 압통점, 치료점

· 歷節風 → 膝頭가 유독 큰 증인데, 본 혈이 아래에 있으므로 본 혈을 취하여 膝上

---

198) 此症, 皆太陽, 少陰二經部分之病. 宜先泄其寒濕之邪, 而後灸之溫之.『經穴解』

199) 此症, 乃純寒而無熱, 少陰症也, 宜灸太陽之絡, 而溫其寒.『經穴解』

의 邪氣를 泄함[200)]

③ 癎疾

· 逆氣癲疾 → 太陽과 督脈의 病이니, 본 혈을 泄하여 上逆한 氣를 下降시킴[201)]

배혈

· 配 支正 : 目眩『百症賦』
· 配 湧泉, 頷厭, 後頂 : 頸項疼歷節汗出『千金方』
· 配 隱白 : 頭熱 鼻鼽衄『千金方』
· 配 太乙, 滑肉門 : 癲疾狂吐舌『千金方』
· 配 崑崙, 曲泉, 前谷, 少澤, 通里 : 頭眩痛『千金方』
· 配 中管, 三間, 偏歷, 厲兌, 承筋, 京骨, 崑崙, 承山, 隱白 : 頭熱, 鼻鼽衄『千金方』
· 配 束骨, 承筋 : 腰痛如折『千金方』
· 配 衝陽, 三里, 僕參, 復溜, 完骨 : 足痿失履不收『千金方』
· 配 三里, 陷谷, 俠溪 : 痎瘧少氣『千金方』

※ 기타문헌

"飛揚主行步如飛."『入門』

"身懈寒少氣 熱甚惡人 心惕惕然 取飛揚及絶骨 跗下臨泣 立已 淫濼脛痠 熱病汗不出 皆主之." "下部寒 熱病汗不出 體重 逆氣頭眩 飛揚主之." "痓互折 飛揚主之." "虐 實腰背痛 虛則鼽衄 飛揚主之." "痔 簒痛 飛揚委中及扶承主之." "腰痛 頸項痛 歷節汗出而步履 寒復不仁 腨中痛 飛揚主之." "癲狂疾 體痛 飛揚主之."『甲乙經』

"飛揚主下部寒熱汗不出體重."『千金方』

"飛揚:主痔腫痛 體重起坐不能 步履不收 脚腨痠腫 戰慄不能久立坐 足指不能屈伸 目眩痛 歷節風 逆氣 癲疾 寒瘧. 實則鼻窒 頭背痛 瀉之 虛則鼻衄 補之."『大成』

---

200) 此症, 乃膝頭独大之症, 此穴在下, 取之而泄膝上之邪氣.『經穴解』

201) 此症, 皆太陽同督脈之病, 泄之以降逆上之氣.『經穴解』

BL59 부양 (跗陽, Buyang)

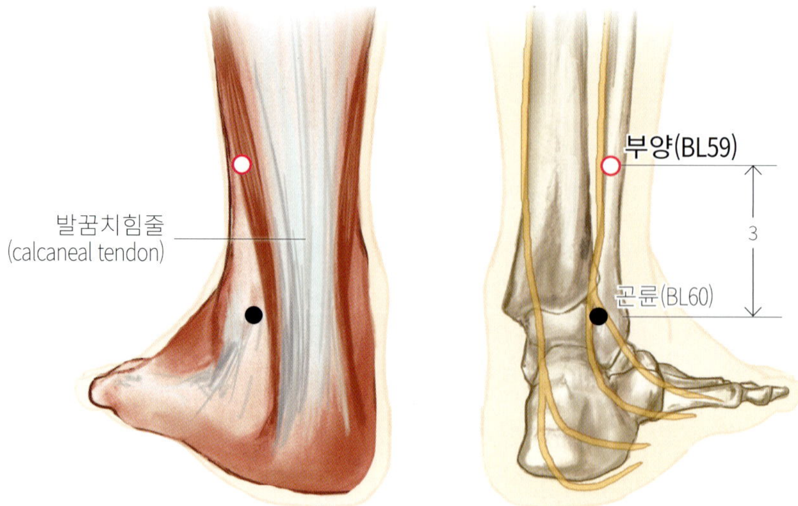

1. 혈명

【의의】跗는 足背를, 陽은 上方을 뜻하며, 본 혈이 足背上方에 위치하여 명명

【異名】趺陽, 附陽, 付陽

2. 혈위 근거

① 從飛揚下行, 足外踝上三寸, 筋骨之間.『金鑑』

② 外踝上三寸, 太陽前, 少陽後, 筋骨之間.『大成』

3. 부위 및 취혈

① 종아리뒤가쪽면, 종아리뼈(fibula)와 발꿈치힘줄(calcaneal tendon)의 사이, 곤륜(崑崙, BL60)에서 몸쪽으로 3촌

【근육】종아리세갈래근(下腿三頭筋, triceps surae m.), 짧은종아리근(短腓骨筋, peroneus brevis m.)

【신경】가쪽장딴지피부신경(外側腓腹皮神經, lateral sural cutaneous n.), 장딴지신경(腓腹神經, sural n.)

【혈관】종아리동·정맥(腓骨動·靜脈, peroneal a. & v.), 작은두렁정맥(小伏在靜脈, small saphenous v.)

【침법】 ■ 직자 0.3~1촌
■ 사자 1~2촌
【뜸법】 ■ 艾炷灸 3~5장
■ 溫灸 5~15분

4. 응용

개요

① 속성 : 陽蹻脈의 郄穴
② 주치 : 본 혈은 陽蹻脈의 郄穴에 해당하며, 陽蹻脈이 手足太陽, 手足陽明, 足少陽 등 다섯 經脈과 교회하므로 頭痛, 下肢癱瘓 질환에 자침하면 淸頭目, 利腰膝의 효능을 나타냄
· 陽蹻脈, 手足太陽經, 手足陽明經, 足少陽經 → 舒筋活絡 작용이 잘 일어나는 곳
· 陽蹻脈 : 睡眠과 運動性에 관련됨
③ 혈성 : 祛風化濕 疏經活絡 利腰腿 淸頭目

임상 해설

· 陽蹻脈의 郄穴로서 제반 陽蹻脈 主病에 사용
① 급성 하지질환에 사용 : 하지의 양교맥은 대체적으로 방광경과 일치함(申脈 → 僕參 → 跗陽 → 居髎 … 巨髎 → 承泣 → 睛明 → 風池)
ⅰ) 腰髀樞股胻痛, 하지마비질환(痿厥, 風痹不仁) 등을 주치하며, 특히 좌골신경통, 하지신경통 치료에 효과
ⅱ) 족관절 염좌로 인해 직접 환부 치료가 곤란한 경우에 사용
ⅲ) 족·슬관절 이상으로 발에 힘을 주지 못해 반대편 허리에 통증이 오는 경우에 요혈임 : 많은 경우 跗陽穴 부위를 압박하면 허리 쪽에서 반응이 나타남
ⅳ) 하지의 근육피로로 인한 제반 병증(비복근 경련)에 사용 : 먼 길을 걸을 때 跗陽 부위에 압박을 하도록 하고 걸으면 훨씬 피로가 덜함
② 陰氣不足 陽氣偏盛으로 인한 眼病(目中赤痛, 目不合), 目眩, 不眠에 사용

주요 질환 응용

① 下肢痛 및 轉筋[舒筋活絡 작용에 의함 … 陽蹻脈의 郄穴]
ⅰ) 足關節 捻挫

ⅱ) 좌골신경통의 특효혈 : 麥粒大 크기로 直接灸
ⅲ) 하지 근육피로로 인한 병증
… 비복근 경련 [跗陽부위 압박지압 ☞ 絶骨 작용과 유사]

· 霍亂轉筋 → 본 혈은 陽蹻脈의 郄穴로 蹻는 動함은 것이니, 본 혈을 취하여 자침하면 妄動함이 없어짐[202)]

② 少陽 병증[解表 작용에 의함…太陽主表하기 때문]

· 頭中頷痛, 時有寒熱 → 少陽膽經의 병증으로 本經이 少陽의 髀樞穴과 上通(循行상 陽蹻脈과 通함)하고, 본 혈은 少陽經 가까이 위치하고 있으므로 본 혈을 취하여 少陽의 사기(邪氣)를 散함[203)]

③ 眼 및 睡眠 병증[陰氣不足, 陽氣偏盛으로 인한 병변에 淸頭目 작용 발휘]

배혈

· 配 跗陽, 天井 : 瘈瘲『資生經』
· 配 曲泉, 天池, 大巨, 支溝, 小海, 絶骨, 前谷 : 四肢不擧『千金方』

※ 기타문헌

"痿厥風頭重 頞痛 樞股腨外廉骨痛 瘈瘲 痺不仁 振寒 時有熱 四枝不擧 趺陽主之."『甲乙經』

"付陽主腨外廉骨痛."『千金方』

"附陽: 主霍亂轉筋, 腰痛不能久立 坐不能起 髀樞股胻痛 痿厥 風痹不仁 頭重頔痛 時有寒熱 四肢不擧."『大成』

---

202) 此穴爲陽蹻之郄, 蹻者, 動也, 取此穴以鍼之, 則不能妄動也.『經穴解』

203) 此症少陽膽經症也, 以本經上通少陽之髀樞穴, 而此穴又近少陽之經, 故責此穴, 以降少陽之邪.『經穴解』

BL60 곤륜 (崑崙, Gollyun)

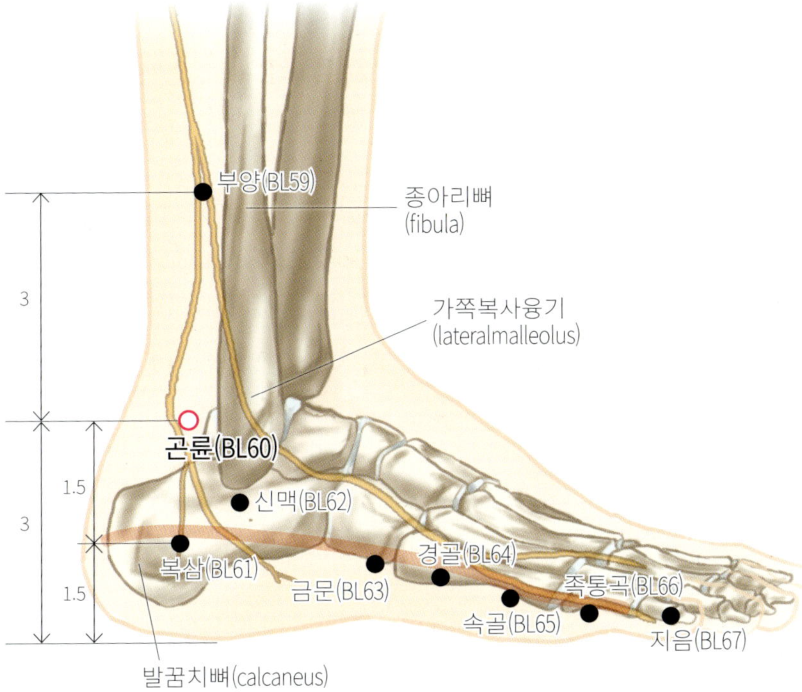

1. 혈명

【의의】 산 이름으로 본 혈이 崑崙山과 같이 보이는 外踝高點의 후방에 위치함을 의미

【異名】 下崑崙, 呂細

2. 혈위 근거

① 從跗陽下行, 足外踝, 後五分筋骨上陷中, 細動脈應手. 『金鑑』

② 足外踝後五分, 跟骨上陷中, 細脈動應手. 『大成』

3. 부위 및 취혈

① 발목뒤가쪽면, 가쪽복사융기(prominence of the lateral malleolus)와 발꿈치힘줄(calcaneal tendon) 사이의 오목한 곳. 발의 가쪽복사융기에서 발꿈치힘줄까지 수평하게 그은 연결선 중점에서 취혈

② 족외과첨(prominence of the lateral malleolus)과 아킬레스건(calcaneal tendon)후연과의 중점에 취함

【근육】아킬레스힘줄(踵骨腱, calcaneal tendon, Achilles tendon), 짧은종아리근 (短腓骨筋, peroneus brevis m.)

【신경】가쪽장딴지피부신경(外側腓腹皮神經, lateral sural cutaneous n.)

【혈관】종아리동 · 정맥(腓骨動 · 靜脈, peroneal a. & v.), 작은두렁정맥(小伏在靜脈, small saphenous v.

【침법】
- 직자 0.3~0.5촌
- 사자 0.5~0.8촌(약간 外踝쪽으로 향해)
- 透刺 1~1.5촌(甲狀腺腫大 치료시 침첨을 上向하여 跗陽(BL59)을 향해 자입)
- 下肢麻痺 치료시 침첨을 太谿(KI3)를 향해 1~1.5촌 透刺
- 임산부 금침

【뜸법】
- 艾炷灸 3~7장
- 溫灸 15~20분

4. 응용

개요

① 속성 : 經火穴 → 寒熱의 상태를 조절하면서 氣를 소통

② 주치 : 근골 및 淸竅 병증에 활용됨

i) 근골 병증 : 본 혈은 足太陽膀胱經의 經火穴이며, "經主喘咳寒熱"에 근거하여 본 혈을 자침하여 瀉하면 太陽經氣를 通暢하고, 淸降鬱熱 하므로 두통, 항강을 치료하며, 補하면 舒筋活絡, 壯筋補虛하므로 下肢疼痛, 麻木을 치료할 수 있음

ii) 淸竅 病症 :『靈樞 · 口問』에 이르기를 "上氣不足, 腦爲之不滿, 耳爲之苦鳴, 頭爲之苦傾, 目爲之眩"이라 하였고, 이는 진액부족으로 인해 淸竅가 失養함을 설명하고 있는데, 이에 崑崙穴을 자침하면 淸頭, 明目, 止眩할 수 있음

iii) 崑崙이 筋骨病症에 활용되는 이유

ⓐ 太陽膀胱經의 순행상, 腰中을 따라 二支로 分出하며, 一支는 "挾脊柱, 穿過臀部, 直入膝中"하고, 다른 一支는 "挾脊柱下行, 過髀樞, 沿大腿外側後緣, 向下與前支合于膝中, 再下行過腓腸, 足跟, 出外緣後方, 至小趾外側端"하므로 腰尻, 膕腨, 足脚 모두 本經 所主病에 해당함. (膀胱經 순행 : 腰部 이하 後面部 주요 근육과 연계 → 腰部 이하 筋骨病에 활용)

ⓑ 穴位 작용상 舒筋止痛, 緩解攣急하는 효과가 잘 발휘되므로 본 혈은 腰, 腿, 足跟疼痛, 麻木 등의 筋骨병증을 주치할 수 있음.

∴ 崑崙 刺灸 → 요, 퇴, 족근동통, 마목 등 요부이하 후면부 근골병증 주치

③ 혈성 : 淸熱截瘧 舒筋止痛 緩解攣急(痙攣)

임상 해설

① 膀胱經(水)의 火穴로서 寒性으로 인한 동통을 주치하며 緩解痙攣 작용이 발휘

i) 癭瘤(갑상선종대)(崑崙附陽 透刺)

ii) 여성의 생식기질환, 하초동통질환에 활용되며, 특히 난산(難産)에 사용

iii) 고혈압(配後谿), 항강, 감모로 인한 두통(後頭痛)에 사용 : 配小腸經穴하여 활용

iv) 足太陽經上의 족관절 이상(염좌), 족근통의 주요 혈위

cf. 足陽明經上의 족관절 이상 : 解谿

② 太谿와 함께 사용하여 腎虛로 인한 제반 병증을 치료

i) 命門火虛로 인한 鷄鳴下痢(五更泄)의 활용(配 梁丘, 太谿)

ii) 腎火上炎으로 인한 牙痛, 齒痛에 유효함

iii) (신허)요통, 좌골신경통, 하지마비의 주요 혈위(太谿崑崙 透刺, 配 後谿, 申脈)

주요 질환 응용

① 요퇴부 병증[疏通經絡, 强健腰腿 작용 … 급성腰痛時 强指壓이 효과적임 ☞ 눕게 해서 긴장 풀고 다리를 들어 崑崙穴을 강하게 指壓하여 腰部의 구축된 상태를 완화시킬 수 있음. 급성 요부 염좌에 이용]

· 足腨腫不能立地, 膕如結, 踝如裂, 腰脊內引痛, 肩背狗急 → 太陽 부분에 風, 痰, 火가 침습한 것이며, 太陽은 一身의 巨陽이므로 그 經의 火를 泄하며, 腰尻, 膕腨, 足脚병증은 모두 본경이 주치하는 병이니, 崑崙穴을 刺灸하면 舒筋止痛, 緩解攣急하는 효과를 거둘 수 있음[204)]

② 火, 津液不足으로 인한 淸竅 병증[膀胱經火穴 - 淸頭目, 開鼻竅(疏通 太陽氣) → 진액의 부족으로 인한 淸竅의 失養을 보충(頭, 目, 鼻 작용 원활)

· 鼻衄 → 肺症이며, 太陽經은 睛明穴에서부터 상행하는데, 또한 鼻에 이르므로, 본 혈을 泄하여 太陽의 氣를 下降함[205)]

· 陰腫痛 → 이는 腎에 火가 있는 것이며, 太陽은 腎의 表이므로 太陽經의 火穴을 泄하여 腎의 邪를 돕지 않게 함[206)]

· 目眩痛如脫 → 太陽의 睛明穴은 目을 치료하는 總穴이 되며, 본경의 火가 上熾하

---

204) 此症, 皆太陽部分, 有風, 有痰, 有火而致, 太陽爲一身之巨陽, 故泄其經火. 腰尻, 膕腨, 足脚之疾階屬本經所主病, 刺灸崑崙可收舒筋止痛, 緩解攣急之效.『經穴解』

205) 此症, 肺症也, 太陽經由睛明而上行, 亦于於鼻, 泄之以降太陽之氣.『經穴解』

206) 此乃腎有火也, 太陽爲腎之表, 宜泄其經火, 而不使助腎邪.『經穴解』

여 발생한 것이므로 본 혈을 瀉함[207)]

③ 心痛[膀胱經別 작용의 강화 / 經火穴 … 太陽氣의 疏通작용에 의함]

· 心痛如背相接 → 心痛이 앞에서부터 背와 相接하여 발생하면 邪氣가 太陽經에 침범한 것이니 본 혈을 瀉함[208)]

④ 腎虛로 인한 병증[配太溪]

· 命門火衰로 인한 五更泄

· 腎虛로 인한 치통(腎虛 … 少陰頭痛 … 頭痛+齒痛)

· 腎虛로 인한 요통, 하지통

☞ 配 太谿 : 太谿穴의 補腎虛 작용을 강화 → 陰(腎經)과 陽(膀胱經)을 조화시켜 발현

배혈

· 配 京骨, 然谷 : "厥心痛, 與背相引, 善瘛, 如從後觸其氣, 身傴僂者, 腎心痛也, 先取京骨, 崑崙, 發鍼立已, 不已取然谷."『甲乙經』

· 配 太溪 : 長年膝痛(命門火의 不足으로 寒性 疼痛)『肘後歌』

· 配 承山 : 轉筋(緩解攣急)『席弘賦』

· 配 委中(壯腰活絡止痛) : 背連腰痛『千金要方』: 舒筋活絡祛風 작용 강화 → 腰脊疼痛, 足跟腫痛에 활용

· 配 照海, 丘墟, 商丘 : 脚跟痛, 穿跟草鞋風『大成』

· 配 申脈, 太谿 : 腫紅腿足鞋風『玉龍歌』

· 配 環跳, 委中 : 腰痛連背痛『雜病八法歌』

· 配 魚際, 承山 : 轉筋, 目眩『席弘賦』

· 配 承漿, 三陰交 : 便毒癰疽『大成』

· 配 曲泉, 飛揚, 前谷, 少澤, 通里 : 頭眩痛『千金方』

· 配 風府, 束骨 : 狂易多言不休『千金方』

· 配 五處, 身柱, 委中, 委陽 : 脊强反折, 瘈瘲癲疾『千金方』

· 配 呂細(太谿) : 脚膝經年痛不休『肘後歌』

· 配 中管, 三間, 偏歷, 厲兌, 承筋, 京骨, 承山, 飛揚, 隱白 : 頭熱, 鼻鼽衄『千金方』

· 配 少澤, 復溜 : 瘧寒汗不出『千金方』

· 配 天柱, 陶道 : 目眩又目不明, 目如脫『千金方』

---

207) 太陽睛明穴, 乃治目之總穴, 此症乃本經火上熾所致, 宜泄之.『經穴解』

208) 心痛當在前, 如背相接, 乃邪干太陽經矣, 宜泄此穴.『經穴解』

※ 기타문헌

"痓 脊强 項眩痛 脚如結 腨如裂 崑崙主之." "瘧多汗 腰痛不能俯仰 目如脫 項如拔 崑崙主之." "瘧不渴 間日作 崑崙主之." "厥心痛 與背相引 善瘈 如從後觸其心 身傴僂者 腎心痛也 先取京骨崑崙 拔鍼立已 不已取然谷." "邪在腎 則病骨痛陰痺 陰痺者 按之而不得 腹脹腰痛 大便難 肩背頸項强痛 時眩 取之湧泉崑崙 視有血者 盡取之." "大風 頭多汗 腰尻腹痛 腨跟腫 上齒痛 脊背尻重不欲起 聞食臭 惡聞人音 泄風從頭至足 崑崙主之." "癲疾 目肮肮 鼽衄 崑崙諸之." "女子字難[209] 若胞不出 崑崙主之." "風從頭至足 癇瘈 口閉不能開 每大便腹暴滿 按之不下 噫 悲 喘 崑崙主之."『甲乙經』

"腰痛環跳委中神 若連背痛崑崙武(雜病八法歌). 輕者委中出血 便愈 甚者補環跳 瀉委中 久者俱補. 腰連背痛者 鍼崑崙 委中." "崑崙主足腿紅腫 牙齒疼痛."『入門』

"崑崙主脊强背尻骨重." "崑崙主脚如結 踝如別." "崑崙主不得大便." "崑崙主瘧多汗."『千金方』

"崑崙:主腰尻脚氣 足腨腫不得履地 鼻衄 膕如結 踝如裂 頭痛 肩背拘急 咳喘滿 腰脊內引痛 傴僂 陰腫痛 目眩痛如脫 瘧多汗 心痛與背相接 婦人孕難 胞衣不出 小兒發癇瘈瘲."『大成』

※ 참고 : 崑崙 이하 혈의 특징

① 氣機疏通 利롭게 함, 上部의 氣를 조절함(頭部, 淸竅)

② 陰생산 작용을 보조함 ☞ 陽氣 작용을 활성화함

※ 참고

· 본 혈은 위치상 童氏奇穴 가운데 正筋(在足後跟筋中央上, 距足底三寸五分處, 位於崑崙與太溪穴間之大筋上), 正宗(當足後跟筋之正中央上, 距正筋穴上二寸處), 正士(當足後跟筋之正中央上, 距正宗穴上四寸處) 부근에 해당함

209) "字難" 卽 難産. *字(자) : 글자, 아이를 배다, 기르다

BL61 복삼 (僕參, Boksam)

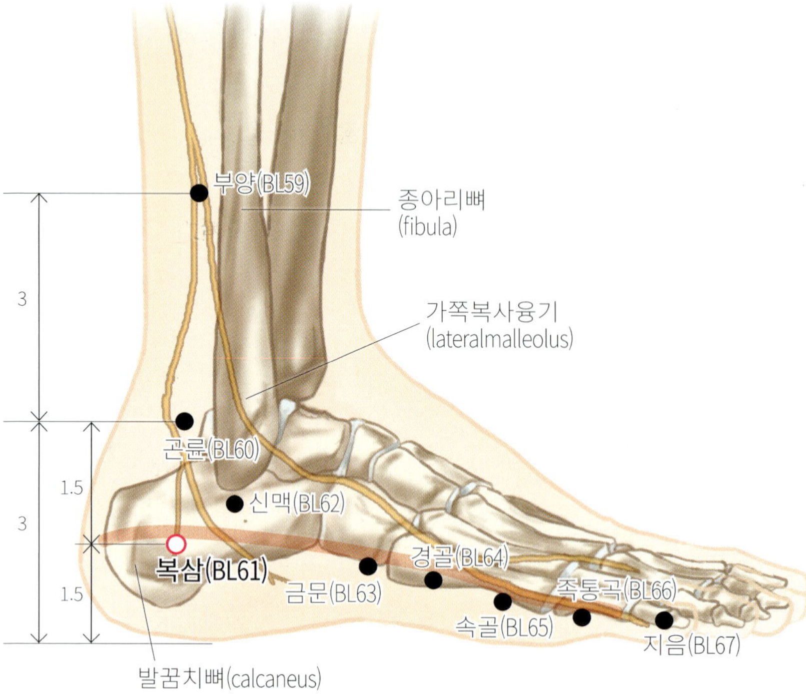

1. 혈명

【의의】僕은 卑稱, 僕從을, 參은 參拜를 뜻하며, 주인에게 僕從三拜할때 무릎을 꿇는데 이때 足跟 部分이 위로 노출되는 형태라는 의미

【異名】安邪, 安耶, 仆參

2. 혈위 근거

① 從崑崙下行, 足筋骨下陷中, 拱足取之. 『金鑑』

② 足跟骨下陷中, 拱足取之. 『大成』

3. 부위 및 취혈

① 발가쪽면, 발꿈치뼈(calcaneus)의 가쪽, 곤륜(崑崙, BL60)에서 먼쪽, 적백육제

② 족외과첨부터 족척면(足蹠面)까지를 3촌의 골도법으로 산정하여, 곤륜혈 직하 1.5촌처이며, 곤륜혈과 족척면(足蹠面)까지의 중점에 취함

③ 족외과 아래 종골융기 외측 적백육제로 아킬레스건 부착부에 해당함

【근육】 아킬레스힘줄(踵骨腱, calcaneal tendon, Achilles tendon)

【신경】 장딴지신경의 가쪽발꿈치가지(腓腹神經의 外側踵骨枝, lateral calcaneal br. of sural n.)

【혈관】 종아리동 · 정맥(腓骨動 · 靜脈, peroneal a. & v.)

【침법】 ■ 직자 0.3~0.5촌

■ 사자 0.3~0.5촌

【뜸법】 ■ 艾炷灸 3~5장

■ 溫灸 5~20분

4. 응용

개요

① 주치 : 본 혈은 陽蹻脈과 만나는 곳으로 하지부 병증인 腰痛不擧, 足跟 痛痿, 腿痛, 轉筋, 身體攣曲 질환을 주치함

② 혈성 : 舒筋活絡 鎮驚安神 調理陰陽

임상 해설

① 足脛部, 足底部, 足跟에 오는 제반 질환을 주치

i) 아킬레스건의 이상으로 인한 족부동통(염좌, 타박, 아킬레스건염)을 치료

ii) 외상없이 족근, 족저부에 오는 통증을 치료함 : 대부분 족저부 질환은 腎陰虛 혹은 腦 질환에 기인할 가능성이 있음

iii) 류머티즘으로 인한 足痿弱, 膝關節炎 등에 사용

② 疣病의 주요 혈위(配養老) : 先養老僕參 점자출혈, 後에 제일 큰 사마귀 둘레에 자침 혹은 제일 먼저 생긴 사마귀에 灸(3~5壯)

③ 霍亂轉筋, 癲癇, 意識障害(精神病), 頭痛 등(上病下治)

④ 齒齦을 조여서 齒槽膿漏를 예방하는 효과

주요 질환 응용

① 하지 및 근 병증[足跟痛, 下肢痿弱에 활용 … 舒筋活絡 작용에 의함]

· 足跟痛 → 跟腱(아킬레스건) 이상으로 인한 족근 및 족저통, 또는 외상없는 족근통(대체로 腎陰虛에 해당)에 대하여 유효함 … "後跟痛在僕參求"『靈光賦』

· 足痿失履不收 → 본 혈이 足跟에 있으므로 足痿不能收의 병증에 본 혈을 취함[210)]
· 轉筋 → 본 혈은 太陽經筋이 結하는 곳이므로 본 혈을 취하여 轉하려고 하는 筋을 바로 잡는 작용을 발휘함[211)]

② 神志 병증[陽蹻脈과 교회 … 調理陰陽 작용 … 安神작용 : 神志病 治療]

· 尸厥癲癇 → 太陽經病으로 陽蹻脈과 교회하는 본 혈을 泄하여 上逆한 火를 下降시킴[212)]
· 狂言見鬼 → 火가 逆上한 것이 極한 것이니, 본 혈을 灸하여 降火해야 함[213)]

배혈

· 配 養老 : 疣病(사마귀)
· 配: 太溪, 內庭 : "兩足痠麻補太溪, 僕參內庭盤根楚"『雜病穴法歌』
· 配 金門, 承山, 承筋 : 霍亂轉筋『甲乙經』
· 配 衝陽, 三里, 飛揚, 復溜, 完骨 : 足痿失履不收『千金方』
· 配 金門 : 癲疾馬癎『千金方』
· 配 溫溜 : 癲疾吐舌, 鼓頷, 狂言見鬼『千金方』
· 配 中極 : 恍惚, 尸厥, 煩痛『千金方』
· 配 太陰, 大都, 金門 : 厥逆霍亂『千金方』

※ 기타문헌

"腰痛不可擧 足跟中踝後痛 脚痿 僕參主之." "癲疾僵仆 轉筋 僕參主之." "恍惚尸厥 頭痛 中極及僕參主之." "小兒馬癎 僕參及金門主之."『甲乙經』

"條口後鍼能步履 兩足痠麻補太谿 僕參內庭盤跟楚(雜病八法歌) 脚盤痛者瀉內庭 脚跟痛者瀉僕參."『入門』

"僕參(一名安邪):主足痿 失履不收 足跟痛不得履地 霍亂轉筋 吐逆 屍厥癲癎 狂言見鬼 脚氣膝腫."『大成』

---

210) 穴在足跟, 故足痿不能收之病責之.『經穴解』

211) 此穴乃太陽經筋結處, 轉筋者, 取此穴以定其欲轉之筋.『經穴解』

212) 此症太陽經病也, 泄此穴以降上逆之火. 此穴陽蹻之本[本穴 : 陽蹻脈 2번째 穴], 故亦宜灸之.『經穴解』

213) 此症, 乃火逆上極矣, 宜灸此穴以降火.『經穴解』

BL62 신맥 (申脈, Sinmaek)

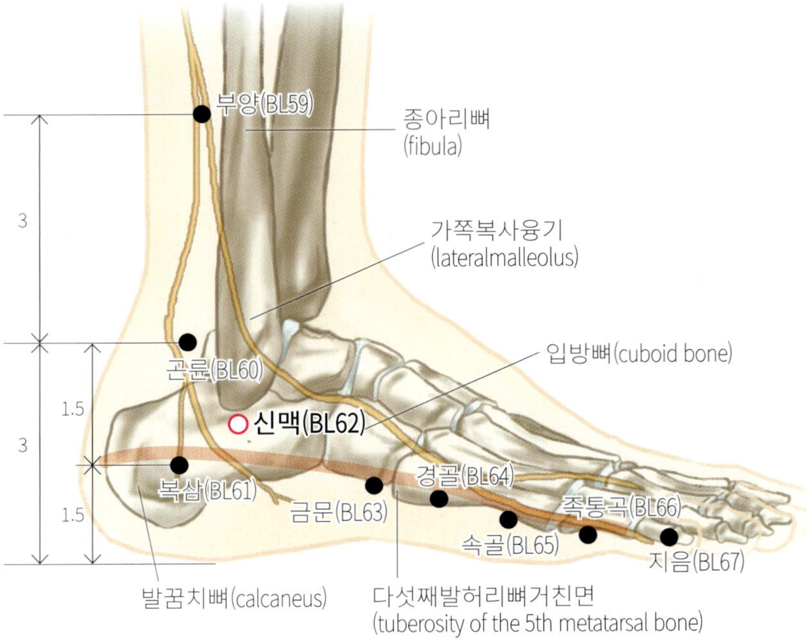

1. 혈명

【의의】 申은 伸通, 屈伸蹻捷을, 脈은 陽蹻脈을 뜻함. 陽蹻脈과 通하고 所生하는 곳이라는 의미

【異名】 鬼路, 陽蹻

2. 혈위 근거

① 從僕參行, 足外踝下五分陷中, 容爪甲白肉際.『金鑑』

② 外踝下五分陷中, 容爪甲白肉際, 上有踝骨, 下有軟骨, 其穴居中.『大成』

3. 부위 및 취혈

① 발가쪽면, 가쪽복사융기(prominence of the lateral malleolus)에서 수직으로 아래쪽, 가쪽복사의 아래모서리와 발꿈치뼈(calcaneus) 사이의 오목한 곳. 신맥(申脈, BL62)에 상응하는 안쪽의 경혈은 조해(照海, KI6)임

② 족외과 하연 직하 0.5촌의 요함처에 취함

【근육】 긴종아리근(長腓骨筋, peroneus longus m.), 짧은종아리근(短腓骨筋, peroneus brevis m.)

【신경】 장딴지신경의 가쪽발꿈치가지(腓腹神經의 外側踵骨枝, lateral calcaneal br. of sural n.)

【혈관】 종아리동 · 정맥(腓骨動 · 靜脈, peroneal a. & v.), 가쪽복사그물(lateral malleolar network)

【침법】 ▪ 직자 0.2~0.4촌

▪ 사자 0.3~0.5촌(침첨을 下向하여 자입)

【뜸법】 ▪ 艾炷灸 3~5장

▪ 溫灸 3~5분

▪ 禁灸(『醫學入門』)

4. 응용

개요

① 속성 : 八脈交會穴 중 하나(陽蹻脈과 通), 十三鬼穴 중 하나, 陽蹻脈이 所生하는 곳

② 주치 : 본 혈은 頭項痛 및 神志病을 주치하고, 또한 睡眠病, 眼疾에 활용됨

i) 申脈이 頭項痛 및 神志病을 주치하는 이유

ⓐ 穴 특성 상 八脈交會穴로 본 혈은 陽蹻脈에, 後谿는 督脈에 通하여 目內眥, 頸項, 耳, 肩膊 등의 병증을 주치함

ⓑ 穴 작용 상 寧心安神, 鎭靜熄風의 효능이 있어서 陰陽錯亂, 陽升風動이 挾痰하여 上擾淸竅로 발생되는 癲疾이나, 肝胃火盛, 心神外越에 의한 狂症 등 神志病을 치료하는데 사용할 수 있음

ii) 申脈이 睡眠病, 眼疾에 활용되는 이유

ⓐ 本經이 腎에 絡하고, 經別이 心에 入하고, 또 陽蹻脈이 不寐를 주치하므로, 본 혈은 心腎相交, 安神寧心하는 효과를 발휘하므로 不寐를 주치함. 또한 膀胱經이 眼部를 經過하고, 陽蹻脈도 內眼角을 지나는 故로 본 혈은 眼瞼下垂를 주치 (睡眠 : 陽↓, 陰↑ 상태)

③ 혈성 : 鎭痙止癎 安神寧心 疏風淸頭 强健腰背

임상 해설

① 八脈交會穴 중 하나(通于陽蹻脈, 陽蹻脈之起始穴)로서 일절의 眼, 耳, 後頭部(頸項肩背), 소장 · 방광 등 병증을 치료(配 後谿)

i) 일절의 眼 질환에 사용

ii) 항강, 견배척통, 경추관절이상에 활용(配 後谿, 中渚, 跗陽 : 太陽經 위주)

☞ 경추관절이상(경추디스크 → 配 後谿, 人中, 中渚 : 太陽經 · 督脈 위주)

iii) 후두통, 고혈압, 상부 충혈의 주요 혈위(配 後谿)

☞ 고혈압으로 인한 후두통 : 先後谿 · 申脈 後隨證 · 病因選穴

iv) 중풍, 중풍후유증으로 인한 반신불수(配 照海) : 八脈交會穴인 照海(通于陰蹻脈), 申脈(通于陽蹻脈)은 뇌의 활성도 증진 작용

- 중풍질환 중 족외번증 : 申脈穴 사용
- 중풍질환 중 족내번증 : 照海穴 사용

v) 요통, 좌골신경통, 족배질환에 사용

② 十三鬼穴中 鬼路穴로서 제반 神志病에 사용

i) 정신병, 정신분열증에 사용 : 先刺間使 後谿 後加十三鬼穴(男左女右)

ii) 모든 부인병 증세에 활용(禁灸) : 특히 산후 氣血不足으로 인한 산후우울증에 사용

iii) 陰陽不調和로 인한 불면증에 사용 : 人不寐者 瀉申脈 補照海, 人多寐者 補申脈 瀉照海

③ 하행결장 운동촉진 작용

주요 질환 응용

① 頭部, 神志病 및 경항부 병증

[八脈交會穴로 項强 등 경항부 병증에 後谿와 함께 配用]

i) 神志病에 활용 → 癲狂症(憂鬱症-陰이 陽 작용을 붙잡아 둔 것으로 申脈이 陽을 일깨움)

- 安神작용
- 腦 - 방광경과 通, 腦爲元神之府
- 十三鬼穴 중 鬼路

ii) 上氣로 인한 頭部 火病症 → 고혈압성 병증(頭部 充血感, 後頭痛 등)

iii) 眼病

iv) 頸項病 : 調理氣機, 疏通淸頭작용 → 경추관절 不利(항강증, 견배통)

· 癎病風眩 → 蹻脈은 一身 變動의 根이고 癎은 陽에서 發하므로 본 혈을 灸하여 火氣가 下行하도록 하여 上逆하지 못하게 함[214)]

· 頭風頭痛 치료의 주요혈(配 風池, 三里, 金門『標幽賦』, 『雜病』, 『蘭江賦』)

· 神志病, 癎證 치료에 유효『金鑑』 - 十三鬼穴 중 하나(配 後溪, 百會, 風池, 心兪)

② 腰 · 下肢部 병증[八脈交會穴, 陽蹻脈과 통함]

· 陽蹻脈의 病症(陽緩而陰急) : 强腰脊, 利關節 작용 → 중풍후유증의 반신불수에 활

214) 蹻脈主一身變動之根, 乃癎病之原, 晝爲陽, 癎發於陽者, 灸此穴使火氣下行, 而不上逆.『經穴解』

용(配 照海 : 뇌활성도 증강시킴)/ 腰痛, 膝痛, 足脛寒

· 腰脚痛, 冷氣逆氣, 腰髖冷痺 → 腰, 脚, 髖은 모두 本經이 行하는 부분으로 본 병증들은 風冷의 邪氣에 적중되어 발생된 병이니, 본 혈을 灸하여 風寒邪를 溫하게 하여 치료함

· 腿足紅腫(配 崑崙, 太溪)『玉龍歌』

③ 不寐 및 眼瞼 병증[陽蹻脈과 通함 → 睡眠病 중 不寐, 眼瞼下垂를 주치]

┌ 足太陽經脈 … 腎에 絡 ┐ ∴본 혈은 心神交通(相交) 작용 → 불면증(안검하수)을 치료
└ 足太陽經別 … 心에 入 ┘

· 不寐 → 膀胱經이 腎에 絡하고, 膀胱經別이 心에 入하며, 또한 본 혈은 陽蹻脈과 通하고, 心腎相交, 安神寧心하는 효과能을 발휘하므로 본 혈은 不寐를 주치함

· 眼瞼下垂 → 본 혈이 膀胱經에 소속되고 膀胱經이 眼部를 지나고, 陽蹻脈 또한 內眼角을 지나므로 眼瞼下垂의 질환에 사용됨

· 補申脈, 瀉照海 … 多寐를 치료(각성작용)

· 瀉申脈, 補照海 … 不寐를 치료(수면유도작용)

④ 氣滯 및 어혈성 동통[通氣, 活血 작용에 의함]

· 冷氣逆氣, 腰髖冷痺, 脚膝屈伸難 → 婦人의 氣滯나 血이 經絡에 凝하면 痛하니, 본 혈을 灸하여 氣를 通하게 하고 血을 行하게 함[215)]

배혈

· 配 行間, 三里, 金門 : 脚膝諸痛『雜病』

· 配 陰蹻, 京骨 : 癲狂, 互引僵仆, 申脈主之, 先取陰蹻, 後取京骨.『甲乙經』

· 配 陰蹻, 三里 :"陰蹻, 陽蹻兩踝邊, 脚氣四穴先尋取. 陰蹻陽蹻與三里, 諸穴一般治脚氣, 要在玄極宜正取."『靈光賦』

· 配 金門(舒筋活絡) : 頭風頭痛『標幽賦』通絡安神 작용 강화 … 頭風, 두통을 치료

· 配 金門, 手三里 :"頭風目眩項捩强, 申脈金門手三里, 二陵二蹻與二交, 頭項手足互相與."『雜病穴法歌』

· 配 太谿, 崑崙 : 足腫, 紅腫腿足草鞋風『玉龍賦』

· 配 隱白, 行間 : 脛間寒熱『千金方』

· 配 金門, 手三里 : 頭風頭痛, 目眩, 項捩强『雜病八法歌』 *捩 : 비틀렬

· 配 京骨 : 鼻中衄血不止, 淋濼『千金方』

215) 婦人氣滯, 血凝於經絡作痛, 亦宜灸此穴, 以通其氣而行其血.『經穴解』

· 配 丘墟 : 腋下腫, 寒熱頸腫『千金方』
· 配 隱白, 行間 : 脛中寒熱『千金方』

※ 기타문헌

"一身四肢拘急."『玉龍經』

"申脈能除寒與熱 頭風偏正及心驚 耳鳴鼻衄胸中滿."『蘭江賦』

"後谿專治督脈病 癲狂 此法治還輕 申脈能除寒與熱 頭風偏正及心驚 耳鳴鼻塞胸中滿 好用金鍼此穴尋."『蘭江賦』, 『入門』

"頭風目眩項捩强 申脈金門手三里(雜病八法歌). 頭風連項腫 或引肩者 鍼此三穴. 頭目昏眩者 補申脈 金門 雷頭風亦效. 虛痛者 上星一穴." "二陵二蹻與二交 頭頂手足互相與(雜病八法歌). 二陵 陰陵泉 陽陵泉 二蹻 申脈 照海 二交 陽交 三陰交 此六穴遆相交接於兩手兩足頭頂也." "申脈主晝發痓 足腫牙疼."『入門』

"申脈(卽陽蹻) : 主風眩 腰脚痛 胻痠不能久立 如在舟中 勞極 冷氣逆氣 腰髖冷痹 脚膝屈伸難 婦人血氣痛. 潔古曰 癎病晝發 灸陽蹻."『大成』

"陽蹻脈 考穴: 申脈二穴 膀胱經. … 主四肢風邪及癰毒病 與後溪主客相應 治病:《西江月》腰背屈强腿腫 惡風自汗頭疼 雷頭赤目痛眉稜 手足麻攣臂冷. 吹乳耳聾鼻衄 癲癎肢節煩憎 遍身腫滿汗頭淋 申脈先鍼有應."『大成 · 八脈圖並治症穴』

"寒熱 頸腋下腫 申脈主之." "腰痛不能擧足 少坐 若下車躓地 脛中矯矯然 申脈主之." "癲狂 互引僵仆 申脈主之 先取陰蹻 後取京骨 頭上五行. 目反上視 若赤痛從內眥始 踝[216]下半寸各三痏 左取右右取左."『甲乙經』

[216] 踝 : 原作 "腹", 据『素問 · 繆刺論』文義 改

BL63 금문 (金門, Geummun)

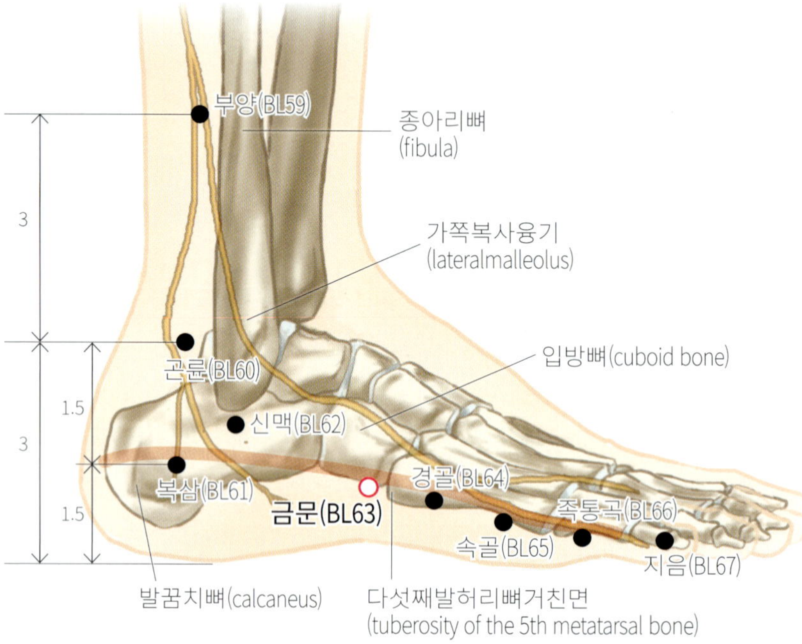

1. 혈명

【의의】金은 生水, 貴重을, 門은 門戶를 뜻하며, 본 혈이 장차 足少陰經氣와 교회하여 金風肅氣하고 寒水所生하는 門戶가 되며, 邪氣가 출입하는 곳이라는 의미

【異名】關梁, 梁關, 梁門

2. 혈위 근거

① 從申脈下行一寸.『金鑑』

② 外踝下少後, 丘墟後, 申脈前. 『大成』

3. 부위 및 취혈

① 발등, 가쪽복사앞모서리에서 먼쪽, 다섯째발허리뼈거친면(tuberosity of the 5th metatarsal bone)뒤쪽, 입방뼈(cuboid bone) 아래쪽의 오목한 곳. 다섯째 발허리뼈거친면은 대개 발꿈치와 다섯째 발허리발가락관절(metatarsophalangeal joint)을 연결하는 선 중간에 위치

② 종골(踵骨)과 입방골(立方骨) 사이 요함처로, 경골혈과 신맥혈 사이의 중점에 취함

【근육】짧은종아리근(短腓骨筋, peroneus brevis m.)

【신경】가쪽발등피부신경(外側足背皮神經, lateral dorsal cutaneous n.)

【혈관】종아리동 · 정맥의 발꿈치가지(腓骨動靜脈, calcaneal brs. of peroneal a. & v.)

【침법】■ 직자 0.3~0.5촌　■ 사자 0.5~0.7촌

【뜸법】■ 艾炷灸 3~7장　■ 溫灸 5~20분

4. 응용

개요

① 속성 : 郄穴, 陽維脈의 起始穴

② 주치 : 본 혈이 足太陽經의 郄穴이 되고 陽維脈의 기시혈[217]에 속하며, 본 혈은 급성적인 下肢痺痛과 昏厥을 치료할 수 있음

③ 혈성 : 安神止癎 疏通經絡

임상 해설

① 膀胱經의 郄穴로 급성동통, 경련성질환에 응용

i) 각슬족부 통증, 발목염좌(瀉血)

ii) 霍亂轉筋, 小腹痛(暴疝) 腰痛 等 경련성질환에 사용

iii) 두통(후두통)에 사용 : 邪客於太陽之絡 令因頭痛肩痛 金門瀉血

② 陽維脈의 기시혈로서 營衛不和 · 衛氣不固로 인한 표증에 사용

i) 惡寒發熱, 頭項强痛에 사용

ii) 耳病(耳鳴, 難聽), 眩暈에 사용

주요 질환 응용

① 급성병변, 급성동통, 경련성 병증[膀胱經 郄穴: 霍亂轉筋, 下肢疼痛 등 … 舒筋

---

[217] 陽維脈의 病症

"陽維之脈 令人腰痛 痛上怫然腫"『素問 · 刺腰痛篇』

"陽維維於陽 陰維維於陰 陰陽不能自相維 則悵然失志 溶溶不能自收持 陽維爲病苦寒熱 陰維爲病苦心痛"『難經 · 二十九難』

"診得陽維脈浮者 暫起目眩 陽盛實 苦肩息 洒洒如寒. 診得陰維脈沈大而實者 苦胸中痛 脇下支滿心痛"『脈經 · 平奇經八脈病』

活絡 작용]

i) 급성동통 : 족과염좌에 활용(족관절부 통증) … ⊕ 瘀血方

ii) 경련성 병증 : 하지부 근경련, 복부 경련성 병증, 霍亂轉筋 등

· 霍亂轉筋 → 陽維脈은 脅肋을 따라 상행하며 肝膽經 부분을 주요하게 지나므로 본 혈을 灸함[218][본 혈은 陽維脈의 기시혈 - 陽維脈은 少陽經 부분을 주요하게 순행 ; 陽維脈은 一身의 表를 主하고, 發熱, 體表 筋病 등의 표증을 치료]

· 暴疝, 膝胻痿, 身戰不能久立 → 또한 근병이므로 陽維脈의 기시혈을 취함[219]

② 頭部 병증[陽維脈의 起始穴로서 營衛不和, 衛氣不固로 인한 表證에 활용] … 頭部의 표증을 치료(두통, 항강, 발열, 현훈, 이명 등)

· 頭痛(配 申脈)

· 目眩項强(配 手三里)『雜病』

· 耳聾(配 合谷, 臨泣『雜病』, 或 配 聽會『席弘賦』)

③ 학질『肘後歌』

배혈

· 配 丘墟 : 轉筋『百症賦』

· 配 承山, 絶骨 : 小腿痠痛

· 配 行間, 三里, 申脈 : 脚氣『雜病』

· 配 承山(疏筋活絡 凉血止血) : 疏經活血작용 强化 → 霍亂轉筋, 小腿部轉筋, 外踝腫痛에 활용

· 配 承山 : 渾身戰慄及胻痛『聚英』

· 配 僕參, 承山, 承筋 : 霍亂轉筋『甲乙經』

· 配 丘墟 : 轉筋, 暴疝痛『百症賦』

· 配 申脈 : 頭風頭痛『標幽賦』

· 配 申脈, 手三里 : 頭風, 目眩, 項捩强『雜病八法歌』

· 配 臨泣, 合谷 : 耳聾『雜病八法歌』

· 配 聽會 : "但患傷寒兩耳聾 金門聽會疾如風."『席弘賦』

· 配 僕參, 承山, 承筋 : 轉筋霍亂『千金方』

---

218) 陽維[本穴 : 陽維脈 起始穴 - 陽維脈은 少陽經 부분을 主要하게 循行 ; 陽維脈 主一身之表, 治發熱] 循脅肋上行, 所歷多少陽膽經部分, 肝主筋, 故灸此穴.『經穴解』

219) 此症, 亦筋病也, 故責陽維之源穴.『經穴解』

· 配 僕參 : 癲疾, 馬癎『千金方』
· 配 太陰, 大都, 僕參 : 厥逆霍亂『千金方』

※ 기타문헌

"癲癎 尸厥 暴疝 小兒發癎 張口搖頭身反折. 治霍亂轉筋 膝胻痠 身戰 不能久立." 『銅人』

"尸厥暴死 金門主之." "霍亂轉筋 金門 僕參 承山 承筋主之." "小兒馬癎 僕參及金門主之." 『甲乙經』

"足太陽瘧先寒後熱 汗出不已 刺金門." "脚膝諸痛瀉行間, 三里申脈金門侈(雜病八法歌). 脚膝頭紅腫痛痒及四時風脚 俱瀉行間 三里 申脈 金門, 五足指痛 瀉行間." "金門主癲癎." 『入門』

"金門(一名梁關) : 主霍亂轉筋 屍厥癲癎 暴疝 膝胻痠 身戰不能久立 小兒張口搖頭身反折." 『大成』

BL64 경골 (京骨, Gyeonggol)

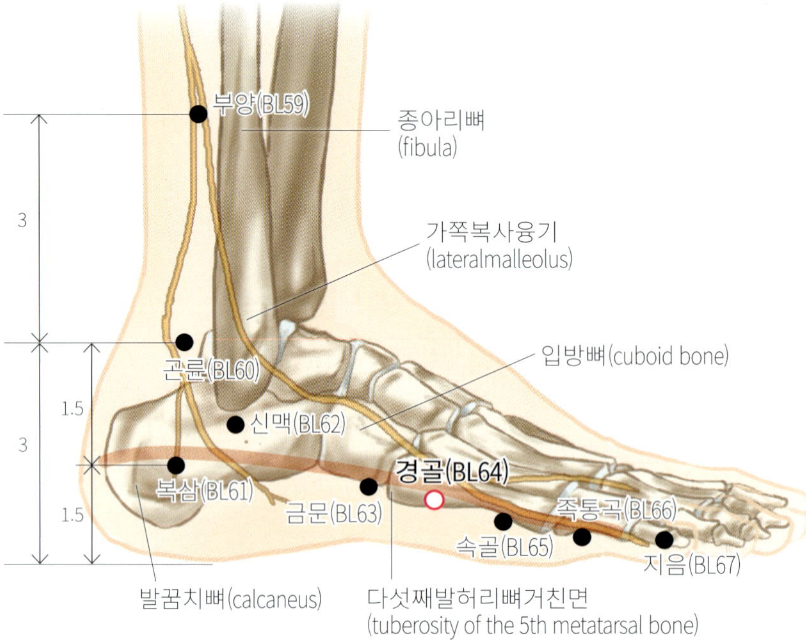

1. 혈명

【의의】 京은 長大를, 骨은 뼈를 뜻하며, 본 혈의 위치상 大骨外側下에 該當함을 의미함

2. 혈위 근거

① 從金門行足外側大骨下, 赤白肉際陷中, 按而得之. 小指本節後大骨, 名京骨, 其穴在骨下.『金鑑』

② 足外側大骨下, 赤白肉際陷中按而得之. 小指本節後大骨名京骨, 其穴在骨下.『大成』

3. 부위 및 취혈

① 발가쪽면, 다섯째발허리뼈거친면 먼쪽, 적백육제. 다섯째발허리뼈거친면은 대개 발꿈치와 다섯째발허리발가락관절을 연결하는 선 중간에 위치

② 제5중족골 저부(底部) 하연 요함처에 취함

【근육】 새끼벌림근(小趾外轉筋, abductor digiti minimi m.), 짧은새끼굽힘근(短小趾屈筋, flexor digiti minimi brevis m.)

【신경】가쪽발등피부신경(外側足背皮神經, lateral dorsal cutaneous n.)

【혈관】등쪽발허리동·정맥(背側中足動·靜脈, dorsal metatarsal a. & v.)

【침법】■ 직자 0.3~0.5촌

■ 사자 0.3~0.5촌 (向內下方)

【뜸법】■ 艾炷灸 3~7장

■ 溫灸 5~20분

4. 응용

개요

① 속성 : 原穴

② 주치 : 본 혈은 膀胱經의 原穴로서 通經活絡, 寧心安神 작용을 발휘

③ 혈성 : 安神止癎 通經活絡, 淸頭明目

임상 해설

① 膀胱經의 原穴로 理氣작용이 있어서 膀胱經의 虛實로 인한 제반 질환에 사용

i) 膀胱經의 原氣不足으로 인한 小便不利에 사용

ii) 頭痛如破, 眩暈, 目赤(眼炎), 鼻衄血不止(肝不藏血) 等 만성뇌충혈(고혈압)성 두면부 질환에 사용 : 水不潤木 병증에 유효

iii) 心系不調和로 인한 하지부종, 슬통, 발이 시린 경우에 사용

☞ 太陽膀胱(陽水, 寒水)의 京骨穴과 少陰腎(陰水, 君火)의 大鍾穴은 水火均衡(水分代謝)失調로 인한 병증에 배합하여 사용됨(原絡刺法). "膀胱主腎之客 : 膀胱頸病目中疼 項腰足腿痛難行 痢瘧狂癲心膽熱 背弓反手額眉稜 鼻衄目黃筋骨縮 脫肛痔漏腹心膨 若要除之別無法 京骨大鍾任顯能"『大成·十二經治症主客原絡訣』

② 斜頸症, 項强, 落枕 등 경항부 제반 병증에 요혈로 사용

- 申脈 : 좌골신경통(通于陽蹻脈)의 경우에 사용
- 金門 : 惡寒發熱, 목이 빠지는 듯한 감각이 있는 경우에 사용
- 京骨 : 斜頸症의 경우에 주로 사용

③ 原絡配穴에 활용 … 膀胱原穴 京骨, 腎經絡穴 大鍾

[太陽經寒水의 原穴 - 京骨, 少陰經 君火의 絡穴 - 大鐘 → 水火不均衡으로 인한 水分代謝 失調症에 활용, 또한 太陽經의 水穴로서 利膀胱 작용을 발휘하는

足通谷을 함께 사용하기도 함]

· 目胞脫陷泪出(膀胱), 頭項强痛(膀胱), 臍突大腹小腹脹痛(膀胱, 腎), 尿難出(膀胱, 腎), 溲血膿(膀胱, 腎)

주요 질환 응용

① 본경 병증[原穴 - 本經 虛實證候 調整, 膀胱經은 뇌와 通하고, 골수와 通하며 요척부와 通하므로 通經活絡, 寧心安神 작용을 발휘함]

· 膀胱經 虛實로 인한 제반 病症에 활용

i) 膀胱經의 原氣不足 병증 → 小便不利, 下肢浮腫

ii) 水不潤木의 병증 → 頭面部 火病症 … 頭痛如破(깨지듯이 아픈 것), 目赤, 鼻衄血 등

iii) 두항부 제병증(근력의 부조화) → 사경, 항강, 낙침에 활용

· 頭痛如破, 腰痛不可屈伸, 筋攣, 頸項强, 腰背痛不可俯仰 → 본경이 지나는 부분에 邪氣가 적중되어 발생한 병증이니, 본 혈을 취함[220)]

· 目赤爛 → 太陽經이 目內眥에서 시작되므로 太陽經 火邪에 의한 병증이므로 본혈을 취해서 泄함[221)]

· 心痛目眩 → 心痛이 있으나 目眩하지 않으면 太陽經을 취하지 않으나, 心痛하고 目眩하면 太陽經이 目內眥에서 시작하고 太陽經別이 心과 연계되니 太陽經의 原穴을 취하여 厥逆된 氣를 下降시키고 心으로 上逆하지 않게 함[222)]

배혈

· 配 太衝 : 極烈頭痛

· 配 內關, 通里, 心兪 : 心痛『簡編』

· 配 中封, 絶骨 : "痿厥, 身體不仁, 手足偏小, 先取京骨, 後取中封, 絶骨皆瀉之." 『甲乙經』

· 配 申脈 : 鼻中衄血不止淋濼『千金方』

· 配 前谷 : 目中白翳『千金方』

· 配 陽谷 : 自囓唇『千金方』

---

220) 此症, 皆本經所過部分, 如邪中之, 應有之症, 故皆責此穴.『經穴解』

221) 太陽經始於目內眥, 此皆有火邪所致之症, 宜責原穴以泄之.『經穴解』

222) 心痛而目不眩, 則不責太陽, 心痛而目眩, 以太陽之經, 始於目內眥, 故責其原, 使厥氣下降, 而不上逆於心也.『經穴解』

· 配 然谷, 腎兪 : 足寒『千金方』
· 配 承山, 承筋, 商丘 : 脚攣『千金方』
· 配 崑崙, 然谷 : "厥心痛 與背相控 善瘛 如從後觸其心 傴僂者 腎心痛也, 先取京骨崑崙, 發狂不已 取然谷."『靈樞 · 厥病』
· 配 大鍾 : "膀胱主腎之客: 膀胱經病目中寒, 項腰足腿痛難行, 痢瘧狂癲心膽熱, 背弓反手額眉棱, 鼻衄 目黃筋骨縮, 脫肛痔漏腹心膨, 若要除之別無法, 京骨大鍾任顯能"『大成』
· 配 前谷 : 目中白翳『千金要方』: 前谷(活絡明目) + 京骨(淸頭明目) : 同陽經, 上下配合 → 明目 작용 강화
· 配 中封(通經活絡) : 養筋骨 機能 강화 → 中風半身不隨, 足痿冷厥을 치료

※ 기타문헌

"衄衄血不止 淫濼頭痛 目白翳 跟尻瘈 頭頂腫痛 泄注 上搶心 目赤眦爛無所見 痛從內眦始 腹滿 頸項强 腰脊不可俯仰 眩 心痛 肩背相引 如從後觸之狀 身寒從脛起 京骨主之." "痓 目反白多 鼻不通利 涕黃更衣(一本作便去血) 京骨主之." "寒熱善唏 頭重足寒 不欲食 脚攣 京骨主之." "厥心痛 與背相引 善瘈 如從後觸其心 身傴僂者 腎心痛也 先取京骨崑崙 拔鍼立已 不已取然谷." "善自嚙頰 偏枯 腰髀樞痛 善搖頭 京骨主之." "痿厥 身體不仁 手足偏小 先取京骨 後取中封絶骨 皆瀉之." "癲狂 互引僵仆 申脈主之 先取陰蹻 後取京骨 頭上五行. 目反上視 若赤痛從內眥始 腹下半寸各三痏 左取右 右取左." "癲疾 狂 妄行 振寒 京骨主之."『甲乙經』

"京骨: 主頭痛如破 腰痛不可屈伸 身後側痛 目內眥赤爛 白翳俠內眥反白 目眩 發瘧寒熱 喜驚 不飮食 筋攣 足胻髀樞痛 頸項强 腰背不可俯仰 傴僂 鼻衄不止 心痛."『大成』

BL65 속골 (束骨, Sokgol)

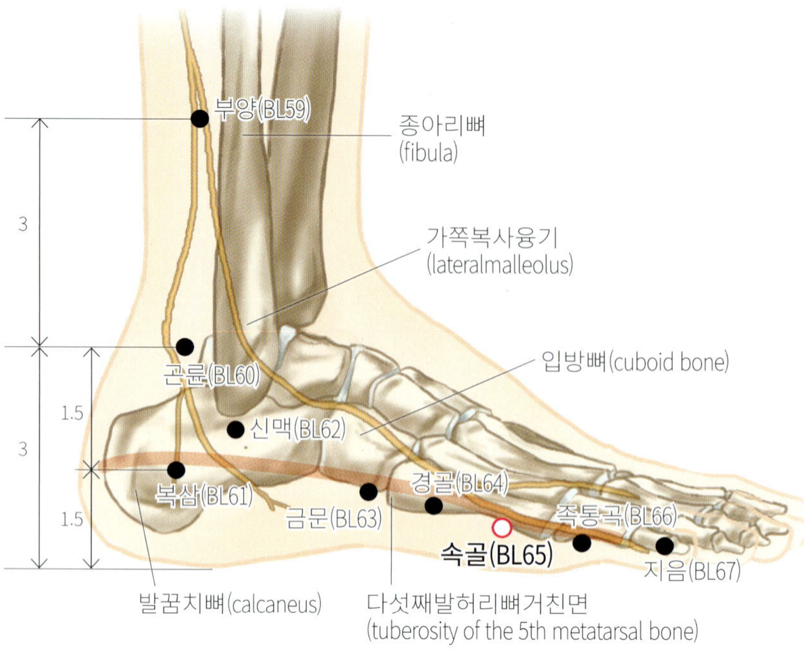

1. 혈명

【의의】 束은 收束를, 骨은 뼈, 骨痛을 뜻하며, 본 혈의 위치상 中足骨이 收束되어 있는 모양을 의미하며, 또한 膀胱經의 骨病을 收束함을 의미

【異名】 刺骨.

2. 혈위 근거

① 從京骨行足小指外側, 本節後陷中, 赤白肉際.『金鑑』

② 足小趾外側本節後, 赤白肉際陷中.『大成』

3. 부위 및 취혈

① 발가쪽면, 다섯째발허리발가락관절(metatarsophalangeal joint) 몸쪽 오목한 곳, 적백육제

【근육】 새끼벌림근(小趾外轉筋, abductor digiti minimi m.)

【신경】 가쪽발등피부신경(外側足背皮神經, lateral dorsal cutaneous n.)

【혈관】 등쪽발허리동 · 정맥(背側中足動 · 靜脈, dorsal metatarsal a. & v.)

【침법】 ■ 직자 0.2~0.3촌
■ 사자 0.3~0.5촌
【뜸법】 ■ 艾炷灸 3~7장
■ 溫灸 3~5분

4. 응용

개요

① 속성 : 輸木穴
② 주치 : 본 혈은 足太陽經의 輸木穴에 속하며, "輸主體重節痛", "利關節"에 근거하여 본 혈은 本經이 지나는 頭痛, 項急, 目昏, 脚如結, 腨如裂, 腰背痛如折, 髀不可以屈과 痢, 泄, 痔, 癰疽 등의 질환 치료에 사용
③ 혈성 : 寧心安神 淸熱消腫 通絡止通

임상 해설

① 自經瀉穴로서 京骨과 효능 · 주치가 비슷하여 水生木失調(水不潤木)로 인한 제반 병증에 사용 : 비교적 京骨은 理氣 작용이 강하고 束骨은 鎭痛 작용이 강함
i) 衄血, 目赤(眼炎), 眩暈, 頸項强 등 뇌충혈(고혈압)성 두면부 질환에 사용
ii) 巓頂頭痛(頭顖項痛)(循經, 兪木穴 卽水木之五行關係)
iii) 項痛, 腓腸筋 痙攣, 腰痛如折 등 경련성 질환에 효과
② 小便不利, 下肢浮腫에 사용
③ 痔疾, 痔瘡에 유효
④ 五行鍼法에 활용
· 膀胱經의 木穴로 膀胱(水)勝格의 瀉穴[瀉其子]

주요 질환 응용

① 太陽經 風寒火 侵襲으로 인한 동통[通絡止痛 작용에 의함 … 輸木穴[利關節 작용]로 體重節痛 치료작용 발휘 → 項强, 腰脊痛, 下肢後側痛 등]
· 腰脊痛如折, 頭顖頂痛, 頭不可回轉, 發背癰疽, 背生疔瘡 → 모두 風寒火 邪氣가 太陽經에 있는 것으로 본경에서 취함[223)]

223) 此症, 皆風寒火邪之在太陽經者, 實則泄之, 正取此經也. 『經穴解』

· 項强, 運動不利에 유효 : 治項强多惡風(配 天柱)『百症賦』

② 腹部 痢疾 병증 및 背部 癰疽 병증[淸熱消腫 작용과 太陽經의 氣血疏通 작용에 의함 …膀胱經 瀉子穴의 의미]

· 背部 癰疽疔瘡에 유효.『雜病穴法歌』/ 發背癰疽, 背生疔瘡.『聚英』… 四花穴 사용시 配穴로 활용

· 腸癖 → 腸癖下血은 下焦에 熱이 鬱한 것이니, 본 혈을 泄하여 下焦의 熱을 제거함[224)]

배혈

· 配 大腸兪, 脾兪, 天樞, 中脘, 陽陵泉 : 痢疾, 腸炎

· 配 天柱 : 項强多惡風『百症賦』: 天柱(疏經活絡)+束骨(通絡止痛)… 疏經活絡 작용 강화→ 項强, 落枕, 感冒 등을 치료 / 고혈압에도 유효

· 配 飛揚, 承筋 : 腰痛如折, 內眥赤爛『千金方』

· 配 足三里 : 項强腫痛, 體重腰癱『太乙歌』

· 配 環跳, 交信, 陰交, 陰舍 : 髀樞中痛 不可擧『千金方』

· 配 懸釐 : 癲疾互引, 善驚, 羊鳴『千金方』

· 配 風府, 崑崙 : 狂易, 多言不休『千金方』

· 配 腦空 : 癲疾, 大瘦, 頭痛『千金方』

· 配 衝陽 : 瘧從脚胻起『千金方』

※ 기타문헌

"暴病頭痛 身熱痛 肌肉動 耳聾 惡風 目眦爛赤 項不可以顧 髀樞痛 泄腸澼 束骨主之." "痓驚互引 脚如結 腨如裂 束骨主之." "虐從胻起 束骨主之." "寒熱腰痛如切 束骨主之." "身痛 狂善行 癲疾 束骨主之 補諸陽."『甲乙經』

"束骨:主腰脊痛如折 髀不可曲 膕如結 腨如裂 耳聾 惡風寒 頭顖項痛 目眩身熱 目黃淚出 肌肉動 項强不可回顧 目內眥赤爛 腸澼 泄 痔 瘧 癲狂 發背 癰疽 背生疔瘡."『大成』

224) 腸癖下血, 熱鬱於下焦也, 宜泄此穴, 所以除下焦之熱.『經穴解』

BL66 족통곡 (足通谷, Joktonggok)

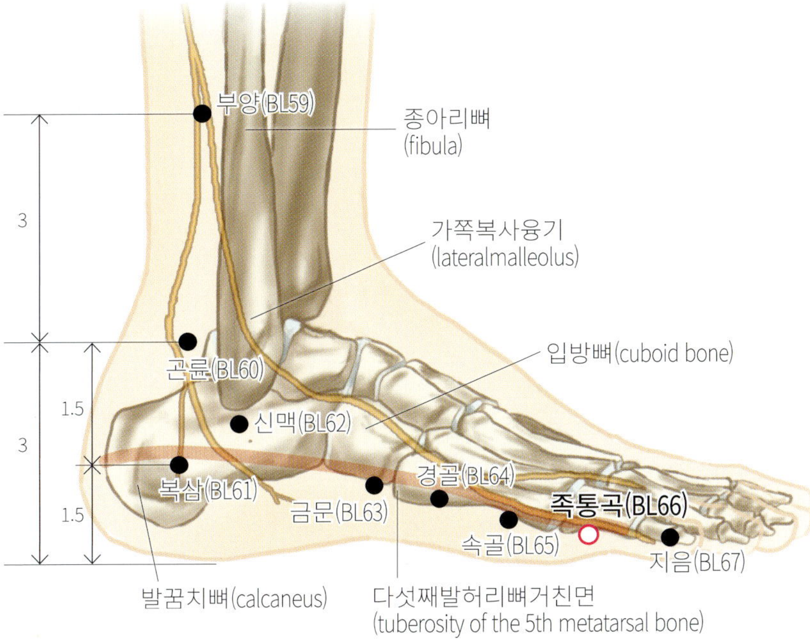

1. 혈명

【의의】 通은 通達, 經氣流動을, 谷은 凹陷處를 뜻하며, 위치 상 本節의 요함처에 해당하여 足太陽經氣를 足少陰經으로 통달함을 의미함

2. 혈위 근거

① 從束骨行足外小指外側, 本節前陷中.『金鑑』

② 足小趾外側 本節前陷中.『大成』

3. 부위 및 취혈

① 새끼발가락, 다섯째발허리발가락관절의 먼쪽 오목한 곳, 적백육제

【근육】 긴발가락폄근(長趾伸筋, extensor digitorum longus m.), 짧은발가락폄근(短趾伸筋, extensor digitorum brevis m.)

【신경】 가쪽발등피부신경(外側足背皮神經, lateral dorsal cutaneous n.)

【血管】 등쪽발허리동·정맥(背側中足動·靜脈, dorsal metatarsal a. & v.)

【침법】 ■ 직자 0.2~0.3촌
■ 사자 0.3~0.5촌

【뜸법】 ■ 艾炷灸 3~7장
■ 溫灸 5~20분

4. 응용

개요

① 속성 : 滎水穴

② 주치 : 본 혈은 본경의 滎水穴에 속하고 본경의 脈氣가 통과하는 부분에 해당하는 두통, 항강을 주치하며, 또한 본 혈은 健中官, 行水道, 利膀胱 작용이 있어서 結積留飮을 제거할 수 있음. 내부 장기의 조절 작용도 있음

③ 혈성 : 寧心安神 淸熱截瘧

임상 해설

① 膀胱經 滎水穴로서 腎虛火實 병증에 유효 : 商陽 · 通谷(補)

i) 頭痛, 項痛, 目眩, 衄血, 目視不淸 등 뇌충혈 · 고혈압(風痰上攻) 증상에 효과 : 특히 현대인에게 많은 근긴장성 두통(通谷은 灸法이 효과적)

ii) 뇌빈혈 개선에 유효

iii) 자궁충혈에 응용

iv) 小便不利에 사용 : 大便不通大腸正 小便膀正通谷補(舍岩神鍼歌)

② 기침 · 감기 등에 至陰穴의 대용혈로 사용 : ㊓ 膀胱正格 商陽至陰補 → 商陽通谷補

③ 새끼발가락을 삐었을 경우(근위취혈)

④ 五行鍼法에 활용

· 膀胱經의 水穴로 膽(木)正格의 補穴[補其母]

· 膀胱經의 水穴로 大腸(金)勝格의 瀉穴[瀉其子]

· 膀胱經의 水穴로 小腸(火)正格의 瀉穴[抑其官], 三焦(火)正格의 瀉穴[抑其官]

· 膀胱經의 水穴로 小腸(火)勝格의 補穴[補其官], 三焦(火)勝格의 補穴[補其官]

주요 질환 응용

① 頭痛, 項强 등의 太陽經病[太陽經의 滎水穴로 淸熱散風 작용에 의함.]

· 頭重目眩, 善驚, 鼽衄項痛 → 邪氣가 太陽經에 入하여 발생한 病으로 본 혈을 瀉

해야 함[225)]

② 留飮病[行水道, 利膀胱 작용에 의함]

· 留飮胸滿 → 留飮이 위로 肺로 넘치고 胃濕이 심한 것으로 음식이 化하지 못하니 太陽經의 水를 泄하여 胃의 濕을 제거함[226)]

③ 癲癎[安神 작용에 의함]

배혈

· 配 通谷(灸百壯), 束骨, 大腸兪 : 腸澼, 瘄疝, 小腸癰『大成』

· 配 目窓, 中渚, 完骨, 命門, 豊隆, 太白, 外丘, 京骨, 臨泣, 小海, 承筋, 陽陵泉 : 頭痛寒熱, 汗不出惡寒『千金方』

· 配 神庭, 攢竹, 迎香, 風門, 合谷, 至陰 : 鼻衄淸涕出『千金方』

· 配 曲泉, 後頂, 絲竹空, 胃兪 : 目䀮䀮不明, 惡風寒『千金方』

· 配 章門, 曲泉, 膈兪, 期門, 食竇, 陷谷, 石門 : 胸脇支滿『千金方』

· 配 巨闕, 太倉, 心兪, 膻中, 神府 : 心痛『千金方』

· 配 商丘, 幽門 : 喜嘔『千金方』

· 配 絲竹空 : 風癎, 癲疾, 涎沫, 狂, 煩滿『千金方』

※ 기타문헌

"身疼痛 善驚 互引鼻衄 通谷主之." "寒熱目䀮䀮 善咳喘滿 通谷主之." "狂 癲疾 陽谷及築賓 通谷主之." "食飮善嘔 不能言 通谷主之." "舌下腫 難言 舌縱喎戾不端 通谷主之."『甲乙經』

"通谷:主頭重目眩 善驚 引衄衄 項强 目䀮䀮 留飮胸滿 食不化 失欠. 東垣曰 胃氣下溜 五臟氣亂 在於頭 取天柱 大杼, 不知 深取通谷 束骨."『大成』

---

225) 此症, 皆邪入太陽經之病, 宜泄此穴.『經穴解』

226) 留飮上溢於胸, 胃濕甚矣, 食何能化, 泄太陽經之水, 所以去胃之濕也.『經穴解』

BL67 지음 (至陰, Jieum)

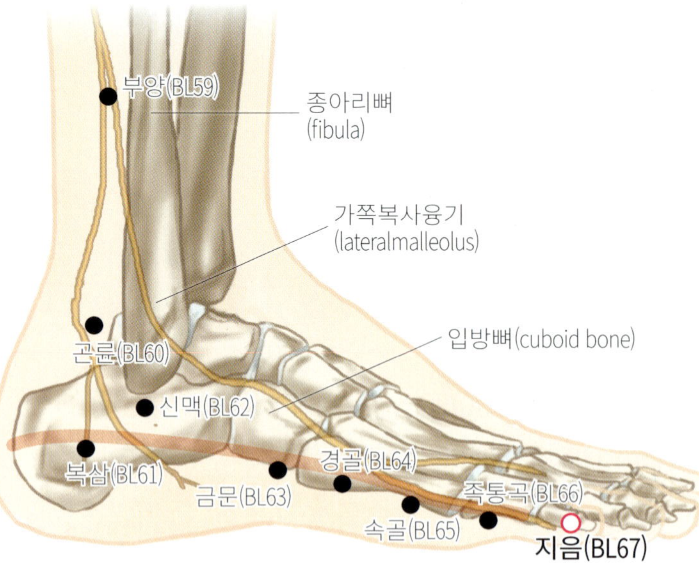

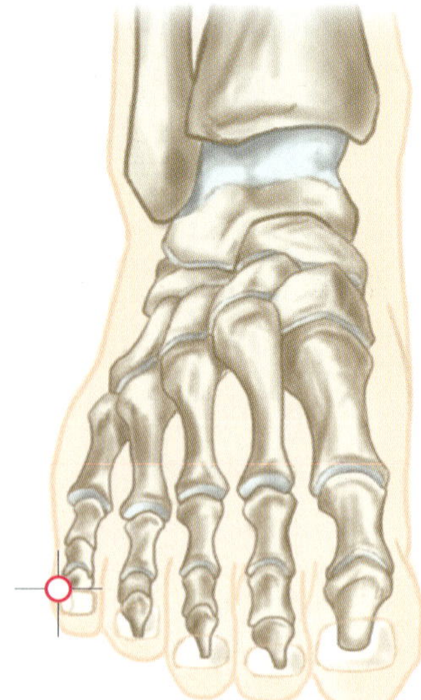

1. 혈명

【의의】 至는 到達을, 陰은 足少陰을 뜻하며, 즉 太陽經이 少陰經으로 도달함을 의미

2. 혈위 근거

① 從通谷行足小指外側, 去爪甲角如韭葉.『金鑑』

② 足小趾外側 去爪甲如韭葉.『大成』

3. 부위 및 취혈

① 새끼발가락, 끝마디뼈(distal phalanx)의 가쪽, 새끼발톱가쪽뿌리각에서 몸쪽으로 0.1촌. 새끼발톱의 가쪽모서리를 지나는 수직선과 발톱뿌리를 지나는 수평선이 만나는 지점에서 취혈

【근육】 긴발가락굽힘근(長趾屈筋, flexor digitorum longus m.), 짧은발가락굽힘근(短趾屈筋, flexor digitorum brevis m.)

【신경】 가쪽발등피부신경(外側足背皮神經, lateral dorsal cutaneous n.)

【혈관】등쪽발허리동 · 정맥(背側中足動 · 靜脈, dorsal metatarsal a. & v.)

【침법】■ 직자 0.1~0.2촌

■ 사자 0.2~0.3촌

【뜸법】■ 艾炷灸 3~5장

■ 溫灸 5~20분

4. 응용

개요

① 속성 : 井金穴

② 주치 : 본 혈은 井金穴로서 滯産과 矯正胎位에 활용되며, 원위부 질환인 두면부의 目翳, 鼻衄, 頭痛, 項强 등 제반 병증을 주치함

※ 至陰의 矯正胎位 및 滯産治療 작용 발휘 이유

i) 본 혈이 膀胱經의 井穴로서 足太陽膀胱經의 순행 상 몸의 背側을 지나 脊柱 양방을 따라 아래로 腰骶로 가서 骨盤內 胞와 연계한 후 下行하여 足小趾의 外側에 도달하니, 본 혈을 刺灸하면 腰骶部 內의 출산과 상응하는 생리 기능을 활발하게 함

ii) 본 혈의 기능상 子宮 本體의 활동과 태아의 활동에 영향을 주어 矯正胎位 작용을 발휘함(穴位 효과 : 자궁본체, 태아활동에 영향) ∴본 혈 → 矯正胎位, 滯産 작용을 발휘

③ 혈성 : 淸頭目 調胎氣 淸火熱 通腰脊

임상 해설

① 自經補穴로서 (濕)熱로 인한 일절의 虛性 질환에 응용

i) 淸頭明目작용이 있어서 모든 두면부 질환에 사용

ⓐ 麥粒腫, 胬肉攀睛, 目內眥痛 등 眼病에 사용

ⓑ 靑春痘, 癢症을 수반하는 동통성 피부 제반 병증에 사용

ⓒ 膀胱經 自體의 鬱熱滯로 인한 두통에 사용

ii) 婦人帶下, 崩漏 등에 사용 : 崩中帶下最難當 商陽至陰陰交補(舍岩神鍼歌)

iii) 脚膝腫, 足關節炎, 足下熱에 사용

iv) 排尿障碍, 小便不利에 사용

② 外邪로 인한 膀胱經上의 급성병변에 사용

i) 급성腰痛, 腰部捻挫(配 通谷, 人中, 後溪, 腕骨)

ii) 感冒로 인한 肋間神經痛, 胸脇痛에 사용, 기침 콧물감기, 鼻塞에도 사용

③ 胎位不正(矯正胎位, 鍼灸), 난산에 효(升淸 작용)

i) 難産, 橫産의 예방에 사용 : 유산의 위험이 있으므로 임부는 금침

ii) 출산기가 되면 태위교정 혹은 순산을 위해 三陰交, 至陰에 피내침을 이용

④ 五行鍼法에 활용

· 膀胱經의 金穴로 膀胱(水)正格의 補穴[補其母]

주요 질환 응용

① 頭部 病症 및 眼病, 鼻病[頭痛, 目痛, 鼻塞, 鼻衄 등을 치료 … 淸頭目 작용에 의함 … 頭部의 熱性病을 淸泄하는 효과가 있음]

· 目生翳, 目痛, 大眥痛 → 太陽의 井穴을 泄하면 上熱이 제거되어 目痛이 없어지는데, 根結篇에 太陽經의 根은 至陰이고, 命門에 結함이고 하였으니, 命門은 目에 해당함[227](太陽根于至陰, 結于命門, 命門者, 目也)

· 鼻塞頭重 → 太陽經이 風邪를 받으면 鼻塞頭重하니 井穴을 泄하여 上受한 風邪를 제거해야 함[228]

② 胎位不正, 難産[矯正胎位, 調胎氣 작용에 의함 … 본 혈은 腎에 이어지는 穴로서 腎은 水臟으로 生殖 發育을 주관하고 胞에 이어지므로 胞宮을 調理할 수 있고, 혈위 속성상 金生水하는 것에 의함]

· "…婦人橫産, 先手出 … 灸右脚小趾尖頭(至陰)三壯. 炷如小麥大, 下火立産"『黃帝明堂灸經』

· 催生(配 足三里)『雜病』

· 출산기에 至陰과 三陰交에 피내침을 활용 … 順産, 矯正胎位

③ 皮膚痛瘍[淸火熱 작용에 의함]

· 至陰, 屋翳, 瘡瘍病之疼多.『百症賦』

④ 급성 요부염좌[疏通腰脊 작용에 의함]

배혈

· 配 太陽, 列缺 : 偏頭痛

· 配 風池, 天柱 : 偏頂痛

· 配 三里 : "三里至陰催孕婦"『雜病穴法歌』: 至陰(調胎氣) + 足三里(調氣血 强壯身) =

---

227) 泄太陽之井, 去上熱, 目痛自除. 根結篇云, 太陽根於至陰, 結於命門, 命門者 目也.『經穴解』

228) 太陽經被風, 而鼻塞頭重, 宜泄井穴, 以去上受之風邪.『經穴解』

調胎氣, 矯正胎位 작용 强化(土能生金, 土金相生에 의함) → 滯産, 胎位不正에 활용

· 配 環跳 : 胸脇痛無常處, 腰脇相引急痛『千金』: 至陰(通腰脊) + 環跳(祛風濕 通經絡) = 通痺, 活絡하는 효과 增强 → 挫閃腰痛, 下肢痿痺에 활용

· 配 環跳, 通谷, 人中, 後谿, 腕骨 : 腰部捻挫

· 配 曲池, 血海, 三陰交 : 風疹塊

· 配 通谷, 束骨, 崑崙, 委中 : 凡瘡瘍『大成』

· 配 神庭, 攢竹, 迎香, 風門, 合谷, 通谷 : 鼻衄清涕出『千金方』

· 配 中極, 蠡溝, 漏谷, 承扶 : 小便不利, 失精『千金方』

· 配 商丘, 神庭, 上星, 百會, 完骨, 風池, 神道, 液門, 前谷, 光明, 大杼 : 欬瘧熱『千金方』

※ 기타문헌

"頭重鼻衄及瘈瘲 汗不出 煩心 足下熱 不欲近衣 項痛 目翳 鼻及小便皆不利 至陰主之." "疝 四肢淫濼 身悶 至陰主之." "風寒從足小指起 脈痹上下帶 胸脇痛無常處 至陰主之."『甲乙經』

"至陰主風寒從足小指起脈痹上下." "至陰主目瞖."『千金方』

"脚膝腫時尋至陰."『席弘賦』

"頭面之疾鍼至陰."『肘後歌』

"婦人通經瀉合谷 三里至陰催孕妊(雜病八法歌). 通經催生 俱宜瀉此三穴 虛者補合谷 瀉至陰."『入門』

"至陰: 主目生翳 鼻塞頭重 風寒從足小指起 脈痹上下帶胸脇痛無常處 轉筋 寒瘧 汗不出 煩心 足下熱 小便不利 失精 目痛 大眥痛. 根結篇云 太陽根於至陰 結於命門, 命門者 目也."『大成』

색인

ㅇ

참고문헌(Reference)

- 李相龍. 經穴學. 청홍.
- 羅昌洙, 尹大煥 編著. 經穴學各論. 同仁出版文化院.
- WHO. Who Standard Acupuncture Point Locations in the Western Pacific Region. Stylus Pub Llc.
- Hans-Ulrich Hecker, Angelika Steveling, Elmar T. Peuker, Jeorg Kastner. Practice of Acupuncture: Point Location, Treatment Options, TCM Basics. Thieme.
- 경락경혈학 교재편찬위원회. 표준경혈핸드북. 한솔.
- 劉冠軍 主編. 中醫針灸經穴集成. 江西科學技術出版社.
- 岳含珍撰. 經穴解. 人民衛生出版社.
- 楊甲三 主編. 針灸學. 人民衛生出版社.
- 楊維傑 編著. 針灸經穴學. 樂群文化事業有限公司.
- 박경. 國譯 瀕湖脈學 四言擧要 奇經八脈攷 附脈訣攷證. 대성문화사.
- 吳中朝 主編. 經絡穴位實用圖譜. 江苏凤凰科学技术出版社.
- 王曉明 著. 耳穴臨床解剖マップ. 医歯薬出版株式会社.
- 王曉明 著. 頭鍼臨床解剖マップ. 医歯薬出版株式会社.
- 今釋黃帝內經 素問靈樞. 成輔社.
- 李梴. 醫學入門.
- 皇甫謐. 針灸甲乙經校釋.
- 楊繼洲. 鍼灸大成校釋.
- 滑伯仁. 十四經發揮.
- 孫思邈. 千金要方 千金翼方.
- 王執中. 針灸資生經.
- 高武. 針灸聚英發揮.
- 徐鳳. 針灸大全.
- 李時珍. 奇經八脈考.
- 針灸穴位通鑒. 青島出版社.

- 經穴治病明理. 科學技術文獻出版社.
- 經絡圖解. 福建科學技術出版社.
- 高式國. 針灸穴名解.
- 楊維傑. 鍼灸經緯.
- 楊維傑. 楊維傑全集. 大成醫學社.
- 許浚. 東醫寶鑑.
- 蔡禹錫. 董氏奇穴集成.
- 李世珍. 常用腧穴臨床發揮.
- 崔容泰 外. 精解鍼灸學. 杏林書院.
- 崔容泰 外. 鍼灸學(上, 下). 集文堂.
- 目下晴都. 東洋醫學(經穴).